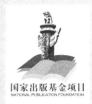
中国佛医学研究

临床卷 下

李良松/主编

北京科学技术出版社

中国佛药学

张瑞贤　赵海亮　梁　飞　庞益富／编著

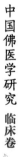

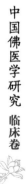

绪　　论

　　佛教由释迦牟尼（前565—前485）始创于古印度，于汉明帝期间（58—75）经西域传入我国中原。自此以后，佛学在我国广泛传播，逐渐与本土文化流派儒、道两家形成三足鼎立之势，成为中国传统文化的重要组成部分，并广泛渗入我国文化和社会生活的各个方面，在医学、哲学、文学、音乐、绘画、建筑、舞蹈等领域产生了积极的影响。作为解决人们身心痛苦的慈悲法门，自创始和东传之初，佛学就与医学产生了密切的联系，并在流传过程中逐渐产生了佛医学这个交叉融合的专门学问，佛医学成为我国医学领域内一个独具特色的分支。

　　佛医学主要来源于两个方面：一是佛教东传之初随之而来的部分印度医学，与我国本土医学相融合，形成了具有异域特色的佛医学（以下简称"异域佛医学"）；二是在我国历代出家僧人、佛家弟子及笃信佛教的医家将佛教文化融入本土医学的研究和实践中，形成了具有佛教色彩的佛医学（以下简称"本土佛医学"）。由这两部分组成的佛医学在中医学中占据一席之地，对中医学发展具有重要影响。

　　佛教自创始之初就与医学结下了不解之缘。佛教的宗旨是解除人生中的各种痛苦，其基本教义是四谛，即苦谛、集谛、灭谛、道谛。苦谛是观察世俗世界人生而得出的结论，人生的体验归结为一个"苦"字，包括生、老、病、死、怨憎会、爱别离、求不得、五阴炽盛八苦。所有八苦中，让人最直接、最强烈体验到的莫过于身心疾病和生、老、病、死的痛苦。集谛分析造成人生痛苦的原因是贪、嗔、痴等错误言行，即身、语、意三业。灭谛则是要断除造成苦果的原因，使人达到解脱的境界。道谛就是使人达到解脱境界的道路和方法。四谛内在的逻辑关系，正是一个从病情观察、病因分析到制订和实施治疗方案的过程（《佛学与中医学》，1993年版）。所以佛教常常以医喻佛，如佛经中常有"佛为大医王""佛为药师"等说法。《杂阿含经》论述："尔时，世尊告诸比丘，有四法成就，名曰大医王者。所应王之，具王之分，何等为四？一者善知病，二者善知病源，三者善知病对治，四者善知治病已，当来更不动发。"南

中国佛药学

659

朝萧子良说："佛为医王，法为良药，僧为看病者，为诸众生治生死患，令得解脱。"（《广弘明集》）

同时，佛教讲究以大慈大悲的精神救拔众生脱离苦海，这个过程自然也包括帮助众生脱离身体疾病的痛苦。因此，佛教自创始之初就包含了许多医学内容，包括吸收的古印度医学及以佛教教义阐述的医学内容。正如医史学家耿鉴庭所言："医佛之因缘，既接于天竺之方药，更接于释典之义理。或曰：佛度人以出世，医救人以寿康，其义理一乎？余曰：均俱慈悲之心，而普济众生，法门不二。"（《佛学与中医学》，1993 年版）这种慈悲救世的共同宗旨正是佛医学产生的内在因素。

据考证，"在《大藏经》中，专论医理或涉论医理的经书约 400 部，既有医药卫生、生理病理之记录，也有心理幻术、修心养性的载述，内容博异丰盈，独具释家之特色""佛经中共出现了医药卫生方面的名词术语达 4600 多条，既有生理解剖、脏腑经络方面的名词，也有医疗、药学、心理、病名和医事杂论方面的术语，内容涉猎之广，就是一般的医学词典也望尘莫及"。（《中国传统文化与医学》，1990 年版）

佛教东传进入中国之初，来华传教的僧侣大多精通医药学。如早期来华僧人安世高，通晓"外国典籍及七曜五行，医方异术，乃至鸟兽之声，无不综达"（《高僧传》）；来华著名高僧佛图澄精通医术，"时有痼疾，世莫能治者，澄为医疗，应时而瘳损"（《高僧传》）；支法存"本是胡人，妙善医术，遂成巨富"（《法苑珠林》）。这些来华高僧在传教译经的同时，也为人诊病，不仅对弘扬佛教起到积极作用，同时也将佛医学传入中国。

在佛医学理论中，疾病分为四大不调、饮食不调、坐禅不调、业病、魔病、鬼病等，各种疾病有不同的治法。前二类疾病以医药治疗为主，其他也有相应的对治方法。在医学理论方面，佛医学提出四大理论。《佛说佛医经》论述："人身中本有四病，一者地，二者水，三者火，四者风。风增气起，火增热起，水增寒起，土增力盛。本从是四病，起四百四病，土属身，水属口，火属眼，风属耳。"《佛说五王经》指出："人有四大，和合而成其身……一大不调，百一病生，四大不调，四百四病同时俱作。"在医学分科方面，《南海寄归内法传》卷三"先体病源"曰："言八医者：一论所有诸疮，二论针刺首疾，三论身患，四论鬼瘴，五论恶揭陀药，六论童子病，七论常年方，八论足身力。"《大般若波罗蜜多经》云人身心各有四病：身病有四，即风病、热病、痰病、杂病；心病亦四，即贪病、嗔病、痴病、愠病。此八者为众病之纲，人身诸疾均由此衍裁，即所谓人之四百四病。在治法方面，南本《大般涅槃经》云："为治众生一切病苦，种种方药，随病与之，所谓吐下、涂身、灌鼻、若熏、若洗、若丸、若散一切诸药。"在病因方面，《佛说佛医经》说："人得病有十因缘：一者久坐不饭，二者食无贷，三者忧愁，四者疲极，五者淫逸，六者嗔恚，七者忍大便，八者忍小便，九者制上风，十者制下风。从是十因缘生病。"在病名上，佛经中所见病名实际多达1000多种，"四百四病"的分类命名乃虚指。

佛医学中的古印度医学擅长医学专科技术，如眼科技术、某些外科技术、禅定与气功术、禁咒术、摄生保健习惯等，大大充实了中医药学的宝库，成为中医药学的重要内容。

佛教初传我国时也带来了不少异域医方，虽然相关著作皆已失传，但部分方子被保留在《备急千金要方》、《外台秘要方》等医书中，如敦煌卷子 S. 5598 中的"毗杀门天王奉宣和尚神妙补心丸"，与元代危亦林的《世医得效方》中的"天王补心丹"药味基本相同，所治疾病、功效等亦一致，且仅从方名上也可看出二者的继承性。其他如多种托名耆婆的方子，大致可以确定为佛教传入时随之传入的。

随佛教入华的佛医学中也包括很多药物学方面的内容。如佛经记载的草类、木类、动物类等生药达数千种，其中常用药物约320种。这些外来药物的性味、功用逐渐被我国中医界所认识和运用，成为中药学的重要组成部分（《儒道佛与中医药学》），常见的如木香、丁香、龙胆、豆蔻、诃黎勒、乳香、郁金、阿魏等，大大丰富了我国中医药学的内容。

佛医学传入我国以后，随着佛教的中国化，也逐渐中国化了，一方面是僧人习医，另一方面是医者信佛。佛教教义和异域佛医学理论与中国本土中医学相互融合，在医学研究和实践过程中逐渐形成了本土化的、具有佛教色彩的中医学，即本土佛医学。

南北朝时期陶弘景的著作《补阙肘后百一方》中已有关于"四大成病"的论述，云："人用四大成身，一大辄有一百一病。"《法苑珠林》中有一节关于医学的论述，论述的即是佛医学与中医学相融合的内容，其论曰："夫人有四肢五脏，一觉一寐，呼吸吐纳精气往来，流而为荣卫，彰而为气色，发而为声音，此人之常数也。阳用其精，阴用其形，天人所同也。及其失也，承则生热，否则生寒，结而为瘤赘，陷而为痈疽，奔而为之喘，竭而为焦，故良医导之以针石，救之以药，济圣人和之以至德，辅之以人事，故体有可愈之疾，天地有可消之灾也。"佛医学中的眼科医术对中医影响很大，如《外台秘要方》中引用的不少眼科技术和方药均标有"于西国胡僧处授""西域法"等。我国现存最早的骨伤科专著《仙授理伤续断秘方》的作者蔺道人，相传为一名少林寺僧，且此书对我国后世骨伤科发展影响很大。伤科少林寺派，是骨伤科的一个重要流派，其伤科经验秘方据记载已有上千年的历史。僧人善治妇产科疾病可以追溯到晋代，晋僧于法开"祖述耆婆，妙通医术"，曾治妇人难产。后来逐渐出现寺院办女科，其中以浙江萧山竹林寺女科最为著名，问世女科方书近40种（《佛学与中医学》），对妇产科的经、带、胎、产均提出了独创的经验和见解。

在佛医学的药性理论方面，现在被我国医家广泛接受的有《大集经》中古代印度名医耆婆"天下所有，尤非是药"的观点。唐代著名医学家孙思邈在《千金翼方·药名》中就转载了这一观点："论曰：有天竺大医耆婆云，天下物类皆是灵药，万物之中无一物而非药者，斯乃大医也。故《神农本草》，举其大纲，未尽其理，亦犹咎繇创律，但述五刑，岂卒其事？且令后学者因事典法，触类长之无穷竭，则神农之意从可知矣。所以述录药名品，欲令学徒知无物之非药耳。"佛医学的这一观点对于医家充分利用各类中药的作用治疗疾病产生了不小的启发和激励作用。

不少僧医还对自己的临床用药经验进行了总结。如嵩山少林寺德禅大师的用药经验歌诀（《少林寺秘方集锦》）：

> 中风不语，细辛牙皂。痰气壅盛，木香南星。
>
> 咽喉肿痛，甘草桔梗。小便频数，车前木通。
>
> 缺乏津液，玄参麦冬。腰痛耳鸣，骨脂杜仲。
>
> 伤寒头痛，白芷川芎。上肢疼痛，羌活防风。
>
> 下肢疼痛，独活血藤。周身疼痛，羌独茯苓。
>
> 胃寒冷痛，良姜效能。湿热胃痛，黄芩芍生。
>
> 伤寒头痛，羌活白芍。湿热痢疾，黄连头翁。
>
> 五更泄泻，白术茯苓。百疮脓毒，连翘银花。
>
> 风寒外感，荆芥防风。表实无汗，麻黄姜葱。
>
> 表虚自汗，桂枝防风。热毒疮疡，公英地丁。
>
> 脾胃虚弱，白术山药。发汗表阳，桂枝麻黄。
>
> 大便下血，槐花地榆。小便出血，茅根藕节。
>
> 久咳痰迷，紫苏青皮。小儿惊风，朱砂全虫。
>
> 胸腹腹胀，神曲木香。肋胁刺痛，瓜蒌薤白。

肝胆湿热，白芍枳壳。小儿黄疸，栀子茵陈。

寒热来往，柴胡黄芩。痢疾腹痛，槟榔木香。

下腹隐痛，香附金铃。血瘀癥块，莪术三棱。

经络不通，当归川芎。咳嗽吐痰，陈夏速煎。

两便不行，二丑木通。亡阴脉绝，人参单服。

血瘀癥瘕，蛀虫水蛭。春夏疟疾，常山柴胡。

腰腿困痛，牛膝防风。四肢麻木，木瓜桃红。

男左气虚，当归熟地。女右气虚，太参白术。

乳汁不通，山甲不留。妇人经闭，红花蛀虫。

经期紊乱，香附归芎。行经腹痛，坤草归芩。

妇女崩漏，三七极灵。

又如少林寺的伤科"用药歌诀"(《少林寺伤科秘方》)：

归尾兼生地，槟榔赤芍宜。

四味堪为主，加减任调移。

乳香并没药，碎补以辅之。

头上加羌活，防风白芷随。

胸中加枳壳，枳实又云皮。

腕下用桔梗，菖蒲厚朴治。

背上用乌药，灵仙妙可施。

两手要续断，五加连桂枝。

两胁柴胡进，胆草紫荆皮。

大茴与故纸，杜仲入腰支。

小茴与木香，肚痛不须疑。

大便若阻隔，大黄枳实推。

小便如闭塞，车前木通提。

假使实见肿，泽兰效最奇。

倘然伤一腿，牛膝木瓜知。

全身有丹方，饮酒贵满卮。

苎麻烧存性，桃仁何累累。

红花少不得，血竭也难离。

此方真是好，编成一首诗。

庸夫不肯传，师乃心有私。

佛教戒杀生的理念对中医也有一定的影响。从梁武帝提倡素食起，不食肉食成了佛教徒的一个戒条。在药学方面，孙思邈提出："杀生求生，去生更远，吾今此方所以不用生命为药者，良由此也。"这也是佛医学的一个重要理念。

以擅长妇产科而闻名的竹林寺女科在妇女用药上极为慎重，他们提出的"妊娠药物禁忌"（《竹林女科证治》卷二）与通行的提法略有不同，其云：

蚖（青）斑（蝥）水蛭及虻虫，乌头附子配天雄。

野葛水银并巴豆，牛膝薏苡与蜈蚣。

三棱代赭芫花麝，大戟蛇蜕莪（术）雌（黄）雄（黄）。

牙硝芒硝牡丹桂（桂枝、肉桂），槐花牵牛皂角同。

半夏南星与通草，瞿麦干姜桃仁通（木通）。

硇砂干漆蟹甲爪，地胆茅根及蓖麻。

常山商陆并牛黄，黎芦胡粉金银箔。

王不留行鬼箭羽，神曲葵子与大黄。

同时他们还提出"妊娠宜服药饵"的观点，突破传统观念，通过一禁一宜，科学合理地达到保护孕妇和胎儿健康、保证安全分娩的目的。其论曰："胎前产后药能起死回生，世人鉴误治之失，遂言：胎产不必服药，迷乱人意。愈者株守强忍，以致失于调养，气血亏损，诸证蜂起，卒致难治。安可因噎而废食乎？若知保养，随时调治，气充血盈，胎安产易，其所以安全母子者，药饵之功正不浅也。"（《竹林女科证治》卷二）

竹林寺女科在产后用药方面也有独到见解，其提出的"产后用药十误"（《宁坤秘笈》卷中）对指导临床用药有很高的价值。"产后用药十误"即：

一、产后误用乌药、木香耗气顺气药，反增满闷，虽陈皮用，不可至五分以上，慎之。

二、误用青皮、山楂、枳壳、陈皮消食药，多损胃减食，不进饮食。戒。

三、身热误用黄芪、黄连、栀子、黄柏，损胃增热，致不进饮食。

四、四日内未服生化汤以消血块，勿先用人参、芪、术，致块不除。

五、不可轻用生地黄，以滞血路，勿独用枳壳、枳实、牛膝以消块。

六、不可用大黄、芒硝以通大便，起泻以成膨胀。

七、不可用三棱、蓬术、牛膝等以行血块，新血亦损。

八、俗用山楂一味煎汁，以攻血块，致成危症，每每不知。

九、勿用济坤丹二三丸，以下胞胎。

十、勿信《产宝百问》及《妇人良方》。世人多用《妇人良方》及《百问》之书内成方以医产妇，专用芎、归、白芍、生地，误人甚矣。

由于本土医学特色不同，以及藏传佛教与汉传佛教之异，我国藏传佛教传播地如西藏、青海、甘肃和内蒙古等所形成的佛医学和佛药学，与中原佛医学和佛药学有着不同，是具有藏、蒙民族特色的佛医学和佛药学（以下简称"藏传佛医学""藏传佛药学"）。关于藏传佛医学和藏传佛药学的发展源流兹不赘述，本书关于佛药的论述将包括藏传佛药的内容。

从上述关于佛教与中医学的源流阐述可知，佛医学包括异域佛医学和本土佛医学，其中涉及的药物学内容，即佛药学。佛药学同样也包括伴随佛教传入而从异域引入的药物学内容，以及中国本土医僧或信佛医家所特别发展演绎出的药物学内容。本书所述佛药乃统指上述两者，并且包括汉传佛教和藏传佛教两者在其传播地所形成的佛药学。

本书采录的佛药文献，涵盖如下三大类。

（1）在佛教汉传地区及藏传地区（包括西藏、青海、四川、甘肃、内蒙古）流传的、涉及医学内容的佛教典籍、历代论著及其他佛学文献。

（2）历代佛家弟子（出家比丘、比丘尼及在家修行的居士）、藏传佛教人士（喇嘛和活佛），以及笃信佛教的医家所撰写的医学著作、方书等医药文献。

（3）历代文史资料、笔记杂书等文献中涉及佛教医学内容的记载。

本书包括绪论、佛门常用药物、本书所引录的佛药文献书目等内容。本书重点介绍佛门常用药物，按药物名称、采集加工、分布、别名、性味、归经、功能、主治、附方及论述等方面对每味药物进行阐述。因文献资料所限，各项内容有则收，无则缺。所载每条均在末尾标明文献出处，以便查找。个别来自藏药、蒙药的附方，由于原始文献缺少汉译本，故暂缺文献出处。又，药物象牙、熊胆、藏羚羊等仅作资料研究之用，具体应用须符合国家法律法规。

本书所收方剂剂量保持文献原貌，后附古今度量衡比较表（表13、表14），以供参考。

表13　古代药物用量与法定计量单位换算

年代	古代用量	法定计量
秦	一两	16.14 g
西汉	一两	16.14 g
东汉	一两	13.92 g
魏晋	一两	13.92 g
北周	一两	15.66 g
隋唐	一两	31.48 g
宋	一两	37.30 g
元	一两	37.30 g
明	一两	37.30 g
清	一两	37.30 g

注：汉晋时期，1斤＝16两，1两＝4分，1分＝6铢，1铢＝10黍。宋代，1斤＝16两，1两＝10钱，1钱＝10分，1分＝10厘，1厘＝10毫。元明清时期沿用宋制，很少变动。

表14　古代药物用量与法定计量单位换算

年代	古代用量	法定计量
秦	一升	0.348 L
西汉	一升	0.348 L
东汉	一升	0.208 L
魏晋	一升	0.218 L
北周	一升	0.218 L
隋唐	一升	0.588 L
宋	一升	0.668 L
元	一升	0.9488 L
明	一升	1.0737 L
清	一升	1.0355 L

第一章 根 类

小蓟

[**性味**] 甘，凉。

[**归经**] 入肝、脾经。

[**功能**] 凉血，祛瘀，止血。

[**主治**] 吐血，衄血，尿血，血淋，便血，血崩，创伤出血，疔疮，痈毒；急性传染性肝炎。

[**附方**]《梅师方》治卒吐血及泻鲜血，取小蓟叶捣绞取汁，温服。（《政和本草》卷九"大小蓟根"）

《梅师方》卒泻鲜血，小蓟叶捣汁，温服一升。（《古今图书集成·医部全录》卷二百七十六）

治击伤少腹尿血方。小蓟炭 30 g，白茅根 30 g，三七 0.9 g，瞿麦 30 g，冬葵子 15 g，血余炭 15 g，生甘草 6 g。服法：以上七味药，水煎一碗，加童尿一小杯内服（另冲三七粉）。（《少林寺秘方集锦》上部"止血方"）

治伤后尿血秘方。小蓟炭、白茅根、瞿麦各一两，血余炭、冬葵子各五钱，三七粉三分，生甘草二钱，水煎加童便一杯内服。如腹痛者加失笑散三分冲服。（《少林寺伤科秘方》卷八"少林寺跌打损伤秘方"）

人参

[**性味**] 甘、微苦，温。

[**归经**] 入脾、肺经。

[**功能**] 大补元气，固脱生津，安神。

[**主治**] 劳伤虚损，食少，倦怠，反胃吐食，大便滑泄，虚咳喘促，自汗暴脱，惊

悸，健忘，眩晕，头痛，阴痿，尿频，消渴，妇女崩漏，小儿慢惊，以及久虚不复，一切气血津液不足之证。

[附方] 治男子五劳七伤，肾气虚惫，精神耗减，行步艰辛，饮食无味，眼昏耳焦，面色黧黑，皮肤枯燥；女人血海虚冷，月经不调，脏寒少子，下部秽恶。又治诸痔瘘疮，肠风泻血，诸风诸气，并皆疗之。人参、黄芪各一两半，附子（炮）、川椒（去目并闭口者，少炒出汗）、苁蓉（酒浸，焙）各四两，川乌（炮）、茯苓（白）、甘草、白术各一两，菟丝子（酒浸）、覆盆子、天南星（汤洗，姜汁制焙）、防风（去芦）、白附子、何首乌各二两，牛膝（去芦，酒浸二宿）四两，狗脊（去毛）、赤小豆、骨碎补（去毛）、乌药、羌活、草薢各二两，木鳖子（去壳）、地龙（去土）各三两。上为细末，煮酒面糊为丸，如梧桐子大。每服三十丸，加至四十丸，空心，温酒吞下。此方陶隐居编入《道藏经》，云：是时有人母幼年得风气疾，后作发挛结疼痹，久不能起，百治不瘥，卧床五十余年，脂肉消尽，止有筋骨。乃于居士处得此方，依方修合，日进二服，乃至五百余服，是母病顿除，发白再黑，齿落更生。至八十岁，颜色如二十岁人，筋力倍壮，耳听目明。时有老奴，常偷服其药，严冬御稀葛，履霜雪，无寒色，负荷倍重于常时，行步如飞，疑为鬼物所凭，遂打杀埋于水傍沙中。久复为怪，而里俗且云：凡奴婢死为鬼，但折其胫，令不得动作。遂掘出，折其胫，见其骨尽实，如黄金色，折其臂亦然，其效颇异。隐居云：此奴若不打杀，成地仙矣。（《太平惠民和剂局方》卷一"经进地仙丹"）

昔有一儿，痘形俱黑色，在日中视之则黑，以灯照之真红映内。偶遇一僧，不服药，以保元汤（人参、黄芪、炙甘草、肉桂、糯米、人乳）浴之，即转红活，后至台辅。（《续名医类案》卷二十六）

又，疗疟丸神方。人参三分，铅丹三分，天雄十分（熬）。上三味，捣合下筛，蜜合。初服二丸如梧子，临发服二丸，中当温热，四肢淫淫痹为知。服药忌饱饭食，疟断后，食如常，万不失一。（《外台秘要方》卷五）

深师疗肝气实，目赤若黄，胁下急，小便难，泻肝汤方。人参、甘草各三两（炙），生姜五两，黄芩二两，半夏一升（洗），大枣十四枚（擘）。上六味，切，以水五升，煮半夏三四沸，纳药，最后纳姜，煎取二升，去滓，分为二服，羸人三服。忌海藻、菘菜、羊肉、饧。（《外台秘要方》卷十六"肝劳实热方"）

又，温脾汤，疗脾胃中冷结实，头痛壮热，但苦下痢，或冷滞赤白如鱼脑方。人参一两半，干姜、附子（炮）各二两，大黄三两。上四味，切，以水六升，煮取一升半，分为三服。忌猪肉、冷水。（《外台秘要方》卷十六"温脾汤主脾气不足及不调下痢方"）

此症手足麻痹，乃腹中虚冷，血气衰甚，用人参四物汤治之。人参一钱，白芍一钱，当归二钱，川芎八分，姜三片，枣三枚。水煎服，即愈。(《宁坤秘笈》卷上)

(治十月胎证)五福饮。人参二三钱，熟地黄三四钱，当归二三钱，白术(蜜炙)一钱五分，炙甘草一钱。水一盅，煎七分，食前温服。(《竹林女科证治》卷二)

(治半产)圣愈汤。人参、川芎、当归、熟地黄(酒蒸)、生地黄(酒洗)、黄芪(蜜炙)各一钱。水煎服。(《竹林女科证治》卷二)

(治半产)姜附四君汤。人参、白术(蜜炙)、茯苓、炙甘草各一钱，干姜(炮)、附子(制熟)各五分。水煎服。(《竹林女科证治》卷二)

(治妊娠中寒)回阳救产汤。人参、当归(酒洗)各一两，肉桂、干姜(炒)、炙甘草各一钱，白术(蜜炙黄)。水二盅，煎七分服。(《竹林女科证治》卷二)

(治妊娠中寒)全生救难汤。人参、白术(蜜炙黄)各一两，附子(炮)一钱，炙甘草五分。水二盅，煎七分，待微冷服。(《竹林女科证治》卷二)

(治产后太阳感风)转气救产汤。人参、麦冬(去心)、白术(蜜炙)、当归、川芎、荆芥、桂枝。水煎服。(《竹林女科证治》卷三)

(治产后少阴感风)平喘祛寒散。人参、麦冬(去心)、肉桂、白术(蜜炙)、吴茱萸(炮)。水煎，微冷顿服。(《竹林女科证治》卷三)

(治产后少阴感风)开青散黑汤。人参、白术(蜜炙)、当归、附子(制)、肉桂。水煎服。(《竹林女科证治》卷三)

(治产后风寒发厥)转厥安产汤。人参、附子(制)，水煎服。(《竹林女科证治》卷三)

吐泻后补治方。人参、白术(各半两)。上剉细，入无灰酒半升，以瓦瓶盛之，于慢火中煨半日许，候酒熟服，每服一小盏，五日乃止。(《岭南卫生方》卷中)

《僧深方》五邪汤，治风邪入人体中，鬼语妄有所说，闷乱，恍惚不足，意志不定，发来往有时方。人参三两，茯苓三两，茯神三两，白术三两，菖蒲三两。凡五物，水一斗，煮取二升半，去滓，先食，服八合，日三。(《医心方》卷三)

《僧深方》泻肝汤，治肝气实，目赤若黄，胁下急，小便难方。人参三两，生姜五两，黄芩二两，半夏一升(洗)，甘草二两，大枣十四枚。凡六物，切，水五升，煮半夏令三四沸，纳药，后纳姜，煎取二升，去滓，分二服，羸人三服。(《医心方》卷六)

《僧深方》云：解散人参汤常用验，治心噤或寒噤不解方。人参二两，干姜一两，

甘草三两，茯苓一两，瓜蒌二两，白术一两，枳实一两。凡七物，水六升，煮取二升五合，分三服。（《医心方》卷二十）

《僧深方》解散人参汤治散发作冷热不适方。人参二两，白术二两，枳实二两，瓜蒌二两，干姜二两，甘草二两。凡六物，以水八升，煮取二升半，分三服。（《医心方》卷二十）

治风虚劳损，热毒，脚弱疼痹或不随，下焦虚冷，胸中微有客热，心虚惊悸，不得眠，食少，失气味，日夜数过，心烦迫，不得卧，小便不利，又时复下。湘东王至江州，王在岭南病悉如此，极困笃，余作此汤令服，即得力。病似此者，服无不瘥，随宜增损。人参、黄芪、甘草、芍药、麦门冬、肉苁蓉、干地黄、赤石脂、茯神、地骨白皮、当归、远志、磁石、枳实、防风、龙骨各一两，桂心、芎䓖各二两，生姜四两，五味子三合，半夏一升，大枣三十枚，白羊肾一具。上二十三味，㕮咀，以水二升，煮羊肾，取汁一斗二升，纳诸药，煮取四升，分为五服。不利下者，除龙骨、赤石脂。小便涩，以赤茯苓代茯神，加白术三两。多热，加黄芩一两。遗溺，加桑螵蛸二十枚。胡洽方无黄芪、苁蓉、赤石脂、地骨皮、磁石、枳实、防风、龙骨、半夏，有黄芩，为十五味。（《古今图书集成·医部全录》卷一百九十二"深师增损肾沥汤"）

十九问：胎前血漏何以治之？答曰：孕妇因劳役、喜怒触动胎气故耳，宜服后方。人参四分（3g），阿胶珠六分（10g），焦地榆六分（10g），艾叶（醋炒）五分（6g），当归八分（10g），川芎七分（6g），白芍（炒）五分（10g），生地六分（10g），茯苓六分（6g），荆芥（炒）六分（5g），黄芩五分（6g），香附（炒）六分（6g），砂仁六分（3g），甘草八分（6g）。水煎服。（《法门寺妇科胎前产后良方注评》）

西方药味与东夏不同，互有互无事非一概，且如人参、茯苓、当归、远志、乌头、附子、麻黄、细辛，若斯之流神州上药，察问西国咸不见有。西方则多足诃黎勒，北道则时有郁金香，西边乃阿魏丰饶，南海则少出龙脑，三种豆蔻皆在杜和罗，两色丁香咸生堀伦国，唯斯色类是唐所须，自余药物不足收采。（《大藏经》卷五十四"南海寄归内法传"）

复脉汤。方药：人参30g，炙黄芪9g，白术9g，附子3g。服法：水煎服，效果良好。功效：补气，回阳，复脉。（《少林寺秘方集锦》上部"武伤急救方"）

治伤后血晕方。人参30g，附子9g。水煎服。（《少林寺秘方集锦》上部"止血方"）

治血虚脱发方。脱发者原因甚多。症见面色苍白，少气无气，脉沉缓迟，舌苔白腻，宜服少林生发补血汤。方药：人参15 g，炙黄芪30 g，干生地9 g，桑椹30 g，茯苓9 g，当归9 g，旱莲草12 g，女贞子6 g，山楂30 g，神曲9 g，何首乌（蒸九次）12 g，炙甘草6 g。上诸味药，加龙泉水1500 ml，煎至250 ml，分2次服完。每日2次，连服15剂可愈。忌猪肉及动物油类。（《少林寺秘方集锦》下部"内科杂病方"）

治脚跟痛方。人参、炙甘草各1.5 g，黄芪1.5 g，陈皮、升麻、柴胡、白术各0.9 g，牛膝、木瓜各4.5 g。水煎服。（《少林寺秘方集锦》下部"内科杂病方"）

少林大补方。人参15 g，当归15 g，熟地30 g，黄芪30 g，赤芍、白芍各9 g，白术15 g，大枣3枚，云茯苓9 g，炙甘草9 g。水煎服。连服5剂。功能：补气养血。主治损伤所致的面黄肌瘦、气短心跳、四肢无力、头晕目眩等。（《少林寺秘方集锦》下部"少林延寿方"）

伤后补体秘方。人参、山药、当归各五钱，炙黄芪、白术各三钱，生地、熟地各二钱五分，山萸肉、龙眼肉各四钱，大枣三枚。同煎，每日早晚两服。

又方，八珍汤同黑母鸡共煮，吃肉喝汤一碗。三只三剂，亦可速复身体健康。其间禁生冷、猪肉、房事。（《少林寺伤科秘方》卷二"少林伤科拟定秘方"）

跌打胁破肠出治方。凡人因跌打胁破肠出者，急以油煎人参、枸杞，淋之，连食羊肾粥十日即愈。同用冷水喷面更妙。（《少林寺伤科秘方》卷八"少林寺跌打损伤秘方"）

治肚脐受伤秘方。症见汗下如雨，四肢麻木，腹痛，吐泻，两气不接者。人参、红花、乌药、龙骨、枳实、甘草各一钱，木香、丁香各五分。酒炖服。（《少林寺伤科秘方》卷八"少林寺跌打损伤秘方"）

消风散。人参、防风、川芎、川朴、僵虫、桔梗、独活、半夏、肉桂各一钱，羌活、蝉蜕、当归各一钱五分，南星、白芷各二钱，黄芩三钱，柴胡七分，甘草五分。水煎服。（《少林寺伤科秘方》卷八"少林寺跌打损伤秘方"）

冷汤。治瘴毒内寒外热，咽嗌烦躁不解。人参半两，大枣五个，甘草三寸，淡竹叶十四片，大附子（去皮）五钱。上剉散，清水煎，放冷服。（《岭南卫生方》卷中）

破证夺命散。治伤寒瘴疾，阴阳证候不明，或误投药，致病垂困，烦躁发渴及妇人胎前产后受热瘴等疾。好人参（去芦）一两，水二盏，于银石器内，煎至一盏，以新水沉之取冷，一服而尽，若鼻上有汗滴尤妙。（《岭南卫生方》卷中）

异功散。瘴疟后，调胃进食，顺气化痰，不冷不燥，功效尤多。人参（去芦）、茯苓（去皮）、白术（面炒）、陈皮各等分，甘草（炒）减半。上㕮咀，每服二钱，水一盏，生姜五片，枣二个，煎七分，温服。若胸膈痞闷，不嗜饮食，脾胃虚寒，素有痰饮，去甘草，加枳实、半夏等分，名六君子汤，如前煎服。（《岭南卫生方》卷中）

六和汤。治夏月冒暑伏热，心脾不调，霍乱吐泻，或疟，或痢，或咳嗽。广南夏月瘴疾，冷热未分，烦躁口渴，正宜服之。人参（去芦）、缩砂仁、甘草（炙）、杏仁（去皮、尖）、半夏（汤洗七次）各一两，白扁豆（姜汁略炒）、赤茯苓（去皮）、藿香叶（拂去尘）、木瓜各二两，香薷（去梗）、厚朴（姜汁制）各四两。上十一味剉散，每服四钱，水一盏半，生姜三片，枣子一枚，煎至八分，去滓，不拘时候服。热燥者冷服，肚痛泄泻者温服。夏月无疾亦宜服。（《岭南卫生方》卷中）

齿缝出血。人参、赤茯苓、麦门冬各二钱。水一盅，煎七分，食前温服，日再。苏东坡得此，自谓神奇。后生小子多患此病，予累试之，累如所言。（《本草纲目》卷十二"人参"引《谈野翁试验方》）

治中汤。颂曰：张仲景治胸痹，心中痞坚，留气结胸，胸满，胁下逆气抢心，治中汤主之。即理中汤，人参、术、干姜、甘草各三两。四味，以水八升，煮三升，每服一升，日三服，随证加减。此方自晋宋以后至唐名医，治心腹病者，无不用之，或作汤，或蜜丸，或为散，皆有奇效。胡洽居士治霍乱，谓之温中汤。（《本草纲目》卷十二"人参"）

阿难如来，偈句五方如来。若暂闻者，当得升天，何况受持？依法忆念。凡作此法，若在家，若出家，先于佛前发愿，休歇攀缘，净其身意，令无散乱；观其心意，亦莫昏沉；舌住上腭，不得作声。念闻思之五方，并说诱乃或一遍。口生津液，轻轻咽之，令出入息调。持得所物三日已，小斋寂寞，常当服人参茯苓枣汤助之，或吃一茶碗，啖薄饼。至三日后，小便微赤，欲有睡。过七日后，定成不疑。此法作时，或清斋一日，日中初后，约随时不饥渴、寒暑之患。疾自后自除，身上宿疾并皆除。（《中国医学文化史》第九章"佛教与中医"引《佛说停厨经》）

[论述] 王纶曰：凡酒色过度，损伤肺肾真阴，阴虚火动，劳嗽吐血、咳血等证，勿用之。盖人参入手太阴能补火，故肺受火邪者忌之。若误服参、芪甘温之剂，则病日增；服之过多，则死不可治。盖甘温助气，气属阳，阳旺则阴愈消；惟宜苦甘寒之药，生血降火。世人不识，往往服参、芪为补，而死者多矣。（《本草纲目》卷十二

"人参")

三七

[**性味**] 甘、微苦，温。

[**归经**] 入肝、胃、大肠经。

[**功能**] 止血，散瘀，消肿，定痛。

[**主治**] 吐血，咳血，衄血，便血，血痢，崩漏，癥瘕，产后血晕，恶露不下，跌仆瘀血，外伤出血，痈疮疼痛。

[**附方**] （治产后厥阴感风）平肝救血汤。当归、麦冬（去心）各一两，川芎五钱，三七（研）一钱。水煎服。（《竹林女科证治》卷三）

少林止血散。方药：三七9 g，血余炭9 g，白及15 g，马灯草24 g。以上四味药，共研成细粉，加冰片少许，装瓶备用。外伤出血时，取药粉适量撒患处，即可止血。（《少林寺秘方集锦》上部"止血方"）

治伤处皮破方。方药：三七粉9 g，血余炭1.5 g，麝香0.3 g，白芷15 g，花粉1.5 g。上药共研成细粉敷于患处，可止血、止痛。也可内服，每次1 g，治疗内出血。（《少林寺秘方集锦》上部"止血方"）

治草镰伤颈方。被草镰割伤，当即出血者，取三七、马灯草等分，研成细粉撒于患处，可立即止血，然后用生肌解毒膏敷贴，包扎。重者配以当归24 g，川芎9 g，赤芍2 g，乳香（醋制）6 g，没药（醋制）6 g，红花9 g，生地9 g，金银花15 g，连翘15 g，生甘草6 g，水煎。用童便一杯兑服或用黄酒冲下。病久大便干者加大黄9 g，芒硝9 g（冲服）。（《少林寺秘方集锦》上部"跌打损伤方"）

治双鼻衄血方。三七4.5 g（研末、冲服），再用小蓟叶（鲜者）数片，揉烂塞入双鼻孔内，并用冷水浴前额部即效。（《少林寺秘方集锦》下部"内科杂病方"）

治棍打前额头痛秘方。药方：三七、白矾、五倍子各等分，共研为细末，用生香油调涂患处。（《少林寺伤科秘方》卷九）

治伤处皮破秘方。药方：三七粉三钱，白芷五钱，血余炭、天花粉各五分，麝香一分，共研细末，敷于患处，亦可内服。（《少林寺伤科秘方》卷九）

治点伤右腿肚子一脉秘方（丑时点中）。药方：田三七、生地、车前子、归尾、牛膝各三钱，牡丹皮、泽兰、木瓜、五加皮、红花、枝子、甘草、薏米、香附各三钱，桃仁一钱半。(《少林寺伤科秘方》卷三"少林点穴残伤救治秘方")

治点伤右脚内突一脉秘方（丑时点中）。药方：田三七、红花、归尾各一钱半，乳香（去油）、没药（去油）、五加皮、牛膝、木瓜、桔梗、赤芍、川断、石鳖、自然铜（醋淬七次）各二钱，泽兰一钱。(《少林寺伤科秘方》卷三"少林点穴残伤救治秘方")

治点伤右上胁一脉秘方（寅时点中）。药方：田三七七分，茯神、甘草、桑白皮、木通、苏木、赤芍、羌活、红花、沉香、独活、乳香（去油）、没药（去油）、桂枝各一钱，木香、青皮、薄荷、川芎各二钱，陈皮、枳壳各一钱半。(《少林寺伤科秘方》卷三"少林点穴残伤救治秘方")

治草镰伤颈秘方。凡被草镰割伤，当即出血者，取三七、马灯草各等分，研末敷于患处，立能止血，然后用生肌解毒膏贴上再包之。若伤重者，以当归八钱，连翘、金银花各五钱，川芎、红花、生地各三钱，乳香（醋制）、没药（醋制）、生甘草各二钱，赤芍四钱，水煎后用童便一杯兑服，黄酒送下。若大便干者加大黄、芒硝（冲服）各三钱。(《少林寺伤科秘方》卷九)

少林止血散。三七三钱，头发灰三钱，白及五钱，马灯草八钱，共研末，装瓷瓶内备用。(《少林寺伤科秘方》卷八"少林寺跌打损伤秘方")

治点伤净瓶穴秘方。脐左肚角血碗之下，乍热咳嗽吐血服用下方。参三七、血竭、苍术、脚樟、紫草茸、甘草各一钱，红花、生地、苡仁、乳香、没药各一钱五分，木香、升麻各八分，桃仁七个，藕节作引，炖服。(《少林寺伤科秘方》卷三"少林点穴残伤救治秘方")

治伤后两便出血方。参三七30 g，羊蹄根15 g，山楂炭30 g，马灯草9 g，蒲黄炭24 g，共研细末，每服9～15 g，日服3次。(《少林寺秘方集锦》上部"少林单方、偏方")

治伤后大小便出血秘方。参三七、山楂炭各一两，羊蹄根五钱，马灯草三钱，蒲黄炭八钱，共研为细末，每服三钱，病重者五钱。(《少林寺伤科秘方》卷九)

广木香

[**采集加工**] 为干燥的根。秋季或第二年春季挖根，洗去泥土及杂质，切块晒干。

[**分布**] 我国西藏、四川、云南、广西有栽培。

[**别名**] 如达（藏文名）。

[**性味**] 辛、苦，温。腻、糙、轻。

[**功能**] 调和肠胃功能，温胃，行气，止痛，破结，生肌。

[**主治**] 腹胀，肺病，嘶哑，吐泻，疮口不敛；"培根"聚滞，血病，脉病。

[**附方**] 广木香、余甘子、牛黄、石榴、瞿麦、豆蔻、荜茇，加冰糖共研细末，主治胃痉挛呕吐、嗳气、痧症。

[**论述**] 《月王药诊》说，驱虫、生精。

《四部医典》说，医治"龙"病、腹胀、肺病、喉蛾、鼻息肉等。《铁鬘》说，广木香有两种功效，去腐、镇癫。

川木香

[**采集加工**] 为干燥的根。9～10月挖采，除去须根，洗去泥沙，切段，晒干。

[**分布**] 产于西藏东部、四川西部及西北部。

[**别名**] 布嘎木拉（藏文名）。

[**性味**] 苦、辛，温。

[**功能**] 长肉，理气，止痛。

[**主治**] 风湿疼痛，消化不良。

[**附方**] 川木香、蒲公英、野菊花、胡连、漏芦花、丹参、白花龙胆共研细末，主治肝区疼痛、胃痛、胸胁疼痛，木保热等。

[**论述**] 《如意宝树》说，川木香能使干瘦者生肌脂。

《四部医典》说，医治热性的"培根"病。

山豆根

[**性味**] 苦，寒。

[**归经**] 入心、肺、大肠经。

[**功能**] 清火，解毒，消肿，止痛。

[**主治**] 喉痛，喉风，喉痹，牙龈肿痛，喘满热咳，黄疸，下痢，痔疾，热肿，秃疮，疥癣，蛇、虫、犬咬伤。

[**附方**] 治点伤正额窝脉秘方（卯时点中）。药方：山豆根、制半夏、桔梗、元参

各二钱，桂枝、莪术、碎补、沉香、甘草各一钱，丁香七分，苏木一钱半。(《少林寺伤科秘方》卷三"少林点穴残伤救治秘方")

治点伤正头颈脉秘方(午时点中)。药方：山豆根、白扁豆、乳香(去油)、没药(去油)、白芷、菖蒲各二钱，木香、木耳、川芎、升麻、防风各一钱半，藁本二钱，荆芥一钱，丁香、甘草各七分。(《少林寺伤科秘方》卷三"少林点穴残伤救治秘方")

狗脊

[**性味**] 苦、甘，温。

[**归经**] 入肝、肾经。

[**功能**] 补肝肾，除风湿，健腰脚，利关节。

[**主治**] 腰背酸痛，膝痛脚弱，寒湿周痹，失溺，尿频，遗精，白带。

[**附方**] (治产后膀胱落下)狗脊汤。金毛狗脊、黄连、五倍子、水杨根、枯白矾各一钱。共为末，水煎汤熏洗，一二日愈。(《竹林女科证治》卷三)

治腰痛方。金毛狗脊30 g，山药15 g，鸡血藤30 g，桑寄生24 g，杜仲9 g，公丁香0.9 g，当归9 g。上药加龙泉水1500 ml，煎取500 ml，日2次。(《少林寺秘方集锦》下部"内科杂病方")

抹药方。狗脊、骨碎补、苏木各一两，千年健、过江龙、青木香、寻骨风、槟榔、红花、三棱、莪术、漆渣各五钱，枳壳八钱，乌药二钱，参三七、花蕊石各二钱，马千子二十个(油炸，去毛)，桃仁十四粒，共为细末，备用。胁下伤加柴胡、龙胆草、青皮、细辛、牙皂、桔梗各三钱。脚上伤加半夏一钱半。手上伤加桂枝。腰伤加杜仲、破故纸。年未过四十者，加乳香、没药、骨碎补、乌药、羌活、防风、槟榔、红枣肉。年过四十者，加熟地、白芍、茯苓、甘草、泽泻、山药、枣皮、远志、黄芪。(《少林寺伤科秘方》卷五"少林伤科全身用药方")

川乌头

[**性味**] 辛，热，有毒。

[**归经**] 入脾、命门经。

[**功能**] 祛风湿，散风邪，温经，止痛。

[**主治**] 风寒湿痹，历节风痛，四肢拘挛，半身不遂，头风头痛，心腹冷痛，阴疽

肿毒。

[**附方**]《梅师方》治蛇虺蜇人，以射罔涂蜇处，频易。[《政和本草》卷十"乌头（射罔）"]

又方，治妇人血风虚冷，月候不匀，或即脚手心烦热，或头面浮肿顽麻。川乌头一斤，清油四两，盐四两，一处铛内熬令裂，如桑椹色为度，去皮、脐，五灵脂四两，合一处为末，入臼中捣令匀后，蒸饼丸如梧桐子大。空心温酒、盐汤下二十丸，亦治丈夫风疾。[《政和本草》卷十"乌头（射罔）"]

又方，补益元脏，进饮食，壮筋骨。二虎丸：乌头、附子各四两，酽醋浸三宿，取出切作片子，穿一小坑，以炭火烧令通赤，用好醋三升，同药倾入热坑子内，盆合之，经一宿取出，去砂土，用好青盐四两，研与前药同炒，令赤黄色，杵为末，醋、面糊丸如梧子大。空心冷酒下十五丸，盐汤亦得，妇人亦宜。[《政和本草》卷十"乌头（射罔）"]

又方，疗瘫缓风，手足軃曳，口眼㖞斜，语言謇涩，履步不正，神验。乌龙丹：川乌头（去皮、脐了）、五灵脂各五两，上为末，入龙脑、麝香研令细匀，滴水丸如弹子大。每服一丸，先以生姜汁研化，次暖酒调服之，一日两服，空心、晚食前服。治一人只三十丸，服得五七丸，便觉抬得手，移得步，十丸可以自梳头。[《政和本草》卷十"乌头（射罔）"]

深师疗风瘙身体瘾疹，粉散方。乌头（炮）、桔梗、细辛、白术各一两。上四味，捣筛，以铅朱为色粉四升和令调，以粉身。（《外台秘要方》卷十五"风瘙身体瘾疹方"）

《僧深方》治恶疮肉脱出方。乌头末，以敷疮中，恶肉立去，佳。（《医心方》卷七）

《云仙杂记》传法寺净眼僧能用药煮乌头，施人治百病，皆验。（《唐宋文献散见医方证治集》）

川芎

[**性味**] 辛，温。

[**归经**] 入肝、胆经。

[**功能**] 行气开郁，祛风燥湿，活血止痛。

[**主治**] 风冷头痛旋晕，胁痛腹疼，寒痹筋挛，经闭，难产，产后瘀阻作痛，痈疽疮疡。

[**附方**] 治胎衣不下，川归汤方。川芎二钱，当归一钱，益母草二钱。取汁和老酒煎服即下。（《宁坤秘笈》卷上）

（治跌仆伤胎）救急散。川芎（研末）一两，每取二钱，酒调下，日二三服。（《竹林女科证治》卷二）

十四问：产后腰痛何以治之？答曰：芎归肾气汤主之。川芎一钱，当归一钱，丹皮五分，杜仲（炒）七分，川牛膝七分，补骨脂八分，续断五分，香附八分，茯苓八分，陈皮四分，甘草五分。水煎服。（《法门寺妇科胎前产后良方注评》）

治点伤百会穴方。川芎6g，当归6g，赤芍3g，升麻2.4g，防风2.4g，红花1.2g，乳香（去油）1.2g，陈皮1.5g，甘草0.6g。水煎服。（《少林寺秘方集锦》上部"点穴致伤救治方"）

治点伤海角穴方。川芎3g，陈皮3g，砂仁3g，白芷4.5g，当归4.5g，大黄3g，甘草0.7g。上药加陈酒、童便煎后，连服3剂。（《少林寺秘方集锦》上部"点穴致伤救治方"）

治点伤华盖穴方。川芎6g，当归尾9g，延胡索6g，木香6g，青皮6g，乌药6g，桃仁6g，远志6g，三棱4.5g，莪术4.5g，骨碎补6g，赤芍6g，苏木6g，枳壳6g，良姜6g。水煎，内服。（《少林寺秘方集锦》上部"点穴致伤救治方"）

点穴急治总方。川芎6g，当归尾9g，延胡索6g，木香9g，青皮6g，乌药6g，桃仁6g，远志6g，三棱4.5g，莪术6g，骨碎补6g，赤芍6g，苏木6g。大便不通者，加生川军6g；小便不通者，加车前子9g；胃口不开者，加厚朴、砂仁各6g。加水两碗煎至半碗，用陈酒冲服。（《少林寺秘方集锦》上部"少林药案"）

治全身关节疼痛方。川芎9g，当归9g，独活9g，羌活6g，乳香（醋制）4.5g。没药（醋制）4.5g，生甘草4.5g，水、酒各半煎服。（《少林寺秘方集锦》下部"内科杂病方"）

治点伤童骨左右两穴秘方。川芎、木瓜、独活、杜仲、肉桂、脚樟、青木香、乳香、白苏皮，桑树根为引，酒煎服。（《少林寺伤科秘方》卷三"少林点穴残伤救治秘方"）

治点伤左耳尾根脉秘方（辰时点中）。药方：川芎、防风、荆芥各二钱，姜黄、白芷、丹皮、莪术、石菖蒲各一钱半，细辛八分，儿茶、红花、血竭各一钱，生地三钱。（《少林寺伤科秘方》卷三"少林点穴残伤救治秘方"）

治点伤左头上云睛脉秘方。药方：川芎、白芷、乳香（去油）、没药（去油）、升麻、藁本、荆芥、红花、归尾各二钱，地榆、防风、归身各一钱半，细辛八分。（《少林寺伤科秘方》卷三"少林点穴残伤救治秘方"）

芎苏散。治伤寒瘴疾，头疼身热，烦渴引饮，其脉洪实。川芎（去芦）七钱，紫苏（去梗）、茯苓（去皮）、柴胡（去芦）、干葛各半两，半夏（汤泡七次）六钱，陈皮（去白）三钱半，桔梗（生）二钱半，枳壳（炒，去瓤）、甘草（炙）各三钱。上十味，㕮咀，每服三钱，生姜三片，枣子一个，煎服。（《岭南卫生方》卷中）

安髓散。川芎、香附、白附子、甘草、白芷、相草、牡蛎各一两。共为细末，每服二钱，用清茶调服。（《少林寺伤科秘方》卷八"少林寺跌打损伤秘方"）

防风丸方。芎䓖四分，蜀椒三分（一方无），贝母三分，防风二分（一方九分），当归二分（一方三分），白芷二分（一方三分），皂荚一分（一方三分），术二分（一方三分）。凡八物，治下筛，丸以蜜如弹丸。顿服一丸，先食。禁食生鱼、猪肉、生菜。（《医心方》卷三）

[论述] 芎䓖……一名香果……一名山鞠䓖……《本草》一名胡䓖（以戎地者为佳，故名）。古人因其根节状如马衔，谓之马衔芎；后世因其状如雀脑，谓之雀脑芎。其出关中者呼为京芎，亦曰西芎；出蜀中者为川芎；出天台者为台芎；出江南者为芜䓖。皆因地而名也。《金光明经》谓之阇莫迦。清明后宿根生苗，分而横埋之，宜松肥土，节节生根，浇宜退牲水。叶香似芹而微细窄，有丫叉，纹似白芷叶而细，又似胡荽叶而微壮，丛生细茎，七八月间开碎白花，如蛇床子，花根下始结芎䓖，坚瘦黄黑色。关中出者，形块重实，为雀脑芎，最有力，九月、十月采者佳，三四月虚恶不堪用。凡用，以块大、内中色白、不油、嚼之微辛甘者佳。他种不入药，止可为末煎汤沐浴耳。味辛，温，无毒。治中风入脑、头痛、寒痹，除脑中冷痛，面上油风，一切风气，劳损血病，止泻痢、燥湿、行气、开郁。今人用此最多，头面风不可缺，须以他药佐之，不可单服……《益部方物略记》：芎，蜀中处处有之。成都九月九日药市，芎与大黄如积，香溢千廛，或言其大若胡桃者不可用，多莳于园槛，叶落时可用作羹。蜀少寒，茎叶不萎。今医家最贵川芎、川大黄云。（《广群芳谱》卷九十五）

芎䓖（《博雅》云：苗曰江蓠，根曰芎䓖），一名香果（以气香也），一名山鞠䓖

（详见《左传》）。《本草》：芎䓖一名胡䓖（以戎地者为佳，故名）。古人因其根节状如马衔，谓之马衔芎䓖；后世因其状如雀脑，谓之雀脑芎。其出关中者呼为京芎，亦曰西芎；出蜀中者为川芎；出天台者为台芎；出江西者为抚芎。皆因地而名也。《金光明经》谓之阇莫迦。（《经史百家医录·药物》）

《龙木论》补肝丸方：芎䓖、藁木、五味子、细辛各一两，羌活、知母各一两半，茺蔚子二两。上为末，炼蜜为丸，梧桐子大，空心茶下十丸。（《幼幼新书》卷三十三）

白茅根

[采集加工] 为干燥的根状茎。冬季挖采，除去须根及残叶，阴干。

[分布] 产于我国各地。

[别名] 者日哇（藏文名）。

[性味] 甘、涩，平、寒。

[归经] 入肺、胃、小肠经。

[功能] 凉血，清热，解毒，利尿，止血，滋补。

[主治] 热病烦渴，吐血，衄血，肺热喘急，胃热哕逆，淋病，小便不利，黄疸，尿闭，尿淋，水肿，大出血，慢性病等。

[附方]《僧深方》茅根二把，以水四升，煮取二升，服之。治小儿大便血方。（《医心方》卷二十五）

又，疗伤肺唾血方。茅根，上一味，捣筛为散，服方寸匕，日三。亦可绞取汁饮之，主热渴。（《外台秘要方》卷九"咳嗽脓血方"）

甘草

[采集加工] 为干燥的根及根状茎。春、秋季采挖，除去外皮及须根，晒干。

[分布] 产于东北、华北地区及山东、山西、青海等地。

[别名] 兴阿日（藏文名）。

[性味] 甘，凉、平。

[归经] 入脾、胃、肺经。

[功能] 和中缓急，润肺，调和诸药，止咳，滋补，止吐，止渴，解毒。

[主治] 炙用，治脾胃虚弱，食少，腹痛，便溏，劳倦，发热，肺痿咳嗽，心悸，

惊痫；生用，治咽喉肿痛，痈疽疮疡，解药毒及食物中毒；消化性溃疡，血液病；白脉病。

[**附方**] 治伤寒体热头痛及风壅痰嗽咯血等疾。甘草（炙）六两，人参、桔梗（微炒）、青皮（去瓤）、白芷、干葛、白术各三两，干姜（炮）五钱半。上为细末。每服二钱，水一盏，生姜二片，枣二个，煎七分，通口进。如伤寒，入豆豉同煎热进，大有神效，不计时候。（一方无甘草）（《太平惠民和剂局方》卷二"僧伽应梦人参散"）

《梅师方》治初得痢，冷热赤白及霍乱。甘草一两（炙），豆蔻七个（剉），以水三升，煎取一升分服。（《政和本草》卷六"甘草"）

深师疗伤寒病，哕不止，甘草汤方，兼主天行。甘草三两（炙），橘皮三两。上二味，切，以水五升，煮取一升，去滓，顿服之，日三四服，取瘥。忌海藻、菘菜。（《外台秘要方》卷二"伤寒呕哕方"）

又，疗久上气咳，亦疗伤寒后咳嗽方。甘草二两（炙），大枣二十枚。上二味，以水七升，煮取二升，分再服，数用验。忌海藻、菘菜等。（《外台秘要方》卷十"久咳嗽上气方"）

（谢道人疗眼暴肿痛）又方，甘草一两（炙），粟米三合，甘竹茹鸡子大，芦根五两。上四味，切，以水八升，煮取二升七合，分为三服。忌海藻、菘菜。（《外台秘要方》卷二十一"眼暴肿痛方"）

此乃椒、姜、鸡肉热物入脾，大肠太热变成痢也。初起二日用甘连汤立效。甘草五钱，川连一钱（炒），干姜一钱。水煎温服。（《宁坤秘笈》卷上）

解百药毒方。油煎大甘草（成寸）、油煎柏叶（蒸过方煎，如向上者不用）。上二味，觉中毒，急咀嚼，常服亦得。（《岭南卫生方》卷中）

《僧深方》解散甘草汤，治散发烦闷不解方。甘草一两半，茯苓一两，生姜一两。凡三物，以水三升，煮取一升半，分三服。（《医心方》卷十八）

《僧深方》服散家痰闷，胸心下有阻痰客热者，吐之方。甘草五两，以酒五升，煮取二升半，分再服。欲吐者，便快荡去。（《医心方》卷二十）

药有五种，甘味物中除甘草、蜜砂糖、酥油，余甘味是时量。辛味药中除姜、椒、荜茇、诃黎勒，余辛味是时量。一切味温物非食作终身药。（《大藏经》卷四十"四分律删繁补阙行事钞"）

少林三仙散。方药：生甘草（去外皮）60 g，川黄连 60 g，冰片 3 g。制法：冰片单研成细粉，再将黄连、甘草碾成细粉，混合均匀即成。用法：内服 3～4.5 g，可用醋调成糊状敷于患处，效果较好。功能：清热解毒，消肿止痛。主治：毒疮溃烂，流脓流水，局部红肿疼痛及各肿痛疮疔毒等。（《少林寺秘方集锦》上部"跌打损伤方"）

治点伤左乳下行气一脉秘方（子时点中）。药方：甘草七分，川断、石菖蒲、碎补、制川乌、制草乌各一钱半，五加皮、枳壳、田三七、穿山甲、降香、元胡、桔梗、当归、杜仲各二钱。（《少林寺伤科秘方》卷三"少林点穴残伤救治秘方"）

少林三仙散，治毒疮溃烂，流脓流水。粉甘草、川黄连各二钱，冰片一钱。共末调匀，每服一钱，亦可用陈醋调药粉成糊状敷患处。（《少林寺伤科秘方》卷八"少林寺跌打损伤秘方"）

《肘后方》凡畏已中蛊，欲服甘草汁，宜生煮服之，当吐痰出。若平生预服防蛊毒者，宜熟炙煮服。当内消不令吐，神验。（《古代秘方遗书集》）

《肘后方》又方，甘草汁每含咽汁，若因食中蛊及毒，自吐出，极良。常含咽之，永不虑药即蛊毒也。（《古代秘方遗书集》）

治点伤左胁下一脉秘方（丑时点中）。药方：炙甘草、田三七、陈皮、赤芍、荔枝核、血竭、秦艽、黄芪、白芷各二钱，白术一钱半，白芥子、桃仁各一钱。（《少林寺伤科秘方》卷三"少林点穴残伤救治秘方"）

甘草、仁檀、拳参、麝香，共研细末煎汤，主治肺热咳嗽、胸闷、气喘等。

[论述]《月王药诊》说，治疗肺病、热证。

《四部医典》说，治肺病、脉病。

《铁鬘》说，甘草性平，化味凉。

《甘露点滴》说，甘草性平，可祛痰，治肺病、喉痧、干渴。

时珍曰：甘草与藻、戟、遂、芫四物相反，而胡洽居士治痰癖，以十枣汤加甘草、大黄，乃是痰在膈上，欲令通泄，以拔去病根也。东垣李杲治项下结核，消肿溃坚汤加海藻。丹溪朱震亨治劳瘵，莲心饮用芫花。二方俱有甘草，皆本胡居士之意也。（《本草纲目》卷十二"甘草"）

甘松

[采集加工]为干燥的根及根状茎。秋季采挖，洗净，晾干。

[**分布**] 产于四川、甘肃、青海等地。

[**别名**] 榜宝依（藏文名）。

[**性味**] 甘、辛、芳香，凉。

[**归经**] 入脾、胃经。

[**功能**] 理气止痛，醒脾健胃，清热解毒，尤能清旧热，消肌肿。

[**主治**] 胃痛，胸腹胀满，头痛，噎病，脚气，陈久热证，中毒性发热。

[**论述**] 《四部医典》说，甘松医治久热，解热毒。

《广志》：甘松出姑臧凉州诸山，细叶引蔓丛生，可合诸香及裹衣。《本草纲目》：甘松香（产于川西松州，其味甘，故名。《金光明经》谓之苦弥哆），苏颂曰，黔蜀州郡及辽州皆有之，丛生山野，叶细如茅草。根极繁密，八月采之作汤浴，令人身香，治恶气卒心腹痛满，下气，理元气，去气郁。（《广群芳谱》卷九十五"甘松香"）

当归

[**采集加工**] 为干燥的根。秋末采挖，除去须根及泥沙，待水分稍蒸发后，捆成小把，上棚，用烟火慢慢熏干。

[**分布**] 产于甘肃、陕西、四川、云南、湖北、贵州等。

[**别名**] 当棍（藏文名）。

[**性味**] 甘、辛、苦，温。

[**归经**] 入心、肝、脾经。

[**功能**] 补血和血，调经止痛，润燥滑肠，清心，解毒，活血调经，止痛；祛"龙"。

[**主治**] 月经不调，经闭腹痛，癥瘕结聚，崩漏，血虚头痛，眩晕，痿痹，肠燥便难，赤痢后重，痈疽疮疡，跌仆损伤，心热，闭经，痛经，月经不调，外伤；主脉"龙"症。

[**附方**] 四物汤，妇女之宝也。洛阳李敏求赴官东吴，其妻牙疼，每发呻吟宛转，至不能堪忍。令婢辈钗股置牙间，少顷，银色辄变黑，毒气所攻，痛楚可知也。沿路累易医，殊无效。嘉禾僧慧海为制一汤，服之半月，所苦良已。后因食热面又作，坐间煮汤以进，一服而愈，其神速若此。视药之标题，初不著名，但云凉血活血而已。敏求报之重，徐以情叩之，始知是四物汤。盖血活而凉，何由致壅滞以生疾？（《唐宋

文献散见医方证治》）

《辛志》秀州进士陆宁，忽得疾，吐血不止，气促惊颤，狂躁跳跃，双目直视，至深夜欲拔户而出，如是两夜。诸医遍用古方极治，不瘳，举家哀诉所供观音，梦投一方。当归根末，用益智一两，生米二钱，青皮半两，调服。觉，取笔记，明日疗治，病愈。（《续名医类案》卷十二）

《梅师方》治胎动下血，心腹疼，死生不知，服此汤，活即安，死即下。用当归四两、苎蓂九两，细剉，以酒三升，水四升，煎取三升，分服。（《政和本草》卷八"当归"）

《支太医方》治妇人百病，诸虚不足。当归四两，地黄二两，为末，蜜和丸如梧子大，食前米饮下十五丸。（《政和本草》卷八"当归"）

经来胁内一块如杯大，其色淡黄，宜治块为先，用四物元胡汤治之。当归、川芎、白芍各八分，元胡一钱，熟地一钱五分，姜三片。酒煎，加沉香三分，食后服。（《宁坤秘笈》卷上）

（治跌仆伤胎）佛手散。当归六钱，川芎四钱。水煎，入热酒少许和服。（《竹林女科证治》卷二）

（治胎死腹中）决津煎。当归三钱，熟地黄、牛膝各二钱，泽泻一钱五分，乌药、肉桂各一钱。水二盅，煎七分，食前服。（《竹林女科证治》卷二）

（治滑胎）滑胎煎。当归、熟地黄各三钱，山药（姜汁炒）、杜仲（炒）各二钱，枳壳（面炒）、川芎各七分。水煎，食前温服。（《竹林女科证治》卷三）

（九月养胎）顺胎饮。当归二钱、白术（蜜炙）二钱五分，黄芩（酒炒）、苏梗、白芍（酒炒）、大腹皮（酒炒）各一钱。水煎服，八日进一服。（《竹林女科证治》卷二）

（治初月胎证）罩胎煎。当归、白芍（酒炒）各一钱半，枳壳（麸炒）二钱，砂仁一钱，炙甘草五分。水煎，空心服。（《竹林女科证治》卷二）

（治十月胎证）福胎饮。当归一两（酒洗），枳壳（麸炒）、川芎三钱，益母草二钱，黄芪五钱。水煎服，临盆将产，服此最妙。（《竹林女科证治》卷二）

（治胎漏）四妙散。当归二钱，川芎、白术（蜜炙）、黄芩各一钱。水煎，食远服。如未效，加阿胶（炒珠）一钱。（《竹林女科证治》卷二）

（治难产）加味芎归汤。当归一两，血余（即壮妇头发，如鸡子大一团洗净，瓦上

炙存性），川芎七钱，龟板一个（酥炙）。水煎服，约人行五里许即生。（《竹林女科证治》卷三）

（治难产）归芪汤。当归一两，黄芪五钱，川芎三钱，益母草二钱，枳壳（麸炒）一钱。水一盅半，煎七分服。（《竹林女科证治》卷三）

（治产后乍寒乍热）殿胞煎。当归五七钱，川芎、炙甘草、茯苓各一钱，肉桂五七分或一钱。水煎服。（《竹林女科证治》卷三）

（治产后血晕）芎归汤。当归、川芎各五钱。水煎，连服数剂。（《竹林女科证治》卷三）

凡久病，用补脾、补命门之药，皆燥剂，须用当归身以润肝，恐燥能起肝火故也。（《慎柔五书》卷一"师训第一"）

凡病久呕，用补脾下气之药，其中须用当归钱许，以润下枯。盖气在上，久而不下，下无津液，故用润之。然脾胃虚而呕者，又忌当归。（《慎柔五书》卷一"师训第一"）

二问：胎前保养，宜用何药？答曰：以安胎为主，宜服紫苏饮、四物汤加减。当归一钱（6 g），川芎八分（5 g），白芍（炒）七分（10 g），香附（炒）一钱（10 g），枳壳（炒）八分（5 g），苏梗六分（5 g），前胡八分（5 g），知母八分（6 g），黄芩八分（6 g），砂仁一钱（3 g），陈皮六分（6 g），甘草三分（3 g）。水煎服。（《法门寺妇科胎前产后良方注评》）

十五问：胎前内伤凝血作痛，何以治之？答曰：以安胎为主，宜服后药。当归八分（6 g），川芎八分（5 g），乌药六分（5 g），香附六分（6 g），枳壳（炒）五分（6 g），苏梗五分（6 g），陈皮四分（6 g），木香五分（3 g），厚朴（醋炒）四分（5 g），砂仁（炒）八分（3 g），甘草四分（3 g）。水煎服。（《法门寺妇科胎前产后良方注评》）

十六问：胎前忽患耳聋，何以治之？答曰：此因暴怒，肝火上冲，宜服后药。当归八分（10 g），川芎八分（6 g），白芍六分（10 g），生地六分（10 g），菖蒲八分（5 g），香附八分（10 g），黄芩六分（6 g），柴胡六分（6 g），砂仁六分（5 g），茯苓五分（6 g），陈皮四分（6 g），苏梗五分（6 g），白术五分（10 g），甘草五分（3 g）。水煎服。（《法门寺妇科胎前产后良方注评》）

二十四问：胎前烦闷不食，何以治之？答曰：此子烦也，宜服后方。当归六分（6 g），芍药六分（6 g），生地六分（6 g），白术四分（6 g），茯苓六分（6 g），黄芩五分（6 g），麦冬六分（6 g），香附六分（6 g），陈皮七分（6 g），枳壳（炒）八分（5 g）。水煎服。（《法门寺妇科胎前产后良方注评》）

二十七问：有胎而月经仍来，何以治之？答曰：若气血虚者，宜服后方。当归（炒）一钱（10 g），川芎八分（6 g），白芍六分（10 g），熟地一钱（10 g），白术（炒）八分（10 g），茯苓七分（6 g），人参七分（6 g），焦杜仲八分（10 g），盐知母六分（6 g），黄芩（炒）五分（6 g），香附（炒）八分（10 g），甘草五分（6 g）。水煎服。（《法门寺妇科胎前产后良方注评》）

三十问：胎前大便不通或大便不适，何以治之？答曰：此大肠热也，宜服后药。当归（炒）六分（10 g），生地六分（6 g），黄芩八分（10 g），知母六分（6 g），前胡六分（6 g），麻仁八分（10 g），郁李仁四分（10 g），枳壳（炒）八分（10 g），栀子（炒）八分（10 g），茯苓八分（10 g），陈皮五分（10 g），甘草四分（3 g）。灯心引，水煎服。（《法门寺妇科胎前产后良方注评》）

三十一问：胎未下而胞水先下，何以治之？答曰：宜服此药治之。当归一钱（10 g），枳壳（炒）六分（6 g），乳香八分（6 g），发灰一钱（10 g），川芎一钱（10 g），芍药八分（10 g），木香四分（5 g），甘草五分（3 g）。猪心血和服。（《法门寺妇科胎前产后良方注评》）

七问：产后汗出不止，何以治之？答曰：此由气虚不能固表，而津液妄泄也，宜服后方。当归八分（10 g），香附六分（6 g），浮小麦一钱（15 g），麻黄根八分（10 g），枣仁六分（10 g），远志六分（6 g），丹皮六分（6 g），益母草八分（15 g），陈皮（炒）四分（10 g），干姜六分（5 g），甘草五分（5 g）。水煎服。（《法门寺妇科胎前产后良方注评》）

十问：产后恶露不断，何以治之？答曰：可用益荣汤治之。当归一钱，川芎一钱，生地五分，香附八分，荆芥六分，焦杜仲八分，续断七分，山萸肉八分，茯苓八分，陈皮三分，甘草五分。水煎服。《法门寺妇科胎前产后良方注评》）

十一问：产后肌体羸瘦，日发寒热，何以治之？答曰：此元气未复也，宜服后方。当归一钱，川芎一钱，熟地八分，人参六分，山药六分，白术（炒）六分，茯苓八分，陈皮（炒）四分，丹皮四分，香附八分，甘草五分。水煎服。（《法门寺妇科胎前产后良方注评》）

十九问：产后玉门不闭，何以治之？答曰：此气血俱虚，不能收敛故也。宜服：

当归一钱，川芎一钱，人参八分，茯苓八分，生地八分，肉桂八分，丹皮五分，香附八分，荆芥五分，甘草五分。大枣引，水煎服。(《法门寺妇科胎前产后良方注评》)

二十三问：产后不寐，何以治之？答曰：此心血虚也，当用后方补之。当归一钱，生地八分，远志八分，酸枣仁（炒）六分，人参五分，麦冬五分，元肉三个，知母六分，茯苓八分，甘草五分。水煎服。(《法门寺妇科胎前产后良方注评》)

三十问：产后四肢浮肿，何以治之？答曰：宜用后方。当归八分，川芎八分，茯苓八分，香附八分，泽泻五分，泽兰五分，陈皮五分，乌药六分。水煎服。(《法门寺妇科胎前产后良方注评》)

三十二问：产后遍身疼痛，何以治之？答曰：可服后方。当归一钱，川芎八分，赤芍五分，生地八分，丹皮六分，香附七分，茯苓六分，陈皮四分，续断五分，秦艽五分，红花五分，木香五分，甘草六分。水煎服。(《法门寺妇科胎前产后良方注评》)

《泊宅编》云：四物汤，妇人之宝也。洛阳李敏求赴官东吴，其妻病牙疼，每发呻吟宛转，至不能堪忍。令婢辈钗股按置牙间，少顷，银色辄变黑，毒气所攻，痛楚可知也。沿路累易医，殊无效。嘉禾僧慧海为制一汤，服之半月，所苦良已。后因食热面又作，坐间煮汤以进，一服而愈，其神速如此。视药之标题，初不著名，但云凉血活血而已。敏求报之重，徐以情叩之，始知是四物汤。盖血活而凉，何由致壅滞以生疾？莫强中一侍人，久病经阻，发热咳嗽，倦怠不食，憔悴骨立，医工往往作瘵疾治之，其势甚危。强中曰：妇人以血气为本，血荣自然有生理。因谢遣众工，令专服此汤。其法㕮咀，每慢火煮，取清汁，带热以啜之。空服，日三四服，未及月，经候忽通，余疾如失。(《历代笔记医事别录·方药论治门》)

治吐血不止方。方药：当归18 g，生白芍9 g，阿胶12 g，白及9 g，红花3 g，桔梗8 g，炒枳壳6 g，田三七3 g，生地30 g，黑荆芥12 g，百草霜9 g，红糖30 g。水煎服，一般2剂即愈。(《少林寺秘方集锦》上部"武伤急救方")

治击伤七窍出血方。方药：当归炭、血余炭、栀子炭、黄柏炭、大黄炭各9 g，生地30 g，三七1.5 g（冲服）。水煎服。(《少林寺秘方集锦》上部"止血方")

治击伤少腹疼痛方。方药：当归15 g，川芎6 g，香附9 g，延胡索9 g，木香4.5 g，赤芍9 g，桃仁6 g，丹参30 g，五灵脂6 g，生蒲黄4.5 g。以上各药，水煎服。(《少林寺秘方集锦》上部"跌打损伤方")

治拳击额角头痛方。方药：当归30 g，川芎9 g，白芍9 g，野山羊角（研末，冲服）9 g，细辛 3 g，红花 15 g，桃仁 9 g，甘草 3 g。水煎服。(《少林寺秘方集锦》上部"跌打损伤方")

治拳击下腹隐痛方。方药：当归 15 g，红花 9 g，虻虫（去足、翅）1.5 g，生蒲黄 6 g，五灵脂（醋制）6 g。水煎服。(《少林寺秘方集锦》上部"跌打损伤方")

治棍伤腰痛方。方药：当归 30 g，红花 9 g，川芎 9 g，自然铜（醋淬七次）6 g，川牛膝 15 g，鸡血藤 30 g，苏木 9 g，大黄 9 g。水煎服。(《少林寺秘方集锦》上部"跌打损伤方")

治鞭伤肩部肿痛方。方药：当归 15 g，川芎 9 g，生蒲黄 3 g，川椒 0.6 g，红花 9 g，泽兰 9 g，桃仁 9 g。水煎后加童便一杯，内服。(《少林寺秘方集锦》上部"跌打损伤方")

治推倒摔伤方。方药：当归 15 g，川芎 9 g，桂心 1.5 g，红花 9 g，牛膝 15 g，甘草 6 g，乳香（醋制）、没药（醋制）各 4.5 g。取水 1000 ml、白酒 250 ml，与上药同煎，内服。(《少林寺秘方集锦》上部"跌打损伤方")

治拳棒致伤红肿方。方药：当归 15 g，川芎 9 g，红花 9 g，陈皮 6 g，木香 4.5 g，枳壳 6 g，桃仁 9 g，木通 6 g，乳香（醋制）4.5 g，没药（醋制）4.5 g，甘草 6 g。水煎，取黄酒 30 ml 冲服。适用于瘀血内积者。(《少林寺秘方集锦》上部"跌打损伤方")

治伤处溃破成疮方。方药：当归、川芎、乳香（醋制）、没药（醋制）各 4.5 g，白芷 9 g，延胡索 12 g，甘草 6 g，赤芍 9 g，金银花 9 g，连翘 15 g，蒲公英 30 g。水煎服，用黄酒 30 ml 冲下更佳。(《少林寺秘方集锦》上部"跌打损伤方")

治摔伤方。方药：当归 15 g，川芎 9 g，红花 9 g，桃仁 9 g，三七（研末，冲服）3 g，赤芍 15 g，生地 6 g，木香 1.5 g。水煎服。(《少林寺秘方集锦》上部"跌打损伤方")

少林愈骨汤。方药：当归 24 g，川芎 9 g，金银花 4.5 g，白芷 9 g，天花粉 30 g，透骨草 15 g，生甘草 3 g。水煎服。治疗金伤中毒，溃破流脓，日久不愈。(《少林寺秘方集锦》上部"跌打损伤方")

金伤愈灵丹。方药：当归 9 g，川芎 9 g，自然铜（醋淬七次）15 g，没药（醋制）6 g，乳香（醋制）6 g，豹骨 6 g，苏木 9 g，土鳖虫 9 g，穿山甲 6 g，生甘草 6 g，虻虫 4.5 g，失笑散 15 g。制法：先将前 11 种药研成细末，再与失笑散调匀，另用蜜 300 g

加适量米泔水调和药粉，制成如豌豆大小的丸，装盒，用蜡封固，备用。服法：成人每服 5 ~ 7 丸，用黄酒 30 ml 送下。功能：解毒祛腐，消肿止痛，生肌收敛。主要用于治疗金疮肿毒，成疮溃破，日久不愈者均有良效。（《少林寺秘方集锦》上部"跌打损伤方"）

少林壮筋续骨丹。方药：当归 60 g，川芎 30 g，白芍 30 g，熟地 30 g，杜仲 30 g，五加皮 60 g，骨碎补 90 g，桂枝 30 g，三七 30 g，虎骨 30 g，补骨脂 60 g，菟丝子 60 g，党参 60 g，木瓜 30 g，刘寄奴 60 g，土鳖虫 90 g，黄芪 30 g，川断 60 g。制法：以上 18 味药研细过罗，取适量砂糖水泛药粉制成水丸如豌豆大，晾干，装瓶备用。服法：每次服 9 ~ 12 g，用黄酒冲服，日服 2 次。功能：补气养血，壮筋续骨，祛瘀活络，温补肾室。主治：骨折和损伤日久不愈，气血双虚，头目眩晕、四肢无力、腰腿疼痛等症。（《少林寺秘方集锦》上部"跌打损伤方"）

少林当归饮。方药：当归 24 g，红花 9 g，泽兰 24 g，牡丹皮 9 g，桃仁 9 g，苏木 6 g。水、酒各 1000 ml 煎，药取 500 ml，内服。头伤者加藁本 9 g；手伤者加桂枝 6 g；腰伤者加杜仲 9 g、白芥子 6 g、牛膝 12 g。水煎服，效果好。功能：活血祛瘀，消肿止痛。主治：外伤内瘀及一切跌打损伤所致的局部红肿疼痛。（《少林寺秘方集锦》上部"跌打损伤方"）

少林展筋丹。方药：当归 60 g，川芎 60 g，红花 45 g，桃仁 45 g，自然铜（醋淬七次）90 g，土鳖虫 60 g，马钱子（油制去毛）90 g，血竭 90 g，姜黄 30 g，白芷 60 g，木香 30 g，陈皮 30 g，沉香 15 g，小茴香 1.5 g，参三七 60 g，乳香（醋制）90 g，没药（醋制）90 g，赤芍 90 g，香附（醋炒）90 g，儿茶 90 g，鸡血藤 120 g，麝香 30 g，川乌（制）30 g，凤仙花 60 g，麻黄 60 g，朱砂 9 g，冰片 3 g。制法：先将麝香、冰片、血竭、朱砂、儿茶、自然铜分别单研成粉，再将余 21 种药碾成细粉，取清泉水煮生甘草与药粉泛丸如梧桐子大，阴干，装瓶，密封备用。服法：成人每次 4.5 g，用黄酒冲下，日服 2 次。功能：舒筋活血，消肿止痛，解毒医疮。主治：一切跌打损伤，血瘀作痛，筋伤骨损，肢体拘挛，行动困难，恶疮肿毒等。（《少林寺秘方集锦》上部"跌打损伤方"）

少林冬用行军散。方药：当归 30 g，川芎 30 g，荆芥 30 g，防风 30 g，麻黄 15 g，白芷 30 g，桂枝 21 g，独活 15 g，羌活 15 g，川椒 4.5 g，干姜 3 g，甘草 9 g。制法：以上 12 味药共碾成细粉，调匀，备用。服法：每服 1.5 g，日服 2 ~ 3 次。功能：散寒祛风，舒筋止痛。主治：感受风寒，恶寒发烧，头痛鼻塞，全身疼痛，四肢拘挛，腰酸腿痛等。（《少林寺秘方集锦》上部"跌打损伤方"）

少林八阵丹。方药：当归30 g，桃仁30 g，乳香（醋制）15 g，没药（醋制）15 g，血竭12 g，金银花21 g，穿山甲9 g，自然铜（醋淬七次）6 g，丹皮18 g，白芷12 g，川黄连12 g，白芍18 g，大、小蓟各15 g，枳壳12 g，广木香6 g，丁香3 g，生甘草12 g。制法：以上18种药共碾成细粉，取米泔水泛丸如豌豆大，阴干即可。服法：成人每次服1~3 g，日服2次，用黄酒冲服。功能：破瘀软坚，理气止痛，解毒，排脓生肌。主治：跌打损伤，血瘀作痛，或破或未破恶疮肿毒，久不收口等有良效。（《少林寺秘方集锦》上部"跌打损伤方"）

少林接骨丹。方药：当归30 g，生地30 g，赤芍30 g，丹皮18 g，羊蹄30 g，大黄30 g，黄柏30 g，蛴螬30个，土虱100个，透骨草60 g，自然铜（醋淬七次）30 g，麝香3 g。制法：麝香单研，蛴螬先洗净，然后打碎，捣烂土虱。再将余药碾成细粉，与全料药粉混合均匀。取红花30 g，用酒、水各半煎汁，待凉后，泛药粉为丸如绿豆大，阴干备用。服法：每次2~3 g，日服2次。（《少林寺秘方集锦》上部"跌打损伤方"）

接骨汤。方药：当归9 g，红花9 g，桃仁9 g，炒大黄9 g，野菊花30 g，牡丹皮12 g，羊蹄9 g，土鳖虫（去头、足）6 g，自然铜（醋淬七次）4.5 g，生甘草6 g。水煎服。（《少林寺秘方集锦》上部"跌打损伤方"）

保将酒。方药：当归60 g，川芎24 g，苏木24 g，红花30 g，乳香（醋制）15 g，没药（醋制）15 g，白芷15 g，桂枝9 g，黄芪30 g，木瓜24 g，川断15 g，桑寄生30 g，补骨脂15 g，桑枝24 g，熟地30 g，川郁金9 g，桃仁30 g，赤芍30 g，透骨草30 g，鹿角24 g，白术30 g，太子参15 g，木香9 g。制法：上药捣成粗末置于瓷罐内，取上等白酒2740 ml，倒入罐内封口，然后用草泥封固，放通风干燥处，每天振摇瓷罐3次，酿制35天即可。滤出酒汁，将药渣用白布包绞尽汁，与前药汁合并，即成保将酒，密封备用。用法：成人每日3次，每次内服30 ml。饮后速喝温开水一杯（以加快药效），卧床休息。若局部未溃者，可取少量外擦患处。功能：活血祛瘀，逐腐生新，消肿止痛，舒筋活络。主治：拳械击伤，跌打损伤，瘀血青肿，骨断筋伤，腰腿疼痛。（《少林寺秘方集锦》上部"少林药酒"）

少林大补酒。方药：当归30 g，川芎30 g，木瓜24 g，红花24 g，牛膝30 g，鹿胶24 g，黄芪30 g，白术30 g，党参30 g，桂枝9 g，千年健9 g，丹参30 g，杞果15 g，巴戟天 15 g，大芸 15 g，锁阳 15 g，熟地 30 g，祁蛇 15 g，海马 15 g，鳖甲 15 g，山楂 30 g，麦芽 24 g，陈皮 15 g，肉桂 6 g，女贞子 30 g，菟丝子 24 g，蒸首乌 30 g，百合 30 g，萆薢 15 g，潼蒺藜 15 g，威灵仙 15 g，制乳香 9 g，制没药 9 g，桑寄生 24 g，夜交藤 15 g，鸡血藤 30 g，升麻 15 g，知母 24 g，白果 15 g，益智仁 15 g，龟板 15 g，白酒 3 L。制法：以上 41 种药切成碎块，放入瓷缸内，加白酒，封口，切勿漏气，最好用黄泥封固。每日振摇 1 次，酿制 3 个月后，滤出药酒汁。将其药渣用白布包绞挤压尽汁，合入前汁，再用三到五层细纱布过滤澄清后，装入瓷缸内密封备用。服法：成人每日 2 次，每次 15～20 ml 内服。功能：补血益气，壮腰健肾，通经活络，开胃消食。主治：面色苍白，心跳气短，四肢无力，关节不利；食积、寒积、气积、血积；肾虚肢冷，头晕目眩，小便清长，大便溏泻；内伤和外伤所致的病久体弱，中风闭证，半身不遂，中气下陷及脱肛等。小量久服可以延年益寿。（《少林寺秘方集锦》上部"少林药酒"）

少林白衣菩萨膏。方药：当归头 30 g，赤、白芍各 30 g，红花 30 g，黑丹皮 30 g，乳香（醋制）45 g，没药（醋制）45 g，穿山甲 45 g，生牡蛎 45 g，地鳖虫 45 g，儿茶 45 g，广木香 15 g，南丁香 6 g，轻粉 30 g，红粉 30 g，生甘草 21 g，桃树皮 60 g，柳树枝 60 g，桂枝 30 g，麝香 30 g，铅丹 300 g，冰片 9 g，香油 1200 g。制法：以上共 22 种药，先将麝香、冰片、红粉、铅丹、儿茶、乳香、没药分别研细单包备用；再将当归头，赤、白芍等 15 种草药切成碎块，置油锅内用文火炸成炭，滤出药油，继续用文火炼膏；当油面的浓烟逐渐转青，又转成白烟，药油达到滴油成珠时，离火下丹（边下丹边用竹竿搅拌，严防铅丹沉淀焦化），然后将药油倾入冷水中浸泡 15 天，每天换水 2 次，以去火毒。最后把油膏稍加温，兑入麝香、冰片等 7 种药粉，搓匀即成。摊膏：9 cm 1 贴，膏重 9 g；7 cm 1 贴，膏重 6 g；5 cm 1 贴，摊膏 3.5 g。每 10 贴装一盒，备用。用法：敷于患处。功能：活血祛瘀，消肿止痛，接骨续筋。主治：跌打损伤、脱臼骨折、跌仆闪腰、血瘀肿痛等。（《少林寺秘方集锦》上部"少林膏药"）

少林万应膏。方药：当归 30 g，白芷 30 g，乳香（醋制）15 g，没药（醋制）15 g，金银花 30 g，赤芍 30 g，儿茶 15 g，红花 30 g，防风 15 g，荆芥 15 g，虎骨 9 g，全虫 9 g，天麻 9 g，木瓜 30 g，苏木 9 g，刘寄奴 9 g，血竭 6 g，穿山甲 12 g，檀香 12 g，鳖虫 6 g，马钱子 12 g，桂枝 12 g，千年健 9 g，川牛膝 30 g，鸡血藤 30 g，桑枝 30 g，自然铜 6 g，汉防己 18 g，石南藤 18 g，青风藤 18 g，川乌 12 g，草乌 12 g，川断 30 g，木香 12 g，延胡索 30 g，苍术 12 g，秦艽 30 g，蛇床子 12 g，白鲜皮 15 g，苦参 12 g，老鹳草

15 g，苍耳子 15 g，白花蛇 30 g，天花粉 30 g，地丁 15 g，蒲公英 30 g，大黄 30 g，川黄连 30 g，黄柏 15 g，桃仁 15 g，三棱 15 g，莪术 15 g，雄黄 13 g，明矾 15 g，麝香 6 g，冰片 9 g，广丹 600 g，香油 3 kg。制法：以上 57 味药，先将麝香、雄黄、明矾、血竭、冰片、自然铜、儿茶、乳香、没药分别单研成细粉；再把当归、白芷等 48 种药投油锅内，用文火炸枯成炭，滤出药油，徐徐炼熬药油；当其滴油成珠时，离火下入广丹（边下丹，边用竹棍搅匀，以防丹沉底焦化），每 300 g 药油下丹 90 g；下丹完毕，将药油倒入冷水盆中浸泡 15 天，每天换水 2 次，以去尽火毒，再将药膏切成小块，拧尽水珠，隔水加温溶化，兑入麝香、冰片等 9 味细料，揉搓均匀，即成膏药。摊膏：8 cm 1贴，膏重 9 g；5 cm 1 贴，膏重 6 g；3 cm 1 贴，膏重 3 g。功能：活血祛瘀，消肿止痛，舒筋活络，除风散寒，镇痉，杀虫止痒，破积消癥，续筋接骨。主治：血瘀肿痛，闪腰岔气，腰腿疼痛，四肢麻木，关节不利，手足痉挛，半身不遂，风湿寒痹，步履艰难，抽搐震颤，口眼㖞斜，骨折脱臼，风邪皮痒，腹中癥瘕，以及血积、气积硬坚疼痛。（《少林寺秘方集锦》上部"少林膏药"）

治点伤乔宾穴（即筑宾）方。当归 6 g，川芎 9 g，白芍 4.5 g，天麻 1.5 g，白芷 3 g，肉桂 3 g，三七（研末，冲服）6 g，甘草 6 g，寻骨风 6 g。以上 9 味药，共研细末，用黄酒冲服，每日 2 次，每次 3~6 g。（《少林寺秘方集锦》上部"点穴致伤救治方"）

治点伤太阳穴方。当归 6 g，红花 4.5 g，黄芪 4.5 g，白芷 4.5 g，升麻 4.5 g，橘红 4.5 g，荆芥 5.4 g，肉桂 3 g，川芎 5.4 g，甘草 3.6 g。水煎后加童便一杯，陈酒 1.5 g，内服。（《少林寺秘方集锦》上部"点穴致伤救治方"）

治点伤命脉穴（即太渊）方。当归尾 9 g，紫草 4.5 g，苏木 4.5 g，红花 4.5 g，肉桂 3 g，陈皮 3 g，枳壳 3 g，石斛 1.5 g，甘草 1.5 g。上药，取水、酒各半，煎后加童便一杯，内服，效果良好。（《少林寺秘方集锦》上部"点穴致伤救治方"）

治点伤脉宗穴（即内关）方。当归尾 3 g，川断 3 g，桃仁 3 g，枳壳 4.5 g，刘寄奴 3 g，红花 3 g，甘草 0.6 g，藕节 9 g，骨碎补 9 g，山羊血 0.9 g（冲服）。水煎服，每日 1 剂，连服 3 剂。（《少林寺秘方集锦》上部"点穴致伤救治方"）

治点伤痰突穴方。当归 3 g，川芎 3 g，红花 3 g，大腹皮 3 g，骨碎补 3 g，荆芥 2.4 g，杏仁 2.4 g，紫草 2.4 g，苏叶 2.4 g，黑木耳炭 4.5 g，灯心草 0.9 g。以上药，取水、酒各半煎服。（《少林寺秘方集锦》上部"点穴致伤救治方"）

治点伤肺苗穴（即俞府）方。归尾 4.5 g，红花 2.4 g，陈皮 2.4 g，杏仁 2.4 g，白芥子 3 g，没药（去油）1.2 g，独活 1.5 g，石斛 1.5 g，苏叶 1.5 g，甘草 1.5 g。以上药，取水、酒各半煎服。（《少林寺秘方集锦》上部"点穴致伤救治方"）

治点伤腕心穴（即大陵）方。当归尾 3 g，陈皮 3 g，川断 3 g，白芥子 3 g，大黄 9 g，红花 1.5 g，羌活 1.5 g，二丑 4.5 g，甘草 1.2 g，苏叶 4.5 g，灯心草 0.9 g。取水、酒各半煎服，每日 1 剂，连服 3 剂。（《少林寺秘方集锦》上部"点穴致伤救治方"）

治点伤血仓穴（即膈俞）方。当归 3 g，续断 3 g，石斛 3 g，生地 3 g，红花 1.5 g，陈皮 1.5 g，羌活 1.5 g，赤芍 2.4 g，甘草 0.6 g。水、酒各半，煎后加童便一杯，内服。（《少林寺秘方集锦》上部"点穴致伤救治方"）

治点伤胆疳穴（即胆俞）方。当归 3 g，桃仁 10 粒，橘红 1.5 g，甘草 0.6 g，灯心草 0.3 g。取水、酒各半煎服。（《少林寺秘方集锦》上部"点穴致伤救治方"）

少林寺秘传药案。当归尾、川芎、生地、续断各 6 g，苏木、乳香（去油）、没药（去油）、木通、乌药、泽兰各 3 g，桃仁（去皮、尖）14 粒，甘草 2.4 g，木香 2.1 g，生姜 3 片。水煎后，加童便、老酒各一杯内服。（《少林寺秘方集锦》上部"少林药案"）

舒筋丹。方药：当归 90 g，红花 90 g，赤芍 90 g，舒筋草、木瓜、川牛膝各 90 g，防风 60 g，木香、陈皮各 30 g，白芷 60 g，马钱子（油炸，去毛）6 g，小茴香 15 g。制法：将上 12 种药碾成细粉，用黄赤粉打成稀粥，调药粉制丸如梧桐子大，晾干备用。服法：每服 3～4.5 g，用黄酒冲服。功效：活血，散瘀，调达三气即宗气、元气、卫气，舒筋利节，散滞解郁。主要用于初练功所致的腰腿疼痛，损伤筋节，四肢酸困和全身不适。（《少林寺秘方集锦》上部"少林练功药方"）

练功畅通气血散。方药：当归、陈皮、木香、蒌仁、甘草各 3 g，生地、熟地、白术、黄芪各 6 g，山药 15 g，小茴香 1.5 g，沉香 0.6 g。诸药碾成细末为散，练功前每次 6～9 g，用黄酒冲服。（《少林寺秘方集锦》上部"少林练功方"）

治面无血色方。当归 24 g，阿胶 9 g，何首乌 9 g，黄精 24 g，熟地、生地各 9 g，白术 12 g，黄芪 12 g，大枣 3 枚，甘草 4.5 g，饴糖 30 g。上药，以清泉水 1500 ml 煎取 500 ml，加饴糖搅化，每日 2 次，连服 10 剂。（《少林寺秘方集锦》下部"内科杂病方"）

治头痛方。当归 15 g，川芎 3 g，藁本 9 g，羌活 6 g，白芷 9 g，防风 6 g，甘草 6 g，苍耳子 4.5 g。诸药加水 1500 ml，煎至 500 ml，每日 2 次。（《少林寺秘方集锦》下部

"内科杂病方")

治小儿全身干痒方。当归、生地、黄芪各9g，赤芍6g，红花2.4g，赤石脂（醋煅）6g，白鲜皮4.5g，蛇床子0.9g，生甘草1.5g。以泉水2500 ml，煎至1500 ml，熏洗，每获良效。若能配合针刺足三里、曲池、中脘、环跳，效果更好。（《少林寺秘方集锦》下部"内科杂病方"）

治点伤太阳三么穴秘方。归尾、桃仁、大黄、杜仲、破故纸、青皮、羌活、独活、肉桂、功劳叶、章子、千里马。姜引，酒炖服。（《少林寺伤科秘方》卷三"少林点穴残伤救治秘方"）

治点伤眼角穴秘方。当归、茯苓、川芎、茜草、地鳖虫各五钱，制川乌三钱，青木香二钱，肉桂、甘草各一钱，参三七五分。共为细末，酒下三分。（《少林寺伤科秘方》卷三"少林点穴残伤救治秘方"）

治点伤驾梁穴秘方。当归、生地、川芎、白芷、寻骨风、天麻、白芍、肉桂、参三七、甘草。共为末，葱引，酒下三分。（《少林寺伤科秘方》卷三"少林点穴残伤救治秘方"）

治点伤将台穴秘方。当归、川芎、防风、寻骨风、白术、黄芪、甘草。共为末，酒下。（《少林寺伤科秘方》卷三"少林点穴残伤救治秘方"）

治点伤气门穴秘方。近背在胁内期门之下。当归尾、白芍、血竭、莪术各一钱，柴胡、青皮、红花、紫草、桃仁、化红、川贝、木通、甘草各八分，生地五分，丁香三枚，广香三分。童便引，酒煎服。（《少林寺伤科秘方》卷三"少林点穴残伤救治秘方"）

治点伤血关穴秘方。即血瘦。归尾、生地、桃仁、红花、青皮、桔梗、乳香、没药。水煎服。（《少林寺伤科秘方》卷三"少林点穴残伤救治秘方"）

治点伤背漏穴秘方。久咳，黄肿，四肢无力，下中潮热，服此方。当归、狗脊、泽兰、乳香、没药各一钱五分，桑寄生、骨碎补、川芎、地榆、槟榔、续断、紫苏、秦艽。黑枣引，酒煎服。再用平胃散：苍术、厚朴、黄芪、砂仁、杞子、香附、菟丝子各一钱，陈皮八分，黄芩六分。共为末，蜜丸，酒送下三钱。忌葱、蒜。（《少林寺伤科秘方》卷三"少林点穴残伤救治秘方"）

治点伤骑裆穴秘方。当归、白芍、乳香、没药、元胡、黄芪、升麻、熟附、小茴、茯苓、茯神、血竭、沉香、甘草，红枣三枚引。（《少林寺伤科秘方》卷三"少林点穴残伤救治秘方")

治点伤捆马穴秘方。当归尾、丹皮各五钱，五加皮、苡仁、川牛膝、怀牛膝各七钱，参三七、棱麻各二钱，肉桂一钱。共为末，酒下。(《少林寺伤科秘方》卷三"少林点穴残伤救治秘方")

治点伤关元穴秘方。归尾、赤苓、参三七、泽泻、广木香、栀仁、自然铜、肉桂、车前、桃仁、三棱、蓬术、甘草。灯心引，酒煎服。(《少林寺伤科秘方》卷三"少林点穴残伤救治秘方")

治点伤粪门穴秘方。归尾、大黄、五味、独活、参三七、肉桂、五灵脂、生地、甘草。共为末，酒下。(《少林寺伤科秘方》卷三"少林点穴残伤救治秘方")

治点伤左乳行气一脉秘方（卯时点中）。药方：当归、苏木、没药（去油）各二钱，枳壳、菖蒲、木通各三钱，桂枝、茯神、陈皮、田三七各一钱，甘草七分，红花、大腹皮各一钱半。(《少林寺伤科秘方》卷三"少林点穴残伤救治秘方")

治点伤右手中指脉秘方（巳时点中）。药方：当归三钱，杜仲、桂根、碎补、赤芍、制草乌、没药（去油）各二钱，菖蒲、红花、五加皮、乳香（去油）各一钱半，泽兰一钱，田三七、甘草各七分，制川乌一钱。(《少林寺伤科秘方》卷三"少林点穴残伤救治秘方")

少林寺秘传内外伤主方。当归尾、川芎、生地、续断各二钱，苏木、乳香（去油）、没药（去油）、木通、乌药、泽兰各一钱，桃仁（去皮、尖）十四粒，甘草八分，木香七分，生姜三片。水煎，加童便、老酒各一杯。(《少林寺伤科秘方》卷四"少林伤科主方加减方")

上部汤药方。当归、川芎、赤芍、生地、羌活、独活、丹皮、黄芩、桔梗、桂枝、泽兰、桃仁、槟榔。生姜引，水煎，酒兑服。(《少林寺伤科秘方》卷五"少林伤科全身用药方")

中部汤药方。归尾、赤芍、生地、羌活、丹皮、桃仁、紫荆皮、苏木、苏梗、麝香、大茴、小茴、杜仲、红花（有红不用）、儿茶、元胡、草乌（少用）。水煎，兑酒服。(《少林寺伤科秘方》卷五"少林伤科全身用药方")

下部汤药方。归尾、赤芍、生地、羌活、丹皮、桃仁、紫荆皮、黄芩、西香、木香、木瓜、茯苓、骨碎补、防己、川芎、牛膝、参三七、甜瓜皮、南星。水、酒兑服。(《少林寺伤科秘方》卷五"少林伤科全身用药方")

全身跌打丹。当归、川芎、白芍、陈皮、橘皮、茯苓、半夏、山药、泽兰、羌活、独活、荆芥、防风、细辛、白芷、青皮、枳壳、山楂、神曲、槟榔、大黄、黄柏、大茴、小茴、西香、木香、麝香、元胡、木瓜、甜瓜皮、干姜、杜仲、续断、骨碎补、虎骨、猴骨、乳香、没药、参三七、甘草、自然铜、乌药、川乌、草乌、血竭、地鳖虫、朱砂、琥珀、穿山甲、花粉、苡仁、车前子、木通、狗脊、菖蒲、南藤（即公丁藤）、儿茶、秦艽、红花、五爪龙（俗名五叶藤）、寻骨风、赤芍。以上诸药，各等分，共为细末。（《少林寺伤科秘方》卷五"少林伤科全身用药方"）

全身跌打损伤方。当归、虎骨、猴骨、参三七、白芷、乌药、山羊血、桃仁、木香、母丁香、茜草各一两，乳香、没药各八钱，赤芍、血竭、牛膝、菖蒲、木通、五加皮、小茴、杞子、元参、五灵脂、南蛇、薄荷、寻骨风各五钱，川芎、泽泻、肉桂、桂皮、藁本、郁金、蔓荆子、麝香各三钱，荆芥、羌活、升麻、枳壳、花粉、杜仲、木瓜、细辛、槟榔、桂枝、儿茶、厚朴、破故纸、三棱、自然铜、草乌各二钱，地鳖虫四十九个。共为末，酒兑服。（《少林寺伤科秘方》卷五"少林伤科全身用药方"）

全身跌打酒药方。当归、木瓜、虎骨、杜仲、菟丝子、破故纸、杞子、牛膝各一两，乳香、没药各八钱，白芍、山药、丹皮、麦冬、桂枝、知母、元胡、川芎、紫荆皮、丁香、威灵仙各五钱，甜瓜皮、陈皮、儿茶、独活、参三七、乌药各三钱，朱砂、麝香各二钱，地鳖虫五个，血竭三钱。以上诸药，共研细末，放瓶内入好酒，十斤煮三炷香，浸七日，每服一杯。（《少林寺伤科秘方》卷五"少林伤科全身用药方"）

妇人跌损方。当归、川芎、生地、白芍、益母草、红花、杜仲、白术、牛膝、羌活、独活、黄芩、黄芪、香附、茯苓、续断、虎骨、南星各等分，用酒煎服。（《少林寺伤科秘方》卷五"少林伤科全身用药方"）

接骨神方。当归、五加皮、乳香（去油）、苏木各三钱，自然铜（醋淬七次，研成细末）三钱，土鳖虫七个（焙干），共入瓷瓶内，加酒三斤浸泡，饮三四次其骨自合，不必吃完，恐生多骨。（《少林寺伤科秘方》卷七"少林接骨内传秘方"）

损伤立效散。专治跌打内伤并闪挫风气及一切疼痛。用当归二钱，通草一钱，桃仁、穿山甲各二钱，怀牛膝一钱，大黄一钱五分，青皮一钱，骨碎补（去毛）、乳香（去油）、没药（去油）、杜仲各二钱，白芷一钱五分，苏子一钱，红花一钱五分，降香、甘草各一钱，血竭三钱，三七一钱半，地鳖虫二钱，石南枝头三钱，共研为细末备用，也可取童便一杯加水煎服，重者二剂可愈。若用散，重者服五钱，轻者三钱，并用童便和老酒各一杯送下甚效。(《少林寺伤科秘方》卷八"少林寺跌打损伤秘方")

治跌仆重伤秘方。凡跌仆重伤，不能言语，大小便俱开，鼻有一丝气者，服此方神效。药为当归、草乌、没药、乳香、血竭、半两钱（醋淬数十次）、自然铜（醋淬七次）各等分。共为末，每用两三分，黄酒冲服，伤重极者两三服即愈。五日忌荤，如出血多，神气虚极者不可服。(《少林寺伤科秘方》卷八"少林寺跌打损伤秘方")

跌打损伤奇方。此药只可服一剂，不可多服。归尾、乳香、没药、五加皮各五钱，生地、乌药、红花、泽兰、苏木、赤芍、元胡各四钱，桃仁、川断各三钱，木通、木香各二钱，细辛八分，肉桂（去皮）二钱。上药用秤称足，取童便一碗、老酒两碗，共煎一碗，冲活命丹一厘服，再将药渣用水两碗煎剩一碗，仍冲活命丹一厘服。(《少林寺伤科秘方》卷八"少林寺跌打损伤秘方")

治跌伤效方。归身、白术、炙黄芪、川断（酒炒）、白芍、白茯苓、骨碎补（酒炒）各三钱，人参、川芎各二钱，熟地一钱，炙甘草八分。水煎服。(《少林寺伤科秘方》卷八"少林寺跌打损伤秘方")

治伤后七窍出血秘方。当归炭、血余炭、栀子炭、黄柏炭各三钱，三七粉（冲服）五分，生地一两。水煎服。(《少林寺伤科秘方》卷八"少林寺跌打损伤秘方")

跌打损伤妙方。治一切跌打损伤，遍身青肿，瘀停作痛及坠仆内伤。用归尾一两三钱，乳香（去油）、没药（去油）、辰砂（水飞）、血竭（瓦上醋炒）、儿茶（研末，瓦上焙）各一钱五分，明雄黄五钱，冰片、麝香各一分七厘。共研为细末，瓷瓶收贮，每服五分，重者两服，好酒送下。(《少林寺伤科秘方》卷八"少林寺跌打损伤秘方")

治跌伤腰痛秘方。归尾（酒洗），故纸（酒炒），杜仲（酒炒断丝），地骨皮（酒洗）。共末，用猪腰一对，劈开纳入药粉蒸熟吃。(《少林寺伤科秘方》卷八"少林寺跌打损伤秘方")

治两手受伤秘方。凡两手受伤出血肿痛者，归尾、赤芍、川芎、生地、红花、秦艽、细辛、质汗、桂枝、木香各八分，骨碎补三钱，柴胡二钱。水、酒各半煎服。若制末，加乳香、没药、自然铜、虎骨、地鳖虫各五钱，水煎服。(《少林寺伤科秘方》卷八"少林寺跌打损伤秘方")

治两胁骨断秘方。当归、赤芍、红花、生地、桃仁、五加皮、木香、桂枝、杜仲、破故纸、寻骨风、小茴香各一两，参三七、血竭、肉桂、牛膝各一钱，虎骨、乳香（醋制）、没药（醋制）、柴胡、桔梗、骨碎补各五钱，自然铜（醋淬七次）、三棱、川乌（制）、甘草各八分，地鳖虫五个。左伤者加柴胡，右伤者加桔梗、百合。好酒兑服。（《少林寺伤科秘方》卷八"少林寺跌打损伤秘方"）

治眼角受伤出血秘方。当归、茯苓、川芎、茜草、地鳖虫各五钱，川乌（制）三钱，青木香二钱，肉桂、甘草各一钱，参三七五分。共末，酒送服，每服三分。（《少林寺伤科秘方》卷八"少林寺跌打损伤秘方"）

治伤后四肢痛疼秘方。当归、红花、川芎各五钱，羌活、独活、荆芥、防风各二钱，透骨草一钱半，生甘草八分。水、酒各半煎服，连服十剂即愈。（《少林寺伤科秘方》卷八"少林寺跌打损伤秘方"）

治伤后心虚气喘秘方。当归、熟地、白芍（酒炒）、白术各五钱，炙黄芪六钱，百合、五味子各一钱半，大枣三枚，饴糖二两。水煎服。（《少林寺伤科秘方》卷八"少林寺跌打损伤秘方"）

接骨膏。治骨碎筋断，有断喉者合上方治之立效。当归一两五钱，川芎一两，骨碎补一两，川乌八钱（火煨），木瓜二钱，乳香（去油）、没药（去油）各五钱，黄胶香一两，老古钱七个（酒制七次）。共研细末，香油二两，熬膏用油纸摊贴。（《少林寺伤科秘方》卷七"少林接骨内传秘方"）

加减活血止痛散。当归、穿山甲、木瓜、牛膝各三钱，乳香、没药各二钱，独活、羌活、枳壳各一钱五分，小茴、甘草、淮乌、川芎、白芷、人参、大茴、血竭各一钱，肉桂八分，麝香一分，生姜三片。水煎，酒冲服。（《少林寺伤科秘方》卷八"少林寺跌打损伤秘方"）

少林夺命丹。治跌仆重伤，不能言语，大小便俱闭，鼻有一丝气者，服此药神效也。当归、制草乌、没药、乳香、血竭、自然铜（醋淬七次）。上药各等分，共为细末，用二三两黄酒送下极效。伤重者两三服即愈。如神气虚极者，切不可服。（《少林寺伤科秘方》卷八"少林寺跌打损伤秘方"）

金伤愈灵丹。当归、川芎、苏木、土鳖虫各三钱，自然铜（醋淬七次）五钱，乳香（醋制）、豹骨、穿山甲、甘草各二钱，虻虫一钱半，失笑散五钱。共末，用米泔水调丸，如豌豆大，每服五丸，伤重者服七丸，黄酒送下。此药对损伤疼痛，或伤后成疮久不收口均有神效。亦可用于无名肿毒者，取药粉用醋调成糊，涂患处，再加内服五六丸甚佳。（《少林寺伤科秘方》卷八"少林寺跌打损伤秘方"）

少林壮筋接骨丹。治跌损骨折百日不愈。用当归、五加皮、补骨脂、菟丝子、党参、刘寄奴、川断各二两，川芎、白芍、熟地、杜仲、桂枝、三七、虎骨、木瓜、黄芪各一两，骨碎补、土鳖虫各三两。上药，共研成细末，以砂糖水泛丸，如豌豆大，晾干，每服三钱，重者四钱，黄酒送下甚效也。（《少林寺伤科秘方》卷八"少林寺跌打损伤秘方"）

治棍伤腰痛秘方。药方：当归、鸡血藤各一两，红花、川芎、苏木、大黄各三钱，自然铜（醋淬七次）二钱，川牛膝五钱。水煎服。（《少林寺伤科秘方》卷九）

治鞭伤肩部肿痛秘方。药方：当归五钱，川芎、红花、桃仁、泽兰各三钱，生蒲黄一钱，花椒二分。水煎，加童便一杯服。（《少林寺伤科秘方》卷九）

治拳打右胁疼痛秘方。药方：当归五钱，乳香（去油）、没药（去油）各一钱半，赤芍、苏木各三钱，红花三钱，自然铜（醋淬七次）五分，郁金二钱，血竭五分，甘草一钱半。加童便一杯，水煎服。（《少林寺伤科秘方》卷九）

治摔伤秘方。当归、牛膝各五钱，川芎、红花各三钱，甘草二钱，乳香（去油）、没药（去油）各一钱半，桂心五分。水煎服。（《少林寺伤科秘方》卷九）

治拳棒打伤红肿秘方。药方：当归五钱，川芎、红花、桃仁各三钱，陈皮、枳壳、木通、甘草各二钱，乳香（醋制）、没药（醋制）各一钱半。水煎，兑黄酒服。（《少林寺伤科秘方》卷九）

治伤处溃破成疮秘方。药方：当归、川芎、乳香（醋制）、没药（醋制）各一钱半，白芷、赤芍、金银花各三钱，延胡索四钱，连翘五钱，甘草二钱，蒲公英一两。水煎服。（《少林寺伤科秘方》卷九）

治跌打碰伤秘方。药方：当归五钱，川芎、红花、桃仁各三钱，赤芍五钱，生地二钱，三七一钱，木香五分。水煎服。（《少林寺伤科秘方》卷九）

治铲伤肩膀秘方。药方：当归、穿山甲各三钱，皂角刺、黄柏、金银花、连翘、浙贝母、白芷、地丁、生甘草、没药（醋制）、乳香（醋制）各二钱。水煎汤，用黄酒一两冲服。（《少林寺伤科秘方》卷九）

少林当归饮。方药：当归、泽兰各八钱，牡丹皮、桃仁各三钱，苏木二钱，水煎服。此方治跌打损伤、内瘀血块等症。若头伤者加藁本三钱，手伤者加桂枝二钱，腰伤者加杜仲三钱、白芥子二钱、牛膝四钱。水煎服。（《少林寺伤科秘方》卷九）

治小儿全身生疮秘方。药方：当归五钱，赤芍、荆芥、防风各二钱，生甘草一钱半，白鲜皮、茯苓各三钱半，苍耳二钱，水煎服。另用硫黄、雄黄、冰片研为细末，

用好酒调涂患处。(《少林寺伤科秘方》卷十)

《支太医方》治妇人百病，诸虚不足。当归四两，地黄二两。为末，蜜丸如梧子大，食前米饮下十五丸。(《古代秘方遗书集》)

[论述]《四部医典》说，当归可消炎、散疔疖。

干地黄

[性味] 甘、苦，凉。

[归经] 入心、肝、肾经。

[功能] 滋阴，养血。

[主治] 阴虚发热，消渴，吐血，衄血，血崩，月经不调，胎动不安，阴伤便秘。

[附方]《耆婆方》治人唾血及水涎不能食方。干地黄、人参、蒲黄等分为散，以饮服一钱匕，日二。腹痛者加芍药八分。(《医心方》卷五)

(治五旬以上经证) 益阴煎。干地黄、知母 (酒炒)、黄柏 (酒炒)、龟板 (炙)、砂仁、炙甘草各一钱。水煎，食前服。(《竹林女科证治》卷一)

青木香

[采集加工] 为干燥的根。秋季挖采，除净泥土，切段，晒干。

[分布] 产于新疆、四川、陕西、湖北、甘肃、西藏。

[别名] 玛努巴达日。

[性味] 辛、苦、甘，平、寒；效腻、燥、锐。

[归经] 入肺、胃经。

[功能] 行气，解毒，消肿，祛风，升胃温，消食，解郁，止痛。

[主治] 胸腹胀痛，痧症，肠炎下痢，疝气，蛇咬毒，痈肿，疔疮，皮肤瘙痒或湿烂，发热，胸肋痛；高血压，慢性胃炎，胃肠功能紊乱；"龙"病。

[附方] 青木香、宽筋藤、玫瑰花、金色诃子、珍珠干、山奈、头骨炭 (制)、龙骨、木鳖子。上药共研细末，煎汤。主治"龙"病、"赤巴"合并性头痛；脑刺痛。

[论述]《四部医典》说，青木香医治"龙"病、血病，清热等。

《铁鬘》说，青木香性温，功效大，治"培根"寒症。

青木香，出天竺，是草根，状如甘草。(唐·释道世《法苑珠林》)

岩白菜

[采集加工] 为干燥的根。9～10 月挖根，就近以流水洗去污泥，除去粗皮，切片，晾干。

[分布] 产于西藏、四川、云南等地。

[别名] 嘎都日（藏文名）。

[性味] 涩、辛、甘，凉；效锐。

[功能] 消肿，解毒，退热，止咳，收敛。

[主治] 时疫，肺病，感冒咳嗽，喉痛音嘶，胃痛泻痢，四肢肿胀，瘙痒及疱疹；黑脉病。

[论述]《铁鬘》说，岩白菜性凉，效锐。

《甘露点滴》说，岩白菜温、燥，愈感冒，治四肢痛肿。

《四部医典》说，岩白菜愈合创伤。

商陆

[采集加工] 为干燥的根。秋季至次春采挖，除去须根及泥沙，切成块或片，晒干或阴干。

[分布] 产于东北、华北、西北、华南、西南等地。

[别名] 白宝（藏文名）。

[性味] 苦，寒，有毒。

[归经] 入脾、膀胱经。

[功能] 通二便，泻水，散结，清热，解毒。

[主治] 水肿，胀满，脚气，喉痹，痈肿，恶疮，口臭，呕逆。

[附方]《梅师方》治水肿不能服药。商陆一升，羊肉六两。以水一斗煮取六升，去滓，和肉、葱、豉作臛，如常法食之。商陆白者妙。（《政和本草》卷十一"商陆"）

《僧深方》治通身水肿，大小便不利方。常陆根三升，薄切，赤小豆一斗。凡二物，水一斛，煮取一斗，稍饮汁，食豆，以小便利为度。（《医心方》卷十）

《僧深方》治风水肿、癥癖，常陆酒方。常陆根一升，切。凡一物，以淳酒二斗渍三宿，服一升当下，下者减从半升起，日三。不堪酒者，以意减之。（《医心方》卷十）

狼毒

[**采集加工**] 为干燥的根。秋末地上部分干枯时挖采，除去外皮，洗净，切段，晒干。

[**分布**] 产于我国东北、华北地区及山西、河北、河南等地。

[**别名**] 塔日奴（藏文名）。

[**性味**] 苦、辛，平、温，有毒。

[**归经**] 入手太阴，兼少阴经气分。

[**功能**] 逐水祛痰，破积，杀虫，下泻，消肿，燥"黄水"。

[**主治**] 水肿腹胀，痰食虫积，心腹疼痛，气喘，淋巴结、皮肤、骨、附睾等结核，疥癣，痔瘘，时疫，癣疹，皮肤炭疽病；慢性支气管炎。

[**附方**] 深师疗干湿癣神方。取狼毒末，以苦酒研之如墨法，先洗刮令伤，以敷之，瘥。不用大涂，恐坏人肉。（《外台秘要方》卷三十"干湿癣方"）

[**论述**]《月王药诊》说，狼毒能下泻。

《四部医典》说，狼毒能泻寒热病证。

《如意宝树》说，狼毒性糙，温，功效为托引，化性重，可根治皮肤炭疽。

紫草

[**采集加工**] 为干燥的根。秋季挖采，除去泥土，晾干。

[**分布**] 产于西藏、云南等地。

[**别名**] 吉毛格（藏文名）。

[**性味**] 甘、苦，凉。

[**功能**] 清肺热，解毒，止血，和血。

[**主治**] 肺炎，肺痈，肺结核，咯血；高山多血症。

[**附方**] 紫草、诃子、金甘子、毛诃子、紫草茸、沙参、茜草、枇杷叶配伍煎汤，主治肺热、肾热、膀胱热。

[**论述**]《如意宝树》说，紫草清肺热、止吐血。

紫茉莉

[**采集加工**] 为干燥的根。秋季采挖，洗净泥污，除去外皮，晒干。

［**分布**］产于西藏。

［**别名**］阿夏干达（藏文名）。

［**性味**］甘、辛，温；效轻、燥。

［**功能**］增胃温，暖肾，生肌，长气力，利尿，排石，敛"黄水"。

［**主治**］胃寒，肾寒，下身寒，阳痿，浮肿，腰痛，关节痛；膀胱结石；"黄水"病。

［**附方**］紫茉莉、黄柏、马兜铃、诃子、白云香，共研细末，煎汤，治疗皮肌间"黄水"病、各种皮肤病。

［**论述**］《四部医典》说，紫茉莉治疗下半身寒证、"黄水"病。

《如意宝树》说，紫茉莉引"黄水"，壮阳，生下身温。

《铁鬘》说，紫茉莉温、平，生气力。

瑞香狼毒

［**采集加工**］为干燥的根。春、秋季采挖，除去须根，洗净，晒干。

［**分布**］产于华北、东北、西北、西南等地。

［**别名**］热九格（藏文名）。

［**性味**］辛、苦，平，有毒。

［**功能**］止溃疡，消肿；消炎症。

［**主治**］疫疬。外用治疖疮、顽癣、溃疡。

［**论述**］《月王药诊》说，瑞香狼毒能泻。

《四部医典》说，瑞香狼毒医治疖疮，消炎。

《如意宝树》说，瑞香狼毒外敷消肿，治各种顽癣；内服治疬病，消炎。

藏药草乌

［**采集加工**］为干燥的块根。秋季茎叶枯萎时采挖，除去须根，洗净泥污，晾干。

［**分布**］产于西藏、四川、云南等地。

［**别名**］榜嘎那格宝（藏文名）。

［**性味**］苦，凉，有大毒。

［**功能**］退热，止痛，缓下。

[**主治**] 风湿痛；流行性感冒，炭疽病。

[**论述**]《月王药诊》说，藏药草乌消炎，干"黄水"，止痛。

熟地黄

[**性味**] 甘，微温。

[**归经**] 入肝、肾经。

[**功能**] 滋阴，补血。

[**主治**] 阴虚血少，腰膝痿弱，劳嗽骨蒸，遗精，崩漏，月经不调，消渴，溲数，耳聋，目昏。

[**附方**]（治形瘦血郁经闭）芩连四物汤。熟地黄、当归、赤芍、川芎各一钱，黄芩、黄连（姜制）各五分，姜为引。（《竹林女科证治》卷一）

（治胎漏）二妙散。熟地黄（炒）、干姜（炮）各二钱。为末，米饮调服。（《竹林女科证治》卷二）

（治产后喘促）贞元饮。熟地黄七八钱，炙甘草一二钱，当归二三钱。水煎温服。（《竹林女科证治》卷三）

治手脚冰冷方。熟地30 g，附子4.5 g，淫羊藿2.5 g，黄芪30 g，炙甘草1.5 g，水煎服。（《少林寺秘方集锦》下部"内科杂病方"）

伤后补养方。熟地21 g，炙黄芪、全当归各10 g，焦白术6 g，生薏仁15 g，炒枣仁9 g，川牛膝6 g，川芎4.5 g，桂圆3 个。水煎服。功能：养血补气，壮肾健骨。主治：损伤所致的气血双虚，面色苍白、心跳气短，以及腰酸腿痛、关节强直、屈伸不利等。（《少林寺秘方集锦》下部"内科杂病方"）

（治五旬以上经证）吴茱萸汤。熟地黄、当归、白芍、川芎、吴茱萸（滚水泡）、人参各一钱，姜三片，枣二枚。水煎服。（《竹林女科证治》卷一）

鲜地黄

[**性味**] 甘、苦，寒。

[**功能**] 清热，凉血，生津。

[**主治**] 温病伤阴，大便烦渴，舌绛，神昏，斑疹，吐血，衄血，虚劳骨蒸，咯血，消渴，便秘。

[**附方**]《梅师方》治堕损筋骨，蹉跌骨碎破。捣生地黄熨热，裹三日夜，数易。若血聚，以针决之。（《政和本草》卷六"地黄"）

又方，治吐血神效方。生地黄汁一升二合，白胶香二两，以瓷器盛入甑蒸，令胶消服。（《政和本草》卷六"地黄"）

又方，治乳痈。捣生地黄汁敷之，热即易之，无不见效也。（《政和本草》卷六"地黄"）

（治胎漏）二黄散。生地黄、熟地黄各等分，为末，每三钱，白术（蜜炙）、枳壳（麸炒）各一钱，煎汤调下。（《竹林女科证治》卷二）

治头伤方。方药：生地45 g，人参6 g，龙脑1.2 g，龙齿15 g，象皮15 g，黄芪30 g。共研细末，每服3 g，每日3次。（《少林寺秘方集锦》上部"跌打损伤方"）

治点伤神关穴（即神门）方。生地9 g，三七3 g（研末，冲服），血竭3 g，茯苓9 g，赤芍9 g，当归6 g，陈皮6 g，甘草1.5 g，葱白3段。以上药，加水、酒各半煎服。（《少林寺秘方集锦》上部"点穴致伤救治方"）

治点伤肾俞穴方。生地9 g，乌药6 g，黄柏6 g，红花3 g，苏木9 g，紫草9 g，制乳香9 g，木瓜3 g，杜仲9 g，甘草1.5 g。水煎服，每日1剂，若加入童便内服，效果更好。（《少林寺秘方集锦》上部"点穴致伤救治方"）

治小便急痛灼热尿血方。生地30 g，白茅根30根，车前子（布包）21 g，小蓟炭9 g，冬瓜皮9 g。水煎浓汁，代茶饮。（《少林寺秘方集锦》下部"内科杂病方"）

治心悸方。生地、熟地各15 g，炒枣仁、石菖蒲各9 g，白芍、制何首乌各12 g，五味子6 g，炙甘草6 g，朱砂1.5 g（水飞，另包，冲服）。上药，加清泉水1500 ml，煎取500 ml，每日2次，立效。（《少林寺秘方集锦》下部"内科杂病方"）

治牙床出血方。生地15 g，白茅根30 g，生栀子9 g，当归9 g，白及4.5 g，三七4.5 g（研末，冲服）。水煎服，连服3剂，良效。（《少林寺秘方集锦》下部"内科杂病方"）

治面生黑痣方。生地30 g，红花9 g，桑枝15 g，桃仁6 g，泽兰8 g，当归9 g，刘寄奴12 g，荆芥4.5 g，防风4.5 g，白蒺藜15 g。水、酒各半煎服，连服8剂，显效。（《少林寺秘方集锦》下部"内科杂病方"）

少林长寿方。方药：鲜生地30 g，鲜何首乌（酒蒸三次，阴干）24 g，鸡头根30 g，土黄芪30 g，水槿花15 g，另加上等蜂糖500 g。制法：将上5味药置砂锅内，加嵩山水、龙泉水 2000 ml，用文火慢熬 18 小时（可以酌情加水），除去药渣，用白纱布滤三遍，更换砂锅熬至 500 ml 即可。另外将蜂糖倒入一个砂锅内煮沸，除去泡沫和杂质，加入药汁搅匀，然后装入瓷瓶内，密闭备用。服法：每天早晚 2 次，每次服 15～20 g，久服不限。功能：补气养血，乌发悦颜，开胃消食，生津止渴，久服可以延年益寿。主治：气血双虚，头晕眼花，疲倦无力，心跳气短，面色苍白，自汗盗汗，腰腿酸软，发须早白，面斑黑痣等。（《少林寺秘方集锦》下部"少林寺素喜法师秘方选"）

少林补血汤。鲜生地 60 g，当归 30 g，嵩山参 30 g，白术 12 g，大枣 5 枚，炙甘草 6 g，水煎成药汁，加冰糖 60 g。水煎，连服 3 剂良效。主治：血虚，气短，心慌，头晕眼花，四肢无力等。（《少林寺秘方集锦》下部"少林延寿方"）

治点伤六宫穴秘方。生地、参三七、血竭、云苓皮、茯苓、赤芍、归尾、陈皮、甘草。葱引，酒煎服。（《少林寺伤科秘方》卷三"少林点穴残伤救治秘方"）

治点伤背心穴秘方。背中间也。生地、五味、防风、独活、木香各一钱，乳香、没药各一钱二分。共为末，葱引，酒下三分。（《少林寺伤科秘方》卷三"少林点穴残伤救治秘方"）

治点伤肾俞穴秘方。脊背命门穴之下。生地一钱，破故纸、天仙子、乌药各一钱二分，黄柏、牡蛎、元胡索、小茴、泽兰、红花、紫草、苏木、乳香、木香、杜仲。不加引，水煎服。（《少林寺伤科秘方》卷三"少林点穴残伤救治秘方"）

治点伤退遍穴秘方。生地、苏梗、桂皮、小茴、细辛、麝香、茜草。共为末，葱引，酒下。（《少林寺伤科秘方》卷三"少林点穴残伤救治秘方"）

治点伤右前甲心脉秘方（子时点中）。药方：生地、郁金、苏木、泽兰、香附、赤芍、桔梗、穿山甲、桑枝、甘草各二钱，丹参、乳香（醋制）、没药（醋制）、枳壳各三钱，归尾一钱半，田三七一钱。（《少林寺伤科秘方》卷三"少林点穴残伤救治秘方"）

治点伤左上胁一脉秘方（寅时点中）。药方：生地、薄荷、川芎、自然铜（醋淬七次）各三钱，五加皮、姜黄、川断、泽兰、田三七、赤芍、白芥子、香附、碎补、陈皮、白茯苓、乳香（去油）、没药（去油）各二钱，甘草、枳壳各一钱。（《少林寺伤科秘方》卷三"少林点穴残伤救治秘方"）

治点伤左脚胆脉秘方（卯时点中）。药方：生地、川朴、枳壳各二钱，大黄、桃仁、牛膝、木瓜、赤芍、陈皮、青皮各一钱，郁李、枳实、红花各一钱半，猪胆适量，冲服。（《少林寺伤科秘方》卷三"少林点穴残伤救治秘方"）

治点伤左手掌心一脉秘方（寅时点中）。药方：生地、归尾各三钱，碎补、赤芍、川断、乳香（去油）、没药（去油）各一钱半，红花、五加皮、地榆各二钱，木香、甘草各一钱，丁香三分。（《少林寺伤科秘方》卷三"少林点穴残伤救治秘方"）

治点伤右耳尾根脉秘方（辰时点中）。药方：生地四钱，赤芍、菖蒲、红花各二钱，苏木、姜黄、白芷、细辛、栀子各一钱，川芎二钱，丹皮、归尾、防风、乳香（去油）各一钱半，田三七、甘草各七分。（《少林寺伤科秘方》卷三"少林点穴残伤救治秘方"）

治点伤右手小指其脉秘方（巳时点中）。药方：生地、桂枝、桔梗、川芎、白芷各二钱，苏木、莪术、红花、羌活、自然铜（醋淬七次）、甘草各一钱，白芍（酒炒）一钱半，苏子一钱半，松节、五加皮各一钱。（《少林寺伤科秘方》卷三"少林点穴残伤救治秘方"）

治点伤左耳孔鬼脉秘方（午时点中）。药方：生地、木耳、防风、荆芥、桂枝各二钱，没药（去油）、川芎、栀子、苏木各三钱，天麻、田三七、丹皮各一钱，细辛八分，菖蒲二钱。（《少林寺伤科秘方》卷三"少林点穴残伤救治秘方"）

治点伤左凤尾脉秘方（未时点中）。药方：生地、红花、归尾、血竭、栀子、儿茶、川芎、白芷各二钱，荆芥、大黄各二钱，防风一钱半，甘草一钱。（《少林寺伤科秘方》卷三"少林点穴残伤救治秘方"）

治点伤右手正腕络脉秘方（未时点中）。药方：生地、桂枝、红花、碎补、松节各二钱，赤芍、泽兰、五加皮、乳香（去油）各一钱半，田三七、甘草各五分，独活、归尾各一钱，蜈蚣一条。（《少林寺伤科秘方》卷三"少林点穴残伤救治秘方"）

治点伤左脚其脉秘方（戌时点中）。药方：生地、薏仁、牛膝、桔梗、木瓜、石鳖、碎补、泽兰各二钱，红花一钱半，田三七、甘草各一钱，海马一对。（《少林寺伤科秘方》卷三"少林点穴残伤救治秘方"）

治点伤正膀胱脉秘方（亥时点中）。药方：生地三钱，红花、赤芍、桃仁、血竭、郁金、木通、乳香（去油）、没药（去油）、白芥子、泽兰、自然铜（醋淬七次）、大黄各二钱，甘草一钱，田三七九分。（《少林寺伤科秘方》卷三"少林点穴残伤救治秘方"）

治金枪伤流血过多秘方。凡金枪流血过多必发渴，切不可饮水，饮则立亡。用生地、当归、麦冬、元参各三两，人参二两，甘草、制没药、制乳香、刘寄奴、花蕊石各三钱，三七根（末）、续断、白术各五钱，地榆一两，连服四剂即愈。（《少林寺伤科秘方》卷六"少林刀枪伤秘方"）

治头部受伤秘方。药方：生地一两半，黄芪一两，龙齿、象皮各五钱，人参二钱，龙脑三分六厘。共研细末，每服一钱。（《少林寺伤科秘方》卷九"少林伤科偏验单方"）

治外伤出血不止秘方。主治一切外伤引之吐血不止，亦有良效。生地一两，当归六钱，阿胶（温化）四钱，生白芍、百草霜各三钱，白及三钱，田三七、红花各一钱，枳壳二钱，荆芥炭四钱，红糖一两。水煎，加童便一杯服。（《少林寺伤科秘方》卷八"少林寺跌打损伤秘方"）

地黄丸。唐丞相李恭公扈从在蜀中，日患眼，或涩或生翳膜，或即疼痛，或见黑花如豆大，累累数十不断，或见如飞虫翅羽，百方治之不效。僧智深云：相公此病缘受风毒。夫五脏实则泻其子，虚则补其母，母能令子实，子能令母虚。肾是肝之母，令肾受风毒，故令肝虚，肝虚则目中恍惚，五脏亦然。脚气消渴诸风等，皆由肾虚也。地黄丸悉主之。（《秘传眼科龙木论》卷七"诸家秘要名方"）

《梅师方》吐血不止，生地黄汁一升二合，白胶香二两，以瓷器盛，入瓶蒸，令胶消服之。（《古今图书集成·医部全录》卷二百七十五）

地黄薄荷汤。治伤寒热瘴，头疼足热，发渴烦躁，其脉洪实，不呕不泻。生地黄根、生薄荷叶。上二味，不以多少，洗净，砂钵内捣烂，取自然汁，入麝香少许，井华水调下，如觉心间顿凉，不须再服。（《岭南卫生方》卷中）

《耆婆方》治人客热方。生地黄根一握，净洗，捣绞取汁，纳少许蜜，少少服之。（《医心方》卷三）

漏芦

[**性味**] 苦、咸，寒。

[**功能**] 清热解毒，消肿排脓，下乳，通筋脉。

[**主治**] 痈疽发背，乳房肿痛，乳汁不通，瘰疬恶疮，湿痹筋脉拘挛，骨节疼痛，热毒血痢，烂疮出血。

[**附方**]（治乳少）漏芦汤。漏芦二两，蛇蜕一条，土瓜根一两。上为末，酒调服

二钱。(《竹林女科证治》卷三)

九问:产后乳汁缺少,何以治之?答曰:涌泉汤治之。漏芦一钱(10 g),瞿麦八分(10 g),茯苓八分(10 g),当归一钱(10 g),川芎一钱(10 g),三棱五分(6 g),生地八分(10 g),白芍(炒)六分(6 g),泽泻六分(6 g),香附六分(10 g),甘草四分(5 g)。黄酒引,水煎服。(《法门寺妇科胎前产后良方注评》)

蓬莪术

[**性味**] 苦、辛,温。

[**归经**] 入肝、脾经。

[**功能**] 行气破血,消积,止痛。

[**主治**] 心腹胀痛,癥瘕,积聚,宿食不消,妇女血瘀经闭,跌打损伤作痛。

[**附方**] 红丸子。治食疟。食疟乃痰呕恶心,腹满寒热,右手寸关脉弦实,或沉滑。要之,瘴疟多因食积、气痞、痰结。此药消食下气化痰,寓广者下宜服之。但矾红、阿魏难得好者。又阿魏虽为下积消胀之妙药,却不决常服及不宜于妊妇、虚人、老人,所以《易简方》去矾红、阿魏,最宜常服用以治疟。黄丹为衣最妙。若食积癥癖痞胀,得真阿魏却甚良。然亦在修合之臻志,用好米醋煮陈米粉为丸,自洗米至作糊,不着水,纯使醋为妙。蓬莪术(煨)、荆三棱(水浸软,切片)、橘皮(拣净)、青皮(去白)各五两,胡椒(去屑)、干姜(炮)各三两,阿魏、矾红各一两。上为细末,醋糊为丸梧子大,矾红为衣。治疟疾,每服六十丸,不拘时候,生姜橘皮汤下。大病后饮食难化及中脘停酸,用姜汤下。心腹胀满,紫苏汤下。酒疸,食疸,遍身皆黄,大麦煎汤下。酒食积,面黄腹胀,或时干呕,煨姜汤下。脾气刺痛,菖蒲汤下。两胁引乳作痛,沉香汤下。(《岭南卫生方》卷中)

《本草纲目》蓬莪茂,一名蒁药。马志曰:生西戎及广南诸州,叶似囊荷,子似干椹,茂在根下并生,一好一恶,恶者有毒。西人取之,先放羊食,羊不食者弃之。苏颂曰:今浙江或有之,三月生苗,在田野中,其茎如钱大,高二三尺,叶青白色,长一二尺,大五寸以来,颇类囊荷。五月有花作穗,黄色,头微紫,根如生姜,而茂在根下似鸡鸭卵,大小不常。九月采,削去粗皮,蒸熟曝干用。气味苦辛温,无毒,治心腹痛,中恶,疰忤,鬼气,霍乱,冷气吐酸水,解毒,疗妇女血气结积,丈夫奔豚,破痃癖,治一切气,开胃消食,通经,消瘀血,止扑损痛下血及内损恶血。《炮炙论》:

凡使于砂盆中以醋磨令尽，然后于火畔燧干，重筛过用。《本草纲目》：今人多以醋炒，或煮熟入药，取其引入血分也。（《广群芳谱》卷九十五"蓬莪茂"）

[释解] 志曰：蓬莪茂出西戎及广南诸州。（《本草纲目》卷十四"蓬莪茂"）

此症经来一半又觉口渴，小肠痛。此因伤食生冷，血滞不行，有余血在内，不可用补剂，只宜凉药。若补，用莪术散，热去经尽，痛止热退。莪术、三棱、红花、牛膝、苏子各一钱。水煎，空心服。（《宁坤秘笈》卷上）

（治经来潮热气痛）莪术汤。莪术、三棱、红花、牛膝、苏木。水煎，空心服。（《竹林女科证治》卷一）

蒺藜根

[主治] 打动牙疼。

[附方] 女人怀孕至第四月胎脏不安者，当用蒺藜草根并枝叶等，忧钵罗花并及茎干等分用之，以水相和，研令极细，后用乳汁同煎令熟，候冷服之。此药能安胎脏、止息疼痛，患者服之而得安乐。……女人怀孕至第七月胎脏不安者，当用蒺藜草枝叶并根，捣筛为末，用乳糖及蜜为丸，用肉汁服之，后以肉汁飧饭食之，或食绿豆粥饭。此药及饭能安胎脏。（《大藏经》卷三十二"迦叶仙人说医女人经"）

湖竹根

[附方] 治点伤玄机穴（即璇玑）方。湖竹根、锦鸡树根、狮子头草（连根）、槿漆树根（去心）、天荞麦根（去皮）各1.5 g。以上药，用陈醋煎服。呃逆、呕吐者，加生姜汁一匙趁热服。（《少林寺秘方集锦》上部"点穴致伤救治方"）

蓖麻根

[性味] 淡，微温。

[功能] 镇静解痉，祛风散瘀。

[主治] 破伤风，癫痫，风湿疼痛，跌打瘀痛，瘰疬。

[附方] 女人怀孕至第九月胎脏不安者，当用蓖麻根、迦俱嚼药、舍罗钵被尼药、没哩贺底药各等分，冷水相和，研令极细，入乳汁同煎，候冷服之。此药能安胎脏、止息疼痛。（《大藏经》卷三十二"迦叶仙人说医女人经"）

葶根

[**附方**]（治妊娠腰痛）小品葶根汤。生地黄、葶根各二两，当归、白芍、阿胶（炒成珠）、甘草各一两。水三盅，煎二盅，去渣，入胶化开，每服一盅。（《竹林女科证治》卷二）

葛上亭长

[**性味**] 辛，微温，有毒。

[**功能**] 逐瘀破积。

[**主治**] 经闭癥瘕，积聚，瘰肿。

[**附方**]《本草纲目》深师疗淋，用葛上亭长折断腹，腹中有白子如小米，取三二分安白板上阴干，二三日收之。若有人患十年淋，服三枚，八九年以还服二枚，服时以水如枣许着小杯中，用爪研之，当扁扁见于水中，仰面吞之，勿令近牙齿间。药虽微，下喉自觉至下焦淋所，有顷药作，大烦急不可堪。饮干麦饭汁，则药热止也，若无干麦饮，但水亦可耳，老少服三分之一。当下淋疾如脓血连连而去者，或如指头，或青或黄，不拘男女皆愈。若药不快，淋不下，以意节度，更增服之。此虫五六月为亭长，头赤身黑，七月为斑蝥，九月为地胆，随时变耳。（《续名医类案》卷二十）

葛根

[**性味**] 甘、辛，平。

[**归经**] 入脾、胃经。

[**功能**] 升阳解肌，透疹止泻，除烦止渴。

[**主治**] 伤寒发热，头痛项强，烦热消渴，泄泻，痢疾，斑疹不透，耳聋；高血压，心绞痛。

[**附方**]《梅师方》治金中经脉，伤及诸大脉皆血出，多不可止，血冷则杀人。用生葛根一斤（剉）。以水九升，煎取三升，分作三服。（《政和本草》卷八"葛根"）

又方，治虎伤人疮。取生葛根煮浓汁，洗疮。兼捣葛末，水服方寸匕，日夜五六服。（《政和本草》卷八"葛根"）

又方，治伤寒初患二三日，头痛壮热。葛根五两，香豉一升（细剉），以童子小便六升，煎取二升，分作三服，取汁。触风，食葱豉粥。（《政和本草》卷八"葛根"）

又方，治热毒下血，或因吃热物发动。用生葛根二斤，捣取汁一升，并藕汁一升，相合服。（《政和本草》卷八"葛根"）

深师疗伤寒一日至三日，应汗者，作此汤方。葛根半斤，乌梅十四枚，葱白一握，豉一升（绵裹）。上四味，切，以水九升，煮取三升，分为三服。初一服便厚覆取汗，汗出粉之。（《外台秘要方》卷一）

紫菀

[**性味**] 苦，温。

[**归经**] 入肺经。

[**功能**] 温肺，下气，消痰，止嗽。

[**主治**] 风寒咳嗽气喘，虚劳咳吐脓血，喉痹，小便不利。

[**附方**]《僧深方》紫菀丸，治咳嗽上气，喘息多唾方。紫菀、款冬花、细辛、甘皮（一名橘皮）、干姜各二两。上五物，丸如梧子。三丸，先食服，日三。（《医心方》卷九）

棉花根

[**功能**] 补虚，平喘，调经。

[**主治**] 体虚咳喘，疝气崩带，子宫脱垂。

[**附方**] 治老年哮喘方。用棉花根剥下的外皮 125 g，加入清水 5 kg 于锅内熬制，以棉花根皮成紫红色为度，过滤药液。再将此药液熬缩至 3.5 kg，放白糖 1 kg 搅匀，冷后装瓶内。每次服 2 汤勺，每天 3 次。（《少林寺秘方集锦》下部"少林寺还俗僧徐祇法秘藏方选"）

黄芪

[**性味**] 甘，微温。

[**归经**] 入肺、脾经。

[**功能**] 生用益卫固表，利水消肿，托毒生肌；炙用补中益气。

[**主治**] 生用治疗自汗，盗汗，血痹，浮肿，痈疽不溃或溃久不敛；炙用治疗内伤

劳倦，脾虚泄泻脱肛，气虚血脱，崩漏带下及一切气衰血虚之证。

[附方] 《梅师方》补肺排脓。以黄芪六两，剉碎，以水三升，煎取一升，去滓服。（《政和本草》卷七"黄芪"）

（治三十二三岁经证）养生汤。黄芪二钱，当归、白芍、甘草各一钱。水煎，不拘时服。此方补脾养血，可称神剂。（《竹林女科证治》卷一）

（治胎漏）黄芪汤。黄芪二两，糯米一合。水煎服。（《竹林女科证治》卷二）

有汗，用黄芪蜜炙，无汗，煨用；胃虚，米泔水炒用；表畏寒，酒炒；嘈杂，乳汁制；表虚，芪多。（《慎柔五书》卷三"虚损第三"）

治全身浮肿方。黄芪30 g，白术12 g，桂枝6 g，山药18 g，人参6 g，大腹皮9 g，当归18 g，熟地9 g，枣皮18 g，大枣3 枚。以龙泉水1500 ml 加入上药中煎取500 ml，1 次服尽，日服2 次。（《少林寺秘方集锦》下部"内科杂病方"）

治半身不遂方。黄芪（炙）30 g，当归15 g，地龙9 g，红花9 g，桃仁9 g，杜仲（盐水炒）9 g，鸡血藤15 g，熟地9 g，人参6 g，木瓜9 g，虎骨（炙）6 g，桂枝9 g，千年健12 g，嵩山乌蛇（炙）1 条，甘草9 g。共研细末，取蜂蜜调丸，如弹子大（每丸约9 g重），每日1 次，每服1 丸，连服1~3 个月。（《少林寺秘方集锦》下部"内科杂病方"）

治全身浮肿方。炙黄芪120 g，浮小麦30 g，麻黄根30 g，白术12 g，防风7.5 g，当归15 g，熟地9 g，人参6 g。药中加水1500 ml 煎至500 ml，加冰糖30 g，搅拌溶化后温服，5 剂显效。（《少林寺秘方集锦》下部"内科杂病方"）

少林嵩参膏。方药：黄芪160 g，嵩山参460 g，白芍460 g，玉竹180 g，生地620 g，枸杞子620 g，大山楂620 g，大麦芽620 g，知母肉460 g，蒸首乌460 g，天门冬460 g，阿胶460 g，白术460 g，山茱萸620 g，龙眼肉620 g，淡竹叶310 g，酸枣仁250 g，柏子仁250 g，冰糖5 kg。制法：以上诸药（除阿胶外）捣成粗末，置铜锅内，加清水17 kg，用文火煎熬3 个小时（可以添加水），然后滤出药汁，用纱布将药渣全部包住，绞取药汁。将3 次绞汁所得药液混合，再过滤3 次，置于铜锅内继续用文火浓缩至4.5~5 kg（浓缩时需常用铜勺搅底，严防药汁焦结），离火加入冰糖，待溶化降温后分装，密封备用。服法：成人每次内服15~30 g，宜久服；小儿酌情减量。禁忌：服药期间禁食猪肉、大蒜、辣椒、绿豆及鱼虾等腥物。功能：补气养血，益肝明目，滋肾悦颜。主治：面色苍白，气短心悸，唇焦口燥，精神倦怠，四肢无力，不思饮食，肾虚腰痛，头晕目眩，耳鸣耳聋，发白，健忘。(《少林寺秘方集锦》下部"少林延寿方")

少林复原汤（乌鸡汤）。黄芪30 g，当归30 g，黑母乌鸡1只。先将母鸡杀死，去毛、五脏及头、足，再将黄芪、当归2味药装入白纱布内扎口，把鸡置砂锅中加水煮熬2小时后即可。吃鸡肉、喝药汤，治大病后体虚无力、面色苍白、气短心跳等，每10天吃1只鸡，连吃3只，疗效甚好。(《少林寺秘方集锦》下部"少林延寿方")

黄芩

[**性味**] 苦，寒。

[**归经**] 入心、肺、胆、大肠经。

[**功能**] 泻实火，除湿热，止血，安胎。

[**主治**] 壮热烦渴，肺热咳嗽，痰热泻痢，黄疸，热淋，吐衄，崩漏，目赤肿痛，胎动不安，痈肿疔疮。

[**附方**]《梅师方》治火丹。杵黄芩末，水调敷之。(《政和本草》卷八"黄芩")

又，黄芩汤，疗伤寒六七日，发汗不解，呕逆下利，小便不利，胸胁痞满，微热而烦方。黄芩、桂心各三两，茯苓四两，前胡八两，半夏半升（洗）。上五味，切，以水一斗二升，煮取六升，分为六服，日三服，夜三服，间食生姜粥，投取小便利为瘥。忌羊肉、饧、生葱、酢物。(《外台秘要方》卷一"《深师方》四首")

深师黄芩人参汤，疗伤寒吐下后，内外有热，烦渴不安方。黄芩、人参、甘草、桂心、生姜各二两，大枣十五枚（擘破）。上六味，切，以水八升，煮取三升，分三服，徐徐服。忌菘菜、海藻、生葱等物。(《外台秘要方》卷二"伤寒烦渴方")

（深师疗天行毒病，鼻衄是热毒，血下数升者方。勿疗自瘥，亦无所苦。）又方，黄芩四两。上一味，切，以水五升，煮取二升，分三服。亦疗妇人漏下血。(《外台秘要方》卷三"天行衄血方")

治五旬以后经证。五旬以后，月经复行，或漏下不止，腰腹疼痛者，如有热，宜子芩丸。条芩二两（醋浸一日，纸裹煨，又浸又煨，七次），当归（酒炒）、香附（醋炒）各一两。上为末，醋糊丸，空心酒下五七十丸。(《竹林女科证治》卷一)

（治瘦人赤带多热）三补丸。黄芩（酒炒）、黄柏（酒炒）、黄连（酒炒）各等分。蒸饼为丸。(《竹林女科证治》卷一)

（治八月胎证）束胎丸。条芩（酒炒，勿太熟，春冬用五钱，秋七钱，夏一两），

白术（蜜炙）三两，陈皮二两，茯苓七钱五分。为末，糊丸，每服五十丸，白汤下。（《竹林女科证治》卷二）

（治胎气上逼）芩术汤。子芩三钱，白术（蜜炙）一钱五分，上加阿胶（炒珠）一钱。水煎服。（《竹林女科证治》卷二）

（治胎动）四圣散。条芩、白术（蜜炙）、砂仁（炒）、阿胶（炒珠）。上各等分，研极细末，每服二钱，蕲艾煎汤调服。（《竹林女科证治》卷二）

（治胎漏）加味三补丸。黄芩（酒炒）、黄连（酒炒）、黄柏（酒炒）、香附（制）、白芍（酒炒）各一钱。水煎，温服。（《竹林女科证治》卷二）

（治胎漏）防风黄芩丸。条芩（炒黑）、防风等分。为末，酒丸，米饮送下二钱。（《竹林女科证治》卷二）

（治妊娠腹痛）芩芍汤。黄芩、白芍、白术（蜜炙）各一钱，肉桂五分。水煎，食前温服。（《竹林女科证治》卷二）

《僧深方》治胸胁有热，胃中支满，呕吐下利方。黄芩二两，人参一两，甘草一两，桂心一两。凡四物，水八升，煮取四升，分四服，日三夜一。（《医心方》卷十一）

《僧深方》云：解散失节度，口中发疮方。黄芩三两，升麻二两，石膏五两（末）。凡三物，以水六升，煮取三升，去滓，极冷，以漱口中，日可十过。（《医心方》卷二十）

《僧深方》阴肿痛方。黄芩一分，矾石一分，甘草二分。下筛，如枣核绵裹，纳阴中。（《医心方》卷二十一）

治伤口溃破久不生新方。方药：黄芩6g，白芷6g，天花粉9g，轻粉0.6g，乳香（醋制）、没药（醋制）各4.5g，金银花4.5g，连翘6g，麝香0.6g，血竭9g，降香6g，龙骨6g，生南星6g，蛇含石6g。以上诸药分别研成细粉，调匀，装瓶密封备用。用时取适量撒于患处包扎。（《少林寺秘方集锦》上部"跌打损伤方"）

麻黄根

[**性味**] 甘，平，无毒。

[**主治**] 体虚自汗，盗汗。

[**附方**] 《僧深方》治大虚，汗出欲死，若白汗出不止方。麻黄根二两。凡一物，以清酒三升，微火煮得一升五合，去滓，尽服之。（《医心方》卷十三）

竹根

[**附方**]《僧深方》治短气欲绝、不足以息、烦扰，益气止烦竹根汤方。竹根一斤，麦门冬一升，甘草二两，大枣十枚，粳米一升，小麦一升。凡六物，水一斗，煮麦、米熟去之，纳药，煮取二升七合，服八合，日三。不能饮，以绵滴口中。（《医心方》卷九）

苎麻根

[**性味**] 甘，寒。

[**归经**] 足厥阴血分，手、足太阴经。

[**功能**] 清热，止血，解毒，散瘀。

[**主治**] 热病大渴，大狂，血淋，癃闭，吐血，下血，赤白带下，丹毒，痈肿，跌打损伤，蛇虫咬伤。

[**附方**]《梅师方》治诸疽发背，或发乳房，初起微赤，不急治之即死。速消方：捣苎根敷之，数易。（《政和本草》卷十一"苎根"）

又方，治妊娠忽下黄汁如胶，或如小豆汁。苎根（切）二升，去黑皮，以银一斤，水九升，煎取四升。每服入酒半升或一升煎药，取一升，分作二服。（《政和本草》卷十一"苎根"）

续断

[**性味**] 苦、辛，微温。

[**归经**] 入肝、肾经。

[**功能**] 补肝肾，续筋骨，调血脉。

[**主治**] 腰背酸痛，足膝无力，胎漏崩漏，带下遗精，跌打损伤，金疮，痔漏，痈疽疮肿。

[**附方**] 治点伤右手背一脉秘方（子时点中）。药方：川断、碎补、田三七、地榆、桂枝各三钱，自然铜（醋淬七次）、丁香、木香各一钱，大麦芽二钱半。（《少林寺伤科秘方》卷三"少林点穴残伤救治秘方"）

治点伤正心窝脉秘方（辰时点中）。药方：川断、五加皮、杜仲各四钱，桔梗、甘草各一钱，枳壳、制草乌各一钱，山楂肉、碎补、田三七各二钱，菖蒲三钱。（《少林寺伤科秘方》卷三"少林点穴残伤救治秘方"）

常山

[**性味**] 苦、辛，寒，有毒。

[**归经**] 入肝、脾经。

[**功能**] 除痰，截疟。

[**主治**] 疟疾，瘰疬。

[**附方**] 又疟结实积热，烦扰迷冒，寒热但多，绵惙困笃，常山大黄汤方。常山三两，甘草三两（炙），前胡二两，大黄三两。上四味，切，以水一斗，煮取三升半，下大黄，煎取三升，分澄令冷。初服七合，中服八合，比欲发服九合。王文州大子因疟危困，服此皆愈。忌海藻、菘菜、生葱、生菜等。（《外台秘要方》卷五）

又疗三十年疟，常山汤方。常山三两，黄连三两。上二味，切，以酒一斗宿渍之，向晚以瓦釜煮取六升，一服八合。比发时令得三服，有热当吐，有冷当下，服之者千百无一不断，亦可半合，无服全剂者。忌猪肉、冷水、生葱、生菜。（《外台秘要方》卷五）

截瘴散。治瘴疾，或先寒后热，或先热后寒，或三日、两日而发，或间日、连日而作。常山（鸡骨样者良）、茯神（去皮、木）、肉桂（去粗皮）各等分，甘草（减半）。上为剉散，每服秤半两，用时酒一大半碗浸一宿，于当发日早晨，空心冷服。服后未须吃热物、热汤，滓再浸，临发时再服。忌葱、蒜、韭、羊肉、鱼腥、鲊面、生冷、果子、一切毒物。避风寒，戒房室。（《岭南卫生方》卷中）

一方，治证同前。常山三寸，甘草二寸，槟榔、乌梅各二个。上为散，当发绝早，以酒半碗，于银瓷铫内煎。俟放冷，空心服。临发时又煎服。忌口如前。以上两方须是经两三日发后方服。（《岭南卫生方》卷中）

瘴疟丹。治癖疟、食疟。癖疟者，胸胁间有气癖一块，或因喜怒而得，或因积聚而得之。食疟者，因饮食伤脾而为疟也。常山、缩砂仁、三棱、莪术各等分。上四味，同炒为末，姜汁打糊丸，如梧桐子大。当发前一日，冷酒吞三十丸，次早又服瘴疟方，此为妙。（《岭南卫生方》卷中）

《外台秘要方》龙骨丸，疗久疟不断者方。常山三两，龙骨二两，大黄二两，附子二分（炮）。上四味，捣末，以鸡子黄丸如梧子大，先发、临发时各饮服五丸，无不断。长将服之，支云神验。疗三十年疟。忌生葱、生菜、猪肉等。（《古代秘方遗书集》）

《耆婆方》治瘴疟要方。蜀恒山三两，甘草二两，光明砂一两。三种捣筛，以蜜和丸如梧子，未发前服三丸，发时服二丸，发后服一丸，于后三日更一服，三日慎食。（《医心方》卷十四）

[论述] 凡用吐法，妄施恶劣之药，并各种丸药，伤人脏腑者，医之罪也。吐法，止可用清芬之气，透入经络，引起疟邪。如酒浸常山，不用火煎之类。其胆矾、信石等丸，吞入腹中，粘着不行，搅乱肠胃脏腑，究竟无益，戒之！戒之！（《医门法律》卷五"律三条"）

秦艽

[性味] 苦、辛，平。

[归经] 入肝、胃、胆经。

[功能] 祛风除湿，和血舒筋，清热利尿。

[主治] 风湿痹痛，筋骨拘挛，黄疸，便血，骨蒸潮热，小儿疳积，小便不利。

[附方]《耆婆方》治一切风病，日月散方。秦艽八分，独活八分。二味，切，捣筛为散，以酒服一方寸匕，日二。还遂四时之四季作服之，春散、夏汤、秋丸、冬酒，四季煎膏。（《医心方》卷三）

又云：治男女老小一切风病……万病并主之方。人参、白鲜、防风、防己、芎䓖、秦艽、独活，老小各一两，少壮二两。上七味，切，以水一斗二升，煮取二升，分为六服。（《医心方》卷三）

《耆婆方》治人一切风气风眩病，三光散方。秦胶十二分，茯神十二分，独活八分。三味，切，捣筛为散，以酒服方寸匕，日三，依日月法。

又云：治人风气、风眩、头面病，四时散方。秦艽、独活、茯神、薯蓣，四味，切，捣筛为散，以酒服一方寸匕。日二，依日月法。春各四分，夏各二分，秋各八分，冬各十二分。

又云：治人风气、风眩、头面风病，五脏散方。秦艽、独活、茯神、薯蓣、山茱萸，分两依四时散。五味，切，捣筛为散，以酒服一方寸匕，日二，依日月散法。

《耆婆方》治肾气虚，则梦使人见舟船溺人，冬时梦见伏水中及在水行，若有恐畏，恶人见。肾气盛，则梦见腰脊两解，不属不连，厥气客于小腹，则梦聚邑街衢方。秦艽、石斛、泽泻、防风、人参各一分，茯苓、黄芩、干地黄、远志各八分。九味，切，捣筛为散，以酒服方寸匕，日二。（《医心方》卷六）

《龙木论》治小儿斑疮入眼外障。此眼初患时，不论大小须患斑疮。一度疮，子患时，觉入眼中，即须将息慎忌。若不忌口将息，即便疼痛泪出，赤涩，怕日难开，肿便翳如银色，此为热气在肝，上冲入眼，肝膈壅毒，致成障翳。宜用秦皮汤洗之，然后服凉肝丸。亦不宜镰洗出血，点药挑拨。疼痛定后，即点退翳药，亦得。立效。（《幼幼新书》卷十八）

《龙木论》秦皮汤方。秦皮二两，秦艽、细辛、防风各一两，甘草半两。上为末，水二盏，散二钱，煎至三五沸，淋洗眼，立效。（《幼幼新书》卷十八）

敷药方。秦艽、川椒、葱叶各一两，肉桂、鸡心瓣各五钱，生姜二钱。共捣研烂，调砂糖敷涂患处，立效。（《少林寺伤科秘方》卷五"少林伤科全身用药方"）

柴胡

[**性味**] 苦，凉。

[**归经**] 入肝、胆经。

[**功能**] 和解表里，疏肝升阳。

[**主治**] 寒热往来，胸满胁痛，口苦耳聋，头痛目眩，疟疾，下利脱肛，月经不调，子宫下垂。

[**附方**]（治妊娠伤寒）黄龙汤。柴胡二钱，黄芩一钱五分，人参、甘草各一钱，生姜三片，大枣二枚。水煎服。（《竹林女科证治》卷二）

（治产后外感发热）三柴胡饮。柴胡二三钱，白芍一钱五分，炙甘草、陈皮各一钱，生姜三五片，当归二钱。水煎，温服。（《竹林女科证治》卷三）

（治产后外感发热）四柴胡饮。柴胡一二钱，炙甘草一钱，生姜三五片，当归二三钱，人参二三钱。水煎，温服。（《竹林女科证治》卷三）

（治产后外感发热）一柴胡饮。柴胡二三钱，黄芩、生地黄、陈皮各一钱五分，白芍二钱，甘草八分。水煎，温服。（《竹林女科证治》卷三）

十一问：胎前疟疾，何以治之？答曰：以清脾汤主之。柴胡八分（12 g），草果八分（6 g），白术八分（10 g），黄芩六分（10 g），茯苓六分（10 g），川朴六分（6 g），青皮八分（5 g）。姜枣引，水煎服。（《法门寺妇科胎前产后良方注评》）

治黄疸方。柴胡500 g，鲜柳叶500 g，茵陈240 g，大枣180 g，白糖500 g，置大砂锅内，加泉水1500 ml，煎熬成流膏，兑入白糖500 g，装入瓶内。早晚各取15 ml服之，效果佳。（《少林寺秘方集锦》下部"内科杂病方"）

治双目失明方。柴胡4.5 g，生地9 g，白蒺藜30 g，木贼草30 g，草决明6 g，青葙子9 g，川黄连9 g，当归15 g，密蒙花4.5 g。以上诸药，水煎服。（《少林寺秘方集锦》下部"内科杂病方"）

治双目视物不清方。两眼不红不痛，但视物不清者，用柴胡9 g，生地9 g，栀子4.5 g，黄连9 g，白菊花12 g，白蒺藜30 g，青葙子30 g，草决明9 g，石决明（打碎）4.5 g，木贼30 g，生甘草4.5 g。以上诸味药，用水1500 ml，煎取250 ml。每日2次，连服10剂。禁忌：大蒜、猪肉、辣椒。（《少林寺秘方集锦》下部"内科杂病方"）

治点伤精灵穴秘方。柴胡、胆草、五加皮、桂枝、怀牛膝、羌活、细辛、五味、川芎、木香、丁香、陈皮、红花、甘草、地鳖虫、虎骨。共为末，酒送下。（《少林寺伤科秘方》卷三"少林点穴残伤救治秘方"）

虚劳发热。柴胡、人参等分，每服三钱，姜、枣同水煎服。（《本草纲目》卷十三"柴胡"）

射干

[**性味**] 苦，寒，有毒。

[**归经**] 入肺、肝经。

[**功能**] 降火，解毒，散血，消痰。

[**主治**] 喉痹咽痛，咳逆上气，痰涎壅盛，瘰疬结核，疟母，妇女经闭，痈肿疮毒。

[**附方**] 治喉痹失音方。射干9 g，儿茶4.5 g，桔梗9 g，薄荷9 g（后下），牛蒡子9 g，胖大海15 g，金银花15 g，连翘15 g，甘草6 g。取清泉水1500 ml加入上药中，煎至500 ml。每日2次。（《少林寺秘方集锦》下部"内科杂病方"）

党参

[**性味**] 甘，平。

[**归经**] 入手、足太阴经气分。

[**功能**] 补中，益气，生津。

[**主治**] 脾胃虚弱，气血两亏，体倦无力，食少，口渴，久泻，脱肛。

[**附方**] 少林裕公酒。方药：党参90 g，黄芪500 g，生地180 g，熟地180 g，山茱萸180 g，杜仲180 g，当归尾180 g，何首乌250 g，百合180 g，麦冬18 g，柏子仁180 g，薏苡仁90 g，龙齿90 g，石斛90 g，白芍90 g，橘红90 g，杞果270 g，鸡血藤270 g，黑豆180 g，鹿肾30 g，狗肾30 g，驴肾30 g，紫河车90 g，桂枝60 g，附子30 g，肉桂30 g，菟丝子250 g，益智仁210 g，山楂250 g，松子仁60 g，大麦芽210 g，旱莲草210 g，龙眼肉210 g，全虫60 g，蜈蚣30 g，赤芍药180 g，红花60 g，天麻180 g，灵芝草120 g，银耳60 g，草决明120 g，菊花120 g，白术、木槿花各60 g，地丁60 g。制法：以上45种药，先将硬药材打碎，然后把全部药物切成碎片，放进瓷缸内，倒入上等白酒20 L，加盖，然后用黄蜡封固（切勿漏气），埋于地下1～1.5 m处，约100天，把瓷缸挖出，滤过药酒，再砸药渣，用白纱布包绞挤压尽汁，合入滤出的酒汁中。再过滤3次，澄清后装瓶，每瓶250 ml，密封，备用。服法：每服15～20 ml。功能：补气活血，益肝滋肾，乌发固齿，祛斑悦颜，壮筋强骨，久服能健体防病、益寿延年。主治：面黄肌瘦，头晕目眩，气短心跳，四肢无力，发须早白，血虚脱发，面生痣斑，耳鸣耳聋，牙齿松动。并对一切慢性疾病均有一定效果。（《少林寺秘方集锦》上部"少林药酒"）

愚鲁汤。治伤寒瘴疾，头疼发热，其脉洪实。北柴胡（去芦），南人参（去芦）。上等分，㕮咀，每服三钱，姜三片，枣一枚，热服无时。（《岭南卫生方》卷中）

李待制柴胡散，治寒热。柴胡（去芦）一两，半夏（汤洗）一分，桂心（去粗皮）二钱，白芍药一钱，甘草（炙）一钱半。上为细末，加姜七片，枣一个，水煎温服。寒热欲退，便止此药。（《岭南卫生方》卷中）

韭根

[**性味**] 辛，温。

[**功能**] 温中，行气，散瘀。

[**主治**] 胸痹，食积腹胀，赤白带下，吐血，衄血，癣疥，跌打损伤。

[**附方**]《僧深方》取韭根烧，粉疮，良。（《医心方》卷二十一）

胡黄连

[**性味**] 苦，寒。

[**归经**] 入肝、胃、大肠经。

[**功能**] 清热，凉血，燥湿。

[**主治**] 疳疾，惊痫，泻痢，劳热骨蒸，自汗，盗汗，吐血，衄血，火眼，痔瘘，疮疡。

[**论述**] 胡黄连，一名割孤露泽。《本草纲目》云：其性味功用似黄连，故名。割孤露泽，梵语也。生波斯国海畔陆地，今南海秦陇间亦有之。初生似芦苗，若夏枯草，根头似乌嘴，干则似杨柳枯枝，心黑外黄，折之内似鹳鹆眼，尘出如烟者良。八月上旬采，气味苦平，无毒。治骨蒸劳热，三消，五心烦热，妇人胎蒸虚惊冷热，泄痢。厚肠胃，益颜色。（《广群芳谱》卷九十四"胡黄连"）

独活

[**性味**] 辛、苦，温。

[**归经**] 入肾、膀胱经。

[**功能**] 祛风，胜湿，散寒，止痛。

[**主治**] 风寒湿痹，腰膝酸痛，手脚挛痛，头痛，齿痛；慢性支气管炎。

[**附方**]《耆婆方》治风齿疼痛不可忍验方。独活一两，细辛二分，椒一勺，当归一分。四味，以好酒大升半，微火煮令减半，稍稍含之吐出，更含，以瘥为度。（《医心方》卷五）

《僧深方》治产后中风口噤方。独活八两，葛根六两，甘草二两，生姜六两。四物，水七升，煮取三升，分四服。（《医心方》卷二十三）

十二问：产后腿脚无力，不能动履，何以治之？答曰：独活寄生汤主之。独活八分，桑寄生八分，牛膝八分，木瓜六分，薏米八分，秦艽六分，续断八分，当归尾八分，生地六分，茯苓八分，芍药（炒）五分，焦杜仲八分，甘草五分。水煎服。（《法门寺妇科胎前产后良方注评》）

治长年腿痛方。独活9g，当归12g，秦艽9g，木瓜9g，威灵仙9g，制川乌、制草乌各4.5g，虎胫骨4.5g，桃仁9g，红花4.5g，甘草6g。水煎服，良效。(《少林寺秘方集锦》下部"内科杂病方")

南沙参

[**性味**] 甘、微苦，凉。

[**归经**] 入肺、肝经。

[**功能**] 养阴清肺，祛痰止咳。

[**主治**] 肺热燥咳，虚劳久咳，阴伤咽干喉痛。

[**附方**] 治点伤命宫穴（即命门）方。沙参9g，当归6g，红花3g，枳壳3g，菟丝子9g，厚朴3g，血竭6g，细辛1.5g，寸冬6g，五灵脂9g，自然铜6g，生姜3片，另加七厘散1.8g冲服，水煎后加童便一杯，内服。(《少林寺秘方集锦》上部"点穴致伤救治方")

治入夜盗汗方。沙参12g，玄参12g，麦冬6g，鳖甲15g，地骨皮12g，白术6g，茯苓6g，防风4.5g，石斛9g，紫河车30g，枣3枚。水煎服10剂，效佳。(《少林寺秘方集锦》下部"内科杂病方")

南瓜根

[**性味**] 淡，平，无毒。

[**功能**] 利热，通乳汁。

[**主治**] 淋病，黄疸，痢疾，乳汁不通。

[**附方**] 奇效止痢汤。南瓜根3枚，黄瓜藤3尺，红茶1把，红糖30g。水煎服。(《少林寺秘方集锦》下部"内科杂病方")

前胡

[**性味**] 苦、辛，凉。

[**归经**] 入肺、脾经。

[**功能**] 宣散风热，下气消痰。

[**主治**] 风热头痛，痰热咳喘，呕逆，胸膈满闷。

[附方] 又，疗新久咳嗽，前胡丸方。前胡六分，乌头（炮）二枚，桔梗、干姜各二分，桂心八分，蜀椒八分（汗）。上六味，捣筛，蜜和如樱桃大，一丸含化，稍稍咽之，日三。又疗久咳，昼夜不得卧，咽中水鸡声欲死者，疗之良。忌猪肉、冷水、生葱。（《外台秘要方》卷九"新久咳嗽方"）

治小儿百日咳方。前胡 6 g，人参 9 g，射干 4.5 g，百部 3 g，桔梗 2.1 g，米壳 1.5 g，陈皮 1.5 g，黄芩 4.5 g，生甘草 1.5 g。以龙泉水 1000 ml 煎至 250 ml，分 2 次服。（《少林寺秘方集锦》下部"内科杂病方"）

苏子降气汤。治男子虚阳上攻，气不升降，上盛下虚，膈壅痰响，咽喉不利，咳嗽虚烦，引饮头昏，腰痛脚弱，肢体倦怠，腹肚疗刺，冷热气泻，大便风秘，涩滞不通。前胡（去苗）、厚朴（去皮，姜汁制）、甘草（炙）、当归各二两，肉桂（去粗皮）、陈皮（去白）各三两，半夏（汤洗）五两。上七味，㕮咀，并苏子（但苏子极难得真的，细而香者方妙）五两，炒，共成八味，每服四钱，水一盏半，姜五片、枣一个，煎六分，去滓服，不拘时候。（《岭南卫生方》卷中）

参苏饮。治伤寒发热，头疼体痛及瘴疟壮热，其脉弦紧，按之不绝，热而头痛。前胡（去芦）、人参（去芦）、紫苏叶、茯苓（去皮）、半夏（汤洗）、干葛各三分，枳壳（煨，去瓤）、陈皮（去白）、桔梗（去芦）、甘草各半两。上㕮咀，每服四钱，水一盏半，生姜七片，枣子一个，煎至六分，去滓，不以时候服。兼治痰气上壅，咽喉不利，哮呷有声，气急短急，上盛下虚，宜加木香半两。目睛痛，加川芎煎服。（《岭南卫生方》卷中）

泽泻

[性味] 甘，寒。

[归经] 入肾、膀胱经。

[功能] 利水，渗湿，泻热。

[主治] 小便不利，水肿胀满，呕吐，泻痢，痰饮，脚气，淋病，尿血。

[附方] 治小便带血方。泽泻 30 g，车前子（另包）20 g，龙骨 30 g，牡蛎 30 g，滑石 40 g，云茯苓 18 g，猪苓 10 g，栀子 15 g，白茅根（鲜者）80 g。水煎服，连服 3 剂可愈。（《少林寺秘方集锦》下部"少林寺还俗僧徐祇法秘藏方选"）

细辛

[**性味**] 辛，温。

[**归经**] 入肺、肾经。

[**功能**] 祛风，散寒，行水，开窍。

[**主治**] 风冷头痛，鼻渊，齿痛，痰饮咳逆，风湿痹痛。

[**附方**] （谢道人疗眼暴肿痛）又方，细辛、蕤核仁、卢盐各一两，决明子二两。上四味，切，以地骨汁煮取一升半，去滓，更以蜜一升半合煎，取一升半。与前方同（洗眼）。（《外台秘要方》卷二十一"眼暴肿痛方"）

（深师）又，疗肝气之少，眼视眈眈，面目青，眼中眵泪，不见光明，调肝散方。细辛、柏实各二两，蕤仁、甘草（炙）各一两，羊肝一具（去脂膜，炙干）。上五味，捣为散，以酒服方寸匕，甚良。忌同前（肉、鱼、五辛、生菜等）。（《外台秘要方》卷二十一"青盲及盲方"）

《耆婆方》治三十年咳嗽方。细辛、紫菀、麻黄、甘草、干姜各四分。五味为散，白饮服一方寸匕，日三。（《医心方》卷九）

少林平风丹。方药：辽细辛9 g，生白附子21 g，全虫18 g，天麻18 g，白芷18 g，生南星18 g，羌活18 g，防风21 g，珍珠（豆腐制）0.6 g，生甘草30 g。制法：先将制珍珠单研成极细粉末，然后用余9味药碾成细粉与珍珠粉掺匀，取适量冷开水泛丸如绿豆大，装瓶备用。服法：每服5～7粒。功能：除风解痉，解毒消肿。主治：跌仆损伤所致的破伤风证，见角弓反张、震颤抽风、牙关紧闭、神志恍惚等。对于金伤红肿、脓毒疮疡亦有一定效果。（《少林寺秘方集锦》上部"跌打损伤方"）

少林平风丹。治跌打损伤后，发狂，破伤风等症，也治金伤红肿、脓毒疮疡。细辛三钱，生白附子七钱，全蝎六钱，天麻、白芷、羌活各六钱，制南星六钱，防风七钱，珍珠（豆腐制）二分，生甘草一两。共研成极细末，水泛丸如绿豆大，阴干，贮瓶备用，每服五至七粒。（《少林寺伤科秘方》卷八"少林寺跌打损伤秘方"）

苦参

[**性味**] 苦，寒。

[**归经**] 入肝、肾、大肠、小肠经。

[**功能**] 清热，燥湿，杀虫。

[**主治**] 热毒血痢，肠风下血，黄疸，赤白带下，疳积，痔瘘，皮肤瘙痒，疥癞恶疮，阴疮湿痒，瘰疬，烫伤；小儿肺炎，急性扁桃体炎，脱肛。

[**附方**]《梅师方》治饮食中毒，鱼、肉、菜等。苦参三两。以苦酒一升，三五沸，去滓服，吐出即愈。或取煮犀角汁一升，亦佳。(《政和本草》卷八"苦参")

又方，治伤寒四五日，头痛壮热，胸中烦痛。苦参五两，乌梅二十枚（细剉）。以水二升，煎取一升，分取。(《政和本草》卷八"苦参")

止痢汤。苦参15 g，川黄连6 g，黄柏9 g，阿胶15 g，炙甘草4.5 g。水煎服。(《少林寺秘方集锦》下部"内科杂病方")

阿儿只

[**论述**] 阿儿只，出西域，状如苦参，主打仆伤损，妇人损胎，又治鱼鼠疮。(《广群芳谱》卷九十九"阿儿只")

茉莉根

[**性味**] 苦，温，有毒。

[**功能**] 麻醉，止痛。

[**主治**] 跌损筋骨，龋齿，头顶痛，失眠。

[**论述**] 茉莉，一名抹厉，一名末丽，一名抹丽（谓能掩众花也。《本草》云：末利本梵语，无正字，随人会意而已）。佛书名鬘华，原出波斯，移植南海。《晋书》都人簪奈花是也，则此花入中国久矣。弱茎繁枝，叶如茶而大，绿色团尖，夏秋开小白花，花皆暮开，其香清婉柔淑，风味殊胜。花有草本者，有木本者，有重叶者，惟宝珠小荷花最贵。此花出自暖地，性畏寒喜肥，壅以鸡粪，灌以焯猪汤或鸡鹅毛汤或米泔，开花不绝。六月六日以治鱼水一灌，愈茂。故曰：清兰花，浊茉莉。勿安床头，恐引蜈蚣。一种红者色甚艳，但无香耳；又有朱茉莉，其色粉红；有千叶者，初开花时心如珠，出自四川。《广东志》：雷、琼二州有绿茉莉，本如茑萝；有黄茉莉，名黄馨。花：气味辛热，无毒，蒸液作面脂。头：泽长发，润燥香肌。根：气味热，有毒。(《广群芳谱》卷四十三"茉莉")

时珍曰：稽含《草木状》作末利，《洛阳名园记》作抹厉，佛经作抹利，《王龟龄集》作没利，《洪迈集》作末丽……时珍曰：末利原出波斯，移植南海，今滇、广人栽莳之。（《本草纲目》卷十四"茉莉"）

青风藤

[**性味**] 苦，平。

[**功能**] 祛风湿，利小便。

[**主治**] 风湿痹痛，鹤膝风，水肿，脚气。

[**附方**] 五藤酒。方药：青风藤、海风藤、夜交藤、石楠藤、鸡血藤各30 g，当归45 g，红花、桃仁各6 g，血竭、丁香各1.5 g，白酒1000 ml。制法：先将五藤草药切成极短小段，与余药装入瓷缸内，倒入白酒1000 ml，封盖密闭。然后，将缸摆在地下，每10天振摇1次，3个月去渣取酒备用。服法：每日2次，每次15～20 ml。功能：舒筋活血，祛风止痛，散瘀消肿。治风湿寒痹，腰腿疼痛，四肢麻木，关节不利等。（《少林寺秘方集锦》下部"少林寺素喜法师秘方选"）

麦门冬

[**性味**] 甘、微苦，寒。

[**归经**] 入肺、胃、心经。

[**功能**] 养阴润肺，清心除烦，益胃生津。

[**主治**] 肺燥干咳，吐血，咯血，肺痿，肺痈，虚劳烦热，消渴，热病津伤，咽干口燥，便秘。

[**附方**] 凡虚劳之证，大抵心下引胁俱疼，盖滞血不消，新血无以养之，尤宜用膏子加韭汁、桃仁泥。呼吸少气，懒言语，无力动作，目无精光，面色㿠白，皆兼气虚。用麦冬、人参各三钱，陈皮、桔梗、炙甘草各半两，五味子二十一粒，为极细末，水浸油饼为丸，如鸡豆子大。每服一丸，细嚼津唾咽下，名补气丸。（《医门法律》卷六"虚劳脉论"）

（深师）又，疗伤寒下后，除热止渴，五味麦门冬汤方。麦门冬（去心）、五味子、人参、甘草（炙）、石膏（碎）各一两。上五味，捣筛，三指撮，水一升二合，煮令沸，得四合，尽服。忌海藻、菘菜。（《外台秘要方》卷二"伤寒烦渴方"）

《耆婆方》治热病困苦者方。生麦门冬小一升，去心捣碎，熬，纳井花水绞取一升

半，及冷分三服，热甚者吐即瘥。（《医心方》卷十四）

《耆婆方》温病后目黄方。麦门冬叶三握，以水一升，煮取三升，去滓，少少饮之，自瘥。（《医心方》卷十四）

阿魏

[采集加工] 为伞形科植物新疆阿魏或阜康阿魏的树脂。春末夏初盛花期至初果期，分次由茎上部往下斜割，收集渗出的乳状树脂，阴干。

[分布] 产于我国新疆。

[别名] 兴更（藏文名）。

[性味] 苦、辛，温；腻、燥、热。

[归经] 入肝、脾、胃经。

[功能] 消积，杀虫，开胃，温中，消食，杀虫，止刺痛；镇"龙"，贮"培根"。

[主治] 癥瘕痞块，虫积，肉积，心腹冷痛，疟疾，痢疾，心刺痛，头痛和牙痛，虫病等；"龙"性心病。

[附方] 夔州潭远，病疟半年。故人窦藏叟授方，用真阿魏、好丹砂各一两，研匀，米糊和丸皂子大，每空心人参汤化服一丸，即愈。世人治疟，惟用常山、砒霜毒物，多有所损，此方平易，人所不知。草窗周密云：此方治疟以无根水下，治痢以黄连木香汤下。疟痢多起于积滞故耳。（《续名医类案》卷七）

阿魏散：治骨蒸传尸劳，寒热羸弱，喘嗽。方亦载《续夷坚志》。阿魏三钱（研），青蒿一握（细切），向东桃枝一握（细剉），甘草如病人中指许大（男左女右），童便三升半，先以童便隔夜浸药，明早煎一大升，空心温服，服时分为三次。次服调槟榔末三钱，如人行十里许时再一服。丈夫病用妇人煎，妇人病用丈夫煎。合药时忌孝子、孕妇、病人及腥秽之物，勿令鸡犬见，服药后忌油腻、湿面、诸冷硬物。服一二剂，即吐出虫，或泄泻，更不须服余半。若未吐利，即当尽服之。或吐或利出虫，皆如人发马尾之状，病瘥。即吐利后虚羸，魂魄不安，以茯苓汤补之。茯苓、茯神各一钱，人参三钱，远志（去心）三钱，龙骨二钱，防风二钱，甘草三钱，麦冬（去心）四钱，犀角五钱（剉为末），生干地黄四钱，大枣七枚，水二大升，煎八分，分三服温下，如人行五里许时更一服。谨避风寒。若未安，隔一日再作一剂。以上二方，须连服之。（《续名医类案》卷十一引《居易录》）

[论述]【气味】辛，平，无毒。【主治】主杀诸小虫，去臭气，破癥积，下恶气，除邪鬼蛊毒。【核曰】出西番及昆仑，今云南长河中亦有。与舶上者气味虽相似，只无黄色耳。苗叶根茎，酷似白芷，或如草，或如木，此风土不同，禀质则异。咸属草类，非有草木两种也。同根捣汁，曝令干者次之。体气极臭，婆罗门谓之薰渠，又谓之哈昔泥，故西国持咒人则禁食。戎人则尝啖，谓能止臭，犹巴人之重负矾也。（《本草乘雅半偈》卷九"阿魏"）

《酉阳杂俎》曰：树长八九尺，皮色青黄，断其枝，汁出如饴，名阿魏。《海上耳谈》谓传之暹罗商，云：树如棘，丛生，棘若蜎毛。春初獐鹿挚逐狂奔，着树辄死。地产大蚁，壅泥沙，啜之成封垤。夷人乃以竹筒作篚，射壅中，筒溜成药，彼中食料，以此烂物，如鲍肆忘臭。按，唐本注曰：性极臭而能止臭，亦奇物也。（《东西洋考》）

《酉阳杂俎》：阿魏木出伽阇阇郁国，即北天竺也，伽阇郁呼为形虞，亦出波斯国，呼为阿虞截，树长八九丈，皮色青黄，三月生叶，似鼠耳，无花实。断其枝，汁如饴，久乃坚凝，名阿魏。拂林国僧弯所说同。摩伽陀国僧提婆言：取其汁如米豆屑，合成阿魏。《本草纲目》：阿魏，一名薰渠，一名哈昔泥夷人自称曰阿。此物极臭，阿之所谓也。经谓之央匮，蒙古人谓之哈昔泥，元时食用以和料，其根名稳展，以淹羊肉甚香美。苏恭曰：生西番及昆仑，苗叶根茎酷似白芷。捣根汁日煎作饼者为上，截根穿曝干者为次，体性极臭而能止臭。又婆罗门云：薰渠即是阿魏，取根汁曝之如胶，或截根日干并极臭。西国持咒人禁食之。常食用之，云去臭气。陈承曰：今江浙人家亦种之，枝叶香气皆同，而差淡薄，但无汁膏。李时珍曰：阿魏有草、木二种，草者出西域，可晒可煎；木者出南番，取其脂汁。校《一统志》所载有此二种，云出火州及沙鹿海牙国者，草高尺许，根株独立，枝叶如盖，臭气逼人，生取其汁熬作膏，名阿魏。出三佛齐及暹罗国者，树不甚高，土人纳竹筒于树内，脂满其中，冬月破筒取之。其树低小如枸杞、牡荆之类。西南风土不同，故或如草如木也。气味辛平，无毒，杀诸小虫，去臭气，破癥积，下恶气，除邪鬼蛊毒，治风邪鬼疰，心腹中冷，传尸冷气，辟瘟治疟，霍乱，心腹痛，肾气，瘟瘴，御一切蕈菜毒，解自死牛羊马肉诸毒，消肉积。（《广群芳谱》卷一百"阿魏"）

《四部医典》说，阿魏驱虫，医治寒性疾病、心风病。

《计算日月之轮》说，阿魏性重、热，生"培根"，治疗重急"龙"病有良效。

《明释三十章》说，阿魏化味辛，开胃；治"培根""龙"合并症，止痛，生"赤巴"。

返魂香

[论述] 时珍曰：张华《博物志》云，武帝时西域月氏国，度弱水贡此香三枚，大如燕卵，黑如桑椹。值长安大疫，西使请烧一枚辟之，言中病者闻之即起，香闻百里，数日不歇。(《本草纲目》卷三十四"返魂香")

远志

[性味] 苦、辛，温。

[归经] 入心、肾经。

[功能] 安神益智，祛痰，解郁。

[主治] 惊悸健忘，梦遗，失眠，咳嗽多痰，痈疽疮肿。

[附方] 治健忘方。远志肉9g，何首乌9g，山茱萸15g，枸杞子15g，天灵盖（打碎）9g，沙苑蒺藜15g，大枣3枚。以水1500ml煎取500ml，一次服尽，连服4剂。(《少林寺秘方集锦》下部"内科杂病方")

（治妊娠怔忡）定志丸。人参、远志（制）各一两，蒲黄二两，茯苓三两。上为末，蜜丸，白汤下。(《竹林女科证治》卷二)

加减十三味方。远志（去心）4.5g，刘寄奴6g，肉桂4.5g，广陈皮6g，杜仲6g，当归9g，延胡索6g，砂仁6g，五加皮9g，五灵脂6g，生蒲黄6g，枳壳4.5g，泽兰9g。水煎服。功能：破瘀生新，活血理气，消肿散结，滋肾壮腰。用于治疗一切跌打损伤所致的红肿疼痛，瘀血积聚，骨折脱臼，腰腿疼痛等。(《少林寺秘方集锦》上部"少林药案")

赤芍药

[性味] 酸、苦，凉。

[归经] 入肝、脾经。

[功能] 行瘀，止痛，凉血，消肿。

[主治] 瘀滞经闭，疝瘕积聚，腹痛，胁痛，衄血，血痢，肠风下血，目赤，痈肿。

[附方] 罗王助功酒。方药：赤芍药1500g，全当归1000g，生地黄1500g，川芎

1000 g, 怀牛膝 1500 g, 藏红花 90 g, 木瓜 90 g, 木香 90 g, 槐枝 60 g, 陈皮 90 g, 苏木 90 g, 凤仙透骨草 60 g, 柳枝 60 g, 山鹰爪 2 对, 百合 60 g, 黄芪 1000 g, 桃枝 60 g, 白酒 10 L。制法：将上药碾成粗末，倒入瓷缸内，加白酒 10 L，封口，外用黄泥缠封，埋入地下 1~1.5m 深，100 天后取出。滤出药酒汁，再用白布包药渣绞尽汁，与前药酒汁合并，如此反复过滤，沉淀。把药酒按每瓶 250 ml 装入瓷瓶内，并用黄蜡封固即成。服法：每服 15~30 ml，日服 2~3 次。功能：活血化瘀，通经活络，散结止痛，益气壮骨。主治：跌打损伤，伤处红肿，血瘀作痛，四肢麻木，半身不遂，全身乏力，气短倦怠。（《少林寺秘方集锦》上部"少林药酒"）

治伤处青肿秘方。药方：赤芍五钱，当归五钱，红花二钱，桃仁、木香、甘草各一钱，自然铜（醋淬七次）三分，水煎配黄酒送下。（《少林寺伤科秘方》卷九）

治点伤气海穴秘方。气海穴在关元之上。赤芍、归尾、红花、破故纸、牛膝、红硝、红曲、紫草、刘寄奴、肉桂、甘草，杉木皮引，酒煎服。（《少林寺伤科秘方》卷三"少林点穴残伤救治秘方"）

补骨脂

[**性味**] 辛，温。

[**归经**] 入肾经。

[**功能**] 补肾助阳。

[**主治**] 肾虚冷泻，遗尿，滑精，小便频数，阳痿，腰膝冷痛，虚寒喘嗽。外用治白癜风。

[**附方**]（治妊娠腰痛）通气散。补骨脂（瓦上炒）一两，研末，空心先嚼胡桃肉一个，酒调下。（《竹林女科证治》卷二）

治点伤封门穴秘方。此下窍也，伤重昏倒，要挈活，服七叶一枝花。后用：破故纸、桔梗、丹皮、红花、木通、木瓜、参三七、大茴、独活、乳香、没药、甘草各一钱，肉桂八分，茯苓一钱五分，灶心土引，酒炖服。再用后药：活石、朱砂、人中白各八分，龙骨、乌药、山茱萸各二钱，水煎服，冲七厘散更妙！（《少林寺伤科秘方》卷三"少林点穴残伤救治秘方"）

[**论述**] 补骨脂，即婆固脂，俗讹为破故纸者是也。出波斯国及岭南诸州。今岭外山坂间亦有之。（《本草乘雅半偈》卷十"补骨脂"）

苍术

[**性味**] 辛、苦，温。

[**归经**] 入脾、胃经。

[**功能**] 健脾燥湿，解郁辟秽。

[**主治**] 湿盛困脾，倦怠嗜卧，脘痞腹胀，食欲不振，呕吐，泄泻，痰饮，水肿；风寒湿痹，足痿；时气感冒，夜盲，疟疾，痢疾。

[**附方**]（治形肥痰滞经闭）苍附导痰丸。苍术、香附（童便制）、枳壳（麸炒）各二两，陈皮、茯苓各一两五钱，胆星、甘草各一两。共为末，姜汁和神曲丸，淡姜汤下。（《竹林女科证治》卷一）

治胃痛腹胀方。苍术20 g，山楂20 g，大曲40 g，麦芽30 g，乳香10 g，大腹皮20 g，生姜20 g。水煎服。（《少林寺秘方集锦》下部"少林寺还俗僧徐祗法秘藏方选"）

治点伤舌咽穴秘方。服千胃散。苍术、陈皮、厚朴、甘草、五加皮、香附、砂仁，酒炖服。（《少林寺伤科秘方》卷三"少林点穴残伤救治秘方"）

神术汤，治伤寒头痛身热等证。苍术（去皮，米泔浸三日，麸炒）四两，藁本（去芦）、川芎各一两，甘草（炒）半两。上㕮咀，每服三钱，水一盏半，生姜三片，同煎七分，去滓热服，不拘时候，神效不可具述。（《岭南卫生方》卷中）

保安万灵丹，专治破伤风寒热发噤入里内陷者。用茅苍术八两，全蝎、石斛、天麻、当归、炙甘草、川芎、羌活、荆芥、防风、麻黄、细辛、川乌（制）、草乌（制）、何首乌各一两，明雄黄与朱砂为衣，以葱白煎汤，趁热化开，通口服尽，卧床盖被出汗为效，如前方，再服。（《少林寺伤科秘方》卷八"少林寺跌打损伤秘方"）

天御孝廉太夫人，宿有胸膈气胀小恙，近臻勿药矣！孝廉膝下承欢，不以三公易一日者，今而后喜可知也。然以太夫人福体凝重，唯恐日增一日，转为暮年之累，欲仆订方，及早图之。仆不觉悚然而动于衷，曰：孝廉未尝习医，乃思治未病消未萌，何其深于医旨若是，以知子道之贯彻者，无微不入矣！经曰：阴精所奉者其人寿。太夫人阴血有余，即年过百岁，而形不衰，此可不问而知者，然形盛须充之以气。而气者渐衰渐耗之物，必欲两得其平，所藉于药力不少耳！况气复有阴阳之别，身半已上阳主之，身半已下阴主之。阴气过盛而乘阳位，则胸膈胀闷不舒，所谓地气上为云者是也。云生而天地之寥阔，顷刻窒塞矣！故阴气不可盛也。阴气盛，势不得不用耗散之药。气日耗，则体日重，又不能兼理之术也。湖阳公主以体盛难产，御医为制枳壳、厚朴等耗气之药，名曰瘦胎散，亦以当其壮年耳。若夫年高气弱之时，而可堪其耗散乎！我仪图之。至人服天气而通神明，只此一语，足为太夫人用药之准矣。盖天食人以五气者也，地食人以五味者也。以地之味养阴，不若以天之气养阳。药力既久，天气运而不积，挈地气以周旋，所谓载华岳而不重者，大气举之之谓也。方用茅山苍术一味，取其气之雄烈，可驱阴邪而通天气。本草列之上品，仙经号为山精者，诚重之也。每岁修事五七斤，每早百沸汤吞下三钱，秋月止服二钱，另用天门冬一钱，煎汤吞下。初服一两月，微觉其燥，服至百日后，觉一日不可缺此矣。服之一年，身体轻健。服之三年，步履如飞。黑夜目中有光，可烛幽隐。所谓服天气而通神明者，其不诬如此，食物诸无所忌，但能稍远肥甘，白饭香疏苦茗，种种清胜尤妙。饵术以后，身健无病，今服三十余斤矣。（《寓意草》"华太夫人饵术方论"）

白术

[**性味**] 苦、甘，温。

[**归经**] 入脾、胃经。

[**功能**] 补脾益胃，燥湿和中。

[**主治**] 脾胃气弱，不思饮食，倦怠少气，虚胀，泄泻，痰饮，水肿，黄疸，湿痹，小便不利，头晕，自汗，胎气不安。

[**附方**]《梅师方》治心下有水。白术三两，泽泻五两。以水三升，煎取一升半，分服。（《政和本草》卷六"术"）

吃草方。白术五两，十两亦得。上件药炼蜜为丸，丸如弹子大。（《敦煌古医籍考释》"辟谷诸方第一种·甲本"）

（深师）又，倍术丸，疗五饮酒癖方。白术一斤，桂心、干姜各半斤。上三味，捣筛，蜜和丸如梧子，饮服十丸，稍加之。取下，先食服之，日再。忌桃、李、雀肉、生葱。（《外台秘要方》卷八"酒癖饮方"）

深师疗发白及秃落，茯苓术散方。白术一斤，茯苓、泽泻、猪苓各四两，桂心半斤。上五味，捣散，服一刀圭，日三，食后服之，三十日发黑。（《外台秘要方》卷三十三"头发秃落方"）

若经动之时五更泄泻如儿屎，此乃肾虚，不必治脾，用调中汤三五帖即安。人参、

白术各八分，五味子、甘草各三分，干姜五分，姜三片。水煎，空心服即愈。（《宁坤秘笈》卷上）

（治胎漏）加味枳壳汤。白术（蜜炙）、熟地黄各一钱，生地黄、枳壳（麸炒）、黄芩（炒）各五分。水煎服。（《竹林女科证治》卷二）

（治恶阻）白术散。白术（蜜炙）二钱，人参一钱，丁香六分，甘草三分，姜三片。水煎服。（《竹林女科证治》卷二）

（治子痫）白术汤。白术（蜜炙）、当归、黄芩各三钱。水煎，食前服。（《竹林女科证治》卷二）

（治妊娠泄泻）白术散。白术（蜜炙）一钱，人参五分，甘草（炙）、丁香各二分，姜三片。水煎服。（《竹林女科证治》卷二）

二十三问：胎前足腿浮肿何以治之？答曰：此子肿出，宜服后方。白术（炒）八分（10 g），茯苓六分（10 g）。木瓜八分（10 g），秦艽八分（6 g），泽兰八分（5 g），乌药四分（5 g），黄芩五分（6 g），陈皮四分（5 g），当归六分（10 g），白芍五分（10 g），香附（炒）六分（5 g），枳壳五分（6 g），甘草五分（16 g）。水煎服。（《法门寺妇科胎前产后良方注评》）

《僧深方》治五饮酒癖方。术一斤，桂半斤，干姜半斤。三物，治下筛，和蜜丸如梧子，服十丸，不知稍增，初服当取下，先食服，日再。（《医心方》卷九）

二十六问：胎前痫证，何以治之？答曰：此子痫也，宜服后方。白术（炒）五分（10 g），菖蒲八分（10 g），黄芩五分（6 g），荆芥（炒）八分（6 g），枣仁七分（12 g），茯神七分（12 g），当归六分（6 g），生地六分（10 g），川芎七分（5 g），芍药六分（10 g），香附（炒）七分（6 g），甘草七分（5 g）。水煎服。（《法门寺妇科胎前产后良方注评》）

二十九问：胎前泄泻，何以治之？答曰：白术调中汤治之。白术（炒）八分（10 g），茯苓八分（10 g），芍药（炒）六分（6 g），厚朴（炒）六分（6 g），姜黄连六分（6 g），山药（炒）八分（12 g），陈皮（炒）五分（5 g），泽泻六分（10 g），山楂肉八分（10 g），砂仁（炒）八分（6 g），人参五分（5 g），甘草四分（3 g）。水煎服。（《法门寺妇科胎前产后良方注评》）

接骨妙灵丹。白术、香根，用酒糟捣烂敷之即愈。（《少林寺伤科秘方》卷七"少林接骨内传秘方"）

术（一作朮），有两种（《本草》云：古方二术通用，后人方有苍、白之分）。白术，枹蓟也（《尔雅》云：扬枹蓟。注云：似蓟而肥大。《本草》云：扬州之域，多种白术，其状如枹，故有枹蓟之名，今人为谓之吴术是也）。一名天蓟，一名山姜，一名山芥（《本草》云：以其叶似蓟而味似姜、芥也），一名山连，一名马蓟。《本草》：西域谓之乞力伽。苏颂曰：白术生杭、越、舒、宣州高山岗上，叶叶相对，上有毛方茎，茎端生花，淡紫碧红数色，根作桠生，二三月、八九月采，曝干，用以大块紫花为胜。吴越有之，嫩苗可茹，叶梢大而有毛，根如指大，状如鼓槌，亦有大如拳者。彼人剖开曝干，谓之削术，亦曰片术。白而肥者为浙术，俗名云头术，其力胜歙术，俗名狗头术，甚燥白，胜于浙术；瘦而黄者为幕阜山术，其力劣，味苦而甘，性温厚气薄，除湿益燥，温中补气，强脾胃，生津液，止胃中及肌肤热，解四肢困倦，佐黄芩安胎清热，在气主气，在血主血，有汗则止，无汗则发。苍术，山蓟也，一名山精，一名仙术，一名赤术，处处山中有之。苗高二三尺，其叶抱茎而生，叶似棠梨叶，其脚下叶有三五叉，皆有锯齿小刺，根如老姜，苍黑色，肉白有油膏，以茅山、嵩山者为佳。味甘而辛烈，性温而燥，除湿发汗，健脾安胃，治湿痰留饮，驱灾疹邪气，消痃癖气块，妇人冷气癥瘕，山岚瘴气，瘟疾。总之，二术所治大略相近，除湿解郁、发汗驱邪，苍术为要；补中焦、益胎元、健脾胃、消湿痰、益脾，白术为良。……《南方草木状》：药有乞力伽，术也，濒海所产，一根有至数斤者。刘涓子取以作煎令可丸，饵之长生。……《抱朴子》：南阳文氏，汉末逃难华山中，饥困欲死，有人教之食术，遂不饥，数十年乃还乡里，颜色更少，气力转胜。……《水南翰记》：范文正公所居宅，必先浚井，纳青术数斤于其中，以辟瘟气。……制用：白术以米泔浸一宿入药，一法东壁土炒用。苍术性燥，须糯米泔浸洗，再换泔浸二日，浸去油，去粗皮，切片，焙干用；亦有用脂麻同炒以制其燥者，以术作饮，甚甘香。（《广群芳谱》卷九十三"术"）

[论述]【释名】山蓟（《本经》）、杨枹（音孚）、枹蓟（《尔雅》）、马蓟（《纲目》）、山姜（《别录》）、山连（《别录》）、吃力伽（《日华》）。……【集解】……嵇含《南方草木状》云：药有吃力伽，即术也。（《本草纲目》卷十二"术"）

芦根

[性味] 甘，寒。

[**归经**] 入肺、胃经。

[**功能**] 清热，生津，除烦，止呕。

[**主治**] 热病烦渴，胃热呕吐，噎膈反胃，肺痿，肺痈，并解河豚鱼毒。

[**附方**]《梅师方》食狗肉不消，心下坚，或膹胀口干，忽发热妄语。煮芦根饮之。（《政和本草》卷十一"芦根"）

《耆婆服乳方》云：若发热渴者，以生芦根一握，粟米一合，煮米熟饮之，甚良。（《医心方》卷十九）

羌活

[**性味**] 辛、苦，温。

[**归经**] 入膀胱、肾经。

[**功能**] 散表寒，祛风湿，利关节。

[**主治**] 感冒风寒，头痛无汗，风寒湿痹，项强筋急，骨节酸疼，风水浮肿，痈疽疮毒。

[**附方**] 二十问：胎前伤寒，何以治之？答曰：以安胎为主，兼以发散风寒，宜服后方。羌活八分（5 g），苏梗八分（5 g），柴胡六分（6 g），黄芩四分（5 g），陈皮四分（5 g），枳壳五分（5 g），川芎八分（5 g），香附六分（6 g），干葛五分（6 g），防风五分（6 g），山楂肉六分（6 g），甘草八分（6 g）。生姜、葱白引，水煎温服，取微汗。（《法门寺妇科胎前产后良方注评》）

治点伤风尾穴方。羌活 3 g，乌药 3 g，制半夏 4.5 g，红花 3 g，钟乳石 9 g，血竭 3 g，槟榔 4.5 g，木香 3 g，小茴香 3 g，补骨脂 9 g，丹皮 1.5 g，木通 3 g，桃仁 9 g，胡椒 3 g，生姜 2 片。以上药，水、酒各半煎后加童便一杯，一次服下。（《少林寺秘方集锦》上部"点穴致伤救治方"）

跌打损伤秘方。羌活、天麻、防风、白芷、白附子、制南星各三钱（焙干）。为末，每服五钱，加童便、老酒各一杯煎，再冲七厘散或活命丹一厘服，立效。（《少林寺伤科秘方》卷八"少林寺跌打损伤秘方"）

治刀箭伤出血秘方。羌活焙干，研末敷之甚效。或用羌活、防风二味口咀烂，与白砂糖调合，敷患处立效。（《少林寺伤科秘方》卷六"少林刀枪伤秘方"）

防己

[**性味**] 苦，寒。

[**归经**] 入膀胱、脾、肾经。

[**功能**] 行水，泻下焦湿热。

[**主治**] 水肿臌胀，湿热脚气，手足挛痛，癣疥疮肿。

[**附方**] 深师疗风湿，脉浮，身重，汗出恶风方。汉防己四两，白术三两，蜀黄芪五分，甘草二两（炙），大枣十二枚（擘），生姜三两。上六味，㕮咀，以水六升，煮取二升，分为三服。服汤当坐被中，欲解汗出，如虫行皮中。忌桃、李、雀肉、海藻、菘菜。（《外台秘要方》卷十九"风湿方"）

深师疗皮水如肿，水气在皮肤中，四肢集集动，木防己汤方。木防己三两，黄芪三两，桂心三两，茯苓六两，甘草二两（炙）。上五味，切，以水六升，煮取二升，分再服。忌海藻、菘菜、生葱、酢物。（《外台秘要方》卷二十"皮水方"）

（治子肿）防己汤。防己、赤茯苓、桑白皮、紫苏叶各一钱，木香（不见火）五分，姜三片，水煎服。（《竹林女科证治》卷二）

防风

[**性味**] 辛、甘，温。

[**归经**] 入膀胱、肺、脾经。

[**功能**] 发表祛风，胜湿止痛。

[**主治**] 外感风寒，头痛，目眩，项强，风寒湿痹，骨节酸痛，四肢挛急；破伤风。

[**附方**] 深师疗风多汗恶风，四味防风散方。防风五分，泽泻、牡蛎（熬）、桂心各三分。上药，捣，下筛为散，先食，酒服方寸匕，日再。忌生葱。（《外台秘要方》卷十五"风多汗及虚汗方"）

又，疗风汗出少气方。防风十分，白术九分，牡蛎三分（熬）。上三味，捣筛为散，以酒服方寸匕，日三，增至二三匕。恶风，倍防风；少气，倍术；汗出、面肿，倍牡蛎。忌桃、李、雀肉、胡荽、大蒜、青鱼、酢物等。（《外台秘要方》卷十五"风多汗及虚汗方"）

（治妊娠泄泻）白术防风汤。白术（蜜炙）三钱，白芍（炒）二钱，陈皮（炒）一钱五分，防风一钱。水煎，食前服。（《竹林女科证治》卷二）

（治恶露不止）一味防风散。防风（去芦），为末，每服一钱，白汤调下。（《竹林女科证治》卷三）

《龙木论》凉肝丸方。防风二两，黄芩、茺蔚子、黑参、大黄、知母各一两，人参、茯苓各一两半。上为末，炼蜜和丸梧桐子大，空心，茶下十丸。（《幼幼新书》卷十八）

《龙木论》治小儿疳眼外障。此眼初患时，皆因脑头上有疮，或因经日多时，泻痢潜冲，疼痛泪出难开，膈间伏热，气肝风入眼。初患此疳时，痒涩揉眉，咬甲致令翳生赤肿疼痛，泪出难开，睑硬，白睛遮满，怕日，合面卧，不喜抬头。此疾不宜烧灸头面，恐损眼也。切忌点药，宜服杀疳散、退翳丸。（《幼幼新书》卷二十五）

《龙木论》杀疳散方：防风、龙脑、牡蛎、白芷、细辛、五味子各二两。上为末，每服一钱，食后粥饮调下。（《幼幼新书》卷二十五）

《僧深方》治风汗出少气方。防风十分（一方三两），白术六分（一方三两），牡蛎三分（一方三两）。凡三物，治筛，以酒服方寸匕，日三。（《医心方》卷十三）

《耆婆方》治妇人月节来腹痛血气方。防风二两，生姜六两，厚朴三两（炙），甘草二两，术二两，枳实二两（炙），桔梗一两。七味，切，以水六升，煮取一升半，去滓，分为三服。（《医心方》卷二十一）

《龙木论》治小儿疳眼肿痛，泪出难开，睑硬、白睛遮满，怕日，合面卧，不喜抬头。防风、龙脑、牡蛎（煅粉）、白芷、细辛（去土）、五味子各二两。上为末，每服一钱，食后粥饮调下。（《古今图书集成·医部全录》卷四百一十二）

防风、龙脑、牡蛎、白芷、细辛、五味各二两。上为末，每服一钱，食后粥饮调下。（《古今图书集成·医部全录》卷四百四十六）

发散上部方。人体的上、中、下三部受伤，在治疗时需先服 1~2 剂发散药，使其邪毒从汗而解，方能加速病愈。防风、川芎、当归尾、赤芍、陈皮、羌活、法半夏各 6 g，白芷、广木香、甘草梢各 3 g，独活、骨碎补各 4.5 g，生姜 3 片。取水、酒各半煎服。（《少林寺秘方集锦》上部"少林药案"）

治两腿寒痛方。防风 9 g，麻黄 4.5 g，追地风 9 g，石楠藤 9 g，豹骨 9 g，当归（炙）9 g，甘草 6 g。以龙泉水 1500 ml，煎至 250 ml，用黄酒 30 g 送服，每日 2 次，连服 4 剂，良效。（《少林寺秘方集锦》下部"内科杂病方"）

辛香散。防风、荆芥穗各十两，刘寄奴二两，独活、乳香、明矾、橘子、苦参各五分，柏叶、当归、白芷、银花、苍耳子、泽兰、细茶各等分少许。水煎，加入飞盐少许洗之。（《少林寺伤科秘方》卷八"少林寺跌打损伤秘方"）

玉屏风散。治虚弱人腠理不密，易感冒于风寒。防风（一两），黄芪（蜜炙）、白术各二两。上咬咀，每服三钱重，水一盏半，枣一枚，煎七分，去滓，食后热服。（《岭南卫生方》卷中）

防风汤，疗肢体虚风，微经内发热，肢节不随，恍惚狂言，来去无时，不自觉悟。南方支法存所用多得力，温和不损人，为胜于越婢、续命、风引等汤。罗广州一门、南州人士常用，亦疗脚弱甚良方。防风、麻黄、秦艽、独活、当归各三两，远志、木防己、甘草（炙）、人参、黄芩、升麻、芍药、石膏各二两，麝香二分，生姜、半夏各二两。上十六味，切，以水一斗三升，煮取四升，一服一升。初服厚被取汗，亦当三两行下，其间相去如人行十里久，更服。有热加大黄二两，先有冷心痛疾者，倍当归，加桂心三两，去大黄。忌海藻、菘菜、羊肉饧。（《古代秘方遗书集》）

肉苁蓉

[**性味**] 甘、酸、咸，温。

[**归经**] 入肾、大肠经。

[**功能**] 补肾益精，润燥滑肠。

[**主治**] 男子阳痿，女子不孕，带下，血崩，腰膝冷痛，血枯便秘。

[**附方**] 实表散。治腠理不密，易致感冒，先服此药，则感冒自然解散。附子（炮，去皮、脐）、苁蓉（酒浸一宿，焙干）、细辛（去叶）、五味子各等分。上为粗末，每二钱，入黄芪建中汤三钱，如法煎服。（《岭南卫生方》卷中）

羊蹄草根

[**处方**] 治小儿羊胡疮秘方。药方：羊蹄草根一两，黄柏五钱，粉草一钱，冰片三分。共研末，用生香油调涂患处。（《少林寺伤科秘方》卷十）

龙胆

[**性味**] 苦，寒。

[**归经**] 入肝、胆经。

[**功能**] 泻肝胆实火，除下焦湿热。

[**主治**] 肝经热盛，惊痫狂躁，头痛，目赤，咽痛，黄疸，热痢，痈肿疮疡，阴囊肿痛，阴部湿痒；流行性乙型脑炎。

[**附方**] 治萎黄病方。龙胆草 15 g，黄芩 9 g，栀子 12 g，陈皮 6 g，神曲 6 g，法半夏 4.5 g，鸡内金 9 g，金钱草 30 g，竹叶 9 g，白芍 9 g，当归 15 g，黄精 21 g，甘草 4.5 g。诸药内加清泉水 1500 ml，煎取 500 ml，每日 2 次。（《少林寺秘方集锦》下部"内科杂病方"）

《耆婆方》治人心中热风，见鬼来亲合阴阳，且便力乏，黄瘦不能食，日日转羸方。龙胆三分，苦参三分。上二味，为散，以白米饮一服一钱，日二服。忌猪肉、酒、面。（《医心方》卷六）

百部

[**性味**] 甘、苦，微温。

[**归经**] 入肺经。

[**功能**] 温润肺气，止咳，杀虫。

[**主治**] 风寒咳嗽，老年咳喘，皮肤疥癣，湿疹；百日咳，肺结核，蛔虫、蛲虫病。

[**附方**] 治三十年嗽方。百部根二十斤，捣取汁，煎如饴。服一方寸匕，日三服。（《外台》和饴一斤煎成煎，以温粥饮调下。《深师方》以白蜜二升，更煎五六沸，服三合。）（《备急千金要方》卷十八）

地榆

[**性味**] 苦、酸，寒。

[**归经**] 入肝、大肠经。

[**功能**] 凉血止血，清热解毒。

[**主治**] 吐血，衄血，血痢，崩漏，肠风，痔漏，痈肿，湿疹，金疮，烧伤。

[**附方**] 治伤后大便出血秘方。生地榆、生地黄、葛根各一两，南山小连翘一把，槐花炭五钱，川黄连三钱，生甘草二钱。水煎服。（《少林寺伤科秘方》卷八"少林寺

跌打损伤秘方”)

《梅师方》治猘犬咬人。煮地榆饮之，兼末敷疮上，服方寸匕，日三服。忌酒。若治疮已瘥者，捣生韭汁，饮之一二升。(《政和本草》卷九"地榆")

《梅师方》虎犬伤人，地榆煮汁饮，并为末敷之。亦可为末，白汤服，日三，忌酒。(《古今图书集成·医部全录》卷三百八十)

治击伤少腹大便下血方。生地榆30g，生地30g，川黄连9g，葛根30g，南山小连翘一把，槐花炭15g，生甘草6g。水煎服，2剂见效。(《少林寺秘方集锦》上部"止血方")

治内痔下血方。生地榆30g，槐花炭30g，水煎服；三七1.5g，另包，研末，冲服。(《少林寺秘方集锦》下部"内科杂病方")

治大便发黑方。此方用于常有腹部隐痛而大便黑如柏油样者。地榆炭30g，大黄炭30g，生地15g，当归15g，旱莲草30g，生白及9g，藕节30g，白茅根30g，生甘草4.5g。以上诸药，以龙泉水1750ml煎取250ml，待温度降时一次服尽，每日早晚各1次。若仍不见效，可改服十炭三七散。侧柏炭、栀子炭、血余炭、小蓟炭、茜草炭、藕节炭、棕榈炭、槐米炭、生地炭、蒲黄炭各9g，参三七30g，将上药共研为散，每服3~9g。胃寒腹痛的患者，可继服加味小建中汤。白芍9g，黄芪12g，桂枝6g，干姜3片，大枣3枚，饴糖30g。禁忌：辣椒、花椒、胡椒及生硬干冷食物。(《少林寺秘方集锦》下部"内科杂病方")

石榴根

[**性味**] 苦、涩，温。

[**功能**] 杀虫，涩肠，止带。

[**主治**] 久泻，久痢，赤白带下；蛔虫、绦虫病。

[**附方**]《西溪丛语》马监场云，泉州一僧能治金蚕蛊毒。如中毒者，先以白矾末令尝，不涩，觉味甘，次食黑豆，不腥，乃中毒也。即浓煎石榴根皮汁饮之，即吐出，有虫皆活，无不愈者。(《历代笔记医事别录》)

石斛

[**性味**] 甘、淡、微咸，寒。

[**归经**] 入胃、肝、肾经。

[**功能**] 生津益胃，清热养阴。

[**主治**] 热病伤津，口干烦渴，病后虚热，阴伤目暗。

[**附方**]（治恶露不止）清化饮。白芍、麦冬（去心）各二钱，牡丹皮、茯苓、黄芩、生地黄各二三钱，石斛一钱。水煎，食远服。（《竹林女科证治》卷三）

石菖蒲

[**性味**] 辛，微温。

[**归经**] 入心、肝、脾经。

[**功能**] 开窍豁痰，理气活血，散风去湿。

[**主治**] 癫痫，痰厥，热病神昏，健忘，气闭耳聋，心胸烦闷，胃痛，腹痛，风寒湿痹，痈疽肿毒，跌打损伤。

[**附方**] 服菖蒲方。二月八日采取肥实白色节间可容指者，多取阴干去毛，距择吉日捣筛百日，一两为一剂，以药四分，蜜一分半，酥和如稠糜柔弱，令极匀，纳瓷器中密封口，埋谷聚中一百日。欲服此药，须先服泻药。吐利讫，取王相日旦空肚服一两，含而咽之。有力能消，渐加至三二两，服药至辰巳间，药消讫，可食粳米乳糜，更不得吃饮食。若渴，惟得饮少许熟汤，每日止一服药，一顿食。若直治病瘥止，若欲延年益寿，求聪明益智者，宜须勤久服之。修合服食，须在静室中，勿喜出入及昼睡，一生须忌羊肉、熟葵。又主癥癖，咳逆上气，痔漏病，最良。又令人肤体肥充，老者光泽，发白更黑，面不皱，身轻目明，行疾如风，填骨髓，益精气，服一剂寿百岁。天竺摩揭陀国王舍城邑陀寺三藏法师跋摩米帝以大业八年与突厥使主，至武德六年七月二十三日为洛州大德护法师净土寺主矩师笔译出。（《千金翼方》卷十二"养性"）

佛家洗浴方：彼人所有恶星灾变与初生时星属相违，疫病之苦，闻诤战阵，恶梦鬼神、蛊毒、厌魅、咒术起死，如是诸恶，为障难者，恶令除灭。诸有智者，应作如是洗浴之法，当取香药三十二味，所谓：菖蒲（跋者）、牛黄（瞿嘘折娜）、苜蓿香（塞毕力迦）、麝香（莫诃婆伽）、雄黄（末捺眵罗）、合昏树（尸利洒）、白及（因达啰喝悉哆）、芎劳（阇莫迦）、枸（苟）杞根（苦弭）、松脂（室利薜瑟得迦）、桂皮（咄者）、香附子（目口哆）、沉香（恶揭鲁）、旃檀（旃檀娜）、零陵香（多揭罗）、丁子（索瞿者）、郁金（茶炬么）、波律膏（曷罗婆）、蓘香（椋剌哆）、竹黄（鸲路战娜）、细豆蔻（苏泣迷罗）、甘松（苦弭哆）、藿香（钵坦罗），茅根香（湿尸啰）、叱腊（萨洛计）、艾纳（世黎也）、安息香（窭具罗）、芥子（萨利教跛）、马芹（叶婆你）、龙花须（那咖口）、白胶（萨折罗婆）、青木（短瑟伦）。皆等分，以布洒星日一处，捣筛，取其香末，当以……（《敦煌古医籍考释》"佛家方第三种·甲本"）

（深师疗癣）又方，菖蒲细切，取五升，以水五斗，煮取二斗，以酿二斗米，如酒法，熟极饮，令得极醉，即愈。未瘥更作，无有不愈。一云：长服菖蒲末，酒调并作丸，佳。（《外台秘要方》卷三十"癣疥方"）

治老人抽筋方。石菖蒲9g，地龙15g，荆芥9g，防风9g，蜈蚣3条，祁蛇9g，马钱子（油炒，去毛）4.5g。加水、酒各半煎服。（《少林寺秘方集锦》下部"内科杂病方"）

四问：产后血晕何以治之？答曰：因无血不能施转也。宜服后方。菖蒲八分（10g），荆芥六分（6g），川芎一钱（10g），丹皮六分（6g），茯苓八分（10g），益母草八分（15g），香附一钱（10g），陈皮五分（5g），花粉四分（6g），甘草五分（3g）。童便引，水煎服。（《法门寺妇科胎前产后良方注评》）

若治癫病，身体肿癣，风冷病等，取菖蒲末以白蜜和……空腹服之，即便除愈。（《新修大藏经》卷二十一"如来方便善巧咒经"）

《僧深方》治瘑方。取石上菖蒲，捣，猪膏和，敷疮，厚二分，先洗去痂。（《医心方》卷十七"治瘑疮方"）

治点伤右耳孔鬼脉秘方（午时点中）。药方：菖蒲、荆芥各三钱，生地、赤芍、红花、栀子、归尾、升麻、丹皮、苏木各二钱，田三七、甘草各一钱，细辛八分，白芷、川芎各一钱半。（《少林寺伤科秘方》卷三"少林点穴残伤救治秘方"）

[论述] 苏东坡云：凡草生石上，必须微土以附其根。惟石菖蒲濯去泥土，渍以清水，置盆中，可数十年不枯。节叶坚瘦，根须连络，苍然于几案间，久更可喜。其延年轻身之功，既非昌阳可比；至于忍寒淡泊，不待泥土而生，又岂昌阳所能仿佛哉？（《本草纲目》卷十九"菖蒲"）

白薇

[性味] 苦、咸，寒。

[**归经**] 入肺、胃、肾经。

[**功能**] 清热，凉血。

[**主治**] 阴虚内热，风温灼热多眠，肺热咯血，温疟，瘅疟，产后虚烦血厥，热淋，血淋，风湿痛，瘰疬。

[**附方**]（治妊娠遗尿）白薇散。白薇、白芍各等分，为末，空心米饮调下。（《竹林女科证治》卷一）

（治产后郁冒）白薇汤。白薇、当归各三钱，人参一钱五分，甘草七分。水煎服。（《竹林女科证治》卷三）

白蔹

[**性味**] 苦、甘、辛，凉。

[**归经**] 入心、肝、脾经。

[**功能**] 清热，解毒，散结，生肌，止痛。

[**主治**] 痈肿疔疮，瘰疬，烫伤，温疟，惊痫，血痢，肠风，痔漏。

[**附方**]（深师疗食鱼骨鲠）又方，白蔹、白芷等分，捣散，饮服刀圭。（《外台秘要方》卷八"诸骨鲠方"）

白前

[**性味**] 辛、甘，微温。

[**归经**] 入肺经。

[**功能**] 泻肺降气，下痰止嗽。

[**主治**] 肺实喘满，咳嗽多痰，胃脘疼痛。

[**附方**]《梅师方》治久患呷呀咳嗽，喉中作声，不得眠。取白前捣为末，温酒调二钱匕服。（《肘后备急方》卷三）

《深师方》疗久咳逆上气，体肿短气胀满，昼夜倚壁不得卧，常作水鸡声者，白前汤主之。白前二两，紫菀、半夏（洗）各三两，大戟七合（切）。四物，以水一斗，渍一宿，明日煮取三升，分三服。禁食羊肉饧。大佳。（《肘后备急方》卷三）

白芷

[**性味**] 辛，温。

中国佛医学研究 临床卷

[**归经**] 入肺、脾、胃经。

[**功能**] 祛风燥湿，消肿止痛。

[**主治**] 头痛，眉棱骨痛，齿痛，鼻渊，寒湿腹痛，肠风痔漏，赤白带下，痈疽疮疡，皮肤瘙痒，疥癣。

[**附方**]《奇疾方》一僧为蛇伤，一脚溃烂，百药不愈。一游僧以新水数斗洗净腐败，见白筋抱干，以白芷末入胆矾、麝香少许，糁之，恶水涌出，日日如此，一月平复。（《续名医类案》卷三十六）

临产水干，孩子不下，用益母散生其水，水至胎下，若闭不生者死。白芷、当归、滑石各一钱，益母三分，肉桂八分，麝香一分。水煎，温服。（《宁坤秘笈》卷上）

径山寺主园僧行菜畦间，为蛇伤足，久之毒气蔓延，一脚皆烂，号呼宛转。常住为招医，积费数百千，不能愈。有游僧见之曰：吾能治此。命汲净水洗病脚，腐脓败肉悉去之，易水数器，疮上白筋数见，抱以软帛鲜色，取药末均糁疮中，恶水泉涌，良久乃止。明日净洗如初，日日皆然，但见水渐淤，肉渐生，一月之后，平复如旧……其方用香白芷为末，入鸭嘴胆矾、麝香各少许，临时以意斟酌之。（《唐宋文献散见医方证治集》）

二十一问：胎前伤寒发斑，何以治之？答曰：宜服后方。白芷八分（6g），枳壳七分（6g），牛蒡子六分（6g），川芎六分（5g），防风五分（6g），桔梗五分（6g），陈皮五分（5g），花粉五分（6g），丹皮五分（6g），元胡五分（6g），山楂肉五分（6g），连翘三分（6g），甘草三分（3g）。水煎服。（《法门寺妇科胎前产后良方注评》）

《焦氏笔剩·续集》云：宋庞元英《谈薮》云，径山寺僧，行菜畦间，为蛇伤足，久之，一脚皆烂，常住招医，积费数百千不能愈。一游僧见之，曰：吾能治此。汲净水，洗病脚，腐脓病肉悉去之，易水数器，疮上白筋数见，抱以软帛，解包取药末，匀糁疮中，恶水泉涌，良久乃止。明日净洗如初，日日皆然。水渐淤，肉渐生，一月平复。合寺僧酬以钱物，云：吾与山门结缘，岂为利也。却不受。主僧曰：山中多蛇虺，愿得奇方备急。僧云：和尚有命，敢不从，但不必广传。香白芷为末，入鸭嘴胆矾、麝香各少许，临期以意斟酌之。未几僧去，长老升座，以此方遍告诸人。（《历代笔记医事别录·救集门》）

治棍击前额头痛方。白芷、三七、白矾、五倍子各等分，共研成细末，用生香油调成软膏，敷于患处，痛可止。（《少林寺秘方集锦》上部"跌打损伤方"）

少林拔毒生肌散。方药：白芷 30 g，花粉 30 g，儿茶 30 g，乳香（醋制）15 g，没药 15 g，自然铜（醋淬七次）30 g，轻粉 12 g，金银花 18 g，连翘 18 g，黄柏 18 g，黄连 18 g，麝香 6 g，生甘草 12 g。制法：先将白芷、花粉、金银花、连翘、黄柏碾成药粉，再将麝香等药分别研细，最后将全部药粉兑匀，装瓶密封备用。用法：伤口浅者，将药粉撒于患处，用白布盖之。如伤口深者，可将此药粉制成药捻，穿进病灶基底部。对于表层已结痂者，用香油调药粉成膏涂抹患处，用布盖之。一般 3～5 日，多则 7 日可愈。（《少林寺秘方集锦》上部"跌打损伤方"）

治点伤右边甘椤心脉秘方（辰时点中）。药方：白芷、赤芍各一钱半，碎补、川芎、自然铜（醋淬七次）各二钱，当归、秦艽、血竭、荔枝仁、桃仁、木香、甘草各一钱，朱砂、沉香、肉桂各五分。（《少林寺伤科秘方》卷三"少林点穴残伤救治秘方"）

白金散。白芷梢一味，研末用香油调敷。（《少林寺伤科秘方》卷八"少林寺跌打损伤秘方"）

活血住痛散。白芷、穿山甲、小茴、甘草各三钱，当归、川芎各二钱，独活、羌活各一钱半，木瓜、肉桂、淮乌各一钱，制草乌、麝香各三分。共为细末，用姜汁酒药，一次服完。（《少林寺伤科秘方》卷八"少林寺跌打损伤秘方"）

治小儿鼻内生疮秘方。药方：白芷、细辛、辛夷花各二钱，川黄连、黄芩各三钱，金银花、连翘、粉甘草各一钱半，冰片三分，共为细末，吹鼻内，每天一次即效。（《少林寺伤科秘方》卷十）

肠风下血。香白芷为末，每服二钱，米饮下，神效。（《本草纲目》卷十四"白芷"引余居士《选奇方》）

白芍药

[**性味**] 苦、酸，凉。

[**归经**] 入肝、脾经。

[**功能**] 养血柔肝，缓中止痛，敛阴止汗。

[**主治**] 胸腹胁肋疼痛，泻痢腹痛，自汗盗汗，阴虚发热，月经不调，崩漏，带下。

［附方］ 治经来小便如白浊，建中汤方。白芍一两，黄芪、肉桂、甘草各五钱。共为末，米汤送下即愈。（《宁坤秘笈》卷上）

（治滑胎）保生无忧散。当归、川芎、白芍、乳香（去油，研）、枳壳（麸炒）、南木香、血余各等分。水煎服。（《竹林女科证治》卷三）

一问：产后禁用何药？答曰：白芍、升麻、柴胡、山栀、黄芩、黄柏、紫苏、麻黄、党参、白术、黄芪之类及一切寒凉药不用。（《法门寺妇科胎前产后良方注评》）

治血虚头晕方。白芍、党参、杞果各9 g，当归30 g，熟地30 g，白术12 g，阿胶（熔化）12 g，女贞子、益智仁各9 g，生穿山甲9 g，龟板9 g，大枣5枚。水煎服。每日1剂，连服10剂，良效。（《少林寺秘方集锦》下部"内科杂病方"）

治点伤牙关穴秘方。牙关穴即唇口四穴。白芍、山药、连蒿、神曲、麦冬各二钱，五味、槟榔、赤茯苓各一钱半，细辛八分，陈皮三钱，共为末，酒下一钱。（《少林寺伤科秘方》卷三"少林点穴残伤救治秘方"）

治点伤肚角穴秘方。小便腹盆之外。白芍、破故纸、车前、红花、菟丝子、乳香、没药各一钱，小茴、地肤子、良姜、青皮、西砂仁、枳壳各八分，紫草、杏仁各六分，肉桂、木香、甘草各五分。童便作引，生酒服。（《少林寺伤科秘方》卷三"少林点穴残伤救治秘方"）

治点伤左手合谷一脉秘方（寅时点中）。药方：白芍（酒炒）、川断、白芷、莪术、苏子、桔梗、桂枝、五加皮、苏木、甘草各二钱，红花、苍术、川芎各一钱，生地二钱。（《少林寺伤科秘方》卷三"少林点穴残伤救治秘方"）

少林白衣菩萨膏。主治跌打损伤，脱臼骨折，跌仆闪腰，血瘀肿痛等。白芍、赤芍、红花、黑牡丹皮、轻粉、红粉、桂枝、麝香各一两，当归头一两，乳香（去油）、没药（去油）、穿山甲、生牡蛎、地鳖虫、儿茶各一两半，广木香五钱，桃树枝二两，生甘草七钱，柳树枝二两，冰片三钱，香油二斤三两二钱，铅丹九两六钱。其熬膏、摊膏、保贮法同少林回春膏。（《少林寺伤科秘方》卷八"少林寺跌打损伤秘方"）

治七种癖块，五种癫病，十种注忤，七种飞尸，十二种蛊毒，五种黄病，十二种疟疾，十种水病，十种大风，十二种痛痹，并风入头，眼暗漠漠，及上气咳嗽，喉中如水鸡声，不得卧，饮食不作肌肤，五脏滞气，积聚不消，壅闭不通，心腹胀满连及胸背，鼓胀气坚结，流入四肢，或腹叉心膈气满，时定时发，十年、二十年不瘥。五种下痢、疳虫、蛔虫、寸白虫诸虫。上下冷热，久积痰饮，令人多眠睡，消瘦无力，阴入骨髓，便成滞疾，身体气肿，饮食呕逆，腰脚酸疼，四肢沉重，不能久行久立。妇人因产，冷入子脏，脏中不净，或闭塞不通，胞中瘀血冷滞，出流不尽，时时疼痛为患，或因此断产，并小儿赤白下痢及狐臭、耳聋、鼻塞等病。服此药，以三丸为一剂，服不过三剂，万病悉除，说无穷尽，故以万病丸名之。疟病，未发前服一丸；未瘥，如前更服。芍药、肉桂（去粗皮）、芎䓖（不见火）、川椒（去目及闭口者，微炒去汗）、干姜（炮）、防风（去芦）、巴豆（去心膜，炒）、当归（去芦）、生屑角（镑）、桔梗、芫花（醋炒赤）、茯苓（去皮）、桑白皮（炒）、人参（去芦）、黄芩、黄连（去须）、禹余粮（醋淬，研飞）、蒲黄（微炒）、前胡（去芦）、大戟（剉，炒）、葶苈（炒）、麝香（研）、细辛（去苗）、雄黄（研飞）、朱砂（研飞）、紫菀（去芦）、甘遂、牛黄（研）各一两，蜈蚣十二节（去头、足，炙），芫青二十八枚（入糯米同炒，候米色黄黑，去头、足、翅用），石蜥蜴（去头、尾、足，炙）四寸。上为细末，入研药匀，炼蜜为丸，如小豆大。若一岁以下小儿有疾者，令乳母服两小豆大，亦以吐利为度。近病及卒病用多服，积久疾病即少服，常服微溏利为度。卒病欲死，服一二丸，取吐利即瘥。卒中恶、口噤，服二丸，浆一合下，利即瘥。五注、鬼刺、客忤，服二丸。男、女邪病歌哭，腹大如妊身，服二丸，日三夜一，间食服之。蛊毒吐血，腹痛如刺，服二丸；不瘥，更服。疟病，未发前服一丸；未瘥，更服。诸有痰饮者，服三丸。冷癖，服三丸，日三服，皆间食，常令微溏利。宿食不消，服二丸，取利。癥瘕积聚，服二丸，日三服。拘急，心腹胀满，心痛，服三丸。上气呕逆，胸满不得卧，服二丸；不瘥，更服。大痢，服二丸，日三服。疳湿，服二丸，以一丸如杏仁大，和醋二合，灌下部中。水病，服三丸，日再服，间食服之，瘥止；人弱，即隔日服。头痛恶寒，服二丸，复取汗。伤寒天行，服二丸，日三服，间食服之。小便不通，服二丸；不瘥，明日再服。大便不通，服三丸，又纳一丸下部中即通。耳聋、聤耳，以绵裹如枣核，塞之。鼻衄，服二丸。痈肿、丁肿、破肿，纳一丸如麻子大，日一敷之，根亦自出。犯丁肿血出，以猪脂和涂，有孔，纳孔中，瘥。癞疮，以酢泔洗讫，取药和猪脂敷之。漏疮有孔，以一丸纳孔中，和猪脂敷上。痔疮，涂绵筋上，纳孔中，日别易，瘥止。瘰疬，以酢和涂上，瘥。癣疮，以布揩令汗出，以酢和涂上，日一易，瘥止。胸、背、腰、胁肿，以醋和敷肿上，日一易，又服二丸。诸冷疮积年不瘥，以酢和，涂之。恶刺，以一丸纳疮孔中，即瘥。蝮蛇蜇，以少许纳蜇处，若毒入腹，心烦欲绝者，服三丸。蜂蜇，以少许敷之，瘥。妇人诸疾，胞衣不下，服二丸。小儿惊痫，服一丸如米许，以涂孔，令嘬之，看儿大小加减。小儿客忤，服一丸如米，和乳涂乳头，令嘬之，以意量之。蝎螫，以少许敷之，瘥。小儿乳不消，心腹胀满，服一丸如米许，涂乳头，令嘬之，即瘥。（《太平惠民和剂局方》卷八"耆婆万病丸"）

深师疗温毒病及吐下后有余热、渴，芍药汤神方。芍药五分，黄连四分，甘草二分（炙），黄芩二两，桂心二两，瓜蒌二分。上六味，切，以水五升，煮取三升，分三服，一日令尽。（《外台秘要方》卷四"温病渴方"）

（深师）又，疗风湿百节疼痛，不可屈伸，痛时汗出方。芍药四两，甘草三两（炙），芎䓖四两，附子三两（炮，四破）。上四味，㕮咀，以水五升，煮取二升，分再服，相去十里顷。（《外台秘要方》卷十九"风湿方"）

《僧深方》治恶气心腹痛欲死方。芍药一两，甘草二两，桂心二两，当归二两。凡四物，水五升，煮取二升，分再服。（《医心方》卷六）

白及

[**性味**] 苦、甘，凉。

[**归经**] 入肺经。

[**功能**] 补肺止血，消肿生肌，敛疮。

[**主治**] 肺伤咯血，衄血，金疮出血，痈疽肿毒，溃疡疼痛，汤火灼伤，手足皲裂。

[**附方**] 击伤心口吐血急救方。白及 30 g，三七 0.6 g，血余炭 9 g，栀子炭 15 g，大黄炭 9 g，炒白芍 9 g，马灯草 30 g。服法：以上诸药共研细末，内服 9 g，血即止。（《少林寺秘方集锦》上部"武伤急救方"）

[**论述**] 《本草纲目》：一名连及草，一名甘根，一名白给。（李时珍曰：其根白色，连及而生，故曰白及、连及。其味苦，而曰甘根，反言也。《吴普》作白根，其根有白，亦通。《金光明经》谓之罔达罗喝悉多，《别录》作白给。）韩保昇曰：叶似初生棕苗叶及藜芦，三四月抽出一苔，开紫花，七月实熟，黄黑色，冬凋。根似菱，有三角，白色，角头生芽，八月采根用。李时珍曰：一棵止抽一茎，开花长寸许，红紫色，中心如舌，其根如菱米，有脐如凫茈之脐，又如扁螺旋纹，性难干。（《广群芳谱》卷九十四"白及"）

白及根

[处方] 治点伤冲阳穴秘方。白及根、川芎、木瓜、槟榔、乳香、甘草、归尾、泽兰、青木香、铁砂。不加引。(《少林寺伤科秘方》卷三"少林点穴残伤救治秘方")

[论述]《金光明经》谓之罔达罗喝悉多。

甘遂

[性味] 苦、甘，寒，有毒。

[归经] 入脾、肝、肾经。

[功能] 泻水饮，破积聚，通二便。

[主治] 水肿胀满，留饮，结胸，癫痫，噎膈，癥瘕积聚，二便不通。

[附方]《深师》朱雀汤，疗久病癖饮，停痰不消，在胸膈上液液，时头眩痛，苦挛，眼睛、身体、手足十指甲尽黄，亦疗胁下支满饮，辄引胁下痛方。甘遂、芫花各一分，大戟三分。上三味，为散，以大枣十二枚擘破，以水六升先煎枣，取二升，纳药三方寸匕，更煎取一升一合，分再服，以吐下为知，未知重服，甚良无比。(《外台秘要方》卷八"癖饮方")

玄参

[性味] 苦、咸，凉。

[归经] 入肺、肾经。

[功能] 滋阴降火，除烦解毒。

[主治] 热病烦渴，发斑，骨蒸劳热，夜寐不宁，自汗盗汗，津伤便秘，吐血衄血，咽喉肿痛，痈肿，瘰疬。

[附方]（治妊娠咽痛）升麻桔梗汤。升麻、桔梗、甘草各五分，防风、元参各一钱。水煎服二剂。(《竹林女科证治》卷二)

（治产后阳明感风）补虚降火汤。人参、麦冬（去心）、元参、桑叶、苏子各一钱。水煎服。(《竹林女科证治》卷三)

《龙木论》退翳丸方。黑参、防风各一两，细辛、石决明、车前子各半两，桔梗、黄芩各二两。上为末，炼蜜为丸梧桐子大，空心茶下十丸。(《幼幼新书》卷二十五)

仙茅

[**性味**] 辛，温，有毒。

[**归经**] 入肾、肝经。

[**功能**] 温肾阳，壮筋骨。

[**主治**] 阳痿精冷，小便失禁，崩漏，心腹冷痛，腰脚冷痹，痈疽，瘰疬。

[**附方**] 仙茅，味辛，温，有毒。主心腹冷气不能食，腰脚风冷挛痹不能行，丈夫虚劳，老人失溺，无子，益阳道，久服通神强记，助筋骨，益肌肤，长精神，明目。一名独茅根，一名茅瓜子，一名婆罗门参。《仙茅传》云：十斤乳石，不及一斤仙茅。表其功力尔。生西域及大庾岭。亦云忌铁及牛乳。二月、八月采根，其法于后。（《太平圣惠方》卷九十四"神仙服仙茅法"）

仙茅十斤，剉如豆大，以水浸去赤汁，数数换水，水清即漉取，晒干。上捣罗为末，炼蜜和丸，如梧桐子大。每日空腹，以温酒下十五丸，日晚再服。如本性热人，饮下亦得。如能每日别取其末，煎之为汤，下丸极妙。如服后觉热气上冲、头痛，以砂糖为浆饮之，即定。兼浓煮甘草豆汤一盏服之，亦效。又取一分乌油麻仁，炒熟为末，兼砂糖和之，为丸，即得力迟当不发矣。服后十数日，觉能食兼气下，即效也。所服不限多少，唯多为妙。若患冷气人，不用水浸除赤汁，便切捣，依前和合。忌牛乳。其所忌牛乳者，只是减其药力，亦无伤损。若煎汤，取散三钱，水五合，煎至四合，空腹顿服之，大佳。（《太平圣惠方》卷九十四"神仙服仙茅法"）

[**论述**] 《图经》曰……谨按，《续传信方》叙仙茅云，主五劳七伤，明目，益筋力，宣而复补，本西域道人所传。开元元年，婆罗门僧进此药，明皇服之有效，当时禁方不传。天宝之乱，方书流散，上都不空三藏始得此方，传与李勉司徒、路嗣恭尚书、齐杭给事、张建封仆射服之，皆得力。路公久服金石无效，及得此药，其益百倍。齐给事守缙云，日少气力，风疹继作，服之遂愈。八九月时采得，竹刀子刮去黑皮，切如豆粒，米泔浸两宿，阴干捣筛，熟蜜丸如梧子，每旦空肚酒饮任使下二十丸。禁食牛乳及黑牛肉，大减药力也。《续传信方》伪唐筠州刺史王颜所著，皆因国书编录，其方当时盛行。故今江南但呼此药为婆罗门参。（《政和本草》卷十一"仙茅"）

仙茅，味辛，温，有毒。主心腹冷气不能食，腰脚风冷挛痹不能行，丈夫虚劳，老人失溺，无子，益阳道。久服通神强记，助筋骨，益肌肤，长精神，明目。一名独茅根，一名茅瓜子，一名婆罗门参。《仙茅传》云：十斤乳石，不及一斤仙茅。表其功力尔。亦云忌铁及牛乳。二月、八月采根。（《政和本草》卷十一"仙茅"）

《海药》云：生西域。粗细有筋，或如笔管，有节文理。其黄色多涩。梵云呼为阿输乾陀。（《政和本草》卷十一"仙茅"）

仙茅（《海药本草》云：其叶似茅，久服轻身，故名。梵音呼为河轮勒陀），一名独茅（《图经本草》）云其根独生，故名），一名茅瓜子，一名婆罗门参。初出西域，今大庾岭、蜀川、江、湖、两浙诸州亦皆有之。叶青如茅而软，且略阔，面有纵纹，又似初生棕榈，秧高尺许，至冬尽枯，春初乃生，四五月间抽茎，开小花，深黄色，六出，不结实。其根独茎直，大如小指，下有短细肉，根相附，外皮稍粗，褐色，内肉黄白色。二月、八月采根曝干。衡山出者花碧。五月结黑子，处处大山中皆有，人惟取梅岭者用。性辛温，有小热、小毒。治心腹冷气不能食，腰脚风冷挛痹不能行，丈夫虚劳，无子。久服通神强记，益颜色，健筋骨，长肌肤，助精神，明耳目，填骨髓。许真君书云：仙茅久服长生，其味甘能养肉，辛能养节，苦能养气，咸能养骨，滑能养肤，酸能养筋，宜和苦酒服，必效。（《广群芳谱》卷九十四"仙茅"）

宋范成大：玉虚观，去宜春二十五里，许君上升时，飞白茅数叶，以赐王长史。王以宅为观，观旁至今有仙茅，极异常草，备五味，尤辛辣，云久食可仙，道士煮汤以设客。白云堆里白茅飞，香味芳辛胜五芝，揉叶煮泉摩腹去，全胜石髓畏风吹。（《广群芳谱》卷九十四"仙茅"）

《图经本草》：开元中，婆罗门僧进此药，明皇服之有效，禁方不外传。天宝之末，方书流散，上都僧不空三藏传司徒李勉、尚书路嗣恭、仆射张建封、给事齐杭服之，皆有效。路公久服金石无效，得此药，其益百倍。齐给事生平少气力，风疹继作，服之遂愈。五代唐王颜著《续传信方》编录服仙茅方，当时盛行，云十斤乳石不及一斤仙茅。《本草会编》：五台山有仙茅，患大风者，服之多瘥。《本草纲目》：按，范成大《虞衡志》云，广西英州多仙茅，其羊食之，举体悉化为筋，不复有血肉，食之补人，名乳羊。沈括《笔谈》云：夏文庄公禀赋异于人，但睡则身冷如逝者，既觉，须令人温之，良久乃能动，常服仙茅、钟乳、硫黄，莫知纪极。观此则仙茅盖亦性热，补三焦命门之药也，惟赋禀素怯者宜之。若体状火盛者，服之反能动火。按，张杲《医说》云：一人中仙茅毒，舌胀出口，渐大与肩齐，因以小刀劈之，随破随合，至百数，始有血一点出，曰可救矣，煮大黄、朴硝与服，以药掺之，应时消缩，此皆火盛性淫之人过服之害也。弘治间，东海张弼梅岭仙茅诗有"使君昨日才持去，今日人来乞墓铭"之句，皆不知服食之理，惟藉药纵恣以速其生者，于仙茅何尤。制用：清水洗，刮去皮，槐砧上用铜刀切豆许大，生稀布袋盛，黑豆水内浸一宿，取出酒拌湿蒸，从巳至亥，取出曝干，勿犯铁器及牛乳、斑人鬓须。彭祖单服法：竹刀刮切，糯米泔浸，去赤汁出毒，后无妨损。(《广群芳谱》卷九十四"仙茅")

《本草纲目》：长松，一名仙茅（其叶如松，服之长年，功如松脂及仙茅，故有二名）。生古松下，根色如荠苨，长三五寸，味甘微苦，类人参，清香可爱，并、代间土人多以长松杂甘草、山药为汤煎，甚佳。气味甘温，无毒，温中去风，又解诸虫毒，补益长年。(《广群芳谱》卷九十三"长松")

《无尽居士集》：僧普明，居五台山，患大风，眉发俱堕，衰苦不堪。忽异人教服长松，示其形状，明采服之，旬余毛发俱生，颜色如故。《东坡集》：上党、雁门出一草药，名长松，治大风，气味芳烈，亦可作汤常服，近岁河东人多以为饷。(《广群芳谱》卷九十三"长松")

宋苏轼《谢王泽州寄长松兼简张天觉二首》：莫道长松浪得名，能教覆额两眉青，便将径寸同千尺，知有奇功似茯苓。凭君说与埋轮使，速寄长松作解嘲，无复青黏和漆叶，枉将钟乳敌仙茅。(《广群芳谱》卷九十三"长松"引《本草纲目》)

辛温，有毒。主心腹冷气，腰脚风冷挛痹不能行，丈夫虚劳，老人失溺无子，益阳道。久服通神强记，助筋骨，益肌肤，长精神，耳目聪明。【核曰】生西域及大庾岭，川蜀、两浙亦有。(《本草乘雅半偈》卷十"仙茅")

【释名】独茅（《开宝》）、茅爪子（《开宝》）、婆罗门参。珣曰：其叶似茅，久服轻身，故名仙茅。梵音呼为阿输乾陀。颂曰：其根独生，始因西域婆罗门僧献方于唐玄宗，故今江南呼为婆罗门参，言其功补如人参也。【集解】珣曰：仙茅生西域。(《本草纲目》卷十二"仙茅")

《岭南杂记》云：仙茅，出庾岭嫦娥嶂。叶似兰，根如萎蕤，色白……九制服之，温补元气。唐明皇时，婆罗门僧进此方，服之有验。古云：十斤乳石，不敌一斤仙茅。(《历代笔记医事别录·方药论治门》)

颂曰：五代唐筠州刺史王颜著《续传信方》，因国书编录西域婆罗门僧服仙茅方，当时盛行。云：五劳七伤，明目，益筋力，宣而复补。云：十斤乳石不及一斤仙茅。表其功力也。本西域道人所传。开元元年，婆罗门僧进此药，明皇服之有效，当时禁方不传。天宝之乱，方书流散，上都僧不空三藏始得此方，传与司徒李勉、尚书路嗣恭、给事齐杭、仆射张建封服之，皆得力。(《本草纲目》卷十二"仙茅")

东行枣根

[**处方**]（深师疗发白及秃落）又方，东行枣根长三尺（以中央空）。上一味，以甑中心蒸之，以器承两边汁，以敷头即生发，良。(《外台秘要方》卷三十三"头发秃落方")

王瓜根

[**性味**] 苦，寒。

[**归经**] 入手、足阳明经。

[**功能**] 泻热生津，破血消瘀。

[**主治**] 热病烦渴，黄疸，热结便秘，或小便不利，经闭，癥癖，痈肿。

[**附方**] 治蛊毒方。土瓜根如大拇指大，长三寸，锉碎，以酒一盏浸一宿为一服，吐出即愈。(《岭南卫生方》卷中)

木香

[**性味**] 辛、苦，温。

[**归经**] 入肺、肝、脾经。

[**功能**] 行气止痛，温中和胃。

[**主治**] 中寒气滞，胸腹胀痛，呕吐，泄泻，下痢里急后重，寒疝。

[**附方**]（治妊娠中恶）木香散。木香、枳壳（麸炒）各七钱半，生地黄二钱。上为末，温酒调服一钱。(《竹林女科证治》卷二)

九问：胎前痢疾，何以治之？答曰：脉沉细者生，洪大者死，宜服香连护胎饮。木香五分（5g）、姜黄连一钱（5g），白芍七分（10g），茯苓六分（10g），陈皮七分（6g），枳壳（炒）八分（5g），苏梗五分（6g），川朴五分（6g），山楂一钱（6g），当归六分（5g），泽泻八分（6g），砂仁（炒）一钱（3g），乌梅一枚（6g），甘草三分（3g）。水煎服。(《法门寺妇科胎前产后良方注评》)

《本草纲目》：木香，一名蜜香，一名青木香，一名五木香，一名南木香。（李时珍曰：木香，草类也，本名蜜香，因其香气如蜜也，缘沉香中有蜜香，遂讹此为木香。昔人谓之青木香，后人因呼马兜铃为青木香，乃呼此为南木香、广木香以别之。今人又呼一种蔷薇为木香，愈乱真矣。《三洞珠囊》云：五香者，五木香也，一株五根，一茎五枝，一枝五叶，叶间五节，故名五香。烧之能上彻九天。《金光明经》谓之矩琵佗香。）《别录》曰：生永昌山谷。陶弘景曰：永昌今不复贡。今皆从外国舶上来，乃云出大秦国，今皆以合香，不入药用。苏恭曰：此有二种，当以昆仑来者为佳，西湖来者不善。叶似羊蹄而长大，花如菊花，结实黄黑，所在亦有之。功用极多。甄权曰：出天竺，是草根，状如甘草也。苏颂曰：今惟广州舶上来，他无所出。根窠大类茄子，叶似羊蹄而长大，亦有如山药而根大开紫花者，不拘时采根芽为药，以其形如枯骨、味苦粘牙者为良。江淮亦有此种，名土青木香，不堪药用。《蜀本草》言孟昶苑中亦尝种之，云苗高三四尺，叶长八九寸，皱软而有毛，开黄花，恐亦是土木香种也。雷敩曰：其香是芦蔓，根条左盘旋，采得二十九日，方硬如朽骨。其有芦头丁盖子色青者，是木香神也。寇宗奭曰：常自岷州出塞，得青木香持归西洛，叶如牛蒡，但狭长，茎高二三尺，花黄一如金钱，其根即香也。李时珍曰：南番诸国皆有。《一统志》云：叶类丝瓜，冬月取根晒干，味辛温，无毒，乃三焦气分之药，能升降诸气，诸气膹郁，皆属于肺，故上焦气滞者用之，乃金郁则泄之也。中气不运，皆属于脾，故中焦气滞者宜之，脾胃喜芳香也。大肠气滞则后重，膀胱气滞则癃淋，肝气郁则为痛，故下焦气滞者宜之，乃塞者通之也。（《广群芳谱》卷九十五"木香"）

《隋书·樊子盖传》：大业五年，车驾西巡，将入吐谷浑，子盖以彼多瘴气，献青木香，以御雾露。（《广群芳谱》卷九十五"木香"引《本草纲目》）

和调气机方。广木香1.5 g，乌药3 g，陈皮4.5 g，小茴香1.5 g，麝香0.06 g，藏红花3 g。用水、酒各半煮诸药成浓汁，滤入瓷瓶，密封。每次0.1 g，加白开水搅匀内服。（《少林寺秘方集锦》上部"少林练功药方"）

少林运气丹。广木香、海缩砂、全瓜蒌、赤降香、人参、参三七、黄芪、熟地、小茴香、甘草各3 g，灵芝草、红花、益智仁、陈皮、柏子仁各6 g，全当归15 g。制法：将以上16种药碾成细粉，取陈醋调稀面糊，将药粉制成丸如绿豆大，晾干。服法：练功前每服20丸，用黄酒30 ml冲下。（《少林寺秘方集锦》上部"少林练功药方"）

治胃脘凝滞疼痛方。木香45 g，延胡索45 g，白及9 g，海螵蛸30 g，陈皮16.5 g。

以上诸药共研末为散，装瓶备用。每服1~3g，每日3次，良效。(《少林寺秘方集锦》下部"内科杂病方")

治食后肚痛方。木香4.5g，法半夏4.5g，良姜2.4g，陈皮2.4g。水煎服。(《少林寺秘方集锦》下部"内科杂病方")

治两胁胀痛方。广木香4.5g，延胡索9g，枳壳6g，大黄（酒炒）4.5g，五灵脂（醋制）4.5g，生甘草4.5g。取水1500ml加入上药中，煎取500ml，每日2次，连服3剂即愈。(《少林寺秘方集锦》下部"内科杂病方")

治气臌方。广木香4.5g，乌药2.4g，枳壳4.5g，败沉香3g，加莱菔老根1条。水煎服。(《少林寺秘方集锦》下部"内科杂病方")

治点伤右手掌心一脉秘方（寅时点中）。药方：木香、乳香（去油）、没药（去油）、地榆、桂枝各二钱，川断三钱，自然铜（醋淬七次）、红花、田三七、泽兰、丁香各一钱，归尾、独活、大腹皮各一钱半，甘草七分。(《少林寺伤科秘方》卷三"少林点穴残伤救治秘方")

治点伤正天堂脉秘方（午时点中）。药方：木香、木耳、川芎、升麻各一钱半，山豆根、白扁豆、乳香（去油）、没药（去油）、防风、藁本、白芷、菖蒲各二钱，甘草七分，丁香五分。(《少林寺伤科秘方》卷三"少林点穴残伤救治秘方")

一切下痢，不拘丈夫、妇人、小儿。木香一块（方圆一寸），黄连半两。二味，用水半升同煎干，去黄连，薄切木香，焙干为末。分作三服：第一服橘皮汤下，二服陈米饮下，三服甘草汤下。此乃李景纯所传。有一妇人久痢将死，梦中观音授此方，服之而愈也。(《本草纲目》卷十四"木香")

天南星

[**性味**] 苦、辛，温，有毒。

[**归经**] 入肺、肝、脾经。

[**功能**] 燥湿化痰，祛风定惊，消肿散结。

[**主治**] 中风痰壅，口眼㖞斜，半身不遂，癫痫，惊风，破伤风，风痰眩晕，喉痹，瘰疬，痈肿，跌仆折伤，蛇虫咬伤。

[**附方**] 治下颌脱臼法。令伤者靠椅正坐，一僧用两手托住病者下颌，沿顺位方向用力推之，送之窍位。再将生天南星捣烂，摊在白布上，敷于患处。(《少林寺秘方集

锦》上部"止血方")

（刀斧伤血不止治方）又方，天南星、血竭各等分，分研细末，敷于患处即止。（《少林寺伤科秘方》卷六"少林刀枪伤秘方"）

三生饮。治痰厥、饮厥及气虚眩晕，或似卒中，口眼㖞斜，咽喉作声。天南星一两，川乌头、生附子各半两，木香一分。上咬咀，每服半两，水二盏，姜十片，煎至六分，去滓温服。（《岭南卫生方》卷中）

一方，气盛人止用南星八钱，木香一钱，加生姜十四片，煎作两服，名星香散。（《岭南卫生方》卷中）

一方，气虚人用生附子、木香、生姜，亦如前数煎服，名附香饮。《易简方》谓用天雄代附子亦妙。痰涎壅甚者，每服加全蝎五个，仍服黑锡丹镇坠。或口噤，用细辛、皂角末少许，或半夏末，吹入鼻中，候喷嚏得少苏，却急进药。（《岭南卫生方》卷中）

一方，附子、天雄、川乌头各一两，木香半两，姜、枣煎，更入磨沉香水服。六脉俱虚者可用之，若挟热中风者，不宜三生饮，《续易简方》非之颇当。（《岭南卫生方》卷中）

天花粉

[**性味**] 甘、苦、酸，凉。

[**归经**] 入肺、胃经。

[**功能**] 生津止渴，降火润燥，消肿排脓。

[**主治**] 热病口渴，消渴，黄疸，肺燥咯血，痈肿，痔瘘。

[**附方**] 治牙龈肿痛化脓方。天花粉 30 g，金银花 15 g，连翘 15 g，丹皮 12 g，知母 12 g，薄荷 9 g，土大黄 4.5 g，生黄芪 15 g，浙贝 9 g，生甘草 6 g。上药，以清泉水 1500 ml 煎至 500 ml，漱口。（《少林寺秘方集锦》下部"内科杂病方"）

少林截血方。治损伤跌仆，流血不止。用天花粉五两，姜黄一两，赤芍一两，白芷一两。以上四味药均不见火，共为细末，以清茶调药末敷患处四边，其血即止。伤在头上者，敷颈周围；在手足者，敷臂腿上节；如伤口内硬被风毒所袭，加独活酒调敷，又不消，加紫荆皮末敷之。（《少林寺伤科秘方》卷八"少林寺跌打损伤秘方"）

治疮口溃破久不收口秘方。药方：天花粉、血竭各三钱，黄芩、白芷、连翘、降香、龙骨、金银花各一钱半，麝香二分，冰片五分。共末为散，敷患处。（《少林寺伤

科秘方》卷九)

《僧深方》治乳不下方。取生瓜蒌根，烧作炭，治下筛，食已，服方寸匕，日四五服。(《医心方》卷二十三)

若有人等小便数忽起者，若去斗许者，取栝楼根一两，以清水三升煮，绞取半汁……顿服即瘥。(《新修大藏经》卷二十"千手千眼观世音菩萨治病合药经")

十五问：产后伤寒，何以治之？答曰：须微发汗，宜用后方。花粉七分，丹皮五分，益母草七分，枳壳(炒)七分，山楂肉七分，陈皮五分，赤芍五分，防风五分，当归七分，川芎七分，前胡六分。水煎服。(《法门寺妇科胎前产后良方注评》)

二十问：产后咳嗽，何以治之？答曰：可用后方。花粉六分，元参六分，桔梗六分，前胡七分，山楂肉七分，丹皮五分，益母草八分，枳壳八分，赤芍五分，元胡五分，陈皮五分，甘草五分。灯心引，水煎服。(《法门寺妇科胎前产后良方注评》)

元慈勒

[**性味**] 甘，无毒。

[**主治**] 心病，流血，合金疮，去腹内恶血，血痢下血，妇人带下，明目，去障翳、风泪、胬肉。生波斯国，似龙脑香。(《政和本草》卷十三"元慈勒")

升麻

[**性味**] 甘、辛、微苦，凉。

[**归经**] 入肺、脾、胃经。

[**功能**] 升阳发表，透疹解毒。

[**主治**] 时气疫疠，头痛寒热，喉痛，口疮，斑疹不透，中气下陷，久泻久痢，脱肛，妇女崩带，子宫下坠，痈肿疮毒。

[**附方**]《梅师方》治时行病发疮。升麻五两，以水、蜜二味同煎三沸，半服、半敷疮。(《政和本草》卷六"升麻")

(深师)又，疗伤寒口疮烂者，升麻汤方。升麻一两，甘草一两(炙)，竹叶(切)五合，麦门冬三分(去心)，牡丹一分，干枣二十枚(擘)。上六味，切，以水四升，煮取一升半，去滓，分五服，含，稍稍咽之为度。忌海藻、菘菜、胡荽等。(《外台秘要方》卷二"伤寒口疮方")

此乃寒攻下咽，胃有痰涎，宜去寒化痰，用升麻桔梗汤，二剂即安。升麻、桔梗、甘草各八分，防风、元参各一钱。水煎服。(《宁坤秘笈》卷上)

(治子淋)清胃散。生地黄一钱五分，升麻、当归、丹皮各一钱，黄连一钱五分(夏月加倍)。水煎服。(《竹林女科证治》卷二)

(治恶露不止)千金方。升麻二钱，醋酒二盅，煮取一盅，分二服。(《竹林女科证治》卷三)

《僧深方》治喉咽卒肿痛，咽唾不得，消热下气，升麻含丸方。生夜干汁六合，当归一两，升麻一两，甘草三分。凡四物，下筛，以夜干汁丸之，绵裹如弹丸，含，稍咽其汁，日三夜一。(《医心方》卷五)

《耆婆方》治人风肿在皮上，发有时方。升麻三两，夜干二两，芍药二两。三味，切，以水三升，煮取一升，分三服。(《医心方》卷十六)

《耆婆方》治人热肿疼痛方。升麻三两，夜干二两，大黄二两，芒硝二两，青木香一两，栀子一两，甘草半两。六味，剉，以水六升煮取三升，纳芒硝，捣令调，分三服，得下利即瘥。(《医心方》卷十六)

十三问：胎前眩晕，何以治之？答曰：有痰有虚。痰则补中益气汤去升麻、柴胡，加贝母、竹沥；虚则十全大补汤。(《法门寺妇科胎前产后良方注评》)

五问：产门中挺出一物，何故？答曰：此阴脱也，因产后劳碌太早之故，宜服后方。升麻四分(6g)，柴胡六分(6g)，酒当归一钱(10g)，人参六分(6g)，陈皮四分(10g)，丹皮五分(6g)，川芎一钱(10g)，香附六分(10g)，茯苓八分(10g)。水煎服。(《法门寺妇科胎前产后良方注评》)

治点伤人中穴秘方。升麻、白芷、自然铜、血竭、肉桂、地鳖虫、木香、冰片。葱引，水煎，酒兑服。(《少林寺伤科秘方》卷三"少林点穴残伤救治秘方")

治点伤后头须舌一脉秘方(巳时点中)。药方：升麻、莪术、苏木、枳壳、川贝、泽兰、田三七各二钱，五加皮三钱，郁金、枳实各一钱，姜黄、红花、桑寄生各一钱半，甘草七分。(《少林寺伤科秘方》卷三"少林点穴残伤救治秘方")

一方，川升麻、桔梗(去芦)、瓜蒌根各一两。上为粗末，每服二钱，水一盏煎六分，去滓服，不拘时候。(《岭南卫生方》卷中)

天仙藤

[性味] 苦，温。

［**归经**］入肝、脾、肾经。

［**功能**］行气化湿，活血止痛。

［**主治**］胃痛，疝气痛，妊娠水肿，产后血气腹痛，风湿疼痛。

［**附方**］（治子气）天仙藤散。天仙藤（即青木香藤，洗，略炒）、香附（制）、陈皮、乌药、甘草各一钱，木瓜三片，苏叶四分，姜三片。水煎，食前服，日服二次，以水尽肿消为度。（《竹林女科证治》卷二）

丹参

［**性味**］苦，微温。

［**归经**］入心、肝经。

［**功能**］活血祛瘀，安神宁心，排脓止痛。

［**主治**］心绞痛，月经不调，痛经，经闭，血崩带下，癥瘕积聚，瘀血腹痛，骨节疼痛，惊悸不眠，恶疮肿毒。

［**附方**］《梅师方》治中热油及火烧，除外痛。丹参八两，细剉，以水微调，取羊脂二斤，煎三上三下，以敷疮上。（《政和本草》卷七"丹参"）

（治恶露不下）丹参散。丹参一味，晒干为末，酒服二钱。（《竹林女科证治》卷三）

地丁根

［**附方**］少林药捻。方药：地丁根30 g，蒲公英30 g，金银花24 g，乳香（去油）9 g，没药（去油）9 g，儿茶12 g，红花9 g，轻粉6 g，血竭24 g，冰片3.6 g，麝香1.5 g。制法：先将草药碾成细粉，过罗；然后将余味药分别或按类研细，混合均匀，取优质棉纸卷成如绿豆粗细的1.5 cm、2.1 cm、3 cm三种长度的纸筒，填满药粉，把两端封闭，即成药捻。按长度分别装盒，用蜡封盒备用。用法：先清除局部的脓液，用盐水洗涤数次，然后酌情将药捻插入伤处。根据患部的面积，插3~5根，三日换1次，一般3次脓尽，5次生新，7次愈。功能：解毒祛腐，消肿止痛，生肌长肉。主治：金疮成脓，溃烂流水，疮口泛青，久日不愈。（《少林寺秘方集锦》上部"跌打损伤方"）

阿蓝部根

[**附方**] 若有女人月水不息，应以阿蓝部根或以蓝根一握捣之，和乳熟煎……服之即瘥。若患头痛者，应以乌羽……扫拂痛处，即便永瘥。若有人患疟……应以乳粥和酥……食之即瘥。(《曼殊室利菩萨咒藏中一字咒王经》)

阿说健陀根

[**附方**] 若是石女无产法……应取阿说健陀根，以酥熟煎捣之令碎，和黄牛乳……待彼女人身净之时令饮其药……未久之间即便有娠。(《曼殊室利菩萨咒藏中一字咒王经》)

阿息儿

[**附方**] 阿息儿，出西域，状如地骨皮，治妇人产后胞衣不下。又治金疮脓不出，嚼烂涂之即出。(《广群芳谱》卷九十九"阿息儿")

阿只儿

[**论述**] 时珍曰：刘郁《西使记》云：出西域。状如苦参。主打仆伤损，妇人损胎。用豆许，咽之自消。又治马鼠疮。(《本草纲目》卷二十一"阿只儿")

第二章 根 茎 类

三棱

[**性味**] 苦、辛，平。

[**归经**] 入肝、脾经。

[**功能**] 破血，行气，消积，止痛。

[**主治**] 癥瘕积聚，气血凝滞，心腹疼痛，胁下胀疼，经闭，产后瘀血腹痛，跌打损伤，疮肿坚硬。

[**附方**] 十三味总方。三棱五钱，赤芍、骨碎补各一钱五分，当归（伤其上中二部用全当归，伤其下部用归尾）、蓬术、元胡索、木香、乌药、青皮、桃仁、苏木各一钱。若伤重者，大便不通，加大黄四钱。恐有瘀血入内，气滞者，用陈酒半斤煎，又加缩砂仁三钱，同煎服。（《少林寺伤科秘方》卷二"少林伤科拟定秘方"）

治点伤太阴三星穴秘方。三棱、莪术、肉桂、参三七、苏子、元胡、莱菔子、木香、茜草、乳香、没药、地鳖虫、甘草。水煎服。（《少林寺伤科秘方》卷三"少林点穴残伤救治秘方"）

治点伤期门穴秘方。三棱、莪术、柴胡、参三七各八分，郁金、丹皮、茜草、五灵脂、羚羊角各一钱，桃仁七粒。如眼珠胀痛，加夜明砂，酒煎服。（《少林寺伤科秘方》卷三"少林点穴残伤救治秘方"）

土茯苓

[**性味**] 甘、淡，平。

[**归经**] 入肝、胃经。

[**功能**] 解毒除湿，利关节。

[**主治**] 梅毒，淋浊，筋骨挛痛，脚气，疔疮，痈肿，瘰疬。

[**附方**] 治点伤左脚背脉秘方（酉时点中）。药方：土茯苓四钱，地龙、赤茯苓各三钱，炮山甲、丹皮各二钱，生栀子、甘草、连须各一钱。（《少林寺伤科秘方》卷三"少林点穴残伤救治秘方"）

大黄

[**采集加工**] 为干燥的根及根状茎。秋末茎叶枯萎或次春发芽前采挖，除去须根，刮去外皮，切段，晒干。

[**分布**] 产于青海、甘肃、西藏等地。

[**别名**] 朱木萨（藏文名）。

[**性味**] 苦、酸，寒、凉。

[**归经**] 入胃、大肠、肝经。

[**功能**] 泻热毒，破积滞，行瘀血，清热解毒，消食，敛疮。

[**主治**] 实热便秘，谵语发狂，食积痞满，痢疾初起，里急后重，瘀停经闭，癥瘕积聚，时行热疫，腑热，暴眼赤痛，吐血，衄血，阳黄水肿，淋浊，溲赤，痈疡肿毒，疔疮，汤火伤；"赤巴"病。

[**附方**]《梅师方》治卒外肾偏肿疼痛。大黄末和醋涂之，干即易之。（《政和本草》卷十"大黄"）

又方，桂心末，和水调方寸匕，涂之。（《肘后备急方》卷五）

又方，治卒外肾偏疼。皂荚和皮为末，水调敷之，良。（《肘后备急方》卷五）

（谢道人）又，疗两眼痛，大黄汤方。大黄四两，芍药五两，细辛、甘草（炙）各四两，黄芩二两。上五味，切，以水七升，煮取二升半，温分为三服，甚妙。（《外台秘要方》卷二十一"眼暴肿痛方"）

又方，大黄八两（切）。上一味，以水五升渍之一宿，明旦绞取汁，分三服之。病甚多由脾实。以上忌油腻、生冷、房室、蒜菜、酒面等物。（《外台秘要方》卷二十一"眼暴肿痛方"）

深师疗从高堕下伤内，血在腹聚不出，疗下血方。取好大黄二两，桃仁三十枚。上二味，捣，以水五升，煮取三升，分为三服。去血后，作地黄酒服，随能服多少，益血。过百日成微坚者，不可复下之，虚极杀人也。（《外台秘要方》卷二十九"从高堕下瘀血及折伤内损方"）

治三十二三岁经证，气血盛实，热结血闭，脐腹疼痛，手不可近者，三军丸。大黄（酒浸，九蒸九晒）四两，血竭（研）、没药各五钱（去油）。上为末，水丸。以熟地、当归、白芍、川芎各一钱，煎汤下七八十丸，候大便利一二次，经脉自通后，服养生汤。（《竹林女科证治》卷一）

《僧深方》治卒死中恶，雷氏千金丸方。大黄五分，巴豆六十枚，桂心二分，朴硝三分，干姜二分。凡五物，治下筛，和白蜜治三千杵，服如大豆二丸，老小以意量之。（《医心方》卷十四）

《僧深方》治一切诸疟无不断，恒山丸方。大黄一两（一方二两），附子一两（炮），恒山三两，龙骨一两。凡四物，治合下筛，蜜和，平旦服梧子七丸；未发中间复服七丸，临发服七丸。若不断，至后日复发，更服如此法，甚神良。（《医心方》卷十四）

《梅师方》男子偏坠作痛，大黄末和酢涂之，干则易。（《古今图书集成·医部全录》卷二百零五）

（治妊娠伤寒）三黄解毒汤。大黄、黄连、黄柏、黄芩、山栀仁（炒黑）各等分，更随五脏脉证加减。（《竹林女科证治》卷二）

《龙木论》治小儿睑中生赘外障。此眼初患时，皆因脾胃壅毒上冲入眼睑眦之中，致令生肉，初时即小如麻米，后三五年间渐长大，摩隐瞳人，赤涩泪出，切宜钩、割散去瘀血，后乃熨烙即较宜。服搜胃散、补肝丸，点曾青膏即瘥。（《幼幼新书》卷三十三）

《龙木论》搜胃散方。大黄、桔梗、元参、防风、车前子、细辛、芒硝、黄芩各二两。上为末，水一盏，散一钱，煎五分，食后去滓服。（《幼幼新书》卷三十三）

治点伤洪堂穴方。大黄 2.4 g，毛竹节（烧灰）1.5 g，松实（炭）1.5 g。以上药共研末为散，每服 1.5～3 g，用陈酒冲服。（《少林寺秘方集锦》上部"点穴致伤救治方"）

治点伤锁心穴（即鸠尾）方。大黄 4.5 g，毛竹节（烧炭）3 g，千年健（烧炭）2.4 g，松实（烧炭）3 g。上药，共研为末，用黄酒冲服。然后以桃仁 7 粒，红花 2.4 g，白芥子 3 g，陈皮 6 g，枳壳 6 g，羌活 6 g，当归尾 6 g，肉桂 4.5 g，苏木 4.5 g，赤芍 1.5 g，甘草 0.6 g，水、酒各半煎服。（《少林寺秘方集锦》上部"点穴致伤救治方"）

治点伤攒心穴（即心俞）方。大黄 3 g，当归尾 3 g，川芎 2.4 g，赤芍 2.4 g，羌活

1.5 g，柴胡 1.5 g，红花 1.5 g，陈皮 1.8 g，桔梗 1.8 g，甘草 0.6 g。以上 10 味药，取水、酒各半煎服。（《少林寺秘方集锦》上部"点穴致伤救治方"）

治点伤食结穴方。大黄 9 g，谷芽 9 g，莪术 3 g，川芎 3 g，陈皮 3 g，桃仁 3 g，山楂肉 3 g，石斛 3 g，当归 4.5 g，白芥子 2.4 g，虎骨 3 g，甘草 0.6 g。以上药，用陈酒煎服。（《少林寺秘方集锦》上部"点穴致伤救治方"）

治肠痈方。大黄 9 g，牡丹皮 12 g，赤芍 9 g，桃仁 6 g，厚朴 6 g，木香 4.5 g，延胡索 12 g，红藤 15 g，金银花 15 g，连翘 12 g，甘草 6 g。以上诸药，加清泉水 1500 ml，煎取 500 ml，加童便半杯，每日 2 次。再针刺足三里、中脘、上巨虚、三阴交，每日 3 次。（《少林寺秘方集锦》下部"内科杂病方"）

治大便燥结难下方。若大便不下，头晕无力，全身不适，用大黄 15 g，当归 15 g，枳实 3 g，芒硝 9 g（冲服），厚朴 4.5 g，生甘草 4.5 g，水煎服。（《少林寺秘方集锦》下部"内科杂病方"）

治点伤挂膀穴秘方。气门血瘿之下左右二穴。大黄、红花、苏木、泽兰、桃仁、陈皮、归尾、地鳖虫。醋引，服后感通身麻痹，或寒或热，四肢无力。照前方加桑寄生、寻骨风、木通、苡仁、甘草各一钱，木香六分。生姜引，好酒炖服。（《少林寺伤科秘方》卷三"少林点穴残伤救治秘方"）

治点伤天枢穴秘方。大黄、桃仁、生地、刘寄奴、羌活、升麻、防风、巴戟、乳香、没药、甘草。生姜引，酒煎服。（又方，桃仁、千斤子、大黄、蜣螂，共为末，酒煎服下。）（《少林寺伤科秘方》卷三"少林点穴残伤救治秘方"）

汤火伤灼。庄浪大黄生研，蜜调涂之。不惟止痛，又且灭瘢。此乃金山寺神人所传方。（《本草纲目》卷十七"大黄"）

[**论述**]《月王药诊》说，大黄能泻。

《四部医典》说，大黄能泻毒热、腑热，治"培根"症。

《如意宝树》说，大黄止"培根"泻痢；根泻下，治热结便秘、水肿喘满。

大蒜

[**采集加工**] 为干燥的鳞茎。夏季叶枯时挖，切片，干燥。

[**分布**] 我国各地广泛栽培。

[**别名**] 高格巴（藏文名）。

［**性味**］辛，温；锐、重、润。

［**归经**］入脾、胃、肺经。

［**功能**］行滞气，暖脾胃，消积，解毒，杀虫，祛风，生血，止泻，生发；生"赤巴"，提胃温，干"黄水"。

［**主治**］饮食积滞，脘腹冷痛，水肿胀满，泄泻，痈疽肿毒，白秃癣疮，蛇虫咬伤，一切风病，瘤块，呃逆，气喘，肺痨，胃寒，腹胀，泻痢，痔疮，痈疡；阴道滴虫，痢疾，疟疾，百日咳，尿潴留；"培根""龙"合病，"黄水"病。蒜炭（密封煅）治风瘟昏迷。

［**附方**］《梅师方》若腹满，不能服药导之方。取独颗蒜，煨令熟去皮，绵裹纳下部中，冷即易。（《政和本草》卷二十八"葫"）

又方，治蜈蚣咬人痛不止。独头蒜摩蜇处，痛止。（《政和本草》卷二十八"葫"）

又方，治射工毒。以独头蒜切之，厚三分以来，贴疮上，灸之蒜上，令热气射入，瘥。（《政和本草》卷二十八"葫"）

又方，治蛇虺蜇人。以独头蒜、酸草捣绞，敷所咬处。（《政和本草》卷二十八"葫"）

小儿脐风。独头蒜切片，安脐上，以艾灸之。口中有蒜气，即止。（《本草纲目》卷二十六"葫"）

［**论述**］《铁鬘》说，大蒜辣，祛风，刺"黄水"。

《蓝琉璃》说，大蒜医治"龙"病、毒证、麻风病，并能预防时疫。

《四部医典》说，大蒜重，凉，杀虫，清热，祛风。

《图鉴》说，大蒜补肾壮阳，医治"黄水"病、虫证、妇女病、癫证及邪证。

天冬

［**采集加工**］为干燥的块茎。秋、冬季采挖，洗净，除去根头和须根，煮或蒸至透心，去外皮，晒干。

［**分布**］产于华东、华南地区及河北、山西、陕西、甘肃等。

［**别名**］尼兴（藏文名）。

［**性味**］苦、涩、甘，温。

［**功能**］滋补，锁精；干"黄水"，镇"龙"。

[**主治**] 体虚，头晕，肾寒，遗精，阳痿；关节炎；"黄水"病。

[**附方**] 口疮连年不愈者。天门冬、麦门冬（并去心）、玄参等分。为末，炼蜜丸弹子大。每噙一丸。乃僧居寮所传方也。（《本草纲目》卷十八"天门冬"引齐德之《外科精义》）

[**论述**] 《四部医典》说，天冬延年益寿，治"黄水"病。

《铁鬘》说，天冬辛、温，治风病、"黄水"病。

《如意宝树》说，天冬治寒性"黄水"病，清隐热、旧热。

手参

[**采集加工**] 为干燥的块茎。夏、秋季挖采，除去须根及泥污，晒干。

[**分布**] 产于西藏东部、青海东部、四川西部、云南北部、甘肃、陕西及华北、东北地区。

[**别名**] 旺保拉格巴（藏文名）。

[**性味**] 甘、微苦，温；润。

[**功能**] 生精壮阳，增力滋补，调经止痛。

[**主治**] 气血亏虚，肺痨喘咳，肾虚腰痛，阳痿，遗精，妇女白带，月经不调，产后腹痛。

[**附方**] 手参、马兜铃、扁蓄，共研细末，主治痛风、风湿痛、"黄水"病。

[**论述**] 《四部医典》说，手参生精壮阳。

山奈

[**采集加工**] 为干燥根状茎，10～12 月采其块茎，去掉泥土和根，洗净，晒干备用。

[**分布**] 我国云南、台湾、广东、广西有栽培。

[**别名**] 满（藏文名）。

[**性味**] 辛、甘；消化后味甘，性热。

[**功能**] 散寒暖胃，促进食欲，舒胸壮阳，止泻止吐。

[**主治**] 胃寒，吐泻，胸闷，肺脓；消化不良；"培根"与"龙"的合并症。

[**附方**] 山奈、大黄、诃子、光明盐、碱、青木香共研细末，主治新旧消化不良、

胃火衰败、大便秘结、冷酸、嗳气、哮喘、中毒、胎盘滞留、大肠虫证。

[论述]《四部医典》说，山柰医治"龙""培根"合并症，清血。

山药

[**性味**] 甘，平。

[**归经**] 入肺、脾、肾经。

[**功能**] 健脾补肺，固肾益精。

[**主治**] 脾虚泄泻，久痢，虚劳咳嗽，消渴，遗精，带下，小便频。

[**附方**]（治产后子宫脱出）参姜汤。人参（另炖，冲药服）、白芍（酒炒）、淮山药各一钱，当归身二钱，干姜（炮）五分，甘草（炙）五分。水煎服。（《竹林女科证治》卷三）

佛说加句灵验尊胜陀罗尼神妙章句真言曰：毗沙门天王奉宣和尚神妙补心丸方。干薯蓣、干地黄、杜仲、百节、防风、人参、丹参、茯苓、茯神、贝母、乳糖、五味子、石菖蒲、麦门冬（去心）、甘草（炮过）、远志、柏子仁。上件药十七味，细剉，法去尘，干焙为末，炼白粉蜜为丸如弹子大，每日空心噙一丸，徐徐咽津，去滓，细嚼咽下。（《敦煌古医籍考释·佛家方第二种》）

《耆婆方》治金疮血出方。口嚼薯蓣以敷之，避风早瘥。（《医心方》卷十八）

川贝母

[**性味**] 苦、甘，凉。

[**归经**] 入肺经。

[**功能**] 润肺散结，止嗽化痰。

[**主治**] 虚劳咳嗽，吐痰咯血，心胸郁结，肺痿，肺痈，瘿瘤，瘰疬，喉痹，乳痈。

[**附方**]（深师）又，疗久咳上气，喉中鸣，昼夜不得卧，贝母散方。贝母三两，麻黄（去节）、干姜各二两，桂心、甘草（炙）各一两。上五味，捣筛，平旦酒服方寸匕，日二。不知，增之至二匕。大剧可再服，酒随饮多少。忌海藻、菘菜、生葱等。（《外台秘要方》卷十"上气喉中水鸡鸣方"）

（治经来常咳嗽）鸡苏丸。川贝母四两（去心），萝卜子一升。共为末，蜜丸，滚

汤下五十丸，空心服。（《竹林女科证治》卷一）

治咳嗽吐痰带血方。贝母9g，五味子6g，制南星1.5g，竹茹6g，白及6g，沙参9g，麦门冬9g，橘红9g，生甘草6g，白茅根30g。水煎服，每日1剂，连服3~5剂。（《少林寺秘方集锦》下部"内科杂病方"）

玉竹

[采集加工] 为干燥的根状茎。秋季采挖，除去须根，晒至柔软，反复轻揉无硬心时即全干。

[分布] 产于华北、东北、西北、中部地区。

[别名] 扎哇（藏文名）。

[性味] 甘，温。

[功能] 滋补，强壮，祛肾寒，健胃；干"黄水"。

[主治] 体虚，肾寒，腰腿痛，浮肿，气郁宫中，阳痿，遗精；寒性"黄水"病，胃"培根"病。

[论述]《四部医典》说，玉竹治"黄水"病，腰肾寒证。

《如意宝树》说，玉竹根煎汤内服，治腰肾寒气痛。

《铁鬘》说，玉竹温、重，不利"培根"、"木保"病。

时珍曰：胡洽居士言，鹿食九种解毒之草，此其一也。或云即是萎蕤，理亦近之。姑附以俟考访。（《本草纲目》卷十二"萎蕤"）

贯众

[采集加工] 为干燥的根状茎。秋季采挖，削去叶柄、须根，除去泥土，整个或剖成两半，晒干。

[分布] 产于陕西、河南、四川等省及西南地区。

[性味] 甘、苦，凉，效重。

[归经] 入肝、胃经。

[功能] 杀蛔、绦、蛲虫，清热解毒，凉血止血，愈伤。

[主治] 风热感冒，温热斑疹，吐血衄血，肠风便血，血痢血崩，带下，胃胀，呕吐，神志恍惚，头晕，肉食中毒，毒热，伤热；流行性感冒所致视力模糊。

[附方] 风瘟奇效方。贯众 30 g，大青叶 24 g，青杨皮 9 g。初患风瘟者取上药 1 剂，煎汤 500 ml，一次服下。若病情好转，再煎 1 剂，服下即愈。(《少林寺秘方集锦》下部"内科杂病方")

[论述]《四部医典》说，贯众解药物中毒、肉毒。

《铁鬘》说，贯众性轻，可解毒。

黄精

[采集加工] 为干燥的根状茎。9～10 月采挖，以流水洗去泥污，除去残茎及须根，用板遮盖，晒 1～2 天，至表面稍干、内部尚软时，轻轻撞去外层薄皮，并使柔软，再边晒边用水轻揉，如此反复多次，使其绵软而无硬心，晒至全干后，再撞一遍，令其光亮柔润。

[分布] 产于西藏、青海、四川、云南、甘肃、陕西、山西等。

[别名] 拉尼（藏文名）。

[性味] 甘、涩、苦，温。

[功能] 温中开胃，排脓，强壮，生津；干"黄水"，祛"培根"。

[主治] 体虚，胃寒，腰腿痛，滑精，阳痿；消化不良；"培根"病，"黄水"病。

[论述]《四部医典》说，黄精延年益寿，治"黄水"病。

《铁鬘》说，黄精性凉，效温。

《如意宝树》说，黄精提升胃温，干脓，舒身，开胃，治"培根""赤巴"合并症，为滋补上品。

《医经八支》说，强精，除"三基"症。

黄连

[采集加工] 为干燥的根状茎。秋季采挖，除去须根及泥沙，晒干。

[分布] 产于四川、云南、西藏、湖北、陕西。野生或栽培。

[别名] 娘司巴束（藏文名）。

[性味] 苦、涩，寒。

[归经] 入心、肺、胃、大肠经。

[功能] 泻火，燥湿，杀虫，清热解毒，续筋，愈疮。

[**主治**] 时行热毒，伤寒心烦，痞满呕逆，热泻痛，吐、衄、下血，消渴，疳积，咽喉肿痛，火眼，口疮，痈疽疮毒，湿疹，汤火烫伤，瘟疫，热证，大小肠病；痢疾，炭疽病，化脓性感染，蛔虫病，百日咳，肺结核。

[**附方**] 进退黄连汤方。自拟，方论见前。黄连（姜汁炒）、干姜（炮）、人参（人乳拌蒸）各一钱五分，桂枝一钱，半夏一钱五分，大枣二枚。进法：用本方六味，俱不制，水三茶盏，煎一半，温服。退法：不用桂枝，黄连减半，或加肉桂五分，如上逐味制熟，煎服法同。但空腹服崔氏八味丸三钱，半饥服煎剂耳。（《医门法律》卷五"关格门方"）

《梅师方》伤寒病，发豌豆疮，未成脓方。黄连四两，水三升，煎取一升，去滓分服。（《政和本草》卷七"黄连"）

（深师）又，疗伤寒及诸病之后，内有疮出下部，烦者，黄连犀角汤方。黄连一两（去毛），乌梅十四枚（擘），犀角三两，青木香半两。上四味，切，以水五升，煮取一升半，分再服。忌猪肉、冷水等。（《外台秘要方》卷二"伤寒䘌疮方"）

（深师）天行诸下悉主，黄连汤方。黄连三两（去毛），黄柏二两，当归二两。上三味，以水六升，煮取三升，去滓，纳蜜一合，微火煎取二升半，分三服，良验。忌猪肉、冷水。（《外台秘要方》卷三"天行热痢及诸痢方"）

深师疗眼赤痛，除热，黄连煎方。黄连半两，大枣一枚（切）。上二味，以水五合，煎取一合，去滓，展绵取如麻子注目，日十夜再。忌猪肉。（《外台秘要方》卷二十一"目赤痛方"）

深师治卒下血，昼夜七八行方。黄连、黄柏各四两。上二味，切，以淳苦酒五升，煮取一升半，分为二服。亦疗下痢。（《外台秘要方》卷二十五"卒下血方"）

深师疗产后冷热痢，黄连丸方。黄连三两，乌梅肉一升，干姜二两。上三味，捣末，蜜丸如桐子，饮下二十至三十丸，日再服。忌猪肉。（《外台秘要方》卷三十四"产后冷热痢方"）

（治前经后痢疾）甘连汤。甘草五分，黄连二钱（姜制），水煎服。（《竹林女科证治》卷一）

（治子烦）安神丸。黄连（酒炒）、生地黄、当归身各三钱，炙甘草五分。上为末，蒸饼糊如黍米大，辰砂二钱为衣，柏子养心汤送四十丸。（《竹林女科证治》卷二）

（治妊娠泄泻）黄连阿胶丸。黄连、茯苓、阿胶（炒）各一两。上为末，水熬阿

胶为丸,空心,米饮下。(《竹林女科证治》卷二)

《耆婆方》黄连丸,治中热下利方。黄连十二分,干姜八分,当归八分。上三物,捣筛,蜜和丸如梧子,服二丸,不知加之。(《医心方》卷十一)

《僧深方》妇人阴痒方。黄连、黄柏各二两。以水三升,煮取一升半,温洗,日三。(《医心方》卷二十一)

《僧深方》治妇人月水不止方。黄连,治下筛,以三指撮,酒合服,不过再三。(《医心方》卷二十一)

《僧深方》云治妊身由于顿仆及举重去血方。捣黄连下筛,以酒服方寸,日三乃止。(《医心方》卷二十二)

二十七问:产后痢疾发热,口干渴甚,何以治之?答曰:当用后方。黄连五分,厚朴五分,花粉五分,泽泻五分,木通五分,前胡五分,芍药五分,枳实(炒)五分,陈皮四分,乌药四分,丹皮五分,山楂肉四分,茯苓四分。水煎服。(《法门寺妇科胎前产后良方注评》)

黄龙丸,治丈夫、妇人伏暑发热作渴,呕吐恶心及年深暑毒不瘥者。黄连(去须,剉)二十四两,好酒五升。上黄连以酒煮干为度,研为细末,用面水煮糊搜和为丸,如梧子大,每服三十丸,熟水吞下。

(黄龙丸)又疗伤酒过多,脏毒下血,大便泄泻,用米饮吞下,空心食前,日二服。一法,以银铫盛酒药,置于锅内汤中煮,尤佳,近日医家名酒蒸黄连丸。(《岭南卫生方》卷中)

若有小儿口中生疮不能食者,取黄连根,细捣筛下,以和男子母乳汁……涂口疮上即瘥。(《新修大藏经》卷二十"千手千眼观世音菩萨治病合药经")

治黄水疮方。川黄连、生甘草各等分,研粉,用生香油调成软膏,涂于患处,每日一次,良效。(《少林寺秘方集锦》上部"少林外科杂病验方")

治上吐下泻方。川黄连 15 g,赤石脂(醋制)24 g,藿香 9 g,法半夏 6 g,神曲 9 g,焦白术 12 g,生姜 3 片。水煎服。(《少林寺秘方集锦》下部"内科杂病方")

治胃火牙痛方。川黄连 6 g,知母 9 g,丹皮 12 g,麦冬 12 g,沙参 12 g,生石膏 30 g,连翘 9 g,生甘草 6 g。上药,以清泉水 1500 ml,煎煮 500 ml,每服 1 剂,连服 3 剂病除。(《少林寺秘方集锦》下部"内科杂病方")

治棍伤项后肿痛秘方。药方:川黄连五钱,血竭五分,桃仁十枚,杏仁五枚,花椒三分。共捣如泥，敷于患处。(《少林寺伤科秘方》卷八"少林寺跌打损伤秘方")

治小儿肚脐溃烂秘方。药方：川黄连一钱，生甘草五分。共研细末，敷患处。(《少林寺伤科秘方》卷十"少林小儿伤科秘方")

治小儿黄水疮秘方。药方：川黄连、土大黄、生粉草各三钱，冰片一分。共研细末，敷患处。(《少林寺伤科秘方》卷十"少林小儿伤科秘方")

热毒赤痢。黄连二两（切，瓦焙令焦），当归一两（焙），为末，入麝香少许。每服二钱，陈米饮下。佛智和尚在闽，以此济人。(《本草纲目》卷十三"黄连"引《本事方》)

冷热诸痢。胡洽九盏汤，治下痢，不问冷热赤白，谷滞休息久下，悉主之。黄连（长三寸）三十枚（重一两半），龙骨（如棋子大）四枚（重一两），大附子一枚，干姜一两半，胶一两半。细切，以水五合着铜器中，去火三寸煎沸，便取下，坐土上，沸止，又上水五合，如此九上九下。纳诸药入水内，再煎沸，辄取下，沸止又上，九上九下，度可得一升，顿服即止。(《本草纲目》卷十三"黄连"引《本草图经》)

[论述] 问：逆春气则伤肝，夏为寒变，此何病也？曰：寒变者，夏月得病之总名也。缘肝木弗荣，不能生其心火，至夏心火当旺反衰，北方肾水得以上陵，其候掩抑而不光明，收引而不发露，得食则饱闷，遇事则孤疑，下利奔迫，惨然不乐。甚者战栗如丧神守，证与启玄子益火之源以消阴翳，似同而实大异。盖彼所谓益火之源者，主君相二火而言，非用黄连，即用桂、附。而此所谓益火之源者，全在发舒肝木之郁遏，与黄连、桂、附绝不相干也。(《医门法律》卷一"附答《内经》十问")

喻昌曰：黄连汤者，仲景治伤寒之方也。伤寒胸中有热，胃中有邪气，腹中痛，欲呕吐者，黄连汤主之。以其胃中有邪气，阻遏阴阳升降之机，而不交于中土，于是阴不得升，而独治于下，为下寒，腹中痛；阳不得降，而独治于上，为胸中热，欲呕吐。与此汤以升降阴阳固然矣。而湿家下之，舌上如胎者，丹田有热，胸中有寒，亦用此方何耶？后人牵强作解，不得制方之旨，又安能取裁其方耶？盖伤寒分表、里、中三治，表里之邪俱盛，则从中而和之，故有小柴胡汤之和法。于人参、甘草、半夏、生姜、大枣助胃之中，但加柴胡一味透表，黄芩一味透里，尚恐圭角少露，有碍于和，于是去滓复煎，漫无异同。饮入胃中，听胃气之升者，带柴胡出表；胃气之降者，带黄芩入里，一和而表里之邪尽服。其有未尽者，加工治之，不相扞格矣。至于丹田胸中之邪，则在于上下，而不为表里，即变柴胡汤为黄连汤，和其上下，以桂枝易柴胡，以黄连易黄芩，以干姜代生姜。饮入胃中，亦听胃气之上下敷布，故不问上热下寒、上寒下热，皆可治之也。夫表里之邪，则用柴胡、黄芩；上下之邪，则用桂枝、黄连；表里之邪，则用生姜之辛以散之；上下之邪，则用干姜之辣以开之。仲景圣法灼然矣。昌欲进退其上下之法，操何术以进退之耶？前论中求之于中，握枢而运，以渐透于上下，俟其荣气前通，卫气前通，而为进退也。然而难言之矣。格则吐逆，进而用此方为宜。盖太阳主开，太阳不开，则胸间窒塞，食不得入，入亦复出，以桂枝为太阳经药，和荣卫而行阳道，故能开之也。至于五志厥阳之火上入，桂枝又不可用矣，用之则以火济火，头有汗而阳脱矣，其关则不得小便。退之之法，从胃气以透入阴分，桂枝亦在所不取，但胃之关门已闭，少阴主阖，少阴之气不上，胃之关必不开矣。昌意中尤谓少阴之脉沉而滞，与趺阳之脉伏而涩，均足虑也。《内经》常言之，曰肾气独沉，曰肾气不衡。夫真气之在肾中，犹权衡也。有权有衡，则关门时开时阖；有权无衡，则关门有阖无开矣，小溲亦何从而出耶？是则肾气丸，要亦退之之中所有事矣。肾气交于胃则关门开，交于心则厥阳之火随之下伏，有不得不用之时矣。进退一方，于中次第若此，夫岂中人所能辨哉？（《医门法律》卷五"进退黄连汤方论"）

《四部医典》说，黄连利水，清瘟热。

《如意宝树》说，黄连治一切热证、疔疮、皮肤炭疽、疖疮。

《图鉴》说，黄连味苦、涩，可干脓水、愈疮，治瘟疫，清急性热。

菖蒲

[采集加工] 为干燥的根茎。秋季采集，除去叶、茎、须根，洗净，晒干。

[分布] 产于我国各省区。

[别名] 徐达（藏文名）。

[性味] 辛，温；效锐、燥、糙。

[功能] 温胃化食，祛风，增强记忆，止溃疡；引"黄水"。

[主治] 胃寒，腹痛，乳蛾，健忘；消化不良，关节炎，溃疡。

[附方] 菖蒲、广木香、干姜、红盐，共研细末，主治呃逆频作、食后气滞、腹胀肠鸣、气喘不安、气滞胸痛、浮肿、痔疮等症。

[论述]《四部医典》说，菖蒲医治消化不良、升胃火、喉蛾、疔疮等。

《铁鬘》说，菖蒲辛锐，可增强记忆力，止溃疡，轻泻，引"黄水"。

《明释三十章》说，菖蒲温、燥、平，可化食、祛风、提升胃温。

干姜

[**性味**] 辛，热。

[**归经**] 入脾、胃、肺经。

[**功能**] 温中逐寒，回阳通脉。

[**主治**] 心腹冷痛，吐泻，肢冷脉微，寒饮喘咳，风寒湿痹，阳虚吐、衄、下血。

[**附方**]（深师疗伤寒，病哕不止）又，干姜丸方。干姜六分，附子四分（炮）。上二味，捣筛，以苦酒丸如梧子，服三丸，日三服，酒饮下皆得。忌猪肉。（《外台秘要方》卷二"伤寒呕哕方"）

深师疗妇人得温病，虽瘥平复，未满一百日不可与交合，交合为阴易之病，病必拘急手足拳皆死。丈夫病以易妇人，名为阳易，速当疗之可瘥，满四日不可疗也，宜令服此药方。干姜四两。上一味，捣末，汤和，一顿服，温覆汗出得解，止手足伸遂愈。（《外台秘要方》卷二"伤寒阴阳易方"）

深师消饮丸，疗酒癖，饮酒停痰，水不消，满逆呕吐，目视䀮䀮，耳聋，腹中水声方。干姜、茯苓各三两，白术八两，枳实四枚（炙）。上四味，捣筛，蜜和丸，服如梧子五丸，日三，稍加之。若下，去枳实，加干姜二两，名为五饮丸。忌桃、李、雀肉、大酢、生冷之类。大神验。（《外台秘要方》卷八"酒癖饮方"）

《僧深方》温脾汤，治脾气不足，虚弱下利，上入下出方。干姜三两，人参二两，附子二两，甘草三两，大黄三两。凡五物，切，以水三升，煮取二升半，分三服，应得下去毒实，甚良。（《医心方》卷六）

《耆婆方》蝮蛇蜇人方：干姜屑，薄之。（《医心方》卷十八）

若有人等为恶毒蛇蝎所蜇者，干姜大小末……著疮上，立即除愈。（《新修大藏经》卷二十"千手千眼观世音菩萨治病合药经"）

大养脾丸，补养脾胃，进美饮食。干姜（炮）、缩砂（去皮）各二两，白茯苓（去皮）、人参（去芦）、大麦蘗（炒）各一两，白术半两，甘草（爁）一两半。上为细末，炼蜜和丸，每两分作八丸，每服一丸细嚼，生姜汤送下。（《岭南卫生方》卷中）

姜

[**采集加工**] 为干燥的根状茎。夏、秋季挖取地下根状茎，除去茎叶及须根，洗净即生姜；冬季挖去已老的根状茎，按上述方法，洗净晒干，即干姜。

[**分布**] 原产于亚洲热带地区，现我国大部分省区有栽培。

[**别名**] 成加（藏文名）。

[**性味**] 辛、甘，温。

[**功能**] 温胃逐寒，增加食欲。

[**主治**] 胃腹寒痛，肢冷；"培根"病，"龙"病。

[**论述**]《四部医典》说，生姜，可升胃火，助消化，医治"培根"病及"龙"病；干姜，可医治"培根"病及"龙"病，活血。

《铁鬘》说，鲜姜糙、辛，化性凉，干姜辛、温、甘，化味甘。

《甘露点滴》说，干姜性糙，治"培根"病。

《医经八支》说，干姜提升胃温、壮阳，止泻，舒胸，止呕，开胃，化味甘，润腔，治"培根""龙"的合并症，与生姜功效相同。

姜黄

[**采集加工**] 为干燥的根状茎。冬季茎叶枯干时采挖，去杂质，洗净，熟后晒干。

[**分布**] 产于西藏、云南、福建、台湾、广东、广西。

[**别名**] 咏哇（藏文名）。

[**性味**] 辛、苦，温、平；效润。

[**归经**] 入脾、肝经。

[**功能**] 破血行气，通经止痛，解毒祛腐。

[**主治**] 心腹痞满胀痛，臂痛，癥瘕，妇女血瘀经闭，产后瘀停腹痛，跌仆损伤，痈肿，中毒；溃疡，痔疮。

[**附方**] 姜黄、豆霜共研细末，制成丸剂，主治白喉、痈疽以及炭疽等。

[**论述**]《四部医典》说，姜黄解毒、止腐、消炎。

薏苡根

[**性味**] 苦、甘，寒。

[归经] 入脾、膀胱经。

[功能] 清热利湿，健脾杀虫。

[主治] 黄疸，水肿，淋病，疝气，经闭，带下，虫积腹痛。

[附方]《梅师方》蛔虫心痛，薏苡根一斤，切，水七升煮三升，服之，虫死尽出也。(《古今图书集成·医部全录》卷一百八十四)

薤白

[性味] 辛、苦，温。

[归经] 入大肠经。

[功能] 理气宽胸，通阳散结。

[主治] 胸痹心痛彻背，脘痞不舒，干呕，泻痢后重，疮疖。

[附方]《梅师方》有伤手足而犯恶露，杀人，不可治。以薤白烂捣，以帛囊之，着熜火使薤白极热，去帛，以薤敷疮，以帛急裹之，冷即易。亦可捣作饼子，以艾灸之，使热气入疮中，水下，瘥。(《政和本草》卷二十八"薤")

又方，灸疮肿痛。薤白（切）一升，猪脂一升（细切），以苦酒浸经宿，微火煎三上三下，去滓敷上。(《政和本草》卷二十八"薤")

黄药子

[性味] 苦，平。

[归经] 入心、肝经。

[功能] 凉血降火，消瘿解毒。

[主治] 吐血，衄血，喉痹，瘿气，疮痈瘰疬。

[附方] 婆罗门胡名船疏树子，国人名药子，疗病惟须细研，勿令粗。皆取其中仁，去皮用之，疗诸疾病方。卒得吐泻，霍乱，蛊毒，脐下绞痛，赤痢，心腹胀满，宿食不消，蛇蜇毒入腹并毒箭入腹，并服二枚。取药子中仁，暖水二合，研碎服之。疽疮、附骨疽肿、疔疮、痈肿，此四病，量疮肿大小，用药子中仁，暖水碎，和猪胆封上。疖、肿、冷游肿、癣、疮，此五病，用醋研封上。蛇蜇、恶毛、蝎、蜈蚣等蜇，沙虱、射工等六病，用暖水研，赤苋和封之。妇人难产后，腹中绞痛及恶露不止，痛中瘀血下，此六病，以一枚一杯酒研温服之。带下、暴下，此二病，以栗汁研，温服

之。龋虫食齿，细屑纳孔中立愈。其捣末筛，着疮上，甚主肌肉。此法出于支家大医本方。（《古代秘方遗书集》）

高良姜

[**性味**] 辛，温。

[**归经**] 入脾、胃经。

[**功能**] 温胃，祛风散寒，行气止痛。

[**主治**] 脾胃中寒，脘腹冷痛，呕吐泄泻，噎膈反胃，食滞，瘴疟，冷癖。

[**附方**] （治产后霍乱）高良姜散。高良姜、当归、草蔻仁各等分，水煎服。（《竹林女科证治》卷三）

《僧深方》治霍乱腹痛而烦方。高良姜四两，以水五升，煮取二升，分二服。（《医心方》卷十一）

（治妊妇心痛方）《耆婆方》云：高良姜三两，以水一升半，煮取半升，去滓，分三服。（《医心方》卷二十二）

治腊月胃痛方（温胃散）。良姜 4.5 g，丁香 1.5 g，附子 3 g，紫蔻 2.4 g，干姜 1.5 g，甘草 2.4 g。共研细末，每服 0.9～1.5 g，甚效。（《少林寺秘方集锦》下部"内科杂病方"）

冷香汤。治夏秋暑湿，恣食生冷，遂成霍乱，阴阳相干，脐腹刺痛，胁肋胀满，烦躁引饮，感瘴虚热，胸膈不利，或呕或泄，并宜服之。良姜、檀香、甘草（炒）、附子（炮）各二两，丁香二钱，川姜（炮）三分，草豆蔻五个（煨）。上七味，剉散，每服四钱，水二盅，煎至一盅，去滓，贮瓶内，沉井中，待冷服之。一方有草果无草豆蔻。（《岭南卫生方》卷中）

又秽迹佛有治心口痛方，云：凡男女心口一点痛者，乃胃脘有滞或有虫也。多因怒及受寒而起，遂致终身。俗言心气痛者，非也。用高良姜（以酒洗七次，焙，研），香附子（以醋洗七次，焙，研），各记收之。病因寒得，用姜末二钱，附末一钱；因怒得，用附末二钱，姜末一钱；寒怒兼有，各一钱半。以米饮加入生姜汁一匙，盐一捻，服之立止。（《本草纲目》卷十四"高良姜"）

骨碎补

[**性味**] 苦，温。

[**归经**] 入肝、肾经。

[**功能**] 补肾，活血止血。

[**主治**] 肾虚久泻及腰痛，风湿痹痛，齿痛，耳鸣，跌打闪挫，骨伤；阑尾炎，斑秃，鸡眼。

[**附方**] 治点伤左边甘椤心脉秘方（辰时点中）。药方：碎补三钱，生地四钱，川芎、红花、归尾、藁本、白芷各二钱，升麻、生栀子、防风各一钱半，自然铜（醋淬七次）、姜黄各一钱，柴胡一钱，田三七、甘草各五分。（《少林寺伤科秘方》卷三"少林点穴残伤救治秘方"）

治点伤左上胁尾脉秘方（亥时点中）。药方：碎补三钱，川芎、自然铜（去油）、赤芍、香附、乳香（去油）、泽兰、白芥子、五加皮、川断、姜黄、生地各二钱，陈皮、白茯苓、枳壳、甘草各一钱，薄荷一钱，田三七七分。（《少林寺伤科秘方》卷三"少林点穴残伤救治秘方"）

香附

[**采集加工**] 为干燥的根或根状茎。秋季挖条，除去茎、叶，洗净，切段，晾干。

[**分布**] 产于甘肃、山西、河北等。

[**别名**] 又名香附子、香附根。拉冈（藏文名）。

[**性味**] 辛、微苦、涩、甘，平。

[**归经**] 入肝、三焦经。

[**功能**] 理气解郁，止痛调经，清肺热，止热痢，祛风。

[**主治**] 肝胃不和，气郁不舒，胸腹胁肋胀痛，痰饮痞满，月经不调，崩漏带下，时疫，咳嗽，喑哑，肠病；痢疾；治"培根"病。

[**附方**] （治三十二三岁经证）导经汤。香附一钱，乌药一钱五分，当归一钱，木香（不见火）、甘草各五分。水煎服。此方亦治血海疼痛。（《竹林女科证治》卷一）

（治师尼室寡经闭）四制乌附丸。香附一斤（分作四股，醋、酒、童便、盐水各浸三日，煮干），天台乌药半斤（制同香附）。共为末，醋丸，每服二钱，白汤下。（《竹林女科证治》卷一）

（治崩漏虚实）备金散。香附（炒黑）四两，当归尾一两二钱，五灵脂（炒，令烟尽）一两。上为末，每服二钱，醋调空心服。（《竹林女科证治》卷一）

（治妊娠腹痛）香壳汤。香附（童便制）、枳壳（麸炒）各一钱。水煎，食远服。（《竹林女科证治》卷二）

十八问：胎上逼心，何以治之？答曰：孕妇血气不和，劳役过度而致，甚则闷绝不省人事，宜服后方。香附六分（6g），荆芥（炒）六分（6g），茯苓六分（6g），枳壳（炒）五分（5g），陈皮四分（6g），当归八分（10g），黄芩五分（6g），砂仁（炒）八分（5g），白术（炒）五分（10g），甘草四分（3g）。水煎服。（《法门寺妇科胎前产后良方注评》）

治点伤天中穴秘方。香附、红花、桂皮、苏梗、半夏、升麻、白芷、陈皮、甘草。葱引，酒炖服。（《少林寺伤科秘方》卷三"少林点穴残伤救治秘方"）

心脾气痛。白飞霞《方外奇方》云：凡人胸膛软处一点痛者，多因气及寒起，或致终身，或子母相传。俗名心气痛，非也，乃胃脘有滞尔。惟此独步散，治之甚妙。香附（米醋浸，略炒为末），高良姜（酒洗七次，略炒为末），俱各封收。因寒者，姜二钱，附一钱；因气者，附二钱，姜一钱；因气与寒者，各等分，和匀。以热米汤入姜汁一匙，盐一捻，调下立止。不过七八次除根。王璆《百一方》云：内翰吴开夫人，心痛欲死，服此即愈。《类编》云：梁混心脾痛数年不愈，供事秽迹佛，梦传此方，一服而愈，因名神授一匕散。（《本草纲目》卷十四"莎草、香附子"）

《澹寮方》艾附丸，治同上（治妇人、室女一切经候不调，血气刺痛，腹胁膨胀，心忪乏力，面色萎黄，头晕恶心，崩漏带下，便血，癥瘕积聚及妇人数堕胎）。香附子一斤，熟艾四两（醋煮），当归（酒浸）二两。为末，如上丸服。（《本草纲目》卷十四"莎草、香附子"）

《澹寮方》治吐血不止。莎草根一两，白茯苓半两。为末，每服二钱，陈粟米饮下。（《本草纲目》卷十四"莎草、香附子"）

气郁头痛。《澹寮方》用香附子（炒）四两，川芎二两为末。每服二钱，腊茶清调下。（《本草纲目》卷十四"莎草、香附子"）

[论述] 香附子，莎草根也。一名草附子，一名莎结，一名水香棱，一名续根草，一名地藾根，一名水巴戟，上古谓之雀头香。（《本草纲目》云：其根相附连续而生，可以合香，故谓之香附子，古谓之雀头香。其叶似三棱及巴戟而生下湿地，故有水三棱、水巴戟之名。）俗人呼为雷公头。《金光明经》谓之月萃哆，《记事珠》谓之抱灵居士，生田野，在处有之。叶如老韭叶而硬，光泽，有剑脊棱，五六月中抽一茎，三

棱中空，茎端出数叶，开青花，成穗如黍，中有细子，其根有须，须下结子一二枚，转相延生，子上有细黑毛，大者如羊枣，而两头尖，采得，燎去毛曝干。气味辛、微苦、甘、平，无毒。足厥阴、手少阳药也，兼行十二经八脉气分，散时气寒疫，利三焦，解六郁，消饮食积聚，痰饮，痞满，胕肿，腹胀，脚气，止心腹、肢体、头目齿耳诸痛，痈疽疮疡，吐血，下血，妇人崩带经闭，胎前产后百病，为女科要药。其功能推陈致新，故诸书皆云益气，而俗有耗气之说，又谓宜于女人不宜于男子者，非矣。盖妇人以血用事，气行则血行无疾。老人精枯血闭，惟气是资；小儿气日充，则形乃日固，大凡病则气滞而馁，香附于气分为君药，世所罕知。以参、芪佐以甘草治虚怯甚速。（《广群芳谱》卷九十五"香附子"）

修治：凡采得，曝干，火燎去毛，童便浸透，洗晒捣用。或生或炒，或酒、醋、盐水浸，各从本方，稻草煮之，不苦。香附之气，平而不寒，香而能窜，其味辛能散，微苦能降，微甘能和，乃足厥阴肝、手少阳三焦气分主药，而通下二经气分。生则上行胸膈，外达皮肤；熟则下走两肾，外彻腰足；炒黑则止血；得童溲浸炒，则入血分而补虚；盐水浸炒，则入血分而润燥；青盐炒，则补肾气；酒浸炒，则行经络；醋浸炒，则消积聚；姜汁炒，则化痰饮。得参、术则补气；得归、芎则补血；得木香，则流滞和中；得檀香，则理气醒脾；得沉香，则升降诸气；得芎劳、苍术，则总解诸郁；得栀子、黄连，则能降火热；得茯神，则交济心肾；得茴香、破故纸，则引气归元；得厚朴、半夏，则决壅消胀；得紫苏、葱白，则解散邪气；得三棱、莪茂，则消磨积块；得艾叶，则治血气，暖子宫。乃气病之总司，女科之主帅也。（《广群芳谱》卷九十五"香附子"）

《四部医典》说，香附子独味汤清肺热。

《铁鬘》说，香附子性凉，但化性温。

草乌头

［**性味**］辛，热，有毒。

［**归经**］入肝、脾、肺经。

［**功能**］搜风胜湿，散寒止痛，开痰，消肿。

［**主治**］风寒湿痹，中风瘫痪，头风，脘腹冷痛，痰癖气块，冷痢，喉痹，痈疽，疔疮，瘰疬；破伤风。

[**附方**] 少林夺命散。方药：制草乌、乳香（醋制）、没药（醋制）、血竭、自然铜（醋淬七次）各等分。制法：以上5种药共研细粉，装瓶备用。服法：每次服6g，用黄酒冲下。（《少林寺秘方集锦》上部"武伤急救方"）

五生麻醉散。方药：生草乌、生南星、生半夏、生川乌、生甘草各60g，蟾酥24g，细辛24g，白胡椒60g，洋金花30g。制法：共研细末。用法：用白酒调成糊状，涂抹于需开刀之处。（《少林寺秘方集锦》上部"跌打损伤方"）

昏昏散。制草乌一钱半，骨碎补二钱，香附、川芎各一钱。共末，姜汁、老酒调服。（《少林寺伤科秘方》卷八"少林寺跌打损伤秘方"）

少林夺命散。治伤后昏迷不醒，面色苍白等危症。制草乌、乳香（醋制）、没药（醋制）、血竭、自然铜（醋淬七次）各等分，共研为细末，贮于瓷瓶内，每服一钱，黄酒送下。（《少林寺伤科秘方》卷八"少林寺跌打损伤秘方"）

治跌损腰痛秘方。制草乌、制川乌、骨碎补、陈皮、乳香、没药各等分，杉木节七个（用酒炙）。共为末，每服一至二钱。（《少林寺伤科秘方》卷八"少林寺跌打损伤秘方"）

五生麻醉散。专用于外伤取刀枪箭毒者。生草乌、生川乌、生南星、生半夏、生甘草各二两。共研成极细粉末，用时醋调。另方：蟾酥、细辛各八钱，白胡椒二两，洋金花（一两）。共研为极细末，用时醋调药粉成糊，涂敷伤口四周，稍等片刻即可开刀施术也。（《少林寺伤科秘方》卷八"少林寺跌打损伤秘方"）

治鹤膝风效方。制草乌、制川乌各3g，白芥子6g，共研细末。取鲜羊肉90g，去筋骨用棒槌砸成浆糊，加入药粉调匀，制成软膏敷于患处，外用白纱包之，每隔7天换1次。（《少林寺秘方集锦》下部"内科杂病方"）

治小儿被狂犬咬伤秘方。用火罐吸去伤口内毒液。用生草乌、生南星、雄黄、马钱子（去毛）各等分，研末，用陈醋调成糊涂患处。（《少林寺伤科秘方》卷十）

脾寒厥疟。先寒后热，名寒疟；但寒不热，面色黑者，名厥疟；寒多热少，面黄腹痛，名脾疟。三者并宜服此。贾耘老用之二十年，累试有效。不蛀草乌头削去皮，沸汤泡二七度，以盏盖良久，切，焙，研，稀糊丸梧子大。每服三十丸，姜十片，枣三枚，葱三根，煎汤，清早服，以枣压之。如人行十里许，再一服。绝勿饮汤，便不发也。（《本草纲目》卷十七"乌头"）

大风癣疮，遍身黑色，肌体麻木，痹痛不常。草乌头一斤，刮洗去皮极净，摊干。

以清油四两，盐四两，同入铫内，炒令深黄色。倾出剩油，只留盐并药再炒，令黑烟出为度。取一枚擘破，心内如米一点白者始好，白多再炒。乘热杵罗为末，醋面糊丸梧子大。每服三十丸，空心温酒下。草乌性毒难制，五七日间，以黑豆煮粥食解其毒。（《本草纲目》卷十七"乌头"引僧继洪《澹寮方》）

遍身生疮，阴囊、两脚尤甚者。草乌一两，盐一两，化水浸一夜，炒赤为末，猪腰子一具（去膜煨熟，竹刀切捣）。醋糊丸绿豆大，每服三十丸，空心盐汤下。（《本草纲目》卷十七"乌头"引僧继洪《澹寮方》）

知母

[**性味**] 苦，寒。

[**归经**] 入肺、胃、肾经。

[**功能**] 滋阴降火，润燥滑肠。

[**主治**] 烦热消渴，骨蒸劳热，肺热咳嗽，大便燥结，小便不利。

[**附方**]（治跌仆伤胎）知母丸。知母（炒），为末，蜜丸梧子大，阿胶散煎汤送下百丸。（《竹林女科证治》卷二）

七问：胎前咳嗽，何以治之？答曰：五脏六腑，皆受气于肺，咳嗽感于寒也，秋则肺受之，冬则肾受之，春则肝受之，夏则心受之。其咳嗽不已则伤胎，宜服清肺安胎饮。知母一钱（6 g），贝母（去心）一钱（5 g），茯苓八分（6 g），黄芩一钱（6 g），枳壳（炒）八分（5 g），苏子（炒）八分（6 g），麦冬六分（10 g），元参（六分）（10 g），甘草三分（5 g），灯心三十寸（0.5 g）。水煎服。（《法门寺妇科胎前产后良方注评》）

（治子烦）知母饮。知母、麦冬（去心）、黄芪（生用）、甘草各一钱，子芩、赤茯苓各一钱半。水一盅半，煎至七分，去渣，入竹沥一杯，温服。（《竹林女科证治》卷二）

（治子淋）滋肾丸。知母（酒炒）、黄柏（酒炒）各一两，肉桂五钱。为末，水丸梧子大，空心白汤下百丸。（《竹林女科证治》卷二）

郁金

[**性味**] 辛、苦，凉。

[**归经**] 入心、肺、肝经。

[**功能**] 行气解郁，凉血破瘀。

[**主治**] 胸腹胁肋诸痛，失心癫狂，热病神昏，吐血，衄血，尿血，血淋，妇女倒经，黄疸。

[**附方**] 治点伤左前甲心脉秘方（子时点中）。药方：郁金、生地、丹参、枳壳、赤芍、桔梗、田三七、桑寄生各二钱，苏木、泽兰、乳香（醋制）、没药（醋制）各三钱，甘草一钱半，香附、穿山甲各一钱。（《少林寺伤科秘方》卷三"少林点穴残伤救治秘方"）

治胸腹痛。郁金末二钱，饭汤调下，即泻下恶物。（《岭南卫生方》卷中）

《僧深方》治目盲十岁，百医不能治，郁金散方。郁金二两，黄连二两，矾石二两。凡三物，治令筛，卧时着目中如黍米，日一。（《医心方》卷五）

衄血吐血。川郁金为末，井水服二钱，甚者再服。（《本草纲目》卷十四"郁金"）

治眼上白（下略）：郁金、青黛水，常使病囗向东方日出净明德佛忏悔，洗目至七日。（《敦煌古医籍考释·佛家方第一种》）

[**论述**] 辛苦寒，无毒。主血积，下气，生肌，止血，破恶血，血淋，尿血，金疮。【核曰】原从大秦国及西戎来，今蜀地、广南、江西州郡亦有，不及蜀中者佳。（《本草乘雅半偈》卷九"郁金"）

郁金，一名马蒁（朱震亨曰：郁金无香，而性轻扬，能致达酒气于高远，古人用治郁遏不能升者，恐命名因此也。李时珍曰：酒和郁鬯，昔人言是大秦国所产郁金花香，惟郑樵《通志》言即是此郁金。其大秦三代时未通中国，安得有此草。罗愿《尔雅翼》亦云是此根和酒令黄如金，故谓之黄流。其说并通。此根形状皆似莪蒁而医马病，故名马蒁）。苏恭曰：郁金生蜀地及西戎，苗似姜黄，花白质红，末秋出茎心而无实。其根黄赤，取四畔子根去皮火干，马药用之。破血而补，番人谓之马蒁。岭南者有实，似小豆，不堪啖。李时珍曰：其苗如姜，其根大小如指头，长者寸许，体圆有横纹，如蝉腹状，外黄，内赤，人以浸水染色，亦微有香气。气味辛寒，无毒，治血积，下气生肌，止血，破恶血，治女人宿血气心痛，冷气结聚，失心癫狂，蛊毒。郁金香，一名郁香，一名红蓝花，一名紫述香，一名草麝香，一名茶矩摩。（……《一统志》惟载柳州罗城县出郁金香，即此也。《金光明经》谓之茶矩么香。）陈藏器曰：郁金香生大秦国，二月、三月有花，状如红蓝，四月、五月采花，即香也。气味苦温，无毒。治蛊野诸毒，心腹间恶气，鬼疰，鸦鹘等一切臭，入诸香药用。（《广群芳谱》

卷九十五"郁金（二种同名）"引《本草纲目》）

附子

[**性味**] 辛、甘，热，有毒。

[**归经**] 入心、脾、肾经。

[**功能**] 回阳补火，散寒除湿。

[**主治**] 阴盛格阳，大汗亡阳，吐利厥逆，心腹冷痛，脾泄冷痢，脚气水肿，小儿慢惊，风寒湿痹，踒躄拘挛，阳痿，宫冷，阴疽疮漏及一切沉寒痼冷之疾。

[**附方**] 救生丸方，治产后胎衣不下，恶血奔心，迷闷不苏。此丸可以预合以备用，济世之简捷良方也。大附子一个（泡，去皮、脐，制为末），干漆二钱（为末，和匀），大黄五钱。为极细末，酒、醋熬成膏，和前二味为丸如桐子大，每服三十丸，淡酸汤下，一时连进三服，胎衣即下如神。（《宁坤秘笈》卷上）

（深师）又，四物附子汤，疗风湿相搏，骨节疼烦，掣痛不得屈伸，近之则痛，自汗出，短气，小便不利，恶风，不欲去衣，或一身悉肿方。附子二枚（炮，八破），桂心四两，白术三两，甘草二两（炙）。上药㕮咀，以水六升，煮取三升，去滓，服一升，日三，当微汗。若汗出烦者，一服五合。蔡公数用验。忌猪肉、冷水、生葱，余忌同前方。（《外台秘要方》卷十九"风湿方"）

深师卓氏膏。大附子四枚（生用，去皮），上一味，切，苦酒渍三宿，以脂膏一斤煎之，三上三下，膏成敷之。亦疗卒中风口噤，颈项强。（《外台秘要方》卷二十九"折踒方"）

（治白带腥臭）桂附汤。附子（甘草汤制熟）、肉桂（多油者）各一钱，黄柏（酒炒）、知母（炒）各五分。水煎，食前服。（《竹林女科证治》卷一）

《僧深方》欲令发黑方。八角附子一枚，淳苦酒半升，于铜器中煎令再沸，纳好矾石大如博碁一枚，矾石消尽，纳好香脂三两，和合相得，下置地勤洗，脂凝，取置筒中。拔白发，以脂涂其处，日三。（《医心方》卷四）

《僧深方》治少阴泄利不绝，口渴不下食，虚而兼烦方。附子一枚，干姜半两，甘草二分，葱白十四枚。凡四物，以水三升，煮取一升，二服。先渴后呕者，心有停水，一方加犀角一两。（《医心方》卷十一）

治击伤百会穴晕倒方。方药：附子9g，人参30g，白术12g，炙黄芪30g，石菖蒲

9 g，苏合香 0.9 g，干姜 3 片，共煎一碗，灌服即效。(《少林寺秘方集锦》上部"武伤急救方")

治腰寒痛妙方。附子 9 g，肉桂 0.9 g，独活 9 g，当归 15 g，千年健 9 g，追地风 9 g。以上诸药水煎浓汁半杯，以黄酒 30 g 送服。(《少林寺秘方集锦》下部"内科杂病方")

治冻疮方。附子 30 g，干姜 30 g。共研成细粉，用生香油调成膏，涂于患处。(《少林寺秘方集锦》下部"内科杂病方")

附子理中汤。治瘴毒内寒，自利烦渴，手足发冷，发热烦躁，呕逆闷乱。附子（炮，去皮、脐）一两，人参（去芦）、干姜（炮）、白术（炒）、甘草（炙）各二两。上㕮咀，每服四钱，水一盏半，煎至六分，食前热服。(《岭南卫生方》卷中)

七枣汤，治五脏气虚，阴阳相盛，乍为瘴疟，寒多热少，或但寒不热，皆可服。大附子一个（炭火中炮，后以盐水浸，再炮再浸，如此七次，即去皮、脐用）。上剉散，水一盏，姜七片，枣七个，煎至八分，当发早晨，空心温服，仍吃三五个枣子，忌如常法。陈无择云：《良方》中用乌头，兼不用盐水浸，不特服之僭燥，亦不能分利阴阳。其说有理，用者知之。(《岭南卫生方》卷中)

宽气汤，利三焦，顺脏腑，治大便多秘。香附子六两，砂仁一两，天台乌药（去心，取肉）二两，甘草（炒）一两一分。上剉散，每服一钱，橘皮汤下，不拘时候。(《岭南卫生方》卷中)

实脾散，治脾虚浮肿，瘴后肿满，亦宜用之。大附子一个，草果仁、干姜各二两，大腹子（六个）连皮，木瓜一个（去瓤，切片）。上用水，于银瓷器内同煮干一半，以手擘开，干姜心不白为度，不得全令水干，恐近底焦，取出剉，焙，为末，每服三钱，空心日午沸汤点服。(《岭南卫生方》卷中)

《百一选方》治膨胀，用嘉禾散、四柱散等分，和合煎服。常用以治头面四肢肿者亦效。又嘉禾散治肿甚效。(《岭南卫生方》卷中)

实表散，治腠理不密，易致感冒，先服此药，则感冒自然解散。附子（炮，去皮、脐）、苁蓉（酒浸一宿，焙干）、细辛（去叶）、五味子各等分。上为粗末，每二钱，入黄芪建中汤三钱，如法煎服。(《岭南卫生方》卷中)

生姜附子汤，治岭南瘴疠，内弱发热，或寒热往来，痰逆呕吐，头痛身疼，或汗多烦躁、引饮，或自利、小便赤，兼主卒中风。黑附子一个（生，去皮、脐，切片）。

上每一个作四服，每一服，水一盏，生姜十片，煎七分，温服，不拘时候。（《岭南卫生方》卷中）

干姜附子汤，治瘴毒阴候，发热或烦躁，手足冷，鼻尖凉，身体疼重，舌上生苔，烦渴引饮，或自利呕逆，汗出恶风。大附子一个（生，去皮、脐）。上每一个分四服，每一服加炮干姜二钱，水煎，温服，取滓再煎服之。（《岭南卫生方》卷中）

泄泻要方。黑附子3g，木香9g，炒白术9g，干姜3g，制香附9g，伏龙肝9g，煨草果6g，炙甘草6g。上药共研为细末，每服4.5g。（《少林寺秘方集锦》下部"内科杂病方"）

阳虚吐血。生地黄一斤，捣汁，入酒少许，以熟附子一两半，去皮、脐，切片，入汁内，石器煮成膏。取附片焙干，入山药三两，研末，以膏和捣，丸梧子大。每空心米饮下三十丸。昔葛察判妻苦此疾，百药皆试，得此而愈，屡发屡效。（《本草纲目》卷十七"乌头"引余居士《选奇方》）

僧继洪《澹寮方》蝎附丸。元气虚头痛，惟此方最合造化之妙。附子助阳扶虚，钟乳补阳镇坠，全蝎取其钻透，葱涎取其通气。汤使用椒以达下，盐以引用，使虚气下归。对证用之，无不作效。大附子一枚（剜心），入全蝎（去毒）三枚在内，以余附末同钟乳粉二钱半，白面少许，水和作剂，包附煨熟，去皮研末，葱涎和丸梧子大。每椒盐汤下五十丸。（《本草纲目》卷十七"乌头"）

[论述] 喻昌曰：太极动而生阳，静而生阴，阳动而不息，阴静而有常。二气交而人生，二气分而人死，二气偏而病起，二气乖而病笃。圣神忧之，设为医药，调其偏驳，使归和平，而民寿以永。观于《生气通天论》中，论人身阳气，如天之与日，失其所则折寿而不彰。是虽不言阴病，而阴病之机，宛然可识。但三皇之世如春，阳和司令，阴静不扰，所以《内经》凡言阴病，但启其端，弗竟其说。厥后国政乖讹，阳舒变为阴惨，天之阳气闭塞，地之阴气冒明。冒明者，以阴浊而冒蔽阳明也，百川沸腾，山冢崒崩，高岸为谷，深谷为陵，《诗》言之矣。民病因之，横夭宏多，究莫识其所以横夭之故。汉末张仲景，著《伤寒论》十卷，治传经阳病；著《卒病论》六卷，治暴卒阴病。生民不病，《卒病论》当世即已失传，岂非其时贤士大夫莫能深维其义，《金匮玉函》置而弗收，其流布民间者，悉罹兵火之厄耶？仲景已后，英贤辈出，从未有阐扬其烈者，惟韩祗和于中寒一门，微有发明，诲人以用附子、干姜为急，亦可谓仲景之徒矣。然自有医药以来，只道其常，仲景兼言其变，诧而按剑，势所必至，越

千百年，祇和草泽一家之言，已不似仲景登高之呼。况有丹溪、节斋诸缙绅先生，多主贵阴贱阳立说，曰阳道饶，阴道乏；曰阳常有余，阴常不足；曰阴气难成易亏故早衰，制为补阴等丸，畸重乎阴，畴非至理。第于此道，依样葫芦，未具只眼。然世医莫不奉以为宗，即使《卒病论》传之至今，亦与《伤寒论》同其悠悠汶汶也已。嗟乎！化日舒长，太平有象，乱离愁惨，杀运繁兴。救时者倘以贵阴贱阳为政教，必国非其国；治病者，倘以贵阴贱阳为药石，必治乖其治矣，岂通论哉？昌尚论仲景《伤寒论》，于凡阴病见端，当以回阳为急者，一一表之，吾门已骎骎知所先矣。今欲并度金针，畅言底里。《易》云：通乎昼夜之道而知。夫昼为阳，群阴莫不潜伏。夜为阴，群阴得以现形，诸鬼为之夜食，一切山精水怪，扬氛吐焰，伎俩无穷，比鸡鸣则尽隐矣。盖鸡鸣夜虽未央，而时则为天之阳也。天之阳开，故长夜不至漫漫而将旦也。阴病之不可方物，此见一斑，而谁为燃犀之照也哉？佛说四百四病，地、火、水、风，各居百一，是则四百四病，皆为阴病矣。夫水、火、木、金、土，在天成象，在地成形，原不独畸于阴，然五形皆附地而起，水附于地，而水中有火，火中有风。人所以假合成身，身所以相因致病，率禀四者。金性坚刚，不受和合，故四大惟金不与。证无生者，必修西方佛土，有由然也。世人但知地气静而不扰，偶见地动，便骇为异，不知地气小动，则为灾眚，大动则为劫厄。劫厄之来，天地万物，凡属有形，同归于坏。然地气有时大动，而世界得不速坏者，则以玄天真武坐镇北方，摄伏龙蛇，不使起陆，以故地动而水不动，水不动而水中之火，火中之风自不动也。仲景于阴盛亡阳之证，必用真武汤以救逆者，非以此乎？至于戌亥混茫，亦非天翻地覆，互相混也。天原不混于地，乃地气加天而混之耳。盖地、水、风、火四轮，同时轰转，雷炮冲射之威，千百亿道，震荡于五天之中，顷之搅毁太空，混为一区，而父母所生血肉之躯，其阴病之惨烈，又当何如？禅宗有白浪滔天，劫火洞然，大千俱坏等语，岂非四大解散之时实有此象乎？究竟地气加之于天者，止加于欲界、色界等天，不能加于无色界天。所以上八景中，忉利天宫，万圣朝真，兜率内院，诸天听法，各各身除中阴，顶现圆光，由此直接非想非非想天。而入佛界法界，睹大千世界，若掌中一果矣，更何劫运可加之耶？劫运所加之天，至子而开，阴气下而高覆始露，至丑而阴气尽返于地，而太空始廓，两仪分奠厥位。日月星辰丽乎天，华岳河海附乎地，五天之气，散布于列曜，九地之气，会通乎山泽，以清以宁，曰大曰广，庶类以渐萌生，而天界隙中所余暴悍浊阴，动辄绵亘千万丈，排空直坠，摧残所生，靡有孑遗。天开地辟以后，阴惨余殃，尚若此其可畏，必至寅而驳劣悉返冲和。天光下济，地德上承，名木嘉卉，累累垂实，光音天人，下食其果，不复升举，因得施生，乃至繁衍，而成天、地、人之三界也。此义关系人身性命，病机安危，最宏最巨，儒者且置为不论不议，医者更蔑闻矣。昌每见病者，阴邪横发，上干清道，必显畏寒腹痛、下利上呕、自汗淋漓、肉𥆧筋惕等证，即忙把住关门，行真武坐镇之法，不使龙雷升腾霄汉。一遵仲景已传之秘，其人获安。倘失此不治，顷之浊阴从胸而上入者，咽喉肿痹，舌胀睛突；浊阴从背而上入者，颈筋粗大，头项若冰，转盼浑身青紫而死，谓非地气加天之劫厄乎？惟是陡进附子、干姜，纯阳之药亟驱阴邪，下从阴窍而出，非与迅扫浊阴之气，还返地界同义乎？然必尽驱阳隙之阴，不使少留，乃得功收再造，非与一洗天界余氛，俾返冲和同义乎？会仲景意中之法，行之三十年，治经百人，凡遇药到，莫不生全，虽曰一时之权宜，即拟为经常之正法可也。医学缺此，诚为漏义，谨立鄙论以开其端。后有作者，出其广大精微之蕴，是编或有可采云尔。（《医门法律》卷二"阴病论"）

　　寒中少阴，行其严令，埋没微阳，肌肤冻裂，无汗而丧神守，急用附子、干姜，加葱白以散寒，加猪胆汁引入阴分。然恐药力不胜，熨葱灼艾，外内协攻，乃足破其坚凝。少缓须臾，必无及矣，此一难也。若其人真阳素扰，腠理素疏，阴盛于内，必逼其阳亡于外，魄汗淋漓，脊项强硬。用附子、干姜、猪胆汁，即不可加葱及熨灼，恐助其散，令气随汗脱，而阳无由内返也。宜扑止其汗，陡进前药，随加固护腠理，不尔恐其阳复越，此二难也。用附子、干姜以胜阴复阳者，取飞骑突入重围，搴旗树帜，使既散之阳，望帜争趋，顷之复合耳。不知此义者，加增药味，和合成汤，反牵制其雄入之势，必至迂缓无功，此三难也。其次，前药中即须首加当归、肉桂，兼理其荣，以寒邪中入，先伤荣血故也。不尔药偏于卫，弗及于荣，与病即不相当，邪不尽服，必非胜算，此四难也。其次，前药中即须加入人参、甘草，调元转饷，收功帷幄。不尔姜、附之猛，直将犯上无等矣，此五难也。用前药二三剂后，觉其阳明在躬，运动颇轻，神情颇悦，更加黄芪、白术、五味、白药，大队阴阳平补，不可歇手。盖重阴见睍，浪子初归，斯时摇摇靡定，怠缓不为善后，必堕前功，此六难也。用群队之药，以培阴护阳，其人即素有热痰，阳出早已从阴而变寒，至此无形之阴寒虽散，而有形之寒痰阻塞窍隧者，无由遽转为热。姜、附固可勿施，其牛黄、竹沥，一切寒凉，断不可用。若因其素有热痰，妄投寒剂，则阴复用事，阳即躁扰，必堕前功，此七难也。前用平补后，已示销兵放马，偃武崇文之意。兹后总有顽痰留积经络，但宜甘寒助气开通，不宜辛辣助热壅塞。盖辛辣始先不得已而用其毒，阳既安堵，既宜休养其阴，何得喜功生事。徒令病去药存，转生他患，漫无宁宇，此八难也。昌粗陈病概，明告八难，良工苦心，此道庶几可明可行矣。然卤莽拘执之辈，用法必无成功，愚昧鲜识之人，服药必生疑畏。谨合《阴病论》，请正明哲巨眼，恳祈互相阐发，俾卒病之旨，人人共明，坦然率由，讵非生民之厚幸乎？（《医门法律》卷二"论治中寒病用药八难"）

凡治中湿危笃之候，即当固护其阳。若以风药胜湿，是为操刃，即以温药理脾，亦为待毙，医之罪也。人身阳盛则轻矫，湿盛则重着，乃至身重如山，百脉痛楚，不能转侧，此而不用附子回阳胜湿，更欲何待？在表之湿，其有可汗者，用附子合桂枝汤以驱之外出。在里之湿，其有可下者，用附子合细辛、大黄以驱之下出。在中之湿，则用附子合白术以温中而燥其脾。今之用白术，而杂入羌、防、枳、朴、栀、橘等药，且无济于事，况用槟榔、滑石，舟车导水浚川等法乎？（《医门法律》卷四"律十一条"）

……附子、乌头等诸毒药，浸豆麦等，名尽形药。（《大藏经》卷四十"四分律删繁补阙行事钞"）

何首乌

[**性味**] 苦、甘、涩，微温。

[**归经**] 入肝、肾经。

[**功能**] 补肝，益肾，养血，祛风。

[**主治**] 肝肾阴亏，发须早白，血虚头晕，腰膝软弱，筋骨酸痛，遗精，崩带，久疟，久痢，痈肿，瘰疬，肠风，痔瘘；慢性肝炎。

[**附方**] 僧文象好养生术。元和七年三月十八日朝茅山，遇老人于华阳洞口，告僧曰：汝有仙相，吾授汝秘方。有何首乌者，顺州南河县人。祖能嗣，本名田儿，天生阉，嗜酒。年五十八，因醉夜归，卧野中。及醒，见田中有藤两本，相远三尺，苗蔓相交，久乃解，解合三四。心异之，遂掘根持问村野人，无能名，曝而干之。有乡人凌良戏而曰：汝阉也，汝老无子，此藤异而后以合，其神药，汝盍饵之。田儿乃筛末酒服，经七宿，忽思人道；累旬力轻健，欲不制，遂娶寡妇曾氏。田儿因常饵之，加餐两钱，七百余日，旧疾皆愈，反有少容，遂生男。乡人异之。十年生数男，俱号为

药。告田儿曰：此交藤也，服之可寿百六十岁，而古方、本草不载，吾传于师，亦得之于南河。吾服之，遂有子。吾本好静，以此药害于静，因绝不服。汝偶饵之，乃天幸。因为田儿尽记其功，而改田儿名能嗣焉。嗣年百六十岁乃卒，男女一十九人。子庭服亦年百六十岁，男女三十人；子首乌服之，年百三十岁，男女二十一人。安期叙《交藤》云：交藤味甘，温，无毒，主五痔，腰腹中宿疾冷气，长筋益精，令人多子，能食，益气力，长肤，延年。一名野苗，一名交茎，一名夜合，一名地精，一名桃柳藤。生顺州南河县田中，岭南诸州往往有之。其苗大如藁，本光泽，形如桃柳叶，其背偏独单，皆生不相对，有雌雄。雄者苗色黄白，雌者黄赤，其生相远，夜则苗蔓交，或隐化不见。春末、夏中、初秋三时候晴明日，兼雌雄采之。烈日曝干，散服酒下良。采时尽其根，勿洗，乘润以布帛拭去泥土，勿损皮，密器贮之，每月再曝，凡服偶日，二、四、六、八日是，服讫以衣覆汗出，导引。尤忌猪、羊肉血。老人言讫，遂别去，其行如疾风。浙东知院殿中孟侍御识何首物，尝饵其药，言其功如所传。出宾州牛头山，苗如草藓，蔓生，根如杯拳，削去侧皮，生啖之，南人因呼为何首乌焉。元和八年八月录。(《经史百家医录·养生》)

少林生发丸。方药：何首乌（酒制）、生地黄、菟丝子、旱莲草、当归各 30 g，陈皮 6 g，山楂 12 g。制法：以上 7 味药，共研成细粉，取蜜炼制成丸药，每丸重 9 g。服法：每日 2 次，每次 1 丸。3 个月为一个疗程，一般服 3~5 个疗程。功效：补血滋阴。主治血热或血虚所致的头发脱落，疗效良好。(《少林寺秘方集锦》下部"少林延寿方")

少林还少丹。方药：何首乌（酒蒸）500 g，生地 240 g，熟地 240 g，女贞子 90 g，紫河车 90 g，石斛 90 g，当归 150 g，益智仁 150 g，核桃仁（蜜制）60 g，枸杞子 60 g，青葙子 60 g，川黄连 60 g，大黑豆 60 g，真海马 3 个，山茱萸 60 g，人参 60 g，薏苡仁 60 g，黄精 30 g，龟板 30 g，桃仁 30 g，酸枣仁 30 g，柏子仁 30 g，麦冬 30 g，天门冬 30 g，大山楂 30 g，红曲 30 g。制法：以上 26 味药共碾成细粉，取上等蜂蜜 2.04 kg，制成弹子大丸，外用朱砂水飞挂衣。服法：每服 1 丸，日服 2 次，能久服不限。功效：滋补肝肾，双补气血，乌发悦颜，健脑聪耳，明目固齿，延年益寿。(《少林寺秘方集锦》下部"少林延寿方")

治头晕眼花方。蒸首乌 15 g，女贞子 9 g，白芍 9 g，人参 15 g，当归 15 g，熟地 9 g，枸杞子 15 g，大枣 5 枚。以清泉水 1500 ml 加上药中，煎取 500 ml，每日 2 次。

（《少林寺秘方集锦》下部"内科杂病方"）

寻骨风

[**性味**] 苦，平。

[**主治**] 风湿关节痛，腹痛，疟疾，痈肿。

[**附方**] 治全身骨节肿痛方。寻骨风 9 g，大艽 12 g，青风藤 15 g，千年健 9 g，木瓜 9 g，当归 9 g，祁蛇 6 g，豨莶草 9 g，公狗胫骨 30 g（砸碎），甘草 6 g。以上诸药加水 1500 ml，煎至 500 ml，加黄酒 30 g 服之。连服 6 剂，良效。（《少林寺秘方集锦》下部"内科杂病方"）

地不容

[**性味**] 苦、辛，寒，有毒。

[**功能**] 清热解毒，消痰，截疟，止痛。

[**主治**] 痈疽肿毒，喉闭，疟疾，胃痛。

[**论述**] 《图经本草》：解毒子，一名地不容，出戎州，蔓生，叶青如杏叶而大，厚硬，凌冬不凋，无花、实，根黄白色，外皮微粗褐，累累相连如药实而圆大，采无时。又开州兴元府出苦药子，大抵与黄药相类，春采根曝干，亦入马药用。气味苦，大寒，无毒。解蛊毒，止烦热，辟瘴疠，利喉闭及痰毒，治五脏邪气，清肺压热，消痰降火，利咽喉，退目赤。（《广群芳谱》卷九十八"解毒子"）

生姜

[**性味**] 辛，温。

[**功能**] 发表，散寒，止呕，开痰。

[**主治**] 感冒风寒，呕吐，痰饮，喘咳，胀满，泄泻，解半夏、天南星毒，及鱼、蟹、鸟、兽肉毒。

[**附方**] 《梅师方》治霍乱吐下不止，欲死。生姜五两，牛儿屎一升，切姜，以水四升，煎取二升，分温服。（《政和本草》卷七"生姜"）

又方，治腹满不能服药。煨生姜绵裹，纳下部中，冷即易之。（《政和本草》卷七"生姜"）

（深师）又，疗疟，醇醨汤方。生姜三两，乌梅三七枚（擘，一方十四枚），甘草三两（炙），桂心二两，常山三两，襄荷根三两。上三味，切，以水六升，煮取一升，曰醇，未发时须顿服；更以水三升，煮取一升，曰醨，至发不断，复顿服，甚良。别方说，发日平旦服醨一升，以醇着头边，若欲发便服醇，神良。二说不同也。忌海藻、菘菜、生葱、生菜。（《外台秘要方》卷五"疗疟方"）

深师疗大风水，脉浮，浮为在表，其人或头汗出，表无他病，但下重，故知从腰以上为和，腰以下当肿及阴，难以屈伸，木防己汤方。生姜三两，大枣十二枚（擘），白术四两，木防己四两，甘草二两（炙），黄芪五两。上六味，切，以水六升，煮取二升，分三服。喘者，加麻黄；身重、胃中不和者，加芍药；气上冲者，加桂心；下久寒者，加细辛、防己、黄芪为本。服药欲解，当如虫行皮中状，从腰以下冷如冰，服汤后坐被上，又以一被绕腰，温下，令得汗，汗出则愈也。忌海藻、菘菜、桃、李、雀肉等。（《外台秘要方》卷二十"风水方"）

《耆婆方》治人心腹绞痛不止方。生姜十两，桂心三两，甘草三两，人参二两。四味，切，以水一斗，煮取二升，分三服。（《医心方》卷六）

《耆婆方》治霍乱先腹痛方。煮生姜热饮之。（《医心方》卷十一）

《僧深方》云：生姜，切，五升，以水八升，煮取三升，分三服。（《医心方》卷二十二）

《耆婆方》治产后恶露不尽方。生姜一斤，蒲黄三两，以水九升，煮取三升，分三服，得恶血即瘥。（《医心方》卷二十三）

《耆婆方》治人心腹痛，此即产后血瘀方。生姜三斤，以水小三升，煮取一升半，分三服，当下血及恶水即愈。（《医心方》卷二十三）

《僧深方》生姜汤，治食已吐逆方。生姜五两，茯苓四两，半夏一升，橘皮一两，甘草二两。五种，水九升，煮取三升七合，分三服。（《医心方》卷九）

《夷坚志再补》一人事佛甚谨，适苦嗽逾月，夜梦老僧呼谓之曰：汝嗽只是感寒，吾有方授汝，但用生姜一物，切作薄片，焙干为末，糯米糊丸芥子大，空心米饮下三十丸。觉如其言，数服而愈。（《唐宋文献散见医方证治集》）

治食后即吐方。生姜3片，竹茹9g，伏龙肝30g，半夏4.5g。水煎服。（《少林寺秘方集锦》下部"内科杂病方"）

治晕倒不知人事方。用大拇指按着下唇近牙根处（叫龙泉），揉按几下苏醒。然后用生姜60 g，胡椒 2 g（研细），水煎，服 2 碗可治愈。（《少林寺秘方集锦》下部"少林寺还俗僧徐祇法秘藏方选"）

《梅师方》治腹满不能服药，煨生姜绵裹，纳下部中，冷即易之。（《肘后备急方》卷一"治卒心腹烦满方"）

半夏

[**性味**] 辛，温，有毒。

[**归经**] 入脾、胃经。

[**功能**] 燥湿化痰，降逆止呕，消痞散结。

[**主治**] 湿痰冷饮，呕吐，反胃，咳喘痰多，胸膈胀满，痰厥头痛，头晕不眠，外消痈肿。

[**附方**]（深师疗伤寒，病哕不止）又，半夏散方。半夏（洗，焙干）。上一味，末之，生姜汤和服一钱匕。忌羊肉、饧等。（《外台秘要方》卷二"伤寒呕哕方"）

急伤寒病。半夏四钱，生姜七片，酒一盏，煎服。（《本草纲目》卷十七"半夏"引胡洽居士《百病方》）

深师疗胸满气噎，通气汤方。半夏八两（洗），生姜六两，桂心三两，大枣三十枚。上四味，切，以水八升，煮取三升，分服五合，日三夜一。忌羊肉、饧、生葱。（《外台秘要方》卷八"气噎方"）

（深师）又，疗铁、棘、竹、木诸刺在肉中，折不出及哽不下方。半夏二两（洗），白蔹二两。上二物捣筛，酒服半钱匕，日三。宁从少少起者，半夏戟人喉中故也。忌羊肉、饧等。加干姜一两尤佳。（《外台秘要方》卷八"诸骨哽方"）

（深师）又，疗哽方。半夏五两（洗），白芷五两。上二物，捣筛，服方寸匕，则呕出。忌羊肉、饧。（《外台秘要方》卷八"诸骨哽方"）

（谢道人疗眼暴肿痛）又方，半夏一升（洗），生姜八两，前胡四两，枳实二两（炙），细辛一两，乌梅十二枚（擘）。上六味，切，以水七升，煮取二升半，温分为三服。忌羊肉、饧、生菜。（《外台秘要方》卷二十一"眼暴肿痛方"）

消暑丸，治中暑烦躁闷乱，或欲绝者。半夏一斤，茯苓半斤，甘草半斤。上为细末，姜汁作糊，丸如梧子大，每服百丸。（《岭南卫生方》卷中）

伤寒干哕，半夏熟洗研末，生姜汤服一钱匕。（《古今图书集成·医部全录》卷三

百五十七引《梅师方》）

二味复生散。方药：生半夏、生大黄各等分。制法：共研为极细粉末，备用。用法：取适量药粉吹鼻（男左女右）。功效：开窍，醒神。主要用于跌打损伤所致的气厥、惊厥、不省人事。（《少林寺秘方集锦》上部"武伤急救方"）

洗药方。半夏、川乌、草乌、乳香、没药、骨碎补各一两，白及、白芷、黄柏、七厘散、寻骨风、蛇蜕、千年健各五钱，陈石灰。用烧酒煎洗。（《少林寺伤科秘方》卷五"少林伤科全身用药方"）

金枪屡效方。生半夏六钱，白蜡四钱。共为末，敷之立效。（《少林寺伤科秘方》卷六"少林刀枪伤秘方"）

接骨秘方。生半夏、生黄柏各二钱。捣敷，七日即愈。对其骡踢马踏损伤亦有良效。（《少林寺伤科秘方》卷七"少林接骨内传秘方"）

山仙传接骨方。生半夏四两（泡制六次，第一次米泔水浸三日，二次盐水浸一日，三次醋浸一日，四次童便浸一日，五次黄酒浸一日，六次姜汁浸一日），阴干后加黄芩四两，共研为细末，老酒送下，每服五分至一钱。肿痛或损骨者，用醋调糊敷患处即愈。（《少林寺伤科秘方》卷七"少林接骨内传秘方"）

一切损伤急救方。不论金刀木器伤手足及骡马咬伤等，见血敷上可止血、收口止痛。用生半夏、松香或煮或捶（去油）各等分，研末敷患处即可。（《少林寺伤科秘方》卷八"少林寺跌打损伤秘方"）

二味生脉散。生半夏、生大黄各等分。共研细末，贮于瓷瓶内，用时取少许吹入鼻（男左女右），可速醒回阳。若用时发现鼻疼者，可用老姜汁涂之止痛。（《少林寺伤科秘方》卷八"少林寺跌打损伤秘方"）

二陈汤。治瘴疾有痰者。半夏（汤洗七次）、橘皮（去白）各五两，茯苓（去黑皮）三两，甘草（炙）一两。上㕮咀，每服四钱，水一盏半，姜七片，乌梅一个，煎至六分，去滓，热服，不拘时候。（《岭南卫生方》卷中）

四兽歌。治五脏气虚，喜怒不节，劳逸兼并致阴阳相胜，结聚涎饮与卫气相抟，发为疟疾，兼治瘴疟最有神效。半夏（汤洗七次）、茯苓（去皮）、人参（去芦）、白术（炒）、草果（去皮）、橘红（去白）、甘草（减半）。上同枣子、乌梅、生姜，并等分㕮咀，以盐少许淹食顷，厚皮纸裹，以水湿之，慢火炮，令香熟，焙干，每服半两，水二盏，煎六分，去滓，未发前并进数服。（《岭南卫生方》卷中）

乐令黄芪汤。治岭南瘴毒，发热烦躁引饮，大便不通，小便赤涩，或狂言内热，神昏不省人事。半夏（汤洗七次）七钱半，白芍药（炒）、前胡（去芦）、桂心（去粗皮）、黄芪（蜜炙）、白茯苓（去皮）、人参（去芦）、细辛（去叶，洗）、当归（去芦）、麦门冬（去心）、陈皮（去白）、甘草（炙）各一两。上咬咀，每服四钱，水一盏，姜四片，枣一个，同煎至七分，去滓，微热服，不拘时候。（《岭南卫生方》卷中）

温胆汤。治大病后虚烦不得睡，兼治心胆虚怯，触事易惊，或梦寐不祥，或异象眩惑，遂致心惊胆慑，气郁生涎，涎与气抟，变生诸证，或短气悸乏，或复自汗，或四肢浮肿，饮食无味，心虚烦闷，坐卧不安，悉能主之。半夏（汤泡）、枳实（炒）各一两，橘红一两半，甘草四钱，茯苓（去皮）三分。上咬咀，每服四钱，水一盏半，姜七片，枣一个，竹茹一块，煎至六分，去滓，食前热服。竹茹即刮青也。（《岭南卫生方》卷中）

伤口止血散。生半夏、生南星、白芷、白及、三七各等分研末，装瓷瓶内备用。若遇刀械伤口出血，可用少许敷患处，可立即止血止痛。（《少林寺伤科秘方》卷八"少林寺跌打损伤秘方"）

消暑丸。大解暑毒，治中暑烦躁闷乱，或欲绝者。半夏一斤（剉成两片，甚小者不必剉，醋五升煮干），茯苓（去皮）半斤，甘草（生）半斤。上为细末，姜汁作糊，丸如梧子大，每服百丸，熟水咽下。此药合时，须用好醋煮半夏，生姜自然汁煮糊，勿杂生水，臻志修治，极有神效。中暑为患，药下即苏。伤暑发热头疼，用之尤验。夏月常服，止渴利水，虽多饮水，亦不为害。若痰饮停滞，或为饮食所伤，并用姜汤咽下。入夏之后，不可缺此，应是暑药皆不及此。（《岭南卫生方》卷中）

刀斧伤止血妙方。刀斧伤（不可见水）出血，可用鲜车草叶捣烂敷之，也可用生半夏末敷上立效，能止血止痛、生肌收口。（《少林寺伤科秘方》卷六"少林刀枪伤秘方"）

急伤寒病。半夏四钱，生姜七片，酒一盏，煎服。（《本草纲目》卷十七"半夏"引胡洽居士《百病方》）

瓦松

[**性味**] 酸、苦，凉。

[**归经**] 入肝、肺经。

[**功能**] 清热解毒，止血，利湿消肿。

[**主治**] 吐血，鼻衄，血痢，疟疾，热淋，痔疮，湿疹，痈毒，疔疮，汤火灼伤；肝炎。

[**论述**] 瓦松（《唐本》），瓦花（《纲目》）……赤者名铁脚婆罗门草（《纲目》）。天王铁塔草，时珍曰：其名殊不可解。（《本草纲目》卷二十一"昨叶何草"）

牛膝

[**性味**] 甘、苦、酸，平。

[**归经**] 入肝、肾经。

[**功能**] 生用散瘀血，消痈肿。熟用补肝肾，强筋骨。

[**主治**] 生用治淋病，尿血，经闭，癥瘕，难产，胞衣不下，产后瘀血腹痛，喉痹，痈肿，跌打损伤。熟用治腰膝骨痛，四肢拘挛，痿痹。

[**附方**] 《梅师方》治竹木针在肉中不出。取生牛膝茎捣末，涂之即出。（《政和本草》卷六"牛膝"）

又方，治胞衣不出。牛膝八两，葵子一两，以水九升，煎取三升，分三服。（《政和本草》卷六"牛膝"）

又方，治金疮痛所。生牛膝捣敷疮上，立瘥。（《政和本草》卷六"牛膝"）

小便如刀割，此乃血门不开，皆用八珍散。无效，宜用牛膝汤，一剂有功。牛膝三两，乳香、麝香各一钱。水碗半，煎牛膝至一碗，临服，磨乳香、麝香入内，空心服之即愈。（《宁坤秘笈》卷上）

（治经来小便痛）牛膝汤。大牛膝三两，麝香一分，乳香一钱（去油）。水一盏半，煎牛膝至一盏，临服，磨麝、乳二香入内，空心服。（《竹林女科证治》卷一）

《僧深方》云：取牛膝根两株，拍破，以沸汤泼之，饮汁，儿立出。（《医心方》卷二十三"治子死腹中方"）

治点伤血池穴（即血海）方。牛膝4.5 g，当归尾4.5 g，肉桂4.5 g，川芎4.5 g，金银花3 g，陈皮3 g，石斛3 g，骨碎补4.5 g，虎骨4.5 g，川断4.5 g。以上药加水、酒各半，煎浓汁服，连服10剂为1个疗程。（《少林寺秘方集锦》上部"点穴致伤救治方"）

发散下部方。牛膝、木瓜、独活各9 g，当归尾、川芎各6 g，川断、厚朴、威灵仙、赤芍、金银花各7.5g，甘草3g。取水、酒各半，煎好后加入姜汁一勺内服。（《少林寺秘方集锦》上部"少林药案"）

治点伤内廉二穴秘方。牛膝、木瓜、苡仁、五加皮、广皮、羌活、青皮、丹皮、桂枝、红花、白芍各五钱。马鞭草引，酒下。（《少林寺伤科秘方》卷三"少林点穴残伤救治秘方"）

治点伤左腿肚子一脉秘方（丑时点中）。药方：牛膝、金樱子、木通、泽兰、甘草、薏米、五加皮、苏木各二钱，生地、自然铜（醋制七次）、木瓜、没药（去油）、乳香（去油）、归尾各三钱，田三七一钱。（《少林寺伤科秘方》卷三"少林点穴残伤救治秘方"）

治点伤侧足穴秘方。怀牛膝、归尾、大黄、木通、五味子、参三七、细辛、车前子、白芷、红花、甘草。马鞭草引，酒下。（《少林寺伤科秘方》卷三"少林点穴残伤救治秘方"）

天麻

[**性味**] 甘，平。

[**归经**] 入肝经。

[**功能**] 息风，定惊。

[**主治**] 眩晕眼黑，头风头痛，肢体麻木，半身不遂，语言謇涩，小儿惊痫动风。

[**附方**] 二十九问：产后中风，何以治之？答曰：宜服后方。天麻八分，枳实（炒）六分，丹皮五分，贝母六分，荆芥六分，花粉六分，姜黄连六分，秦艽五分，橘红五分，茯苓五分，僵蚕一钱，甘草五分。姜汁、竹沥为引，水煎服。（《法门寺妇科胎前产后良方注评》）

十四问：胎前手足麻痹，何以治之？答曰：此血少耳，宜服后药。天麻八分（5g），当归八分（6g），川芎八分（5g），白芍（炒）六分（10g），生地八分（12g），党参五分（12g），白术五分（12g），茯苓六分（10g），黄芩（炒）五分（6g），香附（炒）六分（6g），甘草四分（3g）。水煎服。（《法门寺妇科胎前产后良方注评》）

二十二问：胎前中风，何以治之？答曰：宜服加减顺气散。天麻一钱（6g），僵蚕一钱（6g），前胡一钱（6g），川芎八分（5g），苏子（炒）八分（5g），桔梗七分（6g），乌药六分（5g），秦艽六分（5g），枳壳五分（6g），黄连六分（5g），陈皮四

分（5 g）、甘草五分（3 g）。生姜、竹沥为引，水煎服。（《法门寺妇科胎前产后良方注评》）

少林珍玉散。方药：明天麻、羌活、防风、南星（姜汁炒）、白芷各15 g，白附子3 g。制法：将上6味药研成细末，装入瓷瓶内密封备用，切勿漏气。服法：成人每服0.2～0.3 g，用黄酒或凉开水冲服。功效：醒神通阳，开窍，镇痉。用于治疗跌打损伤引起的不省人事，口眼㖞斜，抽搐。外用治疗伤口溃烂。（《少林寺秘方集锦》上部"武伤急救方"）

治局部击伤疼痛不止方。方药：天麻9 g，白芷9 g，白附子9 g，生南星9 g，防风9 g。制法：以上诸药共研成细末，再加失笑散30 g调匀。服法：每次服9 g，用黄酒30 g冲下。如能配合药粉用醋调糊状外敷，疗效更佳。（《少林寺秘方集锦》上部"止血方"）

治点伤囟门穴秘方。天麻、白芷、藁本、羌活、木香、青皮、骨碎补、赤芍、红花、制川乌、甘草。共为末，葱引，酒下五分。（《少林寺伤科秘方》卷三"少林点穴残伤救治秘方"）

治点伤乔空穴秘方。乔空，耳后根也。天麻、藁本、白芷、羌活、荆芥各二钱，麝香一分，血竭一钱，红花三钱，甘草二钱。共为末，酒下五分。（《少林寺伤科秘方》卷三"少林点穴残伤救治秘方"）

治点伤眼角左右穴秘方。天麻、白芷、柴胡、桔梗、制川乌、独活、儿茶各一钱，三棱、莪术各二钱，甘草五分。共为末，酒下五分。（《少林寺伤科秘方》卷三"少林点穴残伤救治秘方"）

少林珍玉散。治不省人事、嘴眼㖞斜、抽搐等中风诸症。明天麻、羌活、防风、制南星（姜汁炒）、白芷各五钱，白附子一钱。上药共研为末，贮于瓷瓶内备用，每服三分，用黄酒送甚效，如昏迷甚者，可服至三钱，立即速醒，确有起死回生之神效。（《少林寺伤科秘方》卷八"少林寺跌打损伤秘方"）

治兵器伤身疼痛秘方。药方：天麻、白芷、白附子、制南星各三钱。共研为细末，加失笑散一两，调服，每服五分，或用醋调涂患处。（《少林寺伤科秘方》卷九）

乌药

[**性味**] 辛，温。

[**归经**] 入脾、肺、肾、膀胱经。

[**功能**] 顺气开郁，散寒止痛。

[**主治**] 气逆胸腹胀痛，宿食不消，反胃吐食，寒疝，脚气，小便频数。

[**附方**] （治恶阻）乌附汤。乌药、香附（制）、白术（蜜炙）、陈皮各一钱，人参、炙甘草各八分，姜三片。水盏半，煎七分服。（《竹林女科证治》卷二）

治大便多秘，宽气汤。香附子六两，砂仁一两，天台乌药（去心，取肉）二两，甘草（炒）一两一分。上剉散，每服一钱，橘皮汤下，不拘时候。（《岭南卫生方》卷中）

圣神散。淮乌、白芷、赤芍、白及、枇杷叶、芙蓉叶各三钱，韭菜根、韭菜各一两。用姜汁、韭汁、老酒同调服。（《少林寺伤科秘方》卷八"少林寺跌打损伤秘方"）

淮乌散。淮乌、川芎、白芷各等分。共研为细末，用姜汁、陈酒调服。（《少林寺伤科秘方》卷八"少林寺跌打损伤秘方"）

小乌沉汤。调中快气，治心腹刺痛。乌药（去心）一两，香附子（砂盆内，淅去皮、毛，焙干）二两，甘草一分。上为细末，每服一钱，入盐少许，沸汤点服，不拘时。（《岭南卫生方》卷中）

治点伤三平穴秘方。台乌（台乌即乌药，产于台州）、川乌、威灵仙、大茴、参三七、广皮、地鳖虫各一钱，肉桂、甘草各四分。童便引，酒下。（《少林寺伤科秘方》卷三"少林点穴残伤救治秘方"）

亚麻

[**功能**] 根：平肝，补虚，活血。

[**主治**] 根：治跌打损伤；慢性肝炎，睾丸炎。茎叶：治肝风头痛，刀伤出血。

[**附方**] 《梅师方》治蚰蜒入耳。胡麻杵碎，以袋盛之为枕。（《政和本草》卷二十四"胡麻"）

治杨梅疮（一名木棉疔，一名天疱疮）方。胡麻、蔓荆子、枸杞子、荆芥、牛蒡子、山栀子、防风、黄连、大黄各二钱，黄柏、苦参、山豆根、轻粉、白蒺藜各一钱。上精制为末，水煮面为丸，如梧桐子大。每服重二钱半，用茶五更吞服，午时又一服，自觉口内痛，住服。忌荤腥、油、酱、炙炒香焦之物、生果之类。宜食淡粥，切戒房室，更养七情，如此七日见效。服前方后，口损疼痛者，用此方以解之：黄柏、防风、

荆芥、犀角、桔梗、牛蒡子、连翘、甘草各等分。上八味，水一盏半，煎至八分，停冷，逐口噙吐。(《岭南卫生方》卷中)

[论述] 苏东坡《与程正辅书》云：凡痔疾，宜断酒肉与盐酪、酱菜、厚味及粳米饭，唯宜食淡面一味。及以九蒸胡麻（即黑脂麻），同去皮茯苓，入少白蜜为麨食之。日久气力不衰而百病自去，而痔渐退。此乃长生要诀，但易知而难行尔。(《本草纲目》卷二十二"白油麻")

生素濯

[附方] 《僧深方》治卒急蛊吐欲死方。生素濯名根茎，捣绞取汁得一升，顿服之，不过再三作，神良。(《医心方》卷十八)

第三章 茎 木 类

文冠果

[**采集加工**] 为树干及枝条的木质部。全年可采，以春、夏季为好。截砍枝条或树干，剥去栓皮，锯成段或小块，晾干备用。

[**分布**] 产于西北、华北、东北等地区及河南、山东、江苏等。

[**别名**] 生等（藏文名）。

[**性味**] 苦、涩、微甘，凉或寒。

[**功能**] 祛风湿，消肿止痛，凉血，燥湿；敛干"黄水"。

[**主治**] "黄水"病；风湿性关节炎，风湿性内热，高山多血症，皮肤风湿。煎汁熬膏，外用能消肿，治疮毒。

[**附方**] 文冠果、毛诃子、余甘子、诃子共研细末，制成汤剂，主治痛风、痹病、关节"黄水"病、水肿。

[**论述**]《月王药诊》说，文冠果干"黄水"及血。

《如意宝树》说，文冠果燥湿。

《四部医典》说，文冠果医治血病和干枯"黄水"。

沉香

[**采集加工**] 为枝干及带膏脂的木材。四季可采。选择直径 30 cm 以上的树，用刀顺干砍数刀，伤口 3 ~ 5 cm，数年后在伤口处有黑色膏脂凝结，铲下带膏脂的木材，涂胶封存备用。

[**分布**] 主产于印度、印度尼西亚、马来西亚、柬埔寨、越南。我国台湾有栽培。

[**别名**] 阿尔纳合（藏文名）。

[**性味**] 苦、辛，温、平。

[归经] 入肾、脾、胃经。

[功能] 降气温中，暖肾纳气；解热，清命脉和心脏风热。

[主治] 气逆喘息，呕吐呃逆，脘腹胀痛，腰膝虚冷，大肠虚秘，小便气淋，男子精冷；心热病和心病、"龙"病。

[附方] 收功散。方药：沉香6 g，真降香3 g，嫩橘皮6 g，炒枳壳3 g，当归9 g，红花6 g，桃仁3 g。制法：上药，共碾成细末，装瓶备用。服法：每次练功后服1～3 g，可以使全身气血调达，升降自如。（《少林寺秘方集锦》上部"少林练功药方"）

沉附汤。治瘴疾上热下寒，腿足寒厥。沉香（磨浓汁）、附子（或生用，或炮熟，临时随宜用之）。上用附子半两，生姜七片，煮令八分熟，入磨沉香汁，令十分熟，放冷服。此药既主上热下寒，须真个沉水香方可。虽弄沉亦不济事，况此香自有数种。既用服饵，当以滋味别之。如咀啮而味香甜者乃性平，辛辣者性热，用者当拣择以对证。附子率用道地所产及漏篮、侧子之类，此固难得道地者，然起死回生之药，可以苟且耶？若是阴毒及冷瘴，但欲一时壮阳气可也。若虚热而藉以降气敛阳，倘非道地附子，宁不僭燥非徒无益也，却非处方者之罪。（《岭南卫生方》卷中）

苏合香丸。治气中，或卒暴气逆心痛鬼魅恶气。沉香、麝香（别研）、诃黎勒（煨，用皮）、丁香、青木香、香附子（炒，去皮毛）、安息香（别研，为末，用无灰酒一升煮为膏）、荜茇、白术、白檀香、薰陆香（别研）、苏合油（和入安息香内）、龙脑（别研）各一两，朱砂（别研，水飞）、乌犀角各五钱。上为细末，入别研药极匀，用安息香膏并炼蜜和丸，重八分，蜡为皮。治大人卒中风痫，小儿急慢惊风，牙关紧闭，每服一丸，或半丸，去蜡用生姜自然汁化开，擦牙关，再用姜汤调药灌下。及治感冒风寒，恶心吐泻，心气腹痛，白痢，妇人产后中风，泄泻，呕吐，腹痛，俱用姜汤化下。山岚瘴气，清晨温酒化下。（《岭南卫生方》卷中）

沉香、广枣、诃子、肉豆蔻、木香、木棉花、天竺黄、白云香，共研细末，加白糖。主治心悸，伤热，神昏谵语，言语涩滞；心之"龙"性热。

[论述] 顾征《广州记》曰：新兴县悉是沉香，如同心草。土人斫之，经年朽烂尽，心则为沉香。（《法苑珠林》卷四十九）

沉香，叶似冬青，树形崇竦，其木枯折，外皮朽烂，内乃香。山虽有此树，而非香所出。新会、高凉士人斫之，经年，肉烂尽，心则为沉香。出北景县，树极高大，土人伐之累年，须外皮消尽，乃割心得香。（《太平御览》卷九百八十二"沉香"）

【释名】沉水香（《纲目》），蜜香……梵书名阿迦卢香。【集解】恭曰：沉香、青桂、鸡骨、马蹄、煎香，同是一树，出天竺诸国。（《本草纲目》卷三十四"沉香"）

《四部医典》说，沉香清心火。

《铁鬘》说，沉香状如兽角，味苦、辛，功效温、缓、润而燥。

《甘露点滴》说，沉香性温效缓。

《如意宝树》说，沉香性凉、清热。

悬钩木

[采集加工] 为去皮的茎枝。4～5月采茎或枝，去皮，晒干。

[分布] 产于西藏、青海、四川、甘肃、陕西。

[别名] 甘扎嘎日（藏文名）。

[性味] 甘、苦、辛、涩，凉；效缓。

[功能] 清热利气；调整"龙"，"赤巴"，"培根"。

[主治] 热病初期，恶寒发热，头痛，身疼；肺病及感冒，流行性感冒，热性"龙"病，"培根"病。

[附方] 宽筋藤、悬钩木、青木香、山柰等配伍煎汤，主治未成熟热、感冒、咳嗽等。

[论述] 《月王药诊》说，悬钩木治肺病。

降香檀

[采集加工] 为干燥的心材。采根或茎干，切成段，除去边材即可。

[分布] 产于我国海南岛西部。

[别名] 旃檀玛保（藏文名）。

[性味] 涩、辛，凉。

[功能] 清热，活血化瘀。

[主治] 气血并症，四肢肿胀及饮酒过度引起的肝热等。

[附方] 降香檀、肉蔻、广枣共研细末，主治血热。

[论述] 《四部医典》说，降香檀清血热。

《甘露点滴》说，降香檀治四肢肿胀。

油松

[**采集加工**] 为干燥的茎、枝。7～8月采树枝，刮去粗皮，晒干备用。

[**分布**] 产于青海、四川、甘肃、宁夏、陕西、内蒙古、河北、山西、辽宁、河南、山东及吉林南部。

[**别名**] 仲兴（藏文名）。

[**性味**] 温。

[**主治**] 筋骨疼痛，淋病；消化系统疾病，肾炎，脓疱疮；由"龙"引起的疾病；关节积"黄水"。

[**论述**]《甘露点滴》说，油松治风病、水肿病、肿胀病。

《如意宝树》说，油松性温、燥，治风病、水病、肿病。

《四部医典》说，油松医治"培根"病、"龙"病、寒性"黄水"病。

宽筋藤

[**采集加工**] 为干燥的茎藤小段，全年可采，洗净切片（段）。晒干备用。

[**分布**] 产于我国西藏、云南、广东、广西。

[**别名**] 勒折（藏文名）。

[**性味**] 甘、苦、涩、辛，凉；消化后味甘，酸，性温，效缓润。

[**功能**] 清热润肺，调和病理所致功能紊乱。

[**主治**] 时疫，热病初期，风热，风湿，衰老；"龙"病，"龙""赤巴"合病，"培根"病。

[**附方**] 宽筋藤、土木舌、地丁、胡黄连、毛诃子、余甘子、诃子，配伍煎汤，主治未成熟热、疫热、感冒、麻疹等。

[**论述**]《月王药诊》说，宽筋藤治血病，干"黄水"。

《四部医典》说，宽筋藤治风热。

《铁鬘》说，宽筋藤性凉，化性温，治风病、时疫。

檀香

[**采集加工**] 为干燥的心材。采伐木材后，取心材劈切成段，晾干即成。

[**分布**] 我国台湾有栽培。原产于印度、印度尼西亚、马来半岛。

[**别名**] 旃檀嘎保（藏文名）。

[**性味**] 辛、涩，温、凉；效滑，轻，燥。

[**归经**] 入脾、胃、肺经。

[**功能**] 滋补，清热，理气，和胃，健胃。

[**主治**] 心腹疼痛，噎膈呕吐，胸膈不舒，因劳累而发热，肌肤热损，脘腹胀痛；肺病，心脏病。

[**附方**] 檀香、红花、天竺黄、甘草、木香、牛黄、葡萄、小白蒿，共研细末，制成散剂，主治肺热咳嗽、肺部作痛、肺痈。

[**论述**]《月王药诊》说，檀香清除"赤巴"、血之热，治脏腑病。

《四部医典》说，檀香清肺火，治心热。

《甘露点滴》说，白檀性凉，效缓、轻、燥，外敷利皮肉热病。

《铁鬘》说，檀香治心肺虚热。

檀香在藏药中占有很重要的地位，被列为精华类药物。

白檀香、稻谷花、白芥子、酪蜜酥相合……烧之，以香木燃火，才作此已，一切罪障无间皆自消灭，寿命一千岁。（《大藏经》卷二十"观世音菩萨如意摩尼轮陀罗尼念诵法"）

《楞严经》云：白旃檀涂身，能除一切热恼。……杜宝《大业录》云：隋有寿禅师妙医术，作五香饮济人。沉香饮、檀香饮、丁香饮、泽兰饮、甘松饮，皆以香为主，更加别药，有味而止渴，兼补益人也。（《本草纲目》卷三十四"檀香"）

鬼箭锦鸡儿

[**采集加工**] 为干燥的红色木质部分或干燥全植物制成的浸膏。9～11月间，采集红色木质部分，晾干。6～7月，采集全植物洗净，晾干，切碎，加水熬煎，待药汁溶于水中后，过滤，将滤液熬成膏。

[**分布**] 产于西藏、青海、四川、甘肃、宁夏、新疆、内蒙古、河北、山西、辽宁。

[**别名**] 作毛兴（藏文名）。

[**性味**] 涩，寒，无毒。

[**功能**] 活血散瘀，排内脏瘀血，破血降压。外用消毒散肿。

[**主治**] 多血症；高血压及月经不调。外用治疗疮痈疽。

钩藤

[**采集加工**] 为干燥的钩藤。8～9月剪取有钩的藤，除去枝梗，晒干。

[**分布**] 产于西藏、云南、广东、广西、贵州。

[**别名**] 冲得日（藏文名）。

[**性味**] 苦、甘，凉。

[**归经**] 入肝、心经。

[**功能**] 清热平肝，息风定惊，解毒。

[**主治**] 小儿惊痫，头晕，目眩，妇人子痫，毒热；大人血压偏高。

[**附方**]（治九月胎证）钩藤汤。钩藤、当归、人参、茯苓各一钱，桔梗一钱五分，桑寄生五分。水煎服。（《竹林女科证治》卷二）

（治产后郁冒）钩藤汤。钩藤钩、茯神、当归、人参各一钱，桔梗一钱五分，桑寄生五分。水煎服。（《竹林女科证治》卷三）

（治妊娠）钩藤汤。钩藤钩、当归、人参、茯神、桔梗各一钱五分，桑寄生五分。水煎服。（《竹林女科证治》卷二）

[**论述**]《四部医典》说，钩藤清热解毒。

《如意宝树》说，钩藤清毒热。

藕

[**性味**] 甘，寒。

[**归经**] 入心、脾、胃经。

[**功能**] 生用清热凉血，散瘀。熟用健脾开胃，益血生肌，止泻。

[**主治**] 热病烦渴，吐血，衄血，热淋。

[**附方**] 梅师治产后余血不足，上冲心，胸闷腹痛，以藕汁二升饮之，愈。（《续名医类案》卷二十五）

《僧深方》治郁肉漏脯中毒方。莲根，捣，以水和绞汁服之。（《医心方》卷二十九）

藕节

[**性味**] 甘、涩，平。

[**归经**] 入手少阴、足阳明、厥阴经。

[**功能**] 止血，散瘀。

[**主治**] 咯血，吐血，衄血，尿血，便血，血痢，血崩。

[**附方**] 治点伤肝经穴方。藕节水4.5g，肉桂3g，乌药3g，川断3g，白芥子3g，乳香（去油）3g，当归3g，刘寄奴2.4g，木耳炭1.5g，甘草0.4g。取水、酒各半煎服。（《少林寺秘方集锦》上部"点穴致伤救治方"）

南瓜蒂

[**主治**] 痈疡，烫伤。

[**附方**] 治脱肛效方。鲜南瓜蒂3枚，猪大肠头3段，置砂锅内加水炖熟，吃肉喝汤，连服3剂即愈。（《少林寺秘方集锦》下部"内科杂病验方"）

玛合

[**采集加工**] 为树干髓部。取其树干的髓部，晒干。

[**分布**] 产于西藏、云南、广东、广西。

[**别名**] 玛，也称莎木面（藏文名）。

[**性味**] 涩，微寒或微凉。

[**功能**] 止泻。

[**主治**] 寒热痢疾。

[**论述**] 《四部医典》载，玛合治疗寒热腹泻。

槐枝

[**性味**] 苦，平，无毒。

[**主治**] 崩漏带下，心痛，目赤，痔疮，疥疮。

[**附方**] 崩中赤白，不问远近，取槐枝烧灰，食前，酒下方寸匕，日二服。（《古今图书集成·医部全录》卷三百九十八引《深师方》）

紫檀

[**性味**] 咸，平。

[**归经**] 入肝经。

[**功能**] 消肿，止血定痛。

[**主治**] 肿毒，金疮出血。

[**附方**]《千金翼》阿伽佗药。主诸种病，久服益人神色，无诸病，兼治小儿惊啼方。紫檀、小蘗、茜根、郁金、胡椒各五两。上五味，捣碎为末，水和，纳臼中，更捣一万杵，丸如小麦大，阴干，用时以水磨汤用之。诸小儿惊啼，以水煮牡蒙，取汁半合研一丸如梧子，涂乳上令儿饮。乳母慎酒肉、五辛。诸小儿新得风痫，以竹沥半合，研一丸如梧子服之，二服止。慎如前。（《幼幼新书》卷七）

陶隐居云：俗人摩以涂风毒诸肿，亦效。然不及青木香。又主金疮止血，亦疗淋用之。唐本注云：此物出昆仑盘盘国也。虽不生中华，人间遍有之也。（《政和本草》卷十四"紫真檀"）

《梅师方》治金疮止血。急刮紫真檀末，敷之。（《政和本草》卷十四"紫真檀"）

紫苏梗

[**性味**] 辛、甘，微温。

[**归经**] 入脾、胃、肺经。

[**功能**] 理气舒郁，止痛安胎。

[**主治**] 气郁，食滞，胸膈痞闷，脘腹疼痛，胎气不和。

[**附方**] 十二问：胎前四肢浮肿，何以治之？答曰：当利小便为主，宜服后药。苏梗六分（6 g），泽泻六分（10 g），秦艽五分（6 g），茯苓六分（10 g），枳壳（炒）五分（5 g），木通四分（6 g），车前子六分（12 g），白术五分（12 g），黄芩五分（6 g），陈皮五分（6 g），灯心五十寸（1 g）。水煎服。（《法门寺妇科胎前产后良方注评》）

梨枝

[**主治**] 霍乱吐利。

[**附方**]《梅师方》治霍乱心痛，利，无汗。取梨叶枝一大握，水二升，煎取一升

服。（《肘后备急方》卷二"治卒霍乱诸急方"）

桔梗

[**性味**] 苦、辛，平。

[**归经**] 入肺、胃经。

[**功能**] 开宣肺气，祛痰排脓。

[**主治**] 外感咳嗽，咽喉肿痛，肺痈吐脓，胸胁痛。

[**附方**]《梅师方》治卒蛊毒，下血如鹅肝，昼夜不绝，脏腑败坏。桔梗捣汁，服七合佳。（《政和本草》卷十"桔梗"）

（治产后呕吐）桔梗半夏汤。桔梗、陈皮各二钱，半夏（制）八分，姜三片。水煎服。（《竹林女科证治》卷三）

《僧深方》治肺痈经时不瘥，桔梗汤主之。方：桔梗三两，甘草、薏苡仁、败酱、干地黄、术各二两，当归一两，桑根皮一升。凡八物，切，以水一斗五升煮大豆四升，取七升汁，去豆纳清酒三升，合药煮三升半，去滓，服七合，日三夜再。禁生菜。（《医心方》卷十五）

治点伤风门穴方。桔梗3 g，丹皮4.5 g，红花3 g，木通3 g，破故纸9 g，木瓜3 g，三七（研末，冲服）6 g，大茴香3 g，独活3 g，肉桂3 g，甘草1.5 g，乳香（去油）4.5 g，没药（去油）4.5 g，茯苓9 g，伏龙肝30 g。以上诸药，取水、酒各半煎服。若仍不愈可改用滑石12 g，朱砂（水飞，冲服）3 g，龙骨9 g，乌药3 g，人中白6 g，茯神9 g，秦艽4.5 g，甘草1.5 g，续断6 g，紫荆皮4.5 g，红枣3 枚，煨莲子7 粒，厚朴3 g，水煎服。（《少林寺秘方集锦》上部"点穴致伤救治方"）

治点伤眼门穴秘方。桔梗、川芎、参三七、木香、五味、细辛、桂枝、胆草、怀牛膝、陈皮、丁香、桂皮。共为末，酒送下。（《少林寺伤科秘方》卷三"少林点穴残伤救治秘方"）

治点伤气关穴秘方。桔梗、枳壳、白芷、乳香、没药、红曲、砂仁、血竭、田三七、自然铜。酒煎，空心服。（《少林寺伤科秘方》卷三"少林点穴残伤救治秘方"）

治点伤右颜雪下脉秘方（未时点中）。药方：桔梗、山豆根各三钱，元参、栀子、碎补、莪术、白芷、苏木、甘草各二钱，丁香五分。（《少林寺伤科秘方》卷三"少林点穴残伤救治秘方"）

治点伤左颜雪下脉秘方（未时点中）。药方：桔梗三钱，苏子、碎补、莪术、沉香、栀子、元参、山豆根各二钱，制半夏一钱半，木香、田三七、甘草各一钱，丁香五分。（《少林寺伤科秘方》卷三"少林点穴残伤救治秘方"）

治点伤左手指边脉秘方（申时点中）。药方：桔梗、桂枝、白芷、白芍（酒炒）、没药（去油）各二钱，苍术、生地各三钱，五加皮、莪术、苏木各一钱半，田三七、甘草各七分，川芎、川断各一钱。（《少林寺伤科秘方》卷三"少林点穴残伤救治秘方"）

治点伤左腿窝根脉秘方（申时点中）。药方：桔梗三钱，牛膝、木瓜、薏苡仁、独活、青皮、田三七、桃仁、没药（去油）、苏木、钩藤各二钱，甘草五分，海马一对。（《少林寺伤科秘方》卷三"少林点穴残伤救治秘方"）

桔梗散。桔梗（去芦，味苦者不拘多少，剉细，微炒），上为细末，每服三钱，米饮调服，不拘时候。此药不吐不利，加之易为收买，多服者有益。如服吐利药而后日两三服，使毒气日渐消散，不致再发动也。（《岭南卫生方》卷中）

（治妊娠中恶）苦梗散。苦桔梗一两（微炒），生姜五钱，水煎服。（《竹林女科证治》卷二）

桑寄生

[**性味**] 苦、甘，平。

[**归经**] 入肝、肾经。

[**功能**] 补肝肾，强筋骨，除风湿，通经络，益血，安胎。

[**主治**] 腰膝酸痛，筋骨痿弱，偏枯，脚气，风寒湿痹，胎漏血崩，产后乳汁不下。

[**附方**] 治点伤凤尾穴秘方。腰眼痛极，大便不通，必定打断凤翅，即服后方。桑寄生、合夕风、半夏、破故纸、五加皮、红花、穿山甲、乳香、没药、甘草各一钱，干葛、木通各八分，肉桂，地鳖虫六个，虎骨一钱二分，升麻四分。五龙草、藕节引，酒炖服。外用敷药方：乳香、没药、细曲、地鳖虫、麻根、五龙草一把，加葱、姜共捣烂，用糯米敷上。（《少林寺伤科秘方》卷三"少林点穴残伤救治秘方"）

桑耳

[**性味**] 甘，平。

[**主治**] 肠风，痔血，衄血，崩漏，带下，妇人心腹痛。

[**附方**]《肘后方》治人少小鼻衄，小劳辄出。桑耳无多少，熬令焦，捣末。每衄发，辄以杏仁大塞鼻，数度即可断。(《政和本草》卷十三"桑根白皮")

(深师)又方，烧桑耳令焦。上一味，捣散，以纳于鼻孔中。为丸以纳，亦得。(《外台秘要方》卷三十六"小儿衄血方")

《僧深方》治崩中方。桑耳、干姜等分，下筛，酒服方寸匕，日四五。(《医心方》卷二十一)

辟谷服药……其药名曰桑耳、天门冬、肉豆蔻、黄白术、桂心，又加人参，右如上药等各二两，皆作细末，以白蜜和之。空腹顿服三弹丸，明日减服两丸，后日即减，但常服一丸，以枣汤及蜜人参等汤，皆须煎热汤下之。(《新修大藏经》卷二十"慈氏菩萨略修瑜伽念诵法")

正禅方。春桑耳，夏桑子，秋桑叶。上三味，等分捣筛，以水一斗煮小豆一升，令大熟，以桑末一升和煮微沸，着盐豉服之。日三服，饱服无妨。三日外稍去小豆，身轻目明，无眠睡；十日觉远智通初地禅；服二十日到二禅定；百日得三禅定；累一年得四禅定，万相皆见，坏欲界，观境界如视掌中，得见佛性。(《千金翼方》卷十二"养性")

桑枝

[**性味**] 苦，平。

[**归经**] 入肝经。

[**功能**] 祛风湿，利关节，行水气。

[**主治**] 风寒湿痹，四肢拘挛，脚气浮肿，肌体风痒。

[**附方**]《梅师方》治水肿，坐卧不得，头面身体悉肿。取东引桑枝，烧灰淋汁，煮赤小豆，空心食，令饱，饥即食尽，不得吃饭。

又方，治水肿，小便涩。黄牛屎饮一升，日至夜，小便利，瘥，勿食盐。(《肘后备急方》卷四)

又方，治心下有水。白术三两，泽泻五两，剉，以水三升，煎取一升半，分服。(《肘后备急方》卷四)

桑柴灰

[**性味**] 辛，寒，有小毒。

[**主治**] 水肿，金疮出血，目赤肿痛。

[**附方**] 又方，因疮而肿者，皆因中水浸、中风寒所作，其肿入腹则杀人。多以桑灰淋汁渍，冷复易，取愈。（《政和本草》卷十三"桑根白皮"引《葛氏方》）

《梅师方》治水肿，坐卧不得，头面身体悉肿。取东引花桑枝，烧灰淋汁，煮赤小豆，空心食令饱，饥即食尽，不得吃饮。（《政和本草》卷十三"桑根白皮"）

《梅师方》又方，治金疮止痛。取桑柴灰研，敷疮上，佳。（《政和本草》卷十三"桑根白皮"）

《龙木论》：洗青盲眼。正月八，二月八，三月六，四月四，五月五，六月二，七月七，八月二十，九月十二，十月十七，十一月二十六，十二月三十日，每遇上件神日，用桑柴灰一合煎汤，沃之于瓷器中，澄取极清，稍热洗之。如冷理汤顿温，不住手洗，久久视物如鹰鹘也。一法以桑灰、童子小便和作丸，每用一丸，泡汤澄洗。（《古今图书集成·医部全录》卷一百五十）

竹

[**论述**] 譬如有人堕入深厕……以竹为篦三刮其身，澡豆净灰次如洗之，后以香汤沐浴其体，细末众香坌其身上……（《新修大藏经》卷第一"长阿含经"）

竹木

[**附方**] 跌打损伤神方。饮醉或有折伤脱节，外用酒糟汤浸洗，忍痛搽上，用竹木绑扎紧，急用地鳖虫炙脆为末，酒调服亦效。（《少林寺伤科秘方》卷八"少林寺跌打损伤秘方"）

桃茎白皮

[**性味**] 苦，辛，无毒。

[**主治**] 水肿，痧气腹痛，肺热喘闷，痈疽，瘰疬，湿疮。

[**附方**] 溧水溧阳，旧多蛊毒。丞相韩滉，为浙西观察，欲绝其源，不可得。时有

僧住竹林寺，每绢一匹，易药一丸，远近中蛊者多获济。值湜小女有恶疾，浴于镇之温汤，即愈。乃尽舍女之妆奁，造浮图庙于汤之右，冀得名僧以守。有以竹林市药僧应者，湜欣然迎置，且求其药方，久之，僧始献，乃刊石于二县之市。唐末，石不复存。镇之夏氏，世传其法，药名温汤丸，志所自也。用五月初生桃皮末二钱，斑蝥末一钱，先以麦麸炒去翅足，生大戟末二钱，共三味，以米泔淀为丸，如枣核形。如中一切蛊毒，食前用米泔下一丸。（《历代笔记医事别录·内科疾病证治门》引明焦竑《焦氏笔乘·续集》卷六）

《梅师方》治狂狗咬人。取桃白皮一握，水三升，煎取一升，服。（《肘后备急方》卷七）

《梅师方》下部疮。桃白皮，煮取浓汁如稀汤，入熊胆少许，以棉蘸药，纳入下部疮上。（《古今图书集成·医部全录》卷二百一十）

深师疗䘌食下部，桃皮汤方。桃皮二两，槐子二两，艾二两，大枣三十枚（擘，一方用黄连）。上四味，切，以水五升，煮取三升，去滓，温分三服之。（《外台秘要方》卷二"伤寒䘌疮方"）

桂枝

[性味] 辛、甘，温。

[归经] 入膀胱、心、肺经。

[功能] 发汗解肌，温经通脉。

[主治] 风寒表证，肩背肢节酸疼，胸痹痰饮，经闭癥瘕。

[附方] 少林观音膏。方药：桂枝 60 g，桑枝 30 g，红花 30 g，桃仁 90 g，乳香（醋制，去油）60 g，没药（醋制，去油）60 g，天花粉 60 g，白芷 60 g，大黄（酒制）60 g，赤芍 60 g，木瓜 60 g，苏木 30 g，牛膝 60 g，自然铜 30 g，舒筋草 30 g，牡丹皮 30 g，刘寄奴 60 g，木通 30 g，鸡血藤 60 g，延胡索（醋制）60 g，儿茶 60 g，麝香 15 g，生甘草 30 g，广丹 300 g，冰片 15 g，红粉 30 g，当归 60 g，川芎 45 g，广木香 30 g，轻粉 30 g，香油 2 kg。制法：先将麝香、冰片、轻粉、红粉、儿茶、自然铜、乳香、没药、广丹单研成粉末，另包备用；再将其余药切成碎块，置油锅内炸枯成炭，滤出药渣后，用文火炼油至滴油成珠（后法参考少林回春膏的炼制程序）；最后取油膏稍加温化，兑入细料揉匀即成。摊膏：8 cm 1 贴油膏重 9 g，5 cm 1 贴油膏重 4.5 g，分

别印章、注签，每 10 贴装一盒备用。用法：敷于患处。功能：解毒散结，活血祛瘀，消肿止痛，接骨续筋。主治：跌打损伤，瘀血疼痛，恶疮脓毒，或破或未破，久不敛口，脱臼骨折，四肢麻木，半身不遂，腰腿疼痛，手足拘挛，行动困难等。（《少林寺秘方集锦》上部"少林膏药"）

治点伤左边颈窝脉秘方（卯时点中）。药方：桂枝、山豆根、田三七、苏木各二钱，莪术、碎补各一钱半，白芷、制半夏、甘草各一钱，丁香七分。（《少林寺伤科秘方》卷三"少林点穴残伤救治秘方"）

治点伤左手小指其脉秘方（巳时点中）。药方：桂枝、生地、赤芍各三钱，归尾、苏木、泽兰、川断、没药（去油）、苏子各二钱，独活、乳香（去油）各一钱半，碎补、田三七、甘草各七分。（《少林寺伤科秘方》卷三"少林点穴残伤救治秘方"）

治点伤左手静脉秘方。桂枝、杜仲、防风、桔梗、土茯苓各二钱，制川乌、制草乌、黄连、松节、甘草、使君子各一钱，蜈蚣一条。（《少林寺伤科秘方》卷三"少林点穴残伤救治秘方"）

少林观音膏。主治跌打损伤，血瘀作痛，恶疮脓毒已破未破，腰腿疼痛，四肢麻木，半身不遂等症。桂枝、白芷、乳香（去油）、没药（去油）、赤芍、木瓜、天花粉、大黄（酒制）、鸡血藤、元胡索（醋制）、儿茶、刘寄奴、当归各二两，桑枝、红花、苏木、自然铜（醋淬七次）、舒筋草、牡丹皮、生甘草、红粉各一两，广木香、轻粉各一两，桃仁三两，木通一两，麝香五钱，冰片五钱，广丹一斤三两，牛膝二两，川芎一两五钱，香油四斤。制膏药方同少林回春膏，先将药料研细备用，按其回春膏方法熬成膏，摊膏备用。（《少林寺伤科秘方》卷八"少林寺跌打损伤秘方"）

[论述]嚼桂枝有五利益，一口不苦，二口不臭，三除风，四除热病，五除痰。复有五事利益，一除风，二除热，三口味，四能食，五眼明。（《大藏经·诸经要集》）

桃枝

[性味]苦。

[主治]心腹痛及蛊疮。

[附方]五枝膏。方药：桃枝、槐枝、柳枝、青杨柳枝、枸树枝各 2500 g（鲜者为佳），穿山甲 100 g，鲜麻叶 1500 g，嫩胡桃果皮 1500 g，癞蛤蟆皮 10 具，冰片 9 g。制法：先将上述几种药（冰片除外）共置锅内煎熬 3 小时，捞去药渣，用文火继续浓缩

药液至 1000 g 时出锅，降温后装瓷瓶内，加冰片细粉拌匀，密封瓶口，备用。用法：敷于患处，每日 1 次。功能：解毒，软坚，除臭，祛腐。主治：诸般骨毒及阴疽溃破，流脓流水，恶臭难闻。（《少林寺秘方集锦》上部"少林膏药"）

治皮肤疮毒方。取桃、柳、槐、桑、杨五种嫩树枝条各 1 m，切成碎段，置砂锅内煎熬 1 小时，倒入瓷盆内熏洗患部，3～5 次可愈。（《少林寺秘方集锦》上部"少林外科杂病验方"）

鬼箭羽

[**性味**] 苦，寒。

[**归经**] 入肝经。

[**功能**] 破血，通经，杀虫。

[**主治**] 经闭，癥瘕，产后瘀滞腹痛，虫积腹痛。

[**附方**] 深师疗十种疹散方。鬼箭、甘草（炙）、白蔹、白术、矾石（熬）各一两，防风二两。上六味，捣筛，以粟米粉五合，极拭身，以粉纳药中捣合，一服五分匕，日三，中间进食，不知，增之。忌海藻、菘菜、桃、李、雀肉等。（《外台秘要方》卷十五"瘾疹风疹方"）

钩吻

[**性味**] 辛、苦，温，有毒。

[**功能**] 祛风，攻毒，消肿，止痛。

[**主治**] 疥癞，瘰疬，痈肿，疔疮，跌打损伤，风湿痹痛；神经痛，湿疹。

[**附方**] 治胡蔓草（编者注：胡蔓草为钩吻之别名）毒方。胡蔓草叶如茶，其花黄而小，一叶入口，百窍溃血，人无复生也。广西愚民私怨茹以自毙，家人觉之，即时取鸡卵抱未成雏者，研烂，和麻油灌之，吐出毒物乃生，稍迟即死也。如人误服此草者，只以前法解之。（《岭南卫生方》卷中）

茯神

[**性味**] 甘、淡，平。

[**归经**] 入心、脾经。

[**功能**] 宁心安神，利水。

[**主治**] 心虚惊悸，健忘，失眠，惊痫，小便不利。

[**附方**]（治经来狂言谵语）茯神丸。茯神、茯苓、远志各八钱（制），砂仁三钱。粳米糊丸，如绿豆大，金银汤下五十丸。（《竹林女科证治》卷一）

安神静脑方。茯神9g，益智仁9g，珍珠0.03g（豆腐制），硇砂（水飞）0.3g，琥珀（研细）0.6g，辰砂（水飞）0.6g，木香1.5g。共研成极细粉末，装瓶备用，每日3次，每服0.06g，用白开水加黄酒30g冲服。（《少林寺秘方集锦》上部"少林练功药方"）

治壮年神志错乱方。方药：茯神、远志各9g，炒酸枣仁6g，炒柏子仁、益智仁、女贞子各6g，天竺黄4.5g，生地、天冬各10.5g，琥珀4.5g（单包冲服），朱砂1.5g（水飞，另包，冲服），大枣3枚。服法：水煎服，每日1剂，连服4剂有效。功能：补心安神，镇肝息风。治心虚心悸，烦躁不安，神志恍惚，语言错乱，哭笑无常。（《少林寺秘方集锦》下部"少林寺素喜法师秘方选"）

治伤后不进饮食秘方。茯神五钱，神曲、麦芽各三钱，枳壳、甘草、陈皮各一钱半。水煎服。（《少林寺伤科秘方》卷八"少林寺跌打损伤秘方"）

[**论述**] 空山涧畔枯松树，老对禅堂鳞甲身。传是昔朝僧种着，下头应有茯苓神。（《中药诗文选释》）

胡桃树枝

[**性味**] 甘，温。

[**主治**] 瘰疬，疥疮。

[**附方**] 治喉痛方。用核桃树枝30g，鸡蛋1个（用针点小孔数个），牛皮绳头2g，加水一碗煮熟。将鸡蛋与药水一同服下，盖被取汗。（《少林寺秘方集锦》下部"少林寺还俗僧徐祇法秘藏方选"）

柳华

[**论述**] 释氏谓柳为尼俱律陀木，其子极细，如人妄因极小，妄果至大，是知小黑子得因风而起。（《政和本草》卷十四"柳华"）

柳枝

[**性味**] 苦，寒。

[**归经**] 入胃、肝、三焦经。

[**功能**] 祛风利尿，消肿止痛。

[**主治**] 风湿痹痛，淋病，白浊，小便不通，风肿，疔疮，丹毒，齿龋，龈肿；病毒性肝炎。

[**附方**] 治小便涩痛方。鲜嫩柳枝 30 g，切成两分长小段，置碗内，倒入沸水一杯，用白布盖好，约 1 小时去掉盖布，喝药汁，每日 3～4 次。(《少林寺秘方集锦》下部"内科杂病方")

[**论述**] 耆域者，天竺人也。晋惠之末（306 年），至于洛阳。时衡阳太守，南阳滕永文在洛，寄住满水寺，得病，两脚挛屈，不得起行。域往看之，因取净水一杯，杨柳一枝，便以杨枝拂水，举手向文而咒，如此者三。因以手搦永文膝，令起，即时起，步行如故。此寺中有思惟树数十枝枯死，域问永文：此树死来几时？永文曰：积年矣。域即向树咒，如咒永文法。树寻荑发，扶疏荣茂。尚方署中有一人病癥将死，域以应器着病者腹上，白布通覆之，咒愿数千年。即有臭气熏彻一屋。病者曰：我活矣。域令人举布，应器中有若洯淤泥者数升，臭不可近。病者遂活。洛阳兵乱，辞还天竺。既还西域，不知所终。(《中国医学文化史》第九章"佛教与中医"引《高僧传·耆域传》)

嚼杨枝。僧祇律名齿木。嚼一头碎，用剔刷牙齿中滞食也……有五利，一口不苦，二口不臭，三除风，四除热，五除痰饮。又五利，一除风，二除热，三令口滋味，四消食，五明目……若口有热气及生疮，应嚼杨枝咽汁。(《大藏经》卷五十四"释氏要览")

柏枝节

[**主治**] 风痹历节风。

[**附方**] (深师) 又，香沥疗燥湿癣及㾩疥百疮方。柏节、杉节、沉香节、松节各一斤。上四味，悉碎，一如指大，以布裹盛之竟，令囊注麻腴中半食顷，出，滤，先取一枚，白垍穿去底，令孔如鸡鸭卵大，以松叶一小把藉孔上，以垍安着白盐，以黄

土泥堽坩合际，令厚数分毕，以药纳坩中，以生炭着药上使燃，其沥当流入堽中，须燃尽乃开出，取堽中汁以薄疮上，日再用之。疗白秃、疽、疥、恶疮神效。（《外台秘要方》卷三十"干湿癣方"）

生柞枝

[**附方**]（治难产）神柞饮。生柞枝（洗，剉）、益母草各一两，川芎五钱，当归五钱，人参三分。水二盅，煎一盅，温服。（《竹林女科证治》卷三）

齿木

[**论述**]若咒齿木用揩齿时，齿疼即瘥。若患眼时，取先陀婆盐研之为末……少置眼中，其痛便止。若患耳者，取象马粪上地菌，并苣藤油先陀婆盐，各取少许……一处研，使碎，绞取汁煖之，滴耳孔中其痛便止。（《曼殊室利菩萨咒藏中一字咒王经》）

苏木

[**性味**]甘、咸，平。

[**归经**]入心、肝经。

[**功能**]行血破瘀，消肿止痛。

[**主治**]妇人血气心腹痛，经闭，产后瘀血胀痛喘急，痢疾，破伤风，痈肿，扑损瘀滞作痛。

[**附方**]治点伤肩窝穴（即肩髃）方。苏木心 4.5 g，木瓜炭 4.5 g，毛竹节（烧灰）4.5 g，当归身 3 g，升麻 4.5 g，川芎 3 g。以上各药共研细末，用黄酒冲服，每次 1～3 次。（《少林寺秘方集锦》上部"点穴致伤救治方"）

治点伤右手静脉秘方（酉时点中）。药方：苏木、红花、川断、生地、甘草各二钱，桂枝、白芷、川芎、桔梗各一钱，莪术、苍术、五加皮各一钱半。（《少林寺伤科秘方》卷三"少林点穴残伤救治秘方"）

跌打损伤急救方。凡跌打损伤不省人事者，可用苏木、白麻皮、黑木耳各二钱，俱用瓦焙焦，共研为末，黄酒同红糖调服之，然后饮酒醉，避风，睡一日即愈。（《少林寺伤科秘方》卷八"少林寺跌打损伤秘方"）

治重物压伤秘方。凡被重物压倒身体受伤者，用苏木煎汁磨降香，涂擦患处，数日即愈，不可沾凉水。（《少林寺伤科秘方》卷八"少林寺跌打损伤秘方"）

治拳伤胸胁隐痛秘方。药方：苏木、川芎、赤芍、白芍各三钱，当归五钱，桃仁二钱，川郁金、土鳖虫各一钱，云木香一钱半，自然铜（醋淬七次）五分。水煎后，童便一杯送下。（《少林寺伤科秘方》卷九）

治点伤右乳下行气一脉秘方（子时点中）。药方：苏木、香附各一钱，田三七、生甘草各七分，郁金、桔梗、元胡索、生地各三钱，乳香（醋制）、大麦芽、赤芍、木通、泽兰、木香各二钱，牡丹皮、当归尾、枳壳、没药（醋制）各一钱半。（《少林寺伤科秘方》卷三"少林点穴残伤救治秘方"）

[论述] 苏方木出扶南林邑外国，取细破煮之以染色。（《经史百家医录·药物》）

有一长者，年极老耄，出家入道不能精勤，又复重病，良医占之，教当服苏，病乃可瘥。寻用医教取苏服之，于其夜中药发热渴……（《大藏经》卷五十四"诸经要集"）

若风患者，苏为良药，及苏所作饭食；若痰患者，蜜为良药，及蜜所作饭食；若冷患者，油为良药，及油所作饮食。是谓三大患，有此三药治。（《大藏经》卷五十四"诸经要集"）

甘蔗

[性味] 甘，寒。

[归经] 入肺、胃经。

[功能] 清热，下气，生津润燥。

[主治] 热病津伤，心烦口渴，反胃呕吐，肺燥咳嗽，大便燥结，并解酒毒。

[附方]《梅师方》主胃反，朝食暮吐，暮食朝吐，旋旋吐者。以甘蔗汁七升，生姜汁一升，二味相合，分为三服。（《肘后备急方》卷四）

又方，治醋心。槟榔四两，橘皮二两，细捣为散，空心，生蜜汤下方寸匕。（《肘后备急方》卷四）

甘蔗、肉、酪是时药。（《大藏经》卷四十"四分律删繁补阙行事钞"）

有辟支佛甚患渴病，良医处药，教服甘蔗汁，病乃可瘥。（《大藏经》卷五十四"诸经要集"）

蔗浆消渴解酒，自古称之。唐王维《樱桃诗》云：饱食不须愁内热，大官还有蔗浆寒。是矣。(《本草纲目》卷三十三"蔗")

木通

[**性味**] 苦，凉。

[**归经**] 入心、小肠、膀胱经。

[**功能**] 泻火行水，通利血脉。

[**主治**] 小便赤涩，淋浊，水肿，胸中烦热，喉痹咽痛，遍身拘痛，妇女经闭，乳汁不通。

[**附方**] 二十一问：产后泄泻，何以治之？答曰：可用后方。木通四分，泽泻八分，猪苓八分，苍术八分，厚朴七分，山楂肉六分，陈皮五分，半夏五分，神曲（炒）八分，砂仁五分，益母草六分，木香五分。生姜引，水煎服。(《法门寺妇科胎前产后良方注评》)

二十五问：产后小便不通，何以治之？答曰：宜服后方。木通六分，泽泻七分，茯苓七分，泽兰五分，车前子六分，猪苓七分，丹皮六分，益母草五分，陈皮八皮，甘草五分。竹叶、灯心引，水煎服。(《法门寺妇科胎前产后良方注评》)

二十六问：产后大小便不通，何以治之？答曰：可服后方。木通六分，泽泻六分，猪苓六分，茯苓五分，丹皮五分，麻仁五分，泽兰五分，益母草五分，元胡五分，红花五分，陈皮五分，当归六分，山楂肉六分，甘草四分。灯心引，水煎服。(《法门寺妇科胎前产后良方注评》)

治点伤右乳行气一脉秘方（卯时点中）。药方：木通三钱，桂枝、茯神、制半夏、红花、赤芍各三钱，丹皮、羌活、苏叶、陈皮各一钱半，川山甲、大腹皮、甘草各一钱。(《少林寺伤科秘方》卷三"少林点穴残伤救治秘方")

不灰木

[**性味**] 甘，寒。

[**功能**] 清热除烦，利尿。

[**主治**] 肺热咳嗽，咽喉肿痛，烦热阳厥，小便不利，热痱疮。

[**附方**] 休粮方：不灰木、太阴玄精、白云母、银星石、龙脑一分，细捣，罗为末，使腊，依前例使用。(《敦煌古医籍考释》"辟谷诸方第一种·甲本")

阿勃参

[**论述**] 阿勃参，出佛林国。长一丈余，皮色青白，叶细，两两相对。花似萝菁，正黄。子似胡椒，赤色。斫其枝，汁如油，以涂癣疥，无不瘳。(《经史百家医录·药物》)

第四章 皮 类

小檗皮

[**采集加工**] 为干燥的内皮。夏季采枝，阴干后取其内皮。

[**分布**] 产于西藏、云南、四川等地。

[**别名**] 吉日洼（藏文名）。

[**性味**] 苦，寒。

[**功能**] 解毒，止泻，止血，清热，利胆；排"黄水"。

[**主治**] 腹泻，眼病，关节痛；消化不良。

[**论述**]《铁鬘》说，小檗皮性凉、糙，解毒，排"黄水"。

《如意宝树》说，小檗皮止泻，清旧热，驱旧"黄水"；小檗膏治一切寒证。

《月王药诊》说，小檗皮清热，医肺病。

《四部医典》说，小檗皮敛毒，医治"黄水"病。

肉桂

[**采集加工**] 为干燥树皮。多于秋季剥取树皮，晾干。

[**分布**] 产于广东、广西、云南等地。

[**别名**] 兴察（藏文名）。

[**性味**] 甘、辛、涩、微咸，热；效燥、润、轻。

[**归经**] 入肾、膀胱经。

[**功能**] 温胃，祛风，止泻，补元阳，暖脾胃，除积冷，通血脉。

[**主治**] 肝胆病，感冒风寒，胃病，寒性腹泻，风湿痛，命门火衰，肢冷脉微，亡阳虚脱，腹胀泄泻，寒疝奔豚，腰膝冷痛，经闭癥瘕，阴疽，流注及虚阳浮越，上热下寒；"龙"病。

[附方] 治点伤七坎穴（即百劳）方。肉桂3g，神曲6g，当归6g，红花9g，寸冬3g，枳壳3g，橘红9g，龙骨9g，沉香1.5g，三棱4.5g，莪术6g，生姜3片，生甘草6g。上药，加水、酒各半煎服。（《少林寺秘方集锦》上部"点穴致伤救治方"）

治点伤幽关穴（即幽门）方。肉桂3g，当归身3g，紫丁香1.5g，降香1.5g，陈皮24g，枳壳2.4g，苏子4.5g，甘草0.6g。取陈酒与水各半煎，连服4剂。（《少林寺秘方集锦》上部"点穴致伤救治方"）

治点伤对口穴秘方。舌尖噜出，饮不进，言语不清，先拳封门穴，再服后方。肉桂、茯苓、白芷、茯苓皮各一钱，红花、熟地各一钱五分，枳实、木香各八分，麝香二分，甘草五分，龙眼肉五枚。引酒煎服后，舌不收，再服萝卜汤即愈。头出脑浆者不治，头出冷汗不治。凡头破、鼻流红水可治，流黄水不治。耳背有伤，黑色不治，红青色可治。先服红药，后服全身丹。忌食雄鸡、鱼、虾、蛋。眼带青色或黄色概不治。牙关骨打落，用双手掇定往下举往上一端，先服红药后，再服接骨丹即愈。舌根跌出者，后颈窝用灯心火二灸，如不应再用一灸，再灸两耳背，先服红药，后服全身丹，水酒送下。食管断者，用桑白皮和丝密缝，将鸡肶割开，去食取膜，贴定随用药护之，再用药可愈。（《少林寺伤科秘方》卷三"少林点穴残伤救治秘方"）

治点伤腰眼穴秘方。肉桂八分，龙骨、郁金、枣仁、五加皮、红花、虎骨、香附、甘草各一钱，纯麻、地鳖虫各二钱，胡桃壳一钱五分，木香七分，藕节、旱草节各二十四个，酒炖服。外用敷药：肉桂、白芥子、乳香、没药，共为末，鸡蛋清调敷。（《少林寺伤科秘方》卷三"少林点穴残伤救治秘方"）

《梅师方》蜀椒闭口者有毒，误食之，便气欲绝，或下白沫，身体冷急。煎桂汁服之，多饮冷水一二升，忽食饮吐浆，煎浓豉汁服之。（《政和本草》卷十二"桂"）

《梅师方》又方，治卒外肾偏肿疼痛方。桂心末和水调方寸匕，涂之。（《政和本草》卷十二"桂"）

《梅师方》又方，治产后血泄不禁止，余血弥痛兼块。桂心、干姜等分，为末，空心酒调服方寸匕。（《政和本草》卷十二"桂"）

《慧日寺药方》云：服桂勿食鲤鱼，害人。（《医心方》卷一）

《梅师方》外肾偏肿，桂末，水调方寸匕涂之。（《古今图书集成·医部全录》卷二百零五）

《梅师方》闭口椒毒气欲绝，或出白沫，身体冷，急煎桂汁服之，多饮新汲水三

升。(《古今图书集成·医部全录》卷三百二十七)

《罗游山记》：山顶有桂。《山海经》所谓贲禺之桂。(《经史百家医录·药物》)

深师疗中风，汗出，干呕，桂枝汤方。桂心、甘草（炙）各三两，大枣十二枚（擘）。上三味，切，以水五升，煮取二升半，分三服。一方用生姜五两。忌生葱、海藻、菘菜。(《外台秘要方》卷十四"中风及诸风方")

（深师）又，桂枝汤，疗中风，身体烦疼，恶寒而自汗出，头强痛急方。桂心五两，生姜八两，甘草二两（炙），葛根八两，芍药三两，大枣十二枚（擘）。上六味，切，以水七升，煮取二升半，服八合，日三，温覆取汗。陆伯庸用良。忌生葱、海藻、菘菜。(《外台秘要方》卷十四"中风及诸风方")

（深师）又，疗风湿身体疼痛，恶风微肿汤方。桂心四两，麻黄二两（去节），芍药二两，天门冬二两（去心），生姜三两，杏仁五十枚。上六味，㕮咀，以水一斗，煮取三升，一服一升，日三。忌鲤鱼、生葱、海藻、菘菜。(《外台秘要方》卷十九"风湿方")

深师疗少小衄血方。桂心十分，乱发（洗，烧灰）、干姜各六铢。上三味，捣筛为散，服方寸匕，日再。(《外台秘要方》卷三十六"小儿衄血方")

《耆婆方》治人声嘶、喉中不利方。桂心、杏仁、干姜、苇芀、甘草各一分。上五味，捣筛，以蜜和，为丸如梧子，口中餐，咽汁。(《医心方》卷三)

沙棘、肉桂、木香、荜茇，共研细末，制成散剂，治疗肺脓肿。

[**论述**]《四部医典》说，肉桂医治肝病、胃病、寒性"龙"病。

《甘露点滴》说，肉桂温燥，提升胃温，止泻。

杜仲

[**采集加工**] 为干燥树皮。春季发芽后剥取，晒干。

[**分布**] 产于四川、陕西、湖北、湖南、河北、安徽、贵州、广东、广西、云南、甘肃等地。

[**别名**] 达布僧（藏文名）。

[**性味**] 甘，平。

[**功能**] 接骨，清热。

[**主治**] 骨热，骨折。

[**论述**]《四部医典》说，杜仲医治骨伤、骨折、骨热。

《四部医典》说，用独味汤治疗骨折、骨伤。

锦鸡儿

[**采集加工**] 为干燥的根内皮或茎枝内皮。5～6月间采集茎枝内皮，晾干。10月间采根，洗净，洗去粗皮、根须，切段，晾干。

[**分布**] 产于云南、西藏、四川等地区。

[**别名**] 查玛（藏文名）。

[**性味**] 苦，凉。

[**功能**] 根内皮：解肌肉经络热毒。茎枝内皮：祛风活血，止痛利尿，补气益肾。

[**论述**]《如意宝树》说，锦鸡儿中层皮性锐、糙，引吐脉病。

《四部医典》说，锦鸡儿医治脉热、肌热。

铁线莲

[**采集加工**] 为干燥的枝、叶和花。6～7月采集叶及花，以流水洗去泥污，除去枯枝残叶，晾干。

[**分布**] 产于西藏、青海、四川、云南、甘肃等地区。

[**别名**] 叶蒙（藏文名）。

[**性味**] 微苦、辛，温。

[**功能**] 温体祛寒，健胃消积，止泻利痰，排脓散痛，消痞块，攻瘟疾。

[**主治**] 胃中胀满，呕吐，肠痛，痞块；消化不良。外用除疮排脓。

[**论述**]《如意宝树》说，白铁线莲治炭疽病、"培根"病。

罂粟壳

[**性味**] 酸，平。

[**归经**] 入肺、肾、大肠经。

[**功能**] 敛肺止咳，涩肠，定痛。

[**主治**] 久咳，久泻，久痢，脱肛，便血，心腹筋骨诸痛，滑精，多尿，白带。

[**附方**] 养脏汤。治大人小儿肠胃虚弱，冷热不调，脏腑受寒，下痢赤白，或大便

脓血，有如鱼脑，里急后重，脐腹疼痛，日夜无度，胸膈痞闷，胁肋胀满，全不思食。又治脱肛坠下，酒毒便血，诸药不效者。罂粟壳（去蒂、盖，蜜炙）三两六钱，木香一两四钱（不见火），诃子皮一两二钱，川当归（去芦，洗，焙）、人参（去芦）、白术（炒）各六钱，白芍药一两六钱，肉豆蔻（面裹煨）一两，甘草（炙）、肉桂（去粗皮）各八钱。上为粗末，每服二大钱，水一盏半，煎至八分，去滓，食前温服。老人、孕妇、小儿暴泻，宜急服之，立愈。忌酒、面、生冷、鱼腥、油腻等物。如肠腑滑泄，夜起久不瘥者，可加炮附子三四片煎服，此药神效，不可具述。（《岭南卫生方》卷中）

榆白皮

[**性味**] 甘，平。

[**归经**] 入小肠、膀胱、大肠经。

[**功能**] 利水通淋，消肿。

[**主治**] 小便不通，淋浊，水肿，痈疽发背，丹毒，疥癣。

[**附方**] 损伤单方。凡跌打损伤者，亦可榆树皮捣烂醋调敷患处。（《少林寺伤科秘方》卷八"少林寺跌打损伤秘方"）

椿白皮

[**性味**] 苦、涩，凉。

[**归经**] 入手、足阳明经血分。

[**功能**] 清热燥湿，涩肠，止血，杀虫。

[**主治**] 久泻，久痢，肠风便血，崩漏带下，遗精，白浊，疳积，蛔虫，疮癣。

[**附方**] 治暴泻腹痛方。椿根白皮 30 g，龙骨（煅）、山药、煨莲子各 24 g，木香、陈皮、茯苓、白术各 18 g，甘草 9 g。以上各味，共碾成细末，每服 4.5 g。（《少林寺秘方集锦》下部"内科杂病方"）

黄柏

[**性味**] 苦，寒。

[**归经**] 入肾、膀胱经。

[**功能**] 清热燥湿，泻火解毒。

[**主治**] 热痢，泄泻，消渴，黄疸，痿躄，梦遗，淋浊，痔疮，便血，赤白带下，骨蒸劳热，目赤肿痛，口舌生疮，疮疡肿毒。

[**附方**] 深师疗伤寒热病口疮，黄柏蜜方。黄柏（削去上皮，取里好处，薄斜削）。上一味，以崖蜜半斤极消者，以渍擘一宿，唯欲令浓，含其汁，良久吐之，更复如前。若胸中热有疮时，饮三五合尤良。（《外台秘要方》卷二"伤寒口疮方"）

五黄散。方药：黄柏30 g，黄芩30 g，黄连30 g，生蒲黄30 g，大黄30 g，天花粉24 g，生甘草12 g。共研细末，每服3~6 g，治各种疮毒、湿毒均有良效。（《少林寺秘方集锦》上部"跌打损伤方"）

少林烫伤膏。方药：黄柏30 g，大黄30 g，黄连30 g，丹皮30 g，黄芩30 g，生地榆90 g，蛋黄油30 g，冰片6 g。制法：先把黄柏、生地榆等6种中草药碾成粉，过细罗；再将冰片研细掺入，调匀，最后倒蛋黄油调药粉成膏，若湿度不够，可加入适量生香油，调成流膏，装入瓷瓶内，将瓶口密封备用。用法：（先将患处洗干净）然后将药膏敷上，有白纱布盖之（夏天不必盖），每日换药1次，一般3~5次即愈。烧伤特别严重者，15~20天痊愈。功能：凉血消肿，收敛止痛。主治一切烧伤、烫伤。（《少林寺秘方集锦》上部"少林膏药"）

治阴部生疮方。黄柏9 g，研细末，用生香油涂患处。（《少林寺秘方集锦》上部"少林外科杂病验方"）

三黄乌龙散。方药：黄柏、黄连、黄芩各12 g，花粉15 g，金银花、连翘各9 g，乌梢蛇（去头、尾，黄酒制）30 g，甘草6 g。制法：以上药共研为细粉，调和均匀，装瓶备用。服法：成人每日2次，每次3.0~4.5 g，用温开水送服。功能：清热解毒，祛风燥湿。治心火上炎，口内生疮，鼻唇疮疖，热痹等。（《少林寺秘方集锦》下部"少林寺素喜法师秘方选"）

治肛门红肿方。黄柏30 g，生甘草根30 g，同煎熏洗。（《少林寺秘方集锦》下部"内科杂病方"）

治金械杀伤秘方。黄柏、自然铜（醋淬七次）、花蕊石、乳香（去油）、没药（去油）、粉草各等分，冰片少许。共末，掺于伤处，可止血止痛。（《少林寺伤科秘方》卷六"少林刀枪伤秘方"）

《梅师方》治痈疽发背或发乳房，初起微赤，不急治之，即煞人。捣黄柏末，和鸡子白涂之。(《政和本草》卷十二"檗木")

积热梦遗，心忪恍惚，膈中有热，宜清心丸主之。黄柏末一两，片脑一钱，炼蜜丸梧子大。每服十五丸，麦门冬汤下。此大智禅师方也。(《本草纲目》卷三十五"檗木")

秦皮

[**性味**] 苦，寒。

[**归经**] 入肝、胆经。

[**功能**] 清热燥湿，平喘止咳，明目。

[**主治**] 目赤肿痛，迎风流泪；细菌性痢疾，肠炎，白带，慢性支气管炎，牛皮癣。

[**附方**] (谢道人疗眼暴肿痛) 又方，秦皮、黄连各一两，苦竹叶一升。上三味，切，以水五升，煮取八合，洗眼，与前方相类。眼忽肿痛盲，须煮秦皮作汤洗，是主疗也。忌猪肉。(《外台秘要方》卷二十一"眼暴肿痛方")

予家祖莘在钱塘西溪，尝有一田家，忽病癞，通身溃烂，号呼欲绝。西溪寺僧识之，曰：此天蛇毒耳，非癞也。取木皮煮汁，饮一斗许，令其恣饮，初日疾减半，两三日顿愈。验其木，乃今之秦皮也。(《历代笔记医事别录·救急门》引宋沈括《梦溪笔谈》卷二十五)

《耆婆方》治人目青盲昼夜不见物方。秦皮、升麻、黄芩分等，以水三升，煮取一升半，沾绵，敷目中。(《医心方》卷五)

《耆婆方》治人眼赤痛方。秦皮二两，升麻三两，黄连二两。三味，以水三升，煮取二升，去滓，少少纳目中，洗之。(《医心方》卷五)

桑皮汁

[**性味**] 苦。

[**主治**] 小儿口疮，外伤出血。

[**附方**] 文仲、支太医疗小儿口疮方。桑木白汁、生地黄汁各一合，赤蜜半合。上三味，和，暖，敷儿口中疮。(《古代秘方遗书集》)

解百毒散，在后药毒条中亦疗方。桑白汁一合服之，须臾吐利自出。(《古代秘方

遗书集》)

桑白皮

[**性味**] 甘，寒。

[**归经**] 入肺、脾经。

[**功能**] 泻肺平喘，行水消肿。

[**主治**] 肺热喘咳，吐血，水肿，脚气，小便不利。

[**附方**] 治点伤右胁下一脉秘方（丑时点中）。药方：桑白皮、茯神各一钱半，甘草七分，青皮、羌活、苏叶、田三七、木通、赤芍、山萸肉、木瓜、红花各二钱，葱白三寸，酒引。（《少林寺伤科秘方》卷三"少林点穴残伤救治秘方"）

秘传降气汤。治男子、妇人上热下虚之疾。凡饮食过度，致伤脾胃，酒色无节，耗损肾元，脾肾不和，阴阳关隔，遂使气不升降。上热则头目昏眩，痰实呕逆，胸膈不快，咽喉干燥，饮食无味。下弱则腰脚无力，大便秘涩，里急后重，脐腹冷痛。治以凉则脾气怯弱，肠鸣下利；治以温则上焦壅热，口舌生疮。又脚气上攻，与浮肿虚烦，宜先服此药，却以所主药治之，无不效者。桑白皮（炒）二两，五加皮（酒浸半日，炒黄）、骨碎补（燎去毛，剉，炒）、桔梗（去芦，炒黄）、地骨皮（炒黄）、草果（去皮、膜，净洗，炒黄）、诃子（炮，去核）、半夏（为末，生姜自然汁为饼，再碎，炒）、枳壳（汤浸，去瓤，麸炒）、柴胡（去芦）、陈皮（去白，炒黄）、甘草（炒）各一两。上为粗散，和匀，再就蒸一伏时，晒干。每服二钱，紫苏三叶，生姜三片，水一盏，同煎至七分，食后通口服。痰嗽，加半夏曲煎。上膈热，加黄芩煎。下部大段虚，加少许炮附子煎。如使附子，多加生姜。妇人血虚，加当归煎。（《岭南卫生方》卷中）

桂皮

[**性味**] 辛，温。

[**归经**] 入心、肝、脾、肾经。

[**功能**] 暖脾胃，散风寒，通血脉。

[**主治**] 腹冷胸满，呕吐噎膈，风湿痹痛，跌损瘀滞，血痢肠风。

天竺桂

[**性味**] 辛，无毒。

[**主治**] 主腹内诸冷，血气胀。

[**论述**] 时珍曰：此即今闽、粤、浙中山桂也，而台州天竺最多，故名。大树繁花，结实如莲子状。天竺僧人称为月桂是矣。（《本草纲目》卷三十四）

天竺桂，味辛，温，无毒。主腹内诸冷，血气胀，功用似桂。皮薄不过烈。生西胡国。（《政和本草》卷十三"天竺桂"）

柏根白皮

[**性味**] 苦，平，无毒。

[**主治**] 烫伤。

[**附方**]（深师）又，乳痈，众医不能疗，柏皮膏方。猪膏年多者佳，柏皮三斤，去黑皮，以猪膏煎之，当稍稍煎柏皮熟黑便漉出，更煎余柏皮如初，尽，以涂疮。取梦柏，勿取余者，膏令淹没柏皮而已，甚验。（《外台秘要方》卷三十四"乳痈肿方"）

《梅师方》治中热油及火烧疮。以柏白皮、猪脂煎，涂疮上。（《政和本草》卷十二"柏实"）

《耆婆方》治人火灼烂，疮长毛发方。取柏白皮作末，和猪脂敷之，良，煮汁洗之。（《医心方》卷十八）

厚朴

[**性味**] 苦、辛，温。

[**归经**] 入脾、胃、大肠经。

[**功能**] 温中下气，燥湿消痰。

[**主治**] 胸腹痞满胀痛，反胃，呕吐，宿食不消，痰饮喘咳，寒湿泻痢。

[**附方**]《梅师方》治水谷痢久不瘥。厚朴三两，黄连三两，剉，水三升，煎取一升，空心服。（《政和本草》卷十二"厚朴"）

深师厚朴汤，疗冷实，服温脾汤不瘥，乃服此汤方。厚朴四两（炙），桂心二两，枳实三两（炙），生姜五两。上四味，切，以水五升，煮取二升，分为三服，相去五里久，不过五剂。忌生葱。(《外台秘要方》卷十六"温脾汤主脾气不足及不调下痢方")

《耆婆方》治人腹胀痛方。厚朴三两，高良姜三两，切，以水三升煮，分取一升半，少少热饮之，乃止。(《医心方》卷六)

《僧深方》云：厚朴汤，治腹满发数十日，脉浮数，食饮如故。方：厚朴半斤，枳实五枚，大黄四两。凡三物，以水一斗二升，煮取五升，纳大黄，微火煎令得三升，先食服一升，日三。(《医心方》卷六)

《耆婆方》治人腹胀欲作霍乱方。厚朴二两(炙)，以水三升，煮取一升半，引三服即瘥，小儿最喜，老人亦佳。夏秋月，恒置此药在家，有急即煮服。(《医心方》卷十一)

《梅师方》下利水谷久不瘥者，厚朴二两，黄连三两，水三升，煎一升，空心细服。(《古今图书集成·医部全录》卷二百五十六)

真方不换金正气散。治四时伤寒，五种膈气，和脾胃，止吐泻，温中下痰饮，止腹痛、胀满、吞酸、噫、痞、噎塞、干呕、恶心。内受寒湿，外感风邪，身体沉重，肢节酸疼，头昏鼻塞，未分阴阳之间，尤宜服之，则气自正而病自退。及能止汗，解山岚瘴气，八般疟疾，遍身浮肿，五劳七伤，或风气所灌，手足肿痛，全不思饮食，妊妇产前后，皆可服饵。又治霍乱吐泻，心腹疼痛，脾气虚弱，脏腑时鸣，小儿脾胃不和，时气诸疾。又治四方不伏水土。凡过岭南，此药不可缺。厚朴(去粗皮，剉如韭头大，长一寸，以生姜自然汁淹一宿)、半夏(汤洗七次，以生姜四两，取汁浸旬日，曝，候汁干为度)、橘红(去白)、草果子(去皮，生用)、藿香叶(取叶，水洗)、苍术(去皮，米泔浸一宿，切作片子)、甘草(剉)各三两。上七味，先用砂锅炒厚朴令香，次入苍术炒令紫色，又入半夏炒香熟，又入甘草炒黄，又入橘红炒破，方始将藿香叶二两，斡开众药，安藿香叶在中心，用药遍盖，罨定少时，约藿香叶干，方可取出，却入草果子，同为粗散。每服二大钱，水一大盏，生姜五片，枣子一枚，煎至七分，去滓，空心服。煎时不得犯铜、铁器。(《岭南卫生方》卷中)

藿香正气散。治伤寒阴证，憎寒恶风，正气遂冷，胸膈噎塞，胁肋膨胀，心下坚痞，吐利呕逆，怠惰嗜卧，不思饮食。厚朴(去粗皮，姜汁炒)、半夏(汤洗，姜汁制)、藿香叶、陈皮(去白)各一两，甘草(炙)七钱。上剉散，每服四钱，水盏半，生姜七片，枣子一枚，煎至七分，去滓，食前温服。霍乱吐泻，加白术三两。(《岭南卫生方》卷中)

养胃汤。治外感风寒，内伤生冷，憎寒壮热，头目昏疼，肢体拘急，及能辟山岚瘴气，四时瘟疫，脾寒疟疾。因饮食者，又可佐以红丸子。厚朴（姜炒）、苍术（米泔浸）、半夏（汤洗，姜汁制）各一两，茯苓（去皮）、人参（去芦）、草果（去皮）、藿香（去梗）各半两，橘红（去白）三分，甘草（炙）一分。上㕮咀，每服四钱，水一盏半，姜七片，乌梅一个，煎至六分，去滓，热服。或发冷瘴，或感寒疫者，并加附子足为十味。（《岭南卫生方》卷中）

天下受拜平胃散。治脾胃不和，膈气噎塞，呕吐酸水，气刺气闷，胁肋虚胀，腹痛肠鸣，胸膈痞滞，不美饮食。常服温养脾元，平和胃气，及辟岚瘴冷湿。病后进食，悉有神功。厚朴（去粗皮，剉）、陈皮（汤洗，不去白）、甘草（炙）各三两，茅山苍术（去皮，米泔浸一宿）五两，生姜（和皮薄切）四两，南京小枣（去核）二百枚。上六味，用水五升，慢火煮，干，捣作饼子，日干再焙，碾为细末。每二钱，入盐少许。如泄泻，每三钱，生姜五片，乌梅二个，盐少许，水一盏半，煎至八分服。（《岭南卫生方》卷中）

一方，苍术五两半，厚朴、橘皮各三两半，甘草一两，㕮咀为散，加草果、乌梅各一个，煎，治脾寒疟疾。（《岭南卫生方》卷中）

一方，加茯苓、丁香各三两，仍加生姜煎，治胃寒呕吐。（《岭南卫生方》卷中）

一方，加缩砂、香附子各三两，亦加生姜，治气不舒快、中脘痞塞、不进饮食。（《岭南卫生方》卷中）

《指迷方》加减平胃散。以朴硝、巴豆、制厚朴、苍术，药味大峻，恐非此地所宜。又净脾散，苦味药，皆主破积消食，宜减去三棱、莪术，增入茯苓、山药之类为妙。《陈氏方》有云：多服食药，正如磨，快则快矣，其如薄荷，用者审之。（《岭南卫生方》卷中）

枫柳皮

[**性味**] 辛，大热，有毒。

[**主治**] 龋齿痛，疥癣，汤火伤。

[**附方**]《梅师方》治中热游及火烧，除外痛。以柳白皮，烧为末敷之。兼治灸疮亦同，妙。（《政和本草》卷十四"枫柳皮"）

苦楝皮

[**性味**] 苦，寒，有毒。

[**功能**] 清热燥湿，杀虫。

[**主治**] 风疹，疥癣；蛔虫、蛲虫。

[**附方**] 治小儿虫积腹痛方。苦楝根皮 30 g，以水 1500 ml，煎至 250 ml，分 3 次服完（每早空腹内服，禁油食）。（《少林寺秘方集锦》下部"内科杂病方"）

败鼓皮

[**附方**] 一方，败鼓皮烧为末，酒调二钱服之。凡中蛊毒，皆是昏睡不省人事。用此方，能言下药人姓名，极验。（《岭南卫生方》卷中）

[**论述**] 《梅师方》云：凡中蛊毒，或下血如鹅肝，或吐血，或心腹切痛，如有物咬，不即治之，食人五脏即死。欲知是蛊，但令病人吐水，沉者是，浮者非也。用败鼓皮烧灰服方寸匕，须臾自呼蛊主姓名。（《本草纲目》）（《续名医类案》卷二十一）

牡丹皮

[**性味**] 辛、苦，凉。

[**归经**] 入心、肝、肾经。

[**功能**] 清热凉血，和血消瘀。

[**主治**] 热入血分，发斑，惊痫，吐衄，便血，骨蒸劳热，经闭，癥瘕，疡痈，扑损。

[**附方**] 十三问：产后小腹疼痛，何以治之？答曰：此为瘀血未尽也，宜服加味芎归汤主之。丹皮四分，元胡五分，莪术五分，赤芍四分，红花七分，当归七分，川芎七分，香附五分，乌药三分，枳实四分，山楂肉五分，木香六分，陈皮三分，姜厚朴五分，苍术四分，砂仁六分，官桂四分，干姜（炒）六分，益母草六分，花粉三分，半夏五分，甘草四分。生姜引，水煎服。（《法门寺妇科胎前产后良方注评》）

此是伤热，血热乱行，冲伤胎络，只用凉胎法，不用四物汤，用衄血立效散。丹皮、侧柏叶、黄芩各八分，蒲黄一钱（炒）。共为末，米糊丸，白滚汤送下即愈。（《宁坤秘笈》卷上）

（治妊娠衄血）衄血丸。牡丹皮、白芍（酒炒）、黄芩（酒炒）、蒲黄（炒）、侧柏叶，为末，糯米糊丸，空心白汤下百丸。（《竹林女科证治》卷二）

治两腿紫斑方。丹皮 12 g，生地 15 g，玄参 12 g，生栀子 9 g，知母 9 g，白茅根 30 g，小蓟炭 30 g，三七（另包，冲服）7.5 g，犀角末（冲服）7.5 g，生甘草 4.5 g。以龙泉水 1500 ml，煎取 500 ml，每日 2 次，连服 3 剂，即愈。（《少林寺秘方集锦》下部"内科杂病方"）

治点伤正鼻梁厄脉秘方（未时点中）。药方：丹皮、生地、枳壳、泽兰、薄荷、红花、寸冬、乳香（去油）、白芷各二钱，吴茱萸二钱，田三七一钱，甘草一钱，藁本一钱半，白茯苓二钱。（《少林寺伤科秘方》卷三"少林点穴残伤救治秘方"）

地骨皮

[**性味**] 甘，寒。

[**归经**] 入肺、肝、肾经。

[**功能**] 清热凉血。

[**主治**] 虚劳，潮热，盗汗，肺热咳喘，吐血，衄血，血淋，消渴，痈肿，恶疮；高血压。

[**附方**]（深师）又疗眼天行暴肿痒痛方。地骨皮三斤（切）。上一味，以水三斗，煮取三升，绞去滓，更纳盐二两煎，取一升敷目。或加干姜一两。（《外台秘要方》卷二十一"眼暴肿痛方"）

（治形肥痰热经闭）地骨皮汤。地骨皮、当归、川芎、知母（酒炒）、麦冬（去心）各一钱，甘草五分。水煎，空心服。（《竹林女科证治》卷一）

天行赤目暴肿。地骨皮三斤，水三斗，煮三升，去滓，入盐一两，取二升，频频洗点。（《本草纲目》卷三十六"枸杞、地骨皮"引陇上谢道人《天竺经》）

合欢皮

[**性味**] 甘，平。

[**归经**] 入心、肝经。

[**功能**] 解郁，和血，宁心，消痈肿。

[**主治**] 心神不安，忧郁失眠，肺痈，痈肿，瘰疬，筋骨折伤。

[论述] 合欢，一名合昏，一名夜合，一名青棠（或作"裳"）。《本草》：合欢，一名萌葛，一名乌赖树（《金光明经》名为尸利洒树，俗呼马缨花）。处处有之，枝甚柔弱，叶纤密，圆而绿，似槐而小，相对生，至暮而合，枝叶互相交结，风来辄改，不相牵缀。五月开花，色如醮晕线，下半白，上半肉红，散垂如丝，至秋而实，作荚，子极薄，细花中异品也。根侧分条艺之，子亦可种。主安和五脏，利心志，令人欢乐。于若瀛曰：夜合，生宛朐及荆山，花俯垂有姿，须端紫点，手拈之即脱，才破萼，香气袭人，金陵盆植者无根而花，花后不堪留，即留亦无能再花。崔豹《古今注》：欲蠲人之忿，则赠之青棠。青棠一名合欢，合欢则忘忿。合欢树之阶庭，使人不忿，稽康种之舍前。……《女红余志》：杜羔妻赵氏，每端午取夜合花置枕中，羔稍不乐，辄取少许入酒，令婢送饮，便觉欢然。……晋稽康《养生论》：合欢蠲忿，萱草忘忧。……《诗话》：心胸填错，取合欢掌大一枝，水煮服之，故后山诗云，探囊一试合昏汤。《普济方》：发落不生，合欢木灰二合，墙衣五合，铁精一合，水萍末二合，生油调涂。《百一选方》：扑损折骨，取合欢皮（去粗皮，炒黑色）四两，芥菜子（炒）一两，为末，每服二钱，温酒卧时服，以滓敷之，接骨甚妙。《子母秘录》：小儿撮口，夜合花枝浓煎汁，拭口中，并洗之。（《广群芳谱》卷三十九"合欢"）

石榴皮

[性味] 酸、涩，温，有毒。

[归经] 入大肠、肾经。

[功能] 涩肠，止血，驱虫。

[主治] 久泻，久痢，便血，脱肛，滑精，崩漏，带下，虫积腹痛，疥癣。

[附方] 石榴止痢丸。酸石榴皮 30 g，煨诃子 24 g，龙骨 9 g，黄连粉 9 g。水煎，早晚空腹服 1 次。（《少林寺秘方集锦》下部"内科杂病方"）

白鲜皮

[性味] 苦、咸，寒。

[归经] 入脾、胃经。

[功能] 祛风燥湿，清热解毒。

[主治] 风热疮毒，疥癣，皮肤痒疹，风湿痹痛，黄疸。

[**附方**] 治全身瘙痒方。白鲜皮 15 g，苦参 12 g，生地 9 g，玄参 9 g，知母 12 g，丹皮 15 g，当归 15 g，蛇床子 4.5 g，生甘草 4.5 g。上药，加水 1500 ml，煎至 500 ml，每日 2 次，连用 3 剂。（《少林寺秘方集锦》下部"内科杂病方"）

白杨树皮

[**性味**] 苦，寒。

[**功能**] 祛风，行瘀，消痰。

[**主治**] 风痹，脚气，扑损瘀血，妊娠下痢，牙痛口疮。

[**附方**] 《梅师方》治牙疼，白杨皮醋煎含之。（《政和本草》卷十四"白杨树皮"）

无患子皮

[**性味**] 苦，平。

[**功能**] 清热化痰，止痛，消积。

[**主治**] 喉痹肿痛，胃痛，疝痛，风湿痛，虫积，食滞，无名肿毒。

[**论述**] 《衍义》曰：无患子，今释子取以为念珠，出佛经。惟取紫红色小者佳。今入药绝少，西洛亦有之。（《政和本草》卷十四"无患子皮"）

五加皮

[**性味**] 辛，温。

[**归经**] 入肝、肾经。

[**功能**] 祛风湿，壮筋骨，活血祛瘀。

[**主治**] 风寒湿痹，筋骨挛急，腰痛，阳痿，脚弱，小儿行迟，水肿，脚气，疮疽肿毒，跌打劳伤。

[**附方**] 治点伤曲池穴秘方。五加皮、桂枝、胆草、牛膝、柴胡、细辛、红花各一钱，生地、丁香、田三七。共为末，酒下五分。（《少林寺伤科秘方》卷三"少林点穴残伤救治秘方"）

治点伤左眉尖穴秘方。五加皮三钱，桂枝、柴胡各二钱，龙胆草、羌活、陈皮、荆芥、薄荷各三钱，甘草二钱。共为末，酒下五分。（《少林寺伤科秘方》卷三"少林点穴残伤救治秘方”）

治点伤右眉尖穴秘方。五加皮、桂枝、柴胡、龙胆草、细辛、五味子、威灵仙、木香、麝香。共为末，酒下五分。（《少林寺伤科秘方》卷三“少林点穴残伤救治秘方”）

治点伤左后甲心脉秘方（戌时点中）。药方：五加皮一钱半，藁本、莪术、桃仁、独活、川芎、枳壳、穿山甲各二钱，生地、桔梗各三钱，制川乌、地榆各一钱，田三七五分，甘草七分。（《少林寺伤科秘方》卷三“少林点穴残伤救治秘方”）

[论述] 王纶《医论》云：风病饮酒能生痰火，惟五加一味浸酒，日饮数杯，最有益。诸浸酒药，惟五加与酒相合，且味美也。（《本草纲目》卷三十六）

乾陀木皮

[论述] 按《西域记》云：生西国。彼人用染僧褐，故名。乾陀，褐色也。树大皮厚，叶如樱桃。安南亦有。温，平，无毒。主癥痕气块，温腹暖胃，止呕逆，并良。破宿血，妇人血闭，腹内血块，酒煎服之。（《本草纲目》卷三十七“乾陀木皮”）

茄皮

[附方] 治点伤风关穴（即风池）方。茄皮6g，红花3g，木香3g，甘草1.5g，桑寄生9g，干葛根4.5g，虎骨9g，肉桂3g，木通3g，法半夏4.5g，土鳖虫9g，穿山甲9g，制乳香9g，制没药9g，补骨脂9g，葱白3段。以上诸药加水、酒各半，煎用，（《少林寺秘方集锦》上部“点穴致伤救治方”）

橘皮

[性味] 辛、苦，温。

[归经] 入脾、肺经。

[功能] 理气调中，燥湿化痰，解鱼蟹毒。

[主治] 胸腹胀满，不思饮食，呕吐哕逆，咳嗽痰多。

[附方] （某）上闻大德，卑僧有少乞赐，莫违重情。欲拟和合药草，亏阙颇多，幸望尊意乞焉。橘皮、桂心、附子、香白芷、茱萸、干姜、芍药、高良姜、草豆蔻、芎䓖、人参、胡椒、诃梨勒、麻黄、地黄、细辛、黄柏、天麻、牛膝、天南星、牵牛

子、茯苓、槟榔、荜茇、黄连。上件药物乞赐少多矣。（上文"某"原字模糊不清，当为人名，故暂用"某"字代替。）（《敦煌古医籍考释·乞药笺》）

（深师）又，疗伤寒呕哕，胸满虚烦不安，大橘皮汤方。橘皮一两，甘草一两（炙），生姜四两，人参二两。上四味，切，以水六升，煮取二升，去滓，分三服。忌海藻、菘菜。（《外台秘要方》卷二"伤寒呕哕方"）

（治冷瘴）陈皮半夏汤。陈皮（去白），半夏（汤泡）各七两。上为粗散，每服三钱，生姜十片，水二盏，煎至一盏，去滓温服，不计时候。（《岭南卫生方》卷上）

十七问：胎前忽患腹痛，不可忍，何以治之？答曰：此因气不顺也，宜服后方。陈皮六分（6g），木香六分（6g），乌药（制）五分（6g），枳壳（炒）四分（10g），茯苓四分（6g），川朴（炒）五分（6g），苏梗五分（6g），砂仁（炒）四分（3g），青皮（土炒）五分（3g），白术五分（10g），黄芩四分（6g），山栀五分（6g），香附（炒）八分（6g），甘草四分（3g）。水煎服。（《法门寺妇科胎前产后良方注评》）

治点伤右后甲心脉秘方（戌时点中）。药方：陈皮三钱，薄荷、木通、苏木、桑皮、茯神各二钱，桂枝、归尾、羌活各一钱半，川芎、赤芍、红花、青皮、甘草各一钱。（《少林寺伤科秘方》卷三"少林点穴残伤救治秘方"）

治点伤右上胁尾脉秘方（亥时点中）。药方：陈皮、青皮、薄荷、川芎、木通、桂枝、麦芽、苏木、茯神各二钱，枳壳一钱半，木香、赤芍、红花、独活、羌活、桑白皮、沉香、甘草各一钱，田三七七分。（《少林寺伤科秘方》卷三"少林点穴残伤救治秘方"）

金枪效方。陈皮一两，金毛猪脊五钱，黄丹五钱，初生红鼠两个。共为细末，同百草汁捣成饼，阴干，再研成细粉，可立即止血止痛。（《少林寺伤科秘方》卷六"少林刀枪伤秘方"）

良姜香薷汤。治伏暑伤冷，致作霍乱。陈皮（去白）、藿香叶、香薷叶、甘草（炒）、生姜（和皮）、良姜、枣子（去核）、紫苏叶、木瓜（去瓤）各等分。上剉散，每服三钱重，煎服。一方，用木瓜、香薷、高良姜等分，煎服。一方，用藿香叶、良姜、木瓜各半两，水二盏，煎一盏服。一方，用胡椒、绿豆各四十九粒，同研破，水煎服，或为末，木瓜汤调下，如神。一方，以平胃散、五苓散等分，和为一处，热汤调下。若霍乱烦躁发渴，随意饮浸冷香薷散或缩脾饮，病去药除，不宜过多。若食冷物，致令霍乱，不渴不烦，理中汤主之。若霍乱，手脚转筋不已，急取大蓼数茎，浓煎汤，如法淋洗，仍取浓煎汁先服，乃效。若心腹筑痛，欲吐不吐，欲下不下，谓之干霍乱，甚能杀人，宜用盐汤三升顿服。却以手抉口中令大吐，更服更抉吐之，痰物俱尽，然后服以理中汤。大率霍乱，脉浮洪者生。若脉微气少，默不欲言者，恐亦难保。（《岭南卫生方》卷中）

橘红

[**性味**] 辛、苦，温。

[**归经**] 入膀胱、小肠、肺、大肠、胃经。

[**功能**] 消痰，利气宽中，散结。

[**主治**] 风寒痰嗽，恶心，吐水，胸痛胀闷。

[**附方**] （治室女经闭劳嗽）四神丸。橘红二两，玄胡索（醋制）、当归（酒炒）各一两，川郁金五钱。上为末，酒糊丸，艾醋汤下百丸。（《竹林女科证治》卷一）

第五章　叶　类

大枣叶

[**附方**]《梅师方》治妊娠四五月，忽腹绞痛。以枣十四枚，烧令焦，为末，以小便服。（《政和本草》卷二十二"大枣叶"）

大青叶

[**性味**] 苦，寒。

[**归经**] 入肝、心、胃经。

[**功能**] 清热解毒，凉血止血。

[**主治**] 温病热盛烦渴，丹毒，吐血，衄血，黄疸，喉痹，口疮，痈疽肿毒；流行性感冒，急性传染性肝炎，细菌性痢疾，急性胃肠炎，急性肺炎。

[**附方**] 深师疗劳复，大青汤方。大青四两，甘草二两（炙），阿胶二两（炙），香豉二两。上四味，切，以水一斗，煮取三升，去滓，温服一升，日五六。欲尽复作，常使有汤，渴便饮，无毒，除热，止吐下。伤寒一二日，上至十数日，困笃，发汗热不解，吐下后热不除，止下痢甚良。先煮大青、甘草，取四升，去滓，纳胶、豉，胶消尽便漉去，勿令豉坏，当预渍胶令释也。忌菘菜、海藻。（《外台秘要方》卷二"伤寒劳复食复方"）

伤寒热病十日已上，发汗不解，及吐下后诸热不除，及下利不止，斑出，皆治之大青汤方。大青四两，甘草、阿胶各二两，豆豉一升。上四味，㕮咀，以水八升，煮取三升，去滓，煮三沸，去豉，纳阿胶令烊，顿服一升，日三服。欲尽复作，常使有余，渴者当饮。但除热，止吐下，无毒。（《深师》治劳复，《肘后》有赤石脂三两，胡洽、《集验》同。）（《备急千金要方》卷九"发汗吐下后第九"）

桃叶

[**性味**] 苦，平。

[**归经**] 入脾、肾经。

[**功能**] 祛风湿，清热，杀虫。

[**主治**] 头风，头痛，风痹，疟疾，湿疹，疮疡，癣疮。

[**附方**] 张文仲《备急方》治天行病，有支太医桃叶熏法：用水一石煮桃叶，取七斗，安床箦下，厚被盖卧床上，乘热熏之。少时当雨汗，汗遍去汤，速粉之，并灸大椎穴，则愈。（《本草纲目》卷二十九"桃"）

《僧深方》治劳疟，桃叶汤方。桃叶十四枚，恒山四两。凡二物，酒二升，渍一宿，露着中庭，刀着器上，明旦发日凌晨漉去滓，微温令暖，一顿服之，必吐良。（《医心方》卷十四）

《梅师方》治诸虫入耳，取桃叶熟挼塞两耳，出。（《政和本草》卷二十三"桃实"）

艾叶

[**性味**] 苦、辛，温。

[**归经**] 入脾、肝、肾经。

[**功能**] 理气血，逐寒湿，温经止血，安胎。

[**主治**] 心腹冷痛，泄泻转筋，久痢，吐衄，下血，月经不调，崩漏，带下，胎动不安，痈疡，疥癣。

[**附方**]（深师）又，疗䘌虫食下部方。以泥作罂，以竹筒如指所，横穿罂肚，筒一头纳下孔中，纳如鸡子艾烧之，人就罂口吹之，常令艾烧，强人可益艾，甚良。（《外台秘要方》卷二"伤寒䘌疮方"）

深师酒疸艾汤方。生艾叶一把，麻黄二两（去节），大黄六分，大豆一升。上四味，切，清酒五升，煮取二升，分为三服。（《外台秘要方》卷四"酒疸方"）

此症经水日有几点则止，或五日，或十日，又来数点，一月当三四次，面色青黄，先宜艾胶汤三帖。艾胶汤方二十八：阿胶（炒）、熟地各二钱，艾叶三钱，川芎八分，枣三枚。水煎，空心服，后用紫金丸。（《宁坤秘笈》卷上）

《僧深方》治酒疸方。生艾叶一把，麻黄二两，大黄六分，大豆一升。凡四物，清酒三升，煮得二升，分三服。艾叶无生，用干半把。（《医心方》卷十）

《泊宅编》痔、肠风、脏毒，一体病也，极难得药，亦缘所以致疾不同，虽良药若非对病，固难一概取效。常人酒色饮食不节，脏腑下血，是谓风毒。若释子辈患此，多因饱食久坐，体气不舒而得之，乃脾毒也。王涣之知舒州，下血不止，郡人朝议大夫陈宜父令随四时取其方：柏叶如春取东枝之类，烧灰调，二服而愈。余得方后，官赣上，以治二车吴令升亦效。提点司属官陈逸大夫偶来问疾，吴倅告以用陈公之方而获安。陈君蹙頞曰：先人也，仍须用侧柏尤佳。道场慧禅师曰：若释子恐难用此，不若灼艾最妙。平立，量脊骨与脐平处椎上，灸七壮；或年深，更于椎骨两旁各一寸，灸如上数，无不除根者。又予外兄刘向为严椽，予过之，留饮，讶其瘦瘠，问之，答曰：去岁脏毒作，凡半月，自分必死，得一药服之，至今无苦。问何药？不肯言，再三叩之，始云：只这桌子上有之。乃是干柿烧灰，饮下二服。本草云：柿治肠澼，解热毒，消宿血。后有病者，宜以求之。《素问》：肠澼为痔。（《唐宋文献散见医方证治集》）

治寒热无时方。艾叶 7 片，白矾 10 g，生姜 10 g，半枝莲 10 g。水煎服，代茶饮，连服 3 天可愈。（《少林寺秘方集锦》下部"少林寺还俗僧徐祇法秘藏方选"）

山矾叶

[采集加工] 为干燥的叶子。6~7 月采叶，晒干。

[分布] 产于华北、东北以及长江以南地区。

[别名] 徐砍、徐砍洛码（藏文名）。

[性味] 苦、涩。

[功能] 祛热。

[主治] 肺热，肾热。

车草叶

[附方] 刀斧伤止血妙方。刀斧伤（不可见水）出血，可用鲜车草叶捣烂敷之，也可用生半夏末敷上立效，能止血止痛、生肌收口。（《少林寺伤科秘方》卷六"少林刀枪伤秘方"）

刺柏叶

[**采集加工**] 为干燥的幼枝和针状叶。夏季采集幼枝和针状叶，晒干或晾干。

[**分布**] 产于西藏。

[**别名**] 徐巴才尖（藏文名）。

[**性味**] 苦、涩，凉；轻、钝。

[**功能**] 清肾热，利尿，愈伤，治疔疮、炭疽，止血；燥"黄水"。

[**主治**] 由肾热隐伏引起的血尿、肾脉疼痛，尿道口灼热，肾震伤，浮肿，脓血浊尿，水肿，身热；"赤巴"尿闭，腰胯及膀胱部刺痛等"赤巴"性疾病，"黄水"病，肾达日干病；炭疽，痛风，布鲁菌病，创伤化脓性感染。

[**附方**] 刺柏、诃子、红花、豆蔻、冬葵果、当药、螃蟹菜，研细末，加白糖，主治尿频、尿闭、肾热、膀胱热、水肿、腰酸痛、血尿、尿道灼痛等。

[**论述**] 此药与黄花杜鹃、麻黄、艾蒿、水柏枝合为五味甘露。

《月王药诊》说，刺柏叶治肺热、热性病。

《四部医典》说，刺柏叶医治肾热、痛证。

石韦

[**采集加工**] 为干燥的叶。四季可采，除去根及根状茎，晒干。

[**分布**] 产于东北、华北、西北、西南等地区。

[**别名**] 查贝（藏文名）。

[**性味**] 苦、涩，凉。

[**功能**] 燥脓，敛伤，固骨，清热解毒。

[**主治**] 胸伤，烧伤，伤口复发，骨折，伤热，毒热。

[**论述**] 《四部医典》说，石韦愈疮、干脓、固骨脂。

《如意宝树》说，石韦茶肌色。

茶子

[**采集加工**] 为干燥幼叶。春季采收嫩叶，采集数次。

[**分布**] 产于长江流域以南地区，主要为栽培品。

[**别名**] 恰兴（藏文名）。

[**性味**] 甘、苦、涩，凉；轻。

[**功能**] 清热生津。

[**主治**] 口渴。

[**论述**]《铁鬘》说，茶子效凉、轻。

烈香杜鹃

[**采集加工**] 为干燥叶子或花。5~6月采花，夏季采叶子，晒干。

[**分布**] 产于西藏、四川、云南。

[**别名**] 达鲁或巴鲁（藏文名）。

[**性味**] 花：辛，温。叶：苦、涩、辛，温。

[**功能**] 花：止咳化痰，补脾益气，排脓托毒。叶：祛痰平喘，补阳气。

[**主治**] 花：主治咳嗽，肺痈，脾胃虚寒，乳蛾，气色衰败引起的虚弱；消化不良；寒性"培根"病，白脉病。叶：主治肺病，咽喉病，肝病及寒性诸病；"龙"病，"赤巴"病。

[**论述**]《铁鬘》说，烈香杜鹃性温，效轻，治"培根"病。

《明释三十章》说，烈香杜鹃性温，平，治"培根"病、肺热疼痛、呕逆。

《图鉴》说，烈香杜鹃生于高山阴面，树干白色，叶褐色，花白色，果实味甘、苦、涩。治"龙"病、"赤巴"病、"培根"病、喑哑、肺病。

银露梅与金露梅

[**采集加工**] 为干燥的花和叶。7~8月采花，叶子随时可以采，阴干。

[**分布**] 产于西藏、四川、云南、甘肃、陕西、湖北、安徽及华北、东北地区。

[**别名**] 斑玛、班嘎、班那（藏文名）。

[**性味**] 微苦，寒。

[**主治**] 花：治妇科病，赤白带下，肺病；消化不良。叶：固齿，治风热牙痛；烧成灰可外敷治乳腺炎，但化脓后勿用。

橐吾

[**采集加工**] 为干燥的芽。春末夏初采集，晒干。

[**分布**] 产于内蒙古、山西、甘肃、青海、四川等地区。

[**别名**] 理绍（藏文名）。

[**性味**] 甘、苦，凉。

[**功能**] 清宿热，解毒，愈疮；干"黄水"。

[**主治**] 疮疡；"培根""赤巴"合病，中毒病，"黄水"病。

[**论述**]《四部医典》说，橐吾催吐"赤巴"病。

《如意宝树》说，橐吾治中毒病，干"黄水"，根能托引、祛风。

紫葳茎叶

[**性味**] 苦，平。

[**功能**] 凉血，散瘀。

[**主治**] 血热生风，身痒，风疹，手脚酸软麻木，咽喉肿痛。

[**附方**] 若有人等患下疮者，取凌霄叶捣绞取汁……夜卧着眼中即瘥。若须用白牡马矢汁……如上瘥。（《新修大藏经》卷二十"千手千眼观世音菩萨治病合药经"）

紫苏叶

[**性味**] 辛，温。

[**归经**] 入肺、脾经。

[**功能**] 发表散寒，理气和营，解鱼蟹毒。

[**主治**] 感冒风寒，恶寒发热，咳嗽，气喘，胸腹腔胀满，胎动不安。

[**附方**]（深师疗伤寒，病哕不止）又，赤苏汤方。赤苏一把。上一味，水三升，煮取一升，去滓，稍稍饮之。（《外台秘要方》卷二"伤寒呕哕方"）

（治惊产）舒郁汤。紫苏一钱，当归三钱，长流水煎服。（《竹林女科证治》卷三）

四问：胎前伤风，何以治之？答曰：宜服紫苏饮，以发散其风邪。紫苏八分（6 g），枳壳六分（5 g），黄芩（炒）七分（6 g），柴胡六分（5 g），川芎八分（5 g），陈皮四分（6 g），茯苓五分（6 g），防风六分（5 g），当归六分（6 g），甘草四分（3 g），生姜三片（3 g）。水煎服。（《法门寺妇科胎前产后良方注评》）

治鼻伤出血方。鲜苏叶数片，揉烂迅速塞入鼻孔中，即可止血。（《少林寺秘方集锦》上部"止血方"）

淡竹叶

[**性味**] 甘、淡，寒。

[**归经**] 入心、肾经。

[**功能**] 清心火，除烦热，利小便。

[**主治**] 热病口渴心烦，小便赤涩淋浊，口糜舌疮，牙龈肿痛。

[**附方**] 冷汤。治瘴毒，内寒外热，咽嗌间烦躁不解。人参半两，大枣五个，甘草三寸，淡竹叶十四片，大附子五钱。上剉散，清水煎，放冷服。(《岭南卫生方》卷中)

奢弭叶

[**附方**] 若有人等患赤眼者，及眼中有胬肉，及有翳者，取奢奢弭叶，捣取汁……浸青钱一宿……着眼中即瘥。(《新修大藏经》卷二十"千手千眼观世音菩萨治病合药经")

荷叶

[**性味**] 苦、涩，平。

[**归经**] 入心、肝、脾经。

[**功能**] 清暑利湿，升发清阳，止血。

[**主治**] 暑湿泄泻，眩晕，水气浮肿，雷头风，吐血，衄血，崩漏，便血，产后血晕。

[**附方**] 陈日华云：先公绍兴初常游福青灵石寺，主僧留饮，食将竟，侍者赴堂斋罢，来侍立，见桌子上不稳，急罄折扳之，举首即吐血，盖食饱拗破肺也。明年再到寺，问：去年吐血者无恙否？主僧言：服得四生丸（生荷叶、生艾叶、生侧柏叶、生地黄）遂愈。自得此方，屡救人有效。薛意前症乃内热暴患，用之有效。若人病久，本元不足，须补脾以滋化源，否则虚火上炎，金反受克，获生鲜矣。(《续名医类案》卷十二)

《僧深方》治癞方。水中荷，浓煮以自渍半日，用此方多愈。(《医心方》卷三)

盐肤木叶 （盐麸叶）

[**性味**] 酸、咸，寒。

[**功能**] 化痰止咳，收敛，解毒。

[**主治**] 痰嗽，便血，血痢，盗汗，疮疡。

[**论述**]（《鸡肋编》卷上）初虞世《必用方》载，官片大腊茶与白矾二物解百毒，以为奇绝。本草：茶、茗、槚皆一种，俱无治毒之功。后见剑川僧志坚云：向游闽中，至建州坤口，见土人竞采盐肤木叶，蒸捣置模中，为大方片。问之，云：作郊祀官中支赐茶也。更无茶与他木。然后知此茶乃五倍子叶耳，以之治毒，固宜有效。（《唐宋文献散见医方证治集》）

桑叶

[**性味**] 苦、甘，寒。

[**归经**] 入肺、肝经。

[**功能**] 祛风清热，凉血明目。

[**主治**] 风温发热，头痛，目赤，口渴，肺热咳嗽，风痹，瘾疹；下肢淋巴水肿。

[**附方**]（治产后阳明感风）收阳汤。人参、桑叶、麦冬（去心）、元参、青蒿各一钱。水煎服。（《竹林女科证治》卷三）

严州山寺有旦过僧，形体羸瘦，饮食甚少，夜卧遍身出汗，迨旦衾衣皆湿透，如此二十年，无复可疗，惟待毙耳。监寺僧曰：吾有药绝验，为汝治之。三日，宿疾顿愈。遂并以方授之，乃桑叶一味，乘露采摘，烘焙干为末，二钱空腹温米饮调。或值桑落用干者，但力不及新耳。按《本草》亦载桑叶止汗，其说可证。（《经史百家医录·医案》）

治热咳方。桑叶、桔梗、贝母各9g，前胡6g，胆南星4.5g，紫菀6g，黄芩12g，薄荷9g，米壳6g，生甘草6g。水煎服。（《少林寺秘方集锦》下部"内科杂病方"）

茶叶

[**性味**] 苦、甘，凉。

[**归经**] 入心、肺、胃经。

[**功能**] 清头目，除烦渴，化痰消食，利尿解毒。

[**主治**] 头痛，目昏，多睡善寐，心烦口渴，食积痰滞，疟痢。

[**附方**] 大中三年，东都进一僧，年一百二十岁。宣皇问服何药而至，此僧对曰：

臣少也贱，素不知药性，本好茶，至处唯茶是求，或遇茶日过百余碗，如常日亦不下四五十碗。因赐茶五十斤，令居保寿寺。（《经史百家医录·养生》）

遣心法：自变身轻体虚离，二七日后，梦见天厨种种香气，自然不欲世间饮食。但得不食，贪欲息，微妙功德，当自发生。茶果些些，不妨助之。三七日后，气力得实，行步转轻疾，乃至入佛境界。千万之，永脱无常。（《中国医学文化史》第九章"佛教与中医"引《佛说停厨经》）

治白痢腹痛方。用好茶叶15 g，加清水2.5 kg煎茶，早中晚3次温服。重者可多服几日。（《少林寺秘方集锦》下部"少林寺还俗僧徐祇法秘藏方选"）

治蛊毒方。茶芽（焙）、生甘草、生白矾（乳钵研）。上各等分，为细末，每服一钱，以新汲水调一钱频服即活。（《岭南卫生方》卷中）

[论述] 宋学士苏轼《茶说》云：除烦去腻，世故不可无茶，然暗中损人不少。（《本草纲目》卷三十二"茗"）

侧柏叶

[性味] 苦、涩，寒。

[归经] 入心、肝、大肠经。

[功能] 凉血止血，祛风湿，散肿毒。

[主治] 吐血，衄血，尿血，血痢，肠风，崩漏，风湿痹痛，咳嗽，丹毒，疟腮，烫伤；细菌性痢疾，高血压。

[附方] 漏红如猪血水，日夜不止，其妇精神短少，急用侧柏叶丸。侧柏叶、黄芩各四两，炼蜜为丸，白滚汤送百粒即愈。（《宁坤秘笈》卷上）

《梅师方》头发不生，侧柏叶，阴干作末，和麻油涂之。（《古今图书集成·医部全录》卷一百六十五）

枇杷叶

[性味] 苦，凉。

[归经] 入肺、胃经。

[功能] 清肺和胃，降气化痰。

[主治] 肺热痰嗽，咯血，胃热呕秽。

[**附方**] 嘉禾散。治中满下虚，五噎五膈，脾胃不和，胸膈痞闷，胁肋胀满，心腹刺痛，不思饮食，或多痰逆，口苦吞酸，胸满短气，肢体怠惰，面色萎黄。如中焦虚痞，不任攻击，脏气虚寒，不受峻补，或因病气衰，食不复常，禀受怯弱，不能多食，及瘴疾阴阳表里未分之际，尤宜服之。枇杷叶（去毛，涂姜汁，炙令香熟）、薏苡仁（微炒）、缩砂（去皮）、人参（去芦）、茯苓（去皮）各一两，石斛（细剉，酒拌和，微炒）、大腹子（微炒）、沉香（镑）、木香、藿香、杜仲（去皮，用姜汁与酒令和合涂，炙令香熟焦）、随风子（如无，拣紧小诃子实者亦得）各三分，谷糵（微炒）、白豆蔻（微炒，去皮）、五味子（微炒）、桑白皮（微炒）、丁香、槟榔（炒）、青皮（去白）各半两，半夏一分（用汤洗七遍，生姜一分切作片子，与半夏同捣烂，做饼子，炙黄），神曲（微炒）一分，陈皮三分，白术（炒）二两，甘草（微炒黄）一两半。上二十四味捣罗为末，每服二钱重，水一盏，入生姜三片，肥枣二枚，同煎至七分，温服，不计时候。又疗四时伤寒，能调治阴阳，使无变动，刻日得安。如疗五噎，入干柿一枚同煎，十服见效。如膈气吐逆羸困，入薤白三寸、枣五枚同煎，妇人亦可服。瘴疾发热，放冷服。老人、虚人、大便秘者，加蜜少许煎，冷服。（《岭南卫生方》卷中）

苦竹叶

[**性味**] 苦，冷，无毒。

[**功能**] 清热，明目，利窍，解毒，杀虫。

[**主治**] 消渴，烦热不眠，目痛，口疮，失音，汤火伤。

[**附方**] （谢道人）疗眼暴肿痛方。苦竹叶一升，柴胡二两，蛇衔二两，黄连、白芒硝、细辛各一两。上六味，切，以水三升，煮取一升，去滓，温服之。忌猪肉。（《外台秘要方》卷二十一"眼暴肿痛方"）

竹叶

[**性味**] 甘、淡，寒。

[**归经**] 入心、肺、胆、胃经。

[**功能**] 清热除烦，生津利尿。

[**主治**] 热病烦渴，小儿惊痫，咳逆吐衄，面赤，小便短赤，口糜舌疮。

[附方]《梅师方》治产后身或强直，口噤面青，手足强，反张。饮竹沥一二升醒。（《政和本草》卷十二"竹叶"）

又方，主妊娠恒苦烦闷，此名子烦。竹沥汤：茯苓三两，竹沥一升，水四升，合竹沥煎取二升，分三服。不瘥重作，亦时时服竹沥。（《政和本草》卷十二"竹叶"引《梅师方》）

又方，治目赤眦痛如刺，不得开，肝实热所致，或生障翳。苦竹沥五合，黄连二分，绵裹入竹沥内浸一宿，以点目中数度，令热泪出。（《政和本草》卷十二"竹叶"）

《伤寒类要》治交接劳复，卵肿，腹中绞痛，便欲死。刮竹皮一升，以水三升，煮五沸，绞去滓，顿服。（《政和本草》卷十二"竹叶"）

《睽车志》：绍兴中，四明有巨商泛海，阻风，抵一山下，因攀蹑而登绝顶，有梵宫焉，窗外竹数个，枝叶如丹，商坚求一二竿，截之为杖，每以刀镊削，辄随刃有光，心异之。至一国，有老叟曰：君亲至补陀落伽山，此观音坐后，旃檀林紫竹也。商惊悔，取削弃余札宝藏之，有久病无药可愈者，煎汤饮之即愈。（《本草乘雅半偈》卷四"竹叶"引《神异经》）

占城国，出观音竹，如藤，长丈八尺许，色黑如铁……罗浮山有龙公竹，大径七尺，常有凤凰栖宿；增城县，倪山，产娑罗竹，围三四尺，性坚，可为弓。（《本草乘雅半偈》卷四"竹叶"）

《僧深方》竹叶汤，治散发上气。方：生竹叶二两，甘草一两，黄芩一两，大黄一两，栀子十枚，茯苓一两，干地黄六分。凡七物，以水五升，煮取二升一合，服七合，日三。（《医心方》卷二十）

（治妊妇疟方）《僧深方》云：竹叶一升（细切），恒山一两（细切）。水一斗半，煮竹叶，取七升半，纳恒山渍一宿，明旦煮取二升半，再服，先发一时一服，发一服尽，去竹叶纳恒山。（《医心方》卷二十二）

（治小儿头疮方）《僧深方》云：烧竹叶，和鸡子白，敷之，不过三愈。（《医心方》卷二十五）

治气虚浮肿方。竹叶 30 g，白茅根（鲜）400 g，冬瓜皮（鲜）400 g，车前草（鲜）300 g。水煎代茶饮。（《少林寺秘方集锦》下部"少林寺还俗僧徐祗法秘藏方选"）

竹叶常山汤，疗温疟。壮热微寒，温疟之候也。壮热后如觉微寒，或瘴疟依时手足冷，少时便壮热，亦有手足烦热干呕者，痎疟先大寒后大热者，并主之，神效。尤宜乳下小儿亦瘥方。常山三两（切），淡竹叶一握，小麦一升。上三味，以水五升渍一宿，明旦煮取二升，温分三服。忌生菜、生葱。（《古代秘方遗书集》）

白苏叶

[**性味**] 辛，温。

[**归经**] 入肺、脾经。

[**功能**] 解表，散寒，理气，消食。

[**主治**] 感冒风寒，恶寒发热，咳嗽气喘，食积，吐泻，冷痢。

[**附方**]《耆婆方》治漆疮方。荏（编者注：荏为白苏之别名）菜汁涂之。（《医心方》卷十七）

第六章　花　　类

丁香

[**采集加工**] 为干燥的花蕾。8～9月当花蕾由绿色转红时采摘，晒干。

[**分布**] 现我国有人工栽培。

[**别名**] 利西（藏文名）。

[**性味**] 辛，温，无毒。味辛，性热，效燥。

[**归经**] 入胃、脾、肾经。

[**功能**] 温中散寒，暖胃暖肾，降逆止呕，助消化，补肾降气。

[**主治**] 脾肾虚寒，咳嗽气喘，疮癌，呃逆，呕吐，反胃，泻痢，心腹冷痛，痃癖，疝气，癣症；消化不良，神经官能症；命脉病。

[**附方**] 又方，治妒乳，乳痈。取丁香捣末，水调方寸匕，服。（《肘后备急方》卷五引《梅师方》）

又方，治乳头裂破。捣丁香末敷之。（《肘后备急方》卷五引《梅师方》）

治崩中昼夜不止。取丁香二两，以酒二升，取半分服。（《政和本草》卷十二"丁香"）

经来常呕吐，不思饮食。丁香、干姜各五分，白术一钱，为末，每清晨米汤送三匙。（《宁坤秘笈》卷上）

（治妊娠伤食）丁香散。丁香、砂仁、白术（蜜炙）各等分。上为末，每服二钱，白汤调下。（《竹林女科证治》卷二）

感应丸。治冷瘴。新拣丁香一两半，南木香（去芦头）二两半，川干姜（炮制）一两，肉豆蔻（去粗皮，捶去油）二十个，巴豆七十个（去皮、心、膜，研细，出尽油如粉），百草霜（用村庄家锅底上刮者，细研）二两，拣杏仁百四十个（肥者，去双仁，去尖，汤浸一宿，去皮，别研极烂如膏）。（《岭南卫生方》卷上）

妒乳乳痈，丁香末，水服方寸匕。(《古今图书集成·医部全录》卷三百九十九)

乳头破裂，丁香末敷之。(《古今图书集成·医部全录》卷三百九十九)

以上香龙脑咀嚼能令口香，亦可消食去癖。(《大藏经》卷五十四"南海寄归内法传卷第一")

少林五香酒。方药：丁香9g，木香9g，乳香（醋制）9g，檀香9g，小茴香9g，当归30g，川芎24g，苏木24g，牛膝24g，红花15g，上等白酒500ml。制法：将上药切成碎片，填置瓷瓶内，倒入白酒，外用黄泥封固，每天振摇瓶子3次。10天后把瓷瓶埋入地下约1m，用草秸覆盖。30天后把瓷瓶取出，滤出药酒汁，再将药渣用白纱布包住，绞尽汁，与前汁合并，装入瓶内密封，即得五香酒。用法：涂擦患处。功能：活血散瘀，消肿止痛。主治：局部红肿疼痛，骨折脱位，皮肤青肿，闪腰岔气。(《少林寺秘方集锦》上部"少林药酒")

治老人疝气不愈方。丁香粉1.5g，荔枝核1.5g，木香2.4g，姜黄3g，艾叶1.5g，陈皮4.5g，葛根30g，升麻4.5g，加水、酒各半煎服。如能配合艾炷灸气海、三阴交、大敦三穴疗效更佳。(《少林寺秘方集锦》下部"内科杂病方")

少林八仙酒。主治跌打损伤，瘀血疼痛，红肿不消。丁香一两，当归、川芎、红花各三两，三七五钱，凤仙花一两八钱，苏木一两半，乌梢蛇一条，好白酒三斤三两，倒入瓷罐内浸泡百日即成。每服半两，日服两次，亦可少许涂患处。(《少林寺伤科秘方》卷八"少林寺跌打损伤秘方")

[论述]《四部医典》说，丁香治命脉病、寒性"龙"病。

《月王药诊》说，丁香医治寒证胜肝病。

《明释三十章》说，丁香性燥、温，舒胸开胃，生胃，化肝火，消食。

山罂粟

[采集加工] 为干燥的花。6～8月开花时采集，除去杂质，晾干。

[分布] 产于云南等地。

[别名] 摩道松色日沉（藏文名）。

[性味] 苦，凉。

[功能] 解热，愈疮，养筋脉。

[主治] 上半身热，火伤，筋络损伤，脓肿，伤口。

[论述]《四部医典》说，山罂粟治疮伤、脉道疾病。

木棉花

[采集加工] 为干燥的花蕊、花瓣、花萼。春季花开时采摘，阴干。

[分布] 产于云南、四川、贵州、广西、广东、江西、福建、台湾。

[别名] 白玛格洒尔（藏文名）。

[性味] 甘、涩，凉；涩、钝。

[功能] 清热，燥脓，止血。

[主治] 花蕊：主治肝热，胸胁作痛，黄疸，食欲不振，全身浮肿，以及西医学的心肌劳损、脾肿大。花瓣：主治心刺痛、气喘等心血热证，脏、腑、肉、皮、脉、骨等之热及疫热，毒热，伤热，痛风，丹毒，风湿热等。花萼：主治气喘，胸闷，咳黄色痰、胸部刺痛等肺热病，陈旧性疮疡出血，鼻衄，经血淋漓。

[论述]《月王药诊》说，木棉花治"赤巴"、血病，敛脓。

《四部医典》说，木棉花治肺、肝、心之热病。

《铁鬘》说，木棉花瓣凉、糙，治胆病。木棉花丝与瓣同。

白花龙胆花

[采集加工] 为干燥的花。秋季盛花期采花，除去花萼，晾干。

[分布] 产于西藏、甘肃、四川、云南等地。

[别名] 榜间嘎日布（藏文名）。

[性味] 涩、苦，寒。

[功能] 清热解毒，止咳，利喉。

[主治] 时疫热病，热咳，喉炎，热闭，毒病。

[论述]《如意宝树》说，白花龙胆花治毒病、各种热病、喉炎热闭。

《铁鬘》说，白花龙胆花性凉、味涩，治一切热病，解毒、利喉。

《四部医典》说，白花龙胆花解毒、清喉热。

打箭菊

[采集加工] 为干燥的花。秋季花季采花，洗净，晾干。

[**分布**] 产于西藏、青海等地。

[**别名**] 阿恰格（藏文名）。

[**功能**] 止痛；消炎；敛"黄水"。

[**主治**] 头痛，跌打；喉炎，肺炎，脑震荡，炭疽；"黄水"病。

[**论述**]《四部医典》说，打箭菊的功效是医治头部伤、干"黄水"。

蔷薇花

[**采集加工**] 为干燥的花和果。5~7月花盛时，采其花，阴干。8~9月采果，晒干。

[**分布**] 产于西藏、青海、四川、云南、贵州、甘肃、宁夏、陕西、山西、河南、湖北。

[**别名**] 塞哇（藏文名）。

[**性味**] 甘、酸，凉；润。

[**功能**] 降气，清胆，活血调经，收敛血管。

[**主治**] 肺热咳嗽，头晕，吐血，脉管瘀阻，月经不调，赤白带下，痈疮；风湿病；"龙"病，"赤巴"病。

[**论述**]《四部医典》说，蔷薇花医治"赤巴"病，抑制"龙"病。

《如意宝树》说，蔷薇花治肺病。

《图鉴》说，蔷薇花治"龙"病、"赤巴"病。

角蒿

[**采集加工**] 为干燥的花。5~8月盛花期采花，洗净，晾干。

[**分布**] 产于陕西、青海、四川、河北、内蒙古等地区。

[**别名**] 乌格潮（藏文名）。

[**性味**] 苦、甘，平。

[**功能**] 消臟胀；益脉，利耳，敛"黄水"。

[**主治**] 臟胀；"黄水"病。

[**论述**]《四部医典》说，角蒿医治耳病，止腹痛。

《蓝琉璃》说，角蒿医治耳病，消腹胀。

藏红花

[**采集加工**] 为干燥的花柱。8~11月采集花柱，晾干。

[**分布**] 我国有栽培。

[**别名**] 苟日，苟木（藏文名）。

[**性味**] 甘，气香，平、凉；效重。

[**归经**] 入心、肝经。

[**功能**] 活血化瘀，散郁开结，清肝热，活血，滋补。

[**主治**] 忧思郁结，胸膈痞闷，吐血，伤寒发狂，惊怖恍惚，妇女经闭，产后瘀血腹痛，跌仆肿痛，内外出血，身体衰弱；新老肝病。

[**论述**]《月王药诊》说，红花性凉，治肝病。

《四部医典》说，红花医治肝病，收敛脉口。

《如意宝树》说，红花清肝热。

《铁鬘》说，红花性凉、重，治新老肝病。

《甘露点滴》说，红花性凉，培元健身。

时珍曰：番红花出西番……及天方国，即彼地红蓝花也。元时以入食馔用。按张华《博物志》言，张骞得红蓝花种于西域，则此即一种，或方域地气稍有异耳。（《本草纲目》卷十五"番红花"）

红花

[**性味**] 辛，温。

[**归经**] 入心、肝经。

[**功能**] 活血通经，祛瘀止痛。

[**主治**] 经闭癥瘕，难产，死胎，产后恶露不行，瘀血作痛，痈肿，跌仆损伤。

[**附方**] 咳嗽气紧，宜推血下行，当用红花散七帖，次用冬花散止嗽下气，不须五七帖，热去全安。红花、黄芩、苏木各八分，花粉六分。水煎，空心服。（《宁坤秘笈》卷上"红花散方"）

治胎衣不下，破灵丹方。红花、苏木各五分。无灰酒煎服。（《宁坤秘笈》卷上）

（治逆经咳嗽气急）红花汤。红花、黄芩、苏木各八分，天花粉六分。水煎，空心

服。(《竹林女科证治》卷一)

(治恶露不下)通瘀饮。当归尾、大黄各三钱,白术(蜜炙)、木通各一钱,红花五分,桃仁三十粒(捣如泥)。水、酒各半,煎三沸,入桃仁泥再煎一沸,温服。(《竹林女科证治》卷三)

治伤处青肿方。方药:红花6g,赤芍15g,桃仁3g,自然铜(醋淬七次)0.9g,当归15g,木香3g,生甘草3g。水煎后用黄酒送服,效果良好。(《少林寺秘方集锦》上部"跌打损伤方")

治捶伤头颈方。方药:红花9g,凤仙花15g,野菊花30g,刘寄奴9g,桃枝30g,柳树枝30g,青杨树枝30g,槐树枝30g。水煎服,2剂有效。(《少林寺秘方集锦》上部"跌打损伤方")

治箭伤久不愈方。方药:红花6g,轻粉1.5g,藤黄6g,雄黄9g,黄柏1.5g,蛤蟆皮炭粉1.5g,白矾6g,炉甘石3g,冰片1.5g。将上述9味药共研成细末,装瓶,密封备用。先用温淡盐水清洗伤处,除去腐物,再将药粉撒于患处,用布盖之(严禁内服)。(《少林寺秘方集锦》上部"跌打损伤方")

少林红元散。方药:红花6g,麝香0.3g,冰片0.6g,乳香(去油)3g,没药(去油)3g,白芷6g,天花粉9g。上药共研成细粉,装瓶,密封备用,有消炎止痛、解毒收敛的作用。(《少林寺秘方集锦》上部"跌打损伤方")

少林活血丹。方药:红花30g,桃仁21g,乳香(醋制)15g,没药(醋制)15g,血竭15g,苏木15g,儿茶30g,当归尾30g,赤芍30g,延胡索30g,朱砂30g,白芷30g,南星2.1g,生甘草27g,大头三七9g,麝香30g,冰片6g。制法:先将麝香、冰片、朱砂、血竭分别单研成细粉,再将其余13味碾细成粉,与前药粉相合调匀;取黄米粉90g,制成稀糊粥,调药粉为丸如豌豆大,阴干,装瓶密封,备用。服法:成人每次服3~5粒,用黄酒送下,日服2次,幼儿酌减。也可将药丸研粉,用醋调成糊状,敷于患处。功能:活血祛瘀,消肿止痛。主治:局部红肿疼痛,外伤出血,金疮脓疡等。(《少林寺秘方集锦》上部"跌打损伤方")

治点伤痰门穴(即期门)方。口噤不开,两目上视,出现血厥之症,先服夺命丹。若伤其上者可服紫金丹,驱出瘀血。次服红花12g,桃仁6g,赤芍12g,枳壳6g,2剂即愈。(《少林寺秘方集锦》上部"点穴致伤救治方")

治挫闪腰痛方。红花、桃仁、赤芍各15g,当归15g,三七3g,丁香0.6g。取白酒500 g浸泡上药13日，滤去药渣，每日2次，每次9 g。再配合针刺委中、人中、肾俞和阿是穴1～3次，疗效更好。（《少林寺秘方集锦》下部"内科杂病方"）

治面起红疙瘩方。红花9 g，桃仁6 g，当归15 g，丹皮12 g，路路通6 g，木通9 g，桑枝15 g，浙贝9 g，白芷9 g，生薏苡仁9 g，甘草2.5 g。加水、酒各半煎服。（《少林寺秘方集锦》下部"内科杂病方"）

练武浴身方。方药：红花30 g，益母草60 g，老鹳草60 g，苍耳子60 g，皂角刺30 g，木香12 g，蛇床子12 g，千头子30 g，苏木30 g，香檀木15 g，松节12 g，凤仙花12 g。制法、用法：将上述12味药置大砂锅内，倒入神泉水15 L、白酒250 ml，搅匀，密闭封盖，浸泡7天。每次取药水2 L，加温水3 L，搅匀，浴洗全身，需10～15分钟，每日早晚各洗1次，久浴不限。功能：舒筋活血，滋润肌肤，祛风除痒，消斑调脉。长久浴洗身体，可以延年益寿。（《少林寺秘方集锦》下部"内科杂病方"）

治点伤脊梁穴秘方。头晕软弱，疼痛难当，咳嗽吐血服此方。红花、骨碎补、乳香、没药、猴骨、虎骨、刘寄奴、粟壳、龙骨、地榆、甘草各一钱，梁隔（即核桃壳内硬片）一钱五分，木香五分，砂仁七粒，地鳖虫十个，红枣五枚。童便作引，酒煎服。外用敷药：狗肾、地榆、山韭根、乳香、没药、红花同捣烂敷上。再服此方：熟地、茯苓各一钱五分，白芷、龙骨各一钱二分，秦艽、桔梗、羌活、杜仲、续断、甘草各一钱，胡桃壳二钱，鱼骨作引，好酒炖服。（《少林寺伤科秘方》卷三"少林点穴残伤救治秘方"）

治点伤左手背一脉秘方（子时点中）。药方：红花、归尾、炙甘草、乳香（醋制）各一钱，碎补三钱，川断、大麦芽、丁香、木香、地榆、桂枝、田三七各二钱，自然铜一钱半。（《少林寺伤科秘方》卷三"少林点穴残伤救治秘方"）

治脚跟受伤秘方。红花、川乌（制）、乳香、没药、姜、葱、肥皂，同捣烂敷于患处。另服药：升麻、元胡索、当归、苏木、红花、威灵仙、五加皮、没药、乌药、血竭、牛蒡子、牛膝、木通、藕节，酒引炖服。（《少林寺伤科秘方》卷八"少林寺跌打损伤秘方"）

少林红元散。治一切跌打损伤，红肿疼痛，刀伤流血或成疮久不收口，或无名肿毒者。用红花二钱，麝香一分，冰片二分，乳香（去油）、没药（去油）各一钱，白芷二钱，天花粉三钱，共研为末，装瓷瓶内备用。（《少林寺伤科秘方》卷八"少林寺跌打损伤秘方"）

[论述] 志曰：红蓝花即红花也，生梁汉及西域。《博物志》云：张骞得种于西域。（《本草纲目》卷十五"红蓝花"）

绿绒蒿

[采集加工] 为干燥的花及全株。盛花期采集，洗净，晾干。

[分布] 产于西藏、甘肃、云南、四川等地区。

[别名] 敖德巴拉（藏文名）。

[性味] 甘、涩，凉；效钝。

[功能] 清热利尿，止痛。

[主治] 肝热，肺热，咽喉热闭；"赤巴"病。

[论述]《月王药诊》说，绿绒蒿医治"赤巴"、血性病，干脓水。

《四部医典》说，绿绒蒿医治骨折增生骨脂。

《铁鬘》说，绿绒蒿性凉，效重。

秦艽花

[采集加工] 为干燥的花。夏、秋季盛花期采花，洗净，晒干。

[分布] 产于西藏、云南、四川等。

[别名] 吉勒泽（藏文名）。

[性味] 苦，凉。

[功能] 清腑热、胆热，解毒，止血，消肿。

[主治] 肝胆热证，黄疸，二便不利及多种热证，炭疽，疮痈，外伤。

[论述]《四部医典》说，秦艽花清腑热，医治"赤巴"病。

《如意宝树》说，秦艽花止血消肿，治疮。

《月王药诊》说，秦艽花泻下。

蒲黄

[性味] 甘、辛，凉。

[归经] 入肝、心经。

[功能] 凉血止血，活血消瘀。

[**主治**] 生用治经闭腹痛，产后瘀阻作痛，跌打血闷，疮疖肿毒。炒黑止吐血，衄血，崩漏，泻血，尿血，血痢，带下。外治重舌，口疮，聤耳流脓，耳中出血，阴下湿痒。

[**附方**]《梅师方》治产后血不下。蒲黄三两，水三升，煎取一升，顿服。(《政和本草》卷七"蒲黄")

《僧深方》治卒下血，蒲黄散方。甘草一分，干姜一分，蒲黄一分。凡三物，下筛，酒服方寸匕，日三。(《医心方》卷十二)

(深师) 又，疗卒下血，蒲黄散方。蒲黄三合，当归一两，鹿茸一枚(烧)。上三味，捣筛为散，饮服方寸匕，先食，日三。(《外台秘要方》卷二十五"卒下血方")

《梅师方》儿枕血瘕，蒲黄三钱，半饮服或白汤下。(《古今图书集成·医部全录》卷三百九十四)

(治小儿脱肛方)《梅师方》取蒲黄一两，以猪膏和，敷之，不过三，愈。(《医心方》卷二十五)

八问：产后恶血上出口鼻，何以治之？答曰：此营气散乱，血妄行也，宜服后方。蒲黄五分(10 g)，荆芥五分(6 g)，元胡八分(6 g)，丹皮六分(6 g)，五灵脂五分(5 g)，花粉六分(6 g)，陈皮六分(6 g)，枳壳八分(10 g)，山楂肉八分(10 g)，甘草五分(5 g)。童便引，水煎服。(《法门寺妇科胎前产后良方注评》)

十八问：产后小腹攻痛，何以治之？答曰：此名儿枕痛是也，宜服后方。生蒲黄六分，五灵脂六分，丹皮六分，益母草六分，元胡八分，山楂肉五分，乌药八分，当归尾八分，川芎八分，赤芍五分，蓬术四分，香附七分，陈皮六分，花粉四分，甘草四分。童便引，水煎服。(《法门寺妇科胎前产后良方注评》)

治坠仆损伤胸闷秘方。蒲黄五钱(研末)，空心用温酒送服三钱，立效。(《少林寺伤科秘方》卷八"少林寺跌打损伤秘方")

治眼出血方。方药：蒲黄炭9 g，藕节30 g，白茅根30 g，生地30 g，淡竹叶9 g，木贼12 g，白蒺藜30 g，川黄连6 g，白菊花6 g。水煎服，2~3剂即愈。(《少林寺秘方集锦》上部"少林寺跌打损伤方")

椿树花

[**附方**] 治大便带血脓方。鲜椿树花20 g，槐花10 g，炒地榆30 g。共研细末，每

服 3 g，用白开水冲服。（《少林寺秘方集锦》下部"少林寺还俗僧徐祇法秘藏方选"）

款冬花

[**性味**] 辛，温。

[**归经**] 入肺经。

[**功能**] 润肺下气，化痰止咳。

[**主治**] 咳逆喘息，喉痹。

[**附方**]《僧深方》云：款冬花丸，治小儿咳嗽。方：款冬花六分，紫菀六分，桂心二分，伏龙肝二分。上四物，下筛，蜜和如枣核，着乳以日三夜二。（《医心方》卷二十五）

治咳嗽方。冬花、杏仁（去皮、尖）、荆芥穗各 9 g，制南星、法半夏各 6 g，麻黄 3 g，米壳、甘草各 7.5 g。（《少林寺秘方集锦》下部"内科杂病方"）

[**论述**]《丹铅录》：款冬花即《尔雅》所称菟奚颗冻者，紫赤华，生水中，十二月雪中出花。《佛经》云"朱炎铄石，不靡萧丘之木，凝冰惨栗，不凋款冬之花"，乃知唐诗"僧房逢著款冬花"，正十二月街头春雪时也，诗人之兴于时物如此。（《经史百家医录·药物》）

野菊花

[**性味**] 苦、辛，凉。

[**归经**] 入肺、肝经。

[**功能**] 疏风清热，消肿解毒。

[**主治**] 风热感冒，疔痈，口疮，丹毒，湿疹，天疱疮；肺炎，白喉，胃肠炎，高血压。

[**附方**] 治捶伤头颈秘方。药方：野菊花、桃树枝、柳树枝、青杨树枝、槐树枝各一两，刘寄奴三钱。水煎服。（《少林寺伤科秘方》卷九）

少林驱毒汤。药方：野菊花、蒲公英各一两，金银花、连翘、赤芍各五钱，牡丹皮四钱，穿山甲、元参、黄柏、皂角刺各三钱，乳香（醋制）、没药（醋制）各一钱半。水煎汁，用黄酒一两冲服。（《少林寺伤科秘方》卷九）

旋覆花

[**性味**] 咸，温。

[**归经**] 入肺、肝、胃经。

[**功能**] 消痰下气，软坚，行水。

[**主治**] 胸中痰结，胁下胀满，咳喘，呃逆，唾如胶漆，心下痞，噫气不除，大腹水肿。

[**附方**]《梅师方》治金疮止血，捣旋覆花苗敷疮上。(《政和本草》卷十"旋覆花")

旋覆花，气温，味咸甘，冷利，有小毒。《本草》云：主补中下气，消坚软痞，消胸中痰结，唾如胶漆，脐下膀胱留饮，利大肠，通血脉。发汗吐下后，心下痞，噫气不除者，宜此。仲景治伤寒汗下后，心下痞坚，噫气不除，旋覆代赭汤。胡洽治痰饮，两胁胀满，旋覆花丸，用之尤佳。(《汤液本草》卷四"旋覆花")

胡洽居士治痰饮在两胁胀满，有旋覆花丸，用之尤多。(《本草纲目》卷十五"旋覆花")

莲花

[**性味**] 苦、甘，温。

[**归经**] 入心、肝经。

[**功能**] 活血止血，祛湿消风。

[**主治**] 跌损呕血，天疱湿疮。

[**附方**] 若有家内遇疫病，或复诸鬼搅乱其家，当取一百八枚莲华……掷着火中即得愈。(《大藏经》卷二十"不空胃索咒经")

素馨花

[**性味**] 平，无毒。

[**功能**] 解心气郁痛，止下痢腹痛。

[**论述**]《酉阳杂俎》：野悉蜜，出拂林国，亦出波斯。苗长七八尺，叶似梅叶，四时敷荣，其花五出，白色，不结籽，花若开时，遍野皆香，与岭南詹糖香相类。西

域人常采其花，压以为油，甚香滑。(《中药诗文选释》)

胡麻花

[**主治**] 秃发，冻疮。

[**附方**] (深师疗发白及秃落) 又方，多取乌麻花，瓷瓮盛，密盖封之，深埋之，百日出，以涂发，易长而黑，妙。(《外台秘要方》卷三十二"头发秃落方")

洋金花

[**别名**] 佛花，曼陀罗花。

[**性味**] 辛，温，有毒。

[**归经**] 入肺经。

[**功能**] 定喘，祛风，止痛；麻醉。

[**主治**] 哮喘，惊痫，风湿痹痛，脚气，疮疡疼痛。

[**附方**] 《吉氏家传方》睡洪散。治小儿夜啼不住。佛花三朵(又名曼陀罗花)，乳香、朱砂各一分，麝香。上为细末，每服半钱或一字，红酒调下。(《幼幼新书》卷七)

[**论述**] 曼陀罗花，一名风茄儿，一名山茄子。(《法华经》言：佛说法时，天雨曼陀罗花，又道家北斗有陀罗使者，手执此花，故后人因以为名。曼陀罗，梵言杂色也，茄乃因叶形尔。) 生北土，人家亦栽之。春生夏长，独茎直上，高四五尺，生不旁引，绿茎碧叶，叶如茄叶，八月开白花，凡六瓣，状如牵牛花而大，攒花中折，骈叶外包，而朝开夜合，结实圆而有丁。拐中有小子。八月采花，九月采实。气味辛温，有毒。《洛阳花木记》：有千叶曼陀罗花。(《广群芳谱》卷四十七"曼陀罗花")

【**释名**】风茄儿(《纲目》)、山茄子。时珍曰：《法华经》言佛说法时，天雨曼陀罗花。又道家北斗有陀罗星使者，手执此花。故后人因以名花。曼陀罗，梵言杂色也。(《本草纲目》卷十七"曼陀罗花")

茅香花

[**性味**] 苦，温，无毒。

[**归经**] 入胃、脾经。

［**功能**］中恶，温胃，止呕吐。

［**主治**］心腹冷痛。

［**论述**］【释名】尸罗（《金光明经》）。（《本草纲目》卷十四"茅香"）

茉莉花

［**性味**］辛、甘，温。

［**功能**］理气开郁，辟秽和中。

［**主治**］下痢腹痛，疮毒；结膜炎。

青色伏钵罗花

［**附方**］女人怀孕于第二月胎脏不安者，当用青色伏钵罗花、俱母那花根、菱角仁羯细噜迦等药。诸药等分，捣筛为末，用乳汁煎，候冷，服之。此药能令胎脏不损，疼痛止息，尽夜安隐。（《大藏经》卷三十二"迦叶仙人说医女人经"）

松花粉

［**性味**］甘，温。

［**归经**］入肝、脾经。

［**功能**］祛风益气，收湿，止血。

［**主治**］头旋眩晕，中虚胃疼，久痢，诸疮湿烂，创伤出血。

［**附方**］（治小儿龟背）松蕊丹。松花粉、枳壳（麸炒）、防风、独活各一两，麻黄（去节）、大黄、前胡、桂心各五钱。上为末，蜜丸黍米大，米饮下十丸。（《竹林女科证治》卷四）

郁金香

［**性味**］苦、辛，平，无毒。

［**主治**］一切臭，心腹间恶气鬼疰。

［**论述**］【释名】郁香（《御览》）、红蓝花（《纲目》）、紫述香（《纲目》）、草麝香、茶矩摩（佛书）。……《金光明经》谓之茶矩摩香。（《本草纲目》卷十四"郁金香"）

郁金香，唯罽宾国人种之。先取以上佛寺，积日乃粪去之。然后贾人取之。郁金色正黄，而细与扶容里披莲者相似，所以香礼酒，郁花也。（《王烛宝典》卷二引《南州异物志》）

金银花

[**性味**] 甘，寒。

[**归经**] 入肺、胃经。

[**功能**] 清热解毒。

[**主治**] 温病发热，热毒血痢，痈疡，肿毒，瘰疬，痔漏。

[**附方**]（治吹乳）金贝煎。金银花、贝母（去心）、蒲公英、夏枯草各三钱，红藤七八钱，连翘一两或五七钱，酒二碗，煎一碗服。服后暖卧片时。（《竹林女科证治》卷三）

（治乳岩）银花汤。金银花、黄芪各五钱，当归八钱，甘草一钱八分，枸橘叶（即臭橘叶）五十片。水、酒各半，煎服。（《竹林女科证治》卷三）

少林提毒膏。方药：金银花15g，麝香0.3g，轻粉6g，松香6g，红粉15g，乳香（去油）4.5g，没药（去油）4.5g，自然铜（醋淬七次）6g，雄黄（水飞）4.5g，冰片0.9g。制法：先将草木类药物研细粉，再分别把余味药研细，一并调匀；取香油适量调药粉成膏，装瓷瓶内，密封备用。用法：先用盐水冲洗疮口，然后用药膏涂患处，用白纱盖之包好，每日换药1次。功能：解毒止痛，祛瘀生肌。通治一切损伤所致的疮毒，溃疡，流脓流水，久不收口，或局部红肿，瘀血疼痛等症。（《少林寺秘方集锦》上部"跌打损伤方"）

治伤口流脓泛青方。方药：金银花30g，连翘3g，白芷9g，乳香（醋制）6g，没药（醋制）6g，黄芪30g，防风9g，赤芍9g，生甘草6g。水煎服。（《少林寺秘方集锦》上部"跌打损伤方"）

少林攻毒散。金银花、连翘、绿豆、黄柏、川黄连、牡丹皮、儿茶、生甘草各等分。共研细末，每服15~20g，用黄酒30g冲下。用于伤口毒发者。（《少林寺秘方集锦》上部"跌打损伤方"）

少林排毒汤。二花、连翘各15g，紫花地丁30g，川黄连9g，黄柏9g，羊蹄根30g，白芷6g，穿山甲9g，浙贝母9g，荆芥6g，苇根15g，牡丹皮12g，生甘草6g。

水煎服，每日1剂，用黄酒送下。（《少林寺秘方集锦》上部"少林药案"）

治小儿瘰疬方（少林淌瘰丸）。银花、连翘各15g，黄柏9g，荔枝核9g，昆布9g，穿山甲9g，白芷9g，赤芍9g，生甘草6g。共碾细末，取蜂蜜制丸如弹子大，每日2次，每服1丸，连服2个月，以除病根。（《少林寺秘方集锦》上部"少林外科杂病验方"）

治鼻下生疮久不愈方。金银花30g，泡茶喝。（《少林寺秘方集锦》上部"少林外科杂病验方"）

清热茶。方药：鲜金银花、鲜茅根各30g，生绿豆（捣成粗末）15g，蒲公英45g，地丁15g，葛根30g，竹叶6g，山楂12g。用法：将上诸味药置碗内，迅速倒入沸水，盖上盖，约30分钟后，可揭盖喝茶，不限量。功能：清热泻火，解暑止渴。（《少林寺秘方集锦》下部"少林寺素喜法师秘方选"）

治跌打致口吐鲜血方。鲜金银花根适量捣烂，取汁，加入童便100ml，内服。并将药渣外敷受伤处，每日1次。（《少林寺秘方集锦》下部"少林寺还俗僧徐祇法秘藏方选"）

跌打单效方。损伤吐血死者，用金银花捣碎取汁，加童便、热酒冲服，渣敷患处神效。（《少林寺伤科秘方》卷八"少林寺跌打损伤秘方"）

治跌打口吐鲜血秘方。鲜金银花适量，捣烂取汁，另加童便一杯内服，皆效。（《少林寺伤科秘方》卷八"少林寺跌打损伤秘方"）

治伤口流脓泛青秘方。药方：金银花一两，白芷、防风、赤芍各三钱，黄芪一两，乳香（醋制）、没药（醋制）、血竭各一钱半，当归五钱，土鳖虫二钱，自然铜（醋淬）三分，白胡椒六分。上药除白胡椒外，共研细末，再取水煮白胡椒浓缩汁适量，泛药粉为丸，如绿豆大，晾干，每服一钱半，黄酒送下。（《少林寺伤科秘方》卷九）

少林解毒饮。药方：金银花、连翘各五钱，鲜蒲公英一两，绿豆一两（捣碎），猫儿眼草八钱，生甘草二钱，冰糖一两。将前三味药煎沸冲烫，后三味用棉纸盖口片刻，入冰糖搅匀，每天两服饮。时于诸疮肿毒、疮伤溃破亦良效。（《少林寺伤科秘方》卷九）

鸡冠花

[**性味**] 甘，凉。

[**归经**] 入肝经。

[**功能**] 凉血，止血。

[**主治**] 痔漏下血，赤白下痢，吐血，咯血，血淋，妇女崩中，赤白带下。

[**附方**] 治妇人白带。用白种鸡冠花煎老酒，服之即愈。（《宁坤秘笈》卷上）

芫花

[**性味**] 辛、苦，温，有毒。

[**归经**] 入肺、脾经。

[**功能**] 逐水，涤痰。

[**主治**] 痰饮癖积，喘咳，水肿，胁痛，心腹癥结胀满，食物中毒，疟母，痈肿。

[**附方**]（深师）疗冷饮咳，芫花煎方。芫花二两，干姜二两，白蜜二升。上三味，捣筛二味，纳蜜中搅令相合，微火煎，令如糜。服如枣核一枚，日三夜一。欲痢者多服。（《外台秘要方》卷九"冷咳方"）

（深师）疗三十年咳，芫花煎方。芫花二两，干姜三两（末之）。上二味，以水五升煮芫花，取三升，去滓，纳姜末，加蜜一升，合煎之如糜。一服如半枣，日三，不知加之。一方不用干姜，取芫花汁，蜜和，煎令可丸，服如梧子三丸，日三。（《外台秘要方》卷九"积年久咳方"）

深师疗咳逆上气，支满，息欲绝，气结于胸中，心烦躁不安，一合汤方。芫花二分（熬），桂心、干姜各五分，甘草（炙）、细辛各四分，菀花二分。上六味，切，以水三升，煮取一升。先食，服一合，日三夜一。又云：合汤亦得分六七服，一日尽便愈。一方有菖蒲四分，无菀花。忌海藻、菘菜、生葱、生菜等。（《外台秘要方》卷十"咳逆上气方"）

芫花，气温，味辛、苦，有小毒。《本草》云：主咳逆上气，喉鸣喘息，咽肿短气，蛊毒鬼疟，痈肿疝癖，杀虫鱼，消胸中痰水，喜唾水肿，五水在五脏、皮肤及腰痛，下寒毒、肉毒，久服令人虚。仲景治太阳中风，胁下痛，呕逆者可攻，十枣汤主之。《液》云：胡洽治痰癖、饮癖，加以大黄、甘草，五物同煎。以相反主之，欲其大吐也。治之大略，水者，肺、肾、胃三经所主，有五脏六腑十二经之部分，上而头，中而四肢，下而腰脐，外而皮毛，中而肌肉，内而筋骨。脉有尺寸之殊，浮沉之异，不可轻泻，当知病在何经何脏，误用则害深。然大意泄湿，内云五物者，即甘遂、大戟、芫花、大黄、甘草也。(《汤液本草》卷五"芫花")

芫花煎，治新久嗽方。芫花、干姜各二两，白蜜一升。上三味，末之，纳蜜中令相和，微火煎令如糜。一服如枣核一枚，日三夜一，以知为度，欲痢者多服。《深师》以治冷饮嗽，又治三十年嗽者，以水五升煮芫花，取三升，去滓，纳姜加蜜合煎如糜服之。(《备急千金要方》卷十八"咳嗽第五")

《僧深方》治新久嗽，芫花煎方。芫花二两(末)，干姜二两，白蜜二升。凡三物，纳于蜜中，微火煎。服如枣核一枚，日三。(《医心方》卷九)

水肿支饮及癖饮。用十枣汤加大黄、甘草，五物各一两，大枣十枚同煮，如法服。一方，加芒硝一两。(《本草纲目》卷十七"芫花")

[论述] 芫花与甘草相反，而胡洽居士方，治痰癖、饮癖，以甘遂、大戟、芫花、大黄、甘草同用。盖欲其大吐以泄湿，因相反而相激也。(《本草纲目》卷十七"芫花")

芦花

[性味] 甘，寒，无毒。

[功能] 止血，解毒。

[主治] 鼻衄，血崩，上吐下泻。

[附方] 《僧深方》治食蟹中毒方。煮芦蓬茸饮汁之。(《医心方》卷二十九)

佛香花

[附方] 《耆婆方》云：常以四月八日、二月八日奉佛香花，令人多子孙，无病。(《医心方》卷二十四)

红莲花

[附方] 眼药法：红莲花、青莲花、海水末或乌贼鱼末、牛黄、郁金香、汉郁金、荜茇、胡椒、干姜，并等分，捣细筛讫。前药有一两即着麝香、龙脑香半两，细研……用铜箸点药着眼头。(《大藏经》"观世音菩萨秘密藏如意轮陀罗尼神咒经")

白苣菜花

[附方] 治小儿疟疾方。白苣菜花(以花瓣6~7枚者为佳)3~5朵，柴胡4.5 g，

清半夏 4.5 g，甘草 3 g。上药以清泉水 1500 ml，煎取 250 ml。在发病时服，同时针刺大椎、后溪（用泻法），效果更佳。（《少林寺秘方集锦》下部"内科杂病方"）

石兰花

[**附方**] 练功酒。方药：石兰花、淫羊藿、阳起石、补骨脂、三七、人参、海马、碎蛇各 15 g，白芍、桃仁、杞果、金樱子、菟丝子、杜仲各 12 g，青皮 6 g，沉香 3 g。制法：将以上 16 味药置于瓷罐内，加上等白酒 625 g，清泉水适量，罐口用黄泥封固，每天振摇 1 次，100 天之后滤出药酒汁即成。服法：练功前每服 15～30 ml。功效：调活气血，强筋壮骨。适于练功前服用。（《少林寺秘方集锦》上部"少林练功药方"）

陀得花

[**论述**] 陀得花，味甘，温，无毒。主一切风血。浸酒服。生西国，胡人将来。胡人采此花以酿酒，呼为三勒浆。（《政和本草》卷九"陀得花"）

第七章　果实和种子类

刀豆

[采集加工] 为干燥的成熟种子。秋季刀豆果实老熟时，采摘晒干，打下种子后，除去杂质，再晒干。

[分布] 我国长江流域及南方各省均有栽培，滇南各地亦有栽培。

[别名] 卡玛肖夏（藏文名）。

[性味] 甘，温；腻、和。

[功能] 清肾热，补肾虚。

[主治] 伤肾，腰腿酸痛，肾热病，肾寒腰腿痛，头晕，遗精，腰胯部酸软疼痛或强直。

[论述] 《月王药诊》说，刀豆治肾病，增强食欲，治脾之"龙"病。

《四部医典》说，刀豆治肾病。

大风子

[性味] 辛，热，有毒。

[归经] 入肝、脾、肾经。

[功能] 祛风燥湿，攻毒杀虫。

[主治] 麻风，疥癣，杨梅疮。

[附方] 治疮方。大风子三钱，轻粉一钱。上二味为末，涂疮上即愈。（《岭南卫生方》卷中）

[论述] 大风子出海南诸番国，乃大树之子，状如椰子而圆，中有核数十枚，大如雷丸，子中有仁白色，久则黄而油，不堪入药。气味辛热，有毒。取油治疮，有杀虫之功。不可多服，或至丧明，用之外涂，功不可没。修治：取油法，用子二三斤，去

壳及黄油者，研极烂，盛瓷器中，封口入滚汤中，盖锅密封，勿令透气，文武火煎，至黑色如膏，名大风油以和药。（《经史百家医录·药物》）

大枣

[**性味**] 甘，温。

[**归经**] 入脾、胃经。

[**功能**] 补脾和胃，益气生津，调营卫，解药毒。

[**主治**] 胃虚食少，脾弱便溏，气血津液不足，营卫不和，心悸怔忡，妇人脏躁。

[**附方**] 《梅师方》治大孔虫痒方。蒸大枣捣膏，以水银捻和，长三寸，绵裹纳大孔中，明日，虫皆出也。然水银损肠胃，宜慎之。（《古今图书集成·医部全录》卷二百一十）

（治妊娠心痛）红枣膏。大红枣二个，乌梅一个，杏仁（去心）七粒，同捣膏服。（《竹林女科证治》卷二）

大托叶云实

[**采集加工**] 为干燥的成熟种子。12 月间果实成熟时采收种子，除去杂质，晒干，砸碎。

[**分布**] 产于广东、台湾。

[**别名**] 尖木折（藏文名）。

[**性味**] 辛，温。

[**功能**] 祛胃、肾寒，补骨。

[**主治**] 下身寒凉腰胯痛，尿频，遗精，肌肉拘痛，肾热，肾脉震伤，妇女下寒，白带淋漓。

[**论述**] 《月王药诊》载，大托叶云实能治肾病，止泻，干"黄水"。

小茴香

[**采集加工**] 为干燥的果实。秋初果实成熟时采割，晒干，打下果实，除去杂质，晒干。

[**分布**] 产于我国各地。

[**别名**] 高鸟德（藏文名）。

[**性味**] 辛，温。

[**功能**] 祛风，舒胸开胃，利目，清心热；调和"培根"。

[**主治**] 心病，胃病，眼病；"培根"病。

[**论述**] 《四部医典》说，茴香的功效是清除"龙"引起的热病，解毒，治眼病。《图鉴》说，小茴香消肿，开胃，治眼病、"培根"病。

小米辣

[**采集加工**] 为干燥的枝条和果实。初花期采枝，果熟时采果，晒干。

[**分布**] 产于云南东南部、南部及西南部热带地区。

[**别名**] 为孜扎（藏文名）。

[**性味**] 辛，热；效燥、轻、糙。

[**功能**] 温胃祛寒，解毒杀虫。

[**主治**] 胃火不足，痔疮，虫病和麻风病。

[**论述**] 《四部医典》说，小米辣的功效是升胃火，治水肿，医痔疮及疮病、虫症、麻风病等。

八角茴香

[**性味**] 辛、甘，温。

[**功能**] 温阳散寒，理气。

[**主治**] 中寒呕逆，寒疝腹痛，肾虚腰痛，干、湿脚气。

[**附方**] 治小儿疝气方。大茴香0.6 g，荔枝核1.5 g，山栀子1.5 g，枳壳0.9 g，公丁香0.3 g，艾叶0.3 g，陈皮0.3 g，柴胡1.5 g，乌药3 g，当归9 g，甘草0.9 g。上药以龙泉水1000 ml煎至250 ml，分2次服用。（《少林寺秘方集锦》下部"内科杂病方"）

大腹皮

[**性味**] 辛，微温。

[**归经**] 入脾、胃、大肠、小肠经。

[**功能**] 下气宽中，行水。

[**主治**] 脘腹痞胀，脚气，水肿。

[**附方**]（胎前浮肿）此气血衰，切忌通利之药，恐伤胎也，用大腹皮汤为主。大腹皮汤方六十一：大腹皮、五加皮、陈皮、青皮、姜皮各一钱，水煎，空心服。（《宁坤秘笈》卷上）

（治子肿）全生白术散。白术（蜜炙）一两，生姜皮、大腹皮、陈皮、茯苓各五钱。为末，每服二钱，米饮调下。（《竹林女科证治》卷二）

（治子肿）五皮散。大腹皮、桑白皮、茯苓皮、陈皮、生姜皮各等分，加木香少许，浓煎汁半盅，空心服。（《竹林女科证治》卷二）

五皮散。治脾虚气滞，头面四肢脐腹肿满。又治瘴疟饮水过度，或食毒物，忤脾触气，乃成肿疾。大腹皮、桑白皮、茯苓皮、生姜皮、陈橘皮各等分。上为㕮散，每服四钱，水一盏半，煎八分，去滓热服，病在上食后，病在下空心。忌生冷、糍糕、毒物。（《岭南卫生方》卷中）

广枣

[**采集加工**] 为干燥的核果。秋季果实成熟时采收，除去杂质，通风处阴干。

[**分布**] 产于云南中部以南各地以及贵州、广西、广东、湖南、福建、浙江。

[**别名**] 宁肖夏（藏文名）。

[**性味**] 酸、甘，平或凉；腻、重，柔。

[**功能**] 清心火，改善心功能。

[**主治**] 神志昏迷、癫狂、心绞痛等心热证，胸闷疼痛，言语不清，胸胁刺痛，烦躁不安，健忘，失眠，心慌；心力衰竭；心"龙"病。

[**附方**] 广枣、檀香、肉蔻组成檀香三味汤，治疗心热、心悸、心绞痛。

[**论述**] 《月王药诊》说，广枣治疗心之"龙"病引起的心悸、晕厥、昏迷等症。

《四部医典》载，广枣、刀豆、藤子三者的功效是清除心、肾、脾等的热病。

王不留行

[**性味**] 苦，平。

[**归经**] 入肝、胃经。

[**功能**] 行血通经，催生下乳，消肿敛疮。

[**主治**] 妇女经闭，乳汁不通，难产，血淋，痈肿，金疮出血。

[**附方**]《梅师方》治竹木针刺在肉中不出，疼痛。以王不留行为末，熟水调服方寸匕，即出。(《政和本草》卷七"王不留行")

(箭刀竹木在肉及咽喉胸膈诸隐处不出) 又方，王不留行末，熟水服方寸匕，兼以根敷即出。(《古今图书集成·医部全录》卷三百八十引《梅师方》)

跌打损伤屡效方。王不留行、白芥子、黄栀子共一钱三分十文，研细，外加米醋三文，灰面五文，鸡子青一个，拌匀加汤蒸透，先衬数层纸，纸上放药贴患处，其伤自出，惟已破皮不可用。(《少林寺伤科秘方》卷八"少林寺跌打损伤秘方")

火麻仁

[**性味**] 甘，平。

[**归经**] 入脾、胃、大肠经。

[**功能**] 润燥滑肠，通淋。

[**主治**] 肠燥便秘，消渴，热淋，风痹，痢疾，月经不调，疥疮癣癞。

[**附方**] 治老人大便不通方。火麻仁（打碎）9 g，桃仁 9 g，郁李仁 9 g，当归 15 g，黄精 30 g，生地 15 g，知母 9 g，熟大黄 9 g，枳实 6 g，生甘草 6 g。取清泉水 1500 ml，煎至 250 ml，1 次服尽，立效。(《少林寺秘方集锦》下部"内科杂病方")

脾约丸。治肠胃燥涩，津液耗少，大便坚硬或秘不通，脐腹胀满，腰背拘急，及有风人大便结燥。又治小便利数，大便因硬而不渴者，谓之脾约，此药主之。麻仁（别研）五两，枳实（麸炒）、芍药、厚朴（去粗皮，姜汁炒）各半斤，大黄（蒸，焙）一斤，杏仁（去皮、尖，炒，研）五两半。上为末，炼蜜丸如梧桐子大，每服二十丸，食前温饭汤下。(《岭南卫生方》卷中)

(深师疗发白及秃落) 又方，麻子二升（熬焦，末）。上一味，以猪脂和，涂之，发生为度。(《外台秘要方》卷三十二"头发秃落")

(深师疗发白及秃落) 又方，麻子三升。上一味，捣末，研，纳泔中一宿，去滓以沐，发便生。(《外台秘要方》卷三十二"头发秃落方")

(深师) 又，长发方。麻子一升，熬令黑，押取油以敷头，长发。鹰脂尤妙。(《外台秘要方》卷三十二"头发秃落方")

白果

[**性味**] 甘、苦、涩，平，有毒。

[**归经**] 入肺、肾经。

[**功能**] 敛肺气，定喘嗽，止带浊，缩小便。

[**主治**] 哮喘，痰嗽，白带，白浊，遗精，淋病，小便频数。

[**附方**] 治老年头目眩晕方。银杏8枚，去壳皮，捣烂，用白开水冲服，每天早晨空腹服下，连服半月后即愈。（《少林寺秘方集锦》下部"少林寺还俗僧徐祗法秘藏方选"）

少林白果丸。方药：白果（去壳）30粒，杏仁（去皮、尖）25粒，陈皮6 g，皂角子9粒，荆芥穗12 g，甜草6 g，沙参12 g，桑皮12 g，制南星、制半夏各6 g，核桃仁12 g。制法：将以上11味药，共研成细末，过细罗。另取蜂蜜200 g，熬后调药粉制丸如梧桐子大，外用滑石粉挂衣。用法：每日服2次，每次3~5丸，用生姜水送下。功能：止咳化痰，平喘。治老年喘咳，痰多，气壅。对夜不能入眠者甚效。（《少林寺秘方集锦》下部"少林寺素喜法师秘方选"）

咳嗽失声。白果仁四两，白茯苓、桑白皮二两，乌豆半升（炒），蜜半斤。煮熟晒干为末，以乳汁半碗拌湿，九蒸九晒，丸如绿豆大。每服三五十丸，白汤下，神效。（《本草纲目》卷三十"银杏"）

白苏子

[**性味**] 辛，温，无毒。

[**功能**] 下气消痰，润肺，宽肠。

[**主治**] 咳逆，痰喘，气滞便秘。

[**附方**] 《梅师方》治虺中人。以荏叶烂杵，猪脂和，薄敷上。（《政和本草》卷二十七"荏子"）

马蔺子

[**采集加工**] 为干燥的成熟种子。秋季果实成熟时割下果穗，晒干后打取种子，除去杂质，晒干。

[分布] 产于东北、华北、西北地区及西藏。

[别名] 热迷布如（藏文名）。

[性味] 辛、甘，平；效重，燥。

[功能] 杀虫，解毒，解痉，助消化，利胆，愈伤；敛"黄水"。

[主治] 各种虫疾，中毒，黄疸，皮肤瘙痒；胃痉挛，消化不良；黄水疮，"黄水"病。

[附方] 马蔺子、铁杆蒿、黑冰片，共研为末，主治胃痛、肠痈等。

[论述]《四部医典》说，马蔺子杀诸虫、止肠绞痛。

马钱子

[性味] 苦，寒，有毒。

[功能] 散血热，消肿，止痛。

[主治] 咽喉痹痛，痈疽肿毒，风痹疼痛，骨折；面神经麻痹，重症肌无力。

[附方] 治肛门奇痒方。生马钱子一枚，明矾 0.6 g，陈醋 25 ml。把陈醋倒入瓷盘内，将生马钱子（去毛）与明矾共研为极细粉末，再用醋调成稀糊状。临睡时，用棉捻蘸后，涂擦肛门奇痒处。（《少林寺秘方集锦》下部"内科杂病方"）

伤筋动骨丸。马钱子（油炸，去毛）四两，红花五两，桃仁（去皮尖）、没药（醋制）、乳香（醋制）各四两，土鳖虫、白芥子、生甘草各二两，麻黄、当归、川芎、自然铜（醋淬七次）各三两，麝香五分。共研末，蜜制丸，二钱重。每服一丸，黄酒冲服，日服两次。此药舒筋活血、通经络、解毒化瘀、止痛，皆神效也。（《少林寺伤科秘方》卷八"少林寺跌打损伤秘方"）

马兜铃

[采集加工] 为干燥的地上部分。花果期采集地上部分，洗净，晾干。

[分布] 产于西藏南部。

[别名] 帕勒嘎（藏文名）。

[性味] 苦、辛，寒、凉。

[归经] 入肺经。

[功能] 清肺降气，化痰止咳，清热，泻六腑积热，凉血，利尿，通乳。

[**主治**] 肺热咳喘，咯血，失音，痔瘘肿痛，肺热，肝热，六腑热证，血热，肝脾痛引起心背刺痛，失眠，乳闭；肾炎水肿，尿道炎。

[**附方**]（治子嗽）兜铃散。马兜铃、桔梗、人参、川贝母（去心，杵）、甘草（炙）各五分，桑白皮、陈皮、大腹皮（豆汁浸，洗）、苏叶各一钱，五味子四分，水煎服。（《竹林女科证治》卷二）

支太医有十数传用方。取马兜铃根，捣，水服方寸匕，随吐则出，极神验。此物苗似葛蔓，缘柴生，子似橘子。（《古代秘方遗书集》）

（五种蛊毒）支太医云：兜铃根一两为末，水煎，顿服，当吐蛊出，未尽再服。或为末，水调服，亦验。（《本草纲目》卷十八"马兜铃"）

[**论述**]《月王药诊》说，马兜铃治"赤巴"、血性热病。

《铁鬘》说，马兜铃凉、轻，可治血病、时疫，清热。

《图鉴》说，马兜铃缠绕着其他树木而生，无花无果，味苦，性糙，可治"培根"病、疼痛、血病。

天仙子

[**采集加工**] 为干燥的种子。9～10 月果实成熟时，割取地上部分，晒干，打下种子，除去杂质，晒干。

[**分布**] 产于我国西南、西北、华北地区，为栽培品。

[**别名**] 莨菪泽（藏文名）。

[**性味**] 甘、苦，平，有毒；效锐。

[**功能**] 杀虫；干"黄水"。

[**主治**] 诸虫，龋齿，炭疽，胃病；"黄水"病。

[**附方**] 天仙子、荆芥、天南星、独活、铁杆蒿、马蔺子等配伍，共研细末，主治各种虫症。

[**论述**]《四部医典》说，天仙子医治虫症。

《如意宝树》说，天仙子杀虫，治胃病、"黄水"病、肾脏病。

巴豆

[**采集加工**] 为干燥的成熟果实。秋季果实成熟时采收，堆置 2～3 天，推开，晒

干。取净巴豆仁，碾成细末或捣泥，压榨去油，至松散成粉不再粘结成饼。或取净巴豆仁研细后，测定脂肪油含量，加适量的淀粉，混匀，使含油量为 18% ~ 20%。

[**分布**] 产于云南中南地区、长江以南各地以及四川。

[**别名**] 丹饶合（藏文名）。

[**性味**] 辛、苦，热，消化后味甘，有大毒；平、重、锐。

[**归经**] 入胃、大肠经。

[**功能**] 泻寒积，通关窍，逐痰行水，杀虫，峻下积滞，逐水消肿；祛"培根"病。

[**主治**] 冷积凝滞，胸腹胀满急痛、血瘕，痰癖，泻痢，水肿。外用治喉风，喉痹，恶疮疥癣，痈肿，胸腹胀满，癫狂，黏性肠痧，黏性刺痛，颈项强直；炭疽；"培根"病。

[**附方**] 深师疗咳方。巴豆（炮去壳，勿伤肉），白饮吞下，初日饮服二枚，日三枚良。忌野猪肉、芦笋。（《外台秘要方》卷九"疗咳方"）

《张氏家传》治小儿赤白，或五色积痢，三霜丸方。巴豆（去皮，拣选白色肥好者称三钱，研细，先用白绢包三二十重，次用白纸外面包定，大石压令油尽，秤取二钱，轻者为用），真轻粉（名水银粉，又名腻粉）、粉霜各秤一钱。上三味，同研匀极细，别取好黄蜡三钱，调煮三二十沸，取出，去酒令净，再溶，入药和之。如有煮酒蜡，亦堪用，和成剂，油单内盛。如服食，旋丸如小绿豆大。三岁以下如粟米大。每服三五丸，温熟水下。此方西京龙门山文太师药寮内真珠泉南壁石上刻。量儿子大小加减服之。（《幼幼新书》卷二十九）

治毒箭伤骨方。先取巴豆（去油）1 粒，活蜣螂（去头、足）1 只，杏仁 5 粒，桃仁 5 粒。将前 4 味药捣烂成泥，涂于伤处周围，致疮口发痒，去掉药泥，用火罐吸出毒液，再用盐水洗涤伤口 1 ~ 2 次，将少林元明散撒于患处，次日更换用少林红元散撒于患处，用白纱布盖之。另服少林愈骨汤 3 ~ 5 剂可愈。（《少林寺秘方集锦》上部"跌打损伤方"）

活瘀保内丸。治一切外伤浸内，瘀血内凝，烦闷疼痛者，服之甚效。巴豆霜、粉甘草各三钱，以饮糊为丸，麻子大，以朱砂为衣。每服七丸，茶酒送下。（《少林寺伤科秘方》卷八"少林寺跌打损伤秘方"）

治胎动不安，胜红丸方。江子（去壳、油）十粒，百草霜二钱。共为细末，米糊

为丸，白滚水送七粒。(《宁坤秘笈》卷上)

巴豆、姜黄、雄黄组成强效泻药，治疗痈肿、肠痧等。

[论述]《四部医典》说，巴豆为锐泻药。

木瓜

[采集加工] 为干燥的成熟果实。夏、秋季果实开始发黄成熟时采收，放入沸水中烫至外皮变灰白色，对半纵剖后晒干，或纵剖为 2 或 4 块，置开水中微烫，以外皮转色为度，捞出，晒干或烤干。木瓜分皱皮木瓜、光皮木瓜和西藏木瓜。

[分布] 产于西藏、云南、四川、贵州、甘肃、陕西、广东。

[别名] 塞亚（藏文名）。

[性味] 酸、甘、涩，温，无毒。

[归经] 入肝、脾经。

[功能] 健胃，平肝和胃，祛湿舒筋。

[主治] 风湿，筋脉拘挛，耳病，吐泻转筋，湿痹，脚气，水肿，痢疾；胃溃疡，消化不良；"培根"病。

[附方] 金山长老于张显学甘露寺斋会上说此方，渠旧患脚气，曾于天台一僧处传方，用木瓜蒸艾，服之渐安，从来往金山，日日登陟，脚更轻快。又一堂众处得此方合服，颇觉轻健胜前。方云：破故纸（炒）、舶上茴香（酒浸一宿，炒）、胡芦巴（炒）、牛膝（酒浸一宿）、肉苁蓉（酒浸一宿）、川续断（拣净生用）、杜仲（去粗皮，姜汁制一昼夜，炒令丝断黄色用）各四两，同为细末，上用艾四两去枝梗秤，以大木瓜四个切作合子，去尽瓤，以艾实之，用麻线扎定，蒸三次，烂研，和药为丸，如梧桐子大，每服五七十丸，温酒盐汤食后服。(《续名医类案》卷十九)

（治产后霍乱）木瓜散。木瓜一钱五分，吴茱萸（泡）、茴香各一钱，苏叶五分，甘草三分。水煎服。(《竹林女科证治》卷三)

乌梅木瓜汤。治消中，兼治伤寒疟疾作渴。木瓜干（去皮瓤）、乌梅（打破，不去仁）、麦蘖（炒）、甘草、草果（去皮）各半两。上剉散，每服四大钱，水一盏半，姜五片，煎七分，去滓，温服，不拘时候。(《岭南卫生方》卷中)

木瓜汤。治霍乱吐下不已，举体转筋，入腹闷绝。木瓜（去瓤）一两，吴茱萸（汤洗七次，炒）半两，茴香（炒）、甘草（炙）各二钱半。上剉散，每服四钱，水一

盏半，生姜三片，紫苏十叶，同煎至七分，去滓，温服，无时。(《岭南卫生方》卷中)

治脚气方。老木瓜3枚，白矾30 g。先将木瓜置盆内熬成浓汁，再将白矾打碎加入药汁内搅化，洗患脚。(《少林寺秘方集锦》下部"内科杂病方")

治点伤右腿窝根脉秘方（申时点中）。药方：木瓜、牛膝、白茯苓、没药（去油）、碎补、自然铜（酒淬七次）各三钱，川断、制半夏、防风各一钱半，甘草、大黄、穿山甲各一钱，苏木七分，海马一对。(《少林寺伤科秘方》卷三"少林点穴残伤救治秘方")

乌梅木瓜汤。治酒食过度，中焦蕴热，烦渴枯燥，小便并多，遂成消中，兼治伤寒瘴疾作渴。木瓜干（去皮瓤）、乌梅（打破，不去仁）、麦蘖（炒）、甘草、草果（去皮）各半两。上剉散，每服四大钱，水一盏半，姜五片，煎七分，去滓，温服，不拘时候。(《岭南卫生方》卷中)

[论述]《月王药诊》载，木瓜滋补止泻。

木蝴蝶

[采集加工] 为干燥的成熟种子。10～12月间采摘成熟果实，晒至开裂，取出种子，晒干。

[分布] 产于四川、云南、贵州、福建、台湾、广东、广西。

[别名] 赞巴嘎（藏文名）。

[性味] 种子苦，凉。

[功能] 清热解毒。

[主治] 肝病，咽喉病以及各种热病。

木鳖子

[采集加工] 为干燥的种子。8～10月采摘成熟的果实，切开，取出种子，晒干。

[分布] 产于广西、广东、四川、安徽、云南、贵州、福建等。

[别名] 冬毛宁（藏文名）。

[性味] 苦、微甘，温、寒，有毒。

[归经] 入肝、脾、胃经。

[功能] 消肿散结，祛毒，催吐，解毒。

[**主治**] 痈肿，疔疮，瘰疬，痔疮，无名肿毒，癣疮，风湿痹痛，筋脉拘挛；"赤巴"病，"黄水"病，中毒病。

[**附方**] 治面部击伤肿痛方。方药：木鳖子 3 个（香油焙灰用），无名异适量，自然铜（醋淬七次）3 g，乳香（去油）9 g，没药（去油）9 g，苏木 9 g。制法：以上诸药共研细粉，取蜜和丸，如小弹子大，每服 3 丸，白酒送下。（《少林寺秘方集锦》上部"止血方"）

[**论述**]《四部医典》说，冬毛宁治"赤巴"病，止热性腹泻。

毛诃子

[**采集加工**] 为干燥的成熟果实。冬季果实成熟变黄时采收，除去杂质，阴干。

[**分布**] 产于云南南部。

[**别名**] 巴如拉（藏文名）。

[**性味**] 涩、苦、酸，消化后辛、甘，平。

[**功能**] 益气，养血，消血热，生发；敛"黄水"。

[**主治**] 虚弱，热病，泻痢，秃发；三邪症，多用于"赤巴"病、"培根"病、"黄水"病。

[**附方**] 诃子、毛诃子、余甘子、铁屑、黄柏共研细末，治疗眼疾。

[**论述**]《月王药诊》说，毛诃子治疗"培根""龙"病、"培根""赤巴"病，敛"黄水"。《明释三十章》说，毛诃子化味甘，性平，治"培根"病，干"黄水"。

五味子

[**性味**] 酸，温。

[**归经**] 入肺、肾经。

[**功能**] 敛肺，滋肾，生津，收汗，涩精。

[**主治**] 肺虚喘咳，口干作渴，自汗，盗汗，劳伤羸瘦，梦遗滑精，久泻久痢。

[**附方**] 治咳久不愈方（又名白信丸）。五味子 12 g，百合 15 g，百部 15 g，豆豉 15 g，甘草 6 g，制白信 0.01 g。上药共研细末，用冷开水调制成如绿豆大的丸粒，每服 5～8 粒，10 天为一疗程，然后停止服药 3～5 天，再继续服 3～4 个疗程，直到痊愈。（《少林寺秘方集锦》下部"内科杂病方"）

白豆蔻

［**采集加工**］为干燥的果实。冬季采用，晒干后除去顶端花萼、果梗等杂质，再用硫黄熏后即得。

［**分布**］我国不产。

［**别名**］苏合买（藏文名）。

［**性味**］辛、苦，温，消化后性热；效轻、燥。

［**归经**］入肺、脾经。

［**功能**］温肾行气，暖胃，消食宽中。

［**主治**］肾寒，寒性胃病，肾病，气滞，食滞，胸闷，腹胀，噫气，噎膈，吐逆，反胃，疟疾。

［**论述**］白豆蔻出伽古罗国，呼为多骨。（《本草纲目》卷十四"白豆蔻"）

《月王药诊》说，白豆蔻能从肌肉与脉管引药使伤口愈合，医治寒热不调。

《四部医典》说，白豆蔻医治肾胜脏病，医治一切寒症。

《铁鬘》说，白豆蔻性轻，化性温。

《甘露点滴》说，白豆蔻性温、燥，治胃病。

白豆蔻，出加古罗国，呼为多骨。形如芭蕉，叶似杜若，长八九尺，冬夏不凋。花浅黄色，子作朵如葡萄。其子初出微青，熟则变白。七月采（出《酉阳杂俎》）。（《经史百家医录·药物》引《太平广记》卷四百一十四）

肉豆蔻

［**采集加工**］为干燥的果实。该植物栽培约 7 年后开始结果。每年采收两次，一次在 11 ~ 12 月，一次在 4 ~ 6 月。早晨采集成熟果实，剥去果皮和假种皮，洗净，晒干。

［**分布**］我国广东有栽培。

［**别名**］杂地（藏文名）。

［**性味**］辛，热，效润、重。

［**功能**］散寒，祛风，安神；提胃温。

［**主治**］心虚，感冒，头晕，失眠；神经衰弱，消化不良；"龙"病。

［**论述**］《月王药诊》说，肉豆蔻散寒、祛风。

《四部医典》说，肉豆蔻祛除"龙"病，治疗心脏病。

《计算日月之轮》说，豆蔻润、重，治心虚病；化性凉，有害肾病，佐药相助治时疫病。

《甘露点滴》说，豆蔻升胃火、消食、祛心风。

小麦

[**性味**] 甘，凉。

[**归经**] 入心、脾、肾经。

[**功能**] 养心益肾，除热止渴。

[**主治**] 脏躁，烦热，消渴，泄痢，痈肿；外伤出血，烫伤。

[**附方**]《梅师方》治头上皮虚肿，薄如蒸饼，状如裹水。以口嚼面敷之，瘥。（《政和本草》卷二十五"小麦"）

深师疗久逆上气，胸满，喉中如水鸡鸣，投杯汤方。小麦一升，麻黄四两（去节），厚朴五两，石膏（如鸡子），杏仁五合。上五味，以水一斗，煮取小麦熟，去麦纳药，煮取三升，分三服。咳嗽甚者，加五味子、半夏（洗）各半升，干姜三累，经用甚良。（《外台秘要方》卷十"上气喉中水鸡鸣方"）

车前子

[**采集加工**] 为干燥的成熟种子。夏、秋季种子成熟时采收果穗，晒干，搓出种子，除去杂质。

[**分布**] 产于我国各地。

[**别名**] 塔日本（藏文名）。

[**性味**] 甘、涩，平、寒。

[**归经**] 入肾、膀胱经。

[**功能**] 止泻，利尿，愈伤，利水，清热，明目，祛痰；敛"黄水"。

[**主治**] 肠刺痛，腹泻，尿闭，尿血，水肿，创伤，小便不通，淋浊，带下，尿血，暑湿泻痢，咳嗽多痰，湿痹，目赤翳障。

[**附方**]《梅师方》治妊娠患淋，小便涩，水道热不通。车前子五两，葵根（切）一升。二件以水五升，煎取一升半，分三服。（《政和本草》卷六"车前子"）

（治胎死腹中）脱花煎。当归七钱，肉桂、红花（酒炒黄）各一钱，车前子一钱五分，川芎、牛膝各二钱。水煎，热服，服后再饮酒数杯亦妙。（《竹林女科证治》卷二）

（治小儿淋病方）《僧深方》云：车前子、滑石分等，治筛，麦粥清和，服半钱匕。（《医心方》卷二十五）

《梅师方》孕妇热淋。车前子五两，葵根（切）一升。以水五升，煎取一升半，分三服，以利为度。（《古今图书集成·医部全录》卷三百八十七）

三十二问：难产催生，当用何法？答曰：催生如圣散、顺气滑胎饮二方择用。（一）催生如圣散。车前六分（10g），当归一钱（10g），秦艽一钱（6g），川牛膝八分（10g），白芷六分（6g），大腹皮六分（6g），枳壳（炒）六分（6g），川芎六分（6g），芍药（炒）六分（6g）。黄酒引，水煎服。（二）顺气滑胎饮。车前子五分（10g），川芎一钱（10g），当归一钱（10g），茯苓六分（10g），芍药六分（6g），枳壳五分（5g），滑石五分（10g），花粉四分（5g），香附五分（10g），乌药五分（10g），大腹皮（炒）五分（10g），陈皮五分（5g），甘草四分（3g），黄杨木梳一个。葱须引，黄酒煎服。（《法门寺妇科胎前产后良方注评》）

治点伤尾宫穴方。车前子4.5g研末，米汤送下。或以麻黄3g，防风9g，红花4.5g，桃仁9g，赤芍9g，生甘草6g，水煎服。良效。（《少林寺秘方集锦》上部"点穴致伤救治方"）

治淋病方。车前子、金樱子、菟丝子、补骨脂各30g，云茯苓45g，猪苓45g。诸药共研细末，每服6g，连服3日。（《少林寺秘方集锦》下部"内科杂病方"）

治点伤丹田穴秘方。车前子五钱，肉桂、桂皮、归尾、丹皮、参三七、木通、山药各二钱，麝香一钱，丁香六分，共为末，酒下四分。肚角受伤，吐血不止，用水银、栀子、红花、五加皮，共为末，带毛小鸡一只同捣烂敷上。（《少林寺伤科秘方》卷三"少林点穴残伤救治秘方"）

治点伤膀胱穴秘方。肚胀不消，小便不通服此方。车前子一钱五分，猪苓、泽泻、槟榔、小茴、桔梗、陈皮、青皮、杜仲、桑寄生、半夏、良姜、甘草各一钱，大黄八分。灯心、生姜引，水炖服。（《少林寺伤科秘方》卷三"少林点穴残伤救治秘方"）

治点伤正下阴脉秘方（酉时点中）。药方：车前子、泽兰、木通各二钱，枳壳、归尾各一钱半，栀子、赤芍、生大黄、没药（去油）、乳香（去油）、田三七各一钱，小茴香一钱半，牡蛎、赤小豆各四钱，甘草七分。(《少林寺伤科秘方》卷三"少林点穴残伤救治秘方")

[论述]《四部医典》说，车前子止腹泻。

《如意宝树》说，车前子止寒泻。

《图鉴》说，车前子味甘、涩，可止泻，愈伤，敛"黄水"。

冬葵果

[采集加工] 为干燥的果实。夏、秋季果子成熟时采摘，晾干。

[分布] 产于内蒙古、河北及东北、华北地区。

[别名] 扎木巴。

[性味] 甘、涩，凉；效锐。

[功能] 强肾，利尿，止渴，止泻，排疮脓。

[主治] 肾衰，遗精，尿涩，热性尿闭，烦渴引饮，脓疮。

[论述]《月王药诊》说，冬葵果治各种肺病。

《铁鬘》说，冬葵果凉，锐。

《如意宝树》说，冬葵果增强肾功能，治尿涩、尿闭，干脓。

《蓝琉璃》说，冬葵果味甘、涩，治疗尿闭，干脓疮，愈消渴。

齐暾果

[论述] 齐暾树出波斯国，亦出拂林国，拂林呼为齐虒树。长二三丈，皮青，白花似柚，极芳香，子似杨桃，五月熟，西域人压为油以煮饼果，如中国之用巨胜也。(《酉阳杂俎》卷十八)

决明子

[采集加工] 为干燥的成熟种子。秋季果实成熟时采收，晒干后打下种子，除去杂质。

[分布] 产于西藏、云南、河北、山东、安徽、浙江、福建、台湾、广东、广西。

[别名] 塔嘎多杰（藏文名）。

[性味] 微苦、甘、涩，凉或平；涩、纯、燥。

[归经]入肝、肾经。

[功能]清肝明目，利水通便，杀虫，镇静，滋补强壮；燥"黄水"或托引"黄水"。

[主治]风热赤眼，青盲，雀目，脱发、皮肤瘙痒、秃疮、疥癣等皮肤病，体虚、衰老等；高血压，肝炎，肝硬化腹水，习惯性便秘；关节肿胀或疼痛、全身瘙痒、痛风、痹病等"黄水"性疾病。

[附方]治点伤脑门穴秘方。血瘀七孔，鸡汤洗净伤处，将马蹄子焙干，研末，调敷后用八宝丹。朱砂、玛瑙、龙骨、象皮、鹿角胶、地鳖虫、白蜡、乳香、没药，若无血水，用人乳调服即愈。(《少林寺伤科秘方》卷三"少林点穴残伤救治秘方")

深师疗失明，主一岁、二岁、三岁、四岁，拭目中无他病，无所见，如绢中视，决明散方。马蹄决明二升。上一味，捣筛，以粥饮服方寸匕。忌鱼、蒜、猪肉、辛菜。(《外台秘要方》卷二十一"失明方")

癣疮延蔓。决明子一两为末，入水银、轻粉少许，研不见星，擦破上药，立瘥。此东坡家藏方也。(《本草纲目》卷第十六"决明")

[论述]《月王药诊》说，决明子解毒、干"黄水"，能引起"培根"病。

《铁鬘》说，决明子性平，治癔病、"黄水"病和癣。

石榴

[采集加工]为干燥的成熟果实。秋季果实成熟时采收，剖开，通风处晒干或烘干。

[分布]我国各地均有栽培。

[别名]塞珠（藏文名）。

[性味]甘、酸，热，消化后性温；锐、涩、浮、腻、燥、轻。

[功能]调理胃火，健脾，消食，开胃，止泻；祛"培根"寒证。

[主治]不消化，恶心，胃胀，肠鸣，嗳气，胃、肺、肾、肝之寒证，胃胀、肠鸣、食物不消而泄泻等。

[附方]石榴、肉桂、豆蔻、荜茇配伍，研细末，治疗胃火衰败、食欲差等以及消化不良。

[论述]石榴是治疗寒性病的主要药物之一。

《医经八支》说，石榴甘味治"龙""赤巴""培根"三种病。酸而不引起"赤巴"病，微温而治"龙"病、"培根"病。安神，效轻、腻，止泻，增食欲，升胃火。

《铁鬘》说，石榴味酸，化性温，治肝、胃火衰败。

《四部医典》说，石榴医治一切胃病，升胃火，治疗寒性"培根"病。

芒果核

[**采集加工**] 为干燥的果核。果实成熟时采收，晒干，取果核和种子晾干。

[**分布**] 产于云南、福建、台湾、广东、广西。

[**别名**] 芒果，阿折（藏文名）。

[**性味**] 酸、甘，温；重，腻。

[**功能**] 补肾，祛肾寒。

[**主治**] 腰胯酸痛，下身沉重，关节疼痛，肾震伤腰痛，肾热。

[**论述**]《月王药诊》说，芒果核敛"黄水"，止泻，治肾病。

《金光注释集》说，芒果核味酸、甘，化味酸，性温。

《四部医典》说，芒果核、蒲桃、大托叶三实能医治肾脏疾病。

余甘子

[**采集加工**] 为干燥的果实。9～11月间果实成熟呈红黄色时摘取，除去果柄及杂质，并甑中微蒸或沸水（可加明矾）中微煮，取出后晒干。

[**分布**] 产于四川、云南、贵州、福建、广东、广西。

[**别名**] 居如拉（藏文名）。

[**性味**] 甘、酸、涩，凉或平，效锐。

[**功能**] 清血热，胆热，健胃，消食，生津，止咳，降压。

[**主治**] 血热，血痢，肝胆病，眼病，咳嗽，喉病，口干，热性水肿，尿频；维生素C缺乏病，高血压，消化不良，高山多血症；"赤巴"病，"培根"病，"培根"与"赤巴"合并症。

[**附方**] 余甘子、姜黄、黄柏、蒺藜，共研细末，治疗尿频、尿急、膀胱热等。

[**论述**]《月王药诊》载，余甘子治血、"赤巴"病，加剧心脏病，能引起肾病。

《四部医典》说，余甘子能治"培根"病、"赤巴"病、血病。

《甘露点滴》说，余甘子性凉，治"赤巴"病，不生风。三实（毛诃子、诃子、余甘子）是滋补上品，利诸病，治眼病疗效尤好。

忍冬子

[**采集加工**] 为干燥的成熟果实、花和枝叶。8～9月间果实成熟时采摘，晾干。6～7月间采集枝叶及花，晒干。

[**分布**] 产于西藏、青海、四川、云南、甘肃、新疆、内蒙古。

[**别名**] 起象（藏文名）。

[**性味**] 甘，微寒。

[**功能**] 解热；祛"培根"病。

[**主治**] 果实及种子：治肺病，眼病；"培根"病。枝叶：治疔疮，毒疮；肺炎，痢疾。

[**论述**]《四部医典》说，忍冬果，功效是医治心热、妇科疾病。

杏仁

[**采集加工**] 为干燥的成熟种子。6～9月间果实成熟时摘下，除去果实，击破果核，取出种仁，晒干。

[**分布**] 主产于我国北方各地，我国各地有栽培。

[**别名**] 康布（藏文名）。康布原植物指杏和桃。

[**性味**] 苦，温或平，有小毒。

[**归经**] 入肺、大肠经。

[**功能**] 祛痰止咳，平喘，润肠，破血祛瘀，调经，生发，乌发。

[**主治**] 外感咳嗽，喘满，喉痹，肠燥便秘，月经不调，癥块，秃疮。

[**附方**]《梅师方》治食狗肉不消，心下坚或胀，口干，忽发热妄语方。杏仁一升（去皮），水三升煎沸，去滓取汁为三服，下肉为度。（《政和本草》卷二十二"杏实"）

深师疗诸咳，心中逆气，气欲绝，杏仁煎方。杏仁四两（去尖、皮，末），猪膏二斤，白蜜二升，生姜汁三升。上四味，着铜器中，于微火上先煎姜汁，次纳蜜膏，令如饧，置器着地，乃纳杏仁末，复令得一沸，煎成。服如枣大一丸含之，日三，不知，稍稍增之。（《外台秘要方》卷九"杂疗咳嗽方"）

《耆婆方》治人热风鼻中燥脑中炊方。杏仁一小升（去皮，炙），酥二升，纳杏仁于酥中煎之，杏仁黄，沥出之，纳臼中捣作末，还纳酥中搅令调，少少服之。（《医心方》卷五）

治棍伤项后肿痛方。方药：杏仁 5 枚，桃仁 10 枚，川黄连 15 g，血竭 1.5 g，花椒 0.9 g。上药共捣烂如泥状，敷于患处。（《少林寺秘方集锦》上部"跌打损伤方"）

少林千锤膏。方药：杏仁 40 粒，桃仁 40 粒，巴豆 7 个，陈铜绿 9 g，冰片 6 g，香油适量。制法：将上五种药置石槽内碾碎，取出放在石板上，用锤砸成膏状，然后取香油约 60 g 掺入膏内，拌匀，装瓶内密封备用。用法：敷于患处，每日换药 1 次。功能：解毒软坚，消肿止痛。主治：恶疮脓毒，局部红肿，痈疽，乳痈等。（《少林寺秘方集锦》上部"少林膏药"）

治点伤肺俞穴方。杏仁 2.4 g，陈皮 2.4 g，降香 3 g，苏叶 3 g，当归 3 g，骨碎补 3 g，白芥子 3 g，升麻 1.5 g，甘草 0.6 g，灯心草 0.3 g。以上药，取水、酒各半煎服，加童便一杯效果更佳。（《少林寺秘方集锦》上部"点穴致伤救治方"）

治鼻内生疮久日不愈秘方。杏仁（去皮尖）四粒，研细，用人乳调成稀汁滴鼻，每日三四次，甚效。（《少林寺伤科秘方》卷八"少林寺跌打损伤秘方"）

少林千捶膏。主治伤后成疮，久不收口，痈疽无名肿毒等。杏仁四十粒，桃仁四十粒，巴豆七个，铜绿三钱，冰片二钱，香油适量，将上述五种药放石槽内用铁锤砸一千锤，便成软膏备用，遇时涂敷患处，每日换膏一次。（《少林寺伤科秘方》卷八"少林寺跌打损伤秘方"）

[论述]《图鉴》说，杏树为树中上品，树大木硬，叶如杨树叶，花白色，果实红色，功效愈疮。

山茱萸

[性味] 酸，微温。

[归经] 入肝、肾经。

[功能] 补肝肾，涩精气，固虚脱。

[主治] 腰膝酸痛，眩晕，耳鸣，阳痿，遗精，小便频数，肝虚寒热，虚汗不止，心摇脉散。

[附方] 治耳鸣方。山茱萸 15 g，枸杞子 12 g，山药 30 g，益智仁 12 g，生地 9 g，

知母9g，黄柏（盐炒）6g，生甘草4.5g，杭菊花4.5g，石菖蒲3g。水煎服。（《少林寺秘方集锦》下部"内科杂病方"）

山楂

[**性味**] 酸、甘，微温。

[**归经**] 入脾、胃、肝经。

[**功能**] 消食积，散瘀血，驱绦虫。

[**主治**] 内积，癥瘕，痰饮，痞满，吞酸，泻痢，肠风，腰痛，疝气，产后儿枕痛，恶露不尽，小儿乳食停滞。

[**附方**] 治吐酸不止方。焦山楂30g，陈曲（炒）9g，白术（土炒）9g，伏龙肝30g。以清泉水1500ml，煎至250ml，服尽立效。（《少林寺秘方集锦》下部"内科杂病方"）

冻楂

[**附方**] 治不思饮食方。冻楂30g，陈皮4.5g，焦麦芽、焦神曲各9g。以水1500ml煎至500ml，服尽3剂而愈。（《少林寺秘方集锦》下部"内科杂病方"）

治小儿寒泻方。冻楂（炒）30g，白术（炒）9g，神曲6g，陈皮4.5g，莲子（煨）12g，茯苓9g，薏苡仁12g，白扁豆12g，鸡内金9g。以上诸药共碾成细粉作为散剂，装瓶备用。婴儿每服0.6~1.5g，幼儿每服1.5~2.4g。轻者1剂可愈，重者3~5剂痊愈。（《少林寺秘方集锦》下部"内科杂病方"）

山槟榔

[**性味**] 辛、甘，平。

[**功能**] 祛风除湿，镇痛化积，接骨生肌，清肺润燥，益阴敛汗。

[**主治**] 脉管炎，食积，蛔虫病，骨折，虚热头晕，虚汗，咳嗽；风湿痛。

[**论述**] 《罗浮山疏》：山槟榔一名蒳子。生日南，树似栟榈而小，与槟榔同状。一丛十余干，一干十余房，一房数百子，子长寸余，五月采之，味近甘苦。（《经史百家医录·药物》）

槟榔

[**采集加工**] 为干燥的成熟种子。春末夏初槟榔成熟时采收果实，取出种子，晒干或烘干。

[**分布**] 我国云南、福建、台湾、广东、广西有栽培。

[**别名**] 高玉（藏文名）。

[**性味**] 苦、辛，温。

[**归经**] 入脾、胃、大肠经。

[**功能**] 破积下气，行水，杀虫驱虫，益肾，利尿，养齿；驱寒性"龙"病。

[**主治**] 虫积，食滞，脘腹胀痛，泻痢后重，疟疾，水肿，脚气，痰癖，癥结，腰胯部坠痛，腰及下肢关节酸痛，肌肉痛，蛔虫、绦虫病，牙虫病；浮肿，肝病腹水；"龙"引起的眩晕、心悸、气喘。

[**附方**]《梅师方》治醋心。槟榔四两，橘皮二两，细捣为散。空心生蜜汤下方寸匕。（《政和本草》卷十三"槟榔"）

脚气壅痛。以沙牛屎一盏，磨槟榔一枚，空心暖服。（《古今图书集成·医部全录》卷一百九十六）

治瘴疟。常山三寸，甘草二寸，槟榔、乌梅各二个。上为散，当发绝早，以酒半碗，于银瓷铫内煎，俟放冷，空心服。（《岭南卫生方》卷中）

岭表之俗，多食槟榔，多者日至十数。夫瘴疟之作，率因饮食过度，气痞痰结。而槟榔最能下气，消食去痰，故人狃于近利，而暗于远患也。此颇类北人之食酥酪。塞北地寒，食酥酪肤理缜密，一旦病疫，当汗则塞，塞而汗不得出。岭南地热，食槟榔，故脏气疏泄，一旦病瘴，当下则虚羸而本不能堪，所以土人多体瘠色黄，岂尽气候所致，益亦槟榔为患，殆弗思耳。（《岭南卫生方》卷上）

槟榔、硇砂、石榴、豆蔻、肉桂、荜茇、干姜共研细末，治疗睾丸寒湿，腰痛，白带过多等。

[**论述**]《四部医典》记载，槟榔医治肺热、肾热及扩散热症。

芝麻

[**采集加工**] 为干燥的种子。果实成熟时采割，晒干后打下种子，除去杂质，

晒干。

[**分布**] 我国各地均有栽培。

[**别名**] 地勒（藏文名）。

[**性味**] 甘，温。

[**功能**] 祛风，舒心，润肌肤，生须发，壮阳，生精；提升胃温。

[**主治**] 心烦，胃寒，脱发，阳痿；"龙"病。

达折合

[**采集加工**] 为干燥的成熟果实或种子。秋季果实成熟时采收，除去杂质，晒干。

[**分布**] 产于西藏、四川、云南、陕西、甘肃，及东北、华北地区。

[**别名**] 五味子。

[**性味**] 甘、酸，凉或平，燥，轻，坚。

[**功能**] 活血，止热痢，止吐泻，助消化。

[**主治**] 肺瘤疾，气喘，昏晕，呕吐，胃火衰败，因腑寒而食物不消；肠炎腹泻；"龙"病，"赤巴"侵及腑器所致的热性泄泻。

[**论述**]《四部医典》说，达折合止寒热性腹泻。

《月王药诊》说，达折合助消化。

《明释三十章》说，达折合性柔，止泻痢，活四肢血脉，治昏晕、呕吐、呃逆。

苹果

[**采集加工**] 为干燥的成熟果实。秋季果实成熟时采收。

[**分布**] 我国北方和西南地区有栽培。

[**别名**] 固秀（藏文名）。

[**性味**] 酸、甘，凉或平。

[**功能**] 生津润肺，除烦解暑，开胃醒酒。

[**主治**] 肠鸣绞痛，下泻，腹痛。

[**附方**] 治虫牙久痛不止方。苹果 4.5 g，丁香 0.9 g，薄荷 9 g，细辛 2.4 g，苍耳 9 g，桑枝 9 g，荆芥 9 g，防风 9 g。上药煎汁，放凉，加冰片 0.4 g 搅化，每小时漱口 3~4 次。（《少林寺秘方集锦》下部"内科杂病方"）

川楝子

[**性味**] 苦，寒，有毒。

[**归经**] 入肝、胃、小肠经。

[**功能**] 除湿热，清肝火，止痛，杀虫。

[**主治**] 热厥心痛，胁痛，疝痛，积腹痛。

[**附方**] （治妊娠心痛）火龙散。川楝子、茴香各三钱（炒，去核），艾叶（盐水炒）一钱半。水煎，食远服。（《竹林女科证治》卷二）

治五更泄泻方。川楝子 9 g，延胡索 12 g，木香 4.5 g，枳壳 2.4 g，黄芩 12 g，车前子（布包）9 g，泽泻、茯苓各 15 g，白芍 12 g。上药加龙泉水 1500 ml 煎浓汁 500 ml，服之立效。（《少林寺秘方集锦》下部"内科杂病方"）

治手裂方。用生楝子 30 g，置锅内浸泡，每日洗手数次可愈。（《少林寺秘方集锦》下部"内科杂病方"）

癞疝肿痛，《澹寮方》楝实丸。治钓肾偏坠，痛不可忍。用川楝子肉五两，分作五份：一两用破故纸二钱炒黄，一两用小茴香三钱、食盐半钱同炒，一两用莱菔子一钱同炒，一两用牵牛子三钱同炒，一两用斑蝥七枚（去头、足）同炒。拣去食盐、莱菔、牵牛、斑蝥，只留故纸、茴香，同研为末，以酒打面糊丸梧桐子大。每空心酒下五十丸。（《本草纲目》卷三十五"楝"）

干生菜豆

[**附方**] 接骨妙方。干生菜豆，捣成末，炒至紫色为度，乘热掺入黄酒调作厚糊，敷于损伤处，以布包扎，将骨凑好，外用柳木夹足，捆住勿动。内用土鳖虫三四个，焙研为末，黄酒送下，盖暖令睡，其骨可渐接上。另加自然铜或汉古钱（俱用炭煅红，醋淬七次）研成粉，取七厘同服更妙。（《少林寺伤科秘方》卷七"少林接骨内传秘方"）

沙棘

[**采集加工**] 为干燥的成熟果实。秋、冬季果实成熟时或果实冻硬时采收，除去杂质，干燥。

[**分布**] 产于云南、西藏、四川、青海、甘肃、内蒙古。

[**别名**] 达尔布（藏文名）。

[**性味**] 酸、涩，温；燥、腻、锐、轻、固。

[**功能**] 止咳祛痰，活血散瘀，消食化滞；祛"培根"。

[**主治**] 肺瘤疾，肺脓肿，肺脉痞，血痞，血证，血瘀，闭经；肺气肿，肺结核，慢性支气管炎；"培根"病。

[**附方**] 沙棘、木香、葡萄、甘草、余甘子，共研细末，加白糖，治疗感冒咳嗽、痰稠以及西医学的慢性支气管炎、肺脓肿。

[**论述**]《月王药诊》说，沙棘治胃病，"培根"性肺病，心肺病及止泻。

《四部医典》说，沙棘补肺、活血，治"培根"病。

《四部医典》说，沙棘浸膏治肺病、"培根"病及血性痞块。

马千子

[**附方**] 治企刀跌刀伤神效方。马千子一斤，枳壳半斤。上两味药先将马千子用小便浸，晾干，用黄土拌炒成黄黑色，共研细末，以瓦瓶装好备用。刀伤见血无论轻重皆撒药用布裹好，若伤轻者可立即结痂。切忌见水。若伤重者或不能马上止血，仍用药加敷伤口，自然止血。若甚重之伤，用药一小茶匙，体壮者用两茶匙，加麝香一厘，研匀，查明后开引子另煎取汁和药，用酒冲服。能饮者不妨尽醉而睡，用棉被盖紧，切忌受风，候汗出即愈。次日以鲜猪肉做汤予伤者食。跌打重伤并未见血者，亦查明后开引子照服即愈。此方无论掺敷、冲服，所有饮食均不禁口，尚须发物予食，免其日后发伤作痛。（《少林寺伤科秘方》卷六"少林刀枪伤秘方"）

诃子

[**采集加工**] 为干燥的成熟果实。秋末冬初果实成熟时采收，除去杂质，晒干。

[**分布**] 我国有栽培。

[**别名**] 诃黎勒。阿如拉（藏文名）。

[**性味**] 甘、涩、酸、苦，平、温，消化后甘，温；效糙。

[**归经**] 入肺、胃、大肠经。

[**功能**] 敛肺涩肠，下气，调和脏腑功能，调节心情，清血，补养，降气，消食，

明目，解毒；敛汗与"黄水"。

[**主治**] 久咳失音，久泻，久痢，脱肛，便血，崩漏，带下，遗精，尿频；三邪所引起的诸病，即"龙""赤巴""培根"合并症和聚合性诸症。

[**附方**]（胎前阴户肿）乃胎不运动而致，宜顺血散治之。诃子，水一盏，煎七分，温服。（《宁坤秘笈》卷上）

（治妊娠阴肿）安胎顺血汤。诃子（制），水煎，温服。（《竹林女科证治》卷二）

（《南海寄归内法传》卷三）三等丸能疗众病，复非难事。取诃黎勒、干姜、砂糖三事等分，捣前二令碎，以水少许和砂糖融之，并捣前丸。且服十丸许为度，诸无所忌。若患痢者，不过两三服即瘥。能破眩气，除风消食，为益处广，故此言之。若无砂糖者，饴、蜜亦得。又诃黎勒若能每日嚼一颗咽汁，亦终身无病。（《唐宋文献散见医方证治集》）

《证治准绳》诃黎勒（煨，用皮）、厚朴（去粗皮，姜汁炙令黄熟）、陈橘皮（汤浸焙）各半两，干姜（炮制）、炙草、木香、白术、人参各一分。上件药，捣罗为末，炼蜜和丸，如麻子大，每服以粥饮下五丸，日三四服，量儿大小加减服之。（《古今图书集成·医部全录》卷四百四十）

热病下药，服诃黎勒。（《金光明经》"流水长者子品"）

《录验方》云：帝释六时服诃黎勒丸方。上诃黎勒者，具五种味辛、酸、苦、咸、甘，服无忌，治一切病，大消食，益寿补益，令人有威德，延年，是名最上仙药。疗二十八种风，癖块，大便不通，体枯干燥，面及遍身黄者，痔，赤白利，下部疼痛，久壮热，一切心痛，头旋闷，耳痛重听，有身体痈疽，积年不瘥，痢，不思食，痰冷在胸中，咳嗽，唇色白，干燥，小便稠数，腹胀，痃气，初患水病者。疗声破，无颜色，色黄，肠内虫，脚肿，气上，吐，无力，肢节疼痛，血脉不通，心上似有物涌，健忘，心迷。如是等，皆悉瘥除也。

诃黎勒皮八分，槟榔仁八分，人参三分，橘皮六分，茯苓四分，芒硝四分，狗脊三分，豉四分，大黄八分，干姜十二分，桃仁八分，牵牛子十三两，桂心八分。凡十三味，㕮咀，下筛，以蜜丸如梧子，服二十丸，食前以温酒若薄粥汁服，平旦得下利良。（《医心方》卷三）

诃子、石榴、五灵脂、黑冰片、木鳖子，共研散剂，治疗"龙""赤巴"合并症。

[**论述**] 诃子，汤广之山村皆有。诃黎勒树就中郭下法性寺佛殿前四五十株，子小

中国佛医学研究 临床卷

而味不涩，皆是陆路。广州每岁进贡，只采兹寺者。西廊僧院内老树下有古井，树根蘸水，水味不咸，院僧至诃子熟时，普煎此汤以延宾客。用新诃子五颗，甘草一寸，并拍破，即汲树下水煎之，色若新茶，味如绿乳。服之消食疏气，诸汤难以比也。（《经史百家医录·医话》引《粤雅堂丛书》桂馨山馆本之钱易《南部新书·庚》）

《南方草木状》：诃黎勒树似木梡，花白，子形如橄榄，六路，皮肉相著，可作饮，变白髭发令黑，出九真。《本草纲目》：诃黎勒，一名诃子（诃黎勒，梵言天主持来也）。苏颂曰：岭南皆有，而广州最盛，子形如卮子橄榄，青黄色，七八月实熟时采，未熟时风飘堕者，谓之随风子，曝干收之，益小者，彼人尤珍贵之。气味苦温，无毒，治冷气，心腹胀满，下食，破胸膈结气，下宿物，止肠澼，久泄，赤白痢，消痰活水调中，止呕吐霍乱，心腹虚痛，奔豚，肾气。……《炮炙论》：凡用诃黎勒，酒浸后蒸一伏时，刀削去皮，取肉剉焙用，用核则去肉。（《广群芳谱》卷一百"诃黎勒"）

苦温，无毒。主冷气心腹胀满，下食。【核曰】出波斯，今岭南、广州亦有之。（《本草乘雅半偈》卷九"诃黎勒"）

《广异记》：高仙芝伐大食，得诃黎勒，长五六寸。初置抹肚中，便觉腹痛，因快痢十余行。初谓诃黎勒为祟，因欲弃之。以问大食长老，长老曰：此物长带，一切病消。痢者出恶物耳。仙芝甚宝惜之。天宝末被诛，遂失所在。（《太平广记》卷四百一十四）

《图经》曰：诃黎勒，生交、爱州，今岭南皆有，而广州最盛。株似木梡，花白，子似栀子，青黄色，皮肉相著，七月、八月实熟时采，六路者佳。《岭南异物志》云：广州法性寺佛殿前有四五十株，子极小而味不涩，皆是六路。每岁州贡，只以此寺者。寺有古井，木根蘸水，水味不咸。每子熟时，有佳客至，则院僧煎汤以延之。其法用新摘诃子五枚，甘草一寸，皆碎破，汲木下井水同煎，色若新茶。今其寺谓之乾明，旧木犹有六七株。古井亦在。南海风俗尚贵此汤，然煎之有必尽如昔时之法也。（《政和本草》卷十四"诃黎勒"）

《极要方》治宿食不消，心腹妨满，胀痛须利方。诃黎勒皮八分，桔梗六分，槟榔仁八分，芍药六分，大黄十分。上为散，空腹煮生姜饮服三钱匕，日二服。（《医心方》卷九）

《广异记》云：高仙芝在大食国得诃黎勒，长五寸，置抹肚中，便觉腹中痛，因大利十余行，疑诃黎勒为祟。后问大食长者。云：此物人带，一切病消，利者乃出恶物尔。仙芝宝之，后被诛，失所在。（《本草纲目》卷三十五"诃黎勒"）

《最胜王经》云……诃黎勒一种，具足有六味，能除一切病，无忌药中生。又三果三辛，诸药中易得，砂糖苏蜜乳，此能疗众病。自余诸药物，随病可增加，先起慈悯心，莫规于财利。（《医心方》卷一）

【释名】诃子，时珍曰：诃黎勒，梵言天主持来也。（《本草纲目》卷三十五"诃黎勒"）

《灵验方》云：帝释六时服诃黎勒丸方。上诃黎勒者，具五种，味辛、酸、苦、咸、甘，服无忌。治一切病，大消食，益寿补益，令人有威德，延年。（《医心方》卷三）

水邱先生歌诀：水邱道人年一百，炼得龙精并虎魄，流传此法在人间，聊向三天助阴德，扶危起困莫蹉跎。此药与人有效多，不问阴阳与冷热，先将脾胃与安和，脾经虚冷易生风，最是难将冷药攻，闭却大便并上气，为多厚朴与苁蓉。此法精关两道方，病人入口便知良，但须仔细看形候，莫向阴中错用阳，涕唾稠黏小便赤，干枯四体无筋力，乌龙膏子二十丸，便是枯焦得甘滴，遗精梦泄腹膨高，咳嗽阴热为患劳，此病是阴须识认，便当急下玉龙膏，嗽里痰涎仰卧难，阴阳交并候多端，却须兼服诃黎散，治取根源病自安。（《证治准绳·杂病》"诸伤门"）

伤寒霍乱之徒，半日暴泻之类，头痛、心痛、眼痛、齿疼，片有病起咸须断食。又三等丸能疗众病，复非难得。取诃黎勒皮、干姜、砂糖，三事等分，捣前二令碎，以水片许和砂糖融之并捣为丸，且服十丸许以为度，诸无所忌。若患痢者，不过三两服即瘥，能破眩气除风消食，为益处广故此言之。若无砂糖者，饴蜜就得。又诃黎勒若能每日嚼一颗咽汁，亦终身无病。（《大藏经·南海寄归内法传》）

将一药果名诃黎勒奉上众僧，缘此果报命终生天。（《大藏经·诸经要集》）

按，诸种药典和文献都把诃子称为"药王"或"神品"，认为其对各种病均有疗效。

《月王药诊》载，诃子治疗"龙""赤巴"和"培根"诸病，能治脏腑疾病，治疗脾之病。

《四部医典》称，诃子除具有咸味外，还具备酸、苦、甘、辛、涩等五味，可滋养身体、升胃火、助消化，能医治"龙"病、"赤巴"病，"培根"病诱发的疾病。

《甘露点滴》说，那木加诃子生长在东方贝埃丹山，它的根、干、枝、叶、皮、花、果清除众生的骨、肉、肢、脉、筋、皮、脏、腑、器官的疾病。那木加诃子是五种诃子之首，具有六味、八性、三化味、十七效，可治疗三灾性的二十种病，特别是四病。

狗尾子

[**采集加工**] 为干燥的果实。秋季果实成熟时采摘果穗，晒干后打下果实。

[**分布**] 产于我国各地。

[**别名**] 拿日木（藏文名）。

[**性味**] 甘、涩，温。

[**功能**] 止泻，健胃。

[**主治**] 消化不良，慢性腹泻。

[**论述**] 《四部医典》说，狗尾子止泻。

《如意宝树》说，狗尾子止寒泻。

珍珠梅

[**采集加工**] 为干燥的成熟果实。8～9 月间，果实成熟时采收，晒干。

[**分布**] 产于青海、四川、甘肃、宁夏、陕西、内蒙古。

[**别名**] 奥色折吾（藏文名）。

[**性味**] 甘。

[**功能**] 化痰。

[**主治**] 肺病。

[**论述**] 《如意宝树》说，珍珠梅治肺病。

砂生槐子

[**采集加工**] 为干燥的成熟种子。9～10 月果实成熟时采收，阴干后，去外皮，打下种子，除去杂质，再晒干。

[**分布**] 产于西藏。

[**别名**] 吉尾折捕（藏文名）。

[**性味**] 极苦，寒；轻，涩，浮。

[**功能**] 催吐，解毒，杀黏虫；抑"赤巴"。

[**主治**] 黏性疫热，肠刺痛，疔疮，皮癣，虫病，湿热黄疸；黄疸性肝炎，化脓性扁桃体炎，白喉；"赤巴"性胃痛。

[**论述**]《图鉴》说，砂生槐子为最有疗效的药物之一，遍体生灰白刺，叶细小，花小蓝色，果苗长，种子如豆粒，味苦，气香，功效治虫病、白喉病。

《四部医典》说，砂生槐子的功效是催吐胆汁。

芫荽子

[**采集加工**] 为干燥的种子。秋季果实成熟时割采，晒干后打下种子，晾干。

[**分布**] 我国各省区均有栽培。

[**别名**] 乌苏（藏文名）。

[**性味**] 辛、酸，温。

[**功能**] 温胃，消食。

[**主治**] 胃寒，肠绞痛；消化不良；"培根"病。

[**论述**]《医经八支》说，芫荽叶苦、甘，利尿而不致"赤巴"病。

《四部医典》说，芫荽性锐。

《如意宝树》说，芫荽煎汤内服，治"培根"、木保病。

花椒

[**采集加工**] 为干燥的成熟果皮。秋季果实成熟时采集，晒干，除去种子及杂质。

[**分布**] 产于我国大部分地区。

[**别名**] 夜玛（藏文名）。

[**性味**] 辛、涩，温，有毒。

[**归经**] 入脾、肺、肾经。

[**功能**] 温中散寒，除湿止痛，解鱼腥毒，开窍，杀虫止痒，消食。

[**主治**] 积食停欲，心腹冷痛，呕吐，噫呃，咳嗽气逆，风寒湿痹，泄泻痢疾，疝痛，齿痛，蛔虫痛，阴痒，疮疥，胃胀肠鸣，虫病腹痛，牙痛，舌肿，音哑，固齿；蛲虫病，消化不良；胃"培根"黏液增多。

[**附方**]（胎前阴门痒甚）此症有孕，房事不节，阳精留蓄，因而作痒，宜川椒白

芷汤并洗之。川椒白芷汤方七十。川椒一两，白芷一两五钱。水煎服，渣煎洗之。（《宁坤秘笈》卷上）

（治妊娠阴痒）椒芷汤。川椒（去目）一两，白芷一两五钱。水煎，服头煎，以二煎洗之。（《竹林女科证治》卷二）

《梅师方》皮肤裂，川椒三四合，水煮，去滓，浸患处。半食顷，出令燥，再浸，再涂以猪羊髓脑甚妙。（《古今图书集成·医部全录》卷二百一十一）

欣欣笑口向西风，喷出玄珠颗颗同。采处倒含秋露白，晒时娇映夕阳红。（《中药诗文选释》）

……如其瘥已后须将息，宜可食新煮饭，饮熟绿豆汤，投以香和任饮多少。若觉有冷，投椒姜、荜茇，若知是风，著胡葱、荆芥。《医方论》曰：诸辛悉皆动风，唯干姜非也，加之亦佳。准绝食日而作调息，讳饮冷水，余如药禁。如其啖粥，恐痰癊还增……若患热者，即熟煎苦参汤，饮之为善，茗亦佳也。

……且如神州药石，根茎之类，数乃四百有余，多并色味精奇香气芬郁，可以蠲疾，可以王神。（《大藏经》卷五十四"南海寄归内法传卷"）

《僧深方》治心下支满痛，破积聚，咳逆不受食，寒热喜噎方。蜀椒五分，干姜五分，桂心五分，乌头五分。上四物，治合下筛，蜜和丸如小豆，先辅食以米汁，服一丸，日三夜一，不知，稍增一丸，以知为度。禁食饮。（《医心方》卷十）

（深师疗咳）又方，蜀椒一合（汗，去目），杏仁（去皮、尖）半合（熬），豉半合，款冬花小半合。上四味，捣，蜜和为丸，晚间不食含一丸，如弹丸大，含一丸则知效验。十年者，五六日知良。（《外台秘要方》卷九"疗咳方"）

（深师）又，疗咳逆上气，腹中有坚痞，往来寒热，令人羸瘦，不能饮食，或时下痢。此腹中如绞在脐上下关，疝气上肠使然为病，有气涌逆，蜀椒散方。蜀椒五合（去目并闭口者，汗），桂心、甘草各一两（炙），通草、半夏（洗）各三两。上五味，捣筛，饮服方寸匕，日三夜一。忌海藻、菘菜、羊肉、饧、生葱。（《外台秘要方》卷十"咳逆上气方"）

深师疗冬月冒涉冻凌，面目手足瘃坏，及始热痛欲瘃者方。蜀椒二分，芎䓖二分，白芷、防风各三分，姜一分（一作盐）。上五味，以水四升，煎令浓，以洗之。（《外台秘要方》卷二十九"手足逆胪及瘃坏方"）

囊疮痛痒。红椒七粒，葱头七个，煮水洗之。一人途中苦此，湘山寺僧授此方，数日愈，名驱风散。（《本草纲目》卷三十二"蜀椒"）

[论述]《铁鬘》说，花椒辛、糙，治"龙"病入心。

胡椒

[采集加工] 为干燥的成熟果实。果红黄色时采收果穗，待变为黑褐色时取下果实，晒干，即成黑胡椒；将果穗在水中浸泡，数天后，除去外果皮，洗净，晒干，即成白胡椒。

[分布] 云南、广西、海南岛有栽培。

[别名] 那勒宪（藏文名）。

[性味] 辛，热；燥，锐，糙。

[归经] 入胃、大肠经。

[功能] 温中下气，消痰，解食物毒，开胃，除寒。

[主治] 寒痰食积，脘腹冷痛，反胃，呕吐清水，泄泻，冷痢；"培根"寒证。

[附方] 青盲（下略），用胡椒、安石榴子、细辛、苦参、姜末、小豆、麻子各一铢，末，和石蜜浆，日咒七遍，乃至七日，用作饼，大如钱许，用搭眼上，以水从头后噀之（下略）。（《敦煌古医籍考释·佛家方第一种》）

清盲……用胡椒、安石榴子、细辛、姜末、小豆、麻子各一铢，末，和蜜浆、葡萄浆……作饼大如钱许，用搭眼以水从额后噀之。（《新修大藏经》卷二十一"陀罗尼杂集"）

治寒热发作方。胡椒 4 粒，研成细末。先把患者中脐（即肚脐）用针刺破，放上胡椒末，再外贴小膏药一张。（《少林寺秘方集锦》下部"少林寺还俗僧徐祗法秘藏方选"）

[论述]《四部医典》说，胡椒治疗寒性"培根"病。

《医经八支》说，胡椒因效锐而引起"赤巴"病，可升胃火、增食欲，化味辛而治"培根"病。

《铁鬘》说，胡椒性温、效糙而治寒证，长期大量应用导致"龙"病。

段成式《酉阳杂俎》云：胡椒，出摩伽陀国，呼为昧履支。其苗蔓生，茎极柔弱，长寸半。有细条与叶齐，条上结子，两两相对。（《政和本草》"胡椒"）

恭曰：胡椒生西戎。形如鼠李子，调食用之，味甚辛辣。慎微曰：按段成式《酉阳杂俎》云，胡椒出摩伽陀国，呼为昧履支。(《本草纲目》卷三十二"胡椒")

台椒

[附方]《梅师方》手足寒裂，台椒三四合，煮浸半食顷，须臾再浸，又敷以羊猪髓脑，甚妙。(《古今图书集成·医部全录》卷一百九十六)

草果

[采集加工] 为干燥的成熟果实。秋季果实成熟时采集，除去杂质，晒干。

[分布] 产于云南、台湾、广东、广西。

[别名] 成高拉（藏文名）。

[性味] 辛，温；涩、轻、燥。

[归经] 入脾、胃经。

[功能] 燥湿除寒，祛痰截疟，消食化积，祛胃、脾之寒。

[主治] 疟疾，痰饮痞满，脘腹冷痛，反胃，呕吐，泻痢，食积胀满，吐泻，痰饮；消化不良。

[附方] 胎前疟疾，小腹作痛，口燥咽干，乃受热更多，又伤生冷，阴阳不和，服草果散即安。草果二钱，青皮、柴胡、黄芩各八分，甘草三分。水煎，空心服。(《宁坤秘笈》卷上)

（胎前心痛不可忍）亦是胎气不顺，宜顺胎散治之。草果一个，元胡八分，五灵脂一钱，滑石八分。酒煎，半饥服。(《宁坤秘笈》卷上)

草果饮。治瘴疟头疼身痛，脉浮弦，寒热。草果（去皮）、川芎、白芷、紫苏叶、良姜、甘草（炙）、青皮（去白，炒）各等分。上剉散，每服三钱，水一盏，煎七分，去滓，热服。当发日连进三服。(《岭南卫生方》卷中)

断下汤。治赤白痢，及休息痢。瘴后患痢，亦宜此药。草果（连皮）一个，白术（面炒）、茯苓各一钱，甘草半钱。上㕮咀，用大罂粟壳十四枚，去筋膜并萼蒂，剪碎，用醋淹，炒燥，为粗末，同前作一剂，水二大盏，姜七片，枣子、乌梅各七个，煎至一大盏，分二服服之。赤痢，加乌头二七粒。白痢，加干姜半钱。若伏暑致痢者，先以香薷饮吞下，加巴豆感应丸。小便不通，用五苓散吞下，然后服此药。若瘴后因食物忤脾胃，壮毒气，致腹痛而痢，必有积物，须服苏合香丸，加感应丸少许（气虚者却不宜服），荡涤后服此药。古方谓痢乃滞下，又云，无积不成痢，如此乃宜先荡涤，不然则积无由去。瘴后痢疾，又有气虚脏寒而患者，却不可更加荡涤，宜服养脏汤，乃吞下震灵丹、玉华白丹等理中之剂。（《岭南卫生方》卷中）

[**论述**]《月王药诊》说，草果升胃温，助消化。

《四部医典》说，草果微温，辛、糙，化性凉而泻。

《甘露点滴》说，草果温，消化力大。

波棱瓜子

[**采集加工**]为干燥的种子。9～10月采摘成熟的果实，切开，取出种子，洗净，晒干。

[**分布**]产于西藏南部和东南部及四川、云南。

[**别名**]色日吉摩道路（藏文名）。

[**性味**]苦，寒，效锐。

[**功能**]清腑热、胆热。

[**主治**]肝胆热证；消化不良；"赤巴"入脏腑。

[**论述**]《计算日月之轮》说，波棱瓜子性凉、锐，治"赤巴"入脏腑。

《月王药诊》说，波棱瓜子清热解毒。

枸杞子

[**采集加工**]为干燥的成熟果实。夏、秋季果实成熟时采收，及时摊放席上，晾干或烘干，不宜曝晒，不要用手翻动以免变黑。

[**分布**]产于甘肃南部及陕西、河北、山西、宁夏。

[**别名**]折才玛（藏文名）。

[**性味**]甘，平或温；轻，钝，软。

[**归经**]入肝、肾经。

[**功能**]滋肾润肺，补肝明目，清热，祛恶血。

[**主治**]肝肾阴亏，腰膝酸软，头晕目眩，目昏多泪，虚劳咳嗽，消渴遗精，心热证，骚热症，乳痈，血痞，妇女血证，闭经，贫血，咳嗽。

[**附方**]僧房药树依寒井，井有清泉药有灵。翠黛叶生笼石甃，殷红子熟照铜镜。

（《中药诗文选释》）

（治滑胎）小营煎。当归、熟地黄、白芍、山药（姜汁炒）、枸杞子各二钱，炙甘草一钱。水煎，食远温服。（《竹林女科证治》卷三）

（治带下虚热）千金散。枸杞子一两，生地黄五钱。酒一盅，煎至半盅服。（《竹林女科证治》卷一）

凡肝脉细，余脉和缓，周慎斋用补中汤加枸杞即愈，以枸杞补肝故也。（《慎柔五书》卷一"师训第一"）

《僧深方》治消渴唇干口燥，枸杞汤方。枸杞根五升（剉皮），石膏一升，小麦三升（一方小豆）。凡三物，切，以水加上没手，合煮，麦熟汤成，去滓，适寒温，饮之。（《医心方》卷十二）

《耆婆方》云：治阴痿方，枸杞、菖蒲、菟丝子各一分，合下筛，以方寸匕服，日三，坚强如铁杵。（《医心方》卷二十八）

治目眩、头痛方。枸杞子15 g，生地9 g，女贞子12 g，山茱萸18 g，白芷9 g，当归9 g，川芎4.5 g，白菊花6 g，蔓荆子9 g，天麻6 g。上药以龙潭水1500 ml，煎取500 ml。每日2次，连服3剂。忌食猪肉、辣椒、胡椒。（《少林寺秘方集锦》下部"内科杂病方"）

枸杞子、沙棘、广木青、山柰、肉桂、硼砂、朴硝，共研细末，主治闭经、妇女血证、血痞等。

[论述]《图鉴》说，枸杞子叶细灌木，果实紫红色，味甘，可清旧热。

枸子

[采集加工] 为干燥的成熟果实。秋季果实成熟时采收，去柄，洗净，晒干。

[别名] 斯日普如木（藏文名）。

[性味] 酸，湿。

[功能] 止血，收敛扩散之"黄水"及毒邪。

[主治] 中毒扩散，骚热余邪，鼻衄，月经过多，咯血。

核桃

[采集加工] 为干燥的成熟果仁。9～10月果实成熟时采收，沤烂果实外皮，击开

核壳，取出核仁，晒干。本品易返油、虫蛀，故立夏前后，须藏于冷室内。

[**分布**] 我国各地有栽培。

[**别名**] 达尔嘎（藏文名）。

[**性味**] 甘、涩，温；腻。

[**功能**] 平喘，解痉，润肠，固精；抑"龙"。

[**主治**] 腹胀，疥癣，黄水疮，丘疹，遗精，头晕，耳鸣，阳痿；"龙"性抽搐，"龙"性便秘。

[**论述**] 《如意宝树》说，核桃祛"龙"病，生"培根"。

桑椹

[**采集加工**] 为干燥的果穗。4～6月间果穗红时采摘，略蒸，通风处阴干或制膏。

[**分布**] 原产于我国。

[**别名**] 塔兴（藏文名）。

[**性味**] 甘、酸，凉；寒，腻。

[**归经**] 入肝、肾经。

[**功能**] 补肝益肾，息风，滋液，清骨热，滋补养阴。

[**主治**] 肝肾阳亏，消渴，便秘，目暗，耳鸣，瘰疬，关节不利，妇女骨热，气血亏，骨伤热。

[**附方**] （深师疗发白及秃落）又方，取烂熟黑椹二升。上一味，于瓷瓶中三七日，化为水，以涂洗之，发生妙。（《外台秘要方》卷三十二"头发秃落方"）

荜茇

[**采集加工**] 为干燥的未成熟或成熟的果穗。8～10月间果穗由绿变黑时采摘，除去杂质，晒干。

[**分布**] 产于云南、广东、广西。

[**别名**] 毕毕林（藏文名）。

[**性味**] 辛，温、热，消化后则味甘、涩；腻、锐、轻、燥。

[**归经**] 入脾、胃经。

[**功能**] 温中散寒，下血，调理胃火，调节体质，滋补强壮，平喘，祛痰，止痛；

祛"培根""龙"病。

[**主治**] 心腹冷痛，呕吐吞酸，肠鸣泄泻，冷痢，阴疝，头痛，鼻渊，齿痛，胃火衰败，不思饮食，不消化病等寒性疾病，恶心，气喘，气管炎，肺痨，肾寒，尿浊，阳痿及身体衰弱，身体消瘦，各种瘤疾，神志涣散，腰腿痛，关节痛，失眠，胃火衰败所致腹泻或呕吐。

[**附方**] 荜茇、草乌、诃子制丸治疗"黄水"病、"粘"性病。

胃冷口酸流清水，心下连脐痛。用荜茇半两，厚朴（姜汁浸，炙）一两，为末，入热鲫鱼肉，和丸绿豆大。每米饮下二十丸，立效。（《本草纲目》卷十四"荜茇"）

[**论述**]《四部医典》说，荜茇治疗寒证。

《医经八支》说，荜茇味苦，化味甘，治疗"培根""龙"合并症，气不顺。

《南方草木状》：蒟酱生于蕃国者大而紫，谓之荜茇。《酉阳杂俎》：荜拨出摩伽陀国，呼为荜拨梨，拂林国呼为阿梨诃陀。苗长三四尺，茎细如箸，叶似蕺叶，子似桑椹，八月采。《图经本草》：岭南特有之，多生竹林内，正月发苗作丛，高三四尺，其茎如筯，叶青圆如蕺菜，阔二三寸如桑，面光而厚，三月开花，白色在表，七月结子如小指大，长二寸以来，青黑色类椹子而长，九月收米晒曝干，南人爱其辛香，或取叶生茹之，复有舶上米者更辛香。《本草纲目》：荜拨，《草木状》作荜茇，陈藏器本草作毕勃，《扶南传》作逼拨，《大明会典》作毕茇。气味辛、大温、无毒，温中下气，补腰脚，杀腥气，消食，除胃冷，治霍乱，心痛呕逆，醋心，脏腑虚冷。《炮炙论》：凡使去挺用头，以醋浸一宿，焙干，以刀刮去皮粟子令净，乃用，免伤人肺，令人上气。（《广群芳谱》卷九十五"荜拨"）

[**释名**] 时珍曰：荜拨当作荜茇，出《南方草木状》，番语也，陈藏器本草作毕勃，《扶南传》作逼拨，《大明会典》作毕茇。又段成式《酉阳杂俎》云：摩伽陀国呼为荜拨梨，拂林国呼为阿梨诃陀。（《本草纲目》卷十四"荜茇"）

气味辛，大温，无毒。主温中，下气，补腰脚，杀腥气，消食，除胃冷，阴疝癖。
【核曰】荜茇，番语也。陈藏器本草作毕勃，《扶南传》作逼拨，《大明会典》作毕茇，摩伽陀国作荜拨梨，拂林国作阿梨诃陀，近世作荜拨。不知荜茇名矣。原出波斯国，今岭南特有之。（《本草乘雅半偈》卷十"荜茇"）

蛇床子

[**采集加工**] 为干燥的果实。秋季果实成熟时采集，晒干，打下果实，除去杂质，

晒干。

[**分布**] 产于东北、华北、西南等地。

[**别名**] 拉拉普德（藏文名）。

[**性味**] 辛、苦，温。

[**归经**] 入肾、脾经。

[**功能**] 温肾阳，祛风，燥湿，温胃，杀虫。

[**主治**] 男子阳痿，阴囊湿痒，女子带下阴痒，子宫寒冷不孕，风湿痹痛，疥癣湿疮，腹胀，阴道滴虫等；消化不良。

[**附方**] 一寡妇患阴中痒，不可告人，渐至委顿。此妇平日虔奉大士，忽有尼僧来，与药一包，曰：以此洗之。数洗而愈。其药乃蛇床子、吴茱萸、苦参也。（《续名医类案》卷十九引《采兰集志》）

《僧深方》治妇人子脏挺出，蛇床洗方。蛇床子一升，酢梅二十枚。二物，水五升，煮取二升半，洗之，日十过。（《医心方》卷二十一）

《耆婆方》治人阴下痒湿方。蛇床子作末，和米粉，少少粉之。（《医心方》卷七）

治白癜风效方。蛇床子 9 g，蜂房（炙）30 g，白花蛇头 1 具（炙），生乌头 30 g，蜈蚣 3 g，雄黄 9 g。诸味药共碾成末，以生蜜和陈醋各半调成糊状，涂患处。（《少林寺秘方集锦》下部"内科杂病方"）

蛇床子煎汤，熏洗局部，治疗阴道滴虫病、肛门疮、皮肤瘙痒等。

[**论述**] 《四部医典》说，蛇床子医治寒胃病。

黄葵子

[**采集加工**] 为干燥的成熟种子。果实成熟时采收，取种子晒干。

[**分布**] 产于除东北、西北外的各省区。

[**别名**] 索玛拉杂（藏文名）。

[**性味**] 辛、甘，凉；糙。

[**功能**] 杀虫止痒；敛"黄水"。

[**主治**] 皮肤病，麻风病，虫病；"黄水"病。

[**论述**] 《月王药诊》说，黄葵子解毒、干"黄水"，引起"培根"病。

《铁鬘》说，黄葵子性凉，糙，可治"黄水"病。

番木鳖

[采集加工] 为干燥的成熟果实。果实成熟时采收，除去杂质，晒干。

[分布] 产于喜马拉雅山南部、印度半岛以及锡金、澳大利亚。

[别名] 又称肉托果。果切（藏文名）。

[性味] 辛，温、燥，有毒。

[功能] 杀虫，排脓毒；敛"黄水"。

[主治] 虫病，痞块；肉瘤淋巴结炎溃疡，梅毒；胃瘟病，木保病。

[论述] 《四部医典》说，番木鳖杀虫，祛腐，治胃瘟疫。

《甘露点滴》说，番木鳖温，燥，干"黄水"，治肉瘤、痞块、痈疽。

紫铆

[采集加工] 为干燥的成熟种子。夏季荚果成熟时采收种子，晒干，除去杂质，捣碎，再晒干。本品分红、白两种。

[分布] 产于云南。

[别名] 麻如则（藏文名）。

[性味] 甘、苦，凉；钝。

[功能] 祛虫，止痛，止痒；收"黄水"。

[主治] 寄生虫病，皮肤瘙痒；"黄水"病。

[论述] 《四部医典》说，紫铆治虫病。

腊肠果

[采集加工] 为干燥的成熟果实。果实成熟时采收，除去杂质，干燥。炮制法为浸泡在牛奶里。

[分布] 产于云南南部以及广西、广东。

[别名] 又称腊肠豆。东嘎（藏文名）。

[性味] 甘、微辛，凉，有毒；重、柔、锐、腻。

[功能] 清肝热，攻泻下，消肿解毒。

[主治] 便秘，水肿，关节肿痛，腹胀，呕吐，体软，皮肤发青等中毒症状；肝

炎，消化不良。

[**附方**]腊肠果、藜芦、狼毒组成腊肠果三味散，治疗新旧肝病、肝中毒。

[**论述**]《四部医典》说，腊肠果治肝病，缓泻。

《甘露点滴》说，腊肠果辛、平，有黏液、湿而泻。捋洗汁液，消散四肢肿胀。

葡萄

[**采集加工**]为成熟的果实。夏末秋初果实成熟时采收，阴干。

[**分布**]我国各地普遍栽培。

[**别名**]更珠木（藏文名）。

[**性味**]甘、微涩、酸，平；凉、重、柔、和、稀。

[**归经**]入肝、脾、肾经。

[**功能**]补气血，强筋骨，利小便，清肺热，止咳平喘，滋补强身。

[**主治**]气血虚弱，肺虚咳嗽，心悸盗汗，风湿痹痛，淋病，浮肿，肺热咳嗽，咳嗽痰多，胸胁作痛，疹热入肺，温热烦渴，精神疲惫；慢性支气管炎，肺水肿。

[**附方**]葡萄、天竺黄、红花、香附、甘草，共研细末，主治慢性支气管炎、喘息性咳嗽。

[**论述**]《月王药诊》说，葡萄清除肝、肺疾病，治胃病。

《医经八支》说，葡萄强精补肾、利目、通便；治疗"龙"病、"赤巴"病，口苦，消渴，淋病，咳嗽，肺病，肺痨，温疫，气短，声音嘶哑等。

葡萄食饱多残……压汁饮……（《大藏经》卷二十三"十诵律"）

葫芦

[**采集加工**]为干燥的成熟果实。秋季果实成熟时采收，阴干。

[**分布**]产于我国云南南部。

[**别名**]嘎贝折吾（藏文名）。

[**性味**]外壳甘。种子酸、涩，平；燥、涩、坚。

[**功能**]止泻，疗伤，养肺。

[**主治**]寒、热性泄泻，腹胀肠鸣，食物不消化。

[**附方**]葫芦、地梢瓜、拳参、木通、稻等共研细末，主治热性腹泻。

［**论述**］《四部医典》说，葫芦治疗寒热性腹泻。

胡芦巴

［**采集加工**］为干燥的种子。种子成熟时采收，除去杂质，晒干。

［**分布**］产于甘肃、青海、陕西、新疆、河北。

［**别名**］输毛萨（藏文名）。

［**性味**］苦，温。

［**功能**］利气，止泻，干脓。

［**主治**］腹泻；肺脓肿；"培根"病。

［**论述**］《铁鬘》说，胡芦巴性重、润，利气。

《如意宝树》说，胡芦巴治"培根"病，极寒症，但生"赤巴"。

《四部医典》说，胡芦巴医治肺脓肿，止腹泻。

黑种草子

［**采集加工**］为干燥的种子。秋季果实成熟时采摘，除去果皮及杂质，晒干。

［**分布**］产于云南、新疆等地。

［**别名**］司拉那保（藏文名）。

［**性味**］甘、辛，温。

［**功能**］温中，消食，健齿。

［**主治**］面部浮肿，牙蛀；肝区痛，肝衰竭；胃"培根"病。

［**论述**］《四部医典》说，黑种草子医治肝脏寒证。

瑞香子

［**采集加工**］为干燥成熟的果实。8～10月间果实成熟时采收，晒干。

［**分布**］产于云南、四川、西藏、甘肃、陕西。

［**别名**］陕甘瑞香。森兴那玛（藏文名）。

［**性味**］辛、微苦，寒。

［**功能**］杀虫。

［**主治**］虫病。

[**论述**]《四部医典》载，瑞香子杀虫。

薏苡仁

[**性味**] 甘、淡，凉。

[**归经**] 入脾、肺、肾经。

[**功能**] 健脾补肺，清热利湿。

[**主治**] 泄泻，湿痹，筋脉拘挛，屈伸不利，水肿，脚气，肺痿，肺痈，胫痛，淋浊，白带。

[**附方**] 治螺丝骨（踝关节的跗骨）受伤秘方。薏苡仁、南星、枳壳、牛膝、木瓜、五加皮、骨碎补、半夏、香附、陈皮、青皮、元胡索、归尾、赤芍、桃仁、洋金花、棕树根、甘草各一钱，乌药五分，肉桂三分。酒炖服。（《少林寺伤科秘方》卷八"少林寺跌打损伤秘方"）

（治妊娠腹痛）薏苡仁汤。薏苡仁（炒）五钱，瓜蒌仁三钱，牡丹皮、桃仁（去皮尖）各二钱。水煎，空心服。（《竹林女科证治》卷二）

酸枣仁

[**性味**] 甘，辛。

[**归经**] 入心、脾、肝、胆经。

[**功能**] 养肝，宁心安神，敛汗。

[**主治**] 虚烦不眠，惊悸怔忡，烦渴，虚汗。

[**附方**]《金匮》酸枣仁汤有论。酸枣仁二升，甘草一两，知母二两，茯苓二两，芎䓖二两（《深师》有生姜二两）。上五味，以水八升，煮酸枣仁得六升，纳诸药，煮取三升，分温三服。（《医门法律》卷六"酸枣仁汤"）

深师小酸枣汤，疗虚劳不得眠，烦不可宁者。方：酸枣仁二升，知母二两，生姜二两，甘草一两（炙），茯苓二两，芎䓖二两。上六味，切，以水一斗，煮酸枣仁，减三升，纳药，煮取三升，分三服。一方加桂枝二两。忌海藻、菘菜、酢物。（《外台秘要方》）

（治妊娠怔忡）益荣汤。酸枣仁、远志肉、黄芪（蜜炙）、柏子仁、当归、人参、茯神、白芍各一钱，紫石英（煅，研）、木香各八分，甘草三分。水煎服。（《竹林女

科证治》卷二）

酸枣：气平，味酸，无毒。《本草》云：主心腹寒热，邪结气聚，四肢酸疼，湿痹，烦心不得眠，脐上下痛，血转久泄，虚汗烦渴，补中，益肝气，坚筋骨，助阴气，令人肥健。久服安五脏，轻身延年。胡洽治振悸不得眠，人参、白术、白茯苓、甘草、生姜、酸枣仁六物煮服。（《汤液本草》卷五"酸枣"）

《僧深方》小酸枣汤，治虚劳脏虚，恚不得眠，烦不宁方。酸枣二升，知母二两，干姜二两，甘草一两，茯苓二两，芎䓖二两。凡六物，切，以水一斗煮枣，减三升，分三服。（《医心方》卷十三）

振悸不眠。胡洽方：酸枣仁汤。用酸枣仁二升，茯苓、白术、人参、甘草各二两，生姜六两，水八升，煮三升，分服。（《本草纲目》卷三十六"酸枣"）

蒲桃

［采集加工］为干燥的果实。秋季蒲桃果实成熟时采收，晒干。

［分布］产于福建、广东、广西、云南。

［别名］萨日巴来（藏文名）。

［性味］甘、涩，温；轻。

［功能］滋补强肾。

［主治］下身寒凉，腰胯酸痛，尿频，遗精，肌肉痛，肾热，肾震伤，尿闭，膀胱石痞。

［论述］《月王药诊》和《四部医典》中有关此药的论述与芒果核的论述同。

《蓝琉璃》说，蒲桃能治肾寒症。

蒺藜

［采集加工］为干燥的果实。秋季果实成熟时，割地上部分，晒干，打下果实，去杂质，微炒或去刺。

［分布］产于我国大部分省区。

［别名］塞玛（藏文名）。

［性味］微苦，温，效轻。

［功能］养肾，利水，祛风止痒。

[**主治**] 腰肾寒症，肾炎，尿涩淋沥；营养不良性水肿，风湿病，荨麻疹。

[**附方**] 蕨藜、螃蟹、冬葵果，共研细末，煎汤，主治浮肿、水肿、尿闭、尿频等症。

[**论述**]《四部医典》说，蕨藜治尿涩、风湿痹症、肾病。

《铁鬘》说，蕨藜温、轻，养肾。

《如意宝树》说，蕨藜治肾腰寒症，祛风。

《蓝琉璃》说，蕨藜治尿涩、寒性"龙"病、风湿浮肿、水肿、肾病、"龙"病。

榼藤子

[**采集加工**] 为干燥的成熟种子。果熟时采收果实，晒干，打出种子，除去杂质，再晒干。

[**分布**] 产于西藏、云南、台湾、广东、广西。

[**别名**] 庆巴肖夏（藏文名）。

[**性味**] 苦、涩，平；轻，燥。

[**功能**] 解肝中毒，止痛，解痉。

[**主治**] 腹痛，吐泻，两胁作痛，头痛，发热；肝区疼痛，肝病水肿；白脉病初期。

[**论述**]《金光注释集》说，榼藤子化味甘，性温，效轻，干。

藜豆

[**采集加工**] 为干燥的成熟种子。10 月果子成熟时采收，干燥，凉爽处阴干，除去果皮杂质，再晒干。

[**分布**] 产于广东、广西。

[**别名**] 达果示肖夏（藏文名）。

[**性味**] 甘，平；腻，燥，轻。

[**功能**] 清脾热，滋养，消肿。

[**主治**] 气喘，唇紫，左胁刺痛等脾热证，乏精，遗精，阳痿，早泄，咽喉肿痛；白脉病。

[**论述**]《月王药诊》载，藜豆为泻药，并治心脏药。

《甘露点滴》说，藜豆温、平，外敷消肿，种仁为滋养良药。

酸藤果

[**采集加工**] 为干燥的果实。秋、冬季果实成熟时采收，除去杂质，晒干。

[**分布**] 产于西藏东南部及四川、云南、贵州、湖北、湖南、广东、广西。

[**别名**] 吉灯嘎（藏文名）。又称信筒子。

[**性味**] 甘、酸、辛，平；涩、锐。

[**功能**] 杀虫驱虫，调胃火，助消化，消肿。

[**主治**] 肾脏病引起的浮肿，水肿，胃火衰败，食欲不振，胃腹胀满，嗳气频作，不思饮食等；消化不良；皮肤寄生虫病，肠寄生虫，亚玛虫病。

[**论述**]《月王药诊》说，酸藤果治疗虫症。

《四部医典》说，酸藤果杀虫，升胃火。

《计算日月之轮》说，酸藤果辛，锐而泻，杀虫，治灰色浮肿。

路路通

[**性味**] 苦，平。

[**归经**] 通行十二经。

[**功能**] 祛风通络，利水除湿。

[**主治**] 肢体痹痛，手足拘挛，胃痛，水肿，胀满，经闭，乳少，痈疽，痔漏，疥癣，湿疹。

[**附方**]《耆婆方》治人瘦，令人肥健、肥白，能行阴阳，并去风冷，虚瘦无力，神验方。取枫木经五年以上树皮，去上黑皮，取中白皮五斗，细剉，微曝，令水气去，以清美酒于白瓦器中渍之，依春夏七日，秋冬二七日少少饮酒，酒欲尽，至下垽如枫胶，少少匕取食之，不经数月，即肥白，立验。忌如法。（《医心方》卷十三）

槐角

[**性味**] 苦，寒。

[**归经**] 入肝、大肠经。

[**功能**] 清热润肝，凉血止血。

[**主治**] 肠风泻血，痔血崩漏，血淋，血痢，心胸烦闷，风眩欲倒，阴疮湿痒。

[**附方**]《梅师方》治崩中或赤白，不问年月远近。取槐枝烧灰，食前酒下方寸匕。（《政和本草》卷十二"槐实"）

又方（《梅师方》），治痔有虫咬谷道痒，或下脓血多。取槐白皮浓煮汁，安盆坐汤之，虚其谷道，令更暖，良久欲大便，当虫出，不过三度即愈。如用末，绵裹纳下部。（《政和本草》卷十二"槐实"）

槐耳

[**性味**] 平。

[**主治**] 痔疮，便血，脱肛崩漏。

[**附方**] 治咳喘久日不愈方。槐蛾（即槐树上生长的一大菌胞）1 枚，水煎成浓汤后，加冰糖 30 g，搅匀服下立效。（《少林寺秘方集锦》下部"内科杂病方"）

治哮喘方。槐蛾（即老槐树上结的果壳）9 g，白果 9 g，冰糖 30 g。取龙泉水 1500 ml，加入上药内，煎煮至 500 ml，再加入冰糖搅化，每日 2 次，连服 3～5 天即愈。（《少林寺秘方集锦》下部"内科杂病方"）

《僧深方》治痔神方。槐耳为散，服方寸匕，亦粉谷道中，甚良。（《医心方》卷七）

黑脂麻

[**性味**] 甘，平。

[**归经**] 入肝、肾经。

[**功能**] 补肝肾，润五脏。

[**主治**] 肝肾不足，虚风眩晕，风痹，瘫痪，大便燥结，病后虚羸，须发早白，妇人乳少。

[**附方**] 治破伤风方。黑芝麻 120 g，捣烂，煎熬成浓汁，加入红糖 120 g，搅匀，趁热服下，汗出者病愈。（《少林寺秘方集锦》上部"少林外科杂病验方"）

涌泉方。此药济急饥、虚渴法。油麻（二合，拣净，去皮，生用），杏仁（二七颗，去皮、尖，生用），盐花（一钱），宣腊（二两）。上件三味药，细研，以火煎腊化后，倾向药碗子内，相和，更研令匀。只于火畔便丸，如樱桃大，每服一丸，以津唾下在腹中，能折食止饥渴。如要且折食，须不论世方可得。若要开食，请吃米饮，药下却在水中却洗，取神验也。（《敦煌古医籍考释·辟谷诸方第一种·甲本》）

摩厨

[**论述**]《南州异物志》曰：木有摩厨，生于斯调国，其汁肥润，其泽如脂膏，馨香馥郁，可以煎熬食物，香美如中国用油。（《齐民要术》卷十）

摩厨，生西域，二月开花，四月、五月结实，如瓜许。（《政和本草》卷二十三"摩厨"）

斯调州有木，名摩树，汁如脂。（《太平寰宇记》）

摩厨子

[**论述**]藏器曰：摩厨子生西域及南海并斯调国。（《本草纲目》卷三十一"摩厨子"）

黑大豆

[**性味**]甘，平。

[**归经**]入脾、肾经。

[**功能**]活血，利水，祛风，解毒。

[**主治**]水肿胀满，风毒脚气，黄疸，浮肿，风痹筋挛，产后风痉，口噤，痈肿疮毒，解药毒。

[**附方**]吃草方。墨豆一升，苍术五两。上件二味，以水煮软后，干炒令黄色，将行路中有一切草木、树叶，将以食之满口。用法：豆五七粒同吃一切草木，并作豆味，兼能香滑，请各记之。（《敦煌古医籍考释·辟谷诸方第一种·甲本》）

（治毒物伤胎）黑豆汤。黑豆三合，淡竹叶十片（洗），甘草三钱。水煎服。（《竹林女科证治》卷二）

少林明目丹。方药：黑豆（用陈醋炒半熟）30 g，白蒺藜 30 g，黄连 12 g，生地 12 g，荆芥 6 g，蝉蜕 6 g，防风 6 g，桃仁 4.5 g，赤芍 9 g，红花 6 g，贝母 6 g，山羊肝 90 g（焙干），绿豆面 30 g，陈醋 200 ml。制法：先将前 12 味药研细过箩，取陈醋 200 ml煮沸，烫绿豆面调成稀糊，泛药粉为丸如梧子大，阴干备用。服法：每日早晚 2

次，每服5~8粒，连服3个月。功能：养肝明目，清热祛风，消翳散结。治头晕目眩，目赤云翳，迎风流泪，目红肿痛，视物模糊。（《少林寺秘方集锦》下部"少林寺素喜法师秘方选"）

酥

[**性味**] 微寒。

[**归经**] 入肝、脾、肺、肾、大肠、小肠经。

[**功能**] 补五脏，益气血，止渴润燥。

[**主治**] 阴虚劳热，肺痿咳嗽，吐血，消渴，便秘，肌肤枯槁，口疮。

[**附方**] 酥油膏……如病疮者，涂以酥油，无著乐想，无骄慢想，无摩拭想，无庄严想，为疮愈故。（《杂阿含经》卷二十一）

耆婆汤，主大虚冷风羸弱，无颜色方（一云酥蜜汤）。酥一斤（炼），生姜一合（切），薤白三握（炙令黄），酒二升，白蜜一斤（炼），油一升，椒一合（汗），胡麻仁一升，橙叶一握（炙令黄），豉一升，糖一升。上十一味，先以酒渍豉一宿，去滓，纳糖、蜜、油、酥于铜器中，煮令匀沸，次纳薤、姜，煮令熟，次下椒、橙叶、胡麻，煮沸，下二升豉汁，又煮一沸，出内瓷器中密封，空腹吞一合，如人行十里更一服。冷者加椒。（《千金翼方》卷十二"养性"）

陶隐居云：酥出外国，亦从益州来。本是牛、羊乳所为，作之自有法。佛经称乳成酪，酪成酥，酥成醍醐。（《政和本草》卷十五"酥"）

求两片以酥和芥子，三夜烧之诸龙下雨。（《观世音菩萨如意摩尼陀罗尼经》）

有因读诵思义，坐禅及为外物惊恐，狂走失心方。酥二两，薤白一握（切）。上二味，捣薤千杵，温酥和搅，以酒一盏服之，至三七日服之佳。（《中国医学文化史》第九章"佛教与中医"引《千金翼方》）

或咒酥或咒油或咒水……或面或泥或蜡……若有人患腹痛，咒碱水服之，若有人被虫毒或被蛇蜇，当用涂咒涂之；若有人患眼痛，取白缏为咒索系其耳上；若有人患齿，取迦罗毗罗木咒二十遍，然后嚼之揩磨其齿。若作大界，取五色缏咒二十一遍，取紫檀木四枚为橛系于橛上缠之……若有鬼著，取五色缏为咒索带之或系身体。一切寒热病者，取白缏咒二十一遍作索带行。若有一切种种恶疮，取荜茇捣以为末，和蜜……泥其疮上；若有人患眼，取香汤或甘草汤……洗两眼；若有人患耳，煮油……

内著耳中。若国内有大疫病，或城邑聚落……牛粪涂地香汤洒地……（《大藏经·不空胃索咒经》）

酥油摩身，香水洗浴。香末自涂香泽梳头……（《新修大藏经》卷一"长阿含经"）

四分酥油、生酥蜜、石蜜等五种世人所识，当食当药……（《大藏经》卷四十"四分律删繁补阙行事钞"）

深师疗天行热盛，口中生疮，酪酥煎丸。酪酥三合，蜜三合，大青一两。上三味，合煎三沸，稍稍敷口，以瘥为度。（《外台秘要方》卷三"天行口疮及口干苦方"）

葱实

[**性味**] 辛，温。

[**功能**] 温肾，明目。

[**主治**] 阳痿，目眩。

[**附方**]《梅师方》治胎动不安，以银器煮葱白羹服之。（《政和本草》卷二十八"葱实"）

又方，治惊，金疮出血不止。取葱实炙令热，挼取汁，敷疮上，即血止。（《政和本草》卷二十八"葱实"）

又方，治霍乱后烦躁，卧不安稳。葱白二十茎，大枣二十枚。以水三升，煎取二升，分服。（《政和本草》卷二十八"葱实"）

葶苈子

[**性味**] 辛、苦，寒。

[**归经**] 入肺、膀胱经。

[**功能**] 下气行水。

[**主治**] 肺壅喘急，痰饮咳嗽，水肿胀满。

[**附方**]《梅师方》治遍身肿满，小便涩。葶苈子二两，大枣二十枚。以水一大升，煎取一小升，去枣，纳葶苈于枣汁，煎丸如梧子，饮下十丸。（《政和本草》卷十"葶苈子"）

又方，治肺壅气喘急不得卧。葶苈子三两（炒），大枣三十枚。水三升煮枣，取二升，又煎取一升去滓，并，二服。（《政和本草》卷十"葶苈子"）

[论述] 似若葶苈艾蒿，枝叶皆苦，诃梨果树，遍体尤甘。（《大藏经》卷五十四"诸经要集"）

紫苏子

[性味] 辛，温。

[归经] 入肺、大肠经。

[功能] 下气消痰，润肺宽肠。

[主治] 咳逆，痰喘，气滞，便秘。

[附方] 《僧深方》霍乱吐后烦而渴方。紫苏子一升。水五升，煮取二升，分二服。无子，取生苏一把，水四升，煮一升半，分二服。（《医心方》卷十一）

深师疗上气咳嗽，苏子煎方。苏子二升，生姜（汁）二升，白蜜二升，生地黄（汁）二升，杏仁二升。上五味，捣苏子，以地黄、姜汁浇之，绢绞取汁，更捣，以汁浇复绞，如此六七过，令味尽，去滓，熬杏仁，令黄黑，捣令如脂，又以向汁浇之，绢绞取汁，往来六七过，令味尽，去滓，纳蜜，和置铜器中，于重汤中煎之，令如饴，煎成。一服方寸匕，日三夜一。忌芜荑。（《外台秘要方》卷十"咳嗽上气方"）

（治产后郁冒）苏麻粥。苏子、麻子各等分（去壳），同捣烂，和水滤取汁，入粳米末少许，同煮作粥。（《竹林女科证治》卷三）

蛇莓

[性味] 甘、苦，寒，有毒。

[功能] 清热凉血，消肿解毒。

[主治] 热病，惊痫，咳嗽，吐血，咽喉肿痛，痢疾，痈肿，疔疮，蛇虫咬伤，汤火伤。

[附方] 又口疮方。取蛇莓五升，捣，绞取汁，稍稍饮之。（《外台秘要方》卷三）

萝藦子

[性味] 甘、辛，温。

[功能] 补益精气，生肌止血，解毒。

[**主治**] 虚劳，阳痿，金疮出血。

[**附方**]《梅师方》治丹火毒，遍身赤肿不可忍。以萝摩草捣绞取汁敷之，或捣敷上，随手消。(《政和本草》卷九"萝摩子")

菟丝子

[**性味**] 辛、甘，平。

[**归经**] 入肝、肾经。

[**功能**] 补肝肾，益精髓，明目。

[**主治**] 腰膝酸痛，遗精，尿有余沥，目暗。

[**附方**] 十四味加减方。菟丝子、肉桂、刘寄奴、蒲黄、杜仲、元胡索、青皮、枳壳、香附、五灵脂、归尾、缩砂仁各一钱，五加皮一钱五分，广皮二钱。酒、水各半煎服。(《少林寺伤科秘方》卷二"少林伤科拟定秘方")

菟葵

[**性味**] 甘，寒，无毒。

[**主治**] 下诸石五淋，止虎蛇毒，诸疮捣汁饮之，涂疮能解毒止痛。

[**论述**] 咒曰：系梨乎俱尚苏罗诃，于五月五日桑木正北阴中菟葵，日正午时，先七步至菟葵，此右膝着地，立左膝，手摘取菟葵子，摘取着口中，熟嚼，吐着手内，与五叶草、菟葵等相和。若无子，直取二叶相和于手内，左转授之，口阴诵前咒七遍，一吐气得一百八遍止……(《中国医学文化史》第九章"佛教与中医"引《外台秘要方》)

凡丹石之类，得此而后能神。所以《雷公炮炙论》云：如要形坚，岂忘紫背，谓其能坚铅也。此说得于天台一僧。(《本草纲目》卷十六"菟葵")

绿豆

[**性味**] 甘，凉。

[**归经**] 入心、胃经。

[**功能**] 清热解毒，消暑，利水。

[**主治**] 暑热烦渴，水肿，泻痢，丹毒，痈肿，解热药毒。

[**附方**] 女人怀孕至第十月胎脏不安者，当用绿豆、优钵罗花等分，以水相合，研令极细，复入乳糖及蜜，并乳汁同煎，候冷服之。此药能安胎脏，止息疼痛……（《大藏经》卷三十二"迦叶仙人说医女人经"）

治外感发热身痛方。绿豆60 g，白菜60 g，辣椒8个（切细）。水煎，服两碗，盖被取汗可愈。（《少林寺秘方集锦》下部"少林寺还俗僧徐祇法秘藏方选"）

淡豆豉

[**性味**] 苦，寒。

[**归经**] 入肺、胃经。

[**功能**] 解表，除烦，宣郁，解毒。

[**主治**] 伤寒热病，寒热头痛，烦躁胸闷。

[**附方**] 跌打诸伤治方。凡扑坠跌打或从高坠下，竹木磕伤，坠落马下，覆车等伤，皆瘀血凝滞，大小便通者轻，不通者重。以淡豆豉一合煎汤饮之，或用生姜、自然铜汁和麻油温服之，再将净土蒸微热，以旧布重裹，分作两包，更换熨之，不可太热。若骨被打断，捣生蟹极烂，用淡酒冲服，任量饮之。即以蟹渣敷患处，或用大蛤蟆生捣如泥，敷患处，缚定，其骨自合。（《少林寺伤科秘方》卷八"少林寺跌打损伤秘方"）

《僧深方》云：治堕身血不尽去留苦烦满方。香豉一升半，以水三升，煮三沸，滴取汁，纳成末鹿角一方寸匕，服须臾血下烦止。（《医心方》卷二十二）

出蛊毒方。豆豉七粒，黄龙肼（一分），乌龙肝（一分）。上件药，细研为末，都为一服，空腹下。（《敦煌古医籍考释·辟谷诸方第一种·甲本》）

（《夷坚志补》卷二十三）别传解蛊毒方。用豆豉七颗，巴豆去皮两粒，入百草霜一处细研，滴水丸如绿豆大，以茅香汤吞下七丸。又泉州一僧，能治金蚕毒云：才觉中毒，先含白矾，味甘而不涩；次嚼黑豆，不腥者是已。但取石榴根皮，煎汁饮之，即吐出活虫，无不立愈。李晦之云：以白矾、芽茶捣为末，冷水调服，凡一切毒皆可治。并载于此，以贻后人。（《唐宋文献散见医方证治集》）

深师疗久疟难断，香豉丸方。香豉一分（熬），常山七分，蜀漆十分，附子一分（炮），大黄二分（好者）。上五味，捣下筛，蜜和。发日早，服五丸如梧子，须臾又服五丸。发晚者，至发可三四服，令其得吐为佳，欲不即断畏吐者，但则长将久服，无不瘥也。忌生葱、生菜、猪肉。(《外台秘要方》卷五"久疟方")

（深师）又疗三十年咳逆上气，咽喉如水鸡鸣，或唾脓血，师药不能疗者方。香豉三升（熬），蜀椒一升（汗），干姜一斤，猪肪三斤。上三味，捣筛，纳肪药中，以水五升合豉等物熟煎，每以二合服之，大效。(《外台秘要方》卷九)

《梅师方》治伤寒汗出不解，已三四日，胸中闷吐。豉一升，盐一合，水四升，煎取一升半，分服当吐。(《肘后备急方》卷二)

《梅师方》治伤寒，汗出不解已三四日，胸中闷吐方。豉一升，盐一合，水四升，煎取一升半，分服当吐。(《政和本草》卷二十五"豉")

又方，辟温疫法：熬豉和白术浸酒，常服之。(《政和本草》卷二十五"豉")

又方，治伤寒，服药抢心烦热。以豉一升，栀子十四枚（剉），水三升，煎取一升，分三服。(《政和本草》卷二十五"豉")

支太医疗伤寒有数种，庸人不能分别，今取一药兼疗者。若自觉头痛，内热，脉洪，起一二日便作此汤。豉一升（绵裹），上一味，以童子小便三升，煮取二升，分温再服，汗出为效。(《古代秘方遗书集》)

婆罗得

[论述] 婆罗勒，时珍曰：婆罗得，梵言重生果也。

婆罗得，一名婆罗勒。（婆罗得，梵言重生果也。）李珣曰：婆罗得生西海波斯国，树似中华柳树，子如蓖麻子。气味辛温，无毒。治冷气块，温中，补腰肾，破痃癖，可染髭发令黑。(《本草纲目》卷三十五"婆罗得")

婆罗门皂荚

[性味] 苦，大寒，无毒。

[主治] 心膈间热风，心黄，骨蒸寒热，杀三虫。

[论述]【释名】婆罗门皂荚（《拾遗》），波斯皂荚。时珍曰：婆罗门，西域国名；波斯，西南夷国名也。(《本草纲目》卷三十一"阿勒勃")

阿勒勃，味苦，大寒，无毒。主心膈间热风，心黄，骨蒸寒热，杀三虫。生佛逝国，似皂荚圆长，味甜好吃，一名婆罗门皂荚也。(《政和本草》卷十二"阿勒勃")

《海药》云：按《异域记》云，主热病及下痰，杀虫，通经络。子疗小儿疳气。

凡用，先炙令黄用。(《政和本草》卷十二"阿勒勃")

娑罗子

[采集加工] 为干燥的全草。6~8 月采收全草，洗净，切段，晒干。

[分布] 产于西藏、青海、四川、云南、陕西、湖北、台湾。

[别名] 梢恰（藏文名）。

[性味] 甘、涩，温；微苦，锐，有小毒。

[归经] 入脾、肺经。

[功能] 宽中理气，杀虫，催吐。

[主治] 胃寒作痛，脘腹胀满，疳积虫痛，疟疾，痢疾。

[论述]《通雅》：娑罗，外国之交让木也。叶似柟，皮如玉兰。色葱白最洁，鸟不栖，虫不生，子能下气。……《南史·扶南国传》：梁天监十八年，遣使送天竺旃檀瑞像，娑罗树叶。《荆南记》：晋永康元年，巴陵显安寺僧房床下，忽生一树，随伐随生，如是非一。树生愈疾，咸共异之，置而不翦，旬日之间，枝柯极栋，遂移房避之。自尔已后，树长渐迟，但极晚秀，夏中方有花叶，枝茎与众木不殊，多历年稔，人莫识也。后外国僧见之，攀而流涕曰：此娑罗树也，佛处其下涅槃，吾思本事，所以泣耳。而花开细白不足观采。元嘉十一年，忽生一花，形色如芙蓉树，今见在此，亦一方之奇迹也。(《广群芳谱》卷八十"娑罗木")

《明释三十章》说，娑罗子性温，为引吐诸病的良药。

莳萝子

[性味] 辛，温。

[归经] 入脾、肾经。

[功能] 温脾胃，开胃，散寒，行气，解鱼肉毒。

[主治] 痧秽呕逆，腹中冷痛，寒疝，痞满少食。

[论述] 莳萝，味辛，温，无毒。主小儿气胀，霍乱呕逆，腹冷食不下，两肋痞满。生佛誓国，如马芹子，辛香。亦名慈谋勒。(《政和本草》卷九"莳萝")

莲子

[性味] 甘、涩。

[**归经**] 入心、脾、肾经。

[**功能**] 养心，益肾，补脾，涩肠。

[**主治**] 夜寐多梦，遗精，淋浊，久痢，虚泻，妇人崩漏带下。

[**附方**]（治盘肠产）加味湖莲丸。条芩四两，砂仁（微炒）、炙甘草各一两，白术（蜜炙）、莲子（去皮、心）各二两，人参一两（为末），山药四两。糊丸，白汤下。（《竹林女科证治》卷三）

（深师）又，疗通身癫疮方。莲荷二十枚，石灰一斗，淋取汁，合煮令极浓，以渍疮半日许，可数为之。（《外台秘要方》卷三十"诸癫方"）

莱菔子

[**性味**] 辛、甘，平。

[**归经**] 入肺、胃经。

[**功能**] 下气定喘，消食化积。

[**主治**] 咳嗽痰喘，食积气滞，胸闷腹胀，下痢后重。

[**附方**] 治经来常咳嗽，鸡苏丸方。萝卜子九钱，贝母四两。共为末，蜜丸桐子大，空心白滚水送下五十粒即愈。（《宁坤秘笈》卷上）

[**论述**] 昔有婆罗门僧东来，见食麦面者云：此大热，何以食之。又见食中有芦菔，云赖有此以解其性，自此相传，食面必啖芦菔。（《政和本草》卷二十六"芜青及芦菔"引《本草图经》）

秫米

[**附方**]《梅师方》治妊娠忽下黄水如胶，或如小豆汁。秫米、黄芪各一两，剉，以水七升，煎取三升，分服。（《政和本草》卷二十五"秫米"）

益智仁

[**性味**] 辛，温。

[**归经**] 入心包、肝经。

[**功能**] 活血祛瘀，调经，消水。

[**主治**] 月经不调，胎漏难产，胞衣不下，产后血晕，瘀血腹痛，崩中漏下，尿

血，泻血，痈肿疮疡。

[**附方**] 治入睡多梦方。益智仁 15 g，当归 1.5 g，茯神 9 g，龙骨 9 g，琥珀 4.5 g（冲服），酸枣仁（炒）9 g，柏子仁（炒）9 g，夜交藤 15 g，大枣 3 枚。水煎服，连服 3 剂。（《少林寺秘方集锦》下部"内科杂病方"）

又按洪迈《夷坚志》云：秀川进士陆迎，忽得吐血不止，气蹶惊颤，狂躁直视，至深夜欲投户而出。如是两夕，遍用方药弗瘳。夜梦观音授一方，命但服一料，永除病根。梦觉记之，如方治药，其病果愈。其方：用益智子仁一两，生朱砂二钱，青橘皮五钱，麝香一钱，碾为细末。每服一钱，空心灯心汤下。（《本草纲目》卷十四"益智子"）

[**论述**] 凡脾脉细弦而涩，则中气虚寒，宜温。直用温药则火起，须益智温之，更用山药以养脾，则益智之温，退居下焦，补命门火，则火生土，遂成连珠之补，而火不起矣。（《慎柔五书》卷一"师训第一"）

浮小麦

[**性味**] 甘、咸，凉。

[**主治**] 骨蒸劳热，自汗，盗汗。

[**附方**]（治产后虚汗）浮麦散。人参二钱，当归三钱，熟地黄一钱五分，麻黄根五分，黄连（酒炒）五分，浮小麦（一撮）。水盅半，煎七分服。（《竹林女科证治》卷三）

梨

[**性味**] 甘、微酸，凉。

[**归经**] 入肺、胃经。

[**功能**] 生津润燥，清热化痰。

[**主治**] 热病津伤烦渴，消渴，热咳，痰热惊狂，噎膈，便秘。

[**论述**] 又云：正月、二月勿食梨。（《政和本草》卷二十二"梨"）

《客窗闲话·续集》云：浙右某孝廉，约伴入都会试。舟至姑苏，孝廉病矣。同伴唤舆送至名医叶天士家诊治。叶诊之良久，曰："君疾系感冒风寒，一药即愈，第将何往？"孝廉以赴礼闱对。叶曰："先生休矣！此去舍舟登陆，必患消渴症，无药可救，寿不过一月耳。脉象已现，速归后事，尚及料理矣。"遂开方与之，谕门徒登诸医案。孝廉回舟，惶然泣下，辞归。同伴曰："此医家吓人生财之道也，况叶不过时医，决非神仙，何必介意！"次日，孝廉服药果愈，同伴益怂恿之，遂北上，然心甚戚戚。舟抵江口，风逆不得渡，同人约游金山寺。山门前有医僧牌，孝廉访禅室，僧为诊视，曰："居士将何之？"以应试对，僧蹙额曰："恐来不及矣！此去登陆，消渴即发，寿不过月，奈何远行耶？"孝廉泣下曰："诚如叶天士言矣。"僧曰："天士言何？"孝廉曰："无药可救。"僧曰："谬哉！药如不能救病，圣贤何必留此一道？"孝廉觉其语有因，跽而请救，僧授之曰："君登陆时，王家营所有者秋梨也，以后车满，渴即以梨代茶，饥则蒸梨作膳。约此物食过百斤，即无恙，焉得云无药可救，误人性命耶？"孝廉再拜而退。行抵清河，舍舟登陆，果渴病大作矣。如僧言，饮食必以梨，至都如故。入闱不售，感僧活命恩，回至金山，以二十金及都中方物为谢。僧收物而却其金，曰："居士过苏城时，再见叶君，令其诊视，如云无疾则以前言质之。彼如问治疗之人，即以老僧告之，胜于厚惠也。"孝廉如其言，往见天士，复使诊视，曰："君无疾，何治？"孝廉以前言质之，天士命徒查案相符，曰："异哉！君遇仙乎？"孝廉曰："是佛非仙。"以老僧言告之，天士曰："我知之矣，先生请行，吾将停业以请益。"随摘牌散徒，更姓名，衣佣保服，轻舟入投老僧。(《历代笔记医事别录》"医家人物门")

牛梨

[**附方**] 治瘰疬溃破方。牛梨 1500 g，广丹 120 g，将牛梨置锅内熬成膏（去核、皮），下广丹搅匀，敷于患处，每天换药 1 次，效果为佳。(《少林寺秘方集锦》上部"少林外科杂病验方")

治小儿恶疮溃破秘方。药方：牛梨三斤，广丹四两，先把牛梨置锅内熬成膏，再下广丹搅匀涂患处。(《少林寺伤科秘方》卷十)

桃仁

[**性味**] 苦、甘，平。

[**归经**] 入心、肝、大肠经。

[**功能**] 破血行瘀，润燥滑肠。

[**主治**] 经闭，癥瘕，热病蓄血，风痹，疟疾，跌打损伤，瘀血肿痛，血燥便秘。

[**附方**] 预辟瘴疠。桃仁一斤，吴茱萸、青盐各四两，同炒熟，以新瓶密封一七，取出拣去茱、盐，将桃仁去皮尖，每嚼一二十枚。山居尤宜之。（《本草纲目》卷二十九"桃"引余居士《选奇方》）

治拳伤胸胁隐痛方。方药：桃仁6g，红花9g，川郁金3g，云木香4.5g，苏木9g，土鳖虫3g，自然铜（醋淬七次）1.5g，当归15g，川芎9g，赤芍9g，白芍9g。服法：以上11种药，共取冷泉水3000ml，煎取500ml，加头生男童便一杯服下。（《少林寺秘方集锦》上部"跌打损伤方"）

治棍打头伤方。方药：桃仁9g，红花9g，乳香（醋制）4.5g，没药（醋制）4.5g，血竭4.5g，当归15g，土鳖虫6g，自然铜（醋淬七次）0.9g，白胡椒1.8g。将前8味药研成细粉，然后取白胡椒，用清泉水2000ml煎，浓缩至一小杯，泛药粉制成水丸如绿豆大，晾干，备用。成人每次内服4.5g，用黄酒送下。（《少林寺秘方集锦》上部"跌打损伤方"）

若有人等患嗜咳者，取桃子人一升，热火和饴糖……顿令服尽，乃至须造三四剂病即愈。（《新修大藏经》卷二十"千手千眼观世音菩萨治病合药经"）

栗子

[**性味**] 甘，温。

[**归经**] 入脾、胃、肾经。

[**功能**] 养胃健脾，补肾强筋，活血止血。

[**主治**] 反胃，泄泻，腰脚软弱，吐衄，便血，金疮，折伤肿痛，瘰疬。

[**论述**] 栗，《说文》作桌，从卤（音条），像花实下垂之状。梵书名笃迦。（《本草纲目》卷二十九"栗"）

瓜蒌

[**性味**] 甘、苦，寒。

[**归经**] 入肺、胃、大肠经。

[**功能**] 润肺化痰，散结，滑肠。

[**主治**] 痰热咳嗽，胸痹，结胸，肺痿咯血，消渴，黄疸，便秘，痈肿初起。

[**附方**] 《梅师方》治诸痈发背，乳房初起微赤。捣瓜蒌作末，以井华水调方寸

匕。(《政和本草》卷八)

《耆婆方》治人渴方。瓜蒌十两，白粱米五小升。上，以水一斗二升，煮取三升，去滓，分三服。(《医心方》卷十二)

(治吹乳)瓜蒌散。瓜蒌一个，乳香(去油)二钱，酒煎服。(《竹林女科证治》卷三)

(治乳痈)瓜蒌必效散。瓜蒌一个(捣烂)，金银花、当归、生甘草各五钱，乳香(去油)、没药(去油)各一钱，水煎服。(《竹林女科证治》卷三"瓜蒌")

治上腹痞满疼痛方。全瓜蒌1枚，郁金9g，丹参30g，当归15g，川芎4.5g，红花4.5g，大黄9g，浙贝9g，桃仁9g，枳实6g，木通9g，青皮6g，厚朴4.5g。用水1500 ml，陈醋500 ml，同煎至500 ml。每日1剂，分2次服，连服3~5剂，良效。(《少林寺秘方集锦》下部"内科杂病方")

瓜蒌子

[**性味**] 甘，寒。

[**归经**] 入肺、胃、大肠经。

[**功能**] 润肺化痰，滑肠。

[**主治**] 痰热咳嗽，燥结便秘，痈肿，乳少。

[**附方**] 治胸中刺痛方。瓜蒌仁、川郁金各9g，川楝子4.5g，丹参30g，木香4.5g，川厚朴2.4g，生甘草4.5g。以龙潭泉水1500 ml，煎取500 ml，加入童便半杯，每日2次，连服4剂。(《少林寺秘方集锦》下部"内科杂病方")

韭子

[**性味**] 辛、咸，温。

[**归经**] 入肝、肾经。

[**功能**] 补肝肾，暖腰膝，壮阳固精。

[**主治**] 阳痿梦遗，小便频数，遗尿，腰膝酸软冷痛，泻痢，带下，淋浊。

[**附方**] 《僧深方》云：禁精汤，主失精羸瘦，酸消少气，视不明，恶闻人声。方：韭子二升，生粳米一升。二物，合于器中熬之，米黄黑及热，急以淳佳酒一斗投之，后取七升，服一升，日三，二剂便愈。(《医心方》卷十三)

荞麦

[**性味**] 甘，凉。

[**归经**] 入脾、胃、大肠经。

[**功能**] 开胃宽肠，下气消积。

[**主治**] 绞肠痧，肠胃积滞，慢性泄泻，噤口痢疾，赤游丹毒，痈疽发背，瘰疬，汤火灼伤。

[**论述**] 杨起云：余壮年患肚腹微微作痛，痛即泻，泻亦不多，日夜数行而瘦怯尤甚。用消食化气药俱不效，一僧授方，用荞麦面一味作饭，连食三四次即愈。（《简便方》《本草纲目》，李时珍谓：气盛有湿热者宜之，虚寒人食则大脱无气，而落须眉也。）（《续名医类案》卷七）

荜澄茄

[**性味**] 辛，温。

[**归经**] 入脾、胃经。

[**功能**] 温暖脾胃，健胃消食。

[**主治**] 食积气胀，脘腹冷痛，反胃呕吐，肠鸣泄泻，痢疾，痰癖。

[**论述**] 荜澄茄，味辛，温，无毒。主下气消食，皮肤风，心腹间气胀，令人能食，疗鬼气。能染发及香身。生佛誓国，似梧桐子及蔓荆子微大，亦名毗陵茄子。（《政和本草》卷九"荜澄茄"）

草豆蔻

[**性味**] 辛，温。

[**归经**] 入脾、胃经。

[**功能**] 温中祛寒，行气，燥湿。

[**主治**] 心腹冷痛，痞满食滞，噎膈反胃，寒湿吐泻，痰饮积聚。

[**论述**] 《本草纲目》：草豆蔻（《南方异物志》谓之漏蔻，《通志》谓之草果，《金光明经》谓之苏乞迷罗纳）。苏颂曰：岭南皆有之，苗如芦，叶似山姜杜若，根似高良姜。二月间花作穗，房生于茎下，嫩叶卷之而生。初如芙蓉花微红，穗头深红色，

其叶渐广，花渐出而色渐淡，亦有黄白色者，结实若龙眼子，而锐皮无鳞甲，皮中子如石榴瓣，夏月熟时采之，曝干。气味辛温、涩，无毒。温中，治心腹痛，呕吐，下气，止霍乱，一切冷气，消酒毒，调中补胃，健脾消食，治瘴疟，噎膈，反胃，痞满，痰饮积聚，开郁破气，杀鱼肉毒，制丹砂。……《南方草木状》：旧说红豆蔻花食之破气消痰，进酒增倍。泰康二年，交州贡一箧，上试之有验，以赐近臣。（《广群芳谱》卷九十五"豆蔻"）

草缠罗果

[**附方**] 若有人患大便孔痒名，取草缠罗果，热细末和糖……涂孔日三即瘥。（《新修大藏经》卷二十"千手千眼观世音菩萨治病合药经"）

胡桃仁

[**性味**] 甘，温。

[**归经**] 入肾、肺经。

[**功能**] 补肾固精，温肺定喘，润肠。

[**主治**] 肾虚喘嗽，腰痛脚弱，阳痿遗精，小便频数，石淋，大便燥结。

[**附方**] 治咳嗽不止方。核桃仁30 g，生姜3片。用蜜糖30 g，置锅内以文火煮沸，投入核桃仁炒黄。每天1剂，分2次服完，连服7剂。（《少林寺秘方集锦》下部"内科杂病方"）

（治妊娠腰痛）青娥丸。补骨脂（炒）、杜仲（炒断丝）各四两，胡桃肉三十个（研）。蜜丸，酒下四钱。（《竹林女科证治》卷二）

《梅师方》治火烧疮，取胡桃穰，烧令黑，杵如脂，敷疮上。（《政和本草》卷二十三"胡桃"）

又溧阳洪辑幼子，病痰喘，凡五昼夜不乳食。医以危告。其妻夜梦观音授方，令服人参胡桃汤。辑急取新罗人参寸许，胡桃肉一枚，煎汤一蚬壳许，灌之，喘即定。明日以汤剥去胡桃皮用之，喘复作。仍连皮用，信宿而瘳。此方不载书册，盖人参定喘，胡桃连皮能敛肺故也。（《本草纲目》卷三十"胡桃"）

【释名】羌桃（《名物志》）、核桃。颂曰：此果本出羌胡，汉时张骞使西域始得种还，植之秦中，渐及本土，故名之。时珍曰：此果外有青皮肉包之，其形如桃，胡桃乃其核也。羌音呼核如胡，名或以此，或作核桃。梵书名播罗师。(《本草纲目》卷三十"胡桃")

砂仁

[**性味**] 辛，温。

[**归经**] 入脾、胃经。

[**功能**] 行气调中，和胃，醒脾。

[**主治**] 腹痛痞胀，胃呆食滞，噎膈呕吐，寒泻冷痢，妊娠胎动。

[**附方**]（治难产）大顺汤。人参二钱，砂仁一钱，麻油一两（熬）。水煎服。(《竹林女科证治》卷三)

三问：胎前不语，何以治之？答曰：凡声出于肺，不语多属痰气壅于心窍，不必服药。亦有恶胎，用砂仁一两（酌量），水煎，空心服。(《法门寺妇科胎前产后良方注评》)

（治跌仆伤胎）独圣汤。缩砂仁（和壳，炒）研末，每服二钱，米饮调下，少顷觉腹内极热，胎已安矣。若入酒少许调服更妙。(《竹林女科证治》卷二)

（治二月胎证）缩砂散。缩砂仁（炒，去壳），研极细末，每服二钱，姜汁调米饮下。(《竹林女科证治》卷二)

口吻生疮。缩砂壳煅研，擦之即愈。此蔡医博秘方也。(《本草纲目》卷十四"缩砂密")

[**论述**] 生西海、西戎、波斯诸国。今从东安道来，岭南山泽亦有。(《本草乘雅半偈》第十帙"缩砂密")

牵牛子

[**性味**] 苦、辛，寒，有毒。

[**归经**] 入肺、肾、大肠、小肠经。

[**功能**] 泻水，下气，杀虫。

[**主治**] 水肿，喘满，痰饮，脚气，虫积食滞，大便秘结。

[**论述**] 问味过于苦，胃气乃厚；味过于辛，精神乃央。注谓厚为强厚，央为久长。岂五味中酸咸甘多所损，苦与辛多所益乎？曰：二义原不作此解，王注与《经》

文全相背谬。观于胃气乃厚，由于脾气不濡，明系脾困，不为胃行津液，胃气积而至厚也。胃气一厚，容纳遂少，反以有余成其不足，更难施治。今人守东垣一家之学，遇胃病者咸用补法，其有愈补愈胀者，正坐此弊。如西北之人，喜食生硬面酪，迫至受病，投以牵牛、巴豆，乃始畅适。即香、砂、橘、半，用且不应，况用参、术之补乎？《内经》有言胃气实则胀，虚则泄，盖可知矣。至精神乃央，上文既云筋脉沮弛，明是筋脉得辛而缓散不收也。况人之精神，全贵收藏，不当耗散，宁有辛散既久，而不为殃害者耶？曰央则其为病，且有卒暴之虞矣。相传多食辛令人夭，岂不然哉？（《医门法律》卷一"附答《内经》十问"）

毗梨勒

[论述] 毗梨勒，味苦，寒，无毒。功用与庵摩勒同。出西域及岭南交、爱等州，戎人谓之三果。（《政和本草》卷十三"毗梨勒"）

柿饼

[性味] 甘、涩，寒。

[功能] 润肺，涩肠，止血。

[主治] 吐血，咯血，血淋，肠风，痔漏，痢疾。

[附方] 刀伤急救方。用柿饼捣烂涂之。（《少林寺伤科秘方》卷六"少林刀枪伤秘方"）

苏柿饼

[附方] 治刀斧重伤秘方。苏柿饼（不可带土，适量）捣成极细烂泥膏，藏瓶备用，将口封固。遇患者伤，即敷立效。（《少林寺伤科秘方》卷六"少林刀枪伤秘方"）

栀子

[性味] 苦，寒。

[归经] 入心、肝、肺、胃经。

[功能] 清热泻火，凉血。

[主治] 热病虚烦不眠，黄疸，淋病，消渴，目赤，咽痛，吐血，衄血，血痢，尿

血，热毒疮疡，扭伤肿痛。

[**附方**]《梅师方》治火丹毒，捣和水调敷之。（《政和本草》卷十二"栀子"）

（《梅师方》）又方，治热毒下血，或因食物发动。以三十枚擘，水三升，煎取一升，去滓服。（《政和本草》卷十二"栀子"）

（《梅师方》）又方，治热病新瘥，早起及多食后发。以十枚，水三升，煎取一升，去滓，温服。卧令微汗，若食不消，加大黄三两。（《政和本草》卷十二"栀子"）

（《梅师方》）又方，治伤寒瘥后交接发动，因欲死，眼不开，不能语。栀子三十枚，水三升，煎取一升，服。（《政和本草》卷十二"栀子"）

（《梅师方》）又方，治猘犬咬。栀子（皮烧末）、石硫黄等分，同研为末，敷疮上，日三二敷之，瘥。（《政和本草》卷十二"栀子"）

鼻中衄血。山栀子烧灰吹之，屡用有效。（《本草纲目》卷三十六"栀子"）

气味苦寒，无毒。主五内邪气，面赤，酒疱皶鼻，白癞，赤癞疮疡。【核曰】南方、西蜀皆有。木有高下，叶似李而硬厚。五月生花，芬香六出，即西域之薝卜也。夏秋结实如诃子，生青熟黄，中仁红色。修治：须如雀脑，并长须九路赤色者为上，去皮取仁，同甘草水浸一宿，漉出，焙干，捣筛为末。勿用大而长者，谓之伏尸，入药无力。（《本草乘雅半偈》卷五"栀子"）

《梅师方》治伤寒瘥后，交接发动，困欲死，眼不开，不能语方。栀子三十粒，水三升，煎取一升，取。（《肘后备急方》卷二）

《僧深方》治大下后虚烦不得眠，剧者颠倒懊憹欲死方。栀子十四枚（擘），好豆豉七合。凡二物，水四升，先煮栀子，令余二升半汁，乃纳豉，二三沸，去滓，服一升。一服安者，勿复服；若上气呕逆，加橘皮二两，亦可加生姜。（《医心方》卷十一）

《僧深方》解散栀子汤方。黄芩三两，栀子四枚，豉三升。凡三物，㕮咀，以水五升，先煮栀子、黄芩，令得三升，绞去滓，乃纳豉，煮令汁浓，绞去滓，平旦服一升，日三，甚良。（《医心方》卷二十）

治跌打肿痛皮未破方。生栀子、生乳香、老麦面（即发酵面引子）三种各适量（视疼处大小），共研细末，用清水调成糊，贴敷伤处，其肿疼自消。（《少林寺秘方集锦》下部"少林寺还俗僧徐祇法秘藏方选"）

治点伤右边颈窝脉秘方（卯时点中）。药方：栀子、川豆根、田三七各二钱，丁香七分，沉香、桔梗、苏木、白芷、炙半夏、甘草各一钱，莪术、碎补各一钱半。（《少林寺伤科秘方》卷三"少林点穴残伤救治秘方")

治跌打皮肿溃破秘方。生栀子、生乳香、老麦面（即发面酵头）各等分，共研细末，用清水或陈醋调成糊，涂抹患处，肿痛自消。（《少林寺伤科秘方》卷八"少林寺跌打损伤秘方"）

治闪跌痛秘方。闪跌痛疼，并风寒袭入经络，举动不能等症。用栀子七枚，杏仁七粒，研末，入鸡蛋清一个，另加烧酒、麦面打成稠糊敷患处，隔宿拔出蓝色水泡即愈。蛤蟆草（又名荔枝草）治跌打，搐融取汁，糯米酒掺入服之，渣敷患处，极效，并治一切无名肿毒。（《少林寺伤科秘方》卷八"少林寺跌打损伤秘方"）

治小儿两眼溃烂秘方。药方：栀子五钱，川黄二钱，野菊花一两，木贼八钱，草决明、白芷各二钱半，生甘草一钱半。水煎服。（《少林寺伤科秘方》卷十）

疗吐下后虚烦方，栀子豉汤，疗吐下后虚羸欲死方。栀子十枚，豉四合（绵裹）。上二味，以水五升，先煮栀子取二升，纳豉，又煮三四沸，去滓，分再服。（《古代秘方遗书集》）

[论述] 木丹（《本经》）、越桃（《别录》）、鲜支（《纲目》）、花名名蒨卜。时珍曰：卮，酒器也。卮子象之，故名。俗作栀。司马相如赋云：鲜支黄烁。注云：鲜支即支子也。佛书称其花为蒨卜。（《本草纲目》卷三十六"卮子"）

扁豆

[性味] 甘，平。

[归经] 入脾、胃经。

[功能] 健脾和中，消暑化湿。

[主治] 暑湿吐泻，脾虚呕逆，食少久泻，水停消渴，赤白带下，小儿疳积。

[附方]（治毒药伤胎）扁豆散。白扁豆一两（生用），研极细末，新汲水调下二三钱。口噤者撬开灌之。（《竹林女科证治》卷二）

缩脾饮。解伏热，除烦渴，消暑毒，止吐利。霍乱之后，服热药太多，致烦躁者，并宜服之。白扁豆（去皮，炒）、干葛各二两，草果（煨，去皮）、乌梅（去仁，不去核）、缩砂仁、甘草（炙）各四两。上㕮咀，每服四钱，水一大碗，煎八分，去滓，以水沉冷服，以解烦。夏月常服，或欲热欲温，任意服，代熟水饮，极妙。若伤暑，发热头疼，宜用此药兼消暑丸服之。（《岭南卫生方》卷中）

枳壳

[**性味**] 苦、辛，凉。

[**归经**] 入肺、脾、大肠经。

[**功能**] 破气，行痰，消积。

[**主治**] 胸膈痰滞，胸痞，胁胀，食积，噫气，呕逆，下痢后重，脱肛，子宫脱垂。

[**附方**]《梅师方》治一切疹。以水煮枳壳为煎涂之，干即又涂之。(《政和本草》卷十二"枳壳")

又方，以水煮芒硝涂之。(《肘后备急方》卷五引《梅师方》)

又治风瘾疹方。以水煮蜂房，取二升，入芒硝，敷上，日五度，即瘥。(《肘后备急方》卷五引《梅师方》)

(预防难产) 瘦胎散。枳壳 (麸炒) 二两，香附 (制)、甘草 (炒) 各二两。上为末，每服二钱，空心白汤调下。(《竹林女科证治》卷二)

(治胎实不安) 枳壳汤。枳壳 (麸炒)、黄芩 (酒炒) 各一钱，白术 (蜜炙) 二钱。水煎，食远服。气滞，加陈皮一钱、茯苓八分。(《竹林女科证治》卷二)

六问：胎前大便不通，何以治之？答曰：脏腑气滞，而生寒热，随处积病，劳热在大肠则大便秘，宜服安胎润燥之药。枳壳六分 (5 g)，苏梗五分 (6 g)，木通四分 (5 g)，猪苓五分 (5 g)，当归六分 (6 g)，黄芩五分 (5 g)，麻仁五分 (10 g)，车前五分 (6 g)，山栀五分 (5 g)，生地四分 (12 g)，茯苓四分 (10 g)，甘草四分 (3 g)。水煎服。(《法门寺妇科胎前产后良方注评》)

跌打损伤圣方。凡跌损伤者，用此方甚妙，谓之圣方。用枳壳、元胡、陈皮、姜黄、续断、桂枝、秦艽、桑皮、青皮、五加皮、大茴、寻骨风、杜仲、赤芍、川牛膝、乳香 (去油)、没药 (去油)、川芎各四两，香附、毛姜、虎骨、木瓜、当归、自然铜 (醋淬七次)、石菖蒲各六两，三七、沉香、防己、母丁香、广木香各二两，红花三两，接骨草、接骨灵 (即土牛膝)、落得打、刘寄奴各四两 (鲜者更佳)。上药忌见火，须晒干，共为细末，用苏木四两，煎水，用陈米汤为丸，丸如圆眼大。血竭四两，烧酒煮透，研末为衣，黄酒调服一丸 (用童便冲服亦可)。若跌打损伤，可用青松丝不拘多少，同酒糟捣烂敷患处。(《少林寺伤科秘方》卷八"少林寺跌打损伤秘方")

枳实

[**性味**] 苦，寒。

[**归经**] 入脾、胃经。

[**功能**] 破气散痞，泻痰消积。

[**主治**] 胸腹胀满，胸痛，痰癖水肿，食积，便秘，胃下垂，子宫下垂，脱肛。

[**附方**] 深师疗胸痛，枳实散方。枳实四枚（炙），神曲一两（熬），白术一两。上三味，捣筛，酒服方寸匕，日三。忌桃、李、雀肉等。（《外台秘要方》卷十二"胸痛方"）

此症脾土燥，大肠涩。只宜理脾通大肠，不可用硝黄，宜用枳实汤。枳实汤方六十九。枳实二两。水二碗，煎七分，不拘时服。（《宁坤秘笈》卷上）

（治妊娠大便虚急）一枳汤。枳实（麸炒）三钱，水煎，不拘时服。（《竹林女科证治》卷二）

《僧深方》治胃反吐逆不安谷，枳子汤方。陈枳子（一枚，治下筛），美豉一升，茱萸五合（去目，末）。三物，枳、茱萸合治为散，以水二升半，煮豉三四沸，漉去滓，汁着铜器中，乃纳散如鸡子，搅合，和合，顿服之，羸人再服。（《医心方》卷九）

柏子仁

[**性味**] 甘，平。

[**归经**] 入心、肝、脾经。

[**功能**] 养心安神，润肠通便。

[**主治**] 惊悸，失眠，遗精，盗汗，便秘。

[**附方**] （治室女虚热经闭）柏子仁丸方。柏子仁（另炒，研）、牛膝（酒炒）、薄荷各五钱，泽兰叶、川续断各二两，干地黄三两。蜜丸，空心米汤下。（《竹林女科证治》卷一）

南瓜子

[**性味**] 甘，平。

[**主治**] 产后手足浮肿，痔疮；绦虫、蛔虫病，百日咳。（另见冬瓜子）

[附方]《僧深方》治面令白方。白瓜子五两（一方五分），杨白皮三两（一方三分），桃花四两（一方四分）。上三物，下筛，服方寸匕，食已，日三。欲白加瓜子，欲赤加桃花。服药十日，面白；五十日，手足举体鲜洁也。（《医心方》卷二十六）

青蒿子

[**性味**] 甘，冷，无毒。

[**功能**] 清热，明目，杀虫。

[**主治**] 劳热骨蒸，痢疾，恶疮，疥癣，风疹。

[**附方**]（《道法会元》卷二百一十七）玉龙膏。青蒿子二两，白槟榔二两，制鳖甲半两（汤点去皮裙、酒浸黄赤色用之），赤茯苓半两，地骨皮半两，豆豉心二合，柴胡二两，白术半两，木香半两，牡蛎半两，人参一两，当归三钱，朱砂一钱，生干地黄一两，虎头骨（斫开，酒浸，炙黄赤色）一两，苁蓉（酒浸，经一宿）一两。上药专治膏肓劳嗽，喘满成瘵疾者，悉皆治之。（《唐宋文献散见医方证治集》）

刺蒺藜

[**性味**] 苦、辛，温。

[**归经**] 入肝、肺经。

[**功能**] 散风，明目，下气，行血。

[**主治**] 头痛，身痒，目赤肿翳，胸满，咳逆，癥瘕，乳难，痈疽，瘰疬。

[**附方**]《梅师方》治难产凝胎在腹中，如已见儿，并胞衣不出，胎死。蒺藜子、贝母各四两，为末，米汤下一匙，相去四五里不下，再服。（《政和本草》卷七"蒺藜子"）

《僧深方》治䵟𪒟（黑+干 黑+票），蒺藜散方。蒺藜子、栀子仁、香豉各一升，木兰皮半斤。凡四物，下筛，酢浆和如泥，暮卧涂病上，明旦汤洗下。（《医心方》卷四）

罗勒子

[**性味**] 甘、辛，凉、平。

[**主治**] 目赤多眵，拳毛倒睫，目翳，走马牙疳。

[**论述**] 卢州知录彭大办，在临安暴得眼赤后生翳。一僧用兰香子（本名罗勒，又

名香果，又名医子草）洗晒，每纳一粒入眦内，闭目少顷，连膜而出。一方为末点之。李时珍尝取子试之水中，亦胀大。盖此子得湿即胀，故能染惹眵泪浮膜耳，然目中不可著一尘，此子可纳三五颗，亦不妨碍，亦一异也。（《续名医类案》卷十七引《本草纲目》）

青皮

[**性味**] 苦、辛，微温。

[**归经**] 入肝、胆经。

[**功能**] 疏肝破气，散结消痰。

[**主治**] 胸胁、胃脘疼痛，疝气，食积，乳肿，乳核，久疟癖块。

[**附方**]（治妊娠中恶）当归散。当归、川芎、丁香各三两，青皮二两，吴茱萸五钱（桔梗汤泡，炒黑）。共研细末，每服一钱，温酒调下。（《竹林女科证治》卷二）

二十八问：产后疟疾，何以治之？答曰：可用后方治之。青皮六分，枳实（炒）六分，厚朴六分，山楂肉六分，陈皮四分，茯苓五分，姜半夏五分，丹皮四分，椒仁四分，香附六分，乌药四分，当归五分，川芎四分，赤芍五分，甘草四分。生姜引，水煎服。（《法门寺妇科胎前产后良方注评》）

治点伤右边肩尖脉（申时点中）。药方：青皮、桂枝、生地、田三七、桔梗、姜黄、红花、桃仁、乳香（云油）、枳壳、泽兰、川断、甘草、自然铜（醋淬七次）各二钱，郁金一钱半，木耳一钱。（《少林寺伤科秘方》卷三"少林点穴残伤救治秘方"）

赤小豆

[**性味**] 甘、酸，平。

[**归经**] 入心、小肠经。

[**功能**] 利水除湿，和血排脓，消肿解毒。

[**主治**] 水肿，脚气，黄疸，泻痢，便血，痈肿。

[**附方**] 若有妇人妊娠卒得病，煮取小豆五升、豉三升，以清水一斗煮，取三升汁……分为二服，即差病产生安乐。（《新修大藏经》卷二十"千手千眼观世音菩萨治病合药经"）

《耆婆方》治人风水气，面身俱肿，上气腹胀不能食，羸弱在床，经时不瘥者方。

小豆三升，大麻子三升（捣碎，以水研汁），桑根白皮一斤，合煮豆熟，食豆饮汁，即大下水，即瘥。（《医心方》卷十）

《梅师方》治热毒下血，或因食热物发动。以赤小豆杵末，水调下方寸匕。（《政和本草》卷二十五"赤小豆"）

又方，治妇人乳肿不得消。小豆、莽草等分，为末，苦酒和，敷之，佳。（《政和本草》卷二十五"赤小豆"）

深师疗黑疸，身体及大便正黑，赤小豆茯苓汤方。赤小豆三十枚，茯苓六铢，瓜蒂四铢，雄黄二铢，甘草半两（炙），女葳四铢。上六味，切，以水三升，煮小豆、茯苓，取八合汁，捣后四药为散，取前汁调半钱匕，适寒温服之，须臾当吐，吐则愈。一方云疗久黄疸。忌大酢、海藻、菘菜。（《外台秘要方》卷四"黑疸方"）

治水肿、尿血方。赤小豆500 g，白术240 g，甘遂9 g，白及90 g，三七30 g。上药共磨成细粉，制成薄饼，晾干，每日吃2次，每次15 g。禁食。（《少林寺秘方集锦》下部"内科杂病方"）

治水臌方。赤小豆50 g，鲤鱼1条。用陈黄酸菜水2000 ml煮鱼，喝汤吃肉，每日1条，连吃3条为1疗程。（《少林寺秘方集锦》下部"内科杂病方"）

苍耳子

[**性味**] 甘，温，有毒。

[**归经**] 入肺、肝经。

[**功能**] 散风，止痛，祛湿，杀虫。

[**主治**] 风寒头痛，鼻渊，齿痛，风寒湿痹，四肢挛痛，疥癞，瘙痒。

[**附方**] 治牙痛捷效方。苍耳子9 g，白芷9 g，荆芥9 g，防风9 g，细辛2.4 g，生甘草6 g。水煎服。（《少林寺秘方集锦》下部"内科杂病方"）

治四肢麻木方。苍耳子9 g，防风6 g，荆芥6 g，益母草4.5 g，当归12 g，桑枝9 g，凤仙花6 g，老鹳草9 g，卷柏6 g，甘草6 g。上药加水、酒各半煎服。（《少林寺秘方集锦》下部"内科杂病方"）

芥子

[**性味**] 辛，热。

[**归经**] 入肺经。

[**功能**] 温中散寒，利气豁痰，通经络，消肿毒。

[**主治**] 胃寒吐食，心腹疼痛，肺寒咳嗽，痛痹，喉痹，阴疽，流痰，跌打损伤。

[**附方**] ……或咒芥子或咒紫檀木四枚……一切疟寒热病……即得除愈。（《大藏经》卷二十"不空胃索咒经"）

芜菁子

[**性味**] 辛，平。

[**归经**] 入肝、脾经。

[**功能**] 明目，清热，利湿。

[**主治**] 青盲，目暗，黄疸，痢疾，小便不利。

[**附方**] 京师法云寺僧律师，失明数年，梦中有人授一方治内外障，但瞳神水在者，皆可疗焉。艾二两，蔓菁子、枸杞、蒺藜、甘菊、荆芥穗各一两，当归、地黄、川芎、赤芍药、防风各一两半。十一味末之，水、面糊为丸桐子大，空腹食前温水下三二十丸。僧服之，目复明，因目曰梦灵丸。（《唐宋文献散见医方证治集》引《续夷坚志》卷四）

（深师）又，疗秃头方。芜菁子末，和酢敷之，日一两度。（《外台秘要方》卷三十二"头发秃落方"）

猪牙皂

[**性味**] 辛、咸，温，有毒。

[**归经**] 入肺、胃、大肠经。

[**功能**] 通窍，涤痰，搜风，杀虫。

[**主治**] 中风口噤，头风，风瘤，喉痹，痰喘，痞满积滞，关格不通，痈肿，疥癞，癣疾，头疮。

[**附方**] 妊娠乳肿，发寒作热，名曰内吃乳。宜用猪牙皂荚一条，去子膜，烧灰存性，酒调服。（《竹林女科证治》卷二）

稀涎饮。治风涎迷于心窍，口不能言，形痴如醉。猪牙皂角四条（肥实不蛀者，去皮、弦），晋矾（光明者）一两。上细末研匀，轻者半钱，重者三字匕。温水调，灌

下。(《岭南卫生方》卷中)

治鼻子不通方。用皂角刺研末吸入鼻内，打喷嚏即通。(《少林寺秘方集锦》下部"少林寺还俗僧徐祇法秘藏方选")

皂荚

[**性味**] 辛，温，微毒。

[**功能**] 祛风痰，除湿毒，杀虫。

[**主治**] 中风口眼㖞斜，头风头痛，咳嗽痰喘，肠风便血，下痢噤口，痈肿便毒，疮癣疥癞。

[**附方**]《梅师方》治霍乱转筋。皂荚末，吹一小豆入鼻中，得嚏便瘥。(《政和本草》卷十四"皂荚")

痰喘咳嗽。长皂荚三条(去皮、子)，一荚入巴豆十粒，一荚入半夏十粒，一荚入杏仁十粒，用姜汁制杏仁，麻油制巴豆，蜜制半夏，一处火炙黄色，为末。每用一字安手心，临卧以姜汁调之，吃下神效。(《本草纲目》卷三十五"皂荚"引余居士《选奇方》)

中暑不省。皂荚一两(烧存性)，甘草一两(微炒)，为末。温水调一钱，灌之。(《本草纲目》卷三十五"皂荚"引《澹寮方》)

[**论述**]《酉阳杂俎》：波斯皂荚，出波斯国，呼为忽野檐默，拂林呼为阿梨去伐。树长三四丈，围四五尺，叶似枸橼而短小，经寒不凋，不花而实，其荚长二尺，中有隔，隔内各有一子，大如指头，赤色，至坚硬，中黑如墨，甜如饴，可啖，亦入药用。(《经史百家医录·药物》)

牡荆子

[**性味**] 辛、微苦，温。

[**归经**] 入胃、肝经。

[**功能**] 祛风化痰，下气，止痛。

[**主治**] 咳嗽哮喘，中暑发痧，胃痛，疝气，妇女白带。

[**附方**]《深师方》疗疮方。荆木烧取汁敷之，瘥。(《政和本草》卷十二"牡荆实")

没食子

[**性味**] 苦，温。

[**归经**] 入肺、脾、肾经。

[**功能**] 固气，涩精，敛肺，止血。

[**主治**] 大肠虚滑，泻痢不止，便血，遗精，阴汗，咳嗽，咯血，齿痛，创伤出血，疮疡久不收口。

[**论述**] 气味苦温，无毒。主赤白利，肠滑，生肌肉，充血气，安神，长须发，生精，长年。【核曰】无食子，即没石子。生西戎沙碛间，树似柽，波斯国呼为摩泽树。（《本草乘雅半偈》卷九"无食子"）

【释名】没石子（《开宝》）、墨石子（《炮炙论》）、麻荼泽。珣曰：波斯人每食以代果，故番胡呼为没食子。梵书无与没同音。今人呼为墨石、没石，转传讹矣。（《本草纲目》卷三十五"无食子"）

无石子，出波斯国。波斯呼为摩贼。树长六七丈，围八九尺。叶似桃叶而长。三月开花，白色，花心微红。子圆如弹丸，初青，熟乃黄白。虫食成孔者正熟，皮无孔者入药用。其树一年生无石子，一年生跋屡子，大如指，长三寸，上有壳，中仁如栗黄，可啖。（出《酉阳杂俎》）（《经史百家医录·药物》）

沙苑子

[**性味**] 甘，温。

[**归经**] 入肝、肾经。

[**功能**] 补肝，益肾，明目，固精。

[**主治**] 肝肾不足，腰膝酸痛，目昏，遗精早泄，小便频数，遗尿，尿血，白带。

[**附方**] 少林大力丸。方药：沙苑蒺藜（盐水泡，炒）、黄鱼胶（蛤粉炒）、全当归（酒炒）、生地（酒泡蒸制）各 500 g。制法：以上 4 味药共研细粉，取蜂蜜 2000 g，炼蜜制丸如小弹子（每丸约重 6 g）。服法：成人每次 2 丸，每日 2 次。功能：补血益气。用于因跌打损伤引起的恶疮脓毒，气血双虚，面黄肌瘦，四肢无力，气喘心跳，精神倦怠，头晕目眩等症。（《少林寺秘方集锦》上部"跌打损伤方"）

少林英雄丸。方药：沙苑蒺藜 250 g，牛板筋 9cm 长一段，虎骨、甜瓜子、龟板、白茯苓、当归各60g，川断90g，杜仲90g，破故纸60g，自然铜（醋淬七次）15g，土鳖虫10只，朱砂21g，地龙15g。制法：以上药，朱砂单研，余药共碾成细粉，取蜂蜜制丸，每丸重9g。从药粉中取少量朱砂挂衣，然后用蜡纸包装，置通风阴凉处干燥，备用。服法：每次1丸（约9g），每日2次。前半月用盐汤冲药服下，后半月用黄酒冲下，连服1个月，可愈。功能：滋血补肾，补气健脾，舒筋活血，解痉。主要用于外伤久病体弱，肾虚眩晕，肢体抽搐，四肢拘挛，步履艰难等。（《少林寺秘方集锦》上部"跌打损伤方"）

少林大力丸。治跌打损伤后，起百般疮毒疔疖。用沙苑蒺藜（盐水泡，炒）、黄鱼胶（蛤粉炒）、全当归（酒炒）、生地（酒炮蒸制九次）各一斤。共研为细末，蜜丸，如小弹子大，每服二丸，颇获良效。（《少林寺伤科秘方》卷八"少林寺跌打损伤秘方"）

李子

[**性味**] 甘、酸，平。

[**归经**] 入肝、肾经。

[**功能**] 清肝，涤热，生津，利水。

[**主治**] 虚劳骨蒸，消渴，腹水。

[**论述**] 李，一名嘉庆子。《本草》：梵书名居陵迦。禁忌：李多食腹胀，苦涩者忌食，服术人不可食，不沉水者不可食，不可合雀肉食，不可合蜜食，不可临水食，不可合浆水食。制用：盐曝法。夏月李黄时摘取，以盐挼去汁，合盐晒萎，去核，复晒干，用时以汤洗净，荐酒甚佳。嘉庆子取朱李蒸熟晒干，又糖藏蜜煎，皆可久留。《保生月录》：食李能除固热调中，不可多食。（《广群芳谱》卷五十五"李"）

巴旦杏仁

[**性味**] 甘，平。

[**归经**] 入肺经。

[**功能**] 润肺止咳，化痰下气。

[**主治**] 虚劳咳嗽，心腹逆闷。

[**论述**] 偏核桃，出毕占国。肉不堪食，胡人多收其核，遗汉官以称珍异。其形薄

而尖，头偏如雀嘴。破之，食其桃仁，味酸似新罗松子。性热，入药，亦与北地桃仁无异。（《经史百家医录·药物》）

吴茱萸

[**性味**] 辛、苦，温，有毒。

[**归经**] 入肝、胃经。

[**功能**] 温中止痛，理气燥湿。

[**主治**] 呕逆吞酸，厥阴头痛，脏寒吐泻，脘腹胀痛，脚气，疝气，口疮，溃疡，齿痛，湿疹；黄水疮。

[**附方**]《僧深方》治头风方。吴茱萸三升。以水五升，煮取三升，以绵染汁，以拭发根，数用。（《医心方》卷三）

治妇人阴痒。吴茱萸、苦参、蛇床子各一两，用水浓煎，熏洗即愈。（《宁坤秘笈》卷上）

深师疗冷痢下脓血，绞脐痛，食不消，腹胀方。吴茱萸、干姜各六分，赤石脂、曲末（炒）各八分，厚朴（炙）、当归各四分。上六味，捣筛，蜜和丸如梧子，空腹以饮下四十丸，日再。（《外台秘要方》卷二十五）

《耆婆方》治卒心痛欲死方。吴茱萸三两，芍药三两，桂心三两。上以淳酒大一升生煮之，令有半升在，顿服。（《医心方》卷六）

《僧深方》治卒喉痹咳痛不得咽唾方。捣茱萸薄之，良。（《医心方》卷五）

《僧深方》治产后余寒冷，腹中绞痛并上下方。吴茱萸、干姜、当归、芍药、独活、甘草各一两。凡六物，水八升，煮取三升，分三服。（《医心方》卷二十三）

十问：胎前血痢，何以治之？答曰：产前血痢可治，产后血痢必死。宜服后药。吴萸八分（3 g），当归八分（6 g），生地八分（10 g），焦地榆八分（10 g），黄芩六分（6 g），黄连六分（5 g），白术六分（10 g），陈皮五分（6 g），茯苓六分（10 g），甘草四分（3 g），乌梅一枚（6 g）。水煎服。（《法门寺妇科胎前产后良方注评》）

变通丸。治赤白痢。吴茱萸（拣净）、黄连（去须并芦，剉骰子块）。上等分，一处以好酒浸透，取出各自拣，焙，或晒干为细末，面糊丸梧桐子大。赤痢，用黄连丸三十粒，甘草汤下。白痢，用茱萸丸三十粒，干姜汤下。赤白痢，各用十五粒相合并，以甘草干姜汤下。（《岭南卫生方》卷中）

西瓜

[**性味**] 甘，寒。

[**归经**] 入心、胃、膀胱经。

[**功能**] 清热解暑，除烦止渴，利小便。

[**主治**] 暑热烦渴，热盛津伤，小便不利，喉痹，口疮。

[**论述**] 滕昙恭，豫章南昌人也。年五岁，母杨氏患热，思食寒瓜。土俗所不产，昙恭历访不得，俄遇一桑门，问其故，昙恭具以告，桑门曰：我有两瓜，分一相遗。还以与母，举室惊异，寻访桑门，莫知所在。(《南史》)(《续名医类案》卷四)

闭阿罗药子

[**附方**] 女人怀孕至第六月胎脏不安者，当用闭阿罗药子、摩地迦罗惹药、萨讫多嚼药，各用等分，以水相合，研令极细，复入乳汁同煎，后入乳糖及蜜，候冷服之。此药能安胎脏、止息疼痛，患者服之而得安乐。(《迦叶仙人说医女人经》第三十二卷)

芒果

[**性味**] 甘、酸，凉。

[**功能**] 益胃，止呕，解渴，利尿。

[**论述**] 庵摩罗迦果(出佛书)，香盖。时珍曰：庵罗，梵言二合者也。庵摩罗，梵言三合者也。华言清净是也。(《本草纲目》卷三十"庵罗果")

红花子

[**功能**] 活血解毒。

[**主治**] 痘出不快，妇女血气瘀滞腹痛。

[**附方**] (治胎气攻心)胜红丸。红花子(研、去油)十粒，百草霜一钱。为末，粳米糊丸，葱汤下。(《竹林女科证治》卷二)

百合

[**性味**] 甘、微苦，平。

[**归经**] 入心、肺经。

[**功能**] 润肺止咳，清心安神。

[**主治**] 肺痨久嗽，咳唾痰血，热病后余热未清，虚烦惊悸，神志恍惚，脚气浮肿。

[**附方**] 少林补肺汤。百合 30 g，白果 6 枚，白术 12 g，嵩山参 15 g，防风 6 g，猪肺（无病者）1 具（切碎），荆芥 6 g，川贝 6 g，杏仁 9 g，五味子 6 g，甘草 6 g。将上药置铜锅内煎熬约 2 小时（可以酌情加水），浓缩药汁约 300 g，离火，滤出药汁，加红糖 30 g 化服，连服 3 剂，良效。（《少林寺秘方集锦》下部"少林延寿方"）

（治子嗽）百合散。百合、紫菀茸、川贝母（去心，杵）、白芍、前胡、赤茯苓、桔梗（炒）各一钱，炙甘草五分，姜五片。水煎服。（《竹林女科证治》卷二）

[**论述**] 王维诗云：冥搜到百合，真使当重肉。果堪止泪无，欲纵望江目。盖取本草百合止涕泪之说。（《本草纲目》卷二十七"百合"）

地肤子

[**性味**] 甘、苦，寒。

[**归经**] 入肾、膀胱经。

[**功能**] 利小便，清湿热。

[**主治**] 小便不利，淋病，带下，疝气，风疹，疮毒，疥癣，阴部湿痒。

[**附方**] 治小儿风疹块方。千头子 30 g，青核桃皮 30 g，白鲜皮 15 g，以泉水 2500 ml，煎取 1500 ml。熏洗患处，每日 2 次。忌禁：感受风寒湿。（《少林寺秘方集锦》下部"内科杂病方"）

地肤白

[**附方**] 深师疗目痛及眯忽中伤，因有热眯者方。取地肤白汁注目中。（《外台秘要方》卷二十一"眯目方"）

龙眼核

[**性味**] 涩。

[**功能**] 止血，定痛，理气，化湿。

[**主治**] 创伤出血，疝气，瘰疬，湿疮。

[**附方**] 治金刃伤出血不止秘方。桂圆核炒去亮黑皮，磨细，掺之，神效。（《少林寺伤科秘方》卷六"少林刀枪伤秘方"）

白脂麻

[**性味**] 甘，平。

[**功能**] 润燥，滑肠。

[**主治**] 脾约便难，小儿头疮。

[**附方**]《近效方》：婆罗门僧疗大风疾，并压丹石热毒，热风，手脚不遂。用消石一大两，生乌麻油二大升，合纳铛中，以土墼盖口，以纸泥固济，勿令气出，细进火煎之，其药未熟时气腥，候香气发即熟，更以生麻油二大升和合，又微火煎之，以意斟量得所，即内不津器中。服法：患大风者，用火为使，在室中重作小纸屋子，外燃火，令患人在纸屋中发汗。日服一大合，病患力壮，日二服，服之三七日，头面疱疮皆灭。若服诸丹石药，热发不得食热物，着厚衣，卧厚床者，即两人共服一剂。服法同前，不用火为使，忌风二七日。若丹石发，即不用此法，但取一匙纳口中，待消咽汁，热除，忌如药法。（《政和本草》卷二十四"白油麻"）

白药子

[**性味**] 苦、辛，凉。

[**归经**] 入脾、肺、肾经。

[**功能**] 清热消痰，凉血解毒，止痛。

[**主治**] 咽痛喉痹，咳嗽，吐血，衄血，金创出血，热毒痈肿，瘰疬。

[**附方**]（治火热侵胎）护胎法。白药子不拘多少，鸡子清调，涂脐下，用棉纸盖之，干则以水润之。（《竹林女科证治》卷二）

冬葵子

[**性味**] 甘，寒。

[**归经**] 入大肠、小肠、膀胱经。

[**功能**] 利水，滑肠，下乳。

[**主治**] 二便不通，淋病，水肿，妇女乳汁不行，乳房肿痛。

[**论述**] 陶隐居云……朝种暮生，远不过宿。又云：取羊角、马蹄烧作灰，散着于湿地，遍踏之，即生罗勒，俗呼为西王母菜，食之益人。生菜中，又有胡荽、芸苔、白苣、邪蒿，并不可多食，大都服药通忌生菜尔。佛家斋，忌食薰渠，不的知是何菜？多言今芸苔，憎其臭矣。（《政和本草》卷二十七"冬葵子"）

唐本注云：罗勒，北人谓之兰香，避石勒讳故也。又薰渠者，婆罗门云阿魏是，言此草苗根似白芷，取根汁曝之如胶，或截根日干，并极臭。西国持咒人禁食之。常食中用之，云去臭气。戎人重此，犹俗中贵胡椒、巴人重负蠜等，非芸苔也。（《政和本草》卷二十七"冬葵子"）

冬瓜子

[**性味**] 甘，凉。

[**归经**] 入肝经。

[**功能**] 润肺化痰，消痈，利水。

[**主治**] 痰热咳嗽，肺痈，肠痈，淋病，水肿，脚气，痔疮，鼻面酒皶。

[**附方**] 治损伤久日不愈秘方。以冬瓜仁研末，酒送服亦效。（《少林寺伤科秘方》卷八"少林寺跌打损伤秘方"）

贝子

[**性味**] 咸，凉。

[**功能**] 清热利尿。

[**主治**] 伤寒热狂，水气浮肿，淋痛溺血，小便不通，鼻渊脓血，目翳，痢疾。

[**附方**]（深师）又，疗眼黑翳覆瞳子肤起方。贝子四枚（烧），空青一两，矾石一两（熬汁尽）。上三味，末，取如黍米注翳上，日二。（《外台秘要方》卷二十一"目肤翳方"）

（深师）又，疗风泪出，眼痒痛散方。贝齿十枚（烧），决明子、黄连、细辛、干姜各一分。上五味，捣下筛，以指爪取如麻子注眦中，日再、三。夏月加干姜一分。眼痛，以三指撮二合水煮三沸，去滓，以汁洗之良。（《外台秘要方》卷二十一"目风泪出"）

乌梅

[**性味**] 酸，温。

[**归经**] 入肝、脾、肺、大肠经。

[**功能**] 收敛生津，安蛔驱虫。

[**主治**] 久咳，虚热烦渴，久疟，久泻，痢疾，便血，尿血，血崩，蛔厥腹痛，呕吐，胬肉；钩虫病，牛皮癣。

[**附方**] 深师疗天行下部疮烂方。乌梅二七枚（去核），大蒜二七枚，屋尘半升（筛取细者）。上三味，捣筛为散，苦酒一升，和调于铜器中，煎成丸，作长挺，纳下部。（《外台秘要方》卷三"天行蜃疮方"）

深师疗疟，膈痰不得吐，宜吐之，常山乌梅汤方。乌梅半两，桂心半两，芫花半两，豉五合（绵裹），半夏半两，常山半两。上六味，切，以酒三升，水四升，合煮，取二升，分三服，必得吐。一方取三升。忌生葱、羊肉、饧、生菜。（《外台秘要方》卷五"疗疟方"）

（深师疗干湿癣神方）又，乌梅煎，治燥湿癣方。乌梅十四枚，大蒜十四枚，屋尘三合，盐三合，大麻子四合。上五味，相和熟捣，以酽苦酒一升半拌和，以敷之，日三过，瘥。（《外台秘要方》卷三十"干湿癣方"）

（经来饮食即呕吐）此症乃痰在胸膈，挂住谷米，不能下胃，投乌梅丸化去痰涎，后用九仙散。乌梅丸方三十二。木香、雄黄各五钱，草果一个，乳香、没药各一钱。乌梅为丸，如弹子大，每日早晨口含化一丸。（《宁坤秘笈》卷上）

《梅师方》伤寒头痛壮热，胸中烦痛，四五日不解，乌梅十四枚，盐五合，水一升，煎半升，温服取吐，吐后避风，良。（《古今图书集成·医部全录》卷三百五十七）

奴会子

[**论述**] 《海药本草》：奴会子，生西国诸戎，大小如苦药子。味辛，平，无毒。主小儿冷疳，虚渴，脱肛，骨立瘦损。（《广群芳谱》卷九十八"奴会子"）

第八章 全 草 类

土一枝蒿 （别）

[**性味**] 辛，寒，有毒。

[**功能**] 活血祛风，消肿止痛。

[**主治**] 跌打损伤，风湿痹痛，胃痛，牙痛，经闭腹痛，疔疮肿痛；急性乳腺炎。

山苦菜

[**采集加工**] 为干燥的全株。夏、秋季盛花期采集，除去杂质，晾干。

[**分布**] 产于西藏、云南、内蒙古等地。

[**别名**] 匝赤（藏文名）。

[**性味**] 苦，凉。

[**功能**] 解热；镇“赤巴”。

[**主治**] 发热；“胆”病，“赤巴”病。

飞廉

[**采集加工**] 为干燥的全草。夏初采集，除去枯叶及杂质，晒干。

[**分布**] 产于我国各地。

[**别名**] 章刺日（藏文名）。

[**性味**] 苦、辛，温。

[**功能**] 消肿，催吐；托引“培根”。

[**主治**] 疮疖，水肿；“培根”病。

马先蒿

[**采集加工**] 为干燥的花及全株。夏、秋季花开时采集，洗净，晾干。

[**分布**] 产于广东、广西、云南等地。

[**别名**] 卢格入木格宝（藏文名）。

[**性味**] 苦，凉。

[**功能**] 清热解毒。

[**主治**] 毒热。

[**附方**] 马先蒿、黄柏、白芥子、鳝、牛血配伍，制丸，主治肉毒窜脉。

[**论述**]《如意宝树》说，马先蒿退热，治高热风症。

《四部医典》说，马先蒿的功效是敛毒，特别是鲜肉毒。

乌奴龙胆

[**采集加工**] 为干燥的全株。夏、秋季盛花期采集，洗净，晾干。

[**分布**] 产于西藏、青海等地。

[**别名**] 冈冲（藏文名）。

[**性味**] 苦，寒。

[**功能**] 清热解毒，止泻。

[**主治**] 毒热，热性泻下，便血；"赤巴"热。

[**论述**]《四部医典》说，乌奴龙胆解毒，止热泻。

《如意宝树》说，乌奴龙胆四角八面九尖，生长在雪线附近，叶似重叠，味很苦，可治血和"赤巴"合并症，解毒清热，治木保病、血管闭塞病。

棘豆

[**采集加工**] 为干燥的全草。7~9月采集，洗净，晾干。

[**分布**] 产于甘肃、青海、新疆等地。

[**别名**] 达格沙（藏文名）。

[**性味**] 苦，凉。

[**功能**] 清热解毒，愈疮，涩脉止血，通便，生肌；干"黄水"。

[**主治**] 疫疠，中毒病，出血，便秘，疮痈肿痛，骨痛；炎症，血液病，炭疽；"黄水"病。

[**论述**]《如意宝树》说，棘豆为草药之王，可通便；粉末撒疮生新肌、去骨瘤；

内服涩脉止血，为止血三主药。

《四部医典》说，棘豆医治浮肿、水肿。

金腰子

[采集加工] 为干燥的全株。夏末秋初开花结果时采集，洗净，晾干。

[分布] 产于我国西藏、云南、青海、甘肃等地。分布于印度、尼泊尔、锡金、不丹等地。

[别名] 牙吉玛（藏文名）。

[性味] 苦，寒。

[功能] 清胆热。

[主治] 胆病引起的头痛；"赤巴"引起的发热、胆病；急性黄疸性肝炎。

毛茛

[采集加工] 为干燥的全草。夏、秋季开花时采集，洗净，晒干。

[分布] 产于我国各省区。

[别名] 撒（藏文名）。

[性味] 辛，热。

[功能] 提胃温，敛溃，消痞，干腹水；引流"黄水"。

[主治] 胃寒性消化不良，腹水，喉炎，痞块，"黄水"病。

[论述]《四部医典》说，毛茛去腐肉，增胃温，治"黄水"病。

《如意宝树》说，毛茛味辛，干腹水，逐"黄水"，治头昏涨。

次大黄

[采集加工] 为干燥的全草。6~9月采集，晒干。

[分布] 产于青海、西藏、甘肃、四川等地。

[别名] 曲琼孜（藏文名）。

[性味] 酸、苦，凉。

[功能] 解烦渴；泻"黄水"。

[主治] 恶性腹水，烦渴；"黄水"病。

[**论述**]《四部医典》说，次大黄泻"黄水"，消水肿。

肉果草

[**采集加工**] 为干燥的全草。秋季花开时采集，除去杂质，晾干。

[**分布**] 产于四川、云南、甘肃、西藏、青海等地。

[**别名**] 巴雅巴（藏文名）。

[**性味**] 微甘、苦，寒。

[**功能**] 排脓痰，润肺，消肿，愈伤止血。

[**主治**] 痰多咳嗽；肺脓肿。

[**论述**]《四部医典》说，肉果草根养肺，托引肺脓。

《图鉴》说，肉果草愈伤，果实利心，叶愈伤，根治疗肺脓肿。

《如意宝树》说，肉果草愈合脉管，涩脉止血，生脂，消散外部水肿。

多叶紫堇和粗梗黄堇

[**采集加工**] 为干燥的全草。7～8 月花开时采集，洗去泥土，除去杂质，晾干。

[**分布**] 产于西藏、云南、四川等地。

[**别名**] 热衮巴（藏文名）。

[**性味**] 苦，凉。

[**功能**] 清血热，干瘀血，止泻。

[**主治**] 脉热，高山多血症，热性腹证。

[**论述**]《图鉴》说，味苦，治疗热性病胜似甘露。

《四部医典》说，清除病血，医治木保病、脉热症。

虎耳草

[**采集加工**] 为干燥的全草。秋季采集，洗净，阴干。

[**分布**] 产于西藏。

[**别名**] 松滴（藏文名）。

[**性味**] 苦，寒，效锐。

[**功能**] 清肝、胆热，排脓敛疮。

[**主治**] 肝热，胆热，诸热，肠病，血病，疮痈；"培根"与"赤巴"合病。

[**论述**]《铁鬘》说，虎耳草凉，锐。

《如意宝树》说，虎耳草治"培根""赤巴"合并症、疮热、热病。

《四部医典》说，虎耳草治"赤巴"热病。

苍耳

[**采集加工**] 为干燥的全草。8～9月采全草，洗净，晾干。

[**分布**] 产于我国各省区。

[**别名**] 齐才（藏文名）。

[**性味**] 苦，凉。

[**功能**] 清热解毒，除风，平胃。

[**主治**] 温疫，肾病高热，郁热，风疹，风湿。

[**论述**]《如意宝树》说，苍耳治一切"龙"病，特别平胃气，煎汤内服治郁热。

苜蓿

[**采集加工**] 为干燥的地上部分。6～8月花开时采集，除去杂质，晾干。

[**分布**] 产于青藏高原、贵州、华中等地。

[**别名**] 布苏行（藏文名）。

[**性味**] 苦，凉、平。

[**功能**] 清脾胃，利大小肠，下膀胱结石，清热，益肾，愈疮。

[**主治**] 肺热咳嗽，创伤，疮疖。

[**论述**]《如意宝树》说，苜蓿清热解毒，清新热有特效。

《四部医典》说，苜蓿愈伤，治肺病。

《图鉴》说，苜蓿医治肾热，心热。

苜蓿，一名木粟，一名怀风，一名光风草，一名连枝草，一名牧宿，一名塞鼻力迦。

张骞自大宛带种归，今处处有之。苗高尺余，细茎分叉而生，叶似豌豆颇小，每三叶攒生一处，梢间开紫花，结弯角，角中有子黍米大，状如腰子。三晋为盛，秦、齐、鲁次之，燕、赵又次之，江南人不识也。味苦，平，无毒。安中，利五脏，洗脾胃间诸恶热毒。……《元史·食货志》：至元七年，颁农桑之制，令各社布种苜蓿，以防饥年。……《述异记》：张骞苜蓿园，今在洛中。苜蓿，本塞外菜也。

唐薛令之《自悼》：朝日上团团，照见先生盘。盘中何所有，苜蓿长阑干。饭涩匙难绾，羹稀箸易宽。无以谋朝夕，何由保岁寒。

宋梅尧臣《咏苜蓿》：苜蓿来西域，蒲萄亦既随。蕃人切未惜，汉使始能持。宛马当求日，离宫旧种时。黄花今自发，撩乱牧牛陂。

种植：夏月取子，和荞麦种，刈荞时，苜蓿生根，明年自生，止可一刈，三年后便盛，每岁三刈，欲留种者，止一刈，六七年后垦去根，别用子种。若效两浙种竹法，每一亩今年半去其根，至第三年去另一半，如此更换，可得长生，不烦更种。若垦后次年种谷，必倍收，为数年积叶坏烂，垦地复深。故今三晋人刈草三年，即垦作田，亟欲肥地种谷也。制用：叶嫩时炸作菜，可食，亦可作羹。忌同蜜食，令人下利。采其叶，依蔷薇露法蒸取馏水，甚芬香。开花时刈取喂马、牛，易肥健，食不尽者，晒干，冬月剉喂。(《广群芳谱》卷十四"苜蓿")

角茴香

[**采集加工**] 为干燥的全株。6～8 月开花时采集，洗净，晾干。

[**分布**] 产于西藏、云南、四川、青海、新疆等。

[**别名**] 巴日巴达（藏文名）。

[**性味**] 苦，寒，有小毒。

[**功能**] 清热解毒，镇痛。

[**主治**] 血热，时行瘟疫，食物中毒；感冒，肝炎，胆囊炎；"赤巴"热病。

[**论述**] 《四部医典》说，角茴香的功效是治瘟病，解毒清热。

《铁鬘》说，角茴香性糙，凉，锐。

扁蕾

[**采集加工**] 为干燥的全草。花期采集，洗去泥土，晾干。

[**分布**] 产于华北、东北、西北等地区。

[**别名**] 机合滴（藏文名）。

[**性味**] 苦，寒；效钝，糙，轻，燥。

[**功能**] 清肝胆热，利胆，祛湿，利水，解毒。

[**主治**] 时疫热，腹水，水肿，小儿腹泻，疮毒；流行性感冒及肝胆病引起之发热。

[**论述**]《铁鬘》说，扁蕾性凉，糙，治"赤巴"病。

《甘露点滴》说，扁蕾燥，平，治血病、"赤巴"病。

《如意宝树》说，扁蕾治热性"赤巴"病。

洪连

[**采集加工**] 为干燥的全草。秋季采集，除去须根及泥污，晒干。

[**分布**] 产于西藏、云南等。

[**别名**] 洪连木格宝（藏文名）。

[**性味**] 苦，寒；效糙。

[**功能**] 清热解毒，清血，除烦。

[**主治**]"赤巴"高热，烦热，脏热，血热，肠痧，炭疽，疮热，刺痛，筋伤。

[**论述**]《四部医典》说，洪连燥血，除烦热及诸脏之热。

《铁鬘》说，洪连性凉，糙，泻内腔诸病。

《如意宝树》说，洪连退高烧。

点地梅

[**采集加工**] 为干燥的全草。夏、秋季花开时采集，洗净，晾干。

[**分布**] 产于云南、四川等。

[**别名**] 成地格（藏文名）。

[**性味**] 苦，凉。

[**功能**] 利水，解热，干"黄水"。

[**主治**] 心脏病水肿，热性水肿，溃病，炭疽；"黄水"病。

[**论述**]《四部医典》说，点地梅解热，干"黄水"。

《如意宝树》说，点地梅治炭疽，解热，干"黄水"。

茜草

[**采集加工**] 为干燥的根及全草。7～8 月开花时采集全草。9～10 月挖根，除去污

泥及杂质，洗净，切片，晒干或制炭用。

[**分布**] 产于西藏、青海、四川、云南等。

[**别名**] 曹德（藏文名）。

[**性味**] 苦，凉；涩，钝，柔，燥。

[**功能**] 清热止血，活血祛瘀。

[**主治**] 肾热，肾脉闪痛，腑热泻下，肠刺痛，肺病。

[**附方**] 茜草、紫草茸、枇杷叶配伍煎汤，主治肾伤热、膀胱热、肾伏热和肺伤热等。

[**论述**]《四部医典》说，茜草医治肾、肺伤热。

茵陈

[**采集加工**] 为干燥的幼苗。春季幼苗高 10 cm 时采收，除去老茎及杂质，晒干。

[**分布**] 产于我国沿海各地。

[**别名**] 阿仲（藏文名）。

[**性味**] 苦、辛，凉。

[**功能**] 清肺热，排肺脓，止咳。

[**主治**] 肺脓肿，感冒咳嗽等。

[**论述**]《蓝琉璃》说，茵陈清肺热。

草木樨

[**采集加工**] 为干燥的地上部分。秋季挖采，洗去泥土，除去枯枝残叶，晾干。

[**分布**] 产于我国北部及西南、华东等地。

[**别名**] 甲贝（藏文名）。

[**性味**] 苦、辛，凉。

[**功能**] 干四肢脓水，消炎。

[**主治**] 四肢脓水，脾病，痧症，乳蛾。

[**论述**]《四部医典》说，草木樨与甘松相同，医治久热、毒热。

《如意宝树》说，草木樨医治炎症、脾脏病、肠绞痛、白喉、乳蛾，特别是干四肢脓水有奇效。

《图鉴》说，草木樨味苦，性凉。功效是清热、解毒、消炎。

圆叶报春花

[**采集加工**] 为干燥的全草及花序。夏季采挖全草，去掉残留物，洗净。花初期采花序，阴干。

[**分布**] 产于西藏。

[**别名**] 查格扎木（藏文名）。

[**性味**] 苦，干，平、凉。

[**功能**] 愈疮。

[**主治**] 疮疖肿毒，外伤骨折。

益母草

[**采集加工**] 为干燥的地上部分。夏季茎叶茂盛，花初开时采割，除去杂质，晒干。

[**分布**] 产于我国各地。

[**别名**] 兴托勒（藏文名）。

[**性味**] 辛、苦，凉。

[**归经**] 入心包、肝经。

[**功能**] 祛瘀，消水，活血调经，除翳障。

[**主治**] 胎漏难产，胞衣不下，产后血晕，瘀血腹痛，崩中漏下，尿血，泻血，痈肿疮疡，血证，月经不调，闭经，痛经，眼病，目翳。

[**附方**] 治胎衣不下，益母丸方。益母草端午后小暑日收，当风处挂，阴干，石白捣为末，蜜丸如弹子大。临服时捣散，盏盛，汤锅炖热，生化汤送下。（《宁坤秘笈》卷中）

怀孕三五月、七八月皆曰小产。若不调治恐再孕亦然，宜用益母草丸治之。益母草四两，当归四两。炼蜜为丸，空心白滚汤送下。（《宁坤秘笈》卷上）

（治滑胎）益母丸。益母草一斤，当归四两，为末，蜜丸弹子大，白汤下。（《竹林女科证治》卷二）

（治跌仆伤胎）益母地黄汤。生地黄、益母草各二钱，当归、黄芪（蜜炙）各一

钱，姜三片，水煎服。(《竹林女科证治》卷二)

跌打损伤昏死治方。益母草（烧灰）二钱，醋调灌下一二盅，盖被出汗后用姜汁、老酒冲服。(《少林寺伤科秘方》卷八"少林寺跌打损伤秘方")

[**论述**]《四部医典》说，益母草的功效是去眼中的云翳。

《图鉴》说，益母草味甘，效润，治眼病。

蔷薇

[**性味**] 根苦、涩，凉。花甘，凉。

[**归经**] 入脾、胃经。

[**功能**] 根：清热利湿，祛风，活血，解毒。

花：清暑，和胃，止血。

叶：生肌收口。

[**主治**] 根：肺痈，消渴，痢疾，瘫痪，吐衄，便血，尿频，遗尿，月经不调，跌打损伤，疮疖疥癣；关节炎。

花：暑热吐血，口渴，泻痢，疟疾，刀伤出血。

枝：妇人秃发。

[**附方**]（深师）又，疗哽及刺不出方。服蔷薇灰末方寸匕，日三。亦疗折箭刺入，脓囊不出，坚燥及鼠扑，服之十日，哽刺皆穿皮出，效。(《外台秘要方》卷八"诸骨哽方")

绵参

[**采集加工**] 为干燥的全草。7~8月花开时采挖，洗净，晾干。

[**分布**] 产于西藏、青海等。

[**别名**] 榜司布如（藏文名）。

[**性味**] 苦、辛，凉。

[**功能**] 清热，排脓痰，愈伤。

[**主治**] 脏腑伤热；肺脓肿。

雪莲花

[**采集加工**] 为干燥的全草。7~8月花开时采集，除去杂质，晾干。

[**分布**] 产于西藏、四川、云南等。

[**别名**] 恰羔素格巴（藏文名）。

[**性味**] 苦，凉。

[**功能**] 解毒热，止热痛。

[**主治**] 风湿，癫痫，头疮，炭疽，皮肤病。西藏民间治疗月经不调，引产等。

[**论述**]《如意宝树》说，雪莲花治头疮，止热性疼痛。

《图鉴》说，雪莲花味苦，性凉，治炭疽病，独味汤消肿，外敷速消。

蒲公英

[**采集加工**] 为干燥的全草。7～8 月开花时采集，除去杂质，洗净，晾干。

[**分布**] 产于西藏、四川、云南等。

[**别名**] 库日孟（藏文名）。

[**性味**] 苦、微甘，寒。

[**归经**] 入肝、胃经。

[**功能**] 清热解毒，健胃，利尿散结。

[**主治**] 瘰疬，疔毒疮肿，肝胆病，血病，胃病，喉热病，急性中毒，疔痈；急性乳腺炎，淋巴腺炎，急性结膜炎，感冒发热，急性扁桃体炎，急性支气管炎，胃炎，肝炎，胆囊炎，尿路感染；旧热"培根"病，木保病，"赤巴"病。

[**附方**]《梅师方》治产后不自乳，见蓄积乳汁结作痈。取蒲公草捣敷肿上，日三四度易之。俗呼为蒲公英，语讹为仆公罂是也，水煮汁服亦得。（《肘后备急方》卷五）

[**论述**]《如意宝树》说，蒲公英治胆病、胃病、解急性中毒；花清热；细叶蒲公英开胃，治血病、"赤巴"病。

豨莶

[**性味**] 苦，寒。

[**归经**] 入肝、脾、肾经。

[**功能**] 祛风湿，利筋骨，降血压。

[**主治**] 四肢麻痹，筋骨疼痛，腰膝无力，疟疾，疔疮肿毒，外伤出血；急性肝炎，高血压。

[附方] 豨莶丸：治风气入肾肝，四肢麻痹，骨痛膝弱，风湿诸疮。上以豨莶草，五月五日、六月六日采叶，九蒸九曝。凡蒸用酒蜜洒，晒干为末，蜜丸桐子大。空心酒下百丸。按：豨者猪也，其畜属亥。乃风木所生之始，故取用其叶以治风。凡肾脏生风之证，服此其效最著。江宁节度使成讷，知益州张咏，两以方药进献至尊，讷以弟研中风伏枕五年，一道人传此方，服之愈。咏以掘地得碑，制服千服，髭须乌黑，筋力轻健。见都押衙罗守一中风坠马，失音不语。与药十服，其病立痊。又和尚智严年七十，或患偏风，口眼㖞斜，时时吐涎，与十服亦便得痊。古今用此获效者最多，然莫知其所以然也。其妙处全在气味之莶劣，与肾中之腥臊同气相求，故能入肾而助其驱逐阴风之力也。因治肾风之方，百不得一，特录此丸。合前天麻丸，两发其义也。（《医门法律》卷三"豨莶丸"）

榜嘎

[采集加工] 为干燥的全草。夏末秋初花开时采挖，除去杂质，阴干。

[分布] 产于西藏、青海、甘肃、四川等。

[别名] 榜嘎嘎日布（藏文名）。

[性味] 苦，凉。

[功能] 清热解毒。

[主治] 发热，头痛，口渴，黄疸，肝区痛，肠刺痛，胃肠热，咽喉热，疫病，毒热。

[论述] 《四部医典》说，榜嘎治瘟病，清热解毒，清胆热。

《月王药诊》说，榜嘎解蛇、蝎之毒。

《铁鬘》说，榜嘎性凉，解毒。

《甘露点滴》说，榜嘎性平，洗蛇、蝎咬伤，内服解毒。

翠雀

[采集加工] 为干燥的全草。夏、秋季花开时采集，除去杂质，晾干。

[分布] 产于西藏、青海、甘肃、四川等。

[别名] 底木萨（藏文名）。

[性味] 苦，平。

[**功能**] 止痢，止痛，愈疮，除虱；干"黄水"。

[**主治**] 腹泻，寒痢，热痢，脓泻，小肠疼痛，疮痈，伤口；"黄水"病。

[**论述**]《四部医典》说，翠雀止腹泻。

《如意宝树》说，翠雀止脓泻，愈疮，干"黄水"。

《图鉴》说，翠雀味微苦，可止赤痢，用酒送服止寒泻。

薄荷

[**性味**] 辛，凉。

[**归经**] 入肺、肝经。

[**功能**] 疏风散热，辟秽解毒。

[**主治**] 外感风热，头痛，目赤，咽喉肿痛，食滞气胀，口疮，牙痛，疮疥，瘾疹。

[**附方**] 治暑天晕倒方。取鲜薄荷叶 30 g 绞汁，涂擦印堂穴和两鼻孔处，可以使患者苏醒。(《少林寺秘方集锦》下部"内科杂病方")

近世医家治伤风、头脑风，通关格及小儿风涎，为要切之药，故人家园庭间多莳之。又有胡薄荷，与此相类，但味少甘为别。生江浙间，彼人多以作茶饮之，欲呼新罗薄荷。近京僧寺亦或植一二本者。《天宝方》名连钱草者是。(《政和本草》卷二十八"薄荷"引《本草图经》)

地黄薄荷汤。治伤寒热瘴，头疼足热，发渴烦躁，其脉洪实，不呕不泻。生地黄根、生薄荷叶。上二味，不以多少，洗净，砂钵内捣烂，取自然汁，入麝香少许，井华水调下，如觉心间顿凉，不须再服。(《岭南卫生方》卷中)

[**论述**]《物类相感志》云：凡收薄荷，须隔夜以粪水浇之，雨后乃可刈收，则性凉，不尔不凉也。野生者，茎叶气味都相似。(《本草纲目》卷十四"薄荷")

藁本

[**性味**] 辛，温。

[**归经**] 入膀胱经。

[**功能**] 散风寒湿邪。

[**主治**] 风寒头痛，巅顶痛，寒湿腹痛，泄泻，疝瘕，疥癣。

[**附方**] 治点伤后对心窝脉秘方（巳时点中）。药方：藁本、穿山甲、泽兰、地榆、莪术、血竭各二钱，田三七、川黄连、制川乌、防风、桔梗各一钱，碎补一钱半。（《少林寺伤科秘方》卷三"少林点穴残伤救治秘方"）

治点伤左边肩尖脉秘方（申时点中）。药方：藁本三钱，生地、川芎、柴胡、防风各二钱，红花、乳香（去油）、生栀、碎补、升麻各一钱半，赤芍一钱，田三七、甘草各五分。（《少林寺伤科秘方》卷三"少林点穴残伤救治秘方"）

治点伤正发角脉秘方（酉时点中）。药方：藁本、乳香（去油）、升麻、姜黄、柴胡、赤芍、防风、田三七各二钱，生地一钱，川芎、红花、血竭、生栀子、碎补各一钱半，甘草七分。（《少林寺伤科秘方》卷三"少林点穴残伤救治秘方"）

藿香

[**性味**] 辛，微温。

[**归经**] 入肺、脾、胃经。

[**功能**] 快气，和中，辟秽，祛湿。

[**主治**] 感冒暑湿，寒热头痛，胸脘痞闷，呕吐泄泻，疟疾，痢疾，口臭。

[**附方**] 良姜香薷汤。治伏暑伤冷，致作霍乱。陈皮（去白）、藿香叶、香薷叶、甘草（炒）、生姜（和皮）、良姜、枣子（去核）、紫苏叶、木瓜（去瓤）各等分。上剉散，每服三钱重，煎服。（《岭南卫生方》卷中）

五问：胎前霍乱吐泻，何以治之？答曰：孕妇饮食不节，触冒风寒，使阴阳不合，清浊不分，脾胃虚冷，故霍乱也。或腰酸心腹冷痛，则风入于胃，吐泻并发，甚则伤胎。宜服后药。藿香六分（10 g），扁豆六分（10 g），厚朴五分（5 g），陈皮四分（6 g），茯苓六分（10 g），砂仁（炒）六分（3 g），生姜三片（3 g）。水煎服。（《法门寺妇科胎前产后良方注评》）

[**论述**] 《南州异物志》：藿香，出典逊、海边国也，属扶南。香形如都梁，可以着衣服中。（《法苑珠林》卷四十九"华香篇"）

《南州异物志》曰：藿香，出海边国。形如都梁，可着衣服中。（《艺文类聚》卷八十一）

《南州异物志》曰：藿香，生典逊国，属扶风。香形如都梁，可以着衣服中。（《太平御览》）

【释名】兜娄婆香。时珍曰：《法华经》谓之多摩罗跋香，《金光明经》谓之钵怛罗香，皆兜娄二字梵言也。《涅槃经》又谓之迦算香。(《本草纲目》卷十四"藿香")

《南州异物志》：藿香出海边国，形如都梁，可着衣服中。《交州记》：藿香似苏合。《本草纲目》：藿香……《楞严经》谓之兜娄婆香，《法华经》谓之多摩罗跋香，《金光明经》谓之钵怛罗香，《涅槃经》又谓之迦算香。苏颂曰：岭南多有之，人家亦多种，二月生苗，茎梗甚密，作丛，叶似桑而小薄，六七月采之，须黄色乃可收。李时珍曰：茎方有节，中虚，叶微似茄叶。气味辛，微温，无毒。治风水毒肿，去恶气，止霍乱，心腹痛，吐逆，开胃温中，快气香口。……梁江淹《藿香颂》：桂以过烈，麝以太芬，摧沮天寿，夭抑人文。谁及藿香，微馥微熏，摄灵百仞，养气青氛。(《广群芳谱》卷九十五"藿香")

瞿麦

[采集加工] 为干燥的茎或全草。夏季开花后或秋季结果后采集，除杂质，晾干。

[分布] 产于我国各地。

[别名] 帕夏吱（藏文名）。

[性味] 苦，寒。

[归经] 入心、肾、小肠、膀胱经。

[功能] 清热利水，破血通经，清血热，解毒止痛。

[主治] 小便不通，淋病，水肿，经闭，痈肿，目赤障翳，浸淫疮毒，血热，血刺痛，肝胆热，痧症，产褥热。

[附方]《梅师方》治竹木刺入肉中不出。瞿麦为末，水服方寸匕，或煮瞿麦汁饮之，日三。(《政和本草》卷八"瞿麦")

[论述]《月王药诊》说，瞿麦治血病。

《图鉴》说，瞿麦味革，性凉，功效为止刺痛，治肝热"赤巴"病。

《四部医典》说，瞿麦治所有血热病。

翼首草

[采集加工] 为干燥的全草。9～10月开花时采挖，洗净，晾干。

[分布] 产于云南、青海、西藏、四川等。

[**别名**] 榜司道布（藏文名）。

[**性味**] 苦，凉。

[**功能**] 清新陈心热，血热，解毒。

[**主治**] 时疫，麻疹，心热，血热，热痢，肠绞痛；风湿性关节炎，流行性感冒。

[**论述**]《月王药诊》说，翼首草治瘟病时疫，解毒。

《四部医典》说，翼首草解疫毒，久热。

《图鉴》说，翼首草医治脱水、时疫、毒热，愈伤。

藏麻黄

[**采集加工**] 为干燥的地上部分。8~9 月采割，洗净，晾干。

[**分布**] 产于西藏及喜马拉雅其他地区。

[**别名**] 测屯（藏文名）。

[**性味**] 苦、涩，寒。

[**功能**] 清心、脾、肝之新旧热及血热，利水，止喘，发汗。

[**主治**] 身热，月经过多，外伤流血；感冒。

[**论述**]《四部医典》说，麻黄止血，清肝热。

《铁鬘》说，麻黄性燥，凉。

《如意宝树》说，麻黄能消新、旧热，特别能清烦热。

藏药青兰

[**采集加工**] 为干燥的全草（地上部分）。7~8 月盛花期前采集，晾干。

[**分布**] 产于西藏、青海、甘肃、四川等。

[**别名**] 巴日样古（藏文名）。

[**性味**] 甘、苦，凉。

[**功能**] 清肝、胃、肺热，止血，愈疮；干"黄水"。

[**主治**] 头晕，神疲，胃热，口病，便血，尿血，疮口不合；肝炎，"黄水"病。

[**论述**]《四部医典》说，青兰治胃热，清肝热。

《图鉴》说，青兰味甘、苦，可清肝热，止血，愈疮，干"黄水"。

囊距翠雀花

[采集加工] 为干燥的地上部分。秋季采集,除去杂质,晾干。

[分布] 产于西藏。

[别名] 雀果欠（藏文名）。

[性味] 苦、涩,凉。

[功能] 清热,解邪毒。

[主治] 瘟病时疫,毒病,皮肤病。

[论述]《如意宝树》说,囊距翠雀花清疫热,治毒病、"赤巴"病有特效。

《四部医典》说,囊距翠雀花治邪魔,解毒,治瘟疫。

蓬莱草

[性味] 酸、甘、微苦,寒,无毒。

[归经] 入肺、小肠经。

[功能] 祛风,清热解毒,消肿。

[主治] 咽痛乳蛾,痈疽肿毒,热痢,淋病,牙疳,带状疱疹。

[附方] 若有人等患鼻大衄下欲死者,取生蓬莱和水煮取汁,不限大小咒三七遍,令吞即留生。(《新修大藏经》卷二十"千手千眼观世音菩萨治病合药经")

若有妇人患倒子产难生欲死者,取蓬莱一升,以水三升煮取一升汁……令服即生无病……(《新修大藏经》卷二十"千手千眼观世音菩萨治病合药经")

葱

[性味] 辛,温。

[归经] 入肺、胃经。

[功能] 发表,通阳,解毒。

[主治] 伤寒寒热头痛,阴寒腹痛,虫积内阻,二便不利,痢疾,痈肿。

[附方] 治跌伤青肿方。生大葱适量,研细末,加入生姜汁调和,外敷患处,一日换药 1 次。(《少林寺秘方集锦》上部"少林外科单方")

《梅师方》金疮血出不止,以葱炙熟挼汁涂之,即止。(《古今图书集成·医部全

录》卷三百八十）

跌仆伤秘方。葱、姜、韭菜汁、松香、铜绿各等分，用米醋共煎成膏，烘贴即愈。（《少林寺伤科秘方》卷八"少林寺跌打损伤秘方"）

葱白

[**性味**] 辛，温。

[**归经**] 入肺、胃经。

[**功能**] 发表，通阳，解毒。

[**主治**] 伤寒寒热头痛，阴寒腹痛，虫积内阻，二便不通，痢疾，疝肿。

[**附方**]（治子悬）葱白汤。葱白二十七茎煮汁饮之。生胎即安，死胎即下。不效，再服此方，神效之极。（《竹林女科证治》卷二）

《僧深方》云：若散发悉口噤心痛，服葱白豉汤方。葱白半斤，豉三斤，甘草二两，生麦门冬四两（去心）。凡四物，以水五升，煮取二升，分再服。（《医心方》卷二十）

治刀械杀伤秘方。刀械杀伤，闷绝气未绝者，急用葱白入锅内炒熟捣烂敷患处，继患者呻吟易改为真三七末口津敷患处即愈。（《少林寺伤科秘方》卷六"少林刀枪伤秘方"）

治小儿跌伤面部青肿秘方。药方：生葱白三寸，同生姜共捣烂涂患处。（《少林寺伤科秘方》卷十）

[**论述**] 五辛……一者木葱，二者革葱，三者蒜，四者兴渠，五者兰葱。（《大藏经·诸经要集》）

麻黄

[**性味**] 辛、苦，温。

[**归经**] 入肺、膀胱经。

[**功能**] 发汗，平喘，利水。

[**主治**] 伤寒表实，发热恶寒，无汗，头痛鼻塞，骨节疼痛，咳嗽气喘，风水浮肿，小便不利，风邪顽痹，皮肤不仁，风疹瘙痒。

[**附方**] 一人妻自腰以下胕肿，面目亦肿，喘急欲死，不能伏枕，大便溏泄，小便

短少，服药罔效。时珍诊其脉沉而大，沉主水，大主虚，乃病后冒风所致，是名风水也。用千金神秘汤加麻黄一服，喘定十之五。再以胃苓汤吞深师薷术丸，二日小便长，肿消十之七，调理数日，全安。（《续名医类案》卷十三引《本草纲目》）

（深师）又，麻黄解肌汤，疗伤寒三四日，烦疼不解者方。麻黄三两（去节），甘草一两（炙），杏仁七十枚（去皮、尖，熬），桂心二两。上四味，切，以水九升，先煮麻黄，减二升，掠去沫，乃纳诸药合煮，取二升半，绞去滓，分服八合，以汗出为度。忌海藻、菘菜、生葱。（《外台秘要方》卷一）

深师疗久上气咳，麻黄散方。麻黄一斤（去节），杏仁一百枚，甘草二两（炙），桂心一两。上四味，捣筛，别捣杏仁如脂，纳诸末，合令调。临气上发时服方寸匕，气下止。食顷气不下，更服一匕，可至三匕。气发便服，即止。忌海藻、菘菜、生葱。（《外台秘要方》卷十"久咳嗽上气方"）

深师疗新久咳嗽，唾脓血，连年不瘥，昼夜肩息，麻黄汤方。麻黄（去节）四两（一方二两），桂心二两，甘草二两，大枣十四枚（擘）。上四味，切，以水九升，煮取三升，去滓。分温三服，日三，数用有效。忌海藻、菘菜、生葱等物。（《外台秘要方》卷九"新久咳嗽方"）

深师疗卒咳逆上气，肩息，昼夜不止，欲绝，麻黄汤方。麻黄（去节）、细辛各二两，甘草半两（炙），桃仁二十枚（去皮、尖及两仁者，研）。上四味，切，以水七升，煮取三升，去滓，分三服。秘方。忌海藻、菘菜、生菜。（《外台秘要方》卷九"卒咳嗽方"）

（深师）又，疗上气咳嗽，喉中水鸡鸣，唾脓血腥臭，麻黄汤方。麻黄六两（去节），桂心一两，甘草（炙）、杏仁（去尖、皮）各二两，生姜八两（一方用干姜三两）。上五味，切，以水七升，煮取三升半，分五服。已用疗咳唾脓血，喉中腥臭，得力后长将丸服。忌海藻、菘菜、生葱。（《外台秘要方》卷十"上气喉中水鸡鸣方"）

治上气胸满者，麻黄石膏汤方。麻黄四两，石膏一枚（如鸡子大），小麦一升，杏仁半升，厚朴五两。上五味，㕮咀，以水一斗先煮小麦熟，去之，下药，煮取三升，去滓。分三服。《深师方》用治久逆上气，喉中如水鸡鸣，名小投杯汤。咳者加五味子、半夏各半升，干姜三累。（《备急千金要方》卷十八"咳嗽第五"）

越婢汤，治风痹脚弱方。麻黄六两，石膏半升，白术四两，大附子一枚，生姜三两，甘草二两，大枣十五枚。上七味，㕮咀，以水七升，先煮麻黄，再沸，掠去沫，入诸药，煮取三升。分三服，覆取汗。《胡洽方》只五味。若恶风者，加附子一枚；多痰水者，加白术四两。(《备急千金要方》卷七"汤液第二")

[论述] 凡治痹证，不明其理，以风门诸通套药施之者，医之罪也。痹证非不有风，然风入在阴分，与寒湿互结，扰乱其血脉，致身中之阳，不通于阴，故致痹也。古方多有麻黄、白芷者，以麻黄能通阳气，白芷能行荣卫，然已入在四物、四君等药之内，非专发表明矣。至于攻里之法，则从无有用之者，以攻里之药，皆属苦寒，用之则阳愈不通，其痹转入诸腑，而成死症者多矣，可无明辨而深戒欤？(《医门法律》卷三"律一条")

僧继洪云：中牟有麻黄之地，冬不积雪，为泄内阳也。故过用则泄真气。(《本草纲目》卷十五"麻黄")

猫眼草

[性味] 苦，微寒，有毒。

[功能] 祛痰，镇咳，平喘，拔毒止痒。

[附方] 治趾间生疮方。鲜猫眼草捣烂，绞汁，稍加冰片调匀，涂擦患处，甚效。(《少林寺秘方集锦》上部"少林外科杂病验方")

猪毛菜

[性味] 淡，凉。

[功能] 降血压。

[主治] 头痛；高血压。

[附方] 治眩晕、胸闷方。猪毛菜 30 g，知母 12 g，黄柏 9 g，生地 12 g，天麻 6 g，延胡索 4.5 g，瓜蒌 1 枚，丹参 30 g，郁金 4.5 g，红花 6 g，柴胡 4.5 g，木香 2.4 g，川楝子 9 g。上药以清泉水 1500 ml 煎煮，取 500 ml。每日 2 次，连服 4 剂，效佳。(《少林寺秘方集锦》下部"内科杂病方")

透骨草

[性味] 甘，无毒。

[功能] 祛风除湿，舒筋活血，止痛。

[**主治**] 风湿痹痛，筋骨挛缩，寒湿脚气，疮癣肿毒。

[**附方**] 损伤活络汤。药方：透骨草、赤芍、一枝蒿各五钱，荆芥、防风、桔梗、蕲艾、川椒各二钱，独活二钱半。水煎，趁热熏洗，每日两服，轻者三日愈，重者九日愈。伤处已溃者禁用。(《少林寺伤科秘方》卷九)

通草

[**性味**] 甘、淡，凉。

[**归经**] 入肺、胃经。

[**功能**] 泻肺，利小便，下乳汁。

[**主治**] 小便不利，淋病，水肿，产妇乳汁不通，目昏，鼻塞。

[**附方**] (治妊娠泄泻) 加味黄芩汤。黄芩二钱，白芍一钱，甘草五分，白术(蜜炙)三钱，茯苓一钱二分，通草八分。水煎服。(《竹林女科证治》卷一)

《梅师方》痈疽发背，用母猪蹄一双、通草六分，绵裹煮羹食之。(《古今图书集成·医部全录》卷一百七十八)

莽草

[**性味**] 辛，温，有毒。

[**功能**] 祛风消肿。

[**主治**] 头风，痈肿，皮肤麻痹，瘰疬，乳痈，喉痹，疝瘕，癣疥，秃疮，风虫牙痛。

[**附方**] 《梅师方》治齿肿痛。莽草、郁李仁各四两。水六升，煎取二升，去滓，热含冷吐。(《政和本草》卷十四"莽草")

荸荠 (别)

[**性味**] 甘，寒。

[**归经**] 入肺经。

[**功能**] 清热化痰，消积。

[**主治**] 温病消渴，黄疸，热淋，痞积，目赤，咽喉肿痛，赘疣。

[**附方**] 治肛门生疮方。马蹄、大黄各9g。水煎服。(《少林寺秘方集锦》上部

"少林外科单方")

莱菔

[**性味**] 辛、甘，凉。

[**归经**] 入肺、胃经。

[**功能**] 消积滞，化痰热，下气宽中，解毒。

[**主治**] 食积胀满，痰嗽失音，吐血，衄血，消渴，痢疾，偏正头痛。

[**附方**] 治饭后腹胀方。莱菔（白萝卜）种根 1 个，取水 1500 ml 煎至 500 ml，1次服尽。（《少林寺秘方集锦》下部"内科杂病方"）

浮萍

[**性味**] 辛，寒。

[**归经**] 入肺经。

[**功能**] 发汗，祛风行水，清热解毒。

[**主治**] 时行热病，斑疹不透，风热瘾疹，皮肤瘙痒，水肿，癃闭，疮癣，丹毒，烫伤。

[**附方**] 世传宋时东京开河，掘得石碑，梵书大篆一诗，无能晓者。真人林灵素逐字辨译，乃是治中风方，名去风丹也。诗云：天生灵草无根干，不在山间不在岸，始因飞絮逐东风，泛梗青青飘水面。神仙一味去沉疴，采时须在七月半，选甚瘫风与大风，些小微风都不算，豆淋酒化服三丸，铁镤头上也出汗。其法：以紫色浮萍晒干为细末，炼蜜和丸弹子大，每服一粒，豆淋酒化下，治左瘫右痪，三十六种风，偏正头风，口眼㖞斜，大风癫风，一切无名风及脚气，并打扑伤折，及胎孕有伤，服过百粒，即为全人。此方后人易名紫萍一粒丹。（小注：此与豨莶丸相类，亦惟实证可用，虚者未必宜也。）（《续名医类案》卷二引《本草纲目》）

（深师疗癫）又方，取水中浮萍青者一秤，浓煮，以渍浴半日，用此方多愈。（《外台秘要方》卷三十"诸癫方"）

夏枯草

[**性味**] 苦、辛，寒。

［**归经**］入肝、胆经。

［**功能**］清肝，散结。

［**主治**］瘰疬，瘿瘤，乳痈，目珠夜痛，羞明流泪，头目眩晕，口眼㖞斜，筋骨疼痛，血崩，带下；乳癌，肺结核，急性黄疸性传染性肝炎。

［**附方**］治眩晕效方。夏枯草30 g，麦冬、天冬各12 g，生地24 g，生石膏36 g（打碎），杜仲9 g，丹参15 g，牡丹皮21 g，知母肉、石决明（打碎）各10.5 g。以龙泉水2000 ml加入上药内，煎取500 ml，每日2次。（《少林寺秘方集锦》下部"内科杂病方"）

香薷

［**性味**］辛，微温。

［**归经**］入肺、胃经。

［**功能**］发汗解暑，行水散湿，温胃调中。

［**主治**］夏月感寒饮冷，头痛发热，恶寒无汗，胸痞腹痛，呕吐腹泻，水肿，脚气。

［**附方**］《局方》煎之以酒以水，水中顿冷饮，胡洽居士水熬作丸，《深师方》取汁炼膏，《简易方》捣筛成末，酒调热服取汗，此各因其势而利导之。（《本草乘雅半偈》卷八"香薷"）

（深师）又疗暴水、风水、气水肿，或疮中水，通身皆肿，香薷术丸方。干香薷一斤，白术七两。上二味，捣术下筛，浓煮香薷取汁，和术为丸。饮服如梧子十丸，日夜四五服，利小便极良。夏取花叶合用亦佳。忌桃李、雀肉、青鱼、酢等。（《外台秘要方》卷二十"风水方"）

（治妊娠中暑）香薷饮。香薷二钱，厚朴（姜制）、白扁豆（炒）各一钱。水煎，温服。（《竹林女科证治》卷二）

香苓汤。暑月至要之药。香薷（炮）、茯苓（去皮）、陈皮、干姜（炮）各二两，甘草五两，厚朴一两（姜制）。上为细末，入盐少许，沸汤调服，不拘时。（《岭南卫生方》卷中）

《耆婆方》治人水病，四肢、脚、肤、面、腹俱肿方。香薷一百斤，以水煮之令熟，去滓，更煎，令如饴糖，少少服之，当下之，小便数即瘥。（《医心方》卷十）

二气香薷饮。治一切暑毒。香薷（净叶）、黄连（去须）、厚朴各二两，生姜四两。上先将生姜取汁，同黄连、厚朴，于银瓷器内罨一宿，炒令厚朴紫色为度。每服四钱，于银瓷器铫内，以水一碗，煎至八分，入酒少许，再煎二三沸，冷服。暑毒作痢，先以此药吞下，加巴豆感应丸，荡涤暑毒。如未全瘥，却再服痢药，此理甚妙。（《岭南卫生方》卷中）

水病洪肿，胡洽居士香薷煎。用干香薷五十斤，剉，入釜中，以水淹过三寸，煮使气力都尽，去滓澄之，微火煎至可丸，丸如梧子大。一服五丸，日三服，日渐增之，以小便利则愈。（《本草纲目》卷十四"香薷"）

韭菜

[**性味**] 辛，温。

[**归经**] 入肝、胃、肾经。

[**功能**] 温中行气，散血，解毒。

[**主治**] 胸痹，噎膈，反胃，吐血，衄血，尿血，痢疾，消渴，痔漏，脱肛，跌打损伤，虫蝎蜇伤。

[**附方**] 刀伤奇效治方。韭菜汁拌陈石灰，阴干，研末，敷于患处，可立即止血止痛。（《少林寺伤科秘方》卷六"少林刀枪伤秘方"）

治刀斧砍伤秘方。韭菜同石灰捣成饼，贴墙上干透，研末，敷伤处即愈。（《少林寺伤科秘方》卷六"少林刀枪伤秘方"）

荆芥

[**性味**] 辛，温。

[**归经**] 入肺、肝经。

[**功能**] 发表，祛风，理血，炒炭止血。

[**主治**] 感冒发热，头痛，咽喉肿痛，中风口噤，吐血，衄血，便血，崩漏，产后血晕，痈肿，疮疥，瘰疬。

荆芥穗，效用同，惟发散之力较强。

[**附方**] （治临产血晕）清魂散。人参、荆芥、泽兰叶各一钱，川芎四钱，甘草三分。共为末，每服二钱，或水煎服。（《竹林女科证治》卷三）

（治产后厥阴感风）参归汤。人参、当归、荆芥各一钱。水煎服。（《竹林女科证治》卷三）

六问：产后精神恍惚，狂言乱语，何以治之？答曰：此因元气虚弱，或风邪所感，神不守舍，宜用后方。荆芥八分（6 g），菖蒲（去毛）八分（10 g），远志八分（10 g），枣仁八分（12 g），丹皮五分（6 g），前胡四分（5 g），橘红四分（6 g），茯苓八分（10 g），益母草八分（15 g），甘草五分（3 g）。水煎服。（《法门寺妇科胎前产后良方注评》）

舒筋活络汤。方药：荆芥6 g，防风6 g，透骨草15 g，羌活3 g，独活7.5 g，桔梗6 g，祁艾6 g，川椒6 g，赤芍15 g，一枝蒿15 g。以上药煎浓汁，趁热熏洗，每日3次。轻者3日可愈，重伤者9日可愈。专治被卸拿所致或其他原因引起的皮肤青肿，隐隐作痛者。（《少林寺秘方集锦》上部"跌打损伤方"）

治老人摇头不止方。荆芥9 g，乌梢蛇9 g，白蒺藜15 g，苍耳子9 g，僵虫6 g，全虫4.5 g，天麻9 g，天竺黄2.4 g。水煎服。（《少林寺秘方集锦》下部"内科杂病方"）

治点伤右凤尾脉（未时点中）秘方。药方：荆芥、红花、归尾、生地、血竭、儿茶、川芎、白芷各二钱，防风一钱半，栀子八分，细辛八分，甘草一钱。（《少林寺伤科秘方》卷三"少林点穴残伤救治秘方"）

治男子、妇人风气攻注，两眼昏暗，眵泪羞明，睑眦肿痒，或时赤痛，耳鸣头眩。荆芥穗一两半，苍术（米泔浸一宿，去皮，剉，炒）、白蒺藜（炒）、防风（剉，炒）各二两，甘草（炒）一两。上并为细末，不拘时，入盐少许，沸汤或酒调下一大钱，神妙。（《太平惠民和剂局方》卷七"菩萨散"）

（治产后泻痢）的奇散。荆芥穗（盏内慢火烧存性，不得犯油火），麝香少许，研末，沸汤下一钱。（《竹林女科证治》卷三）

《龙木论》治一切眼疾，血劳风气头痛，头旋目眩，荆芥穗为末，每酒服三钱。（《古今图书集成·医部全录》卷一百四十九）

茵陈蒿

[**性味**] 苦、辛，凉。

[**归经**] 入肝、脾、膀胱经。

[**功能**] 清热利湿。

[**主治**] 湿热黄疸，小便不利，风痒疮疥。

[**论述**] 平江有张省干者，病伤寒，眼赤，舌缩有膏，唇口生疮，气喘失音，脏腑利已数日，势甚危。此证伤寒家不载，诸医皆欲先止脏腑。忽秀州僧宝鉴大师过，投以茵陈五苓散、白虎汤而愈。诸医问出何书？僧云：仲景云，五脏实者死，今赖大肠通，若更止之，死可立而待也。五苓导其小肠，白虎散其邪气。诸人始服。（《唐宋文献散见医方证治集》）

茵芋

[**性味**] 辛、苦，温，有毒。

[**归经**] 入肝、肾经。

[**主治**] 风湿痹痛，四肢挛急，两足软弱。

[**附方**] 深师茵芋酒，疗新久风，体不仁，屈曳，或拘急肿，或枯焦，皆主之。施连所增损方，甚良。茵芋二两，狗脊二两，踯躅花二两（生用），乌头二两（生用），附子二两（生用），天雄一两（生用）。上六味，切，以酒一斗，绢囊盛药渍之，冬八九日，夏五六日。初服半合，不知增之，以知为度。忌猪肉、冷水。（《外台秘要方》卷十九"风不仁方"）

茵芋酒：治贼风，手足枯痹拘挛。用茵芋、附子、天雄、乌头、秦艽、女萎、防风、防己、石南叶、踯躅花、细辛、桂心各一两。十二味，切，以绢袋盛，清酒一斗渍之。冬七、夏三、春秋五日，药成。每服一合，日二服，以微痹为度。（《本草纲目》卷十七"茵芋"）

洋蓍草

[**性味**] 甘、苦、辛，寒。

[**功能**] 清热解毒，和血调经。

[**主治**] 痈疖肿毒，跌打损伤，痔疮出血，月经不调。

[**附方**] 治毒蛇咬伤方。先用麻绳将伤口上段扎紧，再用火罐或嘴吸伤口毒液，清除蛇齿，立敷蛇药膏，而后内服解毒剂。蛇药膏：千叶蓍 30 g，浙贝 15 g，轻粉 3 g，明矾 6 g，共研细末，用生蜜调成膏。（《少林寺秘方集锦》上部"少林外科杂病验方"）

威灵仙

[**性味**] 辛、咸，温，有毒。

[**归经**] 入膀胱经。

[**功能**] 祛风湿，通经络，消痰涎，散癖积。

[**主治**] 痛风，顽痹，腰膝冷痛，脚气，疟疾，癥瘕积聚，诸骨鲠咽；破伤风，扁桃体炎。

[**附方**] 时商州有人患重足不履地，经十年不瘥。忽遇新罗僧见云：此疾有药可理，遂入山求之，遣服数日，平复后，留此药名而去。(《政和本草》卷十一"威灵仙"引《崔氏海上集》)

《图经本草》：唐贞元中，周君巢作《威灵仙传》云：商州有人病手足不遂，不履地者数十年，良医殚技莫能疗，所亲置之道旁以求救者。遇一新罗僧见之，告曰：此疾一药可活，但不知此土有否？因为之入山求索，果得，乃威灵仙也。使服之，数日能步履。山人邓思齐知之，遂传其事。(《广群芳谱》卷九十八"威灵仙")

《本草纲目》威灵仙……气味苦，温，无毒。治诸风，宣通五脏，去腹内冷滞，心膈痰水，久积癥癖，痃癖气块，腰膝疼，疗折伤，散风邪，久服无有温疟疾。(《广群芳谱》卷九十八"威灵仙")

《志林》服威灵仙有二法。其一，净洗，阴干，捣罗为末，酒浸牛膝末，或蜜丸，或为散酒调。牛膝之多少，视脏腑之虚实而增减之。此眉山一亲知患脚气至重，依此服半年，遂永除。其一法：取此药粗细得中者，寸截之，七十寸作一贴，每岁作三百六十贴，置床头。五更初，面东细嚼一贴，候津液满口咽下。此牟山一僧，年百余岁，上下山如飞，云得此药方。二法皆以得真为要。真者有五验：一味极苦，二色深翠，三折之脆而不韧，四折之有微尘，如胡黄连状，五断处有白晕，谓之鸲鹆眼。无此五验，则藁本根之细者耳。又须忌茶，以槐角、皂角芽之嫩者，依造草茶法作，或只取《外台秘要》代茶饮，子方常合服乃可。(《广群芳谱》卷九十八"威灵仙")

《茶香室丛钞》云：宋·钱易《南部新书》云，贞元初，山人邓思齐，献威灵仙草，出高州，能愈众疾。禁中试有效，特令编付史馆。按，明·李时珍《本草纲目》引苏颂曰：唐贞元中，嵩阳子周君巢作《威灵仙传》云，威灵仙，去众风，通十二经，朝服暮效。先时有人病手足不遂，不履地者数十年，一新罗僧见之曰：此疾一药可活，不知此土有否？入山求索，果得，乃威灵仙也。服之数日，能步履。山人邓思齐知之，遂传其事。是威灵仙，唐时始出，前此所无也。（《历代笔记医事别录》"方药论治门"）

治点伤志室穴方。威灵仙3g，桂枝3g，川芎3g，川断3g，桃仁3g，陈皮2.4g，甘草0.9g，当归4.5g。水煎后加入黄酒30g，调匀内服。（《少林寺秘方集锦》上部"点穴致伤救治方"）

治点伤吊筋穴方。威灵仙6g，川断3g，狗脊3g，当归3g，虎骨4.5g，桃仁0.6g，淡竹叶1.2g，苏叶1.5g，防风1.5g，干姜1.5g。以上药，取水、酒各半煎服，连服3剂。（《少林寺秘方集锦》上部"点穴致伤救治方"）

治点伤开空穴秘方。开空两耳也。威灵仙、当归、山药、木通、虎茨各一钱五分，茯苓、脚樟各二钱，大腹皮、甘草各一钱，木香八分。童便引，酒炖服。（《少林寺伤科秘方》卷三"少林点穴残伤救治秘方"）

佩兰

[**性味**] 辛，平。

[**归经**] 入脾、胃经。

[**功能**] 清暑，辟秽，化湿，调经。

[**主治**] 感受暑湿，寒热头痛，湿邪内蕴，脘痞不饥，口甘苔腻，月经不调。

[**论述**] 四月八日者，为春夏之际……万物普生，毒气未行……浴佛法时当取三种香，一都梁香，二藿香，三艾纳香，合三种草香挼而渍之，此则青色水。若香少者，可以绀黛秦皮权代之。又用郁金香，手挼而渍之于水中，挼之以作赤水……以水清净用灌像讫，以白练白绵试之，断后自占更灌，名曰清净。（《大藏经》卷五十四"诸经要集"）

泽兰

[**性味**] 苦、辛，微温。

[**归经**] 入肝、脾经。

[**功能**] 活血，行水。

[**主治**] 经闭，癥瘕，产后瘀滞腹痛，身而浮肿，跌仆损伤，金疮，痈肿。

[附方] 跌打活命丹。泽兰叶五钱，当归五钱，红花一钱，丹皮三钱，青木香钱半，桃仁十个（研末），赤芍钱半。水煎，酒三服。大便不通者加大黄。外用敷药方：白花草（又名苦荠公）、梅子树根（去粗皮）、桃子树根（去粗皮）各适量，葱头捣烂，用酒炒热，先熨后敷，用梅桃叶亦可。（《少林寺伤科秘方》卷八"少林寺跌打损伤秘方"）

（治室女虚热经闭）泽兰汤。泽兰叶二钱，当归一钱，甘草五分。水煎，空心服。（《竹林女科证治》卷一）

（治乳痈）泽兰汤。泽兰叶一两，青皮三钱，白及五钱，枸橘叶三十片。水煎，入酒半盅服。（《竹林女科证治》卷三）

《僧深方》生发，泽兰膏方。细辛二两，蜀椒三升，续断二两，杏仁三升，乌头二两，皂荚二两，泽兰二两，石南二两，厚朴二两，莽草二两，白术二两。凡十一物，㕮咀，以淳苦酒三升渍铜器中一宿，以不中水猪肪成煎四斤，铜器中东向灶炊以苇薪，三沸三下，膏成，以布绞去滓，拔白涂之。（《医心方》卷四）

治点伤左手中指脉（巳时点中）秘方。药方：泽兰、生地、当归、碎补、桂枝各三钱，杜仲、赤芍、菖蒲、枳壳、独活、没药（去油）各二钱，田三七、红花、甘草各一钱，穿山甲一钱半。（《少林寺伤科秘方》卷三"少林点穴残伤救治秘方"）

治点伤右头上云睛脉秘方（午时点中）。药方：乳香（去油）、没药（去油）、地榆、归身、防风、荆芥、藁本、红花、归尾各二钱，川芎、白芷各一钱半，天麻三钱，细辛八分。（《少林寺伤科秘方》卷三"少林点穴残伤救治秘方"）

芜荑

[性味] 苦、辛，温。

[归经] 入脾、胃经。

[功能] 杀虫消积。

[主治] 虫积腹痛，小儿疳泻，冷痢，疥癣，恶疮。

[附方] 《耆婆方》治小儿腹中有虫方。芜荑作末，每食随多少，和少少水食之乃止。（《医心方》卷二十五）

地丁

[性味] 苦，寒。

[**归经**] 入心、肝经。

[**功能**] 清热利湿，解毒消肿。

[**主治**] 疔疮，痈肿，瘰疬，黄疸，痢疾，腹泻，目赤，喉痹，毒蛇咬伤。

[**附方**] 治疔疮方。鲜地丁 30 g，猫儿眼睛草 15 g，煎成浓汁，再放入白糖 60 g，搅后待凉饮下，1～3 剂可愈。(《少林寺秘方集锦》上部"少林外科杂病验方")

治小儿全身生疮方。鲜地丁草一把，水煎服。(《少林寺秘方集锦》上部"少林外科单方")

少林药捻。金械损伤，溃后成疮流脓流水久日不愈。地丁、蒲公英各一两，金银花八钱，乳香（醋制）、没药（醋制）各三钱，儿茶四钱，红花三钱，轻粉二钱，血竭八钱，冰片一钱二分，麝香五分。上药共碾成极细粉末，取上等好棉纸将药粉掺入，卷成为粗如绿豆细条的药捻，条长短不一，有三分、五分、一寸等长短各型备用，遇伤者先以盐水清洗疮口，然后上此药捻二至五枚甚效。(《少林寺伤科秘方》卷八"少林寺跌打损伤秘方")

白蒿

[**性味**] 甘，平。

[**主治**] 风寒湿痹，黄疸，热痢，疥癞恶疮。

[**附方**]《深师方》云：取白艾蒿十束如升大，煮取汁，以曲及米一如酿酒法，候熟，稍稍饮之。但是恶疾遍体，面目有疮者，皆可饮之。又取马新蒿捣末，服方寸匕，日三。如更赤起，服之一年，都瘥平复。角蒿，医方鲜有用者。(《政和本草》卷六"白蒿")

恶疮癞疾，但是恶疮遍体，面目有疮者，皆可服之。用白艾蒿十束如升大者，取汁，以曲及米一如酿酒法候熟，稍稍服之。(《古今图书集成·医部全录》卷三百七十一引《梅师方》)

深师疗癞，身体面目有疮必死方。取白艾蒿十束，如升大，煮取汁，酿米七斗，一如酿法，酒熟，稍稍饮之。(《外台秘要方》卷三十"诸癞方")

白芥

[**性味**] 辛，温，无毒。

[**归经**] 入肺经。

[**功能**] 温中散寒。

[**主治**] 咳嗽气急，胃腹冷痛。

[**论述**] 【释名】胡芥（《蜀本草》）、蜀芥。时珍曰：其种来自胡戎而盛于蜀，故名。（《本草纲目》卷二十六"白芥"）

白头翁

[**性味**] 苦，寒。

[**归经**] 入大肠、肝、胃经。

[**功能**] 清热凉血，解毒。

[**主治**] 热毒血痢，温疟寒热，鼻衄，血痔。

[**附方**]《僧深方》治诸下利，胡虏之人不习食谷下者，方用：白头翁二两，黄连四两，秦皮二两，黄柏二两。凡四物，以水八升，煮取二升半，分三服。（《医心方》卷十一）

车前草

[**性味**] 甘，寒。

[**归经**] 入手太阳、阳明气分。

[**功能**] 利水，清热，明目，祛痰。

[**主治**] 小便不通，淋浊，带下，尿血，黄疸，水肿，热痢，泄泻，鼻衄，目赤肿痛，喉痹乳蛾，咳嗽，皮肤溃疡。

[**附方**] 治阴茎肿胀方。鲜车前草 30 g，生地 15 g，黄柏 9 g，灯心草 1.2 g。水煎服，每日 1 剂。（《少林寺秘方集锦》下部"内科杂病方"）

马灯草

[**附方**] 少林八仙散。方药：马灯草 15 g，马钱子（油炸，去毛）60 g，乳香（醋制）60 g，没药（醋制）60 g，土鳖虫 30 g，水蛭 30 g，麻黄 45 g，冰片 3 g。制法：先将冰片单研成细粉，再将余 7 味药碾细粉与冰片调匀，装瓶备用，密封。用法：内服 0.9 ~ 1 g，也可直接撒于伤处，或用醋调成糊状敷于患处。功能：活血破瘀，消肿止

痛，祛风止痉。主治：跌打损伤，红肿疼痛，血瘀斑块，骨断筋伤，破伤风所致的抽搐以及风湿寒腿，关节麻木，肢体瘫痪等。（《少林寺秘方集锦》上部"跌打损伤方"）

内外伤止血方。无论外伤出血，或是内伤脏腑出血，用鲜马灯草，特效。外伤者，取鲜草少许揉碎按压伤处，止血；凡内伤出血者，取鲜马灯草 30 g 煎汤服下，可止血。（《少林寺秘方集锦》上部"少林单方、偏方"）

治鼻衄方。取马灯草叶（鲜者）1~2 g，揉烂塞入鼻孔中，立效。（《少林寺秘方集锦》下部"内科杂病方"）

奴哥撒儿

[**论述**] 奴哥撒儿，出西域，状如桔梗，治金疮及肠与筋断者，嚼烂敷之自续也。（《广群芳谱》卷九十九"奴哥撒儿"）

马泡蛋

[**附方**] 三宝止血散。马泡蛋一两，黄柏一两，三七三钱。共研为末，敷患处立能止血。（《少林寺伤科秘方》卷八"少林寺跌打损伤秘方"）

少林万能止血散。马泡蛋、生地黄、白及、金银花各一两，血余炭、自然铜（醋淬七次）各五钱，生大黄、生栀子、生黄柏、生黄连各三钱，儿茶五钱，乳香（醋制）、没药（醋制）各四钱，血竭三钱，麝香、冰片各一钱。共研为细末，贮于瓷瓶内。每日二钱，用黄酒冲下，分两次服完，重者可日服三钱。也可取药粉外敷患处，内外兼治者效果良好也。（《少林寺伤科秘方》卷八"少林寺跌打损伤秘方"）

阿婆末唎草

[**附方**] 若有女人怀妊死腹中者，取阿婆末唎草一大两，以水二升和煮，绞去滓，取一升汁……服即出，一无苦痛。若不出胎衣者，亦服此药即出差。（《新修大藏经》卷二十"千手千眼观世音菩萨治病合药经"）

第九章 树 脂 类

白云香

[采集加工] 为干燥的树脂。7～8月间割裂树干，使树脂流出，10月至次年4月采收，阴干。

[分布] 产于浙江、福建、广东、湖南、云南、台湾、江西等。

[别名] 宝依日（藏文名）。

[性味] 苦、辛，凉；燥，轻，锐。

[功能] 消肿，愈伤，止痛，解毒；除"黄水"。

[主治] 风邪身肿，浊热，皮肤瘙痒，疥癣，秃疮，金伤；"黄水"病，"龙"病。

[附方] 白云香、木香、宽筋藤、瞿麦、诃子、余甘子、毛诃子、决明子、五灵脂、尚麻子共研细末，制成散剂，主治痛风、痹病、关节疼痛等"黄水"病。

[论述]《月王药诊》说，白云香清热，敛"黄水"。

《甘露点滴》说，白云香温，燥，引"黄水"，治"龙"病、"黄水"病、疝气。

黑云香

[采集加工] 为干燥的树脂。本药由树枝的裂缝中自然渗出。采收后拣净树皮及其他杂质即可。

[分布] 我国不产。

[别名] 固故勒（藏文名）。

[性味] 大苦，寒；效重。

[功能] 清热，止痛；消炎。

[主治] 祛久肝病，瘰疬，麻风，创伤；各种炎症；"龙"病。

[论述]《铁鬘》说，黑云香，凉，重。医治新、旧肝病。

《四部医典》说，黑云香医治邪魔病、疔疮，消炎。

冰片

[采集加工] 为植物的分泌物。收集树脂加工而成。

[分布] 产于云南、广西、广东等。

[别名] 龙脑香。成布果（藏文名）。

[性味] 辛、苦、涩，寒、凉；效钝，糙，轻，平。

[归经] 入心、肺经。

[功能] 通诸窍，散郁火，去翳明目，消肿止痛，清热。

[主治] 中风口噤，热病神昏，惊痫痰迷，气闭耳聋，喉痹，口疮，痈肿，痔疮，目赤翳膜，高热，热盛，血赤，风热；中耳炎，蛲虫病。

[附方] 损伤十宝散。冰片、麝香各一分二厘，辰砂、乳香（去油）各一钱二分，红花四钱，血竭、儿茶各二分四厘，归尾一两，没药（去油）。以上共十味药，共为细末，贮瓷瓶内，用黄蜡封口备用。（《少林寺伤科秘方》卷八"少林寺跌打损伤秘方"）

[论述] 龙脑香及膏香，味辛、苦，微寒（一云温）、平，无毒。主心腹邪气，风湿积聚，耳聋，明目，去目赤肤翳。生婆律国。形似白松脂，作杉木气，明净者善。久经风日或如雀屎者不佳。（《政和本草》卷十三"龙脑香"）

《酉阳杂俎》：龙脑香树，出婆利国，婆利呼为固不婆律，亦出波斯国。树高八九丈，大可六七围，叶圆而背白，无花实。其树有肥有瘦，瘦者有婆律膏香；一曰瘦者出龙脑香，肥者出婆律膏也。在木心中，断其树，劈取之，膏于树端流出，斫树作坎而承之，入药用，别有法。《香谱》：形似松脂，作杉木气，干脂谓之龙脑香，清脂谓之波律膏。子似豆蔻，皮有甲错。《海药本草》云：味苦、辛，微温，无毒。主内外障眼，去三虫，疗五痔，明目，镇心，秘精。（《广群芳谱》卷八十"龙脑香"）

龙脑香树，出婆利国，婆利呼为固不婆律。亦出波斯国。树高八九丈，大可六七围，叶圆而背白，无花实，其树有肥有瘦，瘦者有婆律膏香。一曰瘦者出龙脑香，肥者出婆律膏也。在木心中，断其树劈取之，膏于树端流出，斫树作坎而承之。入药用，别有法。（《历代笔记医事别录·方药论治门》引《酉阳杂俎·前集》卷十八）

《西域记》云：西方抹罗矩吒国，在南印度境。有羯布罗香，干如松株而叶异，花果亦异。湿时无香，木干之后，循理折之，中有香，状类云母，色如冰雪，即龙脑香也。(《本草纲目》卷三十四"龙脑香")

时珍曰：龙脑者……《金光明经》谓之羯婆罗香。(《本草纲目》卷三十四"龙脑香")

王纶曰：龙脑大辛善走，故能散热，通利结气。目痛、喉痹、下疳诸方多用之者，取其辛散也。人欲死者吞之，为气散尽也。世人误以为寒，不知其辛散之性似乎凉尔。诸香皆属阳，岂有香之至者而性反寒乎？(《本草纲目》卷三十四"龙脑香")

含香法者……等分当以龙脑香、麝香、郁金香、牛黄……相和捣研，以天雨水和丸如麻子。(《大藏经》卷二十"如意轮陀罗尼经")

观世音爱乐，龙脑香、麝香、郁金香细捣，和牛黄……以净水和之，作丸如梧桐子大……阴干莫令风日到。(《大藏经》卷二十"观世音菩萨秘密藏如意轮陀罗尼神咒经")

《月王药诊》说，冰片清热，引起"培根"病、"龙"病；石膏与冰片能治血"赤巴"性肺病。

《四部医典》说，冰片解热，对长期发热不退的瘟疾有效。

《明释三十章》说，冰片虽凉而寒，燥，糙；君臣相佐可退高烧，相和可使它药性轻。

乳香

[别名] 杜噜香。

[性味] 辛、苦，温。

[归经] 入心、肝、脾经。

[功能] 调气治血，定痛，追毒。

[主治] 气血凝滞，心腹疼痛，痈疮肿毒，跌打损伤，痛经，产后瘀血刺痛。

[附方] 治拳击右胁疼痛方。方药：乳香（醋制）、没药（醋制）各4.5 g，当归15 g，自然铜（醋淬七次）1.5 g，红花、赤芍、苏木各9 g，郁金6 g，血竭1.5 g，甘草4.5 g。取泉水2000 ml煎取500 ml，加童便一杯，内服。(《少林寺秘方集锦》上部"跌打损伤方")

治右胁痛方。方药：乳香（醋制）、没药（醋制）各9 g，龙脑1.2 g，血竭6 g，生甘草3 g，冰片3 g，白矾6 g。上药共研细粉，如伤已破皮者，敷于患处，即可止痛、止血。如皮肤未破，仅有红肿疼痛者，可用香油调，涂患处，一二日可愈。（《少林寺秘方集锦》上部"跌打损伤方"）

治铲伤肩膀方。方药：乳香（醋制）6 g，没药（醋制）6 g，当归9 g，穿山甲9 g，皂角刺6 g，黄柏6 g，金银花6 g，连翘6 g，浙贝6 g，白芷6 g，生甘草6 g，地丁6 g。水煎服，用黄酒30 ml冲下。（《少林寺秘方集锦》上部"跌打损伤方"）

少林驱毒汤。方药：乳香（醋制）4.5 g，没药（醋制）4.5 g，穿山甲9 g，蒲公英30 g，金银花15 g，黄柏9 g，牡丹皮12 g，玄参9 g，连翘15 g，野菊花30 g，赤芍15 g，皂角刺9 g，生甘草6 g。水煎服，每日1剂，连服3~5日，用黄酒冲服，效果更佳。（《少林寺秘方集锦》上部"跌打损伤方"）

少林九虎丹。方药：乳香（醋制）30 g，没药（醋制）30 g，当归150 g，川芎90 g，天南星（制）90 g，红花90 g，白芷90 g，防风90 g，生甘草60 g。制法：将上9味药共研成细末，用黄米粉适量打成稀粥，泛药粉为丸如豌豆大，置阴凉通风、干燥处。服法：成人每次9 g，用黄酒冲服，日服2次。功能：活血祛瘀，消肿止痛，排脓生肌。主治：跌打损伤，血瘀作痛，红肿不消，扭伤转筋，四肢拘挛。（《少林寺秘方集锦》上部"跌打损伤方"）

少林神通散。方药：乳香（醋制，去油）4.5 g，没药（醋制，去油）4.5 g，血竭6 g，儿茶6 g，白芷9 g，花粉9 g，人中黄6 g，三七6 g，冰片3 g。制法：上药共研细末为散，备用。用法：成人每服1~2 g，日服2次，用黄酒送下，也可配合外用，疗效更显。已溃者，将药粉撒于患处；未溃者，用陈醋调药粉为糊状涂于患处，疗效均好。（《少林寺秘方集锦》上部"跌打损伤方"）

治点伤左脚内突一脉秘方（丑时点中）。药方：乳香（去油）、没药（去油），苏木各一钱半，木通、川断、赤芍、木瓜各二钱，石鳖、木香、独活、薏米各二钱，甘草七分，牛膝三钱。（《少林寺伤科秘方》卷三"少林点穴残伤救治秘方"）

治金枪伤重秘方。金枪伤重症者用乳香（去油）、没药（去油）、珍珠（豆腐制）、粉甘草、自然铜（酢淬七次）各等分，梅片、朱砂少许。共研细末，掺之神效。（《少林寺伤科秘方》卷六"少林刀枪伤秘方"）

接骨良方。乳香（去油）、血竭、银屑精、千金子、儿茶、金精石、没药（去油）、红花、琥珀、朱砂各二钱，自然铜少许，煅大土鳖一个。共研细末，好酒送下，每服一钱五分，甚效。（《少林寺伤科秘方》卷七"少林接骨内传秘方"）

少林回春膏。方药：乳香 30 g，没药 30 g，蜈蚣 30 g，金银花 150 g，连翘 150 g，地丁 150 g，黄柏 150 g，白芷 150 g，赤芍 150 g，猪苓 150 g，当归尾 150 g，生黄芪 150 g，川芎 90 g，白蔹 150 g，樟脑 30 g，轻粉 30 g，红粉 30 g，广丹 90 g，血竭 30 g，冰片 9 g，生甘草 60 g，麻油 12 kg，穿山甲 150 g，儿茶 30 g，川黄连 150 g，生栀子 150 g。制法：先将乳香、没药、红粉、轻粉、樟脑、冰片、儿茶、血竭 8 味药分别单研成细粉。取麻油 12 kg 置锅内，同时将 14 味草药倒入锅内用文火炸枯成炭，捞去药渣，待油降温后过滤，取纯药油，用文火熬至滴油成珠，使锅中油花由锅内沸面的边移向中心，烟气由浓黑色转青，最后转成白烟时，可离火下丹（边搅边下），严防丹粉聚结或溢出。每 300 g 药油约下丹 110 g，搅匀油膏后停炼，离火，并立刻倾入冷水中。浸泡 10 ~ 15 天，每天换水 2 次，以去尽火毒，再将油膏稍加温化，加入前 8 味细料，调匀即成。摊膏：7.5 cm 1 帖药膏需重 9 g，5 cm 1 帖药膏重 5 g，而后盖章注标，每盒装 10 帖，密封备用。用法：先把溃烂之处用淡盐水洗净，然后贴药膏，每 7 天换 1 次。功能：解毒医疮，排脓除腐，生肌收敛，消肿止痛。主治：金伤溃破，恶疮脓毒，红肿疼痛，痈疽，对口疮，毒虫咬伤等。（《少林寺秘方集锦》上部"少林膏药"）

治救刀伤秘方。凡杀伤不透膜者，用乳香、没药各等分，研烂，用童尿半盏、好酒半盏同煎至半盏，温服，然后再用乌贼鱼骨或龙骨为末敷伤处即愈。（《少林寺伤科秘方》卷六"少林刀枪伤秘方"）

治兵器杀伤秘方。凡杀伤未透膜者用乳香、没药各一块，加皂角子研烂，以童尿、好酒各半盏，同煎温服，然后用花蕊石散［没药、羌活、紫苏、细辛、草乌、厚朴、白芷、降香、当归、苏木、檀香、龙骨、南星、轻粉各二钱，蛇寒石三钱（童便煅三次），花蕊石五钱（童便煅七次），麝香二分，以上药共研为极细粉末，先用葱汤熏洗伤处，然后掺此药粉，宜软棉纸盖之，一日一次，神效］或乌贼骨研细末敷于伤口，立可止血止痛。（《少林寺伤科秘方》卷六"少林刀枪伤秘方"）

寻痛住痛散。乳香、没药、淮乌、制川乌、穿山甲、木香、虎骨、自然铜、赤芍、紫荆皮各二钱，当归一钱半，小茴、大茴、沉香、白术、桔梗、牛膝、乌药各一钱，枳壳八分，甘草、香附、降香节各五分，生姜三片。水煎服。（《少林寺伤科秘方》卷八"少林寺跌打损伤秘方"）

少林英雄丸。乳香（去油）、没药（去油）、自然铜（醋淬七次）、地龙、地鳖虫、密陀僧、花椒各八分。共研末蜜丸，酒服，临时，打不觉痛，血不浸心者甚妙。（《少林寺伤科秘方》卷八"少林寺伤科常备药囊")

少林生肌散。乳香（去油）、没药（去油）、血竭、雄黄、蒲黄、梧桐子、赤石脂、白芷、朴硝、寒水石、密陀僧、龙骨、轻粉、钟乳石、穿山甲、螃蟹粉、硼砂各五钱，蟾酥五分，朱砂、乌药各三钱。共为末，每膏一张各撒药粉数分，贴伤处。若兼疮痢症，再入麝香二三分，贴背心即安。凡损伤不问老幼及有无瘀血，俱用热童便以酒和服甚效。（《少林寺伤科秘方》卷八"少林寺伤科常备药囊"）

诸伤止痛散。乳香（去油）、没药（去油）、血竭、粉草、羌活、独活、茴香、木香、沉香、制草乌、当归、川芎、白芷各一两，花粉、木瓜、肉桂各七钱。共为末，每服二钱，用热酒送下神效。此方专治诸般远年损伤，全身疼痛等症。（《少林寺伤科秘方》卷八"少林寺伤科常备药囊"）

治点伤右头上云睛脉秘方（午时点中）。药方：乳香（去油）、没药（去油）、地榆、归身、防风、荆芥、藁本、红花、归尾各二钱，川芎、白芷各一钱半，天麻三钱，细辛八分。（《少林寺伤科秘方》卷三"少林点穴残伤救治秘方"）

薰陆香，微温。去恶气，恶疮。出天竺国及邯郸。似松脂，黄白色，天竺者多白，邯郸者夹绿色，香不甚。（《政和本草》卷十二"薰陆香"）

《梅师方》治齿虫痛不可忍。嚼薰陆香，咽其汁立瘥。（《政和本草》卷十二"薰陆香"）

若有人等卒患心痛不可忍者，为道尸疰，取杜噜香如乳头成者一丸……口中嚼咽不限多小。令变吐即瘥。慎五辛、酒、肉、油物诸不净物及房内。（《新修大藏经》卷二十"千手千眼观世音菩萨治病合药经"）

[论述]《香录》乳香，一名薰陆香，出大食国南，其树类松，以斤斫树，脂溢于外，结而成香，聚而成块。上品为拣香，圆大如乳头透明，俗呼滴乳，又曰明乳；次为瓶香，以瓶收者；次为乳塌，杂沙石者；次为黑塌，黑色；次为水湿塌，水渍色败气变者；次为斫削，杂碎不堪；次为缠末，播扬为尘者。《本草纲目》：薰陆香，一名马尾香，一名天泽香，一名摩勒香，一名多伽罗香。（寇宗奭曰：薰陆香即乳香，为其垂滴如乳头也，熔塌在地者为塌香，皆一也。李时珍曰：佛书谓之天泽香，言其润泽也……陈藏器言乳香是薰陆之类。寇宗奭言是一物，陈承言薰陆是总名，乳香是薰陆之乳头也。）掌禹锡曰：按《南方异物志》云，薰陆出大秦国，在海岛有大树，枝叶正如古松，生于沙中，盛夏木胶流出沙上，状如桃胶，夷人采取，卖与商贾，无贾则自

中国佛医学研究 临床卷

食之。气味微温，无毒。主风水毒肿，去恶气、伏尸、瘾疹、痒毒，治耳聋、中风口噤不语、女人肉气，止大肠泄澼，疗诸疮，令内消，能发酒，理风冷，下气益精，补腰膝，治肾气，止霍乱，冲恶中邪气，心腹痛、疰气，长血活血，定痛伸筋，治妇人产难折伤。（《广群芳谱》卷一百"乳香"）

乳香、薰陆香考异。恭曰：薰陆，形如白胶香，出天竺者色白，出单于者夹绿色，香亦不甚。珣曰：案《广志》云，薰陆香是树皮鳞甲，采之复生。乳头香生南海，是波斯松树脂也。脂赤如樱桃，透明者佳。禹锡曰：按《南方异物志》云，薰陆出大秦国，在海边有大树，树叶正如古松，生于沙中。盛夏，木液流出沙上，状如桃胶，夷人采取，卖与商贾，若商贾不至，则自食之。宗奭曰：薰陆木，叶类棠梨，南印土界阿咤厘国出之，谓之西香。南番者更佳，即乳香也。（《经史百家医录·药物》）

【释名】马尾香（《海药》），天泽香（《内典》），摩勒香（《纲目》），多伽罗香。……时珍曰：佛书谓之天泽香，言其润泽也。又谓之多伽罗香，又曰杜噜香。……【集解】恭曰：薰陆香形似白胶香，出天竺者色白，出单于者夹绿色，香亦不甚。（《本草纲目》卷三十四"熏陆香"）

气味苦、辛，微温，无毒。主风水毒肿，去恶气伏尸，瘾疹痒毒。乳香同功。【核曰】薰陆香，西出天竺，南出波斯等国。生沙碛中，树类古松，叶类棠梨。盛夏脂溢皮表，并皮鳞甲剥之为薰陆；溢脂之处垂滴乳头为乳香；斫凿其树，脂流成块为拣香；用瓶接贮为瓶香；淋沥根底，杂砂石为乳塌；色黑为黑塌；水浸色败气变为水湿塌；斫削杂屑为杂末；播扬成尘为缠末。薰陆一种，近不易得，得原采垂滴乳头，圆明润泽者为贵。故内典谓之天泽香，言其温润丽泽也。天竺国者色黄白，波斯国者色紫赤。日久者溢脂重叠，累累然，不成乳头者，即拣香也。修事：置缯囊内，挂窗隙良久，取研则不粘易碾；或同酒研如泥，水飞晒干；或糯米数粒，或灯心草数茎，或人指爪甲二三片，并研之，亦易细。【参曰】火烟上出曰熏，四时日月经行之地曰陆。合生成功用，命名熏陆。顾盛夏脂溢皮表，效机衡之夏日在肤，泛泛乎若万物之有余，所爱在外也。故主逆机衡之自下而上，从内而外，致交通不表，恶气不发，风雨不节，菀槁不荣者，仍使与万物顺浮沉于生长之门，功用颇捷。（《本草乘雅半偈》卷八"熏陆香"）

熏陆香，出大秦国。云在海边，自有大树生于沙中，盛夏时树胶流涉沙上，状如桃胶。夷人采取，卖与人。（唐释道世《法苑珠林》）

熏陆，状如桃胶。

熏陆，佛经译为"杜噜"，都是梵语的音译。（南宋释法之《翻译名义集》卷三"众香篇"）

苏合香

[**性味**] 辛，温。

[**归经**] 入肺、肝经。

[**功能**] 通窍，辟秽，开郁，豁痰。

[**主治**] 卒然昏倒，痰壅气厥，惊痫，温疟，心腹猝痛，疥癣，冻疮。

[**论述**] 味甘，温，无毒。主辟恶，杀鬼精物，温疟蛊毒，痫痉，去三虫，除邪，令人无梦魇，久服通神明，轻身长年。生中台川谷。（《政和本草》卷十二"苏合香"）

陶隐居云：俗传云是师子屎，外国说不尔。今皆从西域来，真者虽别，亦不复入药，惟供合好香尔。（《政和本草》卷十二"苏合香"）

唐本注云：此香从西域及昆仑来。紫赤色，与紫真檀相似，坚实，极芬香，惟重如石，烧之灰白者好。云是师子屎，此是胡人诳语，陶不悟之，犹以为疑也。（《政和本草》卷十二"苏合香"）

臣禹锡等谨按《梁书》云：中天竺国出苏合，苏合是诸香汁煎之，非自然一物也。又云：大秦人采苏合，先煎其汁以为香膏，乃卖其滓与诸人。是以展转来达中国，不大香也。（《政和本草》卷十二"苏合香"）

陈藏器云：按，师子屎，赤黑色，烧之去鬼气，服之破宿血，杀虫。苏合香，色黄白，二物相似而不同。人云师子屎是西国草木皮汁所为，胡人将来，欲人贵之，饰其名尔。（《政和本草》卷十二"苏合香"）

没药

[**性味**] 苦，平。

[**归经**] 入肝经。

[**功能**] 散血去瘀，消肿定痛。

[**主治**] 跌损，金疮，筋骨，心腹诸痛，癥瘕，经闭，痈疽肿痛，痔漏，目障。

[**附方**]（治产后血晕）夺命散。没药、血竭各等分为末，每服二钱，童便、好酒

各半盅，煎数沸调服。（《竹林女科证治》卷三）

少林金伤散。方药：没药 15 g，乳香 15 g，血竭 9 g，苏木 9 g，当归 24 g，龙骨 15 g，三七粉 30 g。制法：将前 6 种药置瓷瓶或瓷碗中，加盖，外用黄泥封固，以文火烧煅 45 分钟左右方可停火。待温度降下后，打开瓷碗，取出药粉，研成细粉，再与三七粉调和均匀，装瓶备用。用法：外伤出血时，将药粉敷于患处止血，效果可靠。（《少林寺秘方集锦》上部"止血方"）

治点伤右手指边脉秘方（申时点中）。药方：没药（去油）、木香、桂枝、川断、赤芍、归尾、泽兰、碎补、五加皮各二钱，地榆三钱，红花、独活各一钱半，田三七、炙甘草一钱，丁香五分。（《少林寺伤科秘方》卷三"少林点穴残伤救治秘方"）

少林万保丹。主治一切跌打损伤。没药（醋制）、乳香（醋制）、白芷、天花粉各一两，粉甘草五钱，黄柏、黄芩、川黄连、生大黄各三钱，自然铜（醋淬七次）、血竭各五钱半。共研为细末，用蜜制丸如小弹子大，每服二丸，伤重者服三丸，黄酒送下。（《少林寺伤科秘方》卷八"少林寺跌打损伤秘方"）

[论述]《本草纲目》：没药（一作末药，皆梵言也），苏颂曰：今南海诸国及广州或有之，木之根株，皆如橄榄，叶青而密，岁久者则有脂液流滴，在地下凝结成块，或大或小，亦类安息香，采无时。按，《一统志》云：没药树高大如松，皮厚二三寸，采时掘树下为坎，用斧伐其皮，脂流于坎，旬余方取之。气味苦平，无毒。破血止痛，疗金疮、杖疮、诸恶疮，痔漏，卒下血，目中翳晕痛，肤赤，破癥瘕宿血、损伤瘀血，消肿痛，治心胆虚，肝血不足，堕胎及产后心腹血痛。（《广群芳谱》卷一百"没药"）

【核曰】出波斯，及海南，今广州亦有之。其木根株，俱似橄榄，叶青茂密。岁久者，脂溢下地，凝结成块，色黑而香，状似安息。（《本草乘雅半偈》卷十"没药"）

《图经》曰：海南诸国有之，根株如橄榄，叶青而密，岁久者，膏液流滴地下，凝结成块。《一统志》曰：树高大如松，皮厚一二寸，采时掘树下为坎，用斧伐其皮，脂流于坎，旬余方取之。本朝充贡。（《东西洋考》）

血余

[**性味**] 苦，温。

[**归经**] 入心、肝、肾经。

[**功能**] 消瘀，止血。

[**主治**] 吐血，鼻衄，齿龈出血，血痢，血淋，崩漏。

[**附方**] 治鼻出血方。血余炭适量，研成极细末，塞入鼻中。另用冷水敷前额部，配合使用。（《少林寺秘方集锦》上部"武伤急救方"）

《梅师方》治鼻衄出血，眩冒欲死。烧乱发细研，水服方寸匕，须臾更吹鼻中即止。（《政和本草》卷十四）

江怀禅师，为驴咬下鼻，一僧用发入罐子，盐泥固济，煅过为末，急以鼻蘸灰，缀定，以软绢缚定，效。用此擦落耳鼻，亦效。（《续名医类案》卷三十六引《医学纲目》）

血竭

[**性味**] 甘、咸，平。

[**归经**] 入心、肝经。

[**功能**] 散瘀定痛，止血生肌。

[**主治**] 跌打折损，内伤瘀痛，外伤出血不止，瘰疬，臁疮溃久不合。

[**附方**] （治恶露不下）当归血竭丸。当归、血竭、蓬术、五灵脂（炒）。上为末，米醋糊丸，酒服二钱。（《竹林女科证治》卷三）

九龙汤。方药：血竭3 g，儿茶3 g，红花9 g，当归15 g，赤芍6 g，龙脑0.3 g，朱砂15 g，桂心1.5 g，附子1.5 g。上述9味药，共研为散，每次1 g，用白酒30 ml冲服。主治一切损伤。（《少林寺秘方集锦》上部"跌打损伤方"）

治点伤天平穴（即神庭）方。血竭6 g，虎骨6 g，三七3 g（研末，冲服），甘草1.5 g，人中白3 g，山羊血3 g，自然铜（醋淬七次）6 g，伏龙肝12 g。以上药，水煎服。（《少林寺秘方集锦》上部"点穴致伤救治方"）

治点伤咽空穴秘方。血竭、茜草、桔梗、独活、杜仲、白术、红花、柏叶、连翘。葱引，水煎，酒兑服。（《少林寺伤科秘方》卷三"少林点穴残伤救治秘方"）

治咽喉受伤秘方。血竭、独活、茜草、桔梗、杜仲、白术、红花、柏叶、连翘。葱白引，酒煎兑服。（《少林寺伤科秘方》卷八"少林寺跌打损伤秘方"）

治刀剁落指秘方。血竭四分，真降香六分，荔枝核（烧存性）四分。三味拌匀，将剁下手指头用口含以津润之，药备齐，断指相连，将药敷上，用大笔管或竹筒两半个合，外用麻绳缚之，勿动摇。（《少林寺伤科秘方》卷六"少林刀枪伤秘方"）

伤后垂危欲死汤。治伤后瘀血攻心，垂危死者，用血竭、当归、百草霜、乳香（去油）、没药（去油）、官桂、大黄，好酒煎服，神效。（《少林寺伤科秘方》卷八"少林寺跌打损伤秘方"）

延胡索

[**性味**] 辛、苦，温。

[**归经**] 入肝、胃经。

[**功能**] 活血散瘀，理气止痛。

[**主治**] 心腹腰膝诸痛，月经不调，癥瘕，崩中，产后血晕，恶露不尽，跌打损伤。

[**附方**] 如皂角一条横过，痛不可忍，不思饮食，面色青黄，急服元胡散治之。元胡四钱，发灰三钱。共为末，酒调服下，服之半月，其块自消。（《宁坤秘笈》卷上）

（治经来胁气痛）四物玄胡汤。熟地黄、当归、白芍、川芎各七钱五分，玄胡索四两，沉香五钱。每服三钱，水煎服。（《竹林女科证治》卷一）

（治经来小腹痛）玄胡散。玄胡索四两，头发灰四钱。为末，酒调下。（《竹林女科证治》卷一）

（治胞衣不下）牛膝汤。延胡索五钱，牛膝、全当归各三钱。水煎服。（《竹林女科证治》卷三）

（治儿枕痛）三圣散。当归一两，延胡索、桂心各五钱。上为末，每服二钱，童便或热酒调下。（《竹林女科证治》卷三）

治坠车落马筋骨疼痛不止秘方。取元胡索末，用好酒送服二钱，每日二次，甚效。（《少林寺伤科秘方》卷八"少林寺跌打损伤秘方"）

治拳伤胸部疼痛方。方药：延胡索6g，红花15g，青杨树皮60g，桃枝30g。水煎服，加童便疗效更佳。（《少林寺秘方集锦》上部"跌打损伤方"）

治胃痛奇效散。延胡索（醋炒）30g，广木香6g，良姜3g，陈皮6g。上药共研为散，每服3~5次立效。（《少林寺秘方集锦》下部"内科杂病方"）

治脐周隐痛方。延胡索4.5g，木香4.5g，丁香1.5g。上药共研细末，每服2.4~3g。（《少林寺秘方集锦》下部"内科杂病方"）

治拳伤胸部疼痛秘方。药方：延胡索二钱，红花五钱，青杨树皮二两，桃枝一两。

水煎，加童便服。（《少林寺伤科秘方》卷九）

安息香

[**性味**] 辛、苦，温。

[**归经**] 入心、肝、脾经。

[**功能**] 开窍，辟秽，行气血。

[**主治**] 卒中暴厥，心腹疼痛，产后血晕，小儿惊痫，风痹腰痛。

[**论述**] 时珍曰：此香辟恶，安息诸邪，故名。或云：安息，国名也。梵书谓之拙贝罗香。【集解】恭曰：安息香出西域。（《本草纲目》卷三十四“安息香”）

白胶香

[**性味**] 辛、苦，平，无毒。

[**归经**] 入脾、肝经。

[**功能**] 活血，凉血，解毒，止痛。

[**主治**] 痈疽，疮疥，瘾疹，瘰疬，金疮，齿痛，吐血，衄血。

[**附方**] 吐血咯血。《潴寮方》：用白胶香、铜青各一钱，为末。入干柿内，纸包煨熟，食之。（《本草纲目》卷三十四“枫香脂”）

[**论述**] 《尔雅注》：枫树有脂而香，今之枫香是。《本草》：《金光明经》谓其香为须萨折罗婆香。（《广群芳谱》卷七十五“枫香”）

枫脂为白胶香，五月研为坎，十一月采之。气辛，味苦，平，无毒。治一切瘾疹、风痒、痈疽、疮疥、金疮，吐衄、咯血，活血生肌，止痛解毒。烧过揩牙，永无齿疾。近世多以松脂之清莹者为枫香，又以枫香、松脂为乳香，总之，二物功虽次于乳香，谅亦仿佛不远。（《广群芳谱》卷七十五“枫香”）

制用：取枫脂入釜水，煮二十沸，又冷水中揉扯数十次，晒干用。（《广群芳谱》卷七十五“枫香”）

【释名】白胶香。时珍曰：枫树枝弱善摇，故字从风。俗呼香枫。《金光明经》谓其香为须萨折罗婆香。……梵书谓之萨罗婆香。（《本草纲目》卷三十四“枫香脂”）

迷迭香

[**性味**] 辛，温，无毒。

［**功能**］健胃，发汗。

［**主治**］头痛。

［**论述**］《广志》：迷迭出西域。《魏略》：迷迭香出大秦国。《本草》：其草修干柔茎，细枝弱根，繁花结实，严霜弗凋，收采去枝叶，入袋佩之，芳香甚烈。主去恶气，令人衣香，烧之去鬼。（《广群芳谱》卷九十二"迷迭"）

藏器曰：《广志》云出西海，《魏略》云出大秦国。时珍曰：魏文帝时，自西域移植庭中，同曹植等各有赋。（《本草纲目》卷十四"迷迭香"）

拙具罗香

［**附方**］若有人等患传尸鬼气、伏连病者，取拙具罗香……烧熏鼻孔中，又取七丸如菟失……吞即瘥。慎酒肉、五辛及恶骂。以取摩那屎罗和白芥子……于病者床下烧……（《新修大藏经》卷二十"千手千眼观世音菩萨治病合药经"）

桃胶

［**性味**］甘、苦，平，无毒。

［**主治**］石淋，血淋，痢疾。

［**附方**］若有人等患恶痊入心闷绝欲死者，取桃胶一丸，大小亦如桃实大，以清水一升合煎……顿服尽即瘥。（《新修大藏经》卷二十"千手千眼观世音菩萨治病合药经"）

若有人等亦血痢血者，取桃脂大如鸡子……令吞即瘥。（《新修大藏经》卷二十"千手千眼观世音菩萨治病合药经"）

第十章　贝　壳　类

石决明

[**采集加工**] 为干燥的贝壳。夏、秋季捕捉，去肉，洗净，干燥。

[**分布**] 产于我国辽宁、山东等沿海地区。

[**别名**] 瓦拉（藏文名）。

[**性味**] 咸，凉。

[**功能**] 解毒，愈伤，清脑，祛翳；干"黄水"。

[**主治**] 中风，脑伤，食物及药物中毒；"黄水"病。

[**论述**]《月王药诊》说，石决明医治骨裂缝。

《四部医典》说，石决明医治脑病，解毒。

贝齿

[**采集加工**] 为干燥的壳。夏、秋季在海边采收，除去肉质，洗净，晒干。

[**分布**] 产于我国沿海省区。

[**别名**] 轮布（藏文名）。

[**性味**] 咸，平。煅成炭后辛、苦，温。

[**功能**] 消痞，干脓，止血，祛翳；燥"黄水"。

[**主治**] 痞块，鼻衄，眼翳；消化不良，肺脓肿。

瓦楞子

[**性味**] 甘、咸，平。

[**归经**] 入肝、脾经。

[**功能**] 化痰软坚，散瘀消积。

中国佛医学研究　临床卷

［**主治**］痰积，胃痛，嘈杂，吐酸，癥瘕，瘰疬，牙疳。

［**附方**］治反胃吐水方。瓦楞子（煅打碎）4.5 g，陈皮 6 g，生姜 3 片，法半夏 4.5 g，炙甘草 4.5 g。以清泉水 1500 ml，煎至 250 ml，1 次服尽，甚效。(《少林寺秘方集锦》下部"内科杂病方")

第十一章 动 物 类

土鳖子

[附方] 接骨实效方。用多年酒缸底土鳖子不拘多少个焙干研末，五铢钱（醋淬七次）为末，各等分，每服一分，好酒送下。（《少林寺伤科秘方》卷七"少林接骨内传秘方"）

木鳖子

[采集加工] 为干燥的种子。8～10月采摘成熟的果实，切开，取出种子，晒干。

[分布] 产于广西、广东、四川、安徽、云南、贵州、福建等。

[别名] 冬毛宁（藏文名）。

[性味] 苦、微甘，寒，有毒。

[归经] 入肝、脾、胃经。

[功能] 催吐，解毒，消肿散结。

[主治] 痈肿，疔疮，瘰病，痔疮，无名肿毒，癣疮，风湿痹痛，筋脉拘挛；"赤巴"病，"黄水"病，中毒病。

[附方] 治面部击伤肿痛方。方药：木鳖子3个（香油焙灰用），无名异适量，自然铜（醋淬七次）3g，乳香（去油）9g，没药（去油）9g，苏木9g。制法：以上诸药共研细粉，取蜜和丸，如小弹子大，每服3丸，白酒送下。（《少林寺秘方集锦》上部"止血方"）

[论述]《四部医典》说，冬毛宁治"赤巴"病，止热性腹泻。

方海

[采集加工] 为干燥的螃蟹。秋季捕捉后，洗净沙土，将附肢、螯足、蟹体用绳捆

好，用热水烫死，晒干。

[**分布**] 产于我国沿海省区。

[**别名**] 迪席仁（藏文名）。

[**性味**] 咸、甘，凉。

[**功能**] 利尿，消水肿。

[**主治**] 尿闭，肾热，膀胱热，尿道结石，水肿。

[**论述**]《四部医典》说，方海医治尿闭症。

山羊血

[**性味**] 咸，热。

[**归经**] 入心、肝经。

[**功能**] 活血散瘀，通络，解毒。

[**主治**] 跌打损伤，筋骨疼痛，吐血，衄血，便血，尿血，痈肿。

[**附方**] 治点伤食仓穴（即下脘）方。山羊血 0.9 g（冲服），当归 3 g，紫草 3 g，骨碎补 3 g，白芥子 3 g，大黄 3 g，羌活 1.5 g，枳壳 1.5 g，石斛 1.5 g，乳香（去油）2.4 g，甘草 0.6 g，灯心草 0.3 g。水、酒各半煎服。（《少林寺秘方集锦》上部"点穴致伤救治方"）

山羊角

[**功能**] 镇惊退热，明目，止血。

[**主治**] 小儿惊痫，头痛，产后腹痛，痛经。

[**附方**] 治偏头痛方。山羊角 9 g 研末，用温开水冲服，每日 1 剂，连服 3 个月，疗效佳。（《少林寺秘方集锦》下部"内科杂病方"）

羊肉

[**性味**] 甘，温。

[**归经**] 入脾、肾经。

[**功能**] 益气补虚，温中暖下。

[**主治**] 虚劳羸瘦，腰膝酸软，产后虚冷，腹痛，寒疝，中虚反胃。

[**附方**]（治产后蓐劳）羊肉汤。精羊肉四两，当归、川芎各五钱，生姜一两。上以水十盏，煎至四盏，分四次空心服。（《竹林女科证治》卷三）

治头顶穿方。生羊肉 120 g，生甘草 30 g。先将羊肉切碎，再将生甘草砸碎，掺入肉内，置碾槽内碾成糊状，敷于患处。（《少林寺秘方集锦》上部"少林外科杂病验方"）

产后厥痛。胡洽大羊肉汤，治妇人产后大虚，心腹绞痛，厥逆。用羊肉一斤，当归、芍药、甘草各七钱半，用水一斗煮肉，取七升，入诸药，煮二升服。（《本草纲目》卷五十"羊"）

青羊肝

[**附方**]《梅师方》治目暗，黄昏不见物者。以青肝切，淡醋食之，煮亦佳。（《肘后备急方》卷六）

《龙木论》肝虚目赤，青羊肝薄切，水浸吞之，极效。（《古今图书集成·医部全录》卷一百五十）

羊角

[**性味**] 咸，凉。

[**归经**] 入肝、心经。

[**功能**] 清热解毒，镇惊，明目。

[**主治**] 小儿惊痫，风热头痛，烦闷，吐血，青盲肿毒。

[**附方**] 胡洽羊肉汤，疗寒劳不足，产后及身腹中有激痛方。当归四两，生姜五两，羊肉一斤。三味，以水一斗二升，煮肉取七升，去肉，纳诸药煮取三升。一服七合，日三夜一。（《政和本草》卷十七"羊角"）

《梅师方》治产后余血攻心，或下血不止，心闷面青，身冷气欲绝。新羊血一盏饮之，三两服，妙。（《政和本草》卷十七"羊角"）

羊乳

[**性味**] 甘，温。

[**功能**] 温润补虚。

[**主治**] 虚劳羸弱，消渴，反胃，哕逆，口疮，漆疮。

[**附方**]《经验方》治蜘蛛咬，遍身生丝。羊乳一件饮之。正元十年，崔员外从质云：目击有人被蜘蛛咬，腹大如孕妇，其家弃之，乞食于道，有僧遇之，教饮羊乳，未几日而平。（《政和本草》卷十七"羊乳"）

羊蹄

[**性味**] 苦，寒，有小毒。

[**归经**] 入心经。

[**功能**] 清热，通便，利水，止血，杀虫。

[**主治**] 大便燥结，淋浊，黄疸，吐血，肠风，功能性子宫出血，秃疮，疥癣，痈肿，跌打损伤。

[**附方**] 治羊胡疮方。羊蹄30 g，黄柏15 g。共研细末，加冰片少许，若无流黄水者可将药粉撒于患处；若已结痂者，用生香油调成糊状，涂于患处，每日1次。（《少林寺秘方集锦》上部"少林外科杂病验方"）

五灵脂

[**采集加工**] 为干燥的粪便。全年均可采收，除去杂质，晒干。

[**分布**] 产于内蒙古、青海、陕西、甘肃等。

[**别名**] 拉格右顺（藏文名）。

[**性味**] 甘、苦，凉、温；效锐。

[**归经**] 入肝、脾经。

[**功能**] 清肝、肾、胃、小肠热。生用行血止痛；炒用止血。

[**主治**] 痛风，眼病，心腹血气诸痛，妇女经闭，产后瘀血作痛；外治蛇、蝎、蜈蚣咬伤；消化性溃疡，慢性肝病。炒用治妇女血崩，经水过多，赤带不绝。

[**附方**]（治崩漏虚实）独行散。五灵脂一两（炒令烟尽），研极细末，每服一钱，温酒调下。（《竹林女科证治》卷一）

（治妊娠心痛）手拈散。五灵脂（炒烟尽）一钱，草果一个，玄胡索、没药（去油）各八分。酒煎服。（《竹林女科证治》卷二）

（治产后血晕）立应汤。熟地黄、当归各三钱，白芍二钱，五灵脂（半生半炒）、

川芎各一钱。水煎服。(《竹林女科证治》卷三)

《岭南卫生方》云：有被蛇伤而昏困者，一僧以五灵脂一两、雄黄半两，为末，酒下二钱，即愈。(《历代笔记医事别录·救急门》)

治小腹绞痛方。五灵脂(醋制)4.5 g，广木香2.4 g，延胡索(醋制)4.5 g，枳实2.4 g，大黄9 g，甘草2.4 g。水煎服。(《少林寺秘方集锦》下部"内科杂病方")

跌打急救方。五灵脂、元胡索、生大黄各等分。共为细末，先将醋熬成稀糊，调上药末敷患处，干则再敷即愈。(《少林寺伤科秘方》卷八"少林寺跌打损伤秘方")

[**论述**]《月王药诊》说，五灵脂排脓及坏血。

《四部医典》说，五灵脂清热，尤其对胃、肝、肾热有速效。

乌梢蛇

[**采集加工**] 为干燥的全体。夏、秋季捕捉后，剥皮，去内脏，洗净，盘绕成圆形晾干。

[**分布**] 产于长江以南省区及甘肃、河南等地。

[**别名**] 那格布如勒(藏文名)。

[**性味**] 甘，平。

[**功能**] 明目，通经活络。

[**主治**] 闭经，腹痛，麻风，眼病。

[**论述**]《四部医典》说，蛇肉活血化瘀，医治眼病。

水獭肉

[**采集加工**] 为干燥的肉。秋、冬季捕杀后，取其肉割成条状，晒干。

[**分布**] 产于西藏、青海、湖北、云南等，以及东北、华北地区。

[**别名**] 萨木沙(藏文名)。

[**性味**] 甘，温。

[**功能**] 滋补强精，祛肾寒。

[**主治**] 阳痿，遗精，体虚。

[**论述**]《晶珠本草》说，水獭肉补肾壮阳、祛肾寒。

全蝎

[采集加工] 为干燥的全体。秋季捕捉后用开水煮至变硬，在通风处晾干。

[分布] 我国长江以北地区均产。

[别名] 地格拿格（藏文名）。

[性味] 甘、苦、辛、咸，平，有毒。

[归经] 入肝经。

[功能] 祛风，止痉，通络，解毒，镇痉，祛脑疾，通白脉，明目。

[主治] 惊风抽搐，癫痫，半身不遂，口眼㖞斜，偏头痛，风湿痹痛，破伤风，风疹疮肿，眼病；淋巴结结核。

[附方] 治小儿惊风方。全虫 30 g，僵虫 18 g，天麻 6 g，石菖蒲 4.5 g，天竺黄 6 g，真牛黄 1.5 g，珍珠 0.15 g，犀角 3 g，琥珀 6 g，朱砂（水分）1.5 g。以上诸味药共研细末，装瓷瓶备用。1 岁以下婴儿每日 2 次，每服 0.3 ~ 0.5 g；1 ~ 3 岁小儿每服 0.15 ~ 0.24 g；4 ~ 8 岁每服 0.8 ~ 0.9 g；9 ~ 12 岁每服 0.9 ~ 1.5 g；13 ~ 16 岁每服 2.4 ~ 3 g。禁忌：生、冷和有刺激的食物。（《少林寺秘方集锦》下部"内科杂病方"）

治掌变形如鹰爪方。全虫 9 g，地龙 10 g，蜈蚣 6 g，马钱子（油炸，去毛）3 g，千年健 9 g，鸡血藤 15 g，白花蛇（酒制）4.5 g，豹骨 9 g，当归 9 g，红花 9 g，荆芥 6 g，甘草 4.5 g。上药加水、酒各半煎服。（《少林寺秘方集锦》下部"内科杂病方"）

正舌散。治风痰为患，舌本强而不言。蝎梢（去毒）一分，茯神（去心木，炒）一两，龙脑薄荷（晒干）二两。上为细末，每服二钱，温酒调下，更以擦牙颊间。（《岭南卫生方》卷中）

诸疮毒肿。全蝎七枚，栀子七个，麻油煎黑，去滓，入黄蜡，化成膏，敷之。（《本草纲目》卷四十"蝎"）

龙涎香

[采集加工] 为抹香鲸肠道分泌物。捕猎后自体内取得或捞取海面上漂浮的由活体排出体外者。

[分布] 产于我国沿海地区。

[别名] 扎朝布瓦（藏文名）。

[**性味**] 甘、酸，凉；气腥。

[**功能**] 清热，行气活血，散结止痛，利水通淋。

[**主治**] 脑病，咳喘气逆，气结癥积，心腹疼痛，淋病；肾炎。

[**论述**]《晶珠本草》说，龙涎香医治肾病、脑病。

龙涎香出西洋诸国。番舶径往东澳，原非西产。万历甲午，命福建两广办进，西人亦为之困，则广之一字累之也。《岭外杂记》云：龙枕石睡，涎沫浮水面，积而坚凝，惟鲛人能取之。新者色白，久则紫，又久甚则黑白者如百药煎。黑者次之，似五灵脂。其气近臊，和香焚之则翠烟浮空而不散。一说云：香有三品，一曰汛水，如前所记者，上品也；一曰渗沙，乃漂泊洲屿间，风雨浸淫，久渗沙上者；一曰鱼食龙吐涎，群鱼竞食之，粪浮于沙碛上，气甚腥秽，皆不可用。此物予尝于闽行省见之，舶商携有十三两，至问其价，云每两价一百二十两。问何据，云嘉靖间采办有案。予因取视之，形正如百药煎。初焚，微有腥气，已而清气逼人。时尽倒累年旧牍检之，果得一牍云：每两价六十七两，且谓留上香五两，次香七两，以待再命。而库册业已失载，司帑者细检帑内废朽诸物，得两裹，封识宛然，香气无异新者。予考之闽广采办龙涎事，在嘉靖丙辰，与败物共处垂五十年而味不减，真异物也。后有知者语予曰：故事，商人自赴内库交纳，半为中官侵费，不必尽香价也。（《经史百家医录·药物》引商务印书馆 1936 年版《丛书集成初编》本之《峤南琐记》卷下）

珍珠

[**采集加工**] 为干燥的体内形成物。自动物体内取出，洗净，干燥。

[**分布**] 产于广东、广西、台湾、山东、河北、湖南、湖北、浙江、江苏及东北三省等。

[**别名**] 姆地格（藏文名）。

[**性味**] 甘、咸，平、寒。

[**归经**] 入心、肝经。

[**功能**] 镇心安神，养阴息风，清热坠痰，去翳明目，解毒，镇静，生肌。

[**主治**] 惊悸，怔忡，癫痫，惊风搐搦，烦热消渴，喉痹口疮，目生翳障，疮疡久不收口，中风，中毒等症；白脉病。

[**附方**] 跌打通治秘方。珍珠（豆腐制）、滑石各一钱，炉甘石二钱，薄荷（水煮

火煅），硼砂八分，乳香（去油）、荸荠粉各一钱。共末，每服一至二钱，黄酒送下。（《少林寺伤科秘方》卷八"少林寺跌打损伤秘方"）

[**论述**]《四部医典》说，珍珠医治脑漏，解毒。

穿山甲

[**采集加工**] 为干燥的鳞片。四季可采，杀后用开水烫之，甲片可自行脱落，洗净，干燥。

[**分布**] 产于广西、贵州、云南、湖南、安徽等。

[**别名**] 拿给（藏文名）。

[**性味**] 咸，寒。

[**归经**] 入肝、胃经。

[**功能**] 消肿溃痈，搜风活络，通经下乳，清热解毒，消肿，活血。

[**主治**] 痈疽疮肿，风寒湿痹，月经停闭，乳汁不通。外用止血，骨伤，产褥热。

[**附方**] 治小儿疳积神方。生穿山甲 3 片，砸碎，再取 1 个鸡蛋，打开一个小口，将山甲碎块投入蛋内，然后把缺口封塞好，置锅内隔水炖熟，每日吃一个，连吃 10 个即愈。（《少林寺秘方集锦》下部"内科杂病方"）

治小儿大头翁秘方。药方：生穿山甲九片，三棱、莪术各一钱半，浙贝、赤芍各二钱，生甘草一钱。共研为细末，每服五分，连服两个月。忌猪、牛、羊肉。（《少林寺伤科秘方》卷十）

（治乳少）涌泉散。当归、黄芪（生用）、通草各二钱，穿山甲（炒，研）、瞿麦各一钱五分，王不留行一钱五分，七星猪蹄一对。煮汁一碗，入酒一杯煎服。（以木梳于乳上梳之。）（《竹林女科证治》卷三）

[**论述**]《四部医典》说，穿山甲医治骨热。

沙蜥

[**采集加工**] 为干燥的全体。夏、秋季捕捉，除去内脏及头，晒干。

[**分布**] 产于内蒙古。

[**别名**] 明吧（藏文名）。

[**性味**] 甘、咸，温。

[**功能**] 益肾补精，解毒，杀虫。

[**主治**] 阳痿，遗精，肾寒。

[**论述**]《四部医典》说，沙蜥医治虫症，解毒。

狐肺

[**采集加工**] 为干燥的肺脏。秋、冬季猎取，洗净，晾干。

[**分布**] 我国各地均产。

[**别名**] 瓦劳（藏文名）。

[**性味**] 甘，平。

[**功能**] 滋肺，定喘。

[**主治**] 干咳，肺陈热，肺浮肿；肺脓肿。

[**论述**]《四部医典》说，狐狸肺医治肺穿孔。

《月王药诊》说，狐肺医治肺病。

兔心

[**采集加工**] 为干燥的心脏。四季可采，在通风处晾干。

[**分布**] 我国各地均产。

[**别名**] 礼邦宁（藏文名）。

[**性味**] 甘，平。

[**功能**] 止心刺痛，安神；除"龙"。

[**主治**] 心悸，心绞痛，癫狂，昏厥，邪症。

[**论述**]《四部医典》说，各种动物的心、肺、肝、肾、脾对相应的五脏六腑疾病有效。

兔

[**论述**]【释名】明视。时珍曰……梵书谓兔为舍舍迦。（《本草纲目》卷五十一"兔"）

兔皮毛

[**性味**] 苦，凉。

[**功能**] 清热解毒，凉血。

[**主治**] 传染病高热，疔疮痈肿，血瘀刺痛。

[**附方**]（治难产）胜金丹。兔毫笔（即败笔头一枝，烧灰存性，研），生藕汁一盅，共调匀服。（《竹林女科证治》卷三）

兔头骨

[**性味**] 甘、酸，平。

[**主治**] 头痛，眩晕，消渴，难产，恶露不下，小儿疳痢，痈疽疮毒。

[**附方**]《梅师方》兔肉合干姜拌食之，令人霍乱。（《政和本草》卷十七"兔头骨"）

海螺

[**采集加工**] 为干燥的贝壳。春至秋季间捕捉，烫死，去肉。

[**分布**] 产于我国沿海省区。

[**别名**] 冬（藏文名）。

[**性味**] 涩，凉。

[**功能**] 收敛脓血，清骨热，散疮核；干"黄水"。

[**主治**] 内外脓症，诸毒病，眼病。

[**论述**]《月王药诊》说，海螺医治骨折。

《四部医典》说，海螺干脓，消除堵塞，清骨热。

螺蛳

[**性味**] 甘，寒。

[**归经**] 入膀胱经。

[**功能**] 清热利水，明目。

[**主治**] 黄疸，水肿，淋浊，消渴，痢疾，目赤翳障，痔疮，肿毒。

[**附方**]（《夷坚三志辛》卷五）饶医熊彦诚，年五十五岁，病前后便溲不通五日，腹胀如鼓。同辈环坐候视，皆不能措力。与西湖妙果僧慧月相善，遣信邀至诀别，月惊驰而往，过钓桥，逢一异客，风姿潇洒出尘，揖之，曰：方外高士，何子子趋走如

此？月曰：一善友久患闭结，势不可料，急欲往问之。答曰：此易事耳，待奉施一药。即脱靴下水，探一大螺而出，曰：事济矣。持抵其家，以盐半匕和壳生捣碎，置病者脐下三寸三分，用宽帕紧系之，仍办触器以须其通……漫使试之，曾未安席，砉然暴下。（《唐宋文献散见医方证治集》）

汤火伤疮。用多年干白螺蛳壳煅研，油调敷。（《本草纲目》卷四十六"蜗螺"）

驴血

[**采集加工**] 为干燥的血。秋、冬季采健康驴血，置于平底器皿中，阴凉处干燥。

[**别名**] 泵日哈克（藏文名）。

[**性味**] 甘、咸，温。

[**功能**] 祛风湿；干"黄水"。

[**主治**] 痹病，痛风；"黄水"病。

[**论述**]《四部医典》说，驴血医治风湿病、关节间积"黄水"。

狼舌

[**采集加工**] 为干燥的舌。秋、冬季捕杀后取其舌，洗净，晾干。

[**分布**] 我国大部分省区均产。

[**性味**] 甘、辛，凉。

[**功能**] 消肿。

[**主治**] 舌疹；口腔炎症。

[**论述**]《四部医典》说，狼舌医治舌肿胀。

狼胃

[**采集加工**] 为干燥的胃。秋、冬季取出洗净，在通风处阴干。

[**分布**] 我国各地广布。

[**别名**] 章泡哇（藏文名）。

[**性味**] 甘，热。

[**功能**] 温中消食。

[**主治**] 胃病，胃痞；消化不良；胃"培根"病。

[论述]《四部医典》说，狼胃开胃温，助消化。

《晶珠本草》说，狼胃提升胃温，消食化滞。

猪血

[采集加工] 为干燥的血液。秋、冬季宰杀后，取鲜血，阴干。

[分布] 我国各地均产。

[别名] 帕格热格（藏文名）。

[性味] 甘，凉。

[功能] 解毒；燥"黄水"。

[主治] 毒症；"黄水"病。

[论述]《四部经典》说，猪血的功效是解毒、收敛溃疡。

蛇蜕

[采集加工] 为干燥的皮膜。全年均可收集，但在春末夏初、冬初为多。

[别名] 珠勒巴克（藏文名）。

[性味] 甘、咸，平，有小毒。

[功能] 燥脓，消肿，杀虫，止痒，下胎衣；干"黄水"。

[主治] 各种皮肤病，无名肿毒，死胎，胎衣不下；淋巴肿，乳腺炎。

[论述]《四部医典》说，蛇蜕的功效是医治白癜风、牛皮癣。

《晶珠本草》说，蛇蜕外用治牛皮癣、白癜风、雀斑；内服下胎衣。

象牙

[采集加工] 四季可采。

[分布] 产于我国云南。

[别名] 朗素（藏文名）。

[性味] 甘，寒。

[功能] 解毒，愈伤，生肌。

[主治] 刀伤骨伤，脏腑内伤。

[论述]《晶珠本草》说，象牙医治邪病，预防瘟疫。

象皮

[**采集加工**] 为干燥的皮。水浸后切片干燥。

[**分布**] 产于我国云南。

[**别名**] 朗高（藏文名）。

[**性味**] 甘、咸，寒。

[**功能**] 敛伤，生肌。

[**主治**] 天花病，伤口久不愈合。

[**论述**]《四部医典》说，象皮医治天花。

野牦牛心

[**采集加工**] 鲜用或晾干。

[**分布**] 产于青藏高原，为青藏高原特有。

[**别名**] 仲宁（藏文名）。

[**性味**] 甘、涩，温。

[**功能**] 止痛安神；除心"龙"。

[**主治**] 心悸，心绞痛，神经衰弱，昏厥癫狂。

[**论述**]《四部医典》说，各种动物的心、肺、肝、脾、肾都对相应的脏器病有效。

熊脂

[**性味**] 甘，温。

[**归经**] 入膀胱、大肠、心经。

[**功能**] 补虚损，强筋骨，润肌肤。

[**主治**] 风痹不仁，筋脉挛急，虚损羸瘦，头癣，白秃，臁疮。

[**附方**] 五种脂，熊、罴、猪、驴、鱼等也……风大百一用油脂治；火大熟病用酥治之；水病蜜治；杂病用三药治之。(《大藏经》卷四十"四分律删繁补阙行事钞")

鹿角

[**采集加工**] 为骨化的角。春季割取。

[**分布**] 产于东北、华北地区，以及陕西、江苏、广东、广西等。

[**别名**] 沙如（藏文名）。

[**性味**] 咸，温。

[**功能**] 敛脓，利水。

[**主治**] 水肿；乳腺炎，肺脓肿。

[**论述**]《四部医典》说，鹿角功效同犀角相同。

时珍曰：苏东坡《良方》云，鹿阳兽，见阴而角解；麋阴兽，见阳而角解。故补阳以鹿角为胜，补阴以麋角为胜。（《本草纲目》卷五十一"鹿"）

鹿茸

[**采集加工**] 为干燥的未骨化的幼角。春、秋季锯取鹿茸，轻加工后，阴干或烘干。

[**分布**] 产于西藏、青海、四川、甘肃、新疆、河北、山西及东北地区。

[**别名**] 瓜都日（藏文名）。

[**性味**] 甘、咸，温。

[**功能**] 燥脓，益精补泻，强筋骨，壮身；干"黄水"。

[**主治**] 创伤，胸部伤，瘀血，遗精，滑精，阳痿，月经不调，伤筋折骨；肺脓肿。

[**附方**] 斑龙丸：治诸虚。用鹿茸（酥炙，或酒炙亦可）、鹿角胶（炒成珠）、鹿角霜、阳起石（煅红，酒淬）、肉苁蓉（酒浸）、酸枣仁、柏子仁、黄芪（蜜炙）各一两，当归、黑附子（炮）、地黄（九蒸九焙）各八钱，辰朱砂半钱，各为末，酒糊丸梧子大，每空心温酒下五十丸。（《本草纲目》卷五十一"鹿"引《澹寮》）

[**论述**]《晶珠本草》说，鹿茸的功效同犀角。

麻雀

[**采集加工**] 为干燥的肉。秋、冬季捕捉，除去内脏及羽毛，在通风处晾干。

[**分布**] 我国各地均产。

[**别名**] 柴勒沙（藏文名）。

[**性味**] 甘，温。

[**功能**] 益精壮阳，愈伤。

[**主治**] 遗精，阳痿，体虚。

[**论述**]《四部医典》说，麻雀肉强精。

斑蝥

[**采集加工**] 为干燥的斑蝥体。夏、秋季捕捉，闷死或烫死，晒干。

[**分布**] 我国大部分省区均产。

[**别名**] 章热（藏文名）。

[**性味**] 苦、辛，平，有大毒。

[**功能**] 利尿，逐泻脉痰，攻毒。

[**主治**] 狂犬病，脉管病，秃疮，脓疮，痧疾。

[**论述**]《四部医典》说，斑蝥的功效是舒泻脉病。

犀角

[**采集加工**] 割取后温水浸泡，刨成薄片。

[**分布**] 原产于印度、尼泊尔。

[**别名**] 色如（藏文名）。

[**性味**] 苦、酸、咸，凉。

[**功能**] 清热凉血，解毒定惊。

[**主治**] 热病痉挛，谵语狂躁，发斑，吐血，衄血，麻风，胸腹内脓血，瘀血；"黄水"病。

[**论述**]《四部医典》说，犀角的功效是干枯胸腹的脓血、"黄水"。

《铁鬘》说，犀角微温、性燥，化血化气。

蛤蚧

[**采集加工**] 为干燥的全体。全年均可捕捉，除去内脏，洗净，低温干燥。

[**分布**] 产于广东、广西、贵州、云南等。

[**别名**] 兴巴勒（藏文名）。

[**性味**] 咸，温。

[**功能**] 益肾补精。

[**主治**] 遗精，阳痿，早泄，肾寒，腰腿痛。

[**论述**]《月王药诊》说，蛤蚧医治精气耗损。

《四部医典》说，蛤蚧补精壮阳。

《晶珠本草》说，蛤蚧强精补肾、祛肾寒。

蜜蜂子

[**性味**] 甘，平。

[**功能**] 祛风，解毒，杀虫。

[**主治**] 头风，麻风，丹毒，风疹，虫积腹痛，妇女带下。

[**附方**] 三宝补肺汤。方药：野蜂卵籽 30 只，蝗虫（去头、翅、足）15 只，蛋黄油（取鸡蛋黄熬制而成油）15 ml，饴糖 30 g。用法：先将蜂卵和蝗虫置砂锅内加水 500 ml，煎熬至 200 ml 时去渣，用文火继熬至 500 ml。待离火降温后，加入蛋黄油和饴糖搅匀，一日分 2 次服，每日 1 剂，连服 3 个月。功能：补肺，健体，长期服可以治肺痨。（《少林寺秘方集锦》下部"少林寺素喜法师秘方选"）

蜂蜜

[**采集加工**] 将蜜置于锅内，加等量的水，加温搅拌，待蜜溶解后去水，放置片刻，乘温过滤，除去杂质，再加热蒸发水分，即成纯品。

[**分布**] 我国各地大多有人工饲养。

[**别名**] 章司（藏文名）。

[**性味**] 甘，温、平。

[**归经**] 入肺、脾、大肠经。

[**功能**] 补中，润燥，止痛，滋补滑肠，止咳，解毒，引药归经。

[**主治**] 肺燥咳嗽，肠燥便秘，胃脘疼痛，鼻渊，口疮，汤火烫伤，乌头中毒，肥胖，便秘，干咳，受寒腹痛；"培根"病，"黄水"病。

[**附方**] 有年七十八岁老人，自愿舍身济众者，绝不饮食，惟澡身啖蜜，经月便溺皆蜜。既死，国人殓以石棺，仍满用蜜浸，镌志岁月于棺盖，瘗之。俟百年后启封，则蜜剂也。凡人损折肢体，食匕许，立愈，虽彼中亦不多得，俗曰蜜人，番言木乃尹。

（《续名医类案》卷三十六引《辍耕录》）

深师贴喉膏，疗伤寒舌强喉痛方。蜜一升，甘草四两，猪膏半斤。上三味，微火煎甘草、猪膏，令数沸，去滓，乃纳蜜，温令销，相得如枣大，含化，稍稍咽之。忌海藻、菘菜。（《外台秘要方》卷二"伤寒喉咽痛方"）

然诸病缘不过三种，谓风、热、痰癊。此三种病三药能除。蜜及陈砂糖能除痰癊，酥与石蜜除黄热病，油除风气，稀糖一种能除三病。（《新修大藏经》卷二十四"根本萨婆多部律摄"）

治蚂蝗蛊毒。觉是此物，先念解蛊毒咒，次饮生蜜，其毒化为水。凡中一切水族之毒，以蜜或饮，或涂伤处，立解。（《岭南卫生方》卷中）

治大便不通方。生蜜60 g，加冷泉水一杯搅匀，1次服完。或用生香油30 g，1次饮尽。（《少林寺秘方集锦》下部"内科杂病方"）

（治难产）神应散。生蜂蜜、甜酒酿、麻油各一杯，上共煎数沸，入童便一杯服。（《竹林女科证治》卷三）

梅师治年少白发，拔去白者，以白蜜涂毛孔中，即生墨发。不生，取桐子捣汁涂上，必生黑者。（《续名医类案》卷十六）

《僧深方》治灸疮不瘥方。白蜜一两，乌贼鱼骨二铢。二物，和调，涂疮上。（《医心方》卷十八）

[论述]《四部医典》说，蜂蜜治疗"黄水"病及"培根"病时为药引。

《铁鬘》说，野蜂蜜性温，功效大。

露蜂房

[性味]甘，平，有毒。

[归经]入胃、大肠经。

[功能]祛风，攻毒，杀虫。

[主治]惊痫，风痹，瘾疹瘙痒，乳痈，瘰疬，痔漏，风火牙痛，头癣，蜂蜇肿疼。

[附方]《梅师方》治风瘾疹方。以水煮蜂房，取二升入芒硝，敷上，日五度，即瘥。（《政和本草》卷二十一"露蜂房"）

《僧深方》治重舌方。烧露蜂房，淳酒和敷喉下，立愈有验。（《医心方》卷五）

《新罗法师秘密方》云：八月中旬，取露蜂房置平物迫一宿，宿后取纳生绢袋，悬竿阴干，十旬限后为妙药。(《医心方》卷二十八)

蜈蚣

[性味] 辛，温，有毒。

[归经] 入肝经。

[功能] 祛风定惊，攻毒散结。

[主治] 中风，惊痫，破伤风，瘰疬，结核，癥积瘤块，疮疡肿毒，风癣，白秃，痔漏，烫伤；百日咳。

[附方]《耆婆方》避蛇方。蜈蚣一枚，纳管中带之。(《医心方》卷二十六)

治牛皮癣效方。蜈蚣 3 条，全虫 15 g，白鲜皮 15 g，苦参 15 g，当归 15 g，生地 9 g，荆芥 9 g，云茯苓 9 g，黄柏 9 g。以水 1500 ml，煎取 250 ml，每日 2 次，一连服 10 剂可愈。用蜈蚣 7 条，蛇床子 9 g，硫黄 4.5 g，雄黄 4.5 g，自然铜（醋煅）1.5 g，轻粉 1 g，冰片 0.9 g。共研细末，以猪脂调成膏，涂抹患处，月余即愈。(《少林寺秘方集锦》下部"内科杂病方")

[论述] 颂曰：《本经》云疗鬼疰，故胡洽方治尸疰、恶气、痰嗽诸方多用之。(《本草纲目》卷四十二"蜈蚣")

蜗牛壳

[采集加工] 为干燥的壳。秋、春季采后微煮，除去肉质，晒干。

[分布] 产于新疆、青海、广东、河南、湖北、湖南、广西等省区。

[别名] 布照格（藏文名）。

[性味] 甘、咸，凉。

[功能] 消水肿，利尿，杀虫，防止瘟疫。

[主治] 肾热，膀胱热，尿闭，各种水肿。

[论述]《四部医典》说，蜗牛壳医治虫症，消除水肿。

熊胆

[采集加工] 为干燥的胆汁。取胆囊，于通风处晾干，去净皮膜，研细。

[**分布**] 我国大部分省区均产。

[**别名**] 杂木赤（藏文名）。

[**性味**] 苦，凉。

[**归经**] 入肝、胆、脾、胃经。

[**功能**] 清热，镇痉，杀虫，止血，疗疮，去腐生肌，止痢，明目。

[**主治**] 黄疸，暑泻，小儿惊痫，疳疾，蛔虫痛，目翳，喉痹，鼻蚀，疗痔恶疮，外伤，肝病，眼病，泻痢，出血及伤口感染；"赤巴"病。

[**附方**] 治云翳方。熊胆 1.5 g，自然铜（醋淬七次）3 g，黄柏 3 g，川黄连 4.5 g。上诸味药共研成细粉末，调匀装入瓷瓶内，每取少许，持公鸡尾长粗毛，蘸药粉，由眼角点入。（《少林寺秘方集锦》下部"内科杂病方"）

[**论述**] 《四部医典》说，熊胆的功效是去腐生肌、收敛脉道。

《晶珠本草》说，熊胆为胆类药物中之上品，可止血、疗疮，治胆病，利目。

麝香

[**采集加工**] 为鹿科动物林麝、马麝或原麝成熟雄体香囊中的干燥分泌物。冬季至次春猎取后，割取香囊，阴干。

[**分布**] 产于青藏高原及四川、云南等。

[**别名**] 拉司（藏文名）。

[**性味**] 辛、苦，凉。

[**归经**] 入心、脾、肝经。

[**功能**] 开窍辟秽，通络散瘀，解毒，驱虫，止痛；杀菌，抗炎。

[**主治**] 中风，痰厥，惊痫，中恶烦闷，心腹疼痛，癥瘕癖积，跌打损伤，痈疽肿毒，肾病，肝病，肠虫，疮疡，跌打，毒蛇咬伤，麻风；炎症。

[**附方**] 深师疗胸痹，麝香散方。麝香四分，牛黄二分，生犀角一分（屑末）。上三味，研，服五分匕，日三。忌生冷物、葱、蒜。（《外台秘要方》卷十二"胸痹方"）

深师疗三焦决漏，水在胁外，名曰水病。腹独肿大，在腹表，用大麝香丸（《华佗方》）。麝香三铢（研），雄黄六铢（研），甘遂十二铢（熬），芫花十二铢（熬）。上四味，捣合下筛，和以白蜜，丸如大豆。二丸，酒下，日三服，可至四丸。节饮食，禁肥肉、生菜之辈。有效。（《外台秘要方》卷二十"三焦决漏水方"）

治妇人短气虚羸，遍身浮肿，皮肤急，人所稀见，麝香散方。麝香三铢，雄黄六铢，芫花、甘遂各二分。上四味，治下筛，酒服钱五匕，老少以意增减。亦可为丸，强人小豆大，服七丸。（《小品》无雄黄。《深师》以蜜丸如大豆，服二丸，日三，治三焦决漏，水在胸外，名曰水病。腹独大，在腹表，用大麝香丸。《华佗方》《肘后》有人参二分，为丸服。）（《备急千金要方》卷二十一"麝香散"）

雄砾丸。解诸中毒。麝香一分（别研），雄黄（别研，水飞过）、朱砂（别研，水飞过）、赤脚蜈蚣（微炙，去足），续随子各一两。上为细末，入雄黄、朱砂、麝香研匀，以糯米煮粥，和丸如鸡头，每服一丸，热酒吞下。（《岭南卫生方》卷中）

少室复脉散。方药：麝香0.3g，土鳖虫7.5g，巴豆霜3g，苏合香0.9g，自然铜（醋淬七次）24g，乳香（醋制）3g，没药（醋制）3g，朱砂3g，木香3g，血竭3g。制法：以上10味药分别研细，调匀，装入瓶内备用。用法：成人每次内服0.6~1.2g，用黄酒冲服疗效显著。此药也可用于治疗外伤，取药粉适量，用生香油调成糊状敷于患处，疗效甚好。功效：醒神开窍，通阳复脉。用于治疗神昏，气厥，突然晕倒，不省人事等症。外用可以治疗跌打损伤，局部红肿，疼痛等。（《少林寺秘方集锦》上部"武伤急救方"）

杨家枪伤散。方药：麝香1.5g，儿茶60g，没药（醋制）30g，乳香（醋制）30g，朱砂（水飞）30g，马灯草30g，白及30g，血竭24g，桃仁30g，赤芍30g，生甘草15g。制法：将上11种药（除麝香外）共研成细粉，每1.5g为1包，密藏备用。用法：成人每服1包，用黄酒冲下。也可外用，局部刀伤出血时，取药粉直接敷于患处止血；如已成疮，可以用生香油调药粉成膏，敷于患处，2~3日可愈。功效：消肿止痛，止血，止痒，解毒。用于刀枪等铁器所伤而引起的局部出血，红肿疼痛，成疮等症。（《少林寺秘方集锦》上部"止血方"）

少林元明散。方药：麝香0.3g，明矾0.6g，雄黄9g，三七6g，白芷9g。上药共研细末，治疗刀箭枪伤。（《少林寺秘方集锦》上部"跌打损伤方"）

七味愈将散。方药：麝香0.3g，轻粉0.6g，枯矾6g，黄丹6g，松香6g，黄芩6g，冰片0.6g。将上7味药分别研成细末，再调匀装瓶密封备用。金伤时，先用盐和甘草合剂水洗净伤口，再取药粉撒于患处，用白纱布盖之，次日再用少林提毒膏贴敷。（《少林寺秘方集锦》上部"跌打损伤方"）

伤筋动骨丸。方药：麝香1.5g，马钱子（油炸，刮去毛）120g，红花150g，桃仁 120 g，没药（醋制，去油）120 g，乳香（醋制，去油）120 g，土鳖虫 60 g，麻黄 90 g，白芥子 60 g，当归 90 g，川芎 90 g，自然铜（醋淬七次）90 g，生甘草 60 g。制法：先取麝香单研成细粉，再将余 12 味药碾成细粉，与麝香粉相合，取蜂蜜 1000 g 置瓷锅内煮至黄泡沫消失时，过滤，趁热调药粉为丸，每丸重 6 g，用蜡纸包裹，装入蜡管内，放阴凉通风处备用。服法：成人每次 1 丸，用黄酒冲服，日服 2 次。功能：舒筋活血，通经活络，消肿止痛，解毒化瘀。（《少林寺秘方集锦》上部"跌打损伤方"）

紧那罗伤筋骨方。方药：麝香 1.5 g，马钱子（油炸，去毛）120 g，红花 150 g，桃仁 120 g，没药（醋制）120 g，乳香（醋制）120 g，土鳖虫 60 g，麻黄 90 g，白芥子 60 g，当归 90 g，川芎 90 g，自然铜（醋淬七次）90 g，生甘草 60 g。制法：先将麝香研成极细粉末，后将余药共碾成细粉过细罗，加入麝香，调匀，取蜜糖 1030 g，炼为丸，每丸重 4.5 g，用蜡纸包好，装盒备用。服法：成人每服 1 丸，每日 2 次，用黄酒送下。（《少林寺秘方集锦》上部"跌打损伤方"）

少林五仙膏。方药：麝香 0.6 g，川黄连 30 g，生甘草 60 g，广丹 9 g，冰片 0.6 g，生香油 65 g。制法：先将黄连、甘草碾成细粉，麝香单研，然后将全药粉拌匀，取香油调药粉成糊状，装瓷瓶内密封备用。用法：已溃者先用温开水洗净，未溃者用白矾水洗擦，将药膏敷于患处，每日换药 1 次。功效：解毒消肿，止痛，生肌，收敛。主治：痈疽疔毒所致的红肿疼痛，已溃或未溃，流脓流水，久不收口等。（《少林寺秘方集锦》上部"少林膏药"）

治点伤咽喉穴秘方。饮食不通，用五虎下西川方：麝香二分，马兜铃、青木香、半夏、山楂、元参各一钱，共为末服之。不纳者，用千金分气散：半夏、桂枝、赤芍、羌活、桑皮、陈皮各一钱，茯苓、红花、乳香、没药各一钱五分，木通、甘草、青皮、紫苏各一钱，好酒炖服。如气血不行再用后方：麝香、木香、羌活、桃仁、茯苓、木通、生地、独活、参三七、陈皮、甘草，藕节引，酒炖服。（《少林寺伤科秘方》卷三"少林点穴残伤救治秘方"）

治点伤命关穴秘方。麝香、肉桂、参三七、牡蛎、青皮、木香、白术各三钱，细辛二钱，甘草五分，水煎服。（《少林寺伤科秘方》卷三"少林点穴残伤救治秘方"）

少林复原回阳散。主治跌打损伤之不省人事，晕倒在地，面色苍白，四肢发凉，失语僵尸等症。麝香三分，朱砂、神砂、琥珀各五分，羚羊角一钱，牛黄五分，高丽参一两，薄荷脑二分五厘，安息香一钱，制附子一钱，干姜一钱，炙甘草一钱半。共研极细末，装瓷瓶内备用。遇症时每服五分，重症一钱，用红糖水灌之立效。（《少林寺伤科秘方》卷八"少林寺跌打损伤秘方"）

[论述]《四部医典》说，麝香解毒，医治虫病、肝炎、肾炎。

【释名】射父（《尔雅》），香獐。时珍曰……梵书谓麝香曰莫诃婆伽。（《本草纲目》卷五十一"麝"）

麝香，《山海经》曰：翠山之阴多麝。《本草经》曰：麝香，味辛，辟恶，杀鬼精，生于台山。葳蕤香……一名葳香。郁金香……远方所贡芳物，郁人合而酿之以降神也。苏合香，《续汉书》曰：大秦国合诸香煎，其汁谓之苏合……榨其汁以为香膏……（《大藏经》卷五十三"法苑珠林"）

獾油

[采集加工] 秋、冬季猎杀后烤成油。

[分布] 产于东北、西南、华北、华东地区。

[别名] 如木司勒（藏文名）。

[性味] 甘、酸、咸，平。

[功能] 愈伤，消炎，止痛。

[主治] 烫伤，冻伤。

[论述]《晶珠本草》说，獾油医治寒性"龙"病，肌肉肿块。

蟾酥

[采集加工] 为干燥的分泌物。多于夏、秋季捕捉，洗净，挤取耳后腺及皮肤腺的白色浆液，加工，干燥。

[分布] 我国各地均产。

[别名] 巴勒冬（藏文名）。

[性味] 甘、辛，温，有毒。

[功能] 消肿解毒，止痛。

[主治] 咽喉肿痛，炭疽，乳痈，瘰疬，结核，疮疡，急性中毒；白喉。

鹫粪

[采集加工] 为胡兀鹫干燥的粪便。拾取后，除去杂质，晒干。

[分布] 产于西藏、四川、云南、陕西、湖北、甘肃、青海、新疆等。

[别名] 高塔勒（藏文名）。

[性味] 辛，温。

[功能] 消痞，消肿，增食欲，消食。

[主治] 痞块；消化不良，消化道肿瘤，类风湿。

[论述]《四部医典》说，鹫粪的功效是增热，医治痞块、肿胀。

藏羚角

[采集加工] 四季可采。

[分布] 产于青藏高原。

[别名] 曹德日瓦（藏文名）。

[性味] 涩、咸，寒。

[功能] 助产，止泻；干"黄水"。

[主治] 月经不调，崩漏，死胎不下，腹泻。

[论述]《四部医典》说，藏羚角的功效是止腹泻。

羚羊角

[性味] 咸，寒。

[归经] 入肝、心经。

[功能] 平肝息风，清热镇惊，解毒。

[主治] 热病神昏痉厥，谵语发狂，头痛眩晕，惊痫搐搦，目赤翳膜。

[附方] 深师疗噎方。羚羊角（屑）、前胡、甘草各一两，人参、橘皮各二两。上五味，切，以水六升，煮取二升，分四服。忌海藻、菘菜。（《外台秘要方》卷八"诸噎方"）

又方，羚羊角，上一物，多少自在，末之，饮服亦可。以角摩噎上，良。（《外台秘要方》卷八"诸噎方"引《深师方》）

气味咸寒，无毒。主明目，益气，起阴，去恶血注下，辟蛊毒恶鬼不祥，尝不魇寐。【核曰】出石城，及华阴山谷。今出建平、宜都诸蛮山中，及西域。形似羊，毛青而粗，夜宿独楼，挂角木上，以远害也。两角者多，一角者最胜。其角有节，蹙蹙圆绕，以角湾深锐紧小，有挂痕者为真。修治：勿用山羊角。山羊角，仅一边有节，节亦疏。羚羊角，具二十四节，内有天生木胎者，此角有神。凡使不可单用，须要不拆元对，以绳缚之，用铁锉剉细，重重密裹，避风，旋旋取用，捣筛极细，更研万匝入药，免刮人肠。(《本草乘雅半偈》"羚羊角")

《耆婆方》治风噎方。羚羊角五两（炙），通草二两半，防风二两，升麻二两，甘草四两（炙）。五味，捣筛为散，以白饮服一方寸匕，日二。(《医心方》卷三)

鹰骨

[**性味**] 辛、咸，温。

[**功能**] 续筋骨，祛风湿。

[**主治**] 损伤骨折，筋骨疼痛。

[**论述**] 【释名】角鹰（《纲目》）、鶆鸠。时珍曰……梵书谓之嘶那夜。(《本草纲目》卷四十九"鹰")

蟹

[**性味**] 咸，寒。

[**归经**] 入肝、胃经。

[**功能**] 清热，散血，续绝伤。

[**主治**] 筋骨损伤，疥癣，漆疮，烫伤。

[**附方**] 接骨神效方。活蟹、土鳖、头发灰、麻黄四味入好米醋锅内，熬浓去渣，加荞麦面，熬成稠膏，此药愈熬愈熟，愈要转动，再以土鳖、活蟹二味擂碎，黄酒冲服神效。(《少林寺伤科秘方》卷七"少林接骨内传秘方")

治拳械伤筋方。螃蟹1具，老蜗牛数只，一起捣烂成糊，敷于患处，用稀白布包之。(《少林寺秘方集锦》上部"跌打损伤方")

蟹爪

[**功能**] 破血，消积，堕胎。

[**主治**] 产后瘀积腹痛，癥瘕，产难。

[**附方**] （治双胎一死一生）千金神造汤。蟹爪（一升即一盏），大甘草二两（半

生、半炒），阿胶三两（半生、半炒），东流水十盅。先煎蟹爪、甘草至三盅，去渣，乘热化胶，分作三次，隔水顿服，每服一盅，生胎即安，死胎即下。（《竹林女科证治》卷二）

蟹壳

[**性味**] 酸，寒，有毒。

[**功能**] 破瘀消积。

[**主治**] 瘀血积滞，胁痛，腹痛，乳痈，冻疮。

[**附方**] 接骨简便效方。蟹壳炙存性，研末，用酒调服尽醉，其骨自合。选用生蟹者疗效更佳。（《少林寺伤科秘方》卷七"少林接骨内传秘方"）

蛤蟆皮

[**性味**] 辛，凉，微毒。

[**功能**] 清热解毒，利水消胀。

[**主治**] 痈疽，肿毒，瘰疬，肿瘤，疳积腹胀；慢性支气管炎。

[**附方**] 蛤蟆皮膏。方药：蛤蟆皮 30 g，穿山甲 30 g，自然铜（醋淬七次）15 g，儿茶 15 g，黄柏 15 g，土大黄 15 g，白芷 15 g，轻粉 6 g，血竭 6 g，冰片 3 g。制法：将上 10 种药共碾为细末，用陈醋调成膏剂装入瓶内，密封备用。用法：把药膏涂敷于患处，每日换药一次。功效：解毒排脓，软坚破结，活血散瘀，消肿止痛。主治：外伤成疮，或皮破或未破，附骨阴疽，脑疽，瘰疬，流注，痈疽恶疮等。（《少林寺秘方集锦》上部"少林膏药"）

蟾蜍

[**性味**] 辛，凉，有毒。

[**归经**] 入阳明经。

[**功能**] 破癥结，行水湿，化毒，杀虫，定痛。

[**主治**] 疔疮，发背，阴疽瘰疬，恶疮，癥痕癖积，臌胀，水肿，小儿疳积；慢性支气管炎。

[**附方**] （深师疗癣秘方）又方，取干蟾蜍，烧灰末，以猪脂和涂之，良。（《外台

秘要方》卷三十"癣疥方")

蝮蛇胆

[**性味**] 苦，微寒，有毒。

[**主治**] 主匿疮，治下部虫。

[**附方**]《梅师方》治臂腕痛。取死蛇一条，以水煮取浓汁浸肿痛，冷易之。(《政和本草》卷二十二"蝮蛇胆")

蝼蛄脑

[**附方**] (深师) 又，疗哽方。蝼蛄脑，上一物，吞即下。亦疗刺不出，涂刺疮上。(《外台秘要方》卷八"诸骨哽方")

鲤鱼

[**性味**] 甘，平。

[**归经**] 入脾、肾经。

[**功能**] 利水消肿，下气通乳。

[**主治**] 水肿胀满，脚气，黄疸，咳嗽气逆，乳汁不通。

[**附方**] 治产后子宫突出。用鲤鱼烧灰，调清油，搽之即效。(《宁神秘笈》卷上)

(深师) 又，疗眼盲脑痛方。鲤鱼脑并胆等分，调以注目眦，日三，良。(《外台秘要方》卷二十一"青盲及盲方")

(治子满) 鲤鱼汤。白术 (蜜炙) 二钱，茯苓一钱五分，当归、赤芍各一钱，橘红五分，鲤鱼 (一尾，不拘大小，去鳞、脏，白水煮熟，取汁)，生姜五片。上将鱼汁一盅半入药，煎至一盅，空心服，以水尽肿消为度。(《竹林女科证治》卷二)

鲤鱼胆

[**性味**] 苦，寒，无毒。

[**归经**] 入心、脾经，厥阴经。

[**功能**] 清热明目，散翳消肿。

[**主治**] 目赤肿痛，青盲障翳，咽痛喉痹。

[**附方**] 深师疗眼忽赤痛方。鲤鱼胆一枚，黄连二十一枚。上二味，和淹于饭下蒸之，熟去滓，涂目眦，五六度愈。忌猪肉。(《外台秘要方》卷二十一"目暴卒赤方")

鲫鱼

[**性味**] 甘，平。

[**归经**] 入脾、胃、大肠经。

[**功能**] 健脾利湿。

[**主治**] 脾胃虚弱，纳少无力，痢疾，便血，水肿，淋病，痈肿；溃疡。

[**附方**]《梅师方》鲫鱼不可合猪肝食。(《政和本草》卷二十"鲫鱼")

鹤虱

[**性味**] 甘、辛，平，有毒。

[**归经**] 入肝经。

[**功能**] 杀虫。

[**主治**] 虫积腹痛。

[**附方**] 观音菩萨最胜妙香丸：毗夜那（鹤虱）、诺迦多（人参）、必屑（狗脊）、摩那（朱砂）、达多夜（松脂，炼过）、贯众、禹石余、牛膝、茯苓、白蜜三两。上件药各一两新好者，细捣为末，炼蜜为丸，丸如弹子大。若要服时，于佛前礼拜，发至愿，当度众生。用糯米一升，杏仁一合，白蜡一两，相合煮粥，饱食一顿，后更吞大豆一合，后用乳香汤下一丸。得八十日后又服一丸，得三十二个月后更吞一丸，得终身也，永脱饥渴之苦。(《敦煌古医籍考释·辟谷诸方第一种·甲本》)

观音菩萨最胜妙香丸法。尔时，观世音菩萨告大梵天王：却后未来，五浊恶世之时，十魔竟起，三灾八难，刀兵饥馑，苦劫诸难。生时若有，比丘入于深山，坐禅持咒，修无上道。饥火所迫，我为人说妙香丸法，令此比丘永得解脱，不遭水火之难，大小便利，息比断绝，得如来大圆镜海，寿千万岁，获五通神妙香丸法，但依经弥合。毗夜那（鹤虱），诺迦多（人参），必屑（狗脊），摩那（朱砂），达多夜（松脂，炼过），贯众、禹石余、牛膝、茯苓、白蜜三两。上件药各一两新好者……若要服时，于佛前礼拜，发至愿，当度众生……永脱饥渴之苦。至须慎戒贪嗔、五辛、酒肉等物……后念天王护身真言：唵向那，底婆缚贺。念除饥真言：唵习缚贺，婆缚诃。念智积真言：唵悉罗伕，毗摩尼娑缚诃。念诸真言及服药一年后，身轻目明。二年，诸根通利。《大藏经》一转无遗。三年后，行疾如风。五年后，水上不没。七年后，水火不烧……心念如来大圆镜海，寿命无量，一切无碍，是真沙门也。（《中国医学文化史》第九章"佛教与中医"）

鳖头

[主治] 久痢脱肛，产后子宫下垂，阴疮。

[附方] 治妇人翻花。用大鳖一个，重二斤者，破去肠杂，连头整个煮极烂，将汁碗盛，用旧绢蘸汁滴患处，使其渗入，其骨连头项煅灰研末，夜间拭净掺之，其肉作羹令病者食之，三日即愈。（《宁坤秘笈》卷上）

鳖肉

[性味] 甘，平。

[归经] 入肝经。

[功能] 滋阴凉血。

[主治] 骨蒸劳热，久疟，久痢，崩漏带下，瘰疬。

鳖甲

[性味] 咸，平。

[归经] 入肝、脾经。

[功能] 养阴清热，平肝息风，软坚散结。

[主治] 劳热骨蒸，阴虚风动，劳疟疟母，癥瘕痃癖，经闭经漏，小儿惊痫。

[附方] 《梅师方》鳖目凹陷者煞人，不可食。（《政和本草》卷二十"鳖"）

又方，难产。取鳖甲烧末，服方寸匕，立出。（《政和本草》卷二十"鳖"引《梅师方》）

鼠

[性味] 甘，平。

[功能] 虚劳羸瘦，臌胀，小儿疳积，烫伤，折伤，冻疮，疮肿。

[**附方**]《梅师方》治食马肝有毒，杀人者。以雄鼠屎三七枚和水研，饮服之。（《政和本草》卷二十二"牡鼠"）

又方，治从高坠下伤损，筋骨疼痛，叫唤不得，瘀血著在肉。以鼠屎烧末，以猪脂和，敷痛上，急裹，不过半日，痛乃止。（《政和本草》卷二十二"牡鼠"引《梅师方》）

又方，腊月鼠向正旦朝所居处埋之，辟温疫。（《政和本草》卷二十二"牡鼠"引《梅师方》）

又方，治汤火烧疮，痛不可忍。取鼠一头，油中浸煎之，候鼠焦烂尽成膏，研之，仍以绵裹，绞去滓，待冷敷之。日三度，止痛。（《政和本草》卷二十二"牡鼠"引《梅师方》）

又方，治因疮中风，腰脊反张，牙关口噤，四肢强直。鼠一头和尾烧作灰，细研，以腊月猪脂敷之。（《政和本草》卷二十二"牡鼠"引《梅师方》）

又方，治狂犬咬人。取鼠屎二升，烧末，研敷疮上。（《政和本草》卷二十二"牡鼠"引《梅师方》）

又方，马咬人踏破作疮，肿毒热痛方。鼠矢二七枚，马鞘五寸故者，相和烧为末，以猪脂和敷之。（《政和本草》卷二十二"牡鼠"）

鼠肾

[**主治**]惊风，狐疝。

[**附方**]难产方。用活雄鼠肾一对，加麝香三分，捣烂，分作三丸，好朱砂为衣，白滚汤送下一丸。男左手，女右手握出，如死胎头顶也。按，此方屡经奇验，丸出急用清水洗净，尚可再用一次，收藏不可轻泄其气。（《宁坤秘笈》卷上）

鼠脑

[**附方**]（深师疗铁棘竹木诸刺在肉中，折不出）又方，鼠脑厚涂疮上则出，亦可用坟鼠，大效。（《外台秘要方》卷八"鼠脑"）

蜗牛

[**性味**]咸，寒。

[**归经**] 入膀胱、肝经。

[**功能**] 清热解毒，消肿。

[**主治**] 风热惊痫，消渴，喉痹，疟腮，瘰疬，痈肿，痔疮，脱肛，蜈蚣咬伤。

[**附方**] 治拳棒伤筋方。取蜗牛2具，蟹头1具，鲜公英30 g，共捣烂成糊，加冰片少许，敷于患处，三日可愈。(《少林寺秘方集锦》上部"跌打损伤方")

黑羽鸦胆

[**附方**] 治双目云翳犯珠方。黑羽鸦胆3个，用针刺破，使胆汁流出，点眼。再用白蒺藜30 g，木贼草30 g，蝉衣9 g，草决明9 g，当归15 g，知母9 g，荆芥9 g，密蒙花6 g，杭菊9 g，柴胡4.5 g，水煎服更佳。(《少林寺秘方集锦》下部"内科杂病方")

鹅爪子

[**附方**] 治鹅掌风方。鹅爪子1对，煎熬成浓汁，待不烫手时，把患病手放入盆内浴洗。每天洗3次，一般3~5次为一疗程。(《少林寺秘方集锦》下部"内科杂病方")

雁肉

[**性味**] 甘，平。

[**归经**] 入肺，兼入肝、肾经。

[**功能**] 祛风，壮筋骨。

[**主治**] 顽麻风痹。

[**论述**] 【释名】鸿。时珍曰……梵书谓之僧娑。(《本草纲目》卷四十七"雁")

雁肝

[**附方**]《梅师方》治灸疮肿痛。取雁屎白、人精相和研，敷疮。(《政和本草》卷十八"雁肝")

蛟龙

[**论述**] 时珍曰：按任昉《述异记》云，蛟乃龙属，其眉交生，故谓之蛟。有鳞

曰蛟龙，有翼曰应龙，有角曰虬龙，无角曰螭龙也。梵书名宫毗罗。（《本草纲目》卷四十三"蛟龙"）

黄牛肝

[**附方**]（深师）黄牛肝散，疗青盲积年方。黄牛肝一具，土瓜根三两，羚羊角（屑）三升，葵仁三两，细辛六两，车前子一升。上六味药，合肝于瓶中，春夏之月封之十五日，冬月封之二十日，出曝干，捣下筛，酒服方寸匕。忌肉、鱼、五辛、生菜等。（《外台秘要方》卷二十一"青盲及盲方"）

雀矢白

[**附方**]《僧深方》取雀矢白，丸如麻子，服之即愈。（治小儿口噤方）（《医心方》卷二十五）

鸽

[**性味**]咸，平。

[**归经**]入肝、肾经。

[**功能**]滋肾益气，祛风解毒。

[**主治**]虚羸，消渴，久疟，妇女血虚经闭，恶疮，疥癣。

[**论述**]【释名】鹁鸽（《食疗》）、飞奴。时珍曰……梵书名迦布德伽。（《本草纲目》卷四十八"鸽"）

鹿

[**论述**]【释名】斑龙。时珍曰……梵书谓之密利迦罗。（《本草纲目》卷五十一"鹿"）

鹿角

[**性味**]咸，温。

[**归经**]入肝、肾经。

[**功能**]行血，消肿，益肾。

[**主治**] 疮疡肿毒，瘀血作痛，虚劳内伤，腰脊疼痛。

[**附方**]《深师方》疗五瘿。取鹿厌以家酒渍，炙干，纳酒中，更炙令香，含咽汁，味尽更易，十具愈。(《政和本草》卷十五"鹿角")

又方，治马鞍疮。鹿角灰酢和涂之。(《政和本草》卷十五"鹿角"引《深师方》)

《梅师方》治人面目卒得赤黑丹如疥状，不急治，遍身即死。烧鹿角末，猪膏和涂之。(《政和本草》卷十五"鹿角")

又方，治卒腰痛，暂转不得。鹿角一枚长五寸，酒二升，烧鹿角令赤，纳酒中浸一宿，饮之。(《政和本草》卷十五"鹿角"引《梅师方》)

又方，治发乳房初起微赤，不急治之即杀人。鹿角以水磨浊汁涂肿上，赤即随手消。(《政和本草》卷十五"鹿角"引《梅师方》)

鹿脑

[**附方**] 深师疗刺不出方。以鹿脑厚敷上，燥复易之，半日即出。(《外台秘要方》卷二十九"竹木刺不出方")

虾蚬

[**附方**]《耆婆方》治饮酒连日不解，烦毒不可堪方。取水中生虾蚬，若螺蚌辈，以豉豉合煮，如常食法，亦饮汁。(《医心方》卷二十九)

蛇蜕

[**性味**] 甘、咸，平，有毒。

[**归经**] 入肝、脾经。

[**功能**] 祛风，定惊，退翳，消肿，杀虫。

[**主治**] 小儿惊痫，喉风口疮，木舌重舌，目翳内障，疔疮，痈肿，瘰疬，痔漏，疥癣；腮腺炎。

[**附方**] 秘传速产方。用高墙上蛇蜕一条，要头向下者佳。瓦上焙干，为末，一钱加麝香三分，乳调为膏，贴脐上即产，速去，切不可久贴。(《宁坤秘笈》卷上)

治小儿耳聋方。蛇皮 1 根，大红枣 5 枚，置瓶内，倒入上等白酒 120 ml，浸泡 15天，密封瓶口。用时取药酒滴入耳内，每次 3～5 滴，每日 2～3 次，甚效。(《少林寺秘方集锦》下部"内科杂病方")

支太医云：有十三种疗疮，其状在大方初中。起者皆患寒热。又三十六疗，亦是十三种数内。或今日生一，明日生二或生三，或生十，满三十六疗皆疗之方。蛇皮炙末，和鼠矢，以针刺破疮，内中即拔出，瘥止。(《古代秘方遗书集》引《外台秘要方》卷三十)

豚卵

[**性味**] 甘，温。

[**功能**] 补肾纳气。

[**主治**] 哮喘，疝气，少腹急痛，癃闭。

[**附方**]《梅师方》蜈蚣入耳。以猪脂肉炙令香，掩耳自出。(《政和本草》卷十八"豚卵")

又方，蚁子入耳。以猪、羊脂炙令香，安耳孔，自出。(《政和本草》卷十八"豚卵"引《梅师方》)

又方，治产后虚劳，骨节疼痛，汗出不止。取猪肾造晞膔，以葱、豉、米，如法食之。

又方，治痈疽，诸疽发背，或发乳房初起微赤，不急治之即杀人。母猪蹄两只，通草六分，以绵裹和煮作羹食之。

又方，治热病有䘌上下蚀人。猪胆一枚，苦酒一合，同煎二三沸，满口饮之，虫立死，即愈。(《政和本草》卷十八"豚卵"引《梅师方》)

(深师)又，疗阴阳易病方。取豚卵二枚，温，令热酒吞之则瘥。(《外台秘要方》卷三"天行阴阳易方")

象皮

[**性味**] 甘、咸，温。

[**归经**] 入膀胱经。

[**功能**] 止血敛疮。

[**主治**] 外伤出血，及一切创伤，溃疡久不收口。

[**附方**] 少林练功方。方药：象皮切片，制半夏、制川乌、制草乌、全当归、瓦

松、皮硝、川椒、侧柏叶、透骨草、紫花地丁、海盐、木瓜、红花各 30 g，鹰爪一对。制法：以上 15 味药全放入盆内加陈醋 3 kg，清泉水 4 kg，浸泡一周，加白酒 120 ml，然后装入瓷瓶内密封。用法：每练功前取药汁 250 g 倒入盆内，再加沸水 1 kg，泡 30 分钟后，擦洗双手和双臂。功效：活血理气，强筋壮骨。(《少林寺秘方集锦》上部"少林练功药方")

金枪铁扇散方，塞外异僧所传。象皮（切片，焙干）、花龙骨各三钱，陈石灰、柏香（即松香中色黑者）（松香与柏香同溶化水中，取出晒干）、白枯矾各一两。共研细末。若破伤者敷于出血处，用扇扇之，可立时收口结痂，忌卧热处。伤处发肿者，用黄连煎汁涂患处立消。戒饮酒、热灼。血妄行，勿穿厚衣着，宜防难愈矣。(《少林寺伤科秘方》卷六"少林刀枪伤秘方")

铁扇散。此为少林寺前人学自异僧的药方。象皮 15 g（切片、焙干），龙骨 15 g，柏香（即松香中黑色者）30 g 同松香 35 g 一起溶化后倒入水中，取出晒干，枯矾 30 g。诸药共研细末。如遇溃破流血不止，涂上药末，至结痂痊愈。注意放置药物的地方温度不可过高，以防药物失效。(《少林寺秘方集锦》下部"少林寺还俗僧徐祗法秘藏方选")

蛇

[附方] 少林活龙酒。方药：活蛇 3 条，当归 60 g，红花 60 g，熟地 60 g，桑枝 60 g，赤芍药 60 g，木瓜 60 g，嵩山参 60 g，苏木 60 g，制川乌 30 g，制草乌 30 g，鸡血藤 60 g，天麻 60 g，法半夏 30 g，蜈蚣 30 条，白酒 6060 ml。制法：先用丝线把 3 条活蛇并头于颈部扎紧，再把腰部、腰下部分三至四段扎紧。然后把酒倒入缸内，把蛇头按放缸中，溺死，再倒入余药，密封缸口，每天振摇 3 次。60 天后埋入地下 3 尺深，40 天后取出，滤出药酒汁，然后绞渣取汁与滤出液合并入缸密封，备用。服法：成人每日 3 次，每次 15～20 ml。功能：活血散瘀，消肿止痛，舒筋通络，镇痉祛风，补血益气。主治：跌打损伤，腰腿疼痛，四肢麻木，半身不遂。(《少林寺秘方集锦》上部"少林药酒")

少林活龙酒。治跌打损伤，腰腿疼痛，四肢麻木，半身不遂。活蛇三条，当归、红花、熟地、桑枝、赤芍、木瓜、嵩山参、苏木、鸡血藤各二两，制川乌、制草乌、制半夏各一两，蜈蚣三十条，天麻二两。取白酒三斤二两，浸泡上药两个月，然后埋在地下三尺，续四十日，滤出去渣，取药酒贮瓷罐内，密封口，每服半两，日服三次。（《少林寺伤科秘方》卷八"少林寺跌打损伤秘方"）

蚯蚓

[**性味**] 咸，寒。

[**归经**] 入肝、脾、肺经。

[**功能**] 清热，平肝，止喘，通络。

[**主治**] 高热狂躁，惊风抽搐，风热头痛，目赤，中风半身不遂，喘息，喉痹，关节疼痛，齿衄，小便不通，瘰疬，痄腮，疮疡。

[**附方**] 治痄腮效方。蚯蚓 5 条，白糖 30 g，冰片 0.3 g。水煎服。（《少林寺秘方集锦》下部"内科杂病方"）

跌打损伤神效方。专治跌打损伤昏死。用蚯蚓火烧存性为末，热酒送下立效。或用竹中白节同木耳烧灰，老酒冲服立效。（《少林寺伤科秘方》卷八"少林寺跌打损伤秘方"）

少林保命丹。白头地龙（童便制）二十四条，地鳖虫（姜汁制）三百六十个，各浸制为末，加乳香（去油）、没药（去油）、血竭各一两，天雷石（醋制七次，宜去火毒）一两，共末，以米糊制丸，如弹子大，共做三十六丸，每丸可救一人。胡桃、红花煎酒磨化送下。（《少林寺伤科秘方》卷八"少林寺跌打损伤秘方"）

猪胆

[**性味**] 苦，寒。

[**归经**] 入肝、胆、肺、大肠经。

[**功能**] 清热解毒，润燥。

[**主治**] 热病里热燥渴，便秘，黄疸，哮喘，泄泻，痢疾，目赤，喉痹，聤耳，痈肿疔疮；百日咳。

[**附方**] 深师疗青盲方。猪胆一枚。一味微火煎之，可丸如黍米，纳眼中，食顷良。（《外台秘要方》卷二十一"青盲及盲方"）

肛门生疮，盖肛门主肺，肺热即肛塞，肿缩生疮。白蜜一升，猪胆汁一枚，相和，微火煎，令可丸，丸三寸长，作挺，涂油，纳下部，卧令后重，须臾通泄。（《古今图

书集成·医部全录》卷二百零五引《梅师方》）

猪脂膏

[**性味**] 甘，凉。

[**功能**] 补虚，润燥，解毒。

[**主治**] 脏腑枯涩，大便不利，燥咳，皮肤皲裂。

[**附方**] 身面白丹，白瓷瓦末，和猪脂涂之。（《古今图书集成·医部全录》三百六十九引《梅师方》）

神效续骨方。猪板油十两（腊月猪佳），白蜡八两（炼过），飞丹四两（水飞），自然铜四两（醋淬七次），白矾十二两，密陀僧四两（研），麒麟、血竭各一两，没药（去油）、乳香（去油）、辰砂各一两。以上十一味药，先入锅内熬油，次下蜡，将锅留火放地上，入密陀僧、飞丹、自然铜和匀，细火熬至滴水成珠，方下矾、竭、乳、没、砂五味药。用柳枝不住搅匀，待凝作丸如弹子大，入笋壳，每遇跌打伤重者，用一丸再加猪油少许，火上化开涂伤处，以油纸包缚。甚者以灯草，括好用竹片夹绑，再用一丸分作小丸滚热葱、酒吞下痛止，若再痛乃骨折者，四次即愈。如牙痛者，一贴牙根即止。（《少林寺伤科秘方》卷七"少林接骨内传秘方"）

金枪珍宝贮备囊。凡刀斧伤，跌仆打摔，敷上即时止血止痛，更不化脓，伤处可见水，屡试验有力者可合以济急。雄猪油一斤四两（热化去渣），松香六两（热化去渣），轻粉四两（炒，研末），黄蜡六两（热化去渣），樟脑三两（研），麝香六分，冰片六分，乳香、没药各一两（去油），真血竭、儿茶各一两（研极细末），先将黄蜡、松香、猪油热化待冷加入前诸味药末拌匀，收入瓷瓶内，勿冷，泄气，备用。（《少林寺伤科秘方》卷六"少林刀枪伤秘方"）

腊猪脂

[**附方**] 一切疔肿，面和腊猪脂封之，良。（《古今图书集成·医部全录》卷三百六十六引《梅师方》）

猪蹄

[**性味**] 甘、咸，平。

[归经] 入胃经。

[功能] 补血，通乳，托疮。

[主治] 妇人乳少，痈疽，疮毒。

[附方]（治乳少）通脉汤。黄芪（生用）一两，当归五钱，白芷一钱，通草二钱。上用七星猪蹄一对煮汤，吹去浮油，煎药服之，服后覆面睡卧即有乳。如未效，再服一剂。（《竹林女科证治》卷三）

猫头

[性味] 甘，温，无毒。

[主治] 瘰疬，痈疽，恶疮，痔疾。

[附方] 治瘰疬方。取鲜活猫头1具，去皮，去毛，置锅内用文火熬成膏，再投入广丹120 g，搅匀即成。（《少林寺秘方集锦》上部"少林外科杂病验方"）

猫屎

[附方] 小儿疟疾。乌猫屎一钱，桃仁七枚，同煎，服一盏立瘥。（《温居士方》）

猪牙

[附方]《僧深方》云：取猪牙车骨髓，涂囟上，日一，十日止，良。（治小儿解颅方）（《医心方》卷二十五）

猪肉

[性味] 甘、咸，平。

[归经] 入脾、胃、肾经。

[功能] 滋阴润燥。

[主治] 热病伤津，消渴羸瘦，燥咳，便秘。

[附方] 治拳伤面部青肿方。取肥猪肉250 g，黄花菜500 g，共捣烂成膏，另加冰片少许，敷于患处。（《少林寺秘方集锦》上部"跌打损伤方"）

猪肝

[性味] 甘、苦，温。

［归经］入肝经。

［功能］补肝，养血，明目。

［主治］血虚萎黄，夜盲，目赤，浮肿，脚气。

［附方］治妇人阴中生虫。生猪肝一片，用针刺多孔，或鸡肝亦可，纳入阴中，虫自引出，数次即愈。（《宁坤秘笈》卷上）

《耆婆方》治雀盲方。取猪肝，去上白幕，切作脍，以淡姜齑，三朝空腹食之，瘥。（《医心方》卷五）

疗饮中蛊毒，令人腹内坚痛，面目青黄，淋露骨立，病变无计方。猪肝一具，蜜一升，共煎之令熟，分为二十服。《秘方》《小品》同。支方分作丸亦得。（《古代秘方遗书集》引《肘后方》卷七）

中蛊腹痛。支太医秘方：以猪肝一具，蜜一升，共煎，分二十服，或为丸服。（《本草纲目》卷五十"豕"）

猪肾

［性味］咸，平。

［主治］肾虚腰痛，身面水肿，遗精，盗汗，老人耳聋。

［附方］此乃血荫胎，不能养肾，肾水不足，以致腰痛。宜用猪肾丸。猪腰子二个，青盐四钱，入腰子内蒸，煨干为末，蜜丸，空心酒服即愈。（《宁坤秘笈》卷上）

（治妊娠耳鸣）猪肾丸。猪腰子（一副，去膜），青盐二钱，焙干为末，蜜丸，空心酒下二三钱，七日见效。（《竹林女科证治》卷二）

（治妊娠腰痛）猪肾丸。猪腰子（一对，劈开两片，去油膜，纳姜制杜仲于内，合住，线扎），隔水蒸熟，焙干，入青盐二钱。共研末，蜜丸，空心，淡盐汤下。（《竹林女科证治》卷二）

猕猴肉

［性味］酸，平，无毒。

［主治］诸风劳，久疟。

［论述］【释名】沐猴（《史记》），为猴（《说文》），胡孙（《格古论》），马留（《倦游录》），狙。时珍曰……梵书谓之摩斯咤。（《本草纲目》卷五十一"猕猴"）

猕猴骨

[**性味**] 酸，平，无毒。

[**归经**] 入心、肝经。

[**功能**] 祛风湿，通经络。

[**主治**] 风寒湿痹，四肢麻木，关节疼痛。

[**附方**] 治点伤太阳太阴穴秘方。血窜两目晕死者，先服七厘散。猴骨、朱砂、参三七、琥珀、自然铜、血竭各二钱，人中白、沉香、红花、乳香、没药、山羊血各一钱。共为末，好酒送服。外用八宝丹点眼。(《少林寺伤科秘方》卷三"少林点穴残伤救治秘方")

猪心

[**性味**] 甘、咸，平。

[**归经**] 入心经。

[**主治**] 惊悸，怔忡，自汗，不眠。

[**附方**] (治婴儿惊啼)团参散。人参、当归各等分(同为末)，猪心一个(切作三片)。上先取猪心一片煎汤，调药末二钱服，或水煎亦可。(《竹林女科证治》卷四)

少林补心汤。猪心1个，朱砂3 g，当归30 g，生地30 g，酸枣仁、柏子仁各12 g，大枣5枚。先将猪心洗净，切开，把朱砂(研细)撒入，然后用麻绳把猪心缠紧。将诸药放砂锅内，加水炖2小时，吃猪心、喝药汤，可治心虚，烦躁不安，多梦，效果良好。(《少林寺秘方集锦》下部"少林延寿方")

啄木鸟

[**性味**] 甘，平。

[**功能**] 补虚，开郁，平肝。

[**主治**] 虚劳，疳积，噎膈，瘤病，痔瘘。

[**附方**] 《深师方》治蛀牙有孔，疼处以啄木鸟舌尖绵裹，于痛处咬之。(《政和本草》卷十九"啄木鸟")

鸭血

[**性味**] 咸，寒。

[**功能**] 补血，解毒。

[**主治**] 劳伤吐血，痢疾。

[**附方**] （治经来潮热不食）鸭血酒。白鸭一只，用铜刀取血，调热陈老酒服。（《竹林女科证治》卷一）

鸭卵

[**性味**] 甘，凉。

[**功能**] 滋阴，清肺。

[**主治**] 膈热，咳嗽，喉痛，齿痛，泻痢。

[**附方**] （治产后泻痢）鸭子煎。生姜十两（捣汁），鸭子一个，蒲黄三钱。上取鸭子打破，入姜汁内搅匀，同煎至八分，入蒲黄再煎六七沸，空心温服。（《竹林女科证治》卷三）

白鸡

[**附方**] （深师）又，疗骨哽咽，不得下饮食方。白鸡翼翮大毛各一枚，着铜器中烧之，焦作灰，饮服一刀圭，立下。（《外台秘要方》卷八"诸骨哽方"）

鸱鸺

[**性味**] 酸、微咸，小毒。

[**功能**] 祛风，定惊，解毒。

[**主治**] 眩晕，癫痫，瘰疬，疟疾，噎食。

[**附方**] 治对口疮方。猫头鹰头1具，炖熬成膏，加入适量冰片搅匀，敷于患处，半月可愈。（《少林寺秘方集锦》上部"少林外科杂病验方"）

治小儿瘰疬方。捕山内猫头鹰1只（单用头，去皮、毛），黄柏15 g，牛耳草根30 g，牡丹皮30 g。将三味药置锅内，倒入墨龙潭泉水5000 ml，熬煎成浓汁，滤去药渣和骨块，再用文火熬成稠膏，加入冰片少许，涂抹患处。（《少林寺秘方集锦》上部

"少林外科杂病验方")

蚕蜕纸

[**附方**] 治蛊毒方。蚕蜕纸不拘多少，用清油纸烛烧为灰，研极细，以新汲水调一钱频服即活。(《岭南卫生方》卷中)

狼牙

[**附方**]《耆婆方》云：狼牙丸治寸白方。狼牙四分，芜荑三分，白蔹四分，狗脊四分，干漆四分。上五味，捣筛，丸如豌豆，服丨丸。(《医心方》卷七)

海螵蛸

[**性味**] 咸，微温。

[**归经**] 入肝、肾经。

[**功能**] 除湿，制酸，止血，敛疮。

[**主治**] 胃痛吞酸，吐血，衄血，呕血，便血，崩漏带下，血枯经闭，腹痛癥瘕，虚疟泻痢，阴蚀烂疮。

[**附方**] 治腹内痞块不消方。乌贼90 g，穿山甲90 g，当归105 g，赤芍105 g，白芷90 g，莪术（醋制）60 g，大贝90 g，木香45 g，枳壳75 g，大黄75 g，生甘草75 g，土鳖虫45 g。以上12味药共研成细末，每次服4.5 g，每日2次，用黄酒30 ml冲服。(《少林寺秘方集锦》下部"内科杂病方")

治刀刃伤出血秘方。乌贼骨（亦墨鱼骨，又名海螵蛸），研末掺患处极效。(《少林寺伤科秘方》卷六"少林刀枪伤秘方")

治小儿旋耳疮方。方药：乌贼骨12 g，川黄连15 g，黄柏9 g，炉甘石6 g，冰片1.5 g。制法：先将前4味药共研成细末，过细罗，掺入冰片（研细）拌匀，装入瓷瓶内密闭备用。用法：先清洗患处，然后取药粉撒上，每日1次。若已结痂可用香油调成糊状敷于患处，外用白纱布包扎。一般3～5日可愈。(《少林寺秘方集锦》下部"少林寺素喜法师秘方选")

五灵散。治跌打损伤，可止血生肌。海螵蛸、川贝、血竭、乳香（去油）、没药（去油）各等分，为末敷之。(《少林寺伤科秘方》卷八"少林寺跌打损伤秘方")

底耳出脓。海螵蛸半钱，麝香一字，为末。以绵杖缴净，吹入耳中。(《本草纲目》卷四十四"乌贼鱼")

桑螵蛸

[**性味**] 咸、甘，平。

[**归经**] 入肝、肾经。

[**功能**] 补肾固精。

[**主治**] 遗精，白浊，小便频数，遗尿，赤白带下，阳痿，早泄。

[**附方**] (治妊娠遗尿)桑螵蛸散。桑螵蛸(炙黄)，研极细末，米饮调下二钱，空心服。(《竹林女科证治》卷二)

鹿靥

[**主治**] 瘿病。

[**附方**] 深师五瘿丸方。取鹿靥以酒渍，炙干，再纳酒中更浸，炙令香，咽汁，味尽更易，十具愈。(《外台秘要方》卷二十三"五瘿方")

虾蟆

[**性味**] 甘，寒。

[**归经**] 入脾经。

[**功能**] 清热解毒，健脾消积。

[**主治**] 痈肿，热疖，口疮，瘰疬，泻痢，疳积。

[**附方**] 又方，治癣疮方。取蟾蜍烧灰末，以猪脂和敷之。(《政和本草》卷二十二"虾蟆"引《外台秘要方》)

《梅师方》治疔肿，无问去处，皆治之。以虾蟆烧灰，好醋和敷，日三五度敷之，瘥。(《政和本草》卷二十二"虾蟆")

治蛊已蚀下部肛尽肠穿者。取长股虾蟆青背一枚、鸡骨，支方一分。烧为灰，合纳下部，令深入。《小品》同，支方屡用大效，姚方亦同。(《古代秘方遗书集》引《肘后方》卷七)

肿毒初起。大蛤蟆一个，剁碎，同炒锻石研如泥，敷之。频易。(《本草纲目》卷四十二"蟾蜍")

虾蟆灰

[附方]《梅师方》治虫𧏾,虾蟆灰醋和,敷,日三五。(《幼幼新书》卷二十六)

蛤蟆墨

[附方] 少林解毒膏。方药:蛤蟆墨9 g,硫黄12 g,雄黄9 g,冰片3 g,上等白酒适量。制法:将上述4种药共研成极细粉末,用上等白酒适量调药粉成稀膏,装入瓷瓶内,密封备用。用法:涂擦患处。功能:解毒杀虫,止痒止痛。主治:诸虫咬伤,局部红肿疼痛,灼热发痒等。(《少林寺秘方集锦》上部"少林膏药")

蛤墨散。方药:蛤蟆墨(在农历五月端阳节这天早晨,在太阳未出来时,捉一只癞蛤蟆,把肚子剖开,去掉五脏,另取一块京墨打碎填进蛤蟆肚腹,然后用线把蛤蟆肚皮缝合,吊挂在屋檐下,晾干约一百天,取出墨块即成)15 g,轻粉12 g,儿茶1.2 g,乳香(去油)9 g,没药(去油)9 g,三七2.1 g,麝香1.5 g,白芷15 g,冰片1.5 g。制法:以上九味药,分别研成细粉,调合均匀,装瓶,密封备用。功能:除毒祛湿,散瘀止痛,消肿驱臭。对于金疮所致的脓毒恶疮,亦有良效。初期者取少量药粉,用黑芝麻油调成糊状,涂伤口处,用白纱盖之。一般1~2次可愈。若日久不愈者,除涂此药外,还需内服少林逐毒汤,才能早日痊愈。(《少林寺秘方集锦》上部"少林外科杂病验方")

狮

[论述] 狮子,出西域诸国。(《本草纲目》卷五十一"狮")

牯牛胆

[附方] 肝虚目暗,迎风下泪。用腊月牯牛胆,盛黑豆,悬风处,取出,每夜吞三七粒,久久自明。(《古今图书集成·医部全录》卷一百四十九引《龙木论》)

哈士蟆

[性味] 咸,凉,无毒。

［**归经**］入肺、肾经。

［**功能**］养阴滋肾。

［**主治**］虚劳咳嗽。

［**附方**］折伤接骨妙方。大蛤蟆生擒捣如泥，劈竹裹缚，其骨自愈。（《少林寺伤科秘方》卷七"少林接骨内传秘方"）

鱼

［**论述**］广南挑生杀人，以鱼肉延客，对之行厌胜法，鱼肉能反生于人腹中，而人以死，相传谓人死阴疫于其家。昔雷州推官司户符昌言，乾道五年，亲勘一公事挑生，卖肉置之盘中，俾因作法，以验其术。有顷，肉果生毛，何物淫鬼，乃能尔也，然解之亦甚易，但觉有物在胸膈，则急服升麻以吐之，觉在腹中，急服郁金以下之。雷州镂板印行者，盖得之于囚也。（《岭南卫生方》卷中）

挑生之害，于饮食中鱼肉果菜，皆可挑生而中人。其候初觉胸腹痛，次日渐搅刺，十日毒在腹中能动，凡胸臆痛为在上膈，腹痛为在下膈。（《岭南卫生方》卷中）

鱼尾

［**附方**］（深师）疗咽哽方。取鱼尾著衣领，令下，推立下。（《外台秘要方》卷八"诸骨哽方"）

狗肉

［**性味**］咸，温。

［**归经**］入脾、胃、肾经。

［**功能**］补中益气，温肾助阳。

［**主治**］脾肾气虚，胸腹胀满，鼓胀，浮肿，腰膝软弱，寒疟，败疮久不收敛。

［**附方**］卒患胁痛气将欲绝，时医语之，食新杀狗肉并使服酒，所患必除。病者白言：其狗肉者，为可于市买索食之，饮酒之事愿舍身命终。（《大藏经》卷五十四"诸经要集"）

狗肾

［**性味**］平。

[**主治**] 妇人产后肾劳如疟者。

[**附方**] 治肾虚腰痛方。狗肾250 g，黄芪30 g，人参15 g，当归15 g，熟地30 g，巴戟天9 g。将各味药置砂锅内加清泉水浸泡，用文火慢炖2小时取下，滤出药汁，每日2次，连服3~5天。(《少林寺秘方集锦》下部"内科杂病方")

狗齿

[**性味**] 平。

[**主治**] 癫痫，发背。

[**附方**] 治小儿耳内生疮秘方。药方：狗牙（烧灰）五枚，黄柏一钱，黄连·钱半，生甘草三分，冰片一分。共研细末，吹入耳内。(《少林寺伤科秘方》卷十"少林小儿伤科秘方")

治小儿秃疮秘方。药方：狗牙四枚，川楝子四个，冰片一分。上两味焙黄研细，加入冰片调匀备用，遇时用芝麻油调成糊，涂患处，用白纱布盖之，若溃破者，干上药粉即可，此方甚效。(《少林寺伤科秘方》卷十"少林小儿伤科秘方")

治小儿秃疮方。狗牙4枚，川楝子4枚，冰片0.3 g，芝麻油适量。(《少林寺秘方集锦》上部"少林外科杂病验方")

治小儿耳内生疮方。狗牙5枚（烧灰），黄柏3 g，黄连4.5 g，生甘草0.9 g，冰片0.3 g。将上述诸药共研成极细粉末，取适量吹入耳内。(《少林寺秘方集锦》上部"少林外科杂病验方")

狗胫骨

[**附方**] 治小儿瘸拐方。狗胫骨（炙）30 g，当归9 g，舒筋草4.5 g，木瓜6 g，紫河车9 g，龟板9 g。上诸味药共研细末，每日2次，每服1.5~4.5 g，连服3个月良效。再配合针刺阳陵泉、昆仑、承山、足三里，以补法为适；或根据体质也可平补平泻。(《少林寺秘方集锦》下部"内科杂病方")

龟版

[**性味**] 咸、甘，平。

[**归经**] 入肝、肾经。

[**功能**] 滋阴潜阳，补肾健骨。

[**主治**] 肾阴不足，骨蒸劳热，吐血，衄血，久咳，遗精，崩漏，带下，腰痛，骨痿，阴虚风动，久痢，久疟，痔疮，小儿囟门不合。

[**附方**]（治崩后下白带）养阴丸。龟板（酒炙）、黄柏（酒炒）、枳壳（麸炒）、干姜、炙甘草，为末，醋丸，日服二次，温汤下。（《竹林女科证治》卷一）

治脊背隆起方。龟板 15g，杜仲（盐炒）9g，蜈蚣 8 条，全虫 9g，虎骨 6g，木瓜 9g，赤芍 9g，莪术（醋制）9g，苏木 9g，穿山甲（炮）9g，甘草 6g。上药加水、酒各半煎服，连服 8 剂。（《少林寺秘方集锦》下部"内科杂病方"）

鸡屎白

[**性味**] 苦、咸，凉。

[**功能**] 利水泻热，祛风解毒。

[**主治**] 臌胀积聚，黄疸，淋病，风痹，破伤中风，筋脉挛急。

[**附方**] 峨眉僧治一人肚腹四肢肿，用干鸡矢一升，炒黄，以酒醅三碗煮一碗，滤汁饮之，名牵牛酒，少顷腹中气大转动利下，即脚下皮皱消也。未尽，隔日再作，仍以田赢二枚，滚酒瀹食白粥，调理而愈。其人牵牛来谢，故以名方。（《续名医类案》卷十三引《本草纲目》）

食米成瘕。好食生米，缺之则口中出清水。以鸡矢同白米各半合，炒为末，以水一盏调服。良久，吐出如米形，即瘥。昔慎道恭病此，饥瘦如劳，蜀僧道广处此方而愈。（《本草纲目》卷四十八"鸡"）

鸡子

[**性味**] 甘，平。

[**功能**] 滋阴润燥，养血安胎。

[**主治**] 热病烦闷，燥咳声哑，目赤咽痛，胎动不安，产后口渴，下痢，烫伤。

[**附方**]（深师疗劳复）又方，取鸡子空壳碎之，熬令黄黑，捣筛，热汤和一合服之，温卧取汗愈，鸡子壳悉服之。（《外台秘要方》卷二"伤寒劳复食复方"）

深师疗咳逆唾脓血，鸡子汤方。鸡子一枚，甘草二分（炙），甘遂一分，大黄二分，黄芩二分。上五味，切，以水六升，煮取二升，去滓，纳鸡子搅令调，尽饮之，良。忌海藻、菘菜。(《外台秘要方》卷九"咳嗽脓血方")

(深师疗蠼螋尿方)又方,以鸡子和白硇敷之,侵淫为广,以大蒜磨研、画墨涂之。一方以胡粉涂之,一方以猪膏涂之。又,烧蒲灰敷之。(《外台秘要方》卷四十"蠼螋尿方")

(治崩久不止)鸡子汤。鸡子三个,葱三茎,姜一两,上将葱、姜共捣如泥,鸡子去壳和匀,入麻油半两,锅内同炒,酒煮温服。(《竹林女科证治》卷一)

《僧深方》云:取猪肪煎,吞如鸡子者一枚,即生;不生,复吞之。(治产难方)(《医心方》卷二十三)

疗疟鸡子常山丸方。取鸡子一枚,断开头出黄及白令尽,置水铛子中,又取常山细末,量满前空壳,令壳满,复倾铛子中,三味同搅,微火煎之勿停手,微冷可丸则停。丸如梧子。如病人午时发,巳时服三十丸;欲至发时,又服三十丸,用饮汁下。欲吐任吐,亦如前服讫,更不发者。服后禁腻油、面、生菜、瓜果七日。(《古代秘方遗书集》)

《僧深方》治暴肿方。破鸡子捣令其黄白涂肿上,燥复涂,大良。(《医心方》卷十)

鸡肉

[**性味**] 甘,温。

[**归经**] 入脾、胃经。

[**功能**] 温中益气,补精添髓。

[**主治**] 虚劳羸瘦,中虚胃呆食少,泄泻,下痢,消渴,水肿,小便频数,崩漏,带下,产后乳少,病后虚弱。

[**附方**] (治血崩)鸡蛋汤方。鸡脊肉的子,用葱三根、姜一两,共捣为泥,用麻油锅内炒去渣,酒服,要趁热吃。(《宁坤秘笈》卷上)

鸡骨灰

[**附方**] 治跌打损伤并金刃伤秘方。鸡骨灰八两,红糖三两,先把骨炭烧红,然后入糖共捣烂如泥,敷患处神效。如皮破出血不止者,以白葫芦内白膜贴之,再敷此药。(《少林寺伤科秘方》卷八"少林寺跌打损伤秘方")

阿胶

[**性味**] 甘，平。

[**归经**] 入肺、肝、肾经。

[**功能**] 滋阴补血，安胎。

[**主治**] 血虚，虚劳咳嗽，吐血，衄血，便血，妇女月经不调，崩中，胎漏。

[**附方**] 治棍打跌倒伤身方。方药：驴皮膏30g，陈艾叶6g，红花9g，赤芍9g。水煎服。加黄酒为引，效果更佳。（《少林寺秘方集锦》上部"跌打损伤方"）

《梅师方》妊娠无故卒下血不止。取阿胶三两炙捣末，酒一升半，煎令消，一服愈。（《政和本草》卷十五"阿胶"）

又一方：以阿胶二两捣末，生地黄半斤捣取汁，以清酒三升，绞汁，分三服。（《政和本草》卷十五"阿胶"引《梅师方》）

（治九月胎证）胶艾芎归汤。阿胶（蛤粉炒成珠）、当归、川芎、艾叶各二钱，炙甘草一钱，水煎服。（《竹林女科证治》卷二）

（治难产）阿胶汤。阿胶二两（炒珠），赤小豆一盅，水二碗煮豆令熟，去豆，入胶化服，每服半盅，不过三服即出。（《竹林女科证治》卷三）

牡蛎

[**性味**] 咸、涩，凉。

[**归经**] 入肝、肾经。

[**功能**] 敛阴潜阳，止汗涩精，化痰软坚。

[**主治**] 惊痫，眩晕，自汗，盗汗，遗精，淋浊，崩漏，带下，瘰疬，瘿瘤。

[**附方**] 《僧深方》治目白翳方。牡蛎、乌贼鱼骨等分，下筛以粉目，日三。亦可治马翳。（《医心方》卷五）

治腿部溃疡秘方。生牡蛎一两（研末），冰片少许，共研极细粉末，敷患处，一日数次即愈。（《少林寺伤科秘方》卷八"少林寺跌打损伤秘方"）

治头上黄水疮方。用牡蛎研细末擦上，一日涂擦数次；或文蛤烧红冷后研细，敷于患处，效果更佳。（《少林寺秘方集锦》下部"少林寺还俗僧徐祗法秘藏方选"）

（治恶露不止）牡蛎散。牡蛎粉、龙骨、川芎、生地黄、茯苓、当归、人参、艾

叶、地榆各一钱，炙甘草五分，水煎服。(《竹林女科证治》卷三)

牡鼠粪

[**性味**] 苦、咸，寒。

[**归经**] 入肝、肾、大肠经。

[**功能**] 导浊行滞，清热通瘀。

[**主治**] 伤寒劳复发热，疝瘕，腹痛，淋浊，经闭，疳积，乳痈，鼠瘘，疔肿。

[**附方**] 折伤瘀血，伤损筋骨疼痛，鼠屎烧末，猪脂和敷，急裹，不过半日痛止。(《古今图书集成·医部全录》卷三百八十引《梅师方》)

马咬踏疮，肿痛作热，鼠屎二七枚，故马鞘五寸和烧研末，猪脂调敷之。(《古今图书集成·医部全录》卷三百八十引《梅师方》)

犬咬伤，鼠屎二升，烧末敷之。(《古今图书集成·医部全录》卷三百八十引《梅师方》)

牡狗阴茎

[**性味**] 咸，温。

[**功能**] 补命门，暖冲任。

[**主治**] 男子阳痿，女子带下。

[**附方**] 《梅师方》食郁肉漏脯中毒。烧犬屎末，酒服方寸匕。(《太平圣惠方》)

又方，治热油汤火烧疮，痛不可忍。取狗毛细剪，以烊胶和毛敷之，至疮落渐瘥。(《政和本草》卷十七"牡狗阴茎")

衣鱼

[**性味**] 咸，温。

[**归经**] 入小肠、膀胱、肝经。

[**功能**] 利尿通淋，祛风解毒。

[**主治**] 淋病，小便不利，小儿惊痫，疮疖，目翳。

[**附方**] (深师)又，主眼翳方，书中白鱼末，注少许于翳上。(《外台秘要方》卷二十一"目肤翳方")

叩头虫

[**性味**] 辛，微温，无毒。

[**功能**] 强身，健筋骨，除疟。

[**主治**] 疟疾，筋骨酸痛，四肢痿痹。

[**附方**] 接骨糊方。先将患者断骨按接好，用竹筋或杉木皮、竹片扎好，再用药末糊上，干则换糊，月余即愈。磕头虫、荞麦、黑山羊角、乳香（去油）、没药（去油）各等分。共为细末，调制成糊涂抹患处。（《少林寺伤科秘方》卷七"少林接骨内传秘方"）

师子乳

[**附方**] 身体有疾，迎医往视，合药应用师子乳，王即募，得之者分土封之……乃杀羊，蒲桃酒数斛……师子见酒肉即便饮食大醉而卧……（《大藏经》卷五十三"经律异相"）

牛肉

[**性味**] 甘，平。

[**归经**] 入脾、胃经。

[**功能**] 补脾胃，益气血，强筋骨。

[**主治**] 虚损羸瘦，消渴，脾弱不运，痞积，水肿，腰膝酸软。

[**附方**] 治气臌、水臌病方。用牛肉 500 g，皮硝（即朴硝）12 g，放水 2 kg，煮熟后吃肉喝汤。（《少林寺秘方集锦》下部"少林寺还俗僧徐祗法秘藏方选"）

七情五味，有伤中宫，停痰积血，互相缠纠，发为癥瘕，为劳瘵，为蛊胀，成形成质，为窠为臼，以生百病而中宫惫和，自非丸散所能去也。此方出自西域异人。其法：用黄肥牡牛肉二十斤，长流水煮成糜，去滓，滤取液，再熬成琥珀色，收之。每饮一盅，随饮至数十盅，寒月温饮。病在上则令吐，在下则令利，在中则令吐而利，在人活变。吐利后渴，即服其小便一二碗，亦可荡涤余垢。睡二日，乃食淡粥。养半月，即精神强健，沉疴悉亡也。须五年忌牛肉。（《本草纲目》卷五十）

[**论述**] 王纶云：牛肉本补脾胃之物，非吐下药也，特饮之既满而溢尔。借补为

泻，故病去而胃得补，亦奇法也。但病非肠胃者，似难施之。（《本草纲目》卷五十"牛"）

牛喉

[**附方**] 按，《普济方》云：反胃吐食，药物不下，结肠三五日至七八日，大便不通，如此者必死。昔全州周禅师得正胃散方于异人，十瘥八九，君子收之，可济人命。用白水牛喉一条，去两头节并筋、膜、脂、肉，及如阿胶黑片，收之。临时旋炙，用米醋一盏浸之，微火炙干淬之，再炙再淬，醋尽为度。研末，厚纸包收。或遇阴湿时，微火烘之再收。遇此疾，每服一钱，食前陈米饮调下。轻者一服立效。（《本草纲目》卷五十"牛"）

牛尿

[**附方**] 又方，治水肿，小便涩。黄牛尿饮一升，日至夜小便涩利瘥小者，从少起勿食盐。（《政和本草》卷十五"牛"引《梅师方》）

牛苏

[**附方**] 若患疟者，取五色线童女合之……则得除瘥。若热风病者，以牛苏、乌麻油、干莲花、须叶莲实瓟煎以为膏……服及涂摩并数灌鼻，则得除瘥。若厌蛊病者，以酥和膏……涂身上，后加持干面，遍覆揩取……则得除。若毒虫蜇者……黄土泥涂所蜇处则除瘥。若患喉肿……荜茇末蜜服之得瘥。若患眼痛……甘草水、龙脑香水，数数洗之则得除瘥。若患耳痛……胡麻油、茴香子煎，数沥耳中则除瘥。（《新修大藏经》卷二十"不空罥索神变真言经"）

牛乳

[**性味**] 甘，平。

[**归经**] 入心、肺经。

[**功能**] 补虚损，益肺胃，生津润肠。

[**主治**] 虚弱劳损，反胃噎膈，消渴，便秘。

[**论述**] 若毒药中者，牛乳、石蜜……或净水……令饮毒除。若毒虫蜇者……孔雀

尾……拂之……黄土泥或……雄黄，数数厚敷。……或……煮豆并汁，豆中蘸之皆得除灭……若传尸伏连少身力者……长流河边随时涂坦，以白谷、稻谷、大麦、小麦、大豆、小豆、白芥子、茴香子、天门冬，等分和末……加水犹如面糊，先加持生酥遍身浓涂……若患头痛，以生酥、胡麻油、茴香子……微温涂头当即除瘥。若患齿痛……石榴枝……揩齿即令除瘥。若患耳痛……茴香子、胡麻油和煎二三十沸，滤去其滓，后当微温沥于耳中，当即除瘥。若患口疮……荜豆、绿豆煎汁和酥……含之经日当即除瘥。若患腹痛……仙陀婆监作汤服当即除瘥……乌监阿惹而土青木香，等分和水二大升，煎取九合……当饮服之，一切腹痛、心痛、疝癖、痔病等皆除瘥。(《大藏经》卷二十 "不空胃索神变真言经")

牛屎

[**附方**] 刺伤中水，服乌牛屎二升，三服止。(《古今图书集成·医部全录》卷三百八十引《梅师方》)

《梅师方》治卒阴肾痛。烧牛屎末，和酒敷之，干即易。(《政和本草》卷十五 "牛")

又方，治霍乱，吐痢不止，心烦，四肢逆冷。黄牛屎一升，以水二升，煎服一升，以绵滤过，去滓顿服。(《政和本草》卷十五 "牛" 引《梅师方》)

黄牛屎

[**附方**] 水肿溲涩，黄牛屎一升，绞汁饮，溲利瘥，勿食盐。(《古今图书集成·医部全录》卷三百一十一引《梅师方》)

牛胆

[**性味**] 苦，大寒。

[**归经**] 入肝、胆、肺经。

[**功能**] 清肝明目，利胆通肠，解毒消肿。

[**主治**] 风热目疾，黄疸，便秘，消渴，小儿惊风，痈肿，痔疮。

[**附方**]《龙木论》治小儿青盲外障候。此眼初患时，于母胎中或受惊邪之气，致令生后五七岁以来，便乃患眼。其初患之时，夜卧多惊，呕吐痰涎黄汁，渐渐失明，

还从一眼先患，后乃相牵俱损，致使然也。宜服牛胆丸、犀角饮方立效。(《幼幼新书》卷三十三)

治刀枪伤秘方。牛胆一个，石灰不拘，白及五钱为末，入牛胆内阴干，每用少许敷之，可止痛生肌。(《少林寺伤科秘方》卷六"少林刀枪伤秘方")

马矢汁

[**附方**] (深师) 又，疗瘾疹烦满及血不止方。取新湿马矢绞取汁，服二升，微者一升，立愈。若干者，水湿取汁。(《外台秘要方》卷十五"风搔瘾疹生疮方")

马尿

[**附方**] 治跌损久年成痛发痛秘方。凡跌打损伤久年成疾，日后发痛，肌瘦如痨者。用白马尿、糯米泔、酒冲服二三次神效。再用鹅不食草一钱，好酒煎服，渣敷伤处，新久伤皆效。(《少林寺伤科秘方》卷八"少林寺跌打损伤秘方")

马粪

[**别名**] 白马通。

[**附方**] 又方，马咬人或刺破疮，及马汗入疮毒痛。取马粪烧灰为末，研敷疮上，及马尿洗疮，佳。(《政和本草》卷十七"马"引《梅师方》)

《梅师方》治吐血不止，烧白马粪研，以水绞取汁，服一升。(《政和本草》卷十七"马")

(深师疗劳复) 又方，取马粪烧捣为散，冷酒服方寸匕良。三炊顷便验，神良。(《外台秘要方》卷二"马粪"引《深师方》)

吐血不止，烧白马通以水研，绞汁一升服。(《古今图书集成·医部全录》卷二百七十五引《梅师方》)

孔雀

[**论述**] 越鸟。时珍曰……梵书谓之摩由逻。(《本草纲目》卷四十九"孔雀")

孔雀尾

[**性味**] 苦，寒，无毒。

［**功能**］清热，利湿，止血。

［**主治**］干咳，黄疸，白浊，肠胃出血，刀伤，疮疡，烫伤。

［**附方**］或复女人断绪无子……应取少许孔雀尾，安陈酥中煎之数沸，研令相得，投少石蜜量如枣许……饮之。（《曼殊室利菩萨咒藏中一字咒王经》）

乌翮

［**附方**］用乌翮、鸡翮、孔雀尾著眼药，眼痛更增。佛言：用匕……应用何等物作匕？……若铁、若铜、若贝、若象牙、若角、若木、若瓦。（《大藏经》卷二十三"十诵律"）

乌鸡

［**性味**］甘，平。

［**归经**］入肝、肾经。

［**功能**］养阴退热。

［**主治**］虚劳骨蒸羸瘦，消渴，脾虚滑泄，下痢口噤，崩中，带下。

［**附方**］伤后补养方。乌鸡一只（去毛及腹内肠杂、爪），人参一两，黄芪五钱，当归一两，诸药填入鸡腹，炖熟吃肉，喝汤，连吃三只。然后继服十全大补汤四剂渐愈。（《少林寺伤科秘方》卷八"少林寺跌打损伤秘方"）

《梅师方》治诸虫入耳，取车缸脂涂耳孔中，自出。（《政和本草》卷五"缸中膏"）

狨

［**性味**］无毒。

［**主治**］五痔。

［**论述**］猱（难逃切）。时珍曰：狨毛柔长如绒，可以藉，可以缉，故谓之狨，而猱字亦从柔也。或云生于西戎，故从戎也。（《本草纲目》卷五十一"狨"）

鹦

［**论述**］鹦哥（俗名），干皋。时珍曰……梵书谓之臊陀。（《本草纲目》卷四十九）

第十二章 矿 物 类

千年石灰

[**附方**] 石灰散。千年石灰三两用韭菜汁拌匀做饼贴墙阴处晾干，赤石脂五钱，龙骨五钱，人指甲二钱，冰片、麝香各五分，共研末搽之。（此系内宫秘方，极其神效。）（《少林寺伤科秘方》卷六"少林刀枪伤秘方"）

治刀枪伤秘方。千年石灰一两，上等白石膏一斤（煅用三钱），净板松香一斤（提净用五钱），白蜡八钱，独活三钱，冰片一钱，珍珠一两（豆腐煮过一钱）。共为细末掺之，神效。（《少林寺伤科秘方》卷六"少林刀枪伤秘方"）

万年灰

[**采集加工**] 本品为石灰岩经加工煅烧而成。有放年久者称"万年灰"。

[**别名**] 道顺（藏文名）。

[**性味**] 辛，温，有毒。

[**功能**] 破痞，消食；祛胃"培根"。

[**主治**] 胃痞；消化不良。

古石灰

[**附方**] 治一切金枪伤秘方。古石灰、新石灰、丝瓜（初生两叶者，连根带叶）、韭菜连根各等分，捣一千捶作饼，阴干，研末掺之，血止、痛定，生肌收口神效也。（《少林寺伤科秘方》卷六"少林刀枪伤秘方"）

石灰

[**性味**] 辛，温，有毒。

［归经］入肝、脾经。

［功能］燥湿，杀虫，止血，定痛，蚀恶肉。

［主治］疥癣，湿疮，创伤出血，汤火烫伤，痔疮，脱肛，赘疣。内服止泻痢、崩带。

［附方］《梅师方》治产后阴肿，下脱肠出，玉门不闭。取石灰一斗，熬令黄，以水三斗投灰中，放冷澄清，取一斗三升暖洗。（《政和本草》卷五"石灰"）

又方，治金疮止血速瘥方。炒石灰和鸡子白，和丸如弹子大，炭火煅赤，捣末，以敷疮上，立瘥。（《政和本草》卷五"石灰"引《梅师方》）

深师灰煎，疗瘤赘、瘢痕、疵痣及痈疽恶肉等方。石灰一斗五升，湿桑皮四斗，柞栎灰四斗。上三味，合九斗五升，以沸汤令泡泡调湿，纳甑中蒸之，从平旦至日中，还取釜中沸汤七斗，合甑三淋之，澄清，纳铜器中，煎令至夜，斟量余五斗汁，微火徐徐煎取一斗，洗乱发，干之如鸡子大，内药中即消尽。又取五色采，翦如韭叶大，量五寸着药中亦消尽。又令不强，药成，以白瓮子中贮之。作药时，不得令妇人、小儿、鸡、犬临见之。灰煎亦疗瘤，验。其肉瘤、石瘤，药敷之皆愈；其血瘤，瘤附左右胡脉及上下悬痈、舌本诸验处，皆不可令消，消即血出不止，杀人，不可不详之。（《外台秘要方》卷二十九"疣赘疵黑子杂疗方"）

腋臭……石灰三升，苦酒三升，盘上合……男先安左腋，女先安右腋下。（《新修大藏经》卷二十一"陀罗尼杂集"）

伤科桃花散。专治跌打损伤，刀伤，狗咬伤，烂脚等症。用年久风化石灰一斤炒至桃花色（存性），锦纹大黄一两（焙脆，研末）。上药用真麻油调敷，当日敷更效。（《少林寺伤科秘方》卷八"少林寺跌打损伤秘方"）

食盐

［性味］咸，寒。

［归经］入胃、肾、大肠经。

［功能］涌吐，清火，凉血，解毒。

［主治］食停上脘，心腹胀痛，胸中痰癖，二便不通，齿龈出血，喉痛，牙痛，目翳，疮疡，毒虫螫伤。

［附方］《梅师方》治心腹胀坚，痛闷不安，虽未吐下，欲死。以盐五合，水一

升，煎令消，顿服。自吐下，食出即定，不吐更服。（《政和本草》卷四"食盐"）

又方，治金中经脉伤皮及诸大脉，血出多，心血冷则杀人。宜炒盐三撮，酒调服之。（《政和本草》卷四"食盐"引《梅师方》）

又方，治蜈蚣咬人痛不止。嚼盐沃上及以盐汤浸疮，极妙。其蜈蚣有赤足者蜇人，黄足者痛甚。（《政和本草》卷四"食盐"引《梅师方》）

又方，治热病，下部有䘌虫生疮。熬盐绵裹熨之，不过三度，瘥。（《政和本草》卷四"食盐"）

治鼻子肿痛方。用毛巾放开水中，放上食盐 60 g，浸片刻后取出，温敷鼻子，日数次。（《少林寺秘方集锦》下部"少林寺还俗僧徐祇法秘藏方选"）

《僧深方》治鬼击方。盐一升，水二升和之，搅令释作汁，饮之令得吐则愈，良。（《医心方》卷十四）

《僧深方》云：治妊身腰痛方。熬盐令热，布裹与熨之。（《医心方》卷二十二）

少林金伤治法。金伤者害其三也，一曰伤其肉，二曰伤其血，三曰伤其气。三伤随带有毒，血者循行于全身，藏摄于肝，故伤损肝也。治法：手拔毒。用罐吸其毒汁，再以陈盐、甘草水洗之，后以愈将散撒于患处，白纱盖覆。（《少林寺秘方集锦》上部"跌打损伤方"）

疗中蛊毒吐血或下血皆如烂肝方。盐一升，醇苦酒和，一服立吐即愈。《小品》同。支方：苦酒一升，煮令消，服愈。（《古代秘方遗书集》引《肘后方》卷七）

中蛊吐血，或下血如肝。盐一升，苦酒一升，煎化顿服，得吐即愈。乃支太医方也。（《本草纲目》卷十一"大盐"）

蚯蚓咬毒，形如大风，眉鬓皆落，惟浓煎盐汤，浸身数遍即愈。浙西军将张韶病此，每夕蚯蚓鸣于体，一僧用此方而安。蚓，畏盐也。（《本草纲目》卷十一"食盐"）

云母

[**性味**] 甘，温。

[**归经**] 入肺、脾、膀胱经。

[**功能**] 纳气坠痰，止血敛疮。

[**主治**] 虚喘，眩晕，惊悸，癫痫，寒疟，久痢，金疮出血，痈疽疮毒。

[**附方**] 痰饮头痛，往来寒热。云母粉二两（炼过），恒山一两。为末，每服方寸

匕，汤服取吐。忌生葱、生菜。(《本草纲目》卷八"云母"引《深师方》)

方解石

[**采集加工**] 为碳酸盐矿物。采挖石，除去泥沙及杂物。

[**分布**] 产于西藏、青海、四川、安徽、内蒙古等。

[**别名**] 君西（藏文名）。

[**功能**] 止吐，止泻，消食，解毒，破痞，愈伤，接骨；清"培根"热。

[**主治**] 嗳气冷酸，呃逆，腹泻，体虚衰弱，骨折外伤，诸痞证；消化不良；"培根"热。

[**论述**]《四部医典》说，方解石医治脑病菌及"黄水"病。

水银

[**采集加工**] 为液态金属汞。

[**分布**] 产于贵州、广西、云南、湖南、湖北、四川等。

[**别名**] 乌勒楚（藏文名）。

[**性味**] 辛，凉，有毒。

[**归经**] 入心、肝、肾经。

[**功能**] 攻毒，敛脓血，杀虫；干"黄水"。

[**主治**] 疥癣，梅毒，恶疮，痔瘘，皮肤病；"黄水"病。

[**附方**]《梅师方》治胎死腹中不出，其母气绝。以水银二两吞之，立出。(《政和本草》卷四"水银")

又方，治难产。以水银二两，先煮之，后服立瘥。(《政和本草》卷四"水银"引《梅师方》)

又方，治痔。谷道中虫痒不止。以水银、枣膏各二两，同研相和，捻如枣形状，薄绵片裹，纳下部，明日虫出。若痛者，加粉三大分作丸。(《政和本草》卷四"水银"引《梅师方》)

（深师疗癫）又方，水银（研），菌茹、藜芦、真珠（研）、丹砂（研）、雄黄（研）。上六味各一斤，皆研如粉，以三岁苦酒三石五斗，于瓮中渍诸药，令耗七日，于净温密室中渍浴，始从足，渐至腰，浸之，日一。以绵拭面目讫，以水洗两目，勿令入目也，可七日为之，勿令冷，神效。忌狸肉、生血等。（《外台秘要方》卷三十"诸癞方"）

《僧深方》云：水银服如小豆二枚。（治胞衣不出方）（《医心方》卷二十三）

[**论述**]《月王药诊》说，水银滋补、避邪、治诸病。

水蛭

[**性味**] 咸、苦，平，有毒。

[**归经**] 入肝、膀胱经。

[**功能**] 破血逐瘀，通经。

[**主治**] 蓄血，癥瘕，积聚，妇女经闭，干血成痨，跌仆损伤，目赤痛，云翳。

[**附方**]（治恶露不下）没药丸。当归一两，白芍、桂心各五钱，桃仁（炒，去皮、尖，捣）、没药（研）各二钱五分，虻虫（去翅、足，炒）、水蛭（炒焦）各二十枚。上为末，醋糊丸梧子大，淡醋汤下三丸。（《竹林女科证治》卷三）

珊瑚

[**采集加工**] 为分泌的石灰质骨骼。从海底捞出，除去杂质即可。

[**分布**] 产于广东、台湾、福建。

[**别名**] 珠如（藏文名）。

[**性味**] 甘，凉、平，无毒。

[**功能**] 去翳明目，镇惊，清热，解毒，安神。

[**主治**] 目生翳障，惊痫，吐衄，肝热，中毒等。

[**论述**]《四部医典》说，珊瑚清肝热、脉热、毒热。

《佛经》云：七宝者，谓金、银、琉璃、砗磲、玛瑙、玻璃、真珠是也。或云珊瑚、琥珀。今玛瑙碗上刻镂为奇工者，皆以自然灰又昆吾刀治之，自然灰，今时以牛皮胶作假者，非也。（《政和本草》卷五"青琅玕"）

白硇砂

[**采集加工**] 为卤化物类矿物。采挖后除去杂物。

[**分布**] 产于西藏、甘肃、青海、新疆等。

[**别名**] 扎察（藏文名）。

[**性味**] 咸、苦、辛，温，有小毒。

[**功能**] 利尿，通脉，消肿，止腐，解毒，收缩子宫，去翳。

[**主治**] 水肿，尿闭，胃病痞结，喉蛾，闭经，难产，胎衣不下，虫病，绞痛，眼翳。

[**论述**]《四部医典》说，硇砂保护脉道和骨脂。

《甘露点滴》说，硇砂性锐，治尿闭、止腐、引"黄水"。

《月王药诊》说，硇砂治寒证，清理尿道，治尿闭，干"黄水"。

白矾

[**采集加工**] 为硫酸盐类矿物明矾。经加工提炼而成。

[**分布**] 产于西藏、青海、甘肃、安徽、陕西、河北、浙江、福建等。

[**别名**] 达苏日（藏文名）。

[**性味**] 涩、酸、咸，寒，有毒。

[**归经**] 入肺、脾、胃、大肠经。

[**功能**] 清热解毒，止腐，止血，杀虫，消痰，燥湿，止泻。

[**主治**] 口舌生疮，咽喉肿痛，呕血，痢疾，眼病，癫痫，喉痹，痰涎壅甚，黄疸，黄肿，白带，泻痢，衄血，口舌生疮，疮痔疥癣，水、火、虫伤；胃、十二指肠溃疡，子宫脱垂，肝炎，传染病。

[**附方**] 治肿痛、身热不退方。不论何种原因致局部肿痛、身热不退而用诸药无效者，取白矾 15 g（捣成末），用丝瓜络适量，煎汤冲服。喝汤药两碗后，盖被取其汗出，使热退，肿痛消。（《少林寺秘方集锦》下部"少林寺还俗僧徐祇法秘藏方选"）

治伤后肿痛身热不退秘方。白矾研末，丝瓜络适量，煎汤冲服。外用白矾，每次一至三分，涂擦患处。（《少林寺伤科秘方》卷八"少林寺跌打损伤秘方"）

龙须散。治中暑迷闷，不省人事。暑月代一切暑药，亦可。奴仆出入，此药尤便。白矾一两（生用），甘草（炙）一两半，五倍子、飞罗面、乌梅（去仁，不去核）各二两。上五味，为细末，每服三钱，新汲水调下。如泄泻霍乱作渴，一服即愈。（《岭南卫生方》卷中）

归魂散。凡初中蛊在膈上者，当用此药吐之。白矾、建茶各一两。上二味为细末，

每服五六钱，新汲水调下顿服，一时久当吐毒出。此药入口其味甘甜，并不觉苦味者是也。（《岭南卫生方》卷中）

胡洽名粉隔汤：矾石一两，水二升，煮取一升，纳蜜半合，顿服。须臾未吐，饮少热汤。（《肘后备急方》卷四）

又方，杜衡三两，松罗三两，瓜蒂三十枚，酒一升二合，渍再宿，去滓，温服五合。一服不吐，晚更一服。（《肘后备急方》卷四）

又方，瓜蒂一两，赤小豆四两，捣末，温汤三合，和服，便安卧。欲摘之不吐，更服之。（《肘后备急方》卷四）

又方，先作一升汤，投水一升，名为生熟汤。及食三合盐，以此汤送之，须臾欲吐，便摘出。未尽，更服二合，饮汤二升后，亦可更服，汤不复也。（《肘后备急方》卷四）

又方，常山四两，甘草半两，水七升，煮取三升，纳半升蜜，服一升。不吐更服，无蜜亦可。（《肘后备急方》卷四）

《僧深方》女子阴中疮方。裹矾石末，如枣核，纳阴中。（《医心方》卷二十一）

金枪奇效方。明矾为末，敷上即可止血止痛。（《少林寺伤科秘方》卷六"少林刀枪伤秘方"）

治耳流脓水方。用枯矾 9 g，冰片 0.3 g，研成细粉，撒入耳内，每日 1 次。（《少林寺秘方集锦》下部"内科杂病方"）

治头上黄水疮方。用枯矾研细涂抹上（枯矾由白矾炒化冷却后研末而成），擦数次即愈。（《少林寺秘方集锦》下部"少林寺还俗僧徐祗法秘藏方选"）

少林愈将散。枯矾、黄丹、松香、黄芩各二钱，麝香一分，轻粉二分，冰片二分。共末，贮瓷瓶内备用，遇伤时，敷患处，用膏药贴之，二三日愈。（《少林寺伤科秘方》卷八"少林寺跌打损伤秘方"）

虫毒蛊毒。雄黄、生矾等分。端午日研化，蜡丸梧子大。每服七丸，念药王菩萨七遍，熟水下。（《本草纲目》卷九"雄黄"引苏东坡《良方》）

男妇遗尿。枯白矾、牡蛎粉等分，为末，每服方寸匕，温酒下，日三服。（《本草纲目》卷十一"矾石"引余居士《选奇方》）

马齿矾石

[**附方**]（深师）又方，疗鼠瘘方。马齿矾石（烧）、真珠粉。上二味，捣下筛为散，厚涂疮上，不过三，愈。（《外台秘要方》卷二十三"九瘘方"）

白石英

[**性味**] 甘，温。

[**归经**] 入肺、肾、心经。

[**功能**] 温肺肾，安心神，利小便。

[**主治**] 肺寒咳喘，阳痿，消渴，心神不安，惊悸善忘，小便不利，黄疸，石水，风寒湿痹。

[**论述**] 药分称之，如石英、钟乳、黄芪、白术，丸散汤膏煎等。（《大藏经》卷四十"四分律删繁补阙行事钞"）

白石脂

[**性味**] 甘、酸，平。

[**归经**] 入大肠、胃经。

[**功能**] 涩肠，止血。

[**主治**] 久泻，久痢，崩漏带下，遗精。

[**附方**] 又《斗门方》治泻痢。用白石脂、干姜二物停捣，以百沸汤和面为稀糊，拌匀，并手丸如梧子，曝干，饮下三十丸。久痢不定，更加三十丸。霍乱，煎浆水为使。（《政和本草》卷三"白石脂"引《本草图经》）

石灰华

[**采集加工**] 为一种主含碳酸钙的粉状块或颗粒状物。采挖后除去泥沙及杂物，阴干。

[**分布**] 我国各地均产。

[**别名**] 萨珠刚（藏文名）。

[**性味**] 微甘，凉。

[**功能**] 清热止咳。

[**主治**] 肺热咳嗽，久热不愈，痈疽疮病。

石花

[**性味**] 甘，寒。

[**功能**] 养血，明目，补肾，利尿，清热解毒。

[**主治**] 视物模糊，吐血，血崩，腰膝疼痛，小便热痛，白浊，白带，汤火伤。

[**附方**] 治老年脚跟痛方。取石花 9 g，红辣椒 3 个，乱头发 1 把。先把头发填入患者鞋底脚跟下，然后放上石花一层，再把红辣椒切开放在石花上，让患者穿鞋，脚跟用力下踏，1~3 日可愈。(《少林寺秘方集锦》下部"内科杂病方")

石膏

[**采集加工**] 为硫酸盐类矿物。四季可采，采挖后除去杂物。

[**分布**] 产于西藏、青海、四川、云南、山东、安徽等。

[**别名**] 道珠刚（藏文名）。

[**性味**] 辛、微甘，寒。

[**归经**] 入肺、胃经。

[**功能**] 清热，止咳，愈伤，退黄。生用解肌清热，除烦止渴。

[**主治**] 肺热咳喘，跌打损伤，伤热，骨折，黄疸，热病壮热不退，心烦神昏，谵语发狂，口渴咽干，肺热喘急，中暑自汗，胃火头痛、牙痛，热毒壅盛，发斑发疹，口舌生疮；肺脓肿。煅敷生肌敛疮。外用痈疽疮疡，溃不收口，汤火烫伤。

[**附方**]《梅师方》治热油、汤、火烧疮，痛不可忍。取石膏捣末细研，用粉，疮愈。(《政和本草》卷四"石膏")

深师疗柔风，体疼白汗出，石膏散方。石膏二两（研），甘草一两（炙）。上二味，捣筛为散，以酒服方寸匕，可以七服。武家黄素方。(《外台秘要方》卷十四"柔风方")

治吐血方。生石膏 30 g，白茅根 30 g，三七 1.5 g 研细末，川黄连 9 g，生地 9 g。以上诸药取清水 1500 ml，煎药汁 500 ml，加头胎婴儿小便一杯，冷服 1 剂即效。(《少林寺秘方集锦》下部"内科杂病方")

[论述]《四部医典》说，石膏医治各种肺病，治疗创伤引起的发热。

《甘露点滴》说，石膏凉、湿，利黄疸。

磁石

[性味] 辛、咸，平。

[归经] 入肾、肝、肺经。

[功能] 潜阳纳气，镇惊安神。

[主治] 头目眩晕，耳鸣耳聋，虚喘，惊悸，怔忡。

[附方] 治小儿误吞针方。生磁石研末，每服 0.03～0.15 g，可引针从粪便排出。（《少林寺秘方集锦》上部"少林外科单方"）

刀箭伤出血甚多治方。用磁石末敷患处，可止痛止血，乃可取盐炒三撮，用酒调服之。（《少林寺伤科秘方》卷六"少林刀枪伤秘方"）

治小儿误吞金针秘方。药方：生磁石，研成极细粉末，每服一厘即可。（《少林寺伤科秘方》卷十）

朱砂

[采集加工] 为硫化物类矿物。采挖后，选取纯净者，用磁铁吸净含铁的杂质，再用水淘去杂石和泥沙。

[分布] 产于西藏、青海、四川、贵州等。

[别名] 礞拉（藏文名）。

[性味] 甘，凉，有毒。

[归经] 入心经。

[功能] 清热解毒，安神，愈伤，定惊，明目。

[主治] 肺热，肝热，脉热，癫狂，惊悸，心烦，失眠，眩晕，目昏，肿毒，疮疡，疥癣；神经系统疾病。

[附方]《外台》：深师五邪丸。疗邪狂鬼魅妄言，狂走恍惚不识人，此为鬼忤，当得杀鬼丸方。丹砂、雄黄（各别研），龙骨、马目毒公、鬼箭各五两，鬼臼二两，赤小豆三两，芫青一枚，桃仁百枚（去皮、尖，熬，别研）。上九味捣，下筛，细绢筛，和诸药拌，令和调后纳蜡和之，大如弹丸，绛囊盛之。系臂，男左女右，小儿系头。

合药勿令妇人、鸡犬见之，所服蜜和丸如梧子，一服三丸，日三。忌五辛、生血物。（《幼幼新书》卷三十二）

（经来如牛膜片）此症经来不止兼牛膜色一般，昏迷倒地乃气血变成，虽惊无事，用朱砂丸。朱砂一钱，白茯苓一两，水和为丸，姜汤送下五十粒，立效。（《宁坤秘笈》卷上）

心常恍惚，遍身烦热，乃气血衰弱，受孕之故，宜用朱砂汤。朱砂汤方六十。猪心一个，不下水，用水一碗煎汤，研朱砂一钱，调服。（《宁坤秘笈》卷上）

治失眠方。朱砂 1.5 g（冲服），酸枣仁（炒）30 g，水煎服。（《少林寺秘方集锦》下部"内科杂病方"）

跌打七厘散。无论金刃它物伤至骨断筋折血流不止者，皆可治。朱砂一钱二分，麝香一分二厘，冰片一分二厘，儿茶二钱四分，乳香、没药各一钱五分，血竭一两，红花一钱五分。共研极细末，贮于瓶内勿令泄气。凡遇损伤先以七厘用烧酒冲服，再量伤大小，用烧酒调敷，如金刃伤过重或食嗓割断，血流不止，急用此药干掺，立能止血定痛。（《少林寺伤科秘方》卷八"少林寺跌打损伤秘方"）

治点伤天平穴秘方。朱砂七分，砂仁六分，钟乳石、枳壳各一钱。童便引，酒兑服。（《少林寺伤科秘方》卷三"少林点穴残伤救治秘方"）

[论述]《四部医典》说，朱砂保护脉道和骨脂。

光明盐

[采集加工]为天然食盐结晶。四季可采，除去杂质。

[分布]产于新疆、青海、西藏、江苏等。

[别名]扎姆察（藏文名）。

[性味]甘、咸，温。

[功能]温中消食，明目。

[主治]胃寒，痧症，胃脘胀满，腹泻，头昏，云翳；消化不良。

[论述]《四部医典》说，光明盐的功效是医治"培根"病，"龙"病，消化不良，寒性疾病。

《铁鬘》说，光明盐性凉，治寒证而不伤血，"赤巴"、木保病、"培根"病忌用。

《月王药诊》说，光明盐医治寒性"龙"病，及"赤巴"血症。

戎盐

[**性味**] 咸，寒。

[**归经**] 入心、肾、膀胱经。

[**功能**] 凉血，明目。

[**主治**] 尿血，吐血，齿舌出血，目赤痛，风眼烂弦，牙痛。

龙骨

[**采集加工**] 干燥的动物骨化石。

[**分布**] 产于内蒙古、山西、陕西、甘肃、河北等。

[**别名**] 如格瑞（藏文名）。

[**性味**] 苦、甘、涩，平、凉。

[**归经**] 入心、肝、肾、大肠经。

[**功能**] 镇惊安神，敛汗固精，止血涩肠，生肌敛疮，清热，消肿，杀菌，止血，愈伤；干"黄水"。

[**主治**] 惊痫癫狂，怔忡健忘，失眠多梦，自汗盗汗，遗精淋浊，吐衄便血，崩漏带下，泻痢脱肛，溃疡久不收口，外伤，遗精，体虚等；脑炎，肠炎。

[**附方**]《梅师方》治失精，暂睡即泄。白龙骨四分，韭子五合，上件为散子。空心酒调方寸匕服。（《政和本草》卷十五"龙骨"）

又方，治热病后下痢，脓血不止，不能食。白龙骨末，米饮调方寸匕服。（《政和本草》卷十五"龙骨"引《梅师方》）

又方，治鼻衄出血多，眩冒欲死。龙骨研细，吹入鼻、耳中。凡衄者并吹。（《政和本草》卷十五"龙骨"引《梅师方》）

（深师）又龙骨汤，治伤寒已八九日至十余日，大烦渴、热盛，而三焦有疮蜃者多下，或张口吐舌呵吁，目烂，口鼻生疮，吟语不识人，宜服此汤，除热毒止痢神方。龙骨半斤（碎）。上一味，以水一斗，煮取四升，沉之井底令冷，服五合，余渐渐进之，恣意如饮，尤宜老少，无味殆如饮水，赤断下。（《外台秘要方》卷二"伤寒蜃疮方"）

（胎前白带）乃胎气虚弱，先用白扁豆花炒，酒服，后用闭日丸即愈。龙骨、海螵

蛸、牡蛎、赤石脂各五钱，米糊为丸，酒送百粒。(《宁坤秘笈》卷上)

《僧深方》治卅年疟，龙骨丸神方。龙骨四分，恒山八分，附子三分，大黄八分。凡四物治筛，鸡子和，发前服七丸如大豆，临发服七丸。(《医心方》卷十四)

遗尿淋沥，白龙骨、桑螵蛸等分为末，每盐汤服二钱。(《古今图书集成·医部全录》卷二百六十六引《梅师方》)

治小儿发育迟缓方。方药：生龙骨9 g，生牡蛎12 g，当归12 g，太子参6 g，枸杞子12 g，熟地12 g，赤芍9 g，益智仁6 g，茯神6 g，山楂6 g，陈皮6 g，砂仁4.5 g，白术4.5 g，麦芽4.5 g，鸡内金4.5 g，生穿山甲4.5 g，雷丸1.5 g，槟榔1.5 g，龙眼肉12 g，鹿角6 g，何首乌(酒蒸)6 g，虫草4.5 g。制法：将以上诸药研成细粉，取蜜200 g，制成如小弹子大的蜜丸。服法：每日2次，1~3岁每日1丸，4~8岁每日1丸半~2丸，9~14岁每日2丸半~4丸，15~17岁每日5~6丸。功能：益气养血，壮骨生髓，活络散瘀，健胃消食，杀虫。(《少林寺秘方集锦》下部"少林寺素喜法师秘方选")

[论述]《四部医典》说，龙骨去腐肉，愈合伤口。

金

[采集加工] 为金属金。

[分布] 全国各地均产。

[别名] 塞尔(藏文名)。

[性味] 涩、苦，凉。

[功能] 长寿缓老。

[主治] 各种宝石中毒。

[论述]《四部医典》说，黄金能使人延年益寿，使老人身体结实，能解珠宝毒。

自然铜

[采集加工] 为硫化物类矿物黄铁矿族黄铁矿。采挖后，除去杂质。

[分布] 我国各地均产。

[别名] 帕王龙宝(藏文名)。

[性味] 辛、苦，平。

［归经］入肾、肝经。

［功能］散瘀止痛，接骨续筋，愈脉，明目。

［主治］跌打损伤，筋断骨折，血瘀疼痛，积聚，瘿瘤，疮疡，烫伤，筋脉损伤，眼翳，视力减退。

［附方］治蝎子蜈蚣咬伤方。自然铜（醋煅）、轻粉、儿茶、雄黄、黄柏各等分，共研细末，用上等白酒调成糊状，涂抹患处，立效。（《少林寺秘方集锦》上部"少林外科杂病验方"）

治点伤左脚眼脉秘方（戌时点中）。药方：自然铜（醋淬七次）三钱，桔梗、牛膝、泽兰、钩藤、莪术、血竭、苏木、姜黄各二钱，木瓜、薏米各一钱半，独活、碎补、田三七各一钱，甘草七分。（《少林寺伤科秘方》卷三"少林点穴残伤救治秘方"）

接骨奇效方。自然铜一两，天撞石（好石英）一两，粪窑陈年砖上秽土一两。上三味药，用猛火煅九次，醋淬九次，再入后药，猫头骨一个（醋炙九次），凤凰蜕五钱（烧灰，即鸡蛋壳），没药（去油）三钱，乳香（去油）二钱，血竭一钱。共为细末，每服二钱，黄酒送下神效。（《少林寺伤科秘方》卷七"少林接骨内传秘方"）

接骨绝方。自然铜（醋淬七次）三钱，古铜钱三个（红醋炙七次），土鳖虫二个（用阴阳瓦炙干），麝香三分。共研为细末，每服七厘，用酒调服。（《少林寺伤科秘方》卷七"少林接骨内传秘方"）

八厘散良方。治一切损伤，用自然铜（醋煅淬七次，研末）、血竭、乳香（去油）、没药（去油）各三钱，红花、木鳖（油灼去毛，土炒）、半两钱（醋煅七次）、苏木屑各一钱，丁香三分，麝香二分。共为细末，每服五六分，伤重者每服七分，伤轻者三四分，以绍酒调服更妙。（《少林寺伤科秘方》卷八"少林寺跌打损伤秘方"）

少林救死活命丹。自然铜（醋淬七次）二钱，朱砂五分，孩儿牙齿（火煅）一个，鸡蛋一个（取几支针插入蛋内，再取老陈土一块、桑木一节、清水一碗，同蛋在铜锅里煮熟，取黄去白）。上四味药共研为丸，每服一粒，神效。但不可多用。（《少林寺伤科秘方》卷八"少林寺跌打损伤秘方"）

少林刀刃伤总治秘方。自然铜（醋淬七次）七钱，乳香（去油）、没药（去油）、归尾、红花、桃仁、赤芍、枳壳各三钱，珍珠（豆制品制），粉草二钱，麝香三分，共为末服。（《少林寺伤科秘方》卷六"少林刀枪伤秘方"）

红铜

[**采集加工**] 为金属铜。

[**分布**] 我国各地均产。

[**别名**] 桑（藏文名）。

[**性味**] 甘、辛，凉。

[**功能**] 清肺肝之热，排脓去腐。

[**主治**] 肺热病，肝热病；肺脓病，肝脓肿。

[**论述**]《四部医典》说，铜的作用是使脓血干枯，清肝热，清肺热。

芒硝

[**采集加工**] 为硫酸盐类矿物。经加工精制而成的结晶体。

[**分布**] 产于河北、江苏、山东、安徽。

[**别名**] 亚巴恰拉（藏文名）。

[**性味**] 咸、苦，温。

[**功能**] 温中消食，消肿瘤，消水肿。

[**主治**] 痞病，水肿；消化不良。

[**论述**]《四部医典》说，芒硝升胃温、消痞块。

赤石脂

[**采集加工**] 为硅酸盐类矿物。四季可采。挖出后，选择红色滑腻如脂的块状体，拣去杂石，泥土。

[**分布**] 产于河南、江苏、福建、山东、山西、湖北、安徽、陕西等。

[**别名**] 木保边拉扎布（藏文名）。

[**性味**] 甘、涩，平。

[**功能**] 疗伤，接骨，燥脓及"黄水"，止血，除脑疾。

[**主治**] 骨伤，骨折等。

[**论述**]《四部医典》说，赤石脂分为雄赤石脂和雌赤石脂，其功效是保护骨脂，医治"黄水"病，愈骨折，防脑病。

阳起石

[采集加工] 为硅酸盐类矿物。采挖后，除去泥沙及杂物。

[分布] 产于东北地区及山东、四川、云南、西藏、青海、贵州等地。

[别名] 乌勒司勒（藏文名）。

[性味] 咸，微温。

[功能] 舒筋健脉。

[主治] 筋脉损伤，关节麻木，腰酸腿痛。

[论述]《四部医典》说，阳起石医治韧带损伤。

铁屑

[采集加工] 为金属铁的碎屑。

[分布] 我国各地均产。

[别名] 扎格彻（藏文名）。

[性味] 辛、酸，凉。

[功能] 消肿，清肝热，明目，解毒。

[主治] 水肿，眼患，肝热，肝中毒。

[论述]《四部医典》说，铁能解肝中毒，治眼病，医浮肿。

钟乳石

[采集加工] 为碳酸盐类矿物。采挖后，洗净，晒干。

[分布] 产于西藏、四川、青海、广东、广西、云南、山西、陕西、甘肃、贵州等。

[别名] 瓦努（藏文名）。

[性味] 甘，温。

[功能] 愈伤，壮筋。

[主治] 关节损伤，痛风；"黄水"病。

[论述]《四部医典》说，钟乳石的功效与赤石脂同。

胆矾

[**采集加工**] 为硫酸盐类矿物。采矿或化学反应后取得。

[**分布**] 产于西藏、云南、青海等。

[**别名**] 苏日万（藏文名）。

[**性味**] 酸、辛，寒，有小毒。

[**归经**] 入肝、胆经。

[**功能**] 祛腐，解毒，破痞，杀虫，消积，催吐，祛翳；干"黄水"。

[**主治**] 风淡壅塞，喉痹，癫痫，牙疳，烂弦风眼，痔疮，肿毒，口舌生疮，目赤肿翳，食物中毒。

[**附方**] 《梅师方》治甲疽，以石胆一两，于火上烧令烟尽，碎研末，敷疮上，不过四五度立瘥。（《政和本草》卷三"石胆"）

治胸臆痛。胆矾半钱，投在一盏热茶内，候矾溶化，通口服。少顷以鸡羽搅喉中，即吐出毒物。（《岭南卫生方》卷中）

腋下狐臭。胆矾半生半熟，入腻粉少许，为末。每用半钱，以自然姜汁调涂，十分热痛乃止。数日一用，以愈为度。（《本草纲目》卷十"石胆"引黎居士《简易方》）

[**论述**] 《四部医典》说，胆矾医治痈疽，消痞块，清除眼中云翳。

青金石

[**采集加工**] 为硅酸盐类矿物。采挖后，除去泥沙及杂石。

[**分布**] 产于美国、加拿大等。

[**别名**] 姆门（藏文名）。

[**性味**] 苦，凉。

[**功能**] 解毒；干"黄水"。

[**主治**] 痛风，金伤；"黄水"病。

[**论述**] 《兰琉璃》说，青金石治疗毒物和"黄水"引起的麻风病。

炉甘石

[**采集加工**] 为碳酸盐类矿物方解石族菱锌矿。采挖后，洗净，晒干，除去杂石。

[**分布**] 产于广西、四川、湖南等。

[**别名**] 刚替克（藏文名）。

[**性味**] 甘，凉。

[**功能**] 清肝热，明目，接骨；干"黄水"。

[**主治**] 肝热，目赤肿痛，骨伤，骨折。

[**论述**]《四部医典》说，炉甘石敛"黄水"，固脂，愈骨折，治脑病，清肝热。

绿松石

[**采集加工**] 为磷酸盐类矿物。采挖后除去泥沙及杂石。

[**分布**] 产于湖北、陕西等。

[**别名**] 游（藏文名）。

[**性味**] 甘，凉。

[**功能**] 解毒，清肝热。

[**主治**] 肝热，中毒等。

[**论述**]《四部医典》说，绿松石解毒，清肝热。

密陀僧

[**采集加工**] 本品为氧化铅。

[**分布**] 产于广东、湖南、湖北、福建等。

[**别名**] 勒司勒（藏文名）。

[**性味**] 咸、辛，平、温，有毒。

[**归经**] 入肝、脾经。

[**功能**] 消肿杀虫，收敛防腐，坠痰镇惊，接骨愈伤。

[**主治**] 痔疮，肿毒，溃疡，湿疹，狐臭，创伤，久痢，惊痫，骨病。

[**附方**]《圣惠》治小儿瘰疬穿溃，脓水不止，密陀僧散方。密陀僧、胡粉各二两，熊胆、芦荟、白及、白蔹各一两。上件药捣，细罗为散。敷疮口内效。（《幼幼新书》卷三十六）

治脚气长年不愈方。密陀僧30 g，煅石膏、枯矾各6 g，轻粉3 g，炉甘石3 g。上药共研细末，调匀。局部未溃者，用香油调药粉成膏涂沫患处；局部已溃者，将药粉撒于患处。(《少林寺秘方集锦》下部"内科杂病方")

化痞膏方。密陀僧六两，阿魏五钱，羌活一两，水红花子三钱，同研细末，用香油一斤熬膏，退火摊贴。凡患此症，肌肤定无毫毛。须看准，以笔圈记，方用膏贴。多年者只用两张，内服克坚酒。水红花子（研）三钱，浸火酒两斤，日服三次，随量饮之。(《续名医类案》卷十)

小儿口疮，不能吮乳。密陀僧末，醋调涂足心，疮愈洗去。蔡医博方也。(《本草纲目》卷八"密陀僧"引黎居士《简易方》)

[论述]《四部医典》说，密陀僧滋骨髓，生骨色。

银朱

[采集加工] 本品为人工制成的赤色硫化汞。

[别名] 嚓勒（藏文名）。

[性味] 辛、甘，凉，有毒。

[归经] 入心、肺、胃经。

[功能] 攻毒，杀虫，燥湿，劫痰，收口生肌，清肺、肝脉之热。

[主治] 疥癣，恶疮，痧气，心腹痛，疮伤，肺、肝热；神经系统疾病。

[附方] 治疮散药方。银朱、轻粉各一钱，黄蜡、清油各一两，先将黄蜡同油煎化，后入朱粉二味，和匀成膏，入瓷罐收贮。随疮大小，敷搽二三次，疮痂即脱。(《岭南卫生方》卷中)

[论述]《四部医典》说，银朱愈合疮口，清肺、肝、脉热。

银精石

[采集加工] 为硅酸盐类矿物。采挖后除去杂物。

[分布] 产于西藏、青海、内蒙古、辽宁、山东、山西、浙江、江苏、湖南、湖北等。

[别名] 朗司日吱保（藏文名）。

[性味] 甘、咸，平。

[功能] 愈伤，解毒。

[主治] 疮痈。

[论述]《四部医典》说，银精石滋骨髓，生骨色。

滑石

[采集加工] 为硅酸盐类矿物。采挖后，除去泥沙及杂石。

[分布] 产于江西、山东、江苏、陕西、山西、河北、福建、浙江、广东、广西、辽宁等。

[别名] 哈西格（藏文名）。

[性味] 甘、淡，寒。

[归经] 入胃、膀胱经。

[功能] 清热，渗湿，利窍，利尿，破痞，泻脉；燥"黄水"。

[主治] 暑热烦渴，小便不利，水泻，热痢，淋病，黄疸，水肿，衄血，脚气，皮肤湿烂，血郁宫中，经闭，疮疡；尿路结石。

[附方]（治产后小便不利）木通散。木通、滑石、葵子、槟榔、枳壳、甘草各五分。水煎服。（《竹林女科证治》卷三）

《僧深方》治膀胱急热，小便黄赤，滑石汤方。滑石八两（碎），子芩三两，车前子一升，葵子一升，榆皮四两。凡五物，以水七升，煮取三升，分三服。（《医心方》卷十二）

[论述]《四部医典》说，滑石峻泻脉病，对尿路结石也有疗效。

硝石（消石）

[采集加工] 为钾的硝酸盐矿物。原硝石采后，溶解，去掉土色即成。

[分布] 山东、湖南、四川等地均产。

[别名] 塞察（藏文名）。

[性味] 咸、苦，温，有毒。

[功能] 破痞瘤，利尿，杀虫。

[主治] 尿闭，尿路结石。

[附方] 手足不遂。大风，及丹石热风不遂。用硝石一两，生乌麻油二斤，置铛中，以土墼盖口，纸泥固济，火煎。初时气腥，熟则气香。更以生麻油二升，合煎得所，收不津器中。服时坐室中，重作小纸屋，燃火于内，服一大合，发汗，力壮者日

二服。三七日，头面疱疮皆减也，然必以火为使。(《本草纲目》卷十一"生硝")

[论述]《晶珠本草》说，硝石化血，托引疮，伤"黄水"。

硫黄

[采集加工] 为自然元素类矿物硫族自然硫。采挖后，加热熔化，除去杂质。

[分布] 产于山西、山东、河南、西藏、青海、四川、云南等。

[别名] 姆西（藏文名）。

[性味] 酸，温，有毒。

[功能] 敛脓血，杀虫；干"黄水"。

[主治] 脓病，血病；"黄水"病。

[附方] 鼻上作痛。上品硫黄末，冷水调搽。(《本草纲目》卷十一"石硫黄")

[论述]《四部医典》说，硫黄的功效是医治邪魔病，收敛"黄水"病。

《月王药诊》说，硫黄医治诸病，尤其是对血病和"黄水"病有效。

黑冰片

[采集加工] 为野猪矢炭。春秋拣取，焖煅。

[分布] 我国各地广布。

[别名] 哎日纳格（藏文名）。

[性味] 辛、苦，温。

[功能] 消食，止泻。

[主治] 寒性胆病及所致眼黄，胃胀痛，瘟疫；各种炎症，消化不良。

[论述]《四部医典》说，猪粪医治消化不良、瘟疫、胆囊痞块。

《晶珠本草》说，黑冰片治刺痛、时疫、黄疸，特别是治疗胃病胜似甘露。

黄矾

[采集加工] 为硫酸盐类矿物。采挖后，除去杂物。

[分布] 产于西藏、甘肃、四川等。

[别名] 斯日苏尔（藏文名）。

[性味] 涩、咸，平，有毒。

[**功能**] 破痞，止腐，止痛。

[**主治**] 痞症，白喉，炭疽，口腔溃疡。

[**论述**]《四部医典》说，黄矾祛腐生肌，消除痞块。

黄丹

[**采集加工**] 为用铅加工制成的四氧化三铅。

[**分布**] 产于河南、广东、福建、湖南等。

[**别名**] 力日（藏文名）。

[**性味**] 涩，凉。

[**功能**] 排脓去腐，清肌肉与血脉之热。

[**主治**] 伤口溃烂，肌热，脉热。

[**论述**]《四部医典》说，黄丹止腐。

《晶珠本草》说，黄丹能止腐，敛糜烂，清肌热、脉热。

紫硇砂

[**采集加工**] 为卤化物类矿物石盐。四季可采，去杂质。

[**分布**] 产于青海、西藏、四川。

[**别名**] 卡如察（藏文名）。

[**性味**] 咸、辛，温。

[**功能**] 温中，通便，解痉，止痛；祛"培根"病、"龙"病。

[**主治**] 便秘，寒痧；"培根"病、"龙"病引起的腹胀，"龙"性刺痛证；消化不良。

[**论述**]《四部医典》说，紫硇砂的功效是升胃火，治腹胀、呃送、胃寒、"培根"病和"龙"病。

《铁鬘》说，紫硇砂性温、重、润。

雄黄

[**采集加工**] 为硫化物类矿物。采挖后，除去杂质。

[**分布**] 产于西藏、青海、云南、四川、甘肃、贵州等。

［**别名**］洞瑞（藏文名）。

［**性味**］苦、辛，温，有毒。

［**归经**］入心、肝、胃经。

［**功能**］燥湿，祛风，杀虫，解毒，除污排脓，消肺散结。

［**主治**］疥癣，秃疮，痈疽，走马牙疳，缠腰蛇丹，破伤风，腋臭，臁疮，哮喘，喉痹，惊痫，痔瘘，疮疡久烂，创伤，咽喉肿痛，蛇虫咬伤。

［**附方**］智化寺一僧病疮疥，自用雄黄、艾叶等药，燃于被中熏之，翌日遍身焮肿，皮破出水，饮食不入，投以解药，不应而死。盖药熏入腹内而散真气，其祸如此。（《续名医类案》卷三十五）

深师疗癣秘方。雄黄一两（研），硫黄一两（研），羊蹄根一两，白糖一两，荷叶一两。上五味，以后三种捣如泥，合五种更捣，和调以敷之。若强，以少蜜解之令濡，不过三，瘥。（《外台秘要方》卷三十"癣疥方"）

又，疗癣神验方。用雄黄研，以淳苦酒先和，以新布拭癣上令伤，以药涂之，神效。（《外台秘要方》卷三十"癣疥方"）

《僧深方》治癣方。末雄黄，酢和，先以布拭疮，令伤，以药涂上，神效。不传。（《医心方》卷十七）

眼药法者……其药等分，雄黄迦俱婆昵夜珊，红莲华须，青莲花叶、牛黄、郁金、姜、小折华、荜茇、胡椒、海水沫……相合莒研。又以麝香、龙脑香、自生石蜜，各减前药半分，相和精研。（《大藏经》卷二十"如意轮陀罗尼经"）

少林三黄膏。方药：雄黄 12 g，硫黄 12 g，大黄 30 g，蟾酥 1 g，冰片 3 g，生甘草 21 g。制法：先将大黄、甘草二味药研成细粉过细罗，再把雄黄研细与蟾酥、冰片、硫黄全料药粉掺匀，装瓶，密封备用。用法：临证需要时，取出药粉适量，加陈醋调拌成糊状，涂于患处，每日换药 1 次。功能：解毒，止痒，除腐。主治：金伤成疮，阴疮奇痒，恶疮脓毒，无名肿毒，诸虫咬伤等。（《少林寺秘方集锦》上部"少林膏药"）

治疯狗咬伤方。先用火罐扣患部吸出毒液，再用雄黄、马钱子、生草乌、生南星、儿茶各等分，研末敷之。（《少林寺秘方集锦》上部"少林外科杂病验方"）

治箭伤日久不愈秘方。药方：雄黄二钱，红花、藤黄、白矾各二钱，轻粉、黄柏、冰片、蛤蟆皮（炒炭）各五分，炉甘石一钱，以上各味药共研细末，贮瓷瓶内备用。先以盐水洗患处，然后敷药粉，用白纱盖之。（《少林寺伤科秘方》卷九）

雄黄、迦俱婆婆树子汁、红莲花、青莲花、海沫（一名海浮石）、牛黄、郁金根（一金黄姜），小柏根、胡椒、毕拨、干姜。以前件药，并捣研为极细末，以龙脑香、麝香和之。诵心咒一千八遍。以手取药触观世音菩萨足，即涂眼中，已所有眼病，乃至有目青盲、胎翳肉，悉得除瘥。第二遍涂，一切壮热、头痛、半头痛、口病，悉得除瘥。第三遍涂，一切猛恶鬼魅，及以癫痫，悉得除瘥。第四遍涂，一切恶频那夜迦，悉得消减。第五遍涂，一切怨家斗争，悉皆得胜。第六遍涂，一切罪障诸毒，应堕地狱受无间罪，悉得消灭。……寿命增长，灭一切罪离诸盖缠，一切怨家无不降伏，一切障碍皆自消灭，一切众生自然归伏。（《大藏经》卷二十"观世音菩萨如意摩尼陀罗尼经"）

少林三黄膏。主治金伤成疮，阴疮奇痒，恶疮脓毒，无名肿毒，蝎蜇蚊咬等伤。雄黄、硫黄各四两，大黄一两，蟾酥三分，冰片一钱，生粉草七钱。首先把生甘草、大黄二味去皮，研成细末，再把余味研末，混合调匀，然后用生蜜或香油调成膏，贮于瓷瓶内备用。遇时涂于患处，用白纱盖之，每日换药膏一次，用陈醋调膏亦可。（《少林寺伤科秘方》卷八"少林寺跌打损伤秘方"）

虫毒蛊毒。雄黄、生矾等分，端午日研化，蜡丸梧子大。每服七丸，念药王菩萨七遍，熟水下。（《本草纲目》卷九）

[**论述**]《四部医典》说，雄黄医治肌肉腐烂。

《月王药诊》说，雄黄保护骨脂。

黑矾

[**采集加工**] 为硫酸盐类矿物。采挖后，除去杂物。

[**分布**] 产于西藏、云南、四川、青海、甘肃、安徽、江西、山东等。

[**别名**] 拿苏日（藏文名）。

[**性味**] 涩、酸，平。

[**功能**] 破痞，止腐。

[**主治**] 痞瘤，口腔溃疡。

[**论述**]《四部医典》说，黑矾祛腐生肌、消除痞块。

硼砂

[**采集加工**] 为硼酸盐类矿物。8～11月间采挖，经加工而成。

[**分布**] 产于西藏、青海、新疆、四川、陕西、甘肃等。

[**别名**] 查拉（藏文名）。

[**性味**] 甘、咸，凉。

[**归经**] 入肺、胃经。

[**功能**] 清热消痰，解毒防腐，活血化瘀，破痞，疗伤，收敛；燥"黄水"。

[**主治**] 咽喉肿痛，口舌生疮，目赤翳障，骨哽，噎膈，咳嗽痰稠，月经闭阻，便秘；陈久性溃疡，动脉硬化；"黄水"病。

[**附方**] 少林宝石散。月石、寒水石、炉甘石、紫石英、花蕊石各五钱（醋淬，煅成粉用），乳香（去油）、没药（去油）、轻粉、红粉各一钱半，血竭三钱，冰片五分。（《少林寺伤科秘方》卷八"少林寺跌打损伤秘方"）

接骨方。治跌伤断骨或从高坠下，或从骡马上跌折，筋骨碎断痛不可忍者。用硼砂三钱，水粉三钱，当归三钱，共末，每服二钱，以苏木煎汤送下，神效。（《少林寺伤科秘方》卷七"少林接骨内传秘方"）

飞龙夺命丹。方药：硼砂24 g，土鳖虫24 g，自然铜（醋淬七次）24 g，血竭24 g，木香18 g，当归15 g，桃仁9 g，白术15 g，五加皮（酒炒）15 g，猴骨（醋制）15 g，延胡索（醋炒）12 g，三棱（醋炒）12 g，苏木12 g，五灵脂（醋炒）9 g，赤芍9 g，韭菜籽9 g，生蒲黄9 g，熟地9 g，肉桂6 g，补骨脂（盐炒）9 g，广陈皮（炒）9 g，川贝9 g，朱砂9 g，葛根（炒）9 g，桑寄生9 g，乌药6 g，羌活6 g，麝香1.5 g，杜仲（盐水炒）6 g，秦艽（炒）6 g，前胡（炒）6 g，蛴螬6 g，青皮（醋炒）6 g。制法：以上33味药，先取麝香、硼砂、血竭、自然铜分别研细，再将余29味药共研成细粉，掺入麝香等细粉调匀。然后取黄米粉120 g煮糊，泛药粉制成丸如豌豆大，晾干，装瓶备用。服法：成人每日3次，每次9 g，用黄酒冲服。功能：活血祛瘀，通经活络，消肿止痛，舒筋壮骨。对于一切跌打损伤，毒邪恶疮，伤筋断骨，风湿腰腿疼，四肢麻木，偏瘫，均有良效。（《少林寺秘方集锦》上部"跌打损伤方"）

[**论述**] 气味辛暖，无毒。主消痰、止嗽，破瘕结，喉痹。【核曰】出南番、西戎。状甚光莹，有黄、白二种。南番者，其色褐，其味和，其效速；西戎者，其色白，其味焦，其效缓。皆是炼结所成，如硇砂类。（《本草乘雅半偈》卷十"蓬砂"）

《四部医典》说，硼砂愈合伤口，舒脉。

赭石

[**采集加工**] 为氧化物类矿物刚玉族赤铁矿。采挖后，除去杂石。

[**分布**] 产于山东、山西、河北、河南、四川、广东等。

[**别名**] 东泽玛日布（藏文名）。

[**性味**] 苦，寒。

[**功能**] 燥脓，愈伤，接骨，清脑，除翳；干"黄水"。

[**主治**] 月经过多，脉热，跌打损伤，骨折，脑病，眼白翳；"黄水"病。

[**论述**]《四部医典》说，赭石医治眼病、骨折，干"黄水"。

雌黄

[**采集加工**] 为硫化物类矿物。常与雄黄共生。

[**分布**] 产于西藏、青海、云南、四川、甘肃、贵州等地。

[**别名**] 瓦拉（藏文名）。

[**性味**] 辛，平，有毒。

[**功能**] 愈伤，止腐，消肿杀虫；燥"黄水"。

[**主治**] 疮疡溃烂；传染病等。

[**论述**]《四部医典》说，雌黄医治肌肉腐烂。

《晶珠本草》说，雄黄、雌黄治瘰瘤，止糜烂。

磁石

[**采集加工**] 为氧化物类矿物。采挖后，除去杂石。

[**分布**] 产于山东、辽宁、江苏、广东、安徽、西藏、青海。

[**别名**] 卡布仑（藏文名）。

[**性味**] 辛、咸，平。

[**功能**] 镇静，愈伤，接骨，清脑。

[**主治**] 骨折；神经系统疾病等。

[**论述**]《四部医典》说，磁石能拔体内箭镞，医治脑病、骨病、脉道疾病。

碱

[**采集加工**] 为一种碱土熬制成的结晶或粉末。

[**分布**] 我国大部分地区均产。

[**别名**] 宝察（藏文名）。

[**性味**] 咸、甘、苦，平。

[**功能**] 消食通便，破痞止腐，解毒；祛"培根"。

[**主治**] 痧症，便秘，血郁宫中，经闭，胎衣不下，疮疡；消化不良；胃"培根"病。

[**论述**] 《四部医典》说，碱的功效是止腐，消化食物。

《如意宝树》说，碱土助消化，治"培根"胃胀，胃病，中毒性肝病。

《晶珠本草》说，碱可利水、泻下。

摩挲石

[**论述**] 熙宁中，阇婆国使人入贡方物，中有摩娑石二块，大如枣，黄色，微似花蕊；又无名异一块，如莲莳，皆以金函贮之。问其人：真伪何以为验？使人云：摩娑石有五色，石色虽不同，皆姜黄汁磨之，汁赤如丹砂者为真。无名异，色黑如漆，水磨之，色如乳香为真。广州市舶司依其言试之，皆验，方以上闻。世人蓄摩娑石，无名异颇多，常患不能辨真伪。小说及古方书如《炮炙论》之类亦有说者，但其言多怪诞，不近人情。天圣中，予伯文吏书新除明州，章宪太后有旨令于舶船求此二物，内出银三百两为价，值如不足，更许于州库贴支。终任求之，竟不可得。医潘璟家有白摩娑石，色如糯米糍，磨之亦有验。璟以治中毒者，得汁粟壳许，入口即瘥。（《经史百家医录·医话》）

摩娑石，主头痛。（《秘传眼科龙木论》卷九）

紫石英

[**性味**] 甘，温。

[**归经**] 入心、肝经。

[**功能**] 镇心安神，降逆气，暖子宫。

[**主治**] 虚劳惊悸，咳逆上气，妇女血海虚寒不孕。

[**附方**] 释法倪……少且紫石，老遂苦之。医诊云：须以腊肉，用灭药势。（《唐宋文献散见医方证治集》）

琥珀

[**性味**] 甘，平。

[**归经**] 入心、肝、小肠经。

[**功能**] 镇惊安神，散瘀止血，利水通淋。

[**主治**] 惊风癫痫，惊悸失眠，血淋血尿，小便不通，妇女闭经，产后停瘀腹痛，痈疽疮毒，跌打创伤。

[**附方**] 深师疗误吞钩方。琥珀珠。上一物，贯著钩绳，推令前入，至钩所又复推，以牵引出矣。若水精珠卒无珠，坚物摩令滑，用之也。（《外台秘要方》卷八"杂误吞物方"）

【气味】甘平，无毒。【主治】主安五脏，定魂魄，杀精魅邪鬼，消瘀血，通五淋。【核曰】出永昌、舶上、西戎、高丽、倭国者良。即松树荣盛时，流脂入土，千岁后，沦结所成也。一种象物珀，内有物形；一种血珀，殷红如血色；一种赤松脂，形如琥珀，浊大而脆，文理皆横；一种水珀，浅黄色，多皱文；一种石珀，深黄色，重如砂石；一种花珀，文如马尾松，而黄白相间者次之；别有一种蜜蜡珀，臭之作蜜蜡香，色黄白，即蜂蜜所化；一种枫脂珀，烧之不作松脂臭，即枫脂所化也。入药唯松脂血珀最良。修治：用水调侧柏子末，安瓷锅中，置琥珀于内煮之，从巳至申，当有异光，研粉筛用。（《本草乘雅半偈》卷八"琥珀"）

治小儿夜啼方。琥珀6 g，硇砂4.5 g，珍珠0.9 g，龙骨9 g，生甘草4.5 g，地龙6 g，茯神9 g。以上药共研细末，每服0.3～0.5 g（每天晚上临睡前用温开水送服）。如能配合针刺风府、百会、后溪等穴，效果更佳。（《少林寺秘方集锦》下部"内科杂病方"）

铜绿

[**性味**] 酸、涩，平，有毒。

[**归经**] 入肝、胆经。

[**功能**] 退翳，去腐，敛疮，杀虫，吐风痰。

[**主治**] 目翳，烂弦风眼，疽、痔、恶疮，喉痹，牙疳，臁疮，顽癣，风痰卒中。

[**附方**] 予兄奇峰生两瘤，大如拳。僧传一方，用竹刺将瘤顶上稍稍拨开油皮，勿令见血，细研铜绿少许，放于拨开处，以膏药贴之，数日即溃出粉而愈。（《续金陵琐事》）（《续名医类案》卷三十四）

治哑瘴方。铜青、石绿各一两，上研为末，用水调生面为丸，如鸡子大，每服一丸，新汲水磨下。（《岭南卫生方》卷中）

金沙

[**附方**] 治点伤百会穴秘方。金沙、银沙、自然铜、参三七、血竭各一钱，山羊血（如无则以地鳖虫代之）、甘草各五分，虎骨、桔梗、人中白各一钱五分。灯心引，水、酒兑煎服。又方：人参、地鳖虫、地龙、当归、升麻、白芷、自然铜，水煎服。（《少林寺外科秘方》卷三"治点伤诸穴秘方"）

治心窝受伤吐血不食秘方。金沙、银沙、肉桂、神曲各八分，当归、红花、麦冬、枳壳、橘红、龙骨、沉香、三棱、莪术、甘草各五分。生姜引，酒炖服。（《少林寺伤科秘方》卷八"少林寺跌打损伤秘方"）

菩萨石

[**论述**] 《衍义》曰：菩萨石，出峨眉山中，如水精明澈，日中照出五色光，如峨眉山普贤菩萨圆光，因以名之。今医家鲜用。（《政和本草》卷三"菩萨石"）

嘉州峨眉山出菩萨石，色莹白明澈，若泰山狼牙石，上饶水精之类，日中照之有五色，如佛顶圆光，因以名之。（《本草纲目》卷八"菩萨石"）

绿矾

[**性味**] 酸、涩，凉。

[**归经**] 入肺、大肠经。

[**功能**] 燥湿化痰，消积杀虫，止血补血，解毒敛疮。

[**主治**] 黄肿胀满，疳积久痢，肠风便血，血虚萎黄，湿疮疥癣，喉痹口疮，烂弦风眼。

[**附方**] 治金枪伤内烂生蛆秘方。皂矾飞过为末，干掺，其蛆即死。（《少林寺伤科秘方》卷六"少林刀枪伤秘方"）

硇砂

[**性味**] 咸、辛、苦，温，有毒。

[**归经**] 入肝、脾、肾经。

[**功能**] 消积软坚，破瘀散结。

[**主治**] 癥瘕痃癖，噎膈反胃，痰饮，喉痹，积痢，经闭，目翳，息肉，疣赘，瘰疬，痈肿，恶疮。

[**论述**] 恭曰：硇砂出西戎，形如牙硝，光净者良。（《本草纲目》卷十一"硇砂"）

气味咸苦辛温，有毒。主积聚，破结血，止痛，下气，疗咳嗽，宿冷，去恶，生好肌，烂胎。亦入驴马药用。【核曰】出西戎，今西凉夏国，及河东、陕西，近边州郡亦有。然西戎来者，颗块光明，大者如拳，重三五两，小者如指面，入药最紧。边界者，杂碎如麻豆粒，颇夹砂石，虽可水飞澄去，入药则无力矣。（《本草乘雅半偈》卷九"硇砂"）

猪牙石

[**论述**] 明目去翳。出西番。（《本草纲目》卷十一"猪牙石"）

婆娑石

[**论述**]《衍义》曰：婆娑石，今则转为磨娑石，如淡色石绿间微有金星者佳，磨之如淡乳汁，其味淡。（《政和本草》卷三"婆娑石"）

姚宽《西溪丛话》云：舶船过产石山下，爱其石，以手扪之，故曰摩娑。（《本草纲目》卷十"婆娑石"）

婆娑石，一名婆萨石。《灵台记》云：质多者，味甜，无毒，性温，疗一切虫毒及诸丹石毒、肿毒、踠折。此石出西番山中，涧中有盘形状礧魂，大小不常。色如瓜皮，青绿黑斑，有星者为上；似嵩山矾石，斑不至焕烂者为中；色如滑石，微黄轻者为下。但以人血拭之，羊、鸡血磨，一如乳，似觉膻为妙。西番以为防身之宝，辟诸毒也。

（《经史百家医录·药物》）

铁上生衣

[**附方**]（深师）又，主风头，毛发落不生方。取铁上生衣，研，以腊月猪脂涂之。并主眉毛落，悉生。（《外台秘要方》卷三十二"头发秃落方"）

铁马鞭

[**主治**]体虚久热不退，痧症腹部胀痛，水肿，痈疽，指疔。

[**附方**]治牙背牙腮受伤秘方。铁马鞭、骨碎补、五加皮、刘寄奴、纯麻、虎骨、活血丹、牛膝、白牙丹、泽兰、金不换（七枝），生酒兑服。（《少林寺伤科秘方》卷八"少林寺跌打损伤秘方"）

铁浆

[**性味**]甘、涩，平。

[**归经**]入心、肺经。

[**功能**]镇心定痫，解毒敛疮。

[**主治**]癫痫狂乱，疔疮肿毒。

[**附方**]《梅师方》治时气病，骨中热，生疱疮、豌豆疮，饮铁浆瘥。（《政和本草》卷四"铁浆"）

铁锈

[**性味**]辛、苦，寒。

[**归经**]入肺、胃经。

[**功能**]清热解毒，镇心平肝。

[**主治**]疔疮肿毒，口疮，重舌，疥癣，烫伤，毒虫蜇伤，痫病。

[**附方**]治点伤天宗穴方。铁锈 1.2 g，毛竹节（炭）1.5 g，千年健（炭）1.5 g，苏木心 1.5 g，白地龙 4.5 g。以上诸药共研为散，用陈酒冲服。（《少林寺秘方集锦》上部"点穴致伤救治方"）

治点伤气食穴方。铁锈 1.5 g，川芎 6 g。上 2 味药，用水煎服。如有外伤可取白玉膏敷贴患处。(《少林寺秘方集锦》上部"点穴致伤救治方")

铁精

[**性味**] 辛、苦，平。

[**功能**] 镇惊安神，消肿解毒。

[**主治**] 惊痫心悸，疔毒，阴肿，脱肛。

[**附方**] (深师) 又，铁精散，疗惊恐妄言，或见邪魅，恍惚不自觉，发作有时，或如中风方。铁精、茯苓、川芎、桂心、猬皮(炙)各三两。上五味，捣下筛，以酒服钱五匕，日三。不知，稍增至一钱以上，知之为度。忌酢物、生葱。(《外台秘要方》卷十五"风惊恐失志喜忘及妄言方")

铅丹

[**性味**] 辛、咸，寒，有毒。

[**归经**] 入心、脾、肝经。

[**功能**] 解毒，生肌，坠痰镇惊。

[**主治**] 痈疽，金疮出血，口疮，目翳，汤火灼伤，惊痫癫狂，疟疾，痢疾，吐逆反胃；溃疡。

[**附方**] 治刀枪斩伤秘方。黄丹四两，樟脑末二两。共研成极细末，贮瓷罐内备用，若遇诸症蜜调二匙，敷患处即痛止。此方还可专治刀斩伤，跌打损破，一切水、火误伤，立愈。(《少林寺伤科秘方》卷六"少林刀枪伤秘方")

治跌打刀斧破皮秘方。黄丹(飞过)四两，潮脑二两。共研细末，收瓷瓶内，若用则以蜜调一二两茶匙敷之。(《少林寺伤科秘方》卷六"少林刀枪伤秘方")

金枪极效方。陈黄丹、陈石灰各六钱，桂片、乳香(去油)、没药(去油)、头发灰各一钱(炒为紫色)。共研为细末，止刀箭伤出血、木器损伤，极其神效。(《少林寺伤科秘方》卷六"少林刀枪伤秘方")

铅粉

[**性味**] 甘、辛，寒，有毒。

[**归经**] 入肾经。

[**功能**] 消积，杀虫，解毒，生肌。

[**主治**] 疳积，下痢，虫积腹痛，癥瘕，疟疾，疥癣，痈疽，口疮，丹毒，烫伤；溃疡。

[**附方**] 深师疗眼翳方。胡粉注翳上，以疗三年翳。(《外台秘要方》卷二十一"目肤翳方")

《耆婆方》胡粉和白蜜，敷之。(治疮瘢方)(《医心方》卷四)

《僧深方》治王烂疮方。胡粉(烧令黄)、青木香、龙骨、滑石各三两。上四物，治筛毕，以粲粉一升和之，稍稍粉疮上，日四五愈。(《医心方》卷十七)

海金沙

[**性味**] 甘、淡，寒。

[**归经**] 入小肠、膀胱经。

[**功能**] 清热解毒，利水通淋。

[**主治**] 白浊，白带，咽喉肿痛，痄腮，痢疾，皮肤湿疹，带状疱疹；肠炎，肝炎，肾炎水肿，尿路感染，尿路结石。

[**附方**] 治小便不通方。海金沙、金钱草各 15 g，黄柏、滑石粉各 9 g，木通 6 g，竹叶 4.5 g，灯心草 0.6 g。上述诸味药，以泉水 1500 ml 煎至 500 ml，日服两次，当日可通。(《少林寺秘方集锦》下部"内科杂病方")

海粉

[**性味**] 甘、咸，寒。

[**归经**] 入肺、肝经。

[**功能**] 清热养阴，软坚消痰。

[**主治**] 肺燥喘咳，瘿瘤，瘰疬。

[**附方**] (治妊娠血块痛)海粉丸。香附(醋制)四两，桃仁(去皮尖)、海粉(醋炒)、白术(蜜炙)各一两。上为末，面糊丸，白汤下。(《竹林女科证治》卷二)

轻粉

[**性味**] 辛，寒，有毒。

[**归经**] 入肝、肾经。

[**功能**] 杀虫，攻毒，利水，通便。

[**主治**] 疥癣，瘰疬，梅毒，下疳，皮肤溃疡，水肿，臌胀，大小便闭。

[**附方**] 休粮方。朱砂一分，腻粉一分，金、银箔各二片，水银一分。上件药并细研如粉，用南白蜡消为丸，丸如弹子大。如要吃时，早晨面东，用盐茶一盏服之，忌热物。(《敦煌古医籍考释·辟谷诸方第一种·甲本》)

少林医疮膏。方药：轻粉 30 g，金银花 60 g，儿茶 30 g，白芷 60 g，黄柏 60 g，土大黄 60 g，藤黄 15 g，人中黄 60 g，乳香（去油）30 g，没药（去油）30 g，冰片 15 g，香油 800 g。制法：将上述药物（除轻粉、冰片外）碾成细粉，过细罗，然后再加入轻粉、冰片调匀，取香油把全部药粉调拌成膏状，装入瓷瓶内备用。用法：敷于患处，每日换药 1 次。功能：解毒祛腐，消肿止痛。主治：金伤成疮，毒液恶臭，痈疽疔毒，已破或未破，无名肿毒疼痛等。(《少林寺秘方集锦》上部"少林膏药")

治刀箭伤出血不止奇效秘方。轻粉四两（炒，研），黄蜡六两（热化去渣），樟脑三两（研末），麝香六分，冰片六分，乳香（去油）、没药（去油）各一两，真血竭、儿茶各一两。共研极细末，先将黄蜡、松香、猪油热化，待冷加入前诸味药末，拌匀盛瓷瓶内，勿泄气备用。(《少林寺伤科秘方》卷六"少林刀枪伤秘方")

少林医疮膏。主治金伤成疮，毒液恶臭，痈疽疔毒，已溃未溃，久不收口，无名肿毒等。轻粉、儿茶、乳香（去油）、没药（去油）各一两，金银花、白芷、黄柏、土大黄、人中黄各二两，藤黄五钱，冰片五钱，油一斤十二两八钱。将上诸药分别研为细末，用香油调成软膏，放瓷罐内贮藏备用，遇时涂擦患处，用白纱盖之，每天换药一次。(《少林寺伤科秘方》卷八"少林寺跌打损伤秘方")

赤石脂

[**性味**] 甘、涩，温。

[**归经**] 入脾、胃、大肠经。

[**功能**] 涩肠，止血，收湿，生肌。

[**主治**] 久泻，久痢，便血，脱肛，遗精，崩漏，带下，溃疡不敛。

[**附方**] 《斗门经》治小儿疳泻。用赤石脂杵罗为末如面，以粥饮调半钱服，立瘥。或以京芎等分同服，更妙。(《政和本草》卷三"赤石脂")

玛瑙

[**性味**] 辛，寒，无毒。

[**主治**] 目生翳障。

[**论述**] 文石，摩罗迦隶（佛书）。（《本草纲目》卷八）

虫白蜡

[**性味**] 甘，温。

[**归经**] 入肝经。

[**功能**] 止血，生肌，定痛。

[**主治**] 金疮出血，尿血，下血，疮疡久溃不敛，下疳。

[**附方**] 治刀口伤秘方。白蜡四钱，飞甘石五钱，冰片五分，月石三钱，珍珠一钱。共为末，敷之神效。亦名万应神效散。（《少林寺伤科秘方》卷六"少林刀枪伤秘方"）

白玉膏。治一切破伤极效。用冬热猪油炖烊滤清，每七两油配白蜡三钱搅匀，铅粉四钱，轻粉二钱，冰片二分，制油二钱五分，搰匀为膏，贴之。（《少林寺伤科秘方》卷八"少林寺跌打损伤秘方"）

芒硝

[**性味**] 辛、苦、咸，寒。

[**归经**] 入胃、大肠经。

[**功能**] 泻热，润燥，软坚。

[**主治**] 实热积滞，腹胀便秘，停痰积聚，目赤障翳，丹毒，痈肿。

[**附方**]《梅师方》治火丹毒，水调芒硝涂之。（《政和本草》卷三"芒硝"）

又方，治一切疹，以水煮芒硝涂之。（《政和本草》卷三"芒硝"引《梅师方》）

又方，治伤寒发豌豆疮，未成脓。研芒硝，用猪胆相和，涂疮上，立效。（《政和本草》卷三"芒硝"）

三问：产后胎衣不下，何以治之？答曰：宜服后方。朴硝一钱（10 g），贝母（去心）一钱（10 g），生蒲黄八分（10 g），川牛膝八分（10 g），当归一钱（10 g），红花七分（6 g），山楂肉六分（10 g），陈皮四分（5 g），威灵仙五分（6 g），香附四分（10 g），丹皮六分（6 g），甘草四分（3 g）。童便引，水煎服。（《法门寺妇科胎前产后良方注评》）

火焰丹毒，水调芒硝末敷之。（《古今图书集成·医部全录》卷三百六十九引《梅师方》）

一切风疹，水煮芒硝汤拭之。（《古今图书集成·医部全录》卷三百六十九引《梅师方》）

治小儿夜盲方。朴硝4.5 g，鸡蛋1个。先把鸡蛋打开倒碗内，再加朴硝，用筷子打碎，迅速倒入沸水中，立即用毛巾盖严碗口。片刻后，用筷子搅匀，1次服完，当日可愈。（《少林寺秘方集锦》下部"内科杂病方"）

龙窠石

[**论述**] 中山僧表坚，面多瘢痕。偶溪中得石如鸡子，夜觉凉冷，信手磨面，瘢痕尽灭。后读《博异志》曰：龙窠石，磨疮瘢大效。（《历代笔记医事别录·方药论治门》引《云仙杂记》卷四所引《庐山记》）

龙膏

[**论述**]《韩擒虎话本》杨坚使君现患生脑疼次无人治疗，某等兄弟八人，别无报答，有一合龙膏，度与和尚。若到随州使君面前，已（以）膏便涂。（《唐宋文献散见医方证治集》引《敦煌变文集》卷二）

是某体（体）患生脑疼，检尽方药，医疗不得，知道和尚现有妙术，若也得教（救），必不相负。法华和尚闻语，逐（遂）袖内取出合子，已（以）龙膏往顶门便涂，说此膏未到顶门，一半也无，方到脑盖骨上，一似佛手捻却，使君得教（救）。（《唐宋文献散见医方证治集》引《敦煌变文集》卷二）

石硫黄

[**性味**] 酸，热，有毒。

[**归经**] 入肾、脾经。

[**功能**] 壮阳，杀虫。

[**主治**] 阳痿，虚寒泻痢，大便冷秘。外用治疥癣，湿疹，癞疮。

[**附方**]《梅师方》治阴生湿疱疮。取石硫黄研如粉，敷疮上，日三度。(《政和本草》卷四"石硫黄")

治小儿疥疮方。硫黄 3 g，雄黄 2.4 g，明矾 4.5 g。共研细末，用上等白酒调成糊状涂擦患处，每日 1 次。少林高僧恒林大师方用此方治愈患儿五十八名，疗效亦佳。(《少林寺秘方集锦》下部"内科杂病方")

(治产后虚极生风) 济危丹。乳香 (去油，研)、五灵脂 (研)、硫黄 (研)、元精石 (研)、阿胶 (蛤粉炒珠)、卷柏 (生用)、桑寄生、陈皮 (去白) 各等分，先将四味末和入金石器内，微炒，勿令焦，再研极细，再入余药和匀，生地黄汁为丸，每服二十丸。(《竹林女科证治》卷三)

除蛇蝎毒，自有硫黄、雄黄、雌黄之石，片子随身诚非难得。若遭热瘴，即有甘草、恒山、苦参之汤……姜、椒、荜茇，且咽而风冷全祛。石蜜、砂糖，夜餐而饥渴俱息。不畜汤药之直，临事定有阙如。(《大藏经》卷五十四"南海寄归内法传")

《僧师方》治疬疡方。硫黄一分，矾石一分，水银一分，灶黑一分。上四物，治末，以葱涕和研，临卧以敷上。(《医心方》卷四)

第十三章 菌 类

猪苓

[**性味**] 甘、淡，平。

[**归经**] 入脾、肾、膀胱经。

[**功能**] 利尿渗湿。

[**主治**] 小便不利，水肿胀满，脚气，泄泻，淋浊，带下。

[**附方**]（经来大小便俱出）此名蹉经，因吃热物过多，积久而成。宜用分利五苓散，解其热毒，调其阴阳即安。分利五苓散方三十六。猪苓、泽泻、白术、赤茯苓各一钱，阿胶（炒）、川芎、当归各八分。水煎，空心服即愈。（《宁坤秘笈》卷上）

五苓散。治伤寒瘅疾，感暑中湿，小便不利，头疼身热，烦躁发渴等证。夏月主治尤多。第能伐肾气，下虚者不可过服。木猪苓（去皮）、赤茯苓（去皮）、白术（去芦）各一两半，肉桂（去粗皮）一两。上为细末，每服三钱。夏月背寒头痛，发热无汗，小便悭涩，浓煎连须葱白汤调，乘热服冲，令额上有汗为效。或只用百沸汤调，热服，及续啜热汤冲，令汗出。或冒暑极热之际，新汲水调亦可。热瘅痢疾，小便不利者，并用熟水调之。大便水泻，小便不利，加车前子末煎沸汤服，不宜过多。瘀热在里，身发黄疸，浓煎茵陈汤调下。一方加辰砂末，尤治蕴热心烦。毛崇甫因母病孝诚感于北辰，梦授此药，亦可谓神方也。但五苓散用桂，正如小柴胡汤用人参、大承气汤用厚朴、备急丸用干姜之类，欲其刚柔相济，亦存攻守之意也。故方书谓五苓散无桂及隔年者，俱不可用。近者铺家有去桂五苓散，不知者为其所误，如去桂而入人参，却谓之春泽汤，治烦渴有效。（《岭南卫生方》卷中）

茯苓

[**性味**] 甘、淡，平。

[**归经**] 入心、脾、肺经。

[**功能**] 渗湿利水，益脾和胃，宁心安神。

[**主治**] 小便不利，水肿胀满，痰饮咳逆，呕哕，泄泻，遗精，淋浊，惊悸，健忘。

[**附方**] 治经来狂言如见鬼神，茯苓丸方。茯神、远志（去骨）、茯苓各八钱，朱砂三钱，猪心一个。用早米糊为丸，如桐子大，用金银汤送五十粒即愈。（《宁坤秘笈》卷上）

《僧深方》茯苓汤，治肾著之为病，从腰以下冷痛而重如五千钱，腹肿方。饴胶八两，白术四两，茯苓四两，干姜二两，甘草二两。上五物，以水一升，煮取三升，去滓纳饴，令烊，分四服。（《医心方》卷六）

《僧深方》治妇人面方。取茯苓，治筛，蜜和，以涂面，日四五。（《医心方》卷二十）

《僧深方》治月经至绞痛欲死，茯苓汤方。茯苓三两，甘草二两，芍药二两，桂心二两。上四物，切，以水七升，煮取二升半，分三服。（《医心方》卷二十一）

二十五问：胎前恶心呕吐，何以治之？答曰：此恶阻也，由胃气怯弱，中脘停痰所致。宜服后方。茯苓八分（10 g），白术八分（10 g），黄芩六分（6 g），香附六分（6 g），陈皮五分（6 g），当归八分（10 g），白芍六分（6 g），乌药五分（5 g），藿香（炒）八分（10 g），砂仁（炒）一钱（5 g），厚朴（炒）六分（6 g），甘草五分（3 g）。水煎服。（《法门寺妇科胎前产后良方注评》）

治全身水肿方。茯苓、猪苓、泽泻各6 g，山药30 g，车前草30 g，生、熟地各9 g，赤小豆90 g。取水1500 ml加上药内，煎至500 ml，1次服尽，每日2次。禁盐。（《少林寺秘方集锦》下部"内科杂病方"）

治血臌方。茯苓、当归、赤芍各15 g，莪术6 g，䗪虫3个，苏木12 g，红花9 g，枳壳4.5 g，木香4.5 g，甘草6 g，竹叶4.5 g。上药加龙潭水1500 ml煎取250 ml，1次服完，日服2次，立效。（《少林寺秘方集锦》下部"内科杂病方"）

治点伤中脘穴秘方。在心窝下，食减气逼，两截不通，服此药。茯苓、黄芪各一钱五分，朱砂、乳石、枳壳、厚朴、砂仁、白芷、破故纸、茯苓皮、甘草各一钱，龙眼肉五枚。引酒炖服。如呕再服下方。黄芪、桔梗各一钱五分，枳壳、附子、黄芩、龙骨、枳实、甘草各一钱，木香、丁香各五分，炖酒服下。（《少林寺伤科秘方》卷三

"治点伤诸穴秘方")

真武汤。治伤寒瘇病,数日以后,发热腹疼,头目昏沉,四肢疼痛,大便自利,小便或利或涩,或咳或呕者,皆宜服之。茯苓(去皮)、芍药、熟附子各三分,白术(炒)二分。上㕮咀,每服四钱,姜五片,水一盏半,煎至六分,去滓,食前温服。小便利者,去茯苓。大便利者,去芍药,加干姜二分。呕者,每服加生姜五片。《续易简方》云:不下利而呕者,去附子加生姜。然既去附子,但存三味,似于太平易,更当临时消息之。治病之法本难遥度也。《活人书》云:太阳病,发其汗,汗出不解,其人仍发热,心下悸,头眩,身瞤动,振振欲擗地者,真武汤主之。意谓太阳经伤风,医者借用麻黄,既热不解,复成重虚,故宜术、附、芍药之类。又《活人书》云:少阴病二三日不已,至四五日,腹痛,小便不利,四肢沉重疼痛,自利,或呕,或咳,或小便利,或不利,此为水气,真武汤主之。今并赘于此,以广用药者之见闻,亦不局于偏词也。(《岭南卫生方》卷中)

(治子烦)竹叶汤。白茯苓二钱,麦门冬(去心)、黄芩各一钱五分,淡竹叶七片,灯心十茎。水煎,日服二次。(《竹林女科证治》卷二)

吐血症,初六脉俱洪数,须用茯苓补心汤。盖白茯苓能守五脏真气,能泄肾中伏火,能泻脾湿以健脾。(《慎柔五书》卷一)

心虚梦泄或白浊。白茯苓末二钱,米汤调下,日二服。苏东坡方也。(《本草纲目》卷第三十七"茯苓")

赤茯苓

[**性味**] 甘、淡,平。

[**归经**] 入心、脾、膀胱经。

[**功能**] 行水,利湿热。

[**主治**] 小便不利,淋浊,泻痢。

[**附方**] (胎前潮热气痛)此乃受热毒所致,宜服五苓散,二三帖即安。赤茯苓、猪苓、泽泻、白术各五分,水煎温服。(《宁坤秘笈》卷上)

(治子烦)竹沥汤。赤茯苓一两,以水一盅煎至七分,去渣,入竹沥一杯和匀服。又竹沥一味,细细饮之亦妙。(《竹林女科证治》卷二"赤茯苓")

木耳

[**性味**] 甘，平。

[**归经**] 入胃、大肠经。

[**功能**] 凉血，止血。

[**主治**] 肠风，血痢，血淋，崩漏，痔疮。

[**附方**] 治点伤右脚背脉秘方（戌时点中）。药方：木耳七钱，钩藤四钱，白芍（酒炒）六钱，防风、薏米、川断各三钱，木瓜、五加皮各一钱，制川乌一钱半，牛膝七分。（《少林寺伤科秘方》卷三"少林点穴残伤救治秘方"）

马勃

[**性味**] 辛，平。

[**归经**] 入肺经。

[**功能**] 清肺利咽，解毒，止血。

[**主治**] 喉痹咽痛，咳嗽失音，吐血，衄血，外伤出血。

[**附方**] 三宝止血散。方药：马勃 30 g，黄柏 30 g，三七 9 g。将上 3 味药共研细末，刀伤局部出血时，敷于患处。（《少林寺秘方集锦》上部"止血方"）

少林万能止血散。方药：马勃 30 g，生地 30 g，白及 30 g，金银花 30 g，血余炭 15 g，生大黄、生栀子、生黄柏、生黄连各 9 g，儿茶 15 g，乳香（醋制）、没药（醋制）各 12 g，血竭 10 g，自然铜（醋淬七次）15 g，麝香 3 g，冰片 3 g。制法：以上 16 种药研成极细粉末，装入瓶内备用。用法：局部受伤出血者，立即取药粉敷于患处，能止痛止血。如有内伤、瘀血，可取 6~9 g 药粉内服，用黄酒或童尿冲下。若是局部已成疮化脓，久治不愈，用生香油把药粉调成膏敷于患处，再适量内服，亦有好的疗效。功能：清热解毒，消肿止痛，止血化瘀，排脓生肌。主治：内外损伤出血，疼痛，疮毒等。（《少林寺秘方集锦》上部"止血方"）

第十四章 其 他 类

人中黄

[**性味**] 甘，寒。

[**归经**] 入心、胃经。

[**功能**] 清热，凉血，解毒。

[**主治**] 伤寒热病，大热烦渴，热毒斑疹，丹毒，疮疡。

[**附方**] 治小儿头生恶疮方。人中黄90 g，蜂房15 g，藤黄1.5 g，黄柏6 g，川黄连9 g，土大黄9 g，冰片1.5 g。将前6味药碾成细粉，过细罗后掺入冰片，取芝麻油适量调药粉成糊膏，涂擦患处，每一次必须剪发。另配合内服仙方活命饮，疗效更佳。（《少林寺秘方集锦》上部"少林外科杂病验方"）

人尿

[**性味**] 咸，凉。

[**归经**] 入肺、肝、肾经。

[**功能**] 滋阴降火，止血消瘀。

[**主治**] 阴虚发热，劳伤咯血，吐血，衄血，产后血瘀，血晕，跌打损伤，血瘀作痛。

[**附方**] 跌打损伤欲死治方。取女人尿桶、溺壶中白片煅红，醋淬七次，研末。若昏死者，勿移动，若口闭者撬开用药末三分，陈酒冲灌服，吐出恶血即可活命矣。若移动过，不治也。（《少林寺伤科秘方》卷八"少林寺跌打损伤秘方"）

人指甲灰

[**性味**] 甘、咸，平。

[**主治**] 鼻衄，尿血，喉蛾，目生翳障；中耳炎。

[**附方**] 军中第一仙方。专治跌打损伤，刀箭伤科。用人指甲灰、血余炭各一钱，陈松香五钱，生狗头一个（刮净，以露天大火煅存性）。上药研细末掺于伤处，断骨即续，刀伤即愈。若用酒冲服，效果更佳。（《少林寺伤科秘方》卷八"少林寺跌打损伤秘方"）

人粪

[**附方**] 取人粪干者末之，挑肿破敷疮，大良。若犯疮未死者，开口灌厕清一大升，须臾立瘥。（《古代秘方遗书集》）

头垢

[**附方**]《梅师方》治马肝杀人。取头垢一分，熟水调下。（《政和本草》卷十五"头垢"）

妇人月水

[**附方**]《梅师方》治丈夫热病瘥后，交接复发，忽卵缩入肠，肠中绞痛欲死。烧女人月经赤衣为灰，熟水调方寸匕服。

又方，治剥马被骨刺破毒欲死。以月水敷疮口，立效。（《政和本草》卷十五"妇人月水"引《梅师方》）

天灵盖

[**附方**]《梅师方》诸犬咬疮不瘥，吐白沫者，为毒入心，叫唤似犬声，以髑髅骨烧灰，研，以东流水调方寸匕。（《政和本草》卷十五"天灵盖"）

少林伴君膏。方药：天灵盖30 g，白芷60 g，川黄连60 g，桂枝30 g，潮脑、薄荷冰各15 g，冰片6 g，麝香0.6 g。共研细末，用生香油制成流膏，密藏备用。用法：前额痛者，敷印堂穴；偏头痛，敷太阳穴；头顶痛者，敷百会穴；头目眩晕者，敷上星穴、风池穴。功能：醒神，清脑，开窍，止痛。主治：头痛目眩，精神不振，中暑头晕等。（《少林寺秘方集锦》上部"少林膏药"）

[**论述**]《别说》云：谨按，天灵盖，《神农本经》人部惟发髲一物外，余皆出后

世医家，或禁术之流、奇怪之论，殊非仁人之用心。世称孙思邈有大功于世，以杀命治命，尚有阴责，沉于是也。近数见医家用以治传尸病，未有一效者。信《本经》不用，未为害也。残忍伤神，又不急于取效，苟有可易，仁者宜尽心焉。苟不以是说为然，决为庸人之所惑乱。设云非此不可，是不得已，则宜以年深尘泥所渍朽者为良，以其绝尸气也。（《政和本草》卷十五"天灵盖"）

骨灰

[**附方**] 治金刃伤秘方。用骨炭（投地有声者为优）同好松香各等分，共捣成一块，再用老韭捣汁拌湿阴干，如此捣拌三四次，为细末，收贮。每遇金刃伤，敷之立愈。切不可饮冷水、稀粥，只食干饭。（《少林寺伤科秘方》卷六"少林刀枪伤秘方"）

牛黄

[**采集加工**] 为干燥的胆结石。宰牛时，如发现有牛黄，随即滤去胆汁，将牛黄取出，除去外部薄膜，阴干。

[**分布**] 我国各地均产。

[**别名**] 给旺（藏文名）。

[**性味**] 苦、甘，凉。

[**归经**] 入心、肝经。

[**功能**] 清心，化痰，利胆，镇惊，清热解毒，除痰，安神。

[**主治**] 热病神昏，谵语，发狂，小儿惊风抽搐，牙疳，口舌生疮，疔毒，癫痫，咽喉肿痛，痈疽疮疡，热性水肿，黄疸；肝炎，内脏炎症，传染病高热。

[**附方**] 一问：胎前禁用，何药？答曰：大寒、大热、攻破、有毒之品。牛黄、麝香、大戟、柴胡、刘寄奴、茜草、红花、白芷、桃仁、莪术、元胡、马鞭草、干姜、二丑、牙皂、肉桂、葛根、干漆、南星、通草、半夏、滑石、蒲黄、虫蜕、五灵脂、川乌、姜黄、归尾、槐花、鳖甲、茅根、牛膝。（《法门寺妇科胎前产后良方注评》）

治小儿跌床厥死方。牛黄 0.3 g，珍珠（豆腐制）0.1 g。共研细末，每取 0.03～0.15 g，甚效。（《少林寺秘方集锦》上部"少林外科单方"）

治小儿惊厥不醒方。真牛黄 0.3 g，珍珠（豆腐制）0.1 g。共研细末，每服 0.03 g，用温开水送服，立醒。（《少林寺秘方集锦》上部"少林外科单方"）

五宝丹。方药：牛黄3g，麝香0.6g，琥珀6g，犀角粉6g，安息香9g。制法：以上5种药分别研成极细粉末，然后取绿豆粉打成糊，泛药粉为丸如绿豆大，装瓶备用。服法：成人每次内服3g，用姜汤水送下，良效。功效：清热解毒，开窍醒脑。对于中暑、中风和各种损伤所致的昏迷不醒、气厥等危证均有良好效果。（《少林寺秘方集锦》上部"武伤急救方"）

治小儿跌伤厥死秘方。药方：牛黄一分，珍珠（豆腐制）三厘。共研细末，每服一厘，甚效。（《少林寺伤科秘方》卷十"少林小儿伤科秘方"）

治小儿头生恶疮秘方。药方：牛黄三钱，蜂房、藤黄各五分，川黄连、土大黄各三钱，黄柏二钱，冰片五分。上诸味药共研细末，用芝麻油调，涂患处。另服仙方活命饮，疗效更佳。（《少林寺伤科秘方》卷十"少林小儿伤科秘方"）

牛黄、白檀香、郁金香、龙脑香、麝香、肉豆蔻、丁香、红莲花、青莲花、金赤土。已上物等分，用白石蜜和之，此是转轮香。诵咒一千八遍而和合。烧以熏衣、涂额、涂眼睑上、涂身。所去之处如日威光众所乐见。若在手者悉皆成就，一切众生若贵若贱，自身及财亦皆归伏。（《大藏经》卷二十"观世音菩萨如意摩尼陀罗尼经"）

观世音菩萨复为怜愍众生故，说爱乐药法，令人见者生欢喜心。和合既了，身上带行。最胜成就一切皆得遂意。牛黄、白檀、郁金香、龙脑香、麝香、豆谷子、丁香、迦俱罗、莲华、青莲华、金薄各等分，白蜜与药亦等分捣和，诵前咒一千八遍。用香或熏身熏衣，或涂眼胞上或点额、涂身之时。若王及夫人太子，百官宫人男子女人等爱乐。钦羡道法发菩提心，身力财物皆悉不惜并能施之，为其给使说不可尽。犹如日月一切悉欲乐见，诸事皆能成办。若人常持此药，罪障消减。……然此药不得辄内口中毒故。（《观世音菩萨秘密藏如意轮陀罗尼神咒经·观世音陀罗尼和阿伽陀药法令人爱乐品第三》）

耆婆万病丸，治七种癖块，五种癫病，十种疰忤，七种飞尸，十二种蛊毒，五种黄病，十二时疟疾，十种水病，八种大风，十二种癓痹，并风入头，眼暗漠漠，及上气咳嗽，喉中如水鸡声，不得眠卧，饮食不作肌肤，五脏滞气，积聚不消，拥闭不通，心腹胀满……胞中瘀血冷滞出流不尽，时时疼痛为患，或因此断产，并小儿赤白下痢及胡臭、耳聋、鼻塞等病。此药以三丸为一剂，服药不过三剂，万病悉除，说无穷尽，故称万病丸。以牛黄为主，故一名牛黄丸，以耆婆良医，故名耆婆丸方。（《备急千金要方》卷十二）

[**论述**]《四部医典》说，牛黄的功效是医治瘟疫、解毒、清肝火、治腑热。

《月王药诊》说，牛黄清热解毒。

【**释名**】丑宝，时珍曰：牛属丑，故隐其名。《金光明经》谓之瞿卢折娜。（《本草纲目》卷五十"牛黄"）

万龙含珠

[**论述**]房玄龄痘俱黑色，如龙眼大。一老僧见之，惊叹曰：万龙含珠，今得见矣。（《续名医类案》卷二十六"黑痘"）

三餂誐药莲花

[**论述**]女人怀孕至第八月胎脏不安者，当用三餂誐药莲花、青忧钵罗花、蒺藜草各等分，以冷水相和，研令极细，后入乳汁及糖蜜等同煎，候冷服之。此药能安胎脏，止息疼痛。（《大藏经》卷三十二"迦叶仙人说医女人经"）

大五桔子

[**附方**]刀箭伤治方。大五桔子、真降香各等分，共研细末，敷患处。可止血，结痂不怕下水，若加象皮一两更妙。（《少林寺伤科秘方》卷六"少林刀枪伤秘方"）

山柰

[**性味**]辛，温。

[**归经**]入胃经。

[**功能**]温中，消食，止痛。

[**主治**]心腹冷痛，停食不化，跌打损伤，牙痛。

[**附方**]刀伤奇效治方。取山柰适量研末，收藏瓶内。遇患者，敷之，良效。（《少林寺伤科秘方》卷六"少林刀枪伤秘方"）

川麻

[**附方**]治跌打及墙壁压伤秘方。川麻一分，木香二分，红花三分，甘草四分，共为末，用黄酒送服。（《少林寺伤科秘方》卷八"少林寺跌打损伤秘方"）

禹粮土

[**采集加工**] 为一种含铁黏土。采挖后，除去杂石。

[**分布**] 产于西藏、甘肃、青海等。

[**别名**] 扎木草力格巴（藏文名）。

[**性味**] 甘，凉。

[**功能**] 清脉络热邪，敛脓生虫，消肿止痛。

[**主治**] 脉热，脏伤，痔疮，脓肿，烧伤；神经系统疾病。

[**论述**] 《四部医典》说，禹粮土清脉热，医治脏之伤，干枯脓血，尤其对烧伤有特效。

白瓷瓦屑

[**附方**] 《梅师方》治人面目卒得赤黑丹如疥状，不急治，遍身即死。若白丹者方：取白瓷瓦末，猪胆和涂之。（《政和本草》卷五"白瓷瓦屑"）

床荐下尘

[**附方**] 王执中患脚气，趾缝烂，每以茶末糁之愈。他日复肿而烂，用茶末不效，渐肿至脚背上，以为脚气使然，窃忧之，策杖而后敢行。偶卖药僧者见之，云可取床荐下尘糁之，如其言而愈。此物不值一钱，而能愈可忧之疾，其可忽哉。（《续名医类案》卷十九）

蘘荷

[**性味**] 辛，温。

[**功能**] 活血调经，镇咳祛痰，消肿解毒。

[**主治**] 妇女月经不调，老年咳嗽，疮肿，瘰疬，目赤，喉痹。

[**附方**] 《梅师方》治卒中蛊毒，下血如鸡肝，昼夜不绝，脏腑败坏待死。叶密安病人席下，亦自说之，勿令病人知觉，令病者自呼蛊姓名。（《政和本草》卷二十八"白蘘荷"）

《梅师方》治喉中似物吞吐不出，腹胀羸瘦。取白蘘荷根绞汁服，虫立出。（《政和本草》卷二十八"白蘘荷"）

鹰粪

[附方]（深师）又，疗食哽方。鹰粪烧灰存性。上一物，下筛，服方寸匕。虎、狼、雕屎皆可服之，佳。（《外台秘要方》卷八"诸骨哽方"）

《僧深方》治食诸肉骨哽方。烧鹰屎，下筛，服方寸匕。（《医心方》卷二十九）

瞿摩夷

[附方]若有人等恶肿入腹欲死者，取瞿摩夷烧和酒……涂肿上，又令口服即瘥。（《新修大藏经》卷二十"千手千眼观世音菩萨治病合药经"）

瞿摩摩角鳃

[附方]若有小儿头生诸疮者，取瞿摩摩角鳃，烧末……涂疮上即瘥。（《新修大藏经》卷二十"千手千眼观世音菩萨治病合药经"）

瞿摩犊夷

[附方]若有人患小便不通者，取瞿摩犊夷绞取汁……令服即愈。（《新修大藏经》卷二十"千手千眼观世音菩萨治病合药经"）

醍醐

[性味]甘，平，无毒。

[功能]养营，滋阴，润燥，止渴。

[主治]虚劳肺痿，咳唾脓血，消渴，便秘，风痹，皮肤瘙痒。

[论述]弘景曰：佛书称乳成酪，酪成酥，酥成醍醐。（《本草纲目》卷五十"醍醐"）

薄荷脑

[附方]少林行军散。专治伏天暑热似火，卒渴枯干，津耗而昏倒在地不省人事者。用薄荷脑一分，柿霜三分，枳壳一两，安息香一两，陈皮五钱，制半夏、牛黄、

广木香各三钱，共为细末，贮于瓷瓶内。每遇患者内服一钱，用黄酒冲服，立效，重者服一钱半。(《少林寺伤科秘方》卷八"少林寺跌打损伤秘方")

薄荷冰

[**附方**] 少林行军散。方药：薄荷冰 0.3 g，柿霜 1 g，枳壳 30 g，藿香 30 g，陈皮 15 g，制半夏 9 g，牛黄 9 g，广木香 9 g，神曲 30 g，干姜 6 g，桔梗 30 g，胖大海 30 g，安息香 1 g，麝香 1 g，山楂 30 g，生甘草 9 g。制法：将上 16 味药按中药传统制法研成细粉，调匀后装入瓷瓶内密闭，置阴凉干燥处备用。用法：成人每次 0.3～0.45 g，用黄酒或凉开水冲服。功效：清热解暑，生津止渴，健胃消食，祛痰醒神。主要用于治疗伤暑卒倒，不省人事，口干舌燥，咽喉肿痛，不思饮食，恶心呕吐，胸闷呃逆，牙关紧闭，口疮等。(《少林寺秘方集锦》上部"武伤急救方")

醋

[**性味**] 酸、苦，温。

[**归经**] 入肝、胃经。

[**功能**] 散瘀，止血，解毒，杀虫。

[**主治**] 产后血晕，疟癖癥瘕，黄疸，黄汗，吐血，衄血，大便下血，阴部瘙痒，痈疽疮肿，鲜鱼肉菜毒。

[**附方**] 损伤验方。凡跌打损伤皮肉者，青肿未破，用陈醋调敷患处即愈。(《少林寺伤科秘方》卷八"少林寺跌打损伤秘方")

羯布罗香

[**论述**]《西域记》：其树松身异叶，花果亦别，初采既湿，尚未有香。木干之后，循理而折之，其中有香；木干之后，色如冰雪，亦龙脑香。(《广群芳谱》卷八十"羯布罗香")

樟脑

[**性味**] 辛，热。

[**归经**] 入心、脾经。

[**功能**] 通窍，杀虫，止痛，辟秽。

[**主治**] 心腹胀痛，脚气，疮疡疥癣，牙痛，跌打损伤。

[**附方**] 如圣丸（《梅师》）。治风热毒气上攻，咽喉痛痹，肿塞妨闷，及肺痈喘嗽唾脓血，胸满振寒，咽干不渴，时出浊沫，气臭腥秽，久久咯脓，状如米粥。樟脑、牛黄（各另研）、桔梗、甘草（生用）各一钱，为细末，炼蜜丸，每两作二十丸，每用一丸嚼化。（《古今图书集成·医部全录》卷三百六十五）

牙齿虫痛。余居士《选奇方》：用樟脑、黄丹、肥皂（去皮核）等分，研匀，蜜丸，塞孔中。（《本草纲目》卷三十四"樟脑"）

墨

[**性味**] 辛，平。

[**归经**] 入心、肝经。

[**功能**] 止血，消肿。

[**主治**] 吐血，衄血，崩中漏下，血痢，痈肿发背。

[**附方**] 《梅师方》治鼻衄出血多，眩冒欲死。浓研香墨，点入鼻孔中。（《政和本草》卷十三"墨"）

酱

[**性味**] 咸，寒。

[**归经**] 入胃、脾、肾经。

[**功能**] 除热，解毒。

[**主治**] 蜂虿虫伤，烫火伤。

[**附方**] 《僧深方》治火疮方。酱清和蜜涂之，良。一分酱，二分蜜合和。（《医心方》卷十八）

鹊巢中土

[**附方**] 《深师方》蝼蛄尿方，取鹊巢中土，以苦酒和，敷之。（《外台秘要方》卷四十）

蓝叶

[附方] 上气咳嗽，呷呀气息，喉中作声，唾黏，以蓝叶水浸捣汁一升，空腹频服，须臾以杏仁研汁，煮粥食之，一两日将息，依前法更服，吐痰尽，方瘥。（《古今图书集成·医部全录》卷二百四十七引《梅师方》）

蓝实

[性味] 甘，寒。

[归经] 入肝经。

[功能] 清热解毒。

[主治] 温热发斑，咽痛，疳蚀，肿毒，疮疖。

[附方] 《梅师方》治虎伤人疮。取青布紧卷作缠，烧一头纳竹筒中，射疮口，令烟熏入疮中，佳。（《政和本草》卷七"蓝实"）

蓝靛

[性味] 辛、苦，寒，无毒。

[归经] 入心经。

[功能] 清热，解毒。

[主治] 时行热毒，疔疮痈肿，丹毒，疳蚀，天疱疮。

[论述] 隋炀帝大业末年，洛阳人家中有传尸病，兄弟数人，相继亡殁。后有一人死，气尤未绝，家中并哭，其弟忽见物自死人口中出，跃入其口，自此即病，岁余遂卒。临终谓其妻曰："吾疾乃所见之物为害，吾气绝之后，便可开吾脑喉，视有何物，欲知其根本。"言终而卒，弟子依命开视，脑中得一物，形如鱼而并有两头，遍体悉是肉鳞，弟子致钵中，跳跃不止，试以诸味致中，虽不见食，须臾悉皆成水，诸毒药因皆随消化，时夏中兰熟，寺众职水次作靛青，一人往，因以小靛致钵中，此物即遽奔驰，须臾间，便化成水，因传靛以疗噎。（《唐宋文献散见医方证治集》引《太平广记》卷四百七十四所引《广古今五行记》）

蓬达柰

[论述] 《华夷考》曰：华言破肚子，盖果实也。产子暹罗之崛陇，如大枣而青。

岛夷乾以附远，溃以沸汁，其皮自脱，圆满如大李，肉润腻，甘美可啖。（《东西洋考》）

莪蕨

[**性味**] 甘、酸，温。

[**归经**] 入肝经。

[**功能**] 祛风除湿，活血散瘀。

[**主治**] 风湿疼痛，脚气浮肿，痢疾，黄疸，风疹瘙痒，丹毒，疮肿，跌打损伤，骨折；慢性支气管炎，肾炎水肿。

[**附方**] 《梅师方》治水肿，坐卧不得，头面身体悉肿。取莪蕨根刮去皮，捣汁一合，和酒一合，暖空心服，当微吐利。（《政和本草》卷十一"莪蕨"）

又方，治一切疹。用煮莪蕨汤，和少酒涂，无不瘥。（《政和本草》卷十一"莪蕨"引《梅师方》）

墓头回

[**性味**] 辛，温。

[**归经**] 入心、肝经。

[**主治**] 温疟，妇女崩中，赤白带下，跌打损伤。

[**附方**] 一僧治蔡大尹内人，崩中，赤白带下。用墓头回一把，酒、水各半盏，童便半盏，新红花一捻，煎七分，卧时服，日近一服，久则三服愈。（董炳《集验方》）（《续名医类案》卷二十三）

油

[**附方**] 治肚破肠出秘方。凡因被人打伤或跌倒受伤，致胁破肠出者，急以油抹入，再煎人参、枸杞为汤淋之连食，另食羊肾粥十日可愈。再以冷水喷面更妙也。（《少林寺伤科秘方》卷八"少林寺跌打损伤秘方"）

新井香油

[**论述**] 身生恶疮，治之不瘥……取其浴汁用以洗疮（右愈）……径到寺中，加

敬至心，更作新井香油浴具，洗浴众僧，取其浴汁以用洗疮，寻蒙除愈。（《大藏经》卷五十四"诸经要集"）

土

[**附方**] 若有人等食诸畜生灾毒，烦心闷欲死者，取净土一升，以水三升煮取一升汁……令服即瘥。（《新修大藏经》卷二十"千手千眼观世音菩萨治病合药经"）

《梅师方》食生肉中毒。掘地深三尺，取土三升，以水五升，煎五沸，清之一升，即愈。（《政和本草》卷五"地浆"）

木

[**附方**] 有比丘口臭……听用嚼木，极长十六指，极短四指以上……（《大藏经》"诸经要集"）

木灰

[**附方**] 若有人等被汤烂伤者，取木灰和水……泥疮上，日三遍，又热瞿摩夷……涂疮上即瘥。（《新修大藏经》卷二十"千手千眼观世音菩萨治病合药经"）

水

[**论述**] 南方盛夏行路遇大热，饮水只可一二口，多则水气逼住，气不得伸，发紧痧立死，慎之。若毒微者，前诸解毒方，须用之即醒。（《岭南卫生方》卷中）

井华水

[**附方**] 《梅师方》治眼睛无故突一二寸者。以新汲水灌渍睛中，数易水，睛自入。（《政和本草》卷五"井华水"）

又方，治卒惊悸，九窍血皆溢出。以井华水噀面当止，勿使知之。（《政和本草》卷五"井华水"引《梅师方》）

若有人等患腹中病痛者，取井花水和印成盐（三七）二颗……服半升即瘥。（《新修大藏经》卷二十"千手千眼观世音菩萨治病合药经"）

新汲井水

[**附方**] 眼睛突出一二寸者，以新汲井水灌渍睛中，数易之，自入。(《古今图书集成·医部全录》卷一百四十九引《梅师方》)

紫河车

[**性味**] 甘、咸，温。

[**归经**] 入肺、肝、肾经。

[**功能**] 补气，养血，益精。

[**主治**] 虚损，羸瘦，劳热骨蒸，咳喘，咯血，盗汗，遗精，阳痿，妇女血气不足，不孕或乳少。

[**附方**]《梅师方》治草蛊，其状入咽刺痛欲死者。取胞衣一具切，曝干为末。熟水调一钱匕，最疗蛇蛊、蜣螂、草毒等。(《政和本草》卷十五"人胞")

治心悸气短方。胎盘(焙干，研末)30 g，炙黄芪30 g，人参6 g，白术12 g，附子6 g，朱砂1.5 g(水飞)。以上各药共研末为散，每次3 g，日2次服，良效。(《少林寺秘方集锦》下部"内科杂病方")

喜子菜

[**附方**] 治点伤外肾穴(即睾丸)方。须一人靠其患者脊背，医者用两手从患者小肚两旁由上往下按压。若无效，可取喜子菜、咸酸菜各30 g，水煎后浴洗可愈。(《少林寺秘方集锦》上部"点穴致伤救治方")

曾青

[**性味**] 酸，小寒。

[**归经**] 入肝经。

[**功能**] 明目，镇惊，杀虫。

[**主治**] 风热目赤，疼痛，涩痒，眵多赤烂，头风，惊痫，风痹。

[**附方**]《龙木论》曾青膏方。曾青一两，龙脑、乳头香、朱砂、琥珀、真珠各半两。上为末，水三盏，银器内熬一盏，入蜜半两，再熬成膏，临睡点之。(《幼幼新书》

卷三十三）

棉花

[**性味**] 甘，温，无毒。

[**功能**] 止血。

[**主治**] 吐血，下血，血崩，金疮出血。

[**附方**] 金枪急救方。白棉花絮烧灰，塞患处，止血定痛，神效。（《少林寺伤科秘方》卷六"少林刀枪伤秘方"）

黄花菜

[**性味**] 甘，平。

[**功能**] 养血平肝，利尿消肿。

[**主治**] 头晕，耳鸣，心悸，腰痛，吐血，衄血，大肠下血，水肿，淋病，咽痛，乳痈。

[**附方**] 深师说：天行病未复，强食黄花菜，手足稍重。（一方云青花。）天行病瘥，食鲗鲙必变成瘕，又食鳝鱼肉，结气不化。天行病瘥，饮酒合阴阳，复必死。天行病损未满三月日，食鲻鲗肉，则复下血，食盐豉令人四肢不举。天行病瘥，食诸菜有花者，三年肌肤不充。天行病未好时，食生瓜芥，三日流肿也。天行病瘥，食菜合阴阳，复必死。

《千金》：天行病瘥后未满五日，食一切肉面者，病更发困。天行病瘥，食芥鲙作疟。天行病瘥，新起饮酒及食薤菜，病更发。天行病新瘥，食生鱼、鲊，下痢必不止。天行病瘥，食生菜，令颜色终身不平复。天行病新汗解，饮冷水者损心包，令人虚不复。天行病未损，食犬肉并葫，以合食之，复则死。天行病瘥，食生枣及羊肉者，膈上作热蒸。天行新瘥，食犬肉、羊肉，作骨中蒸热。天行病瘥，食鱼肉并瓜、生菜，食者令人身肿。天行病瘥，食蒜、脍者，病发大困。（《外台秘要方》卷三"天行瘥后禁忌方"）

麻油

[**性味**] 甘，凉。

[**归经**] 入大肠经。

[**功能**] 润燥通便，解毒，生肌。

[**附方**]（治难产）油蜜煎。蜂蜜、麻油、童便各一盅，共煎，温服。（《竹林女科证治》卷三）

若有人等患一边偏风，耳鼻不通，手脚不便者，取胡麻油纳木香煎……摩拭身上永得除瘥。又取纯牛苏……摩身上瘥好。（《新修大藏经》卷二十"千手千眼观世音菩萨治病合药经"）

若有妇人患难产者，取胡麻油……摩产妇脐中及玉门中。若令口吞，易生。（《新修大藏经》卷二十"千手千眼观世音菩萨治病合药经"）

瓠子根

[**论述**] 女人怀孕至第五月胎脏不安者，当用瓠子根及忧钵花各捣筛令细，后入葡萄汁、乳糖同煎，候冷服之。此药能安胎脏，止息疼痛。患者服之而得安乐。（《新修大藏经》卷二十一"如来方便善巧咒经"）

槃碧穑波树

[**论述**] 槃碧穑波树，出波斯国，亦出拂林国。拂林呼为群汉。树长三丈，围四五尺。叶似细榕，经寒不凋。花似橘，白色。子绿，大如酸枣，其味甜腻，可食。西域人压为油，以涂身，可去风痒。（《经史百家医录·药物》引《太平广记》卷四百零六）

庵摩勒

[**性味**] 苦、甘，寒。

[**归经**] 入脾、胃经。

[**功能**] 化痰，生津，止咳，解毒。

[**主治**] 发热，咳嗽咽痛，白喉，烦热口干。

[**附方**] 庵摩勒，味苦、甘，寒，无毒。主风虚热气。一名余甘。生岭南交、广、爱等州。……《海药》……梵云庵摩勒果是也。味苦、酸、甘，微寒，无毒。主丹石伤肺，上气咳嗽。久服轻身，延年长生。凡服乳石之人，常宜服也。《衍义》曰：庵摩

勒，余甘子也。解金石毒，为末，作汤点服。佛经中所谓庵摩勒果者是此，盖西度亦有之。（《政和本草》卷十三"庵摩勒"）

酒

[**性味**] 甘、苦、辛，温，有毒。

[**归经**] 入心、肝、肺、胃经。

[**功能**] 通血脉，御寒气，行药势。

[**主治**] 风寒痹痛，筋脉挛急，胸痹，心腹冷痛。

[**附方**]《梅师方》治虎伤人疮。但饮酒，常令大醉，当吐毛出。（《政和本草》卷二十五"酒"）

又方，治产后有血，心烦腹痛。清酒一升，生地黄汁和煎二十沸，分三服。（《政和本草》卷二十五"酒"引《梅师方》）

患痢，饮酒乃是佳药。（《大藏经》卷五十三"法苑珠林"）

有一比丘，疾病经年危笃将死……师言须酒五升……为乞得酒，服已消差，差已怀惭。（《大藏经》卷五十四"诸经要集"）

四大不调……病者听瓮上嗅之；若差不听嗅，不差者听用酒洗身；若复不差，听作酒和曲作饼食之；若复不差，听酒中自渍。（《大藏经》"诸经要集"）

跌打损伤丸。专治一切跌打损伤及破伤风，并刀伤成痨，瘀血攻心，痰迷心窍，命危旦夕者。用烧酒三口，天竺黄、刘寄奴、大戟（红芽者佳）各三两，雄黄二两，归尾一两五钱，儿茶、上辰砂、人参、三七各一两，血竭三两，琥珀、明乳香（去油，净末）、当门子、山羊血、轻粉各三钱，水银同轻粉（研至不见星）三钱，藤黄二两（以血炖藤黄，只留三钱为度）。各取净末，用好黄蜡二十四两炖化，入前药，勿离火搅匀，滚水炖化为丸，大丸每重一钱，中丸每重五分，小丸每重三分，瓷器罐收贮。遇疾时，重者每服一钱；轻者，每服三分，用无灰酒送下，立刻痊愈。如被鸟枪打伤，铅子在内，危在顷刻者，服药一钱，喝酒数杯，睡一时，汗出即愈。忌凉水生冷。（《少林寺伤科秘方》卷八"少林寺跌打损伤秘方"）

酒糟

[**性味**] 甘、辛，温。

[**功能**] 温中，消食，散瘀，止痛。

[**主治**] 伤折瘀滞疼痛，冻疮，风寒湿痹。

[**附方**] 治腰腿痛方。用酒糟 25 kg 放大锅内炒热，装纱布袋内敷患处，以出汗为度。温降时，再炒热外敷，数次可愈。(《少林寺秘方集锦》下部"少林寺还俗僧徐祇法秘藏方选")

曲

[**附方**] 深师疗食饱烦闷，但欲卧而腹痛方。曲（熬令香黄），上一味，捣为末，服方寸匕。大麦蘖亦佳。(《外台秘要方》卷三十一"解饮食相害成病百件")

红曲

[**性味**] 甘，温。

[**归经**] 入肝、脾、大肠经。

[**功能**] 活血化瘀，健脾消食。

[**主治**] 产后恶露不净，瘀滞腹痛，食积饱胀，赤白下痢，跌打损伤。

[**附方**] 治点伤童骨穴秘方。在凤膊下如骨断肿痛，先用移掇后敷药。红曲、自然铜各五钱，乳香、没药各二钱，地鳖虫十个，酒药七个，小鸡一只，糯米一两，石臼内捣烂敷上，若发热即去药。又服接骨丹：当归、自然铜、虎骨、小茴、白芷、羌活、独活、白芍、厚朴、地鳖虫、猴骨各一钱，乳香、没药、肉桂各六分，血竭、乌药、甘草各五分，麝香二分，共为末，每服二钱，酒兑服。相按地鳖虫则须切断，以碗覆泥地上，隔宿能自接好活者方有效。(《少林寺伤科秘方》卷三"少林点穴残伤救治秘方")

梁米粉

[**附方**] 《僧深方》治霍乱腹胀满不得吐方。梁米粉五合，以水一升半，和如粥，顿服，须臾吐。若不吐，难治。(《医心方》卷十一)

浮烂罗勒

[**论述**] 浮烂罗勒，味酸，平，无毒。主一切风气，开胃补心，除冷痹，和调脏

腑。生康国，似厚朴也。(《政和本草》卷十二"浮烂罗勒")

鸦片

[**性味**] 苦，温，有毒。

[**归经**] 入肺、肾、大肠经。

[**功能**] 敛肺，止咳，涩肠，止痛。

[**主治**] 久咳，久泻，久痢，脱肛，心腹筋骨诸痛。

[**论述**] 王氏《医林集要》言是天方国种红罂粟花，不令水淹头，七八月花谢后，刺青皮取之者。(《本草纲目》卷二十三"阿芙蓉")

旱烟

[**附方**] 旱烟丝止血方。凡外伤出血者，可取旱烟叶，烘焦，搓成碎末，撒于伤处按紧，立能止血。(《少林寺秘方集锦》上部"少林单方、偏方")

底野迦

[**性味**] 辛、苦，平，无毒。

[**主治**] 百病中恶，客忤邪气，心腹积聚。

[**论述**] 出西域。唐本注云：彼人云，用诸胆作之，状似久坏丸药，赤黑色。胡人时将至此，甚珍贵。试用有效。(《政和本草》卷十六"底野迦")

骨噜末遮

[**论述**] 若有人等患蛔虫咬心痛者，取骨噜末遮半升……服即瘥。若重者一升，虫即如缴索出来，瘥。(《新修大藏经》卷二十"千手千眼观世音菩萨治病合药经")

砗磲

[**性味**] 甘、咸，大寒，无毒。

[**功能**] 主安神，解诸毒药及虫蛰。

[**论述**]【释名】海扇。时珍曰……梵书谓之牟婆各揭拉。(《本草纲目》卷四十六"砗磲")

云南钱

[**附方**] 接骨丹方。云南钱（即有锯齿），海螺（烧灰），千里马（即马蹄内小蹄，自退下者佳），如无，破鞋底烧灰亦可，老龙皮烧灰（即老桑树皮），飞罗面（焙黄）。上药加陈酒熬成膏，摊青布上，贴之。（《少林寺伤科秘方》卷七"少林接骨内传秘方"）

半两钱

[**附方**] 续骨方。半两钱（钱上只有半两字）以火煅之，入醋内淬数次，研细末七厘，甜瓜子（火焙干为末）七厘，和匀，用生酒服下即愈。不宜多服，多则旁生一骨。（《少林寺伤科秘方》卷七"少林接骨内传秘方"）

古文钱

[**附方**] 濠梁灵泉寺僧传治打仆伤损，用半两古文钱，不拘多少，以铁贯之，用铁匣盛，以炭火煅通红，碗盛好酒、米醋各半升，铁钳开匣取钱，于酒醋中淬，再煅再淬，候苏落尽，如酒醋少，再添，候钱淬尽，澄去酒醋，以温水淘洗，如此三次，淘洗数多，尤妙。火毒不尽，令人患哑。既净焙干，研极细，入乳香、没药、水蛭等分，同为细末，每服半字或一字，生姜自然汁先调药，次用温酒浸。平服若不伤折，即时呕出，若伤折则药径下，缠缴如金丝，如弓上之筋，神验。初服忌酒三日。刘谅县尉传王丞相在东府时，施一接骨药，云用半两钱，极有效验，恐即是此方也。（《百乙方》，雄按：寺僧所用即一字散也。）（《续名医类案》卷二十一）

古铜钱

[**附方**] 接骨大效方。古铜钱（醋淬四十九次）五个，骨碎补（去毛，焙）二钱，乳香（去油）三钱，没药（去油）三钱，自然铜（醋淬七次）、土鳖虫（炒干），共为细末。每服一分时，以瓜蒌仁七个，同研为末，放舌上，酒送下。头一次服须入麝香一厘。（《少林寺伤科秘方》卷七"少林接骨内传秘方"）

梁上尘

[**附方**] 《僧深方》治痈方。梁上尘、烧葵末分等，苦酒和，敷之。燥，复敷。治

乳痈亦愈。(《医心方》)卷十五)

若有人等患小便不通者，取房内梁上尘，细下筛，以三指撮和清水……服瘥。(《新修大藏经》卷二十"千手千眼观世音菩萨治病合药经")

炭末

[**附方**]《僧深方》治误吞钉箭针铁物方。冶炭末，饮之即与针俱出。(《医心方》卷二十九)

炭白灰

[**附方**]《僧深方》治疮中风水肿方。炭白灰一分，胡粉一分。凡二物，以猪脂和，涂疮肿孔上，即水出痛止，大良。(《医心方》卷十七)

鱼网

[**附方**]深师疗食鱼骨哽方。捕鱼网烧，饮服刀圭匕，良。是鱼哽，烧鱼网服之，良。(《外台秘要方》卷八"诸骨哽方")

饴糖

[**性味**]甘，温。

[**归经**]入脾、胃、肺经。

[**功能**]缓中，补虚，生津，润燥。

[**主治**]劳倦伤脾，里急腹痛，肺燥咳嗽，吐血，口渴，咽痛，便秘。

[**附方**]常熟一富人病反胃，往京口甘露寺设水陆，泊舟岸下，梦一僧持汤一杯与之，饮罢便觉胸快。次早入寺，乃梦中所见僧，常以此汤待宾，故易名曰甘露饮。用干饴糖六两，生姜四两。二味合捣作饼，或焙或晒，入炙甘草末二两，盐少许，点汤服之。予在临汀疗一小吏，旋愈，切勿忽之。(注：继洪《澹寮方》、《本草纲目》)(《续名医类案》卷六)

时珍曰：《集异记》云，邢曹进，河朔健将也。为飞矢中目，拔矢而镞留于中，钳之不动，痛困俟死。忽梦胡僧令以米汁注之必愈。广询于人，无悟者。一日一僧丐食，肖所梦者。叩之。僧云：但以寒食饧点之。如法用之，应用清凉，顿减酸楚。至夜疮痒，用力一钳而出。旬日而瘥。(《本草纲目》卷二十五"饴糖")

白饧糖

[**附方**]《耆婆方》治人下部热，风虚结成痔，久不瘥，令人血下、面黄、瘦无力方。白饧糖，但少少空腹食，瘥乃止。若是秋月弥宜。(《医心方》卷七)

饧糖

[**附方**] 近有稚子，戏以线锤，置口中误吞之。有胡僧啖以饧糖之半斤，即于谷道中随秽而下。僧云：凡误吞五金者，皆可啖也(《近峰闻略》及《续医说》)。旧案，有僧用饧糖出眼中箭头，其捷。(《续名医类案》卷二十一)

一稚子戏以线锤置口中，误吞之，有胡僧啖以饧糖半斤，即于谷道中出。僧云：凡误吞五金，皆可啖也。(《历代笔记医事别录·救急门》引《焦氏笔剩·续集》)

咸菹

[**附方**]《僧深方》云：少小手足身体肿方。取咸菹汁，温渍之。汁味尽，易。(《医心方》卷二十五)

青黛

[**性味**] 咸，寒。

[**归经**] 入肝、肺、胃经。

[**功能**] 清热，凉血，解毒。

[**主治**] 温病热盛，斑疹，吐血，咯血，小儿惊痫，疮肿，丹毒，蛇虫咬伤。

[**附方**]《梅师方》治伤寒，发豌豆疮未成脓方。以波斯青黛大枣许，冷水研服。(《政和本草》卷九"青黛")

刺蜜

[**性味**] 甘、酸，平。

[**主治**] 骨蒸烦渴，血痢，腹泻，腹痛，头痛。

[**论述**] 段成式《酉阳杂俎》云：北天竺国有蜜草，蔓生大叶，秋冬不死，因受

霜露，遂成蜜也。(《本草纲目》卷三十三"刺蜜")

夜明砂

[**性味**] 辛，寒。

[**归经**] 入肝经。

[**功能**] 清热明目，散血消积。

[**主治**] 青盲雀目，内外障翳，瘰疬，疳积，疟疾。

[**附方**] (徐道亨)因患赤眼而食蟹，遂成内障……愿(僧)乞赐良方，僧曰：用净水洗夜明砂一两，当归一两，蝉壳一两，木贼(去节)一两，共碾为末，买羊肝四两，白水熟煮，烂捣如泥，然后入前药拌匀，丸如梧桐子大，每食后以温熟水下五十粒。(《唐宋文献散见医方证治集》引《夷坚三壬志》卷八)

治小儿哮喘方。夜明砂10粒，白矾0.5g，香油2汤匙，放酒杯里用文火煮沸，少冷却饮服，3次即愈。(《少林寺秘方集锦》下部"少林寺还俗僧徐祗法秘藏方选")

[**论述**] 明州定海人徐道亨……淳熙中到泰州，宿于道旅。因患赤眼而食蟹，遂成内障……凡历五年，忽夜梦一僧长眉大鼻，托一钵盂，盂中有水。令徐掬以洗眼，复告之曰：汝此去当服羊肝丸百日。徐知为佛罗汉，喜而拜，愿乞赐良方。僧曰：用净洗夜明砂一两，当归一两，蝉壳一两，木贼(去节)一两，共碾为末；买羊肝四两，水煮烂，捣如泥，入前药拌和丸桐子大，食后温熟水下五十丸。服之百日复旧。(《中国医学文化史》第九章"佛教与中医"引《医说》卷四)

松脂

[**性味**] 苦、甘，温。

[**归经**] 入肝、脾经。

[**功能**] 祛风，燥湿，排脓，拔毒，生肌，止痛。

[**主治**] 痈疽，疔毒，痔瘘，恶疮，疥癣，白秃，金疮，扭伤，风湿痹痛，疬风瘙痒。

[**附方**] 《集验》疗龋齿方。取松脂锐如锥，注龋孔内，须臾龋虫缘松脂出。(《外台秘要方》卷二十二"龋齿方")

《梅师方》治耳久聋。松脂三两，炼巴豆一两，相和熟捣，可丸，通过以薄绵裹，纳耳孔中塞之，日一度易。（《政和本草》卷十二"松脂"）

（深师疗鼠瘘）又方，松脂、硫黄、狼毒各二两，猪脑一具，白蔹二两。上五味，熬猪脑取汁，狼毒、白蔹㕮咀，以水三升，煮取一升，纳脑汁中煎，令得五合，细末硫黄、松脂下筛，纳中搅令相得，绵裹纳疮中，七日知，一七日病除，神良。（《外台秘要方》卷二十三"九瘘方"）

揩齿固牙。松脂（出镇定者佳），稀布盛，入沸汤煮，取浮水面者投冷水中（不出者不用），研末，入白茯苓末和匀。日用揩齿漱口，亦可咽之，固牙驻颜。（《本草纲目》卷三十四"松脂"）

伏虎禅师服法。用松脂十斤，炼之五度，令苦味尽。每一斤，入茯苓末四两。每旦水服一刀圭，能令不食，而复延龄，身轻清爽。（《本草纲目》卷三十四"松脂"）

烊胶

[**附方**]（治汤火灼疮）又方，狗毛细剪，以烊胶和毛敷之，痂落即瘥。（《古今图书集成·医部全录》卷三百七十六引《梅师方》）

松烟

[**附方**]深师疗天行毒病，鼻衄是热毒，血下数升者方。勿疗自瘥，亦无所苦。亦可取好松烟墨捣之，以鸡子白和丸，丸如梧桐子大，水下，一服十丸，并无所忌。（《外台秘要方》卷三"天行衄血方"）

生绢

[**附方**]妇人难产……以生绢真朱砂，当其月佩之，令儿长命。（《新修大藏经》卷二十一"龙树五明论"）

绢

[**附方**]（治临产损破胞胞）补脬饮。黄丝绢（天生黄者，三尺，用炭灰淋汁，煮烂，以青水漂极净），黄蜡五钱，白蜜一两，马庇勃、茅草根各二钱，水二盅，煎一盅服。（《竹林女科证治》卷三）

破鞋底

[**附方**] 折伤续骨方。破鞋底一双（烧灰）、飞罗面（焙黄）各等份，用好醋调成糊，敷患处，以绢束之，杉木夹定，须臾痛止，骨有声即效。(《少林寺伤科秘方》卷七"少林接骨内传秘方")

波罗蜜

[**性味**] 甘、微酸，平，无毒。

[**功能**] 止渴解烦，醒酒，益气。

[**论述**] 时珍曰：波罗蜜，梵语也。因此果味甘，故借名之。安南人名曩伽结，波斯人名婆那娑，拂林人名阿萨弾，皆一物也。(《本草纲目》卷三十一"波罗蜜")

空青

[**性味**] 甘、酸，寒，有小毒。

[**归经**] 入肝经。

[**功能**] 明目，去翳，利窍。

[**主治**] 青盲，雀目，翳膜内障，赤眼肿痛，中风口㖞，手臂不仁，头风，耳聋。

[**附方**]《耆婆方》治一切疔疮神方。以硇硝末少少敷即瘥。(《医心方》卷十六)

苦药

[**论述**] 诸比丘病疥，脓血流污……用苦药涂。(《大藏经》卷二十三"十诵律")

苦苣菜

[**附方**]《耆婆方》恶蛇所螫方。取苦苣菜，捣，薄螫处。又饮汁一二升即瘥。(《医心方》卷十八)

降真香

[**性味**] 辛，温。

[**归经**] 入肝、脾经。

[**功能**] 理气，止血，行瘀，定痛。

[**主治**] 吐血，咯血，金疮出血，跌打损伤，痈疽疮肿，风温腰腿痛，心胃气痛。

[**附方**] 刀伤出血不止治方。真降香用瓷瓦括末，碾成细末，敷之。（《少林寺伤科秘方》卷六"少林刀枪伤秘方"）

刀疮药方。降香节、白松脂各一两，血竭一钱五分，文蛤（炒）五钱，没药（五分），共研细末，掩伤处即愈。（《少林寺伤科秘方》卷六"少林刀枪伤秘方"）

谷糠

[**附方**] 治小儿干癣方。谷糠9 g。先取碗一个，在口上盖一层白纸，用麻线缠紧，然后把糠放在纸上，在糠的中心点燃，待糠快燃完时（勿将纸烧透），把纸和糠去掉，碗底会有少量黄棕色液体，即糠油。取此油擦涂患处，3～5次可愈。（《少林寺秘方集锦》下部"内科杂病方"）

糠

[**论述**] 春三月有寒，故不得食麦豆，宜食糠米、醍醐诸热物；夏三月有风，不得食芋、豆麦，宜食糠米、乳酪；秋三月有热，不得食糠米、醍醐，宜食细米、麨、蜜、稻黍；冬三月有风寒，阳兴阴合，宜食糠米、胡豆羹、醍醐。（《大藏经》卷五十三"法苑珠林"）

豆腐

[**性味**] 甘，凉。

[**归经**] 入脾、胃、大肠经。

[**功能**] 益气和中，生津润燥，清热解毒，解硫黄、烧酒毒。

[**主治**] 赤眼，消渴，休息痢。

[**附方**] 治腿足浮肿疼痛方。用豆腐渣适量，包贴患处，能消肿止疼。（《少林寺秘方集锦》下部"少林寺还俗僧徐祗法秘藏方选"）

摩那叱罗

[**论述**] 摩那叱罗、雄黄、迦俱婆婆树子汁、青莲花、红莲花、海沫（一名海浮

石)、牛黄、郁金根（一名黄姜）、小柏银、胡椒、毕拨、干姜。以前件药，并捣研为极细末，以龙脑香、麝香和之……涂眼中，已所有眼病，乃至有目青盲胎胬肉悉得除瘥，一切壮热、头痛、半头痛、口病悉得除瘥。（《大藏经》卷二十"观世音菩萨如意摩尼陀罗尼经"）

芜菁

[**性味**] 苦、辛、甘，平。

[**功能**] 开胃下气，利湿解毒。

[**主治**] 食积不化，黄疸，消渴，热毒风肿，疔疮，乳痈。

[**附方**] 蔓菁根、葱根、藕根、萝卜根，治毒草根。（《大藏经》卷四十"四分律删繁补阙行事钞"）

若有人等卒得诸肿�者，取芜菁叶捣和清酒……肿上即瘥。（《新修大藏经》卷二十"千手千眼观世音菩萨治病合药经"）

芦荟

[**性味**] 苦，寒。

[**归经**] 入肝、心、脾经。

[**功能**] 清热，通便，杀虫。

[**主治**] 热结便秘，妇女经闭，小儿惊痫，疳热虫积，癣疮，痔瘘，瘰疬；萎缩性鼻炎。

[**论述**] 出波斯国，今惟广州来。生山野，滴脂成泪，状似黑锡，木脂也。采不拘时。（《本草乘雅半偈》卷十"芦荟"）

岗松

[**性味**] 苦，寒，无毒。

[**功能**] 祛瘀，止痛，利尿，杀虫。

[**主治**] 跌打损伤，风湿痛，淋病，疥疮，脚癣。

[**论述**] 释晋明，齐州人，久止灵岩，晚游五台。得风疾，眉发俱坠，百骸腐溃，哀号苦楚，人不忍闻。忽有异人教服长松，明不识之。复告云：长松，长古松下，取

根饵之，皮色荠苊，三五寸，味微苦，类人参，清香可爱。无毒。服之益人，兼解诸蛊毒。明采服，不旬日发复生、颜貌如故。今并、代间士人多以长松参、甘草、山药为汤，殊佳。然本草及方书并不著，独释惠祥作《清凉传》始叙之，然失于怪诞。（《经史百家医录·医方》引《知不足斋丛书》1921年影印本之《渑水燕录》卷八）

五台册有药名长松，其药取根食之，皮色如荠苊，长三五尺，味微苦，无毒。久服保益，至于解诸虫毒，最为良验。土俗贵之，常采以备急。然《神农本经》及隐居所记，并无此药。（《唐宋文献散见医方证治集》引《古清凉传》）

竹黄

[**性味**] 甘，寒。

[**归经**] 入心、肝、胆经。

[**功能**] 清热豁痰，凉心定惊。

[**主治**] 热病神昏谵妄，中风痰迷不语，小儿惊风抽搐，癫痫。

[**论述**] 天竺黄，味甘，寒，无毒。主小儿惊风，天吊，镇心明目，去诸风热，疗金疮，止血，滋养五脏。一名竹膏。人多烧诸骨及葛粉等杂之。按，《临海志》云：生天竺国，今诸竹内，往往得之。（《政和本草》卷十三"天竺黄"）

臣禹锡等谨按《日华子》云：平。治中风痰壅，卒失音不语，小儿客忤及痫痰。此是南海边竹内尘沙结成者耳。（《政和本草》卷十三"天竺黄"）

【核曰】竹黄，生天竺国，及南海镛竹中。一名天竹，其内有黄，如黄土，着竹成片。等竹亦有之，今大竹内往往亦得之矣。（《本草乘雅半偈》卷十"竹黄"）

吴僧赞宁云：竹黄生南海镛竹中。此竹极大，又名天竹。其内有黄，可以疗疾。（《本草纲目》卷三十七"竹黄"）

竹茹

[**性味**] 甘，凉。

[**归经**] 入胃、胆经。

[**功能**] 清热凉血，化痰，止吐。

[**主治**] 烦热呕吐，呃逆，痰热咳喘，吐血，衄血，崩漏，恶阻，胎动，惊痫。

[**附方**] 治反胃吐水带血方。竹茹9 g，生姜汁15 g，伏龙肝9 g，清半夏4.5 g。水

煎后 1 次服尽，立止。(《少林寺秘方集锦》下部"内科杂病方")

（深师）疗卒急上气，胸心满，竹篠下气汤方。生甘竹篠一虎口，石膏一两（绵裹），生姜、橘皮各三两，甘草三两（炙）。上五味，切，以水七升，煮竹篠取四升半，去滓，纳诸药，煮取二升，分二服。此方疗忽上气不止者，服两三剂瘥。忌海藻、菘菜。(《外台秘要方》卷十"卒上气方")

（深师）又，疗伤寒哕，甘竹茹汤方。甘竹茹四两，生白米一升。上二味，以水八升煮之，取米熟汤成，去滓，分服，徐徐服。疗风热气哕甚神验，诸哕亦佳。(《外台秘要方》卷二"伤寒呕哕方")

伏龙肝

[**性味**] 辛，温。

[**归经**] 入脾、胃经。

[**功能**] 温中燥湿，止呕止血。

[**主治**] 呕吐反胃，腹痛泄泻，吐血，衄血，便血，尿血，妇女妊娠恶阻，崩漏带下，痈肿溃疡。

[**附方**] （治火热侵胎）伏龙肝散。伏龙肝研末和井底泥，调敷肚上，以保其胎。(《竹林女科证治》卷二)

治呕吐清水方。伏龙肝 30 g，捣碎，置碗内，倒入沸水，用白布盖住，约停半刻钟，再加生姜汁 15 ml，搅匀，放凉后 1 次服下。(《少林寺秘方集锦》下部"内科杂病方")

火浣布

[**论述**] 万震《南方异物志》曰：斯调国，又有中洲焉。春秋生火，秋冬死。有木生于火中，秋冬枯死，以皮为布。(《太平御览》)

白沙糖

[**性味**] 甘，平。

[**归经**] 入脾经。

[**功能**] 润肺，生津。

[**主治**] 肺燥咳嗽，口干燥渴，中虚脘痛。

[**附方**] 《梅师方》治年少发白。拔去白发，以白蜜涂毛孔中，即生墨者。发不生，取梧桐子捣汁涂之，必生黑者。（《政和本草》卷二十"石蜜"）

又方，肛门主肺，肺热即肛塞肿缩生疮。白蜜一升，猪胆一枚相和，微火煎令可丸，丸长三寸作挺。涂油纳下部，卧令后重。须臾通泄。（《政和本草》卷二十"石蜜"引《梅师方》）

又方，治中热油烧处痛，以白蜜涂之。（《政和本草》卷二十"石蜜"引《梅师方》）

[**论述**] 【集解】志约曰：石蜜出益州及西戎，煎炼砂糖为之，可作饼块，黄白色。恭曰：石蜜用水、牛乳、米粉和煎成块，作饼坚重。西戎来者佳，江左亦有，殆胜于蜀。（《本草纲目》卷三十三"石蜜"）

王灼《糖霜谱》云：古者惟饮蔗浆，其后煎为蔗饧，又曝为石蜜，唐初以蔗为酒。而糖霜则自大历间有邹和尚者，来住蜀之遂宁伞山，始传造法。（《本草纲目》卷三十三"石蜜"）

车缸脂

[**附方**] 诸虫入耳，车缸脂涂孔中自出。（《古今图书集成·医部全录》卷一百三十七引《梅师方》）

又，《梅师方》取车缸脂，涂耳孔中，自出。（《肘后备急方》卷六）

白丁香

[**性味**] 苦，温。

[**归经**] 入肝、肾经。

[**功能**] 化积，消翳。

[**主治**] 疝瘕，癥癖，目翳，胬肉，龋齿。

[**附方**] 《梅师方》治诸痈不消，已成脓，惧针不得破，令速决。取雀屎涂头上，即易之。雄雀屎佳，坚者为雄。（《政和本草》卷十八"雀屎"）

母丁香

[**性味**] 辛，温。

[**功能**] 温中散寒。

[**主治**] 暴心气痛，胃寒呕逆，风冷齿痛，牙宣，口臭，妇人阴冷，小儿疝气。

[**附方**] 深师疗眼泪出，鸡舌香丸方。鸡舌香二铢，黄连六铢，干姜一铢，蕤仁一百枚，矾石二铢（熬）。上五味，捣为末，以枣膏和丸如鸡距，以注眼眦。忌猪肉。（《外台秘要方》卷二十一"目风泪出方"）

水苏

[**性味**] 辛，微温。

[**归经**] 入肺、胃经。

[**功能**] 疏风理气，止血消炎。

[**主治**] 瘰疬，肺痿，肺痈，头风目眩，口臭，咽痛，痢疾，产后中风，吐血，衄血，血崩，血淋，跌打损伤；感冒。

[**附方**]《梅师方》治吐血及下血并妇人漏下。鸡苏茎、叶煎取汁，饮之。（《政和本草》卷二十八"水苏"）

又方，治鼻衄血不止。生鸡苏五合，香豉二合，合杵研，搓如枣核大，纳鼻中，止。（《政和本草》卷二十八"水苏"引《梅师方》）

又方，卒漏血欲死，煮一升服之。（《政和本草》卷二十八"水苏"引《梅师方》）

吐血下血，鸡苏茎、叶煎汁饮之。（《古今图书集成·医部全录》卷二百七十五引《梅师方》）

附 本书所引录的文献书目

序号	书名
1	《重修政和经史证类备用本草》
2	《宁坤秘笈》
3	《竹林女科证治》
4	《岭南卫生方》
5	《少林寺秘方集锦》
6	《少林寺伤科秘方》
7	《续名医类案》
8	《外台秘要方》
9	《古代秘方遗书集》
10	《经史百家医录》
11	《备急千金要方》
12	《千金翼方》
13	《肘后备急方》
14	《医心方》
15	《古今图书集成·医部全录》
16	《敦煌古医籍考释》
17	《唐宋文献散见医方证治集》
18	《广群芳谱》
19	《本草纲目》
20	《医门法律》
21	《法门寺妇科胎前产后良方注评》
22	《岭表录异》
23	《幼幼新书》
24	《太平圣惠和剂局方》
25	《中国医学文化史》

序号	书名
26	《历代笔记医事别录》
27	《慎柔五书》
28	《本草乘雅半偈》
29	《医学纲目》
30	《中药诗文选释》
31	《东西洋考》
32	《大藏经》
33	《新修大藏经》
34	《法苑珠林》
35	《月王药诊》
36	《四部医典》
37	《铁鬘》
38	《如意宝树》
39	《甘露点滴》
40	《计算日月之轮》
41	《明释三十章》
42	《汤液本草》
43	《寓意草》

中国佛医方剂精选

廖　果　农汉才／编著

　　什么是佛医学？ 简单地说，佛医学就是佛门人士创造和传承的医药学。 由佛教发展与流布状况所决定，现存佛医学的理、法、方、药等理论框架和临床诊疗体系是在中国形成的，我们所介绍的佛医药，实际主要指的是中国的佛医药。 佛医学作为广义中医学的重要内容之一，是中华民族医药文化的重要组成部分。 方剂学是一门研究治法与方剂配伍规律及临床运用的学科，是中医药学的重要基础学科之一。 中国佛医方剂因较少受到关注与研究，多处于散佚状态，使人在学习时颇有雾里看花之惑。

　　本书共收集中国佛医方剂 600 余首，其来源主要有三：一是医僧之方，如耆婆方、僧深方等；二是佛教寺庙流传之方，如少林寺方、竹林寺方、峨眉诸寺方等；三是方名中带有诸如普济、甘露、醍醐、青莲、摩顶与龙木、观音、普贤、金刚、天王等术语或名称者。 鉴于此，本书特设"佛缘"一项，列于上述各种来源之首见方剂下，用以具体叙述该种类方剂与佛之因缘。 因藏传佛医方剂另成系统，本书未曾涉及。 少林医方向来以骨伤方著称，内容丰富，本书酌量选录。

　　全书依据以法统方的原则，将诸方分为解表剂、泻下剂、和解剂、清热剂、温里剂、补益剂、固涩剂、安神剂、开窍剂、理气剂、理血剂、治风剂、治燥剂、祛湿剂、祛痰剂、消食剂、涌吐剂、截疟剂、其他单验方19章，每章下又分若干节。 各方下列出处、组成、用法、功效、主治、方解、运用等项，其中以前五项为必列的主项。 方中药物用量悉遵原状，以便读者理解制方人的学术思想和方剂的配伍意义，但均折算并采用以"g"为单位的现代计量方式。 方中凡来源于国家明令保护动物的药物如虎骨、犀角、象牙等，虽尊重历史而保留，但在临床应用时应选用功效相似的替代药物。

为了便于读者查阅，书末附有"方名病证索引"。 本书方剂均来源于历史文献，读者如需具体应用，宜在有关专家指导下慎重抉择。

编　者

2011 年 9 月 1 日

中国佛医学研究 临床卷

中国佛医方剂精选

第一章　解表剂

凡以解表药为主组成，具有发汗、解肌、透疹等作用，可以治疗表证的方剂，统称解表剂。解表，属八法中的汗法。解表剂主要用治表证，故凡风寒所伤或温病初起，以及麻疹、疮疡、水肿、疟疾、痢疾等病初起之时，见恶寒、发热、头痛、身疼、苔白或黄、脉浮等表证征象者，均可用解表剂治疗。

病邪性质有寒热之不同，患者体质有虚实之差别，因此，解表剂可分为辛温解表剂、辛凉解表剂、扶正解表剂，分别适用于表寒证、表热证以及虚人外感证等。

第一节　辛温解表剂

深师麻黄解肌汤

【出处】《外台秘要》引。

【组成】麻黄 12 g　炙甘草 9 g　杏仁 12 g　桂枝 10 g

【用法】日 1 剂，水煎，分 2 次服，以汗出为度。

【功效】发汗解表，宣肺平喘。

【主治】深师麻黄解肌汤，乃疗伤寒三四日烦疼不解者方。用于外感风寒，症见恶寒发热，头痛身疼，无汗咳喘，苔薄白，脉浮紧。

【方解】此乃风寒侵袭肌表，毛窍闭塞，肺气不宣，卫气不得外达，营气涩而不畅所致。此时当发汗解表，宣肺平喘，使肺气宣，毛窍开，营卫通畅，汗出而在表之风寒得解，诸症悉除。方中麻黄味苦、辛，性温，能发越人体阳气，有发汗解表、宣肺平喘之功，为君药。由于营涩卫郁，单用麻黄发汗，只可解卫气之郁，故又用温经散寒、透营达卫的桂枝为臣，加强发汗解表之力而散风寒，除身疼。咳喘之症，由肺气郁而上逆所致，所以再配降肺气、止咳平喘之杏仁为佐药，同麻黄一宣一降，增强宣肺平喘之功。炙甘草调和诸药，又能缓和麻黄、桂枝相合的峻烈之性，以防汗出过猛而伤耗正气，是使药而兼佐药。

【运用】本方亦即《伤寒论》之麻黄汤，为开表逐邪发汗之峻剂，适用于风寒表证。至于风热、温热所致的表证，或表寒证失治，邪郁化热者，非本方所宜。

【佛缘】本方为《外台秘要》所引深师《僧深集方》之方。

深师，南朝宋齐间（420—500）僧人、医家。又称僧深，释僧深，名竺潜。祖籍山东琅琊。年18出家为僧，问佛于中州刘元真。其医则传自释道洪，《外台秘要》卷三十七转引《延年秘录》旧论曰："神农、桐君，深达药性，所以相反畏恶，备于本草。但深师祖学道洪，道洪所传，何所依据云。"其因精佛学、医学，深得朝廷仕宦之崇仰。僧深曾长期在今扬州一带行医，为医立法拟方颇具仲景风范。时王文州长子病疟，结实积热，深师以恒山大黄丸治之愈，即为一例。他曾根据仰道人和支法存等人旧方，结合自己的临床经验，总结编纂成《僧深集方》（或作《释僧深集方》《深师方》）一书。唐代医家孙思邈《备急千金要方》卷七"论风毒状第一"记载："又宋齐之间，有释门深师，师道人、述法存等诸家旧方，为三十卷，其脚弱一方近百余首。"唐代王焘《外台秘要》自序中亦载："凡古方纂得五六十家，新撰者向数千百卷，皆研其总领，核其指归。近代释僧深、崔尚书、孙处士、张文仲、孟同州、许仁则、吴昇等十数家，皆有编录，并行于代。美则美矣，而未尽善。"《僧深集方》已佚，其内容为《外台秘要》《医心方》等所引录。

本书凡方名为"深师××汤"者，其佛缘均同此。

深师桂枝汤

【出处】《外台秘要》引。

【组成】桂枝12 g　生姜12 g　炙甘草9 g　葛根12 g　芍药9 g　大枣（擘）5枚

【用法】日1剂，水煎，温分3次服。服后进少量热粥，覆被取微汗。

【功效】解肌发表，调和营卫。

【主治】深师桂枝汤，乃疗中风见身体烦疼、恶寒而自汗出、头僵痛者。

【方解】风寒伤人肌表，原应恶寒发热而无汗，今有自汗出，是腠理不固，卫气外泄，营阴不得内守之故，所以是表虚证。头项僵痛，乃外邪袭表，太阳经气不舒，津液不能敷布，经脉失于濡养所致。风寒在表，当用辛温发散剂以解表；但因证属表虚，腠理不固，且卫强营弱，故不用峻汗之麻黄。用桂枝解肌发表，外散风寒；更配芍药益阴敛营；桂、芍相合，一治卫强，一治营弱，调和营卫，相须为用。生姜辛温，助桂枝发散表寒。大枣甘平，益气补中，滋脾生津，配芍药、甘草酸甘以化阴，补其营弱；姜枣相合，还可升腾脾胃生发之气，以资汗源。葛根既可发散太阳表邪以解肌，又可濡润舒缓太阳之经筋而止头项僵痛。甘草调和诸药。本方配伍严谨，用药精当，散中有补，乃益阴和阳、调和营卫、解肌发表之良方。

【运用】临床可用于治疗感冒风寒表虚证以及某些功能性低热、自主神经功能紊乱、荨麻疹、过敏性鼻炎等病证。外感风寒表实证不宜用。禁生冷、黏滑、五辛、酒酪等食物。

深师麻黄汤 （一）

【出处】《外台秘要》引。

【组成】麻黄 12 g　炙甘草 9 g　石膏 15 g　杏仁 12 g　人参 12 g　干姜 10 g　茯苓 12 g　防风 10 g　桂枝 10 g　半夏 9 g

【用法】日 1 剂，水煎，分 3 次服。

【功效】解表蠲饮，清热除烦。

【主治】深师麻黄汤，疗由外邪与内饮相搏，兼有邪热所致的中风，症见恶寒发热、无汗、气逆咳喘、胸脘满闷、烦躁、脉浮等。

【方解】素有水饮之人，脾肺之气必虚，今又外感风寒，水寒相搏，皮毛郁闭，肺气受困，输转不利，加之脾不运化水湿，则水饮蓄积于心下，上犯迫肺。又，邪郁久则化热，故风寒客表，水饮内停，兼有郁热之证。此时，发汗解表则水饮不除，且助热伤阴；蠲化水饮则外邪不解。唯有发汗蠲饮兼清郁热，内外合治，才是正法。方中麻黄、桂枝、防风发汗解表，除外寒而宣肺气；配降气止咳之杏仁，同麻黄一宣一降，增强解郁平喘之功；干姜温肺化饮；半夏燥湿化痰，消痞散结；茯苓健脾利水；人参补益肺脾之气，使气旺而水饮散；更配石膏以清邪热而除烦躁，兼制麻黄、桂枝、干姜之温燥伤津；甘草调和诸药。诸药配合，使风寒解、水饮去、郁热清，祛邪而不伤正，使肺气复舒，宣降有权而诸症自平。服此方忌食生冷、油腻、辛辣等物。

深师麻黄汤 （二）

【出处】《外台秘要》引。

【组成】 麻黄 12 g 射干 10 g 炙甘草 9 g 大枣 6 枚

【用法】 日 1 剂，水煎，分 3 次服。

【功效】 降逆化痰，宣肺平喘。

【主治】 深师用此方疗上气，脉浮咳逆，咽喉中水鸡鸣，喘息不通，呼吸欲死者。痰饮郁肺，肺气不宣，故上逆喘咳；痰阻气逆，气触其痰，故喉中如有水鸡鸣。此即临证所见的哮喘病。

【方解】 方中以麻黄宣肺平喘；射干消痰开结；甘草及大枣安中、调和诸药，使邪去而正不伤。诸药合用，则痰消气顺，肺得宣降，咳喘痰鸣自平。

深师防风汤

【出处】《外台秘要》引。

【组成】 防风 白术 桂枝 蜀椒 黄芩 芍药 人参 炙甘草各 10 g 细辛 3 g 麻黄 12 g 石膏 15 g 大枣 10 枚

【用法】 日 1 剂，水煎，分 2 次服。

【功效】 发汗解表，清热除烦。

【主治】 深师防风汤，疗中风发热，头痛面赤，呼吸苦热，恶风烦闷，身中悄悄而疼，脉浮而数者。

【方解】 此乃外感风寒，卫气郁闭，内有郁热所致。治当发汗解表，使邪随汗出，卫气畅达，营卫调和，并佐以清其郁热，如此则诸症可除。方中以防风、麻黄、桂枝、细辛发汗解表，祛风散寒止痛；但郁热而见烦躁，纯用辛温发汗，须防助热，故用石膏、黄芩以清热除烦；发汗太过，恐伤营阴，故用芍药益阴敛营；大枣补益营血，防止汗多伤营；芍药合大枣并能酸甘化阴以生津；人参、白术益气补脾以助汗源；甘草调和诸药。诸药合用，以达汗出表解、郁热得清、营卫调和、发汗而不伤阴之功效，可谓配伍精当之良方。

【运用】 可用于治疗感冒重症。

深师加味葛根汤

【出处】《外台秘要》引。

【组成】葛根30 g　乌梅12 g　葱白15 g　豆豉15 g

【用法】日1剂,水煎,分3次服。服后覆被取微汗,汗出粉之。

【功效】发汗解表。

【主治】本方针对伤寒1日至3日应汗者而设。主治外感初起,发热,恶风,头痛,无汗,项背强几几,脉浮紧者。

【方解】方中以葛根解肌发表,舒太阳之经气,配合葱白、豆豉辛温通阳,发汗解表,使表邪随汗而解,太阳经气得舒,诸症悉平。乌梅性酸收敛,并能生津止渴,可防汗出过多而津伤,是为佐药。总之,本方作用平和,温而不燥,汗而不峻。

【运用】本方适用于感冒风寒初起。服药时,可盖被协助取汗,但不可过汗。汗后避风,可用些爽身粉之类扑之。

深师四味防风散

【出处】《外台秘要》引。

【组成】防风15 g　泽泻　牡蛎　桂枝各9 g

【用法】日1剂,水煎服。

【功效】疏风解表,收敛止汗。

【主治】本方适用于外感风邪,肌表不固,腠理疏松之多汗、恶风、发热等。

【方解】方中用防风、桂枝祛风解肌发表;泽泻甘淡渗湿;牡蛎收敛固涩而止汗。四药配合,散中有收,则表邪解而汗出止。

【运用】临床可用于体虚感冒汗多者。加入益气固表之黄芪、白术,效果更佳。

石防风汤

【出处】《峨嵋神效验方》。

【组成】峨眉石防风10 g　羌活9 g　麻黄6 g

【用法】水煎,日1剂,分3次温服。

【功效】发汗解表。

【主治】 主治外感风寒，恶寒发热，头痛身痛，无汗，苔薄白，脉浮紧。

【方解】 防风、羌活发散风寒，止痛；麻黄开腠理，散风寒，发汗解表。

【佛缘】 本方录自《峨嵋神效验方》。

峨眉山是中国四大佛教名山之一，近两千年的佛教发展历程，给峨眉山留下了丰富的佛教文化遗产，成就了许多高僧大德，使峨眉山逐步成为中国乃至世界影响深远的佛教圣地。1996 年 12 月 6 日，峨眉山乐山大佛作为文化与自然双重遗产被联合国教科文组织列入世界遗产名录。

相传佛教于 1 世纪传入峨眉山，汉末释家便在此建立寺庙。他们把峨眉山作为普贤菩萨的道场，主要崇奉普贤大士，相信峨眉山是普贤菩萨显灵和讲经说法之所。据佛经载，普贤与文殊同为释迦牟尼佛的两大胁侍，文殊表"智"，普贤表"德"。普贤菩萨广修十种行愿，又称"十大愿王"，因此赢得"大行普贤"的尊号。普贤菩萨的形象总是身骑六牙白象，作为愿行广大、功德圆满的象征。普贤菩萨名声远播，广有信众，菩萨因山而兴盛，山因菩萨而扬名。相传，东汉时，山上原有道教宫观，峨眉山被尊为普贤菩萨道场后，全山由道改佛。东晋时期，高僧慧持、明果禅师等先后到峨眉山住锡修持。唐、宋时期，两教并存，寺庙宫观得到很大发展。明代之际，道教衰微，佛教日盛，僧众一度曾达 1700 余人，全山有大小寺院近百座。至清末寺庙达到150 余座。峨眉山佛教属于大乘佛教，僧众多是临济宗、曹洞宗门人。

峨眉山现有僧尼约 300 人，寺庙近 30 座，其中著名的有报国寺、伏虎寺、清音阁、洪椿坪、仙峰寺、洗象池、金顶华藏寺、万年寺八大寺庙。尼众修行的寺院有伏虎寺、雷音寺、善觉寺、纯阳殿、神水阁，日常佛事频繁。寺庙中的佛教造像工艺有泥塑、木雕、玉刻、铜浇、铁铸、瓷制、脱纱等，造型生动，工艺精湛。如万年寺的铜铸"普贤骑象"，重达 62 吨，高 7.85 米，为宋朝时铸造，已有上千年历史，堪称山中一绝，为国家一级保护文物。阿弥陀佛铜像、三身佛铜像、脱纱七佛等，均为珍贵的佛教造像。此外，古贝叶经、华严铜塔、圣积晚钟、金顶铜碑、普贤金印，均为珍贵的佛教文物。峨眉山佛教医药亦丰富多彩，颇有特色。

飞蛾藤粥

【出处】 《峨嵋神效验方》。

【组成】 飞蛾藤 30 g　薄荷 10 g　粳米 50～100 g

【用法】将飞蛾藤、薄荷分别切成 2 cm 长的节，洗净，放入砂锅内，加水适量，置武火上烧沸，煎熬 5 分钟，去渣取汁待用。将粳米淘洗干净，放入砂锅内，加入药汁，再加水至适量，置武火上烧沸，继用文火煮熟即成。分 3~4 次温服。

【功效】解表散寒，消食和胃。

【主治】外感风寒致鼻塞流涕，头身酸楚，胸脘痞闷，呕恶不食。如胃肠型感冒、消化不良等病证。

【方解】飞蛾藤性平，味甘、微辛，具有发表散寒、消食化积之功效。薄荷发汗，主贼风伤寒，亦治恶心、心腹胀满。

深师投杯汤

【出处】《外台秘要》引。

【组成】款冬花 10 g　杏仁 10 g　炙甘草 6 g　大枣 6 枚　桂枝 10 g　麻黄 10 g　半夏 10 g　生姜 10 g　紫菀 10 g　细辛 3 g

【用法】日 1 剂，水煎，分 2 次服。服后食少量粥，以助汗出。

【功效】宣肺解表，祛痰平喘。

【主治】深师疗咳逆上气，胃中寒不得息，卧不安，牵绳而起，咽中如有水鸡声。临床可用于痰饮伏肺，复感外邪，外邪引动内饮，痰阻气道，肺气不利之哮喘；症见咳逆而喘、喉中痰鸣、不能平卧、痰多清稀，兼见发热恶寒、无汗等之风寒束表证。

【方解】本方发汗解表，宣降肺气，祛痰平喘，可表里兼治。方中麻黄宣肺平喘，配桂枝兼能发汗解表，外散风寒；生姜、细辛温化痰饮，兼助麻黄、桂枝解表；半夏燥湿化痰；杏仁、款冬花、紫菀降气平喘，化痰止咳；甘草、大枣一则和中补脾，使脾运而痰无由生，二则调和诸药。药后食粥数口，意在顾护胃气。诸药合用，使风寒解，痰饮除，气机通畅，肺得宣降，则咳喘止而喉中水鸡声亦除。

深师干姜汤

【出处】《外台秘要》引。

【组成】干姜 15 g　紫菀 10 g　杏仁 10 g　麻黄 10 g　桂枝 10 g　炙甘草 6 g　五味子 9 g

【用法】日 1 剂，水煎，分 3 次服。

【功效】宣肺祛痰，下气止咳。

【主治】深师疗冷咳逆气。用于寒痰水饮内停，上犯迫肺，肺气上逆之咳喘、痰多而稀。若感外邪，则兼发热恶寒、无汗等。

【方解】方中干姜温肺散寒化饮；紫菀、杏仁化痰止咳，降气平喘，麻黄宣肺平喘，五味子敛肺气、止咳喘，如此一宣一降，一散一收，则邪去而不伤肺；桂枝温阳以化气行水，兼散表邪；甘草和中，调和诸药。诸药合用，则痰饮除，肺得宣降，咳喘自止。

深师贝母散

【出处】《外台秘要》引。

【组成】贝母 15 g　麻黄 10 g　干姜 10 g　桂枝 9 g　炙甘草 9 g

【用法】共研细末，每剂 6 g，温酒或温开水调下，每日 2 次。

【功效】温肺散寒，化痰止咳平喘。

【主治】深师疗久咳上气，喉中鸣，昼夜不得卧。临床可用于治疗外感风寒，内有水饮，内外搏击，肺失宣降，气机不利，痰阻气道之咳嗽喘促、喉中痰鸣、不能平卧之哮喘。可兼见发热恶寒、无汗之表寒证。

【方解】方中麻黄宣肺平喘，桂枝通阳化气行水，二者相合，兼可发汗解表；干姜温肺散寒化饮；贝母甘凉，润肺化痰止咳，兼制麻黄、桂枝、干姜之辛热，防伤肺津；甘草调和诸药。随饮少量酒，取其通达阳气以散寒邪之意。诸药合用，则表解，痰消，气顺，哮喘自平。

深师多梦香豉丸

【出处】《外台秘要》引。

【组成】香豉 15 g　杏仁 10 g　紫菀 10 g　桂枝 9 g　甘草 9 g　干姜 10 g　细辛 3 g　吴茱萸 6 g

【用法】上 8 味，研末，蜜和为丸。每服 6 g，日服 3 次。

【功效】解表蠲饮，止咳平喘。

【主治】深师疗 30 年咳嗽上气，短气少冷，五脏客热，四肢烦疼，食饱则剧，时有发甚不能行步，夜不得卧。

【方解】本方证乃寒饮伏肺，复感外邪，内外合邪，则肺失宣降，肺气上逆。症见咳嗽气喘，甚则不得平卧，痰多而稀，兼见发热、恶风、身痛等。表里同病，当内外合治。方中香豉宣散表邪；桂枝解肌发表，并能温阳化气以利水湿；吴茱萸温中散寒，配干姜助脾胃阳气，使脾得运化，以绝痰饮化生之源；细辛配干姜，温肺散寒化痰饮；杏仁、紫菀降气化痰，止咳平喘；甘草和中，调和诸药。诸味相配，使表邪解，寒饮去，肺之宣降得利，诸症悉平。忌食生冷、油腻等物。

深师前胡丸

【出处】《外台秘要》引。

【组成】前胡 15 g　乌头（炮）3 g　桔梗 10 g　干姜 10 g　桂枝 10 g　蜀椒 10 g

【用法】上 6 味研末，蜜和为丸。每服 6 g，每日 2 次。

【功效】温阳散寒，祛痰止咳。

【主治】深师疗久咳，昼夜不得卧，咽中水鸡声，欲死者。

【方解】本方证乃阴寒内盛，寒饮内停，痰饮伏肺，肺气不利所致；若再感风邪，则咳嗽加重。方中以乌头、干姜、蜀椒一派大辛大热之品温阳散寒；桂枝通阳化气，发散表邪，使饮得阳则化；桔梗、前胡宣肺降气，祛痰止咳。诸药合用，共奏逐阴寒、祛痰止咳之功。

【运用】现代可用于治疗慢性支气管炎、支气管哮喘属阴寒内盛者。

深师五味子汤

【出处】《外台秘要》引。

【组成】五味子 15 g　桂枝 10 g　炙甘草 6 g　细辛 3 g　干姜 10 g　紫菀 10 g　大枣 6 枚　麻黄 10 g

【用法】日 1 剂，水煎，分 3 次服。

【功效】解表蠲饮，止咳平喘。

【主治】深师疗咳嗽短气不得息，发热，胃苦满，不得饮食。本方适用于素有水饮之人，复又外感风寒。内饮外寒，互相搏击，干犯肺胃，肺气不利，胃失和降所致的恶寒发热、无汗、咳喘、痰多而稀、不得平卧、胃脘痞满、干呕不欲食等症。

【方解】方中麻黄、桂枝发汗，散风寒表邪，且麻黄兼能宣肺以平喘，桂枝兼能温阳化气以利水；细辛、干姜温肺散寒化饮，兼助麻黄、桂枝解表；紫菀化痰止咳，然辛温发散，恐耗伤肺气，故配五味子敛肺气、止咳喘，以达散不伤正，收不敛邪之效；甘草、大枣和中补脾，调和诸药。八味相配，使风寒解，水饮去，肺得宣降，中焦得安，诸症自平。

【运用】现代可用本方加减治疗慢性支气管炎、支气管哮喘属寒饮内停，兼感外邪者。

深师贝母饮

【出处】《外台秘要》引。

【组成】贝母15 g　石膏15 g　桂枝10 g　麻黄10 g　炙甘草9 g　杏仁10 g　生姜10 g　半夏10 g

【用法】日1剂，水煎分3次服。

【功效】发汗解表，宣肺平喘。

【主治】深师疗上气，咽喉壅塞，短气不得卧，倚壁而息，腰背苦痛，支胁满，不能食，面色萎黄。临床用于治疗风寒袭表，郁而化热，壅遏于肺，肺气上逆所致之咳喘气急、不得平卧、痰黏稠、咳之不利，甚则咳引胸胁作痛，兼身热恶风、无汗、苔薄白或黄者。

【方解】方中麻黄、桂枝、生姜发汗解表；麻黄宣肺以平喘，但性温，故配以辛甘大寒之石膏清泄肺热，相制为用，使宣肺而不助热，清肺而不留邪，肺气肃降有权，喘息得平；杏仁降肺气，助麻黄、石膏平喘；贝母清肺化热而止咳；半夏燥湿化痰；甘草和中，调和诸药。综观此方，配伍严谨，共奏发汗解表，宣肺平喘之功。尤其用麻黄配石膏，深得配伍变通灵活之妙，治肺热而喘，疗效可靠。

冬花丸

【出处】《外台秘要》引。

【组成】款冬花15 g　桂枝10 g　紫菀10 g　杏仁10 g　炮附子10 g　干姜12 g　炙甘草9 g　细辛3 g　防风10 g　芫花3 g　蜀椒10 g　野葛10 g

【用法】上药研末，蜜和为丸。每服3 g，日服3次。

【功效】解表散寒，温阳逐饮，止咳平喘。

【主治】本方适用于寒饮伏肺，咳喘日久，脾肾阳虚，易感外邪者。症见咳喘，痰多清稀，形寒肢冷，食少便溏，面浮肢肿，苔白滑等，兼见发热恶风，头痛身痛。

【方解】方中桂枝、防风、野葛祛风解肌，发散表邪；附子、干姜温脾肾之阳，散阴寒水饮；蜀椒温中暖脾止泻；细辛祛风散寒，温肺化饮；芫花泻水逐饮，祛痰止咳；款冬花、紫菀、杏仁降气化痰，止咳平喘；甘草和中，调和诸药。诸药合用，则表邪散，阳气复，寒饮除，肺得宣降，脾得运化，肾得开合，诸症可除。

【运用】现代可用于治疗肺源性心脏病、哮喘属阳虚寒饮内停者。忌食生冷、油腻、辛辣等物。

深师芍药汤

【出处】《外台秘要》引。

【组成】芍药30 g　细辛3 g　肉桂10 g　炙甘草10 g　当归10 g　吴茱萸15 g　独活10 g　干地黄15 g　生姜15 g　桃仁10 g

【用法】日1剂，水煎，分3次服。

【功效】解表温里，活血止痛。

【主治】治疗中焦阳虚，复感风寒湿邪内侵、气血运行不畅所致之心腹疼痛达背、身热恶寒、无汗、头痛身痛、项背拘急等症。

【方解】方中肉桂、吴茱萸温中散寒止痛；细辛、生姜、独活解表散寒，祛风除湿；芍药、当归、桃仁养血柔肝，活血祛瘀而止痛；干地黄滋阴清热，治邪郁日久化热伤阴；炙甘草和中，调和诸药。诸药相合，则寒去湿除，风散，阳气复而气血调畅，表里双解，诸症悉除。

【运用】现代可用本方加减治疗慢性萎缩性胃炎、胃及十二指肠溃疡等属中焦虚寒者。

葛根汤

【出处】《竹林女科证治》。

【组成】葛根3.6 g　桂枝（去皮）　麻黄（去节）各2.4 g　白芍　甘草各1.8 g　姜3片　枣2枚

【用法】先将麻黄、葛根煎汤，去沫，入余药煎汤，温服。

【功效】发汗解表，升津平晕。

【主治】妊娠7~8个月，忽然晕倒，不省人事，顷刻即醒，名曰子晕。

【运用】亦有血虚阴火炎上，鼓动其痰而眩晕者，宜葛根四物汤，方用熟地、当归、川芎、白芍各3 g，葛根、秦艽、防风各2.4 g，丹皮1.8 g，细辛0.9 g，水煎入竹沥10 ml和匀温服。亦有气血两虚而眩晕者，宜八珍汤，方用人参、白术、茯苓、炙甘草、熟地、当归、白芍、川芎各等份，姜3片，枣2枚，水煎服。

【佛缘】本方录自浙江萧山竹林寺女科医籍。

佛教僧侣治疗女科疾患，可以追溯到晋朝。当时的僧医于法开曾在旅途中遇到一位妇人因难产求治，他先令病人进服羊肉羹，然后施以针刺，不时产妇即平安分娩。佛教寺院本是参禅礼佛的地方，但不少寺院也有济世治病的功能，有的寺院还设女科。寺院中的女科，是在一定的历史时期产生的，由多种因素促成。这些因素除了僧侣中多有因学习"五明"的要求而通医晓药者外，还有僧医诊病多采用中医的诊察方法，雅而不"粗"，易为女病人接受；僧医在处方时，不仅注意疗效，而且还考虑药物是否价廉和采集方便，以便减轻病人的经济负担，有时寺院还施舍药物以赈济贫病。更具特色与优势的是，大多数妇女因对宗教虔诚而吐露真情，僧医往往能从中获得可靠的病况信息，使治疗更为切实有效，同时还可进行精神开导，使病人精神上有所寄托，从而起到心理治疗的作用。因此，寺院开设女科对妇女的医疗保健做出了有益的贡献。

浙江萧山竹林寺女科在这方面是一个典型的例子。竹林寺位于浙江省杭州市萧山区城厢镇惠济桥北堍，建于南齐年间（479—502）。传至后晋天福八年（943），寺僧高昙"得异授而兴医业"，济世治病，并设有女科。南宋绍定六年（1233），谢皇后久病不愈，延请竹林寺僧净暹诊治，很快康复。为此，朝廷封净暹为"医王"，并赐寺名为"惠济"，赐匾两块：一曰"晓庵"，一曰"药室"。其后代代相传，至民国初年，竹林寺女科历时近千年，医名播于遐迩。清人之诗"门前车马喧，声声疗苦难"，描绘的就是当时竹林寺门庭若市，病人拥挤的情景。寺院设有诊堂、药室，治疗女科疾病确有良效。其良方原只秘传而不外泄，直至清初才流传民间。此后，以竹林寺僧名义刊行的女科秘方不断出现，版本众多，流行全国。据不完全统计，现存的竹林寺女科医籍有130种之多，其方剂大多实用有效。

本书医方凡出自浙江萧山竹林女科医籍者，佛缘均同此。

香苏散

【出处】《竹林女科证治》。

【组成】香附　紫苏各6g　陈皮3g　甘草15g　生姜3片　葱白5根

【用法】水煎服。

【功效】理气解表。

【主治】妊娠伤寒，邪在表，无论日数，只觉恶寒，头痛。

香薷饮

【出处】《竹林女科证治》。

【组成】香薷6g　厚朴（姜制）　白扁豆（炒）各3g

【用法】水煎，温服。

【功效】祛暑解表，除湿和中。

【主治】妊娠中暑，烦渴致胎动不安。

【方解】本方亦即《太平惠民和剂局方》之香薷散。本方所治证候乃夏月中暑。方中香薷辛温芳香，功能解表除寒，祛暑化湿，是夏月解表之要药，为君药；厚朴苦辛而温，行气除满，内化湿滞，为臣药；白扁豆健脾和中，渗湿消暑，为佐药；《太平惠民和剂局方》中此方用法为入酒少许同煎，意在增强散寒通经之力。三药合用，共成祛暑解表，化湿和中之剂。

【运用】本方常用于夏季感冒、急性胃肠炎等属暑湿外感风寒证者。

醒醐散

【出处】《医方类聚》卷七十九引《简易方》。

【组成】川乌（炮，去皮、脐）60g　抚芎60g　甘草60g　白芷60g　川芎30g　细辛15g　龙脑薄荷45g

【用法】上药7味，研为细末，每服3g，葱白茶清调下，薄荷汤亦得。

【功效】祛风散寒通窍。

【主治】伤风鼻塞声重。

【佛缘】本方名中的"醒醐"一词，常见于佛经。在南北朝佛教初兴的早期，作为梵文的译名,"醍醐"一词就在部分经书里偶尔出现了;但开始得以在汉语社会广为流传,则在唐代译经成熟期之后。"醍醐"原是酥酪上凝聚的油,在汉译佛经中的基本词义为"本质""精髓";可以作名词,也可以是形容词,有多种用法。但是"醍醐"的另外一个意思——一种可作药用的东西,则更早地出现在南北朝时期的许多古籍里。例如,此期医籍《雷公炮炙论》载有:"醍醐,是酪之浆,凡用以重绵滤过,于铜器煮三两沸。"另有"灌顶"一说,原指古印度新王登基时举行的仪式。然而佛教用语则有"醍醐灌顶",出《敦煌变文集·维摩诘经讲经文》,该文曰:"令问维摩,闻名之如露入心,共语似醍醐灌顶。"佛教用之指灌输智慧,使人彻底觉悟,比喻高明的意见使人受到很大启发,用来说明佛教信徒成佛的渐进修炼过程;还可以比喻佛教各派教义在相互辩驳、诘难中不断提升的过程。在佛教内部,不仅珍品可以喻作"醍醐",毒药也同样可比喻为"醍醐"。

第二节 辛凉解表剂

深师石膏汤

【出处】《外台秘要》引。

【组成】石膏30 g 黄连30 g 黄柏30 g 黄芩30 g 香豉30 g 栀子15 g 麻黄30 g

【用法】日1剂,水煎,分3次服。

【功效】清热解毒,发汗解表。

【主治】深师石膏汤,疗伤寒病已八九日,三焦热,其脉滑数,昏愦,身体壮热,沉重拘挛。或时外邪已攻内,体犹沉重拘挛,由表未解。今直用解毒汤,则挛急不差;直用汗药,则毒因加剧。对此表里俱盛证,如仅治其里,则表不能解;欲发其表,则里证又急。表证经久不解,邪郁营卫,三焦俱热,火毒炽盛,故可见壮热无汗、身体沉重拘急等表实的症状,以及鼻干口渴、烦躁不眠、神昏谵语等三焦热盛之症。

【方解】本方证治宜解表与清里兼顾。本方为伤寒表证未解,里热炽盛而设。方中石膏辛甘大寒,清热除烦,配合麻黄、香豉以发汗解表,使在表之邪从外而解;黄芩、黄连、黄柏分清上、中、下三焦,合栀子共奏泻火解毒之效,使三焦之火从里而泻。

麻黄、香豉得石膏、黄芩、黄连、黄柏，则发表热而不助里热；黄芩、黄连、黄柏、石膏得麻黄、香豉，则清里热而不失治表。是为表里双解、解表清里之良剂。

【运用】临床可用于流行性脑脊髓膜炎（简称"流脑"）、流行性乙型脑炎（简称"乙脑"）及脓毒血症属表里俱盛者。本方为苦寒之品，久服易伤脾胃，宜中病即止。

风瘟八仙汤

【出处】《少林寺秘方集锦》。

【组成】忍冬藤30 g　霜桑叶30 g　白菊花9 g　板蓝根30 g　法半夏4.5 g　大柴胡9 g　生甘草6 g

【用法】日1剂，水煎分2次服。

【功效】疏散风热，清热解毒。

【主治】本方主治感受风热瘟毒所致发热无汗，或汗出不畅，微恶风寒，头痛口渴或肢体酸疼，咽喉肿痛，咳嗽，舌红，苔薄白或薄黄，脉浮数。

【方解】方中忍冬藤能清热解毒，且有轻宣疏散透邪之效；霜桑叶、白菊花甘凉轻清，疏散上焦风热；板蓝根清热解毒，凉血利咽；大柴胡解肌发表退热；法半夏化痰和胃；生甘草清热解毒，调和诸药。诸药共奏疏风散热、清热解毒之效。

【运用】现代可用本方加减治疗流行性感冒、流脑、乙脑、腮腺炎、小儿肺炎等属风热者。

【佛缘】本方录自嵩山少林寺医籍。

少林寺位于中国河南省郑州市登封的嵩山，始建于北魏太和十九年（495），由孝文帝元宏为安顿印度僧人跋陀而依山辟基创建，至今已有1500多年。因其坐落于少室山密林之中，故名"少林寺"。北魏孝昌三年（527），释迦牟尼的第二十八代佛徒菩提达摩历时3年到达少林寺，首传禅宗，影响极大。因此，少林寺被佛教界称为"禅宗祖庭"。少林寺在此基础上迅速发展，特别是唐初十三棍僧救驾李世民后得到了唐王朝的高度重视，博得了"天下第一名刹"的美誉。元明时期，少林寺僧众达2000余人，是驰名中外的大佛寺。现任少林寺方丈是释永信。除了河南省郑州市的嵩山少林寺之外，经考据，历史上曾出现过位于福建的少林寺，被称为"南少林"。关于南少林所处地点，共有莆田少林寺、泉州南少林寺、福清少林寺3种说法。

嵩山少林寺作为天下闻名的佛教大寺院，在强大的经济基础上，不仅拥有自己特殊的护寺武装——少林武僧，而且在常年的实践活动中，逐渐形成了别具特色的少林医药。1217 年，少林寺便产生了自己的医药机构——少林药局，在学术上形成了"少林伤科学派"。自此，少林医药源远流长，已有近千年。

历史上，少林寺也以禅、武、医并称于世，三者尤鼎之三足，缺一不可。

少林医方对于民间来说一直是一个谜，但实际上在古医著中早有记载。由于寺院戒律，少林寺的成药一直秘不外传。寺内收藏的秘方早期有百余首，历经宋、元、明、清，到清末已有千余方。少林寺所治病证不局限于跌打损伤，涵盖了内、外、妇、儿、骨伤、针灸等科各种病证、疑难杂症。加之嵩山是天赐福地，山上草药丰富，药效极好，良方配良药，致使少林医方名闻遐迩。

本书医方凡出自嵩山少林寺医籍者，佛缘均同此。

第三节　扶正解表剂

深师十一味防风汤

【出处】《外台秘要》引。

【组成】防风　当归　麻黄　炙甘草各 10 g　茯苓　天冬各 30 g　干地黄 30 g　炮附子　白术　山茱萸各 15 g　黄芩 9 g

【用法】日 1 剂，水煎，分 3 次服。若大小便不利，加大黄、人参各 9 g，大枣 10 枚，生姜 10 g。

【功效】发汗解表，滋阴助阳。

【主治】本方疗中风发热无汗，肢节烦，腹急痛，大小便不利。临床可用于治疗素体阴阳偏虚，阴虚为主，复感外邪之证。

【方解】外邪束表，腠理郁闭，则发热无汗，恶风，肢节烦疼；中气虚寒，脏腑失于温养，复感外寒，内外合邪，气机不利，故腹挛急而痛；阴虚则肠燥便秘；阳虚气化无力，加之化源不足，故小便少而不利。对此体虚外感，治疗上既要解其表，又要顾其正虚。方中防风、麻黄发汗解表；天冬、干地黄滋阴清热生津；当归补血活血止痛；炮附子、白术、茯苓助阳化气，健脾利水；炙甘草之甘缓、山茱萸之收敛，使发汗而不至过汗，避免更伤阴津；少许黄芩制附子、麻黄之辛热温燥之性。若服药后，仍大小便不利，可加用少许大黄，在增水行舟基础上以泄热通便；加人参、大枣、生姜以益气健脾和中，助气血生化之源，使气行则水行，气旺则小便自利。如此配伍，扶正而不留邪，发汗而不伤正，相辅相成，以免顾此失彼，变生不测。

【运用】服药期间，忌食生冷、油腻、腥臭等品。

深师黄芩人参汤

【出处】《外台秘要》引。

【组成】黄芩30 g　人参30 g　甘草30 g　桂枝30 g　生姜30 g　大枣15 枚

【用法】日1 剂，水煎服，分3 次徐徐服。

【功效】清热补中，发汗解表，调和营卫。

【主治】深师黄芩人参汤主治伤寒吐下后，内外有热，烦渴不安。此乃吐下之后，脾胃阳气受损，又表邪未解，入里化热之表里同病，寒热错杂之证。症还可见身热、微恶风、烦渴、食少便溏、倦怠乏力、脉浮无力等。

【方解】方中黄芩清热除烦；人参、甘草、大枣补中益气，以恢复生化之源；桂枝、生姜发散表邪；大枣补益营血，防止汗多伤营。诸药共奏调和营卫之功。

【运用】现代可用于脾胃虚弱之人复感外邪以及自汗、盗汗证属营卫不和，表虚不固者。禁生冷、黏滑、五辛、酒酪等食物。

深师杏仁煎

【出处】《外台秘要》引。

【组成】杏仁15 g　五味子10 g　甘草（炙）9 g　麻黄15 g　款冬花10 g　紫菀10 g　干姜10 g　肉桂10 g

【用法】日1 剂，水煎取汁，放入胶饴100 g，白蜜100 g。分3 次服。

【功效】温中散寒，宣肺化痰，止咳平喘。

【主治】本方适用于中焦虚寒，寒痰内生，上干于肺，或复感外邪，致使肺失宣降，肺气不利，气逆于上。症可见气逆咳喘，食少便溏，痰多而稀，鼻塞流涕，或兼身热恶风，苔白滑等。

【方解】方中干姜、肉桂温中散寒，温肺化饮；麻黄宣肺平喘，兼散表邪，配以杏仁降肺气，止咳平喘，一宣一降，增强止咳平喘之功；款冬花、紫菀止咳化痰，为治嗽要药；五味子敛肺气而止咳，与麻黄相配，一散一收，散不伤正，收不留邪；胶饴、白蜜补虚润肺而止咳；甘草和中，调和诸药。全方补中有散，散中有补，使中阳渐复，寒饮得散，肺得宣降，诸症可除。

深师神验白前方

【出处】《外台秘要》引。

【组成】白前12 g　紫菀　杏仁　厚朴　半夏　麻黄各10 g　生姜　人参　肉桂各9 g　炙甘草6 g　大枣6枚

【用法】日1剂，水煎，分3次服。

【功效】祛痰降气，止咳平喘，兼散表邪。

【主治】本方适用于素有喘病，复感风寒之证。症见痰多咳嗽，气逆喘促，胸膈满闷，兼见发热，恶风，身疼，脉浮等。乃痰饮伏肺，复感外邪，引动宿饮，肺气上逆所致。

【方解】方中白前、厚朴、紫菀、杏仁祛痰降气，止咳平喘；半夏燥湿化痰，消痞散结；麻黄宣肺平喘，生姜温肺化饮，二者合用，又可发汗以散表寒；人参、炙甘草、大枣补益肺脾之气；肉桂温肾纳气以平喘；甘草、大枣尚可调和药性，使麻黄、生姜不致发散太过。诸药配合，则表里双解，痰除气顺，邪去正安，肺得宣降而诸症可除。

【运用】现代可用于治疗急慢性支气管炎、支气管哮喘等偏于寒喘者。肺热痰喘不宜使用本方。

深师补肺蠲饮汤

【出处】《外台秘要》引。

【组成】苏子10 g　桑白皮15 g　半夏15 g　紫菀10 g　款冬花10 g　人参10 g　炙甘草9 g　麻黄9 g　五味子9 g　干姜9 g　杏仁9 g　细辛3 g　肉桂6 g　射干6 g

【用法】日1剂，水煎，分3次服。

【功效】补肺蠲饮，止咳化痰，降气平喘。

【主治】深师疗肺气不足，咳嗽上气，牵绳而坐，吐沫唾血，不能食饮。临床可用于肺脾气虚，痰饮内停，上犯迫肺，肺气上逆之咳喘证。症见咳喘气逆，不得平卧，痰多而稀，久咳则痰中带血，不思饮食，舌苔白滑等。若兼感外邪，可有恶寒、发热之症状。

【方解】方中人参、炙甘草补益肺脾之气；干姜、细辛温肺化饮；麻黄宣肺平喘，合干姜、细辛亦可外散表寒；半夏燥湿化痰；杏仁、苏子、紫菀、款冬花化痰降气，止咳平喘；射干苦寒，祛痰散结；桑白皮甘寒，泻肺平喘，兼制诸药辛燥之性。过用辛温发散之品，恐耗伤肺气，久咳则肺肾俱伤，故用五味子敛肺滋肾，肉桂温肾祛寒、纳气平喘。诸药配合，补散兼施，祛邪而不伤正，则痰饮除，肺气得以宣降，气机得以顺达而咳喘可止。

【运用】现代可用本方治疗急慢性支气管炎、支气管哮喘等病。忌食生冷、油腻、腥味等物。

第二章 泻下剂

凡以泻下药为主组成,具有通便、泄热、攻积、逐水等作用,治疗里实证的方剂,统称泻下剂。泻下,属于八法中的下法。泻下剂为里实证而设,由于里实证的病因不同,其证候表现有热结、寒结、燥结、水结的区别,同时人休休质有虚实的差异,所以立法处方亦随之不同。根据泻下剂的不同作用,本章方剂分为寒下剂、温下剂、润下剂、攻补兼施剂、逐水剂五类。

第一节 寒下剂

厚朴通阻汤

【出处】《峨嵋神效验方》。

【组成】厚朴 川赤芍各15 g 炒莱菔子30 g 芒硝 枳实 生大黄各9~15 g 桃仁9 g

【用法】水煎服,日1剂,分2~3次服。

【功效】行气活血,攻积导滞。

【主治】治实热积滞内结肠胃,气机阻滞,血行不畅所致之脘腹胀满、腹痛拒按、大便不通、苔黄、脉沉实等症。

【方解】方中大黄泄热攻积,荡涤肠胃;芒硝助大黄泄热通便,软坚润燥;厚朴、枳实行气散结,消痞除满;炒莱菔子消食化积,除胀行滞;川赤芍、桃仁凉血活血。诸药配合,则积滞去,瘀热除,气血行,梗阻可除,腹痛可止。

【运用】现代可用于治疗肠梗阻。

大成汤

【出处】《仙授理伤续断秘方》。

【组成】大黄 12 g　川芒硝　甘草　陈皮　红花　当归　苏木　木通各 6 g　枳壳 12 g　厚朴 6 g

【用法】水煎服，用量适当。

【功效】逐瘀攻下，行气活血。

【主治】跌打损伤，瘀血蓄积。症见肚腹胀满，腹中坚实，疼痛拒按，按之痛甚，二便不通，舌质红紫，或瘀血上攻心腹，闷乱欲死。

【佛缘】《仙授理伤续断秘方》作者为唐代僧人、骨伤科医家蔺道人。他是长安（今陕西西安）人。会昌年间（841—846），唐王朝黜佛教，以寺院为馆舍，令僧侣还俗生产。蔺氏流落宜春（今属江西）钟村，以耕种为生。因治愈契友彭叟之子跌损而名闻于时，求治者日众。后将所著《理伤续断方》授予彭叟，因厌世而隐居。彭叟承其医术，书亦得以传世，后世称为《仙授理伤续断秘方》。此书为现存最早之骨伤科专书，对我国骨伤科医学的发展有深远影响。

大承气汤

【出处】《仙授理伤续断秘方》。

【组成】大黄 12 g　芒硝（煎热后渐入）6 g　枳实 6 g　厚朴 24 g

【用法】水煎服，用适量。

【功效】通下逐瘀。

【主治】跌打损伤，症同大成汤，然而本方效较大成汤轻，但妇人、儿童仍需慎用。

本方在《伤寒论》中主治阳明腑实证。阳明腑实证由伤寒邪传阳明之腑，入里化热，与肠中燥屎相结，阻塞肠道，腑气不通所致，故见大便不通、频转矢气、脘腹痞满、腹痛拒按、按之则硬、舌苔黄燥起刺、脉沉实等症。前人将其症状归纳为痞、满、燥、实四字。痞，即自觉胸脘有闷塞压重感；满，是指脘腹胀满，按之有抵抗感；燥，是指肠中燥屎，干结而不下；实，即腹痛拒按，大便不通或下利清水而腹痛不减，以及谵语、潮热、脉实有力等。至于热结旁流一证，乃腑热炽盛，积滞内结不出，迫肠中浊液从旁而下。热厥、痉病、发狂是因邪热积滞，闭阻于内，或阳气受遏，不达四肢，或伤津劫液，筋脉失养，或热扰神明，心神浮越所致。其证虽异，病机则同，均当急下邪热积滞，以救阴液。此即釜底抽薪、急下存阴之法。

本方为急下存阴之剂。本方证以数日不大便，脘腹胀满，苔黄厚而干，或焦黑燥裂，脉沉数有力为证治要点。

【方解】本方原出《伤寒论》，为寒下的常用代表方剂。方中大黄苦寒泄热，祛瘀通便，荡涤肠胃邪热积滞，消除致病之因为君药。然大黄苦寒，长于泻下攻积，而软坚之力欠佳，故以芒硝咸寒泄热，软坚润燥通便为臣药。两者相须为用，则峻下热结之力增强。积滞内阻，致使腑气不行，故用厚朴苦温下气，除满消胀；枳实苦辛破结，导滞消痞。两药行气导滞，消痞除满，助大黄、芒硝推荡积滞，攻下热结。四药相合，既有大黄、芒硝泻下通便，以治燥实，又有厚朴、枳实行气散结，以治痞满，泻下行气并重，共奏峻下热结之功。六腑以通为用，胃气以下降为顺，本方峻下热结，承顺胃气下行，故名"大承气"。正如《温病条辨》所说："承气者，承胃气也……曰大承气者，合四药而观之，可谓无坚不破，无微不入，故曰大也。"

热结旁流，下利清水，治以大承气汤，是因为旁流是现象，热结是本质，故用寒下以通之，即《类经》所谓"火热内蓄，或大寒内凝，积聚留滞，泻利不止，寒滞者以热下之，热滞者以寒下之，此通因通用之法也"。

热厥，治以大承气汤，是因厥是现象，里实热是本质。热厥证在有四肢厥逆表现的同时，必有大便不通、腹痛拒按、口舌干燥、脉滑实等实热症状，故用寒下剂治之。这种以寒下剂治疗厥寒证的方法，称为"寒因寒用"。

【运用】若兼气虚者，宜加人参以补气，防泻下气脱；兼阴津不足者，宜加玄参、生地等以滋阴润燥。急性单纯性肠梗阻、粘连性肠梗阻、蛔虫性肠梗阻、急性胆囊炎、急性胰腺炎，以及某些热性疾病过程中出现高热、谵语、神昏、惊厥、发狂、大便不通、苔黄脉实者，均可用本方加减治疗。凡气虚阴亏，燥结不甚者，以及年老、体弱者和孕妇等，均应慎用。

在煎服方法上，先煮枳实、厚朴，后下大黄，芒硝溶服，这是因为芒硝、大黄煎煮过久，其泻下作用会减缓。正如《伤寒来苏集·伤寒附翼》所说："生者气锐而先行，熟者气钝而和缓。"

棱莪散

【出处】《点穴秘诀》。

【组成】三棱30g 莪术30g 赤芍30g 黄柏30g 大茴香24g 延胡索24g 槟榔24g 紫苏24g 陈皮24g 青皮15g 羌活15g 大腹皮15g 荆芥6g 桔梗6g 半夏6g 黄连6g 芒硝3g 大黄3g 防风3g 柴胡3g 千里马（即草鞋）2只 姜3片 葱1根

【用法】以童便、水各半煎，空腹热服。

【功效】攻逐瘀积，祛散外邪，消肿止痛。

【主治】全身性跌打损伤早期，气血未虚而瘀积内蓄，内外闭塞，见二便不通、肿痛烦热等症。此方可内外兼治，且有上、中、下三焦同治之功。

【运用】若上肢或下肢骨折，先徐徐把骨折复位后，以灯心草、火纸包垫患肢，外用杉木皮夹板扎牢，再服本方。

【佛缘】《点穴秘诀》为嵩山少林寺点穴秘籍之一。

疗下血方

【出处】《深师方》，见《外台秘要》引。

【组成】大黄6g 桃仁3枚

【用法】水煎服。

【功效】攻下逐瘀。

【主治】从高坠下、跌打损伤等内伤，瘀血在腹聚而不出，胀痛拒按者。

桃枝汤方

【出处】《深师方》，见《外台秘要》引。

【组成】桃枝20g 芒硝1.5g 大黄12g 当归6g 炙甘草6g、桂心6g 虻虫（去足、翅，熬）20枚 水蛭（熬）20枚 桃仁（去皮、尖，熬）50枚

【用法】水煎服（临床实际用量可增减）。

【功效】攻下逐瘀。

【主治】从高坠下、跌打损伤等内伤，瘀血在腹聚而不出，胀痛拒按者。

王瓜根粥

【出处】《峨嵋神效验方》。

【组成】王瓜根 20 g　粳米 100 g　食盐少许

【用法】王瓜根洗净，切成薄片，置砂锅内，加水适量，置武火上烧沸，继用文火熬煮 30 分钟，滤出药汁，待用。将粳米淘洗干净，放入砂锅内，倾入药汁，加水适量，置武火上烧沸，继用文火熬熟即成。加入食盐少许。

【功效】通利二便，消肿排脓，下乳。

【主治】治血虚津枯肠燥之大便秘结，或脾气郁结之大便不通；湿热或水湿壅阻之小便不利；热毒蕴结之乳房红肿疼痛；经脉郁滞之产后乳汁不行、乳房胀痛、食少胸闷等。

【运用】现代可用于治疗胃炎、结肠炎、乳腺炎等。

第二节　温下剂

深师温脾丸

【出处】《外台秘要》引。

【组成】大黄 10 g　干姜 60 g　厚朴 30 g　炮附子 60 g　当归 30 g　炙甘草 30 g　肉桂 30 g　人参 60 g　枳实 30 g

【用法】研末，和蜜为丸。每剂 9 g，1 日 3 次，温开水送下。

【功效】温补脾阳，泻下行滞。

【主治】深师疗宿寒脾胃中冷，心腹胀满，食不消化。此乃脾胃不足，寒从中生，运化失健，久成寒积，腑气不通所致。不通则痛，升降失常，故可见脘腹胀满疼痛、不思饮食。阳气不达于四肢，故可见手足逆冷。还可见苔白腻、脉弦紧等寒实之征。

【方解】此方证治当温阳祛寒以散结，通便行滞以除积。方中炮附子、干姜温阳祛寒；人参、炙甘草益气补脾；大黄荡涤肠胃，泻下积滞；枳实、厚朴行气散结，消痞除满；当归养血活血；肉桂温经通阳，散寒止痛。诸药合用，攻积而不伤正，使寒邪去，脾阳复，积滞行，腑气通，里实除，则诸症可愈。

【运用】现代可用于急性肠梗阻等属寒积内停者。

深师大温脾汤

【出处】《外台秘要》引。

【组成】黄芩9g　人参12g　芍药12g　炮附子12g　炙甘草9g　干姜15g　大黄15g　厚朴12g

【用法】日1剂，水煎，分3次服。大黄后下。

【功效】温补脾阳，攻积导滞。

【主治】治中焦虚寒，饮食不节，寒积内停化热，寒重热轻，气机升降失常所导致的脘腹胀满疼痛、不欲饮食、下痢赤白、白多赤少、脉沉弦。

【方解】此方证治当温补脾阳为主，佐以清热导滞。方中附子、干姜温补脾阳以散寒；人参益气补脾；黄芩苦寒，燥湿清热；大黄泻下积滞，通腑泄热；厚朴行气燥湿，消除痞满（皆属"通因通用"之法）；芍药养阴柔肝，配甘草以缓急止痛；甘草补中，调和诸药。诸药合用，则脾阳得复，寒邪得去，郁热得清，气机调畅，积滞得除，诸症可消。

【运用】本方常用于慢性细菌性痢疾、肠炎偏于虚寒型者。

深师温脾汤

【出处】《外台秘要》引。

【组成】人参9g　干姜9g　炮附子9g　大黄12g

【用法】日1剂，水煎分3次服。大黄后下。

【功效】温补脾阳，攻下冷积。

【主治】本方主治脾阳不足，冷积便秘，或久痢赤白，腹痛，手足不温，脉沉弦。脾阳虚，寒从中生，运化不及，冷积内停，阻于肠间，故见大便秘结；脾气虚弱，冷积不化，而见下利赤白；不通则痛，故腹痛；阳气不达，则手足不温。此时单纯温补脾阳，虽可祛里寒，但积滞难去；单纯予以攻下，则更伤中阳，寒积未必得去。

【方解】方中用炮附子与干姜大剂温热药以温阳祛寒；人参益气补脾，扶助正气；大黄荡涤积滞。诸药协同，使寒邪去，积滞行，脾阳复，邪去而不伤正，则诸症可愈。

【运用】 现代可用本方加减治疗肝硬化腹水、急性肠梗阻等属寒积内停者。实热积滞者忌用本方。

第三节 润下剂

治老人大便不通方

【出处】 《少林寺秘方集锦》。

【组成】 火麻仁9g 桃仁9g 郁李仁9g 当归15g 黄精30g 生地15g 知母9g 熟大黄9g 枳实6g 生甘草6g

【用法】 日1剂，水煎服。

【功效】 滋阴清热，润肠通便。

【主治】 本方主治阴虚肠燥郁热所致老人大便不通。

【方解】 本方证治宜润肠通便为主。方中火麻仁、郁李仁润肠通便；生地、知母滋阴清热润燥；黄精滋阴补脾；当归补血润肠；桃仁润燥滑肠；熟大黄泄热通便；枳实行气导滞；生甘草调和诸药。诸药配合，使阴血充，郁热清，肠道润滑，则大便自通。

冬寒菜粥

【出处】 《峨嵋神效验方》。

【组成】 冬寒菜150g 粳米100g 食盐少许

【用法】 洗净冬寒菜，掐出叶和嫩茎，备用。将粳米淘洗干净，放入砂锅内，加入冬寒菜、水适量，置武火上烧沸，再用文火熬熟。加入食盐调匀即成。分2次温服。加入蜂蜜同服，效果更好。

【功效】 润肠通便。

【主治】 老人、产妇、病后体质虚弱者大便不通，燥结难解。

枳实汤

【出处】 《评注竹林女科》。

【组成】 枳实 30 g　松子仁 18 g

【用法】 水煎代茶饮之。

【功效】 理气通便。

【主治】 妊娠便秘。此为胃土干燥，大肠枯涩所致。调理胃气，使大肠自通即可，不可用硝黄攻之。

济川煎

【出处】 《竹林女科证治》。

【组成】 当归 9 g　牛膝 6 g　肉苁蓉（酒洗）6 g　泽泻 4.5 g　升麻 1.5 g　枳壳 3 g

【用法】 水煎，饭前服。

【功效】 温肾益精，润肠通便。

【主治】 产后大便秘结。多由失血之后，津液不足所致。以大便秘结、小便清长、腰膝酸软为证治要点。

【方解】 本方原出《景岳全书》。肾主五液而司二便，肾虚精亏，开合失司，故大便秘结，小便清长；腰为肾之府，肾虚则腰膝酸软。方中肉苁蓉温肾益精，暖腰润肠，为君药。当归养血润肠；牛膝补肾壮腰，善于下行。二者均为臣药。枳壳宽肠下气而助通便；升麻轻宣升阳，清阳得升，浊阴自降，且有欲降先升之妙。肾虚气化失职，水液代谢失常，以致浊阴不降，故用泽泻甘淡泄浊，又入肾补虚，配合枳壳，使浊阴降而大便得通，共为佐使。诸药合用，为温润通便之剂，寓通于补之中，寄降于升之内，故适于老人肾虚及产后血虚之便秘。《景岳全书》说："凡病涉虚损而大便秘结不通，则硝黄攻击等剂必不可用。若势有不得不通者，宜此主之，此用通于补之剂也。"方名"济川"者，乃资助河川以行舟车之意，即补虚通便为用。

【运用】 若兼气虚者，加人参以补气；肾虚重者，加熟地以补肾滋阴。若气血俱虚，宜用八珍汤，方用人参、白术（蜜炙）、茯苓、炙甘草、熟地、当归、白芍、川芎各 3 g，姜 3 片，枣 2 枚，水煎服。若数日不通，饮食正常，腹中如故，宜以八珍汤加桃仁、杏仁治之。虚甚者，可不用枳壳，以免伤气。热邪伤津及阴虚者忌用济川煎。

习惯性便秘、老年人便秘等属肾虚津亏肠燥者，可用本方。

第四节　攻补兼施剂

深师瓜蒌根汤

【出处】《外台秘要》引。

【组成】黄芩30g　人参15g　桂心15g　大黄30g　瓜蒌根30g　芒硝30g　炙甘草10g

【用法】水煎服，分1~2次温服。

【功效】清热泻下，生津止渴。

【主治】深师瓜蒌根汤主治热邪在里，消烁阴津，肠道燥结之阳明腑实证。症可见发热，烦躁，口渴欲饮，脘腹胀满，大便燥结，苔黄燥，脉数。

【方解】方中瓜蒌根清胃热，降心火，生津止渴；黄芩清气分实热，并有退热功效；大黄、芒硝清热泻下，软坚通便，以荡涤肠道实热燥屎，使邪热随之而去；炙甘草调和芒硝、大黄之药性，即调胃承气汤之意。上述诸药皆为苦寒之品，易伤胃气，故用人参补益脾胃，兼可生津止渴，以达祛邪而不伤正之效。桂心辛热，佐上述药之苦寒，兼能温运阳气，鼓舞气血，以防过于苦寒而伤阳。诸药配伍得当，相得益彰。本方药力偏峻，故服法上，得泻下则不要再服，可服些粥等清淡易消化之食物。

【运用】现代可用于肠梗阻见有阳明腑实证者。服此方忌食生冷、油腻、海藻等物。

阴红汤

【出处】《仙授理伤续断秘方》。

【组成】鹿角胶　产妇油发（烧灰）各3g　没药9g

【用法】米酒煎服。

【功效】通下逐瘀。

【主治】妇女伤损，瘀血不散，腹部膨胀，二便不通。

第五节　逐水剂

深师朱雀汤

【出处】《外台秘要》引。

【组成】甘遂　大戟　芫花各等份

【用法】共研为末，或装入胶囊，每剂 0.5～1 g，每日 1 次，以大枣 10 枚煎汤送服，清晨空腹服。得快下利后，糜粥自养。

【功效】攻逐水饮。

【主治】本方临床用于治疗悬饮。症见咳唾胸胁引痛，心下痞硬，干呕短气，头痛目眩，或胸背掣痛不得息，脉沉弦。此皆由水饮壅盛于里所致。水停胸胁，气机受阻，故胸胁作痛；水饮上迫于肺，肺气不利，故咳唾短气，引胸胁疼痛。饮为阴邪，随气流行，停于心下，气结于中，故心下痞硬；水气犯胃，胃失和降，故见干呕；饮邪上犯清阳，故头痛目眩。治疗时非一般化饮渗利之品所能胜任，当以峻剂攻逐。

【方解】本方即《伤寒论》十枣汤。方中甘遂善行经隧水湿，大戟善泻脏腑水湿，芫花善消胸胁伏饮痰癖，三药峻烈，各有专攻，合而用之，逐水饮、除积聚、消肿满之功甚著，对经隧、脏腑、胸胁积水皆能攻逐。因三药皆有毒，易伤正气，故以大枣之甘，益气护胃，并缓和诸药之峻烈及毒性，使下不伤正。

【运用】现代可用于治疗渗出性胸膜炎、胸膜腔积液、肝硬化腹水等。服药后泻下不止者，可服冷稀粥或冷开水以止之。体虚者，可与补益剂联合使用。

深师一合汤

【出处】《外台秘要》引。

【组成】芫花 3 g　肉桂 10 g　干姜 10 g　炙甘草 9 g　细辛 3 g

【用法】日 1 剂，水煎，分 2 次服。

【功效】温阳泻水逐饮。

【主治】深师疗咳逆上气，支满息欲绝，气结于胃中，心烦躁不安。水饮停聚胸胁，气机受阻，上迫于肺，肺气不利，故见咳逆上气，胸胁胀满，甚则不能平卧。饮停心下，气结于中，可见心下痞硬。诸症皆为水饮壅盛所致。

【方解】 方中芫花泻胸胁水饮，并能祛痰止咳。饮为阴邪，得阳则化，故用干姜、细辛、肉桂以温阳散寒，化饮利水。炙甘草和中，又可缓和芫花峻烈之性，以防伤正。诸药相配，共奏温阳泻水逐饮之功，使饮邪去，气机畅，肺得宣降，诸症可除。

【运用】 现代可用于治疗渗出性胸膜炎、胸腔积液、肝硬化腹水等。体虚者可用本方与益气健脾方药联合使用。

深师海藻丸

【出处】《外台秘要》引。

【组成】 海藻15 g　水银0.2 g　椒目10 g　杏仁15 g　肉桂10 g　炮附子10 g　茯苓15 g　大戟6 g　干姜10 g　巴豆3 g

【用法】 共研细末，蜜和为丸。每服3 g，每日3次。

【功效】 温补脾肾，逐水消肿。

【主治】 深师疗水癖。症可见腹大胀满撑急，遍身水肿，不能饮食，二便不利等。乃脾肾阳虚，水液停聚所致。

【方解】 此方证治宜温脾肾，逐水邪。方中海藻、椒目利水退肿；水银、巴豆通利二便，逐水消肿；大戟泻水逐饮；炮附子、干姜、肉桂温补脾肾阳气；茯苓健脾利水；杏仁开宣肺气。本方逐水消肿之力峻猛，不可久服。体虚之人宜配合扶正补虚之品，以攻补兼施。

深师白前汤 （一）

【出处】《本草纲目》。

【组成】 白前10 g　紫菀10 g　半夏10 g　大戟6 g

【用法】 日1剂，水煎，分3次服。

【功效】 祛痰逐饮，止咳平喘。

【主治】 深师疗久咳上气，体肿短气胀满，昼夜倚壁不得卧，常作水鸡声。临床可主治痰饮壅盛，上干迫肺，肺气上逆所致之气逆咳喘、胸胁胀满、喉中痰鸣、不能平卧、肢体浮肿等属于实证者。

【方解】此方证治当祛痰逐饮，止咳平喘。方中白前祛痰降气止咳；紫菀、半夏燥湿止咳；大戟泻水逐饮。诸药相合，则痰除饮去，肺气壅实之咳喘自止。肺肾亏虚之体弱者慎用。

【运用】现代可用本方加减治疗渗出性胸膜炎之胸腔积液者。

深师通草丸

【出处】《外台秘要》引。

【组成】椒目10 g 炮附子15 g 半夏15 g 厚朴15 g 芒硝30 g 大黄30 g 葶苈子15 g 杏仁10 g

【用法】共研末，蜜和为丸。每剂6 g，每日3次。

【功效】分消水饮，导邪下行。

【主治】本方适用于寒痰水饮内结于肠间，气机不畅，水气不化，津不上承所致之腹胀满、口舌干燥、大便秘结、小便不利、脉沉紧；或水饮射肺，肺气上逆所致之咳喘痰多、面浮肢肿、不得平卧。

【方解】此方证治当急以攻逐水饮，祛邪为主。方中椒目行水平喘；葶苈子泻肺平喘，利水消肿。二者合用，导水从小便而出。大黄泻下攻积，芒硝软坚润燥，二者逐水从大便而去。炮附子温运脾阳，使水湿得以转输，饮无所生。半夏燥湿化痰。杏仁苦降肺气，止咳平喘。厚朴行气燥湿消积，为除胀满之要药，并能下肺气，平咳喘。诸药配合，前后分消，使水饮得去，气机通利，脾得运化，肺得肃降，水道通调，则腹满消，小便利，津液生，咳喘浮肿自除。

【运用】现代可用本方加减治疗肝硬化腹水及肺源性心脏病、心力衰竭。

深师侠豉丸

【出处】《外台秘要》引。

【组成】黄芩150 g 大黄150 g 栀子仁16枚 黄连150 g 豆豉30 g 甘遂90 g 麻黄（去节）150 g 芒硝60 g 巴豆（去皮及心）30 g

【用法】共研为末，白蜜和为丸，每服3~6 g，以吐下为度，若不吐利可适当加量。

【功效】清热解毒，消积逐饮。

【主治】深师侠豉丸主治伤寒留饮，宿食不消。此由伤寒失治或误治，损伤脾阳，饮邪内停，外邪入里，郁久化热，水饮与热邪结聚，气机不利，胃肠积滞，浊阴不降，清阳不升，上下不通所致。症可见胸腹胀满，心中烦闷，发热或兼恶风，饮食不下，大便不通，脉弦有力。

【方解】方中栀子仁、豆豉宣泄邪热，解郁除烦；黄芩、黄连清气分之实热；大黄、芒硝泻下攻积，清热软坚，犹如开门放贼，急需驱逐；甘遂泻水逐饮，与芒硝、大黄同用，专治水饮与热邪结聚之证；巴豆亦有泻下逐水之功，但性热，可制上述诸药过于寒凉伤胃之弊，以达相辅相成之作用。肺与大肠相表里，以麻黄宣肺利水，并可兼散表邪。本方攻积逐水之力甚猛，适用于形气俱实之证，得泻下即止，不可久服。

【运用】现代可用于肠梗阻、腹水等属实热兼有表邪者。服药期间忌食猪肉、生冷食物及芦笋。

治水肿尿血方

【出处】《少林寺秘方集锦》。

【组成】赤小豆 500 g　白术 240 g　甘遂 9 g　白及 90 g　三七 30 g

【用法】上药共研成细粉，制成薄饼晾干，每日服 2 次，每次 15 g。

【功效】利水消肿，止血。

【主治】本方主治水肿、尿血。

【方解】方中赤小豆通利水道，利水消肿；甘遂泻水逐饮；白术健脾燥湿利水；白及收敛止血；三七化瘀止血，使血止而不留瘀。

【运用】现代可用于治疗肾小球肾炎水肿、肝硬化腹水、肾炎尿血等。

木半夏运脾汤

【出处】《峨嵋神效验方》。

【组成】木半夏　木香　黑丑　槟榔各等份

【用法】共研细末，制丸，每次 5~10 g，日 3 次。

【功效】温中行气，燥湿运脾，利水。

【主治】水湿壅滞，腹胀如鼓，饮食不消。

【运用】现代可用于治疗肝硬化腹水等。本方为治标之剂，临床可根据辨证酌加温补脾肾之品，以治其本。

追虫丸

【**出处**】《妇科秘传》。

【**组成**】大黄30 g　续随子　槟榔　牵牛子　大戟各15 g　芫花3 g　麝香1.5 g

【**用法**】共研细末，以面调糊为丸，每以黄酒送服3 g。

【**功效**】通便杀虫。

【**主治**】经来血内有白虫（形似鸡肠），腹满疼痛，宜推虫从便出（可能为阴部生虫），先用追虫丸，后用建中散补之。建中散方用黄芪、肉桂、甘草各15 g，白芍30 g，共为末，开水冲服9 g。

【**佛缘**】《妇科秘传》为浙江萧山竹林寺女科医籍，清同治十一年壬申（1872）萧山陆沅增刻。

第三章　和解剂

凡具有和解少阳、调和肝脾、调和寒热、表里双解等作用，治疗伤寒邪在少阳、肝脾不和、寒热错杂，以及表里同病的方剂，统称和解剂。和解，属于八法中的和法。

和解剂原为治疗伤寒邪入少阳而设。少阳属胆，位于半表半里，治少阳病既不宜发汗，又不宜吐下，惟有和解一法最为适当。然胆附于肝，胆与肝互为表里，胆发病可影响及肝，肝发病也可影响及胆，且肝胆疾病又可累及脾胃，导致肝脾不和。中气虚弱，寒热互结，又可导致肠胃不和。此外，表证未除，里证又急者，仅解表则里证不去，仅治其里则外邪难解。故和解剂除和解少阳以治少阳病证外，还调和肝脾以治肝郁脾虚、调和寒热以治寒热互结、表里双解以治表里同病。所以，本章方剂分为和解少阳剂、调和肝脾剂、调和寒热剂、表里双解剂四类。

第一节　和解少阳剂

黄龙汤

【出处】《竹林女科证治》。

【组成】柴胡6g　黄芩4.5g　人参　甘草各3g　生姜3片　大枣2枚

【用法】水煎服。

【功效】和解少阳。

【主治】妊娠伤寒，3~5日后，外发热恶寒，内烦渴引饮，小便赤涩。邪在半表半里，治宜和解。

第二节　调和肝脾剂

逍遥饮

【出处】《竹林女科证治》。

【组成】白术（蜜炙）2.4 g　当归2.4 g　白芍2.4 g　柴胡2.4 g　天花粉2.4 g
地骨皮6 g　石莲子6 g　黄芩1.2 g　薄荷1.2 g　龙胆草1.5 g

【用法】水煎，空腹服。

【功效】健脾和中，清热燥湿。

【主治】妇人行经时及产后，过食生冷之物，而致血闭发热。初起1～2个月生寒发热，五心烦热，口苦舌干，面色青黄。

又治月经来时，因房事触伤，腹中结块如鸡子大，左右而动，月经不行，五心烦热，头昏目眩，咳嗽痰喘。

【运用】先用逍遥饮退其寒热，后用紫金丸渐纳谷气，脾胃一旺，自然经血流通。紫金丸，方用青皮、陈皮各1.5 g，苍术、槟榔、砂仁、红豆各18 g，乌药（炒）、高良姜、香附（童便制）各24 g，三棱30 g，莪术60 g，枳壳（麸炒）24 g，共为细末，粳米调糊为丸，饭后以米汤冲服9～20 g。年久失治，变成骨蒸发热，子午而发，肌肉消瘦，泄泻不止者，为危症，依上方施治，而病人忽显气脱欲死，命在顷刻者，急用鸦片0.9 g，甘草煎汤调服。

治房事触伤所致经闭，先服逍遥饮退其热，次服紫菀汤止其嗽。紫菀汤，方用紫菀、阿胶（蛤粉炒珠，另炖冲服）、川贝（去心）、苏子各2.4 g，五味子1.5 g，桑白皮（蜜炙）、知母（蜜炙）、枳壳各3 g，杏仁（去皮、尖）4.5 g，款冬花1.8 g，陈皮1.8 g，水煎临卧时服。若半年失医，则会成消瘦泄泻危症。

第三节　调和寒热剂

深师泻肝汤

【出处】《外台秘要》引。

【组成】人参10 g　炙甘草10 g　生姜15 g　黄芩15 g　半夏15 g　大枣6枚

【用法】日1剂，水煎分2次服。

【功效】健脾益气，清热燥湿。

【主治】脾气亏虚，运化失职，湿热内蕴，升降失常，影响肝胆疏泄所致目黄、两胁胀满、口苦、小便不利、不欲饮食、恶心欲吐、大便溏、舌苔厚腻微黄等症。

【方解】方中人参、炙甘草、大枣益气补脾；生姜、半夏温中燥湿，降逆止呕；黄芩清热燥湿。诸药配合，则脾得健运，湿祛热清，升降如常，肝胆得以疏泄，诸症可除。临床应用时可加茵陈、黄柏等清利湿热之品，以增强疗效。

第四节　表里双解剂

深师吴茱萸丸（一）

【出处】《外台秘要》引。

【组成】吴茱萸30 g　紫菀10 g　白薇10 g　乌头（炮）10 g　桂枝15 g　前胡10 g　芍药20 g　细辛3 g　川芎10 g　黄芩10 g

【用法】共为细末，蜜和为丸。每剂6 g，每日3次，温开水送服。

【功效】温中散寒，清热解表，止痛。

【主治】治疗中焦阳虚，复感外邪，郁热于肺之证。中焦阳虚阴盛，运化不健，故可见脘腹疼痛，食少便溏。感受外邪，肺有郁热，肺气不利，故可见身热，恶寒，头痛，咳喘，咳稠痰。

【方解】此方证治当温中以散内寒，散表邪，清肺化痰止咳。方中吴茱萸、乌头温中散寒而止腹痛；桂枝、细辛祛风散寒以解表；芍药（应为白芍）养血敛阴，防桂枝、细辛发散太过，并可柔肝缓急止痛；川芎活血行气，祛风止痛；紫菀止咳化痰；前胡降气祛痰，宣散风热；黄芩清泄肺热；白薇既清实热，又退虚热。诸药相合，则中阳得运，阴寒得除，表邪得散，郁热得清，肺气得利，气血调达，诸症可平。

深师黄芩汤

【出处】《外台秘要》引。

【组成】黄芩30 g　桂心15 g　茯苓30 g　前胡30 g　半夏15 g

【用法】日1剂，水煎，分3次服。间食生姜粥。

【功效】清热燥湿，解表和中。

【主治】深师黄芩汤，主治伤寒六七日，发汗不解，呕逆下利，小便不利，胃胁痞满，微热而烦。此由表邪未解，邪犯肠胃，寒热夹杂，痰湿中阻，升降失常所致。

【方解】此方证治当燥湿化痰，清热解表和中。方中大剂前胡宣散表邪；黄芩性寒能清胃肠之热，味苦可燥胃肠之湿；半夏燥湿化痰，消痞散结；生姜粥，取生姜之温胃止呕而散水气，兼制半夏毒之意；茯苓利水渗湿，配合桂心温通阳气，则气化利而小便通。诸药合用，则表邪解，邪热去，痰饮除，中焦气得升降，诸症悉平。

【运用】现代可用于急性胃肠炎的治疗。忌食生冷、油腻、五辛等。

深师大续命汤

【出处】《外台秘要》引。

【组成】杏仁10 g　川芎10 g　石膏15 g　炙甘草10 g　桂枝10 g　当归10 g　麻黄10 g　黄芩10 g　干姜10 g

【用法】日1剂，分3次服。取微汗，避风。

【功效】发汗解表，清热除烦，行气活血。

【主治】治疗青风、贼风，身体不能自收，不知痛处，咽中卒不能语，若拘急腰痛，引颈目眩，不得见风，坐欲却倒，觉即反张，背不着席，脉动不安，恍惚恐惧欲啼，上气呕逆面肿。

【**方解**】方中用麻黄发汗解表，宣肺平喘；桂枝温经散寒，透营达卫；杏仁降气平喘；干姜温阳散寒化饮；石膏、黄芩清热除烦，以防辛温发汗药助热；川芎、当归行气活血；炙甘草和中，调和诸药。如此，则风寒散，郁热除，气血行，诸症可除。

第四章　清热剂

凡以清热药为主组成，具有清热、泻火、凉血、解毒等作用，用以治疗里热证的方剂，统称清热剂。清热，属于八法中的清法。

本类方剂主治里热证。但里热证的临床表现，有在气、在血之分，有实热、虚热之异，有脏腑偏胜之殊，其各自的治法、用方亦有所不同。因此，本章方剂相应分为清气分热剂、清营凉血剂、清热解毒剂、清脏腑热剂、清虚热剂五类。

第一节　清气分热剂

和中调气饮

【出处】《竹林寺女科秘要》。

【组成】生石膏 6 g　大黄 3 g　槟榔　枳壳　知母各 2.4 g　川黄连 1.8 g　黄柏 1.5 g　柴胡 1.2 g

【用法】水煎服。

【功效】清热泻火解毒。

【主治】胎上顶住母心，母不知人事，此乃过食椒姜热物、猪肉、烧鸭所致。热毒蕴胎，譬如盛夏盖棉被，热气蒸腾，不得发越，以致胎儿双足乱动，胎母均不安定。宜先用和中调气饮，后用胜红丸。胜红丸方用巴豆（去油、壳）10 粒，百草霜 15 g，共研细末，以米糊调为丸，每以开水送服 3 g。

梅师烧伤方

【出处】《本草纲目》引。

【组成】石膏适量。

【用法】石膏研细末，敷人患处。

【功效】清热收敛。

【主治】梅师主治油伤火灼，痛不可遏。

【佛缘】梅师，僧人、医家。明代徐春甫《古今医统大全》谓："隋广陵（今江苏扬州）僧人。号文梅。善疗瘰疬，医杂症悉说单方，其效甚速。人咸集，相传曰《梅师方》云。"今人考证《梅师方》即《梅师集验方》，卷数不详，《经史证类备急本草》引其佚文108条。明代李时珍《本草纲目·引据古今医家书目》在"深师脚气论"条下注"即梅师"，认为梅师即僧深，应误。

第二节　清营凉血剂

少林治紫斑方

【出处】《少林寺秘方集锦》。

【组成】丹皮12 g　生地15 g　玄参12 g　生栀子9 g　知母9 g　白茅根30 g　小蓟炭30 g　三七（另包，冲服）7.5 g　犀角（冲服）7.5 g　生甘草4.5 g

【用法】以水1500 ml，煎服500 ml，日2次。

【功效】清热凉血，化瘀止血。

【主治】治温热病热入血分之发斑疹，及血热妄行，溢于肌肤之皮肤紫斑。

【方解】此方证治宜清热解毒，凉血止血。方用丹皮、生地清热凉血；玄参、犀角泻火解毒，凉血消斑；白茅根、小蓟炭凉血止血；生栀子、知母、生甘草清热泻火解毒；三七化瘀止血，使止血而不留瘀。诸药合用，使血分之热得清，瘀散血止，血归于经，则出血、紫斑可消。

【运用】现代可用以治皮肤紫癜证属血热者。

犀角黄芩汤

【出处】《竹林寺女科全书》。

【组成】犀角　黄芩　生地　白芍　丹皮　枳实　橘红　桔梗　百草霜　生甘草各3～12 g

【用法】水适量浸药20分钟，犀角磨汁，合煎，空腹服。

【功效】凉血清热，引血下行。

【主治】主治血逆经上行，从口鼻而出。此因过食椒姜热物，血乱行所致。

凉胎饮

【出处】《竹林女科证治》。

【组成】生地　白芍　黄芩　当归各6 g　甘草2.1 g　枳壳（麸炒）　石斛各3 g　茯苓4.5 g

【用法】水煎，饭后温服。

【功效】清热凉血安胎。

【主治】主治胎热之证，或渴，或燥，或口下不清，或漏血、溺赤，或六脉滑数而胎有不安者。

深师升麻汤

【出处】《外台秘要》引。

【组成】升麻　炙甘草各10 g　竹叶　麦冬各15 g　丹皮10 g　大枣6枚

【用法】水煎，日1剂，含服。日5次。

【功效】滋阴清热，凉血解毒。

【主治】本方主治心胃蕴热，循经上炎所致之口舌生疱、心烦口渴，或牙龈出血、小便黄、舌红苔薄、脉数。

【运用】应用时尚可加入黄连，以清泄心胃之热；大便秘结者，可酌加大黄以导热下行。忌食辛辣肥甘之品。

第三节 清热解毒剂

普济消毒饮

【出处】《东垣试效方》。

【组成】 黄芩（酒炒）15 g 黄连（酒炒）15 g 陈皮（去白）6 g 甘草（生用）6 g 玄参 6 g 柴胡 6 g 桔梗 6 g 连翘 3 g 板蓝根 3 g 马勃 3 g 牛蒡子 3 g 薄荷 3 g 僵蚕 2 g 升麻 2 g

【用法】 上药为末，汤调，时时服之；或蜜拌为丸，嚼化。

【功效】 清热解毒，疏风散邪。

【主治】 大头瘟。此乃感受风热疫毒之邪，壅于上焦，发于头面所致。症可见恶寒发热，头面红肿焮痛，目不能开，咽喉不利，舌燥口渴，舌红苔白兼黄，脉浮数有力。以头面肿盛，恶寒发热，舌红苔白兼黄，脉浮数为证治要点。

【方解】 疫毒宜清解，风热宜疏散，病位在上宜因势利导，故治疗本方证宜疏散上焦之风热，清解上焦之疫毒，解毒与散邪兼用而以清热解毒为主。方中重用酒黄连、酒黄芩清热泻火，祛上焦热毒；牛蒡子、连翘、薄荷、僵蚕辛凉疏散头面风热；玄参、马勃、板蓝根上行清热解毒；配甘草、桔梗清利咽喉；陈皮理气而疏通壅滞；升麻、柴胡疏散风热，并引诸药上达头面，且寓"火郁发之"之意。诸药配伍，共收清热解毒、疏风散邪之功。

【运用】 大便秘结者，可加酒大黄以泄热通便；腮腺炎并发睾丸炎者，可加川楝子、龙胆草以泻肝经湿热。现代临床多用以治丹毒、腮腺炎、急性扁桃体炎、淋巴结炎伴淋巴管回流障碍等属风热毒邪为患者。如用本方治疗流行性腮腺炎合并脑膜炎 57 例，全部治愈，且研究认为本方能迅速控制体温，对消除头痛、腮腺肿大及各种精神神经症状有确切疗效。(《中医年鉴》，1992，427) 又以本方治疗小儿呼吸道感染引起高热 35 例，并对伴抽搐神昏或惊跳者加用紫雪散，平均退热时间为 51.4 小时。(《中医年鉴》，1992，427)

【佛缘】 "普济"一词为佛教用语，是普遍救济的意思，它与佛家"普度众生"

"普济众生"含义略同，谓广济一切生死苦海中的众生。因本方能够清热解毒，用治时行疫疠，普遍救济众人脱离疾病之苦，故名为"普济消毒饮"。

金泰和二年（1202），金章宗完颜璟在位。22岁的李东垣赴河南济源做主管税收的监察官。四月，这一带大头瘟、大头风、大头伤寒等传染病流行，传染甚速。大多数医生不能对证救治，故病死者甚多。张县丞之侄亦患此病，虽经延治，仍至危笃，于是请李东垣诊视。李东垣恻然于心，废寝忘食，循流探源，察标求本，乃制一方与服，大效。李东垣于是将这一方剂刻印出来，贴在一些醒目的地方，让众人依方使用，活人无数。一时人们都以为此方为神人所传，遂将其镌刻于石碑上，以传永久。这一方剂，就称为"普济消毒饮"。

天竺饮子

【出处】《太平惠民和剂局方》。

【组成】川郁金（用皂角水煮，切片，焙干）600g　炙甘草600g　大栀子仁（微炒）600g　连翘600g　雄黄（飞，研）150g　瓜蒌根5000g

【用法】上药6味，为细末。每服3g，食后、临卧用新汲水调服。小儿1.5g，临时更量儿大小，以意加减。

【功效】清热解毒，行气散痈。

【主治】腑脏积热，烦躁多渴，舌颊生疮，咽喉肿痛，面热口干，目赤鼻衄，丹瘤结核，痈疮肿痛；伏暑燥热，疮疹余毒，及大便下血，小便赤涩。

【佛缘】天竺为印度旧称，《山海经》记载"西方有身毒国"，《后汉书·西域传》记载"天竺国一名身毒"，至唐初统称为天竺。后来玄奘到西域取经，根据读音才称其为印度。印度是一个著名的文明古国，也是佛教的发源地，佛教于东汉末年从印度传入中国，其后传入中国的印度文化几乎都带有佛教的印记。本方名为天竺饮子，即带有浓厚的佛教医药意味。

三黄解毒汤

【出处】《竹林女科证治》。

【组成】大黄　黄连　黄柏　黄芩　山栀仁（炒黑）各等份

【用法】水煎服。

【功效】清热泻火。

【主治】妊娠伤寒，5～6日后发热，烦渴，小便赤，大便秘，六脉沉实，邪在里，宜下之。

杜鹃汤

【出处】《峨嵋神效验方》。

【组成】杜鹃花　杜鹃叶各15 g（鲜者30 g）　鱼腥草30 g　白菊花20 g　冰糖30 g

【用法】将杜鹃花、叶及白菊花、鱼腥草分别择选干净，用水淘净，放入洁净的陶瓷锅内。注入清水1000 ml左右，先将药浸泡30分钟，然后用小火烧沸，煎煮约30分钟，滤出药液。将冰糖倾入药液中，用竹筷缓慢搅动，至完全溶化即成。分数次服用。

【功效】清热解毒，化痰止咳，止血，止痒。

【主治】肺热咳嗽，痰多及皮肤瘙痒。

【运用】现代用于治疗支气管扩张、荨麻疹等。亦可用于痈肿疮疖的辅助治疗。

升麻甘桔汤

【出处】《竹林寺女科方》。

【组成】升麻2.4 g　桔梗2.4 g　生甘草2.4 g　玄参6 g　防风3 g

【用法】水煎服2剂。

【功效】清热解毒化痰。

【主治】妊娠咽喉痛，此乃痰涎胎火夹杂所致。

马蹄叶汤

【出处】《峨嵋神效验方》。

【组成】马蹄叶根30 g　百合20 g　麦冬15 g　知母9 g　桔梗9 g。

【用法】水煎服，日1剂，分3次服。

【功效】解毒化痰，润肺止咳。

【主治】肺热久咳，伤及肺络所致咳嗽不止、唾脓血腥臭。

【方解】方用马蹄叶解毒散瘀，行气活血；百合润肺止咳；麦冬润肺养阴；知母清肺热，润肺燥；桔梗开宣肺气，祛痰排脓。

加味凉膈散

【出处】《竹林女科证治》。

【组成】黄芩 3 g　连翘（去心）4.5 g　山栀仁（炒）2.4 g　薄荷 2.4 g　桔梗 2.4 g
竹叶 10 片　牛蒡子 3 g　甘草 1.5 g

【用法】水煎服。

【功效】清热凉血利咽。

【主治】妊娠口舌生疮，咽喉肿痛。

九节莲饮

【出处】《峨嵋神效验方》。

【组成】九节莲适量

【用法】成人每日用九节莲鲜草 18～36 g，水煎 2 次使成 90 ml，分 3 次服。7～10
天为 1 疗程。控制心力衰竭须用至饱和量；小儿 1.5～3 g/k g 为饱和量，按每日 6 小时
服 1 次。每日维持量为饱和量的十五分之一；如心力衰竭未控制，则用 4～7 日维持量
后，继续第 2 疗程的饱和量，以此类推。

【功效】清热解毒，益气养心，利尿。

【主治】治心悸气短，咽喉肿痛，泄泻。

【运用】现代可用于治疗风湿性心脏病、心力衰竭、肺源性心脏病合并心力衰
竭等。

瓜蒌必效散

【出处】《竹林女科证治》。

【组成】瓜蒌 1 个　金银花 15 g　当归 15 g　生甘草 15 g　乳香（去油）3 g　没药
（去油）3 g　（一方有白芷、青皮各 3 g）

【用法】水煎服。

【功效】清热解毒，活血祛瘀。

【主治】热毒气血壅滞，乳痈初起，肿痛发于人肌表，肉色焮赤。

【运用】其人表热，或憎寒壮热，头痛烦渴。若初起结块，宜泽兰汤（方用泽兰30 g，青皮 9 g，白及 15 g，枸橘叶 30 片，水煎，入酒 10 ml 服），外用活鲤鱼一尾捣烂，和腊月饴糖糟 1 小团研细调敷，肿消即下，如未消再敷。另一方法以远志去心取肉，米泔浸炒为末，每服 9 g，酒冲服；渣敷于患处。

腹水草汤

【出处】《峨嵋神效验方》。

【组成】腹水草 60 g　纤花耳草 60 g

【用法】将腹水草、纤花耳草择选洗净，放入砂锅或陶瓷锅内，加水适量，置武火上烧沸，继用文火熬煮 30 分钟，滤出药汁。再加水适量，如上法熬煮 30 分钟，去渣，将 2 次药汁合并。分 3 次温服，日 1 剂。

【功效】清热解毒，利尿消肿，活血止痛。

【主治】治火热毒邪蕴结肌肤所致红肿热痛；湿热瘀滞所致腹痛、小便淋沥涩痛；水湿泛滥之腹胀、腰酸、水肿；咳嗽、咽喉疼痛等。

【运用】现代用于治疗肿瘤、阑尾炎、肝炎、尿路感染、支气管炎、扁桃体炎等。

峨眉蕨解青汤

【出处】《峨嵋神效验方》。

【组成】峨眉蕨 15 g　峨眉刺黄柏 12 g　野菊花 15 g

【用法】水煎，日 1 剂，分 3 次温服。

【功效】清热燥湿解毒。

【主治】热毒迫血妄行所致吐血、衄血、发斑及疮疡疔毒。

【运用】亦可配合生地、丹皮、赤芍等清热凉血之品。

梅师升麻汤

【出处】《经史证类备急本草》引。

【组成】升麻 15 g

【用法】以水、蜜二味同煎，日服 3 次。亦可外敷于疮疡上。

【功效】清热解毒。

【主治】时行病发疮，热毒疮疡，红肿热痛。此乃热毒壅聚所致。

【方解】方中升麻清热解毒；水、蜜解毒润燥。本方既可内服，又可外敷，内外同治，则热毒可解，疮疡可除。

【运用】临床应用时可酌加金银花、连翘、蒲公英、地丁等，以加强清热解毒之力。

少林治牛皮癣效方

【出处】《少林寺秘方集锦》。

【组成】蜈蚣3条　全蝎15 g　白鲜皮15 g　苦参15 g　当归15 g　生地9 g　荆芥9 g　茯苓9 g　黄柏9 g

【用法】水煎服，日1剂，分2次服。

【功效】清热燥湿，解毒杀虫，祛风止痒。

【主治】牛皮癣。

【运用】此方配合外治法〔蜈蚣7条，蛇床子9 g，硫黄4.5 g，雄黄4.5 g，自然铜（醋煅）1.5 g，轻粉1 g，冰片0.9 g。共研细末，以猪脂调成膏，涂抹患处〕同用效果更佳。内外同治，共奏祛风燥湿、解毒杀虫、止痒之效。

少林治白癜风效方

【出处】《少林寺秘方集锦》。

【组成】蛇床子9 g　炙蜂房30 g　白花蛇头（炙）1具　生乌头30 g　蜈蚣3 g　雄黄9 g

【用法】共研细末，以生蜜和陈醋各半调成糊状，涂患处。

【功效】祛风散寒，燥湿解毒。

【主治】白癜风。

深师疗癣秘方

【出处】《外台秘要》引。

【组成】雄黄（研）9 g　硫黄（研）9 g　羊蹄根10 g　白糖50 g　荷叶10 g

【用法】共捣为泥，和调以敷之，日2次。

【功效】杀虫止痒，解毒疗癣。

【主治】各种癣病。表现为局部水疮、糜烂、渗液、瘙痒、脱屑、皲裂等。

【运用】一般以外治为主。如合并化脓、症状较重，可配合内治，宜清热解毒利湿，以萆薢渗湿汤合五神汤加减。

梅师白蜜猪胆丸

【出处】《经史证类备急本草》引。

【组成】白蜜 250 ml　猪胆 1 枚

【用法】两药相合，微火煎令成丸，长 10 cm，作挺，涂油，纳于肛门，卧令后重，须臾通泄。

【功效】清热解毒，润肠通便。

【主治】用于治肛门肿痛生疮。此乃热毒壅滞所致，可兼见大便秘结。

【方解】方中猪胆清热解毒，消散痈肿；白蜜润肠通便，又能解毒。2 药作丸，纳于肛门，直达病所，发挥疗效。如此，则热毒得清，瘀肿得消，痔疮肿痛可除。

【运用】临床可配合内服大黄、芒硝、丹皮、桃仁、冬瓜子、公英等泄热破瘀，散结消肿之品。

酒渣鼻疮方

【出处】《峨嵋神效验方》。

【组成】总状蓟 200 g　栀子仁 50 g　川芎 50 g　大黄 30 g　蜂蜜 350 g

【用法】前 4 药烘干，研极细末，炼蜜为丸。每剂 6~9 g，日 3 次。

【功效】清热解毒，活血祛瘀。

【主治】酒渣鼻。

梅师治狂犬咬伤方 （一）

【出处】《经史证类备急本草》。

【组成】栀子皮（烧末）　硫黄各适量

【用法】共研细末，敷疮上，日 3 次。

【功效】凉血解毒。

【主治】狂犬咬伤。

【方解】方中栀子皮炭末凉血止血，硫黄以毒攻毒。

梅师治狂犬咬伤方 （二）

【出处】《经史证类备急本草》。

【组成】地榆　生韭汁各适量

【用法】水煎地榆，加入生韭汁，日3次服用，兼研末敷疮上。

【功效】凉血解毒。

【主治】狂犬咬伤。

【方解】方中地榆凉血止血，解毒敛疮；韭乃治虫兽咬伤之要药，可用于解药毒，去恶血，疗狂犬之咬伤。

小箭敷药

【出处】《峨嵋神效验方》。

【组成】鲜小箭适量

【用法】捣烂、敷患处。

【功效】清热解毒，行血。

【主治】无名肿毒，蛇咬伤，水火烫伤。

【运用】每天换敷。

麂子草汤

【出处】《峨嵋神效验方》。

【组成】麂子草15 g

【用法】水煎，分次饮服。

【功效】消肿解毒，止痛，收敛止血。

【主治】红肿疼痛。

【运用】现代可用于治疗乳腺炎、疮痈肿毒、痔疮出血等。

软吊膏方

【出处】《少林寺伤科秘方》。

【组成】白及　白蔹　南星　五加皮　楠香各等份

【用法】共研细末，醋调敷患处。

【功效】清热消肿，止痛。

【主治】局部损伤肿痛。

豆尖膏

【出处】《点穴秘诀》。

【组成】鼠粪　绿豆粉（炒黄色，飞罗面粉亦可）

【用法】用鼠粪两头尖者，植、晒干、矸末，生猪油去筋膜与绿豆粉等植捣成膏。略炒微熟，用棉絮做成膏，贴患处，小榆树皮夹之，或桑树皮亦可夹之。

【功效】清热凉血。

【主治】骨折脱位。

生肌定痛散

【出处】《救伤秘旨》。

【组成】生石膏（用甘草汤飞 7 次）30 g　辰砂 9 g　冰片 0.6 g　硼砂 15 g

【用法】共研为末，撒于创口。

【功效】清热解毒，消炎止痛，生肌。

【主治】外伤，溃烂，红肿热痛，有腐肉者。

【佛缘】《救伤秘旨》为伤科专著，清代赵廷海（兰亭）辑，刊于咸丰二年（1852）。该书除包含治伤总论、通用方、三十六大穴图说等内容外，还收录《少林寺秘传内外损伤主方》等武林界理伤医方，反映出不同武林流派在治伤方面的临证经验。现有清咸丰二年刻本等。

深师疗眼赤痛方

【出处】《外台秘要》引。

【组成】鲤鱼胆 1 枚　黄连 10 g

【用法】上 2 味，和淹于饭下，蒸之，趁热去滓。涂目翳，五六日愈。

【功效】清热解毒，明目。

【主治】 深师疗眼忽赤痛。多因肝经郁热，复感风热之邪，内外合邪，风热相搏，上攻于目所致。表现为骤然发病，眼红肿疼痛，羞明多泪，或眦泪胶黏，头痛恶风，小便黄，大便干，苔薄黄，脉数等。

【运用】 本方属外治方。亦可配合内服石膏、黄芩、栀子、连翘、木通、防风、白芷、赤芍、丹皮、大黄等，以清热泻火，兼以疏风。内外合治，疗效更佳。

龙木论鱼胆丸

【出处】《本草纲目》引。

【组成】 青鱼胆30 g　鲤鱼胆30 g　青羊胆30 g　牛胆30 g　熊胆10 g　石决明30 g　麝香少许

【用法】 共研末，水泛为丸，每剂6 g。日3次，空腹服。

【功效】 清热解毒，明目退翳。

【主治】 本方疗一切障翳。多由肝胆热毒炽盛，上攻于目，黑睛受灼所致。症可见黑睛生翳，抱轮红赤，白睛混赤，羞明流泪，目珠疼痛，溲赤便秘，口苦苔黄，脉数。

【运用】 用此丸的同时，亦可用黄芩、黄连、千里光、野菊花等清热解毒药煎水，澄清过滤，清洗患眼；也可制成滴眼剂滴眼，可频频滴用；还可点用犀黄散以消障退翳。内外合治，疗效会更好。

【佛缘】《龙木论》即眼科专著《（秘传）眼科龙木论》，相传为龙木所著。龙木又称龙树，即龙树菩萨，是印度大乘佛教史上最杰出的论师，也是中观学派（空宗）的奠基者。龙树出身于南天竺的婆罗门种姓，自幼聪慧奇悟，博闻强记。于世学技艺，多所练达。因事而悟"欲为苦本"之理，遂出家学佛。先后学得小乘三藏及大乘教，并入龙宫学习。之后，在南天竺得国王之护持，而大弘佛法，并摧伏各种外道。著有《中论》《大智度论》《十二门论》《十住毗婆沙论》等数十部书。其学问可以"体大思精"四字来形容。他的创发性思想，使印度佛教的教义体系局面大开。大乘教义因他的阐扬而确立，并得以发扬光大。龙树的思想也是西藏佛学的重要支流，是我国三论宗的义理支柱，是天台宗的重要思想根源。在佛教史上，论义理规模之阔大与影响之深远，龙树可谓是释尊以外的第一人。由于在佛学上的精湛造诣和杰出贡献，龙树被后世学人尊称为龙树菩萨。据传，龙树不仅精通佛理，而且谙熟医道，曾治愈了不少疑难奇症，并为历代僧医所推崇，是佛医学的两大宗师之一。相传为龙树所著的医籍尚有《龙树菩萨眼论》等。

本书凡方名为"龙木×××"者，其佛缘均同此。

深师黄柏蜜方

【出处】《外台秘要》引。

【组成】黄柏适量

【用法】以蜜250 g，浸渍黄柏1夜，口含其汁，良久吐之，每日数次。

【功效】清热解毒。

【主治】胃中蕴热，循经上蒸所致伤寒热病口疮。

【方解】方中黄柏苦寒清热解毒；蜜解毒润燥，并能缓和黄柏苦寒之性味。用口含服，易于被接受。

青莲膏

【出处】《外科大成》。

【组成】白砒0.3 g　轻粉3 g　青黛6 g　乳香3 g　麝香1.5 g

【用法】上药为细末，用香油调，薄摊纸上，用槌捶实，阴干收之。每于卧时，漱净口，拭干，随疮大小剪药封之，至晓去药，漱净吐之，三次，有效。

【功用】清热解毒。

【主治】走马牙疳。牙疳，是指牙龈红肿，溃烂疼痛。走马牙疳多见于小儿，因发病迅速，故名，属一种危重的急性口腔疾病。

【方解】本方证多由病后余毒未清引发，故方中青黛清热解毒，凉血消肿；白砒蚀疮去腐；轻粉攻毒杀虫；乳香、麝香活血消肿而止痛。诸药外敷，行消除余毒之功。

【佛缘】青莲，产于印度，是一种青色的莲花，佛教常以青莲喻作佛之眼目。《维摩诘所说经》云："目修广如青莲。"僧肇注："天竺有青莲花，其叶修而广，青白分明。有大人目相，故以为喻也。"南朝梁萧绎《释迦文佛像铭》说："满月为面，青莲在目。"唐代诗人王维亦有诗云："三贤异七圣，青眼慕青莲。"均喻青莲为佛之眼目。

方中重用青黛以清解余毒。黛，原是一种青黑色的颜料，古时妇女用以画眉。刘熙《释名·释首饰》说："黛，代也。灭眉毛而去之，以此画代其处也。"陶潜在《闲情赋》中云"愿在眉而为黛，随瞻视以闲扬"，称妇女眉色谓之黛。

由于青黛喻为眉色，青莲喻作佛目，而眉目又并称，故立方者在取方名时以佛教称谓青莲替代青黛之名，名曰"青莲膏"。

开喉箭汤

【出处】《峨嵋神效验方》。

【组成】开喉箭 12 g　射干 12 g

【用法】水煎，频频含咽。

【功效】解毒，利咽，活血。

【主治】风火喉痛。

【运用】现代用于治疗急性扁桃体炎。忌食辛辣肥甘之品。

深师贴喉膏

【出处】《外台秘要》引。

【组成】蜜 500 g　甘草 30 g　猪膏 200 g

【用法】微火煎甘草、猪膏（猪脂肪），令之数沸，去渣，加蜜拌匀，每日含化膏数次，每次 6 ~ 9 g，稍慢地咽之。

【功效】清热解毒。

【主治】伤寒舌强喉痛。此乃热郁咽喉所致。

【方解】方中蜜及甘草清热解毒；猪膏利血脉，解风热，润燥结。本方味甘，易于被接受。频频含化本膏，使其在局部发挥作用，可止喉痛。

水梨儿饮

【出处】《峨嵋神效验方》。

【组成】水梨儿（亨利猕猴桃）根 60 g　水杨梅根 45 g　蛇葡萄根 30 g　并头草 30 g　白茅根 15 g　凤尾草 15 g　半边莲 15 g

【用法】水煎，日 1 剂，分 3 次服。

【功效】清热解毒、消肿。

【主治】胃癌、乳腺癌。

【运用】10 天为 1 疗程，间隔 5 ~ 10 天继续第 2 疗程。

三百草根汤

【出处】《峨嵋神效验方》。

【组成】三百草根 90～120 g　大蓟根 90～120 g　白糖适量

【用法】分别煎水，去渣，合并煎液，加白糖适量。分次饮服。

【功效】利湿解毒，收敛消肿。

【主治】肝癌。

第四节　清脏腑热剂

五虎汤

【出处】《竹林寺女科全书》。

【组成】石膏 3 g　杏仁 3 g　枳实 3 g　陈皮 2.4 g　苏子 2.4 g　知母 2.4 g　桔梗 2.4 g　麻黄 1.2 g　五味子 1.5 g　甘草 1.5 g

【用法】水煎温服。

【功效】清肺化痰，止嗽安胎。

【主治】妊娠咳嗽咳痰。此因过食生冷，又吃椒、姜，冲损胎气，胃气太胜所致。

梅师清热排脓方

【出处】《经史证类备急本草》引。

【组成】薏苡仁 30 g

【用法】日 1 剂，水煎服，日 3 次。

【功效】清热排脓。

【主治】肺痈，咳唾脓血。

【方解】薏苡仁有清热排脓之功。

【运用】临床可配合苇茎、冬瓜仁、桃仁、鱼腥草等，加强清肺解毒排脓之效。

深师鸡子汤

【出处】《外台秘要》引。

【组成】鸡子1个 炙甘草9g 甘遂1.5g 大黄6g 黄芩6g

【用法】日1剂,后4味水煎取汁后,放入鸡子搅匀,日服2次。

【功效】清热逐饮,滋阴润燥。

【主治】饮热郁肺所致咳逆唾脓血。

【方解】此方证治当清热逐饮,滋阴润燥。方中黄芩清肺热;大黄解毒泻火,活血化瘀;甘遂泻水逐饮;鸡子滋阴润燥;甘草和中,调和诸药。药虽5味,各司其职,使肺热清,饮邪去,肺燥润,肺络畅,则咳逆唾脓血止。

小柴胡汤

【出处】《江氏伤科学》。

【组成】柴胡3g 桔梗2.4g 连翘3.6g 天花粉4.5g 葛根3g 黄芩3g 广陈皮3g 木通4.5g 灯心草10根 砂仁末1.5g

【用法】水煎服。

【功效】疏肝清热。

【主治】各种损伤发热。

【佛缘】少林寺现存最早的伤科专著为《跌损妙方》,《江氏伤科学》系清代安徽江考卿撰(刊于1923年),其内容为《跌损妙方》学说之演进。

观音梦授方

【出处】《普济方》。

【组成】洗净夜明砂30g 当归30g 蝉蜕30g 木贼(去节)30g 羊肝120g

【用法】前4味共碾为末。用羊肝煮烂,捣如泥,入药末拌和为丸,梧桐子大。每服50丸,食后温水下。

【功效】退翳消障。

【主治】肝经风热所致眼多赤膜及障翳。翳和膜是外障眼病的常见证候,二者均可遮蔽黑睛或瞳神而影响视力。内障从内而蔽,有如薄纱笼罩,但眼睛表面却无特殊病征，只是自觉昏蒙。外障多由六淫邪毒外侵所致，内障则因七情内伤所致。目者乃肝之窍，故肝经病变所引起的眼病，在眼科疾患中占多数。

【方解】方中夜明砂，乃蝙蝠之砂屎，李时珍曰："砂乃蚊蚋眼也。"夜明砂可明目，"治目翳盲障"。木贼治风热所致翳膜。羊肝能补肝明目并常用于肝阴不足之内障。蝉蜕以其善退，为退翳之要药。眼病虚者多兼肝肾气血俱虚，是以用当归补血活血。诸药合用，既可清肝经之风热，又能退翳消障，使眼复明。

【佛缘】观音原作观世音，源出于古印度神话传说。观世音，是梵文的意译，又可译作"光世音""观自在""观世自在"等。唐太宗李世民时为避太宗之讳，遂改称"观世音"为"观音"。

佛教早期佛经《悲华经》说："有转轮圣王名无诤念。王有千子，第一太子名不眴，即观世音菩萨；第二王子名尼摩，即大势至菩萨。"无诤念就是所谓的西方极乐世界阿弥陀佛，他与其两个儿子不眴、尼摩合称为"西方三圣"。《悲华经》并说不眴立下宏愿，生大悲心，断绝众生诸苦及烦恼，使众生常住安乐，为此佛给他起名观世音。佛经《妙法莲花经·观世音菩萨普门品》又说："观世音以何因缘名观世音？佛告无尽意，菩萨善男子。若有无量百千万亿众生受诸苦恼，闻是观世音菩萨，一心称名，观世音菩萨即时观其声音，皆得解脱。"这是说，观世音菩萨大慈大悲，神通无边，众生在受苦难时，只要称颂其名号，菩萨就可感知，且不用听声音，一观即知，并且立即前往解救，故名观音。其后，观世音菩萨成为佛教声名显著的"四大菩萨"——大悲观世音菩萨、大智文殊菩萨、大行普贤菩萨、大愿地藏菩萨之一。观世音菩萨的名号全称为"大慈大悲救苦救难灵感观世音菩萨"，《大智度论》言观世音菩萨有"大慈与一切众生乐，大悲拔一切众生苦"之能。

观世音的名字在我国的三国时期就已被传诵。观世音能现三十三化身，救人于十二种灾难，如《楞严经》说："观世音尊者白佛言，若有女人好学出家，我于彼前现比丘尼（即尼姑）身，女王身，国王夫人身，命妇身，大家童女身，而为说法。"于是观世音菩萨据传为女身，现身为妙年美容的女子，而普济众生。

佛众认为，观世音菩萨能使病者康复，盲者复明。本方又名"羊肝丸"，功效在于除翳消障，使盲者复明。《类说》记载："定海徐道亨患赤眼，食蟹，遂成内障五年。忽梦一僧以药水洗之，令服羊肝丸，求其方……遂复明也。"由于本方传为僧人梦中所授，且有如观世音菩萨般使盲者复明之宏力，故名为"观音梦授方"。

清热祛翳丸

【出处】《峨嵋神效验方》。

【组成】峨眉黄芩　淡豆豉各等量　猪肝适量

【用法】研末为丸，以熟猪肝裹成药丸，温汤送下。

【功效】清肝明目，祛翳止痛。

【主治】肝经郁火上攻所致目睛赤痛羞明，或生翳膜。

龙木论治青盲雀目方

【出处】《本草纲目》引。

【组成】石决明（煅）30 g　苍术 30 g　猪肝 500 g

【用法】将猪肝剖开，入药末，用砂罐煮熟，以气熏目。待冷，食肝饮汁。

【功效】清肝明目。

【主治】青盲雀目。表现为外眼无异常，视物模糊，视力下降，终至失明。全身症见头晕耳鸣，腰膝酸软，失眠健忘等。相当于西医之视网膜、视神经病变。

【运用】临床可辨证用药，若为肝肾不足，可酌加补益肝肾、开窍明目之品，如明目地黄丸加减；若为脾肾阳虚，则宜加补益脾肾、温阳通窍之品，如补中益气汤加味。内外兼治，可增强疗效。

深师眼痛散

【出处】《外台秘要》引。

【组成】贝齿 15 g　决明子 15 g　黄连 10 g　细辛 6 g　干姜 10 g

【用法】水煎，取汁，熏洗之。

【功效】清肝明目，祛风散寒。

【主治】肝经郁热，复受风寒之邪，上犯于目，所致眼内涩痒疼痛、畏光流泪，或有抱轮红赤。

【运用】必要时可配合内服荆芥、防风、川芎发散风寒；柴胡、桔梗辛散风邪，载药上行，以利头目；龙胆草、栀子、黄芩清泻肝胆实热。内外兼治，可加强疗效。

梅师治目痛方

【出处】《经史证类备急本草》引。

【组成】苦竹沥 200 ml　黄连 10 g

【用法】以砂布裹黄连，入竹沥内浸一宿。日点目中数次，令热泪出。

【功效】清热燥湿解毒。

【主治】梅师治目赤肿痛，如刺不得开，或生障翳。此乃肝实热所致。

【方解】以苦竹沥、黄连点眼，发挥局部清热燥湿解毒之效。

苦竹笋粥

【出处】《峨嵋神效验方》。

【组成】苦竹笋 5 根　粳米 50～100 g

【用法】将苦竹笋去壳剥净，清洗，切成薄片或小块。将粳米淘洗，连同苦竹笋置砂锅中，加水适量，置武火上烧沸，继改用文火熬煮成粥。分次服用。

【功效】清热泻火，除烦止呕。

【主治】心胃火盛所致发热、口舌生疮；暑热内盛所致烦热、口渴；热邪犯肺所致咳嗽痰稠；湿热阻滞中焦所致呕吐、秽逆。

【运用】现代常用于多种热性疾病。

枳椇饮

【出处】《峨嵋神效验方》。

【组成】枳椇子 9 g　知母 9 g　灯心草 3 g　淡竹叶 6 g

【用法】水煎，日 1 剂，分 2～3 次服。

【功效】清热除烦止渴。

【主治】热病烦渴，小便不利。

深师七物升麻汤

【出处】《外台秘要》引。

【组成】升麻 9 g　当归 9 g　黄连 9 g　炙甘草 9 g　芍药 9 g　官桂 9 g　黄柏 9 g

【用法】日1剂，水煎服。

【功效】清热解毒，调和营血。

【主治】湿热毒邪蓄积肠中，熏灼肠胃气血所致之湿热痢。症可见腹痛，下痢赤白相兼，里急后重，肛门灼热，小便短赤，苔黄腻，脉数等。

【方解】方中当归、芍药调和营血，配甘草缓急止痛；升麻清热解毒，升清阳而止泻；黄连、黄柏苦寒燥湿，并解肠中热毒而止痢；官桂为反佐药，能防黄连、黄柏苦寒败胃，并能鼓舞脾胃生发之气，温行气血。诸药相配，则湿热清，热毒解，营血调，肠胃安，痢自止。

【运用】临床可用于治疗细菌性痢疾、慢性溃疡性结肠炎等证属湿热者。忌食生冷、油腻、酒酪、腥臭等物。

深师芍药汤

【出处】《外台秘要》引。

【组成】芍药20 g　黄连12 g　炙甘草9 g　黄芩12 g　官桂10 g　瓜蒌9 g

【用法】日1剂，水煎分3次服。

【功效】清热燥湿，凉血解毒。

【主治】温热病吐下后，余热未尽，湿热内蕴，熏蒸肠胃之轻度泄泻、口渴欲饮、腹痛、脉滑数等症。

【方解】方中芍药调和气血，缓急止痛；黄连、黄芩、瓜蒌清热燥湿解毒，厚肠胃。黄芩、黄连大苦大寒，易伤脾胃，故反佐官桂，以防苦寒伤阳、冰伏湿热之邪，并能鼓舞脾胃升发之气。甘草调和诸药，助芍药缓急止痛。诸药合用，则湿热余毒可除，中焦安而病愈。

深师黄连汤

【出处】《外台秘要》引。

【组成】黄连9 g　黄柏9 g　干姜9 g　石榴皮10 g　阿胶10 g　甘草6 g

【用法】日1剂，水煎分3次服。阿胶烊化。

【功效】清热解毒，温中滋阴，涩肠止泻。

【主治】赤白痢，久痢不止。此乃湿热蓄积肠中，熏灼肠胃气血所致。

【方解】方中黄连、黄柏清热燥湿以解肠中热毒。久痢则伤阳耗阴，故用干姜以温阳，阿胶养血滋阴；久痢不止，治宜收敛，故用石榴皮以涩肠止泻。甘草补脾和中，调和诸药。诸药相配，则邪去正复，久痢可止。

【运用】现代可用本方加减治疗慢性细菌性痢疾、慢性溃疡性结肠炎等疾病。

普贤丸

【出处】《普济方》。

【组成】龙骨（煨）　黄连　茱萸　蓬莪术各等份

【用法】上药同炒色变为度，为细末，丸如梧桐子大。每服50丸，空腹时用石菖蒲汤送下。

【功用】调胃厚肠。

【主治】脾胃虚弱，饮食不化，大便溏泄。

【方解】方中蓬莪术行气止痛，治脾胃虚弱的积滞不化；龙骨安神固涩；黄连清热燥湿，吴茱萸散寒燥湿，二药并用，即为左金丸，以清中焦之湿热。诸药同用，共奏清热燥湿、调胃厚肠之功效。

【佛缘】普贤，梵名为又译作"遍吉"，据传为阿弥陀佛的第八子，如《悲华经》云："有转轮圣王，名无诤念（即阿弥陀佛）……第八王子名泯图，即普贤菩萨。"又，《大日经疏》说："普贤菩萨者，普是遍一切处，贤是最妙善义。谓菩提心所起愿行，遍一切处，纯一妙善，备具众德，故以为名。"《第二菩萨经迹》说："普贤菩萨，证穷法界，久成正觉，为辅助释迦，脱度众生，隐本垂迹，现菩萨相。英德无量无边，不可思议，今且约普贤二字，以示其概。"这些经文均解释了普贤名号的由来与含义。普贤与文殊菩萨并称为释迦牟尼佛之二胁士。其侍立于释迦之右，专司"理德"，表"大行"。因其学得于行，而行之谨审静重莫若象，所以普贤好象，常骑六牙白象。普贤代表一切诸佛的理德、行德，被尊为"大行普贤"，深受佛教徒的敬仰。赵朴初在《僧伽和佛的弟子》中说："大乘经典特别称道文殊师利的大智，普贤的大行，观世音的大悲，地藏的大愿，所以这四大菩萨特别受到教徒的崇敬。"传说普贤有"延命之德"，又本方托为普贤所赐，故方以"普贤丸"命名。

少林治肠痈方

【出处】《少林寺秘方集锦》。

【组成】大黄9g　丹皮12g　赤芍9g　桃仁6g　厚朴6g　木香4.5g　延胡索12g　红藤15g　金银花15g　连翘12g　甘草6g

【用法】加水1500 ml，煎取500 ml，加童便半杯，日2次。

【功效】清热解毒，行气活血。

【主治】肠痈。此乃热毒郁蒸，气血凝聚而致。症可见少腹疼痛、拒按，或触及痞块，兼身热，口渴，便秘溲赤，舌红脉数。

【运用】现代常用于治疗急性阑尾炎证属热毒瘀滞者，以及妇科盆腔、附件的急性炎症等。

千里光汤

【出处】《峨嵋神效验方》。

【组成】峨眉千里光250 g

【用法】水煎，沸后15分钟过滤，并将滤液浓缩至500 ml，成人每服20~30 ml，小儿10~20 ml，日3次，连服5~7天。

【功效】清热解毒，散瘀消肿。

【主治】急性阑尾炎。

鹅肠菜粥

【出处】《峨嵋神效验方》。

【组成】鲜鹅肠菜（繁缕）嫩苗60 g　粳米60 g　食盐少许

【用法】洗净鲜鹅肠菜嫩苗，切成长2 cm的节，待用。将粳米淘洗干净，放入砂锅内，加入鹅肠菜嫩苗，水适量，置武火上烧沸，再用文火熬煮至熟。撒入食盐少许，搅匀即成。分服。

【功效】清热解毒，化瘀止痛，催乳。

【主治】湿热内蕴肠胃所致泄泻、下痢赤白、腹痛；火热郁积所致牙痛、疮痈肿痛；产后瘀血腹痛；乳汁不下等。

【运用】现代常见于治疗肠炎、痢疾、肝炎、阑尾炎、子宫收缩痛、乳腺炎等。

马齿苋粥

【出处】《峨嵋神效验方》。

【组成】鲜马齿苋 200 g　粳米 100 g　食盐少许

【用法】洗净马齿苋，在沸水中烫一下，捞出切段备用。将粳米淘净，置砂锅内，加水适量，用火煎熬至半熟。将马齿苋放入粥中，继续煎熬，直至成粥。在粥内放入食盐，搅匀即成。分次服用。

【功效】清热利湿，解毒疗疮。

【主治】湿热泻痢之所致腹痛、里急后重、下痢赤白；湿热蕴结膀胱所致小便涩痛、黄赤；湿热下注所致赤白带下；湿热毒聚所致疮痈红肿灼痛等。

【运用】现代用于治疗痢疾、尿路感染、盆腔炎，以及痈疖等。可配合使用其他清热解毒之品，如黄芩、黄连、栀子等。

清水三菜

【出处】《峨嵋神效验方》。

【组成】马齿苋 100 g　鹅肠菜 60 g　紫背菜 60 g　清水适量　食盐少许

【用法】择选 3 种菜鲜嫩者，去筋，清洗干净，在沸水中微煮一下，使其保持鲜绿的本色，煮至刚断生，立即捞出，放入冷开水中漂冷，再捞起顺条形放在菜板上，用刀修切整齐，长短一致地放在汤碗内。炒锅洗净置旺火上，将清汤掺入锅内，放入盐少许，烧沸后去掉泡沫，轻轻倒入碗内即成。

【功效】清热利湿，解毒疗疮。

【主治】湿热泻痢所致下痢赤白、腹痛、里急后重；湿热蕴结膀胱所致小便涩痛、黄赤；湿热下注所致赤白带下；湿热毒聚所致疮痈红肿灼痛等。

【运用】现代用于治疗痢疾、尿路感染、盆腔炎，以及痈疖等。

刺黄柏清肠汤

【出处】《峨嵋神效验方》。

【组成】峨眉刺黄柏 9~15 g　赛葵 15 g

【用法】水煎，日 1 剂，分 3 次温服。

【功效】清热燥湿，解毒。

【主治】湿热泻痢、黄疸、白带及热淋等。

【运用】可配入复方中应用。

耳蕨饮

【出处】《峨嵋神效验方》。

【组成】峨眉耳蕨 60 g　木香 15 g　米醋 60 g

【用法】前 2 味共研细末，取米醋酌加冷开水，泛为小丸。每剂 3 ~ 6 g，日 1 ~ 3 次。

【功效】清热解毒，止泻。

【主治】治泄泻，如肠炎、痢疾。

【运用】甚者可加用白头翁、秦皮、黄连、黄柏等清热燥湿、解毒止痢之品。本方用于治疗湿热泻痢及热毒痢，若治寒湿及虚寒泻痢则需配合温阳健脾益气之品。忌食生冷油腻之物。

石海椒粥

【出处】《峨嵋神效验方》。

【组成】石海椒 60 g　车前草 30 g　鸭儿芹 30 g　粳米 150 g

【用法】分别洗净石海椒、车前草、鸭儿芹，各切成长 2 cm 的节段，放入砂锅内，加水适量，置武火上烧沸，继用文火熬煮 30 分钟，去渣，留汁待用。将粳米淘洗干净，放入砂锅内，加入所熬药汁，置武火烧沸，继用文火煮熟即成。分次服用。

【功效】清肠热，利小便，消胀满。

【主治】湿热阻滞中焦，脾胃运化失司，肝胆疏泄失常所致身目发黄、泄泻、肛门灼热、里急后重、胃脘痞满、嗳气呕恶、胁肋胀痛；湿热下注所致小便淋沥涩痛等。

【运用】现代用于治疗黄疸型肝炎、肠炎、尿路感染等。

【方解】方中石海椒清肠热，利小便，消胀；车前草利水通淋，分清浊而止泻；鸭儿芹利湿解毒，化瘀止痛，粳米健脾和胃，止泻痢。小便畅、湿热除而病可愈。

黄芩散

【出处】《萧山竹林寺妇科秘方考》。

【组成】黄芩 1.8 g　当归 3 g　苍术 3 g　白芍 3 g　知母 2.1 g　天花粉 2.1 g　川芎 2.4 g　炙甘草 0.9 g

【用法】水煎，饭前服。

【功效】清热燥湿，活血祛瘀。

【主治】月经来时如猪肝水（黑红色），五心烦热，腰痛并小腹痛，面色萎黄，不思饮食。

【运用】服黄芩散后退烦热，再用调经丸调其气血。调经丸方用当归、熟地、生地、白芍、延胡索、茯苓、三棱、莪术、香附各30 g，大茴香、小茴香、乌药、砂仁各15 g，川芎24 g，共研细末，空腹以黄酒冲服9 g。

甘连汤 （一）

【出处】《竹林女科证治》。

【组成】甘草1.5 g　黄连（姜制）6 g

【用法】用清水浸10分钟，煎汤，空腹服。

【功效】清热燥湿，调经。

【主治】月经将临，伤食椒姜辛热毒物，热攻五脏，变作痢疾。

甘连汤 （二）

【出处】《竹林寺女科秘要》。

【组成】生甘草1.5 g　川黄连6 g

【用法】水煎，空腹服。

【功效】清热燥湿止泻。

【主治】妊娠泻痢初起。此泻痢因椒、姜、鸡热入脾，大肠太燥所致。

四苓散

【出处】《竹林寺女科全书》。

【组成】赤芍2.4 g　猪苓2.4 g　泽泻2.4 g　白术2.4 g

【用法】水煎服。

【功效】健脾泄热。

【主治】妊娠潮热气痛。此乃胎受热毒所致。

【运用】勿用燥药劫阴。

芩术汤

【出处】《竹林女科证治》。

【组成】黄芩9g 白术（蜜炙）4.5g

【用法】加阿胶炒珠3g，水煎服。急则1日服2剂，缓则5日服1剂。

【功效】清热健脾安胎。

【主治】禀赋虚弱或值天气炎热，或患热病愈后，胎气上逼，胎动不安者。此皆为血热所致胎动不安。

栀芩汤

【出处】《竹林女科证治》。

【组成】山栀仁6～15g 黄芩6～15g 当归6～15g 玄参6～15g 枳壳6～15g 苏梗6～15g 广陈皮6～15g 白芍6～15g 杜仲（盐水炒断丝）6～15g

【用法】水煎服。

【功效】清热凉血，理气安胎。

【主治】初受妊时，患腹疼痛。此乃由血热所致，名曰痛胎。

【运用】一时不能速愈，宜服栀芩汤数剂。

芩芍汤

【出处】《竹林女科证治》。

【组成】黄芩3g 白芍3g 白术（蜜炙）3g 肉桂1.5g

【用法】水煎，饭前服。

【功效】清热解毒，缓急安胎。

【主治】妊娠热证之腹痛、脉数。

第五节　清虚热剂

治入夜盗汗方

【出处】《少林寺秘方集锦》。

【组成】沙参12 g　玄参12 g　麦冬6 g　鳖甲15 g　地骨皮12 g　白术6 g　茯苓6 g　防风4.5 g　石斛9 g　紫河车30 g　大枣3枚

【用法】日1剂，水煎，分2次服。

【功效】滋阴清热敛汗。

【主治】阴虚内热所致入夜盗汗。

【方解】方用沙参、麦冬、石斛、玄参滋阴清热除烦；鳖甲滋阴清热；紫河车补益精血；地骨皮清虚热；白术、茯苓补气健脾，固表止汗；防风散邪；大枣养血安神。如此，阴血得补，虚热得清，盗汗自止。

地骨皮汤

【出处】《竹林女科证治》。

【组成】地骨皮3 g　当归3 g　川芎3 g　知母（酒炒）3 g　麦冬（去心）3 g　甘草1.5 g

【用法】水煎，空腹服。

【功效】清热调经，活血祛瘀。

【主治】肥盛痰凝壅滞、经闭气虚血燥，或下赤带。

第五章　温里剂

凡以温热药为主组成，具有温里助阳、散寒通脉等作用，用于治疗里寒证的方剂，统称温里剂。温里，属于八法中的温法。

寒证有在表在里之分。表寒证，治当辛温解表，此已在"解表剂"一章中载录，本章则专收里寒证的治法与方剂。又因里寒证有脏腑经络部位之异，病情有缓急轻重之别，故本章方剂又分温中祛寒剂、回阳救逆剂、温经散寒剂三大类。

第一节　温中祛寒剂

深师前胡汤

【出处】《外台秘要》引。

【组成】前胡 10 g　羊脂 20 g　大枣 6 枚　当归 10 g　茯苓 15 g　白术 15 g　芍药 10 g　肉桂 10 g　半夏 15 g　干姜 10 g　麦冬 10 g　吴茱萸 10 g

【用法】每日 1 剂。水煎分 3 次服。

【功效】温中散寒，健脾祛湿。

【主治】脾胃虚寒，运化失司，痰饮内停，气机阻滞所致胃脘胀满、心腹绞痛、不欲饮食；痰饮迫肺可见咳喘、短气。

【方解】方中吴茱萸、干姜温中散寒止痛；半夏燥湿化痰，消痞散结；茯苓、白术补气健脾，利水湿；肉桂温阳散寒，降气平喘；当归补血活血；麦冬益胃生津；芍药（应为白芍）养血柔肝，缓急止痛；前胡降气祛痰，止咳喘；大枣补气和中。诸药合用，则脾气健，阴寒散，痰饮除，气机升降如常，诸症可除。

深师七气汤

【出处】《外台秘要》引。

【组成】 桔梗 10 g　人参 15 g　芍药 15 g　吴茱萸 10 g　黄芩 10 g　干地黄 15 g　枳实 10 g　干姜 15 g　炙甘草 10 g　橘皮 15 g　半夏 15 g　桂枝 9 g

【用法】 日 1 剂，水煎分 3 次温服。

【功效】 温阳健脾，行气化湿。

【主治】 忧劳寒热愁思，及饮食隔寒，虚劳内伤，五脏绝伤，奔气不能达下，心中悸动不安。忧愁思虑太过或饮食所伤，脾胃受损，脾失健运，气血化生不足，则纳少，倦怠乏力，胃脘胀满，少气懒言；气虚及阳，脾阳亏虚，则腹痛肠鸣，便溏，四肢不温；阳虚气化不利，水饮内停，上凌于心，则心中悸动不安。

【方解】 方中吴茱萸、干姜温中散寒止痛；人参、甘草补气健脾；半夏燥湿化痰，和胃降逆；橘皮、枳实理气燥湿，化痰除痞；桂枝通阳化气，平冲降逆；桔梗开宣肺气；芍药、干地黄养血滋阴；黄芩清热燥湿，兼制温热药物化燥伤阴，起反佐作用。诸药相合，则中阳复，脾气健，水饮散，化源充，五脏得养，气血调畅，诸症可愈。

深师甘草汤

【出处】《外台秘要》引。

【组成】 炙甘草 10 g　防风 10 g　吴茱萸 15 g　干地黄 6 g　芍药 10 g　当归 10 g　细辛 3 g　干姜 10 g

【用法】 日 1 剂，水煎，分 2 次温服。

【功效】 温中散寒，泻肝止痛。

【主治】 心腹绞痛，贼风入腹，胀满拘急，不得气息，经转筋。此乃脾胃阳虚，复感寒邪，寒主收引，气机郁滞，血行不畅，不通则痛所致。

【方解】 方中吴茱萸、细辛、干姜温中散寒以止痛；干地黄、白芍、当归滋阴养血活血，并防温热药伤其胃津。肝主疏泄，协助胃之气机调畅，故以防风散肝舒脾，配合吴茱萸疏肝下气，白芍柔肝缓急止痛。甘草和中，调和诸药。诸药相合，使寒邪去，阳气复，胃之气机调畅，则胃脘痛止。

【运用】 现代可用本方加减治疗急慢性胃炎，胃、十二指肠溃疡偏寒者。

治腊月胃痛方

【出处】《少林寺秘方集锦》。

【组成】高良姜4.5 g 丁香1.5 g 附子3 g 白豆蔻2.4 g 干姜1.5 g 甘草2.4 g

【用法】共研细末，每服0.9～1.5 g，每日2～3次。

【功效】温中散寒止痛。

【主治】脾阳不足，感受寒邪，寒邪阻滞所致胃脘疼痛。

【方解】方中高良姜温散脾胃寒邪而止痛；附子、干姜祛脾胃寒邪，助脾胃阳气；丁香温中散寒降逆；白豆蔻温中行气化湿；甘草调和诸药。此方药性热，凡胃热邪盛者禁用。

【佛缘】此方是元代月空大和尚，在边关寻来给众僧兵治病的效方。

竹叶菜粥

【出处】《峨嵋神效验方》。

【组成】竹叶菜60 g 生姜10 g 大葱10 g 粳米100 g 食盐少许

【用法】将竹叶菜、生姜均洗净，竹叶菜切成长2 cm的节，生姜切片，放入砂锅内，加水适量，置武火上烧沸，继用文火熬煮30分钟，去渣，留汁待用。将大葱洗净，切成长1 cm的节段，待用。将粳米淘洗干净，放入砂锅内，加入所熬药汁，置武火上烧沸，继用文火煮熟。放入大葱、食盐，搅匀，再煮3～5沸，即成。分3次温服。

【功效】温中散寒，祛湿，益精明目。

【主治】脾胃虚寒所致心腹冷痛、大便稀溏无臭、食欲不振、胸胁气痛；肾虚所致腰痛、眼目昏花不耐久视、流泪。

【运用】现代可用于治疗着凉所致胃肠功能紊乱及眼结膜炎等。

岩椒汤

【出处】《峨嵋神效验方》。

【组成】岩椒15 g 附子15 g

【用法】水煎，日1剂，分3次温服。

【功效】温中散寒，止痛。

【主治】阴寒凝滞，脾阳不振所致脘腹冷痛、大便溏泄。

【方解】二药具有温中散寒止痛、暖脾止泻之功效。

【运用】临床上可与益气温脾之人参、白术、干姜等同用，以增强疗效。

深师干姜丸

【出处】《外台秘要》引。

【组成】干姜 30 g　附子 15 g

【用法】共为细末，以苦酒为丸如梧子大。以酒送服 3 丸，日 3 服。亦可温开水送服。

【功效】温中祛寒。

【主治】阴寒内盛，脾阳不振所致脘腹冷痛、呕吐泄泻等症。

【方解】方中干姜能祛脾胃寒邪，助脾胃阳气；配附子以补火助阳，散寒止痛。附子用炮者，乃减其毒性，留其温补之力。以苦酒作丸及以酒送服，亦取其温热走窜之性，以散寒邪。二药配合，中焦之寒得辛热而去，清阳升而浊阴降，运化健而中焦治，则吐利腹痛止。

【运用】现代可用治疗胃及十二指肠溃疡、慢性胃肠炎等证属脾胃虚寒者。

深师黄芪汤 （一）

【出处】《外台秘要》引。

【组成】黄芪 15 g　当归 10 g　乌头（炮）9 g　桂枝 10 g　生姜 10 g　蜀椒 9 g　人参 10 g　芍药 15 g　大枣 6 枚　茯苓 12 g　远志 10 g　半夏 12 g

【用法】日 1 剂，水煎，分 3 次服。

【功效】益气健脾，温阳散寒。

【主治】治虚劳少气，胃心痰冷，时惊惕心中悸动，手足逆冷，体常自汗；补诸不足，五脏六腑虚损；治肠鸣风湿，荣卫不调而病，又治风里急。脾胃阳虚，阴寒内盛，脾失健运，则脘腹冷痛，气短倦怠，食少腹泻；阳气不能外达，则手足逆冷；阳虚饮停心下，则心中悸动；阳虚卫表不固，则体常自汗；肌表不固，则易感风邪。

【方解】方中人参、黄芪、大枣益气补脾；乌头、蜀椒温阳散寒止痛；半夏燥湿化痰和中；茯苓健脾渗湿，合远志尚能宁心安神；当归养血活血；桂枝、生姜发散表邪，通阳调卫气；芍药养血敛阴，和营气；黄芪尚可实卫固表而止汗。诸药配合，使阳气复，寒饮除，脾气健，化源充，营卫调和，则诸症可除。

深师吴茱萸丸 （二）

【出处】《外台秘要》引。

【组成】吴茱萸10 g　炮附子10 g　厚朴15 g　半夏15 g　肉桂10 g　人参10 g　枳实15 g　干姜10 g

【用法】共研细末，蜜和为丸。每剂6 g，日服3次。

【功效】温中补虚，通阳开结，散寒止痛。

【主治】久寒癖，胃满短气，腹硬，呕吐，手足逆冷，时来时去，痛不欲食，食即为患，心冷，引腹背强急。此乃脾肾阳虚，寒饮上逆所致。脾肾阳虚，寒自内生，水饮内停，气机升降失职，故脘腹冷痛，心下痞硬，呕吐腹泻，不欲饮食；阳虚不能外达于四肢，故手足逆冷；阳虚，阴寒内生，寒主收引，故引腹背强急；寒饮上逆，胸阳被遏，气机不利，故胸背引痛，短气。

【方解】此方证治当以温补脾肾之阳以散阴寒为主，佐以行气降逆止痛。方中以附子、肉桂、干姜大辛大热之品，补肾火，助脾阳，散内盛之阴寒；吴茱萸温中散寒，疏肝下气而止痛；人参大补元气而补中虚；半夏燥湿和中，降逆止呕；枳实消痞除满；厚朴燥湿，宽胸下气。诸药相合，则阳气复，阴寒散，中焦得补，运化得助，逆气可平，升降如常，诸症可除。

深师治痢方 （一）

【出处】《外台秘要》引。

【组成】吴茱萸30 g　人参30 g　川芎15 g　桔梗15 g　炙甘草15 g　枳实30 g　干姜60 g　炮附子30 g

【用法】共为细末，蜜和为丸。每剂9 g，空腹温开水送下，每日2次。亦可水煎服，用量按原方比例酌减。

【功效】温补脾肾，理气活血。

【主治】治疗冷气久痢，脐下痛，下痢白脓，食不消，舌质淡有齿痕，苔白滑，脉沉无力等。此乃脾肾虚寒，运化无力，气血不和，不能固摄所致。

【方解】方中以附子、干姜、吴茱萸大辛大热之品温肾暖脾，助阳散寒；人参、炙甘草益气补脾；枳实行气消积，导滞除胀；川芎活血行气；桔梗开宣肺气；炙甘草调和诸药。如此配合，则脾肾得以温补，里寒得除，气血调和，肠得以固，运化复健，腹痛下痢自止。

少林泄泻要方

【出处】《少林寺秘方集锦》。

【组成】黑附子3g 木香9g 炒白术9g 干姜3g 制香附9g 伏龙肝9g 煨草果6g 炙甘草6g

【用法】共研细末，每剂4.5g。日2次。

【功效】温中祛寒，行气燥湿。

【主治】脾胃阳虚，寒湿中阻所致腹痛、泄泻、呕吐、不欲饮食等。

【方解】方用黑附子、干姜温中焦脾胃而祛里寒；白术健脾燥湿；伏龙肝温脾涩肠止泻；煨草果温中燥湿；木香、香附行气疏肝，止痛；炙甘草益气和中。诸药配合，则脾胃得以温补，寒湿得除，中焦得运，升降如常，诸症可愈。

理中汤（一）

【出处】《萧山竹林寺妇科秘方考》。

【组成】人参 白术（蜜炙）各2.4g 五味子 甘草各0.9g 干姜1.5g

【用法】水煎，空腹服。

【功效】温中祛寒，补气健脾。

【主治】经来之时，五更泄泻；中虚有寒，不能运化，升降失常，清浊相干所致的脾胃虚寒证，如凡脾胃虚寒所致之吐、利、冷、痛，或脾虚失血、小儿慢惊，或胸痹等。

【方解】本方证治宜温中祛寒，补益脾胃。《素问·至真要大论》说："寒淫所胜，平以辛热。"本方系《伤寒论》方理中丸加五味子而成。方用干姜为君，大辛大热，归经脾胃，温中祛寒，扶阳抑阴。本方证属虚证，虚则补之，故以人参为臣，甘温入脾，补中益气，培补后天之本，使气旺而阳复。脾为湿土，中虚不运，必生寒湿，故又以甘苦温燥之白术燥湿健脾，健运中州，投脾之所喜。五味子敛气补肾止泄，为佐药。

甘草蜜炙，性温具补，补脾益气，调和诸药，为使。纵观全方，温、补并行而以温为主，药少力专，可使寒气去，阳气复，中气得补，健运有权，则中焦虚寒诸症自可除矣。正如程应旄所说："理中者，实以燮理之功，予中焦之阳也。"

理中汤（二）

【出处】《评注竹林女科》。

【组成】党参 15 g　白术 3 g　炮姜 3 g　炙甘草 3 g

【用法】水煎服。

【功效】温肾运脾。

【主治】严冬妊娠泄泻。

理中汤（三）

【出处】《竹林女科证治》。

【组成】人参 3 g　白术（蜜）3 g　炮姜 3 g　炙甘草 3 g

【用法】水煎，饭前服。

【功效】温中祛寒，补气健脾。

【主治】妊娠寒证腹痛、脉迟者。

安胎和气饮

【出处】《竹林女科证治》。

【组成】诃子（煨）6 g　白术（蜜）6 g　陈皮 3 g　高良姜（炒）3 g　木香 3 g 白芍 3 g　炙甘草 3 g　陈米 3 g

【用法】加姜 5 片，水煎服。

【功效】温中健脾，和气安胎。

【主治】妊娠不守禁忌，过食生冷瓜果及当风受凉所致胎冷不安；表现为胸腹胀痛、肠中虚鸣、四肢拘急、泄泻欲绝，或呕恶发热畏冷，或脉多沉细之胎寒证。

【运用】若下寒带浊加补骨脂 6 g。

竹叶椒汤

【出处】《峨嵋神效验方》。

【组成】竹叶椒9g　肉桂3g　丁香3g　白芍6g

【用法】水煎服，日1剂，分次喂服。

【功效】温脾逐寒。

【主治】小儿脾胃虚寒，食少神疲，肌疲便溏，时时抽搐。

【方解】方中竹叶椒温中止痛，善治脾胃虚寒所致脘腹冷痛、呕吐泄泻；肉桂温肾暖脾，善治脘腹冷痛、食少便溏；丁香温中降逆，善治胃寒呕吐、呃逆；白芍养血敛阴，柔肝止痛，既可缓解痉挛，治脘腹痉痛，又可制竹叶椒、肉桂、丁香诸药之刚燥。诸药合用而有温暖脾胃、驱逐阴寒的作用。

第二节　回阳救逆剂

深师乌头丸

【出处】《外台秘要》引。

【组成】炮乌头10g　干姜30g　皂荚6g　石菖蒲10g　肉桂15g　柴胡15g　炮附子15g　人参30g　厚朴30g　黄连10g　茯苓30g　蜀椒10g　吴茱萸15g　桔梗10g

【用法】共为细末，蜜和为丸。每剂6g，每日3次，温开水送服。

【功效】温阳散寒，豁痰开窍。

【主治】深师疗心腹积聚胀满，少食多厌，绕脐痛，按之排手，寒中有水上气。脾肾阳虚，阴寒内盛至极，气机闭阻，阳气不达，寒饮上逆所致之心腹胀满冷痛、绕脐痛、痛不可触、呕不能食、手足厥冷，或腹中辘辘有声、苔白滑、脉弦紧，及女人产后余症、大人风癫、少小风惊痫百病者；阳虚阴盛，痰浊内停，随气上逆，闭阻清窍所致表现为卒然昏仆、口噤不开、痰涎壅盛、两目上视、两手握固之癫痫证。对阴虚内寒，肠虫停积引起的腹痛，也有一定效果，可配合驱虫药物一同使用。

深师附子汤

【出处】《外台秘要》引。

【组成】桂枝10g　生姜10g　麻黄10g　炙甘草6g　细辛3g　附子10g　大枣6枚

【用法】日1剂，水煎分3次服。

【功效】温阳散寒，发汗利水。

【主治】疗气分心下坚如盘，边如旋杯之水气病。阳虚阴凝，水饮不消，聚于心下，故心下痞结而坚，如盘如杯。水溢四肢，气化不利，故肢体浮肿，小便不利，脉沉。

【方解】方中桂枝温经通阳以化气行水，合生姜、甘草、大枣以调和营卫，振奋卫阳；麻黄发汗，宣肺利水；细辛、附子温阳散寒。诸药相合，可通彻表里，使阳气复，气机通达，阴寒得散，则水饮自消，诸症可除。方后云："当汗出，如虫行皮中，即愈。"其所说的是服药后，阳气得助，周行于身，推动阴凝之邪解散的现象。

【运用】现代可用本方加减治疗慢性肾炎、心脏病等所致之水肿。

回阳救产汤

【出处】《竹林女科证治》。

【组成】人参30g　当归（酒洗）30g　肉桂3g　干姜（炒）3g　炙甘草3g　白术（蜜炙黄）3g

【用法】水煎，温服。

【功效】温中回阳，益气散寒。

【主治】寒入肾宫，上侵心，下侵腹，其证必恶心、腹痛、手足厥冷。

【运用】亦可用全生救难汤，方用：人参、白术（蜜炙）各30g，炮附子3g，炙甘草1.5g，水煎服。若效欠佳，加肉桂、干姜（炮）各3g。凡感少阴风邪者，服之俱效。

梅师霍乱方 （一）

【出处】《经史证类备急本草》引。

【组成】葱白20根　大枣20枚

【用法】水煎服，日3次。

【功效】温中和胃，降逆止烦。

【主治】治霍乱后烦躁不安，不得眠。

第三节　温经散寒剂

深师秦艽汤

【出处】《外台秘要》引。

【组成】桂枝 10 g　防风 10 g　黄芩 10 g　干姜 10 g　吴茱萸 10 g　秦艽 10 g　炙甘草 10 g

【用法】日 1 剂，水煎分 2 次服。

【功效】温中散寒，祛风胜湿。

【主治】深师疗贼风入腹，抢心拘急，四肢不随，腹满欲死者。治脾胃阳虚，寒自内生，复感风寒湿邪，内外相合，气机阻滞致脘腹疼痛，喜温恶寒，腹胀，周身及关节拘急或手足不遂，脉弦紧，苔白。

【方解】方中干姜、吴茱萸温中助阳，散寒止痛；桂枝祛风寒，温经通络；防风、秦艽祛风除湿，舒筋通络；黄芩苦寒燥湿，并佐干姜、吴茱萸之温热之性；甘草和中，调和诸药。7 味相合，则内寒除，外寒散，风湿得去，气机通畅，筋络舒，诸症可除。

深师竹沥汤

【出处】《外台秘要》引。

【组成】秦艽 10 g　炙甘草 9 g　防风 9 g　当归 10 g　乌头（炮）3 g　干姜 10 g　细辛 3 g　人参 10 g　黄芩 10 g　桂枝 9 g　木防己 10 g　茯苓 15 g　白术 15 g　竹沥 60 g

【用法】日 1 剂，水煎分 3 次服。

【功效】温阳散寒，健脾益气，祛风除湿。

【主治】深师疗虚挟大风及贼风入腹，腹中拘痛，烦乱恍惚，妄语迷惑不知人，口噤不开，手足缓纵，卧惊见屋中光，口干恶风，时时失神，梦寐沉重，及妇人产后余病，体虚受风，躁愦欲死。诸症均为中焦脾胃阳虚，感受风寒湿邪，经脉痹阻，渐入脏腑，影响脏腑功能，并郁久化热伤阴所致。

【方解】本方证治当补虚扶正，温经散寒，祛风除湿，兼清郁热。方中乌头、干姜、细辛温阳散寒止痛；人参大补元气，扶正以祛邪；茯苓、白术健脾利湿；防己、秦艽祛风湿，舒筋络；桂枝、防风祛风散寒，桂枝尚能温经通络而止痛；当归养血活血；黄芩清郁热；大剂量竹沥清热化痰开窍；甘草调和诸药。诸药配合，共奏温阳散寒、祛风胜湿、养阴清热、化痰开窍之功，诸症可除。

【运用】随症加减：胃满逆，加前胡 10 g、半夏 10 g；腹中痛，加芍药 10 g、川椒 6 g；汗出不止、烦渴，加知母 10 g；口干，加麦冬 10 g。

深师四逆汤

【出处】《外台秘要》引。

【组成】山茱萸 15 g　细辛 3 g　干姜 15 g　炙甘草 10 g　麦冬 15 g

【用法】日 1 剂，水煎，分 3 次服。

【功效】温阳散寒，补益肝肾。

【主治】治疗卒中风不能言，厥逆失脉，手足拘急者。阳虚外感寒邪，筋脉拘急，阳气不达，络窍不利，故可见四肢厥逆，手足拘急，言语不利，脉沉弱。

【方解】方中细辛、干姜温阳散寒，通经经；山茱萸补益肝肾；麦冬滋阴润肺；甘草调和诸药。诸药合用，则经脉关窍通利，诸症可除。

【运用】临床可加用附子、桂枝、川芎、全蝎、石菖蒲、郁金等舒经通络、活血利窍之品。

治腰寒痛妙方

【出处】《少林寺秘方集锦》。

【组成】附子 9 g　肉桂 0.9 g　独活 9 g　当归 15 g　千年健 9 g　追地风 9 g

【用法】日 1 剂，水煎服，以黄酒 30 g 送服，每日 2 次。

【功效】散寒祛湿，温经活血。

【主治】风寒湿邪，侵袭腰部，阻塞经络，气血不畅所致的腰部冷痛重着，转侧不利等。

【方解】方中用附子、肉桂散寒祛湿，温经止痛利关节，温补肾阳；独活、千年健、追地风祛风湿，止痹痛；当归活血通络。以黄酒送服加强活血散寒之效。如此，寒湿得除，经络气血通畅，则腰痛自止。

小茴温肾方

【出处】《峨嵋神效验方》。

【组成】小茴香适量　猪腰子1个

【用法】将小茴香炒研为末，纳入猪腰子内煨熟。细嚼慢咽，日食猪腰1个，连服7天为1疗程。

【功效】温经散寒止痛。

【主治】肾虚感寒，腰痛不能转侧。

【运用】可配合针灸、按摩，内外兼治。

深师蜀椒汤

【出处】《外台秘要》引。

【组成】蜀椒10 g　川芎10 g　白及10 g　防风10 g　生姜10 g

【用法】水煎外洗，日数次。

【功效】温阳散寒，活血消肿。

【主治】冬日冒涉冻凌，面目手足瘃坏。即冻疮。其症见局部皮肤青紫、水肿、麻木冷感，自觉灼痛、瘙痒。多因触犯严寒之气，伤及皮肉，致气血凝结，肌肉硬肿而成。

【运用】必要时可配合内治法，用桂枝加当归汤加黄酒调服，以增疗效。

桂枝桃仁汤

【出处】《竹林女科证治》。

【组成】桂枝4.5 g　槟榔4.5 g　枳壳（炒）4.5 g　白芍4.5 g　生地4.5 g　炙甘草1.5 g　桃仁（捣如泥）30粒

【用法】姜3片、枣2枚为引，水煎药，空腹服。

【功效】温经散寒，活血祛瘀。

【主治】肠覃，亦行经时寒入阴户，客于大肠，以致血凝。经虽行而血少，其腹渐大，亦如有孕，俗名胎漏。其妇若体壮，半年自除。若妇体虚弱者，必成胀满，宜服桂枝桃仁汤。

加味四物汤 （一）

【**出处**】《竹林寺女科全书》。

【**组成**】熟地6g　川芎　当归　乌药　延胡索各3g　白芍　小茴香各2.4g　生姜3片　黑枣3枚

【**用法**】水煎，空腹服。

【**功效**】暖经和血。

【**主治**】经来如黄泥水。此乃大虚之证，用药忌凉，宜服加味四物汤以暖其经，以和其血，次月血胜而愈。

第六章 补益剂

凡用补益药为主组成，具有补养人体气、血、阴、阳等作用，主治各种虚证的方剂，统称补益剂。补益，属于八法中的补法。

虚证，系指因人体的气、血、阴、阳等不足而产生的病证。虚证的成因甚多，但归纳言之，有先天不足与后天失调（包括饮食不节、劳倦过度、情志不畅、病后失调等）两个方面。无论是先天不足引起的虚证还是后天失调引起的虚证都不能离开五脏，而五脏的虚损又不外乎气、血、阴、阳。因此，以气、血、阴、阳为纲，结合五脏为目，是对虚证辨证论治的关键。虚证有气虚、血虚、气血两虚、阴虚、阳虚、阴阳两虚等区分。所以，补益剂相应的分为补气剂、补血剂、气血双补剂、补阴剂、补阳剂、阴阳并补剂六类。

第一节 补气剂

独参汤

【出处】《救伤秘旨》。

【组成】人参 30 g

【用法】加枣 10 枚，或莲肉、龙眼肉各 9 g，同以水煎服。

【功效】补气，摄血，固脱。

【主治】严重损伤或失血后气血衰虚，虚烦作渴，气随血脱之危症。

深师补肺汤 （一）

【出处】《外台秘要》。

【组成】黄芪 30 g　肉桂 10 g　干地黄 15 g　茯苓 30 g　厚朴 15 g　干姜 15 g　紫菀 10 g　橘皮 10 g　当归 15 g　五味子 15 g　远志 10 g　麦冬 30 g　炙甘草 10 g　桑白皮 15 g　人参 15 g　大枣 6 枚

【用法】日 1 剂，水煎分 3 次服。

【功效】补气益肺，祛痰止咳。

【主治】咳逆上气，吐脓或吐血，胃满痛，不能食。肺胃虚寒，咳喘日久，肺气不足，津伤肺燥，肺络受损，痰浊壅滞，肺气不利，故咳逆上气，咳吐脓血；中焦虚寒，故胃脘痞满疼痛，食少纳呆，便溏。

少林补肺汤

【出处】《少林寺秘方集锦》。

【组成】百合 30 g　白果 30 g　白术 12 g　嵩山参 15 g　防风 6 g　猪肺无病者（切碎）1 具　荆芥 6 g　川贝 6 g　杏仁 9 g　五味子 6 g　甘草 6 g

【用法】将上药置铜锅内煎熬约 2 小时（可以酌情加水），浓缩药汁约 300 ml，离火，滤出药汁，加红糖 30 g 化服。日 1 剂，分 2 次温服。连服 3 剂，良效。

【功效】补肺平喘，化痰止咳，固表祛风。

【主治】久咳气喘，肺气不足，表虚自汗，易感风邪者。

【方解】方中百合滋阴润肺止咳；白术、嵩山参补益脾肺之气；川贝、杏仁清肺化痰，止咳平喘；猪肺以肺补肺；荆芥、防风祛风解表；白果、五味子敛肺平喘；甘草调和诸药。诸药合用，使肺气得补，卫气得固，外邪得除，肺得清肃，咳喘可平。

深师海藻丸（二）

【出处】《外台秘要》。

【组成】海藻 15 g　麦冬 30 g　昆布 10 g　干姜 10 g　细辛 3 g　蛤蚧 10 g　肉桂 10 g　蜀椒 9 g

【用法】上药研末，蜜和为丸。每服 6 g，每日 2 次。

【功效】温肺化饮，纳气平喘。

【主治】寒饮伏肺之久咳，肺、脾、肾俱虚。症见咳喘水肿、肢冷便溏等。

【方解】方中干姜、细辛温肺散寒，化痰饮；海藻、昆布消痰软坚，利水消肿；蜀椒配干姜温中暖脾止泻；麦冬养阴润肺，防温燥伤阴；肉桂温肾纳气平喘；蛤蚧补肺气，助肾阳，定喘嗽。诸药合用，祛邪而不伤正，标本兼顾，寒饮去，阳气复，诸症自平。

三宝补肺汤

【出处】《少林寺秘方集锦》。

【组成】野蜂卵籽 30 只　蝗虫（去头、翅、足）15 只　蛋黄油（取鸡蛋黄熬制而成油）15 ml　饴糖 30 g

【用法】先将野蜂卵籽和蝗虫置砂锅内，加水 500 ml，煎熬至 300 ml 时去渣，用文火继熬至 200 ml。待离火降温后，加入蛋黄油和饴糖搅匀。每日 1 剂，分 2 次服。连服 3 个月。

【功效】补肺，健体。

【主治】肺痨、肺痿等慢性肺部疾病。

【佛缘】此为少林寺素喜法师秘方之一。

深师黄芪汤 （二）

【出处】《外台秘要》引。

【组成】黄芪 30 g　茯苓 15 g　肉桂 10 g　芍药 10 g　炙甘草 9 g　半夏 10 g　生姜 10 g　当归 10 g　大枣 6 枚　人参 10 g　桑螵蛸 15 g

【用法】日 1 剂，水煎，分 2 次温服。

【功效】补益脾肾。

【主治】虚乏，四肢沉重，或口干，呼吸少气，小便频数，诸不足。脾气不足，运化无力，水谷不化精微，肌肉失养，故四肢乏力；脾虚累及宗气不足，故气短；津不上承，故口干；气化不及，膀胱开合失司，故小便频。另可见食少便溏，舌质淡，苔薄，脉弱。

深师黄芪汤 （三）

【出处】《外台秘要》引。

【组成】黄芪 30 g　半夏 10 g　大枣 6 枚　生姜 10 g　肉桂 10 g　芍药 30 g　人参

10 g　炙甘草 10 g

【用法】日 1 剂，水煎分 3 次服。

【功效】温中补虚、和里缓急。

【主治】深师疗大虚不足，少腹里急，劳寒拘引，脐气上冲胃，短气，不能食，吸吸气乏闷乱者。腹痛里急，喜温喜按，食少短气，甚则心中悸动，此乃劳伤内损，中气虚寒，脾失健运，心失所养所致。

【方解】方中黄芪、人参、大枣补气健脾；生姜、半夏温中燥湿和胃；芍药养血柔肝，缓急止痛；肉桂温脾肾之阳以散阴寒；甘草和中，调和诸药。诸药配合，使阳气复，中气健，化源充，则五脏有所养，里急腹痛、食少心悸可除。

【运用】若手足冷，加附子 6 g。现代可用于胃及十二指肠溃疡、慢性肝炎、慢性腹膜炎而有上述症状者。

少林治暴泻腹痛方

【出处】《少林寺秘方集锦》。

【组成】椿根白皮 30 g　煅龙骨 24 g　山药 24 g　煨莲子 24 g　木香 18 g　陈皮 18 g　茯苓 18 g　白术 18 g　甘草 9 g

【用法】共研细末，每剂 4.5 g。日 2 次。

【功效】益气健脾，渗湿止泻，行气止痛。

【主治】脾胃虚弱，湿自内生，或饮食不洁，中焦气机不畅，升降失常所致腹痛、腹泻、不欲饮食等。

【方解】方中山药补脾气，益脾阴，止泻；白术补气健脾燥湿；茯苓健脾渗湿；煨莲子补脾止泻；椿根白皮清热燥湿，涩肠止泻；煅龙骨收敛固涩；木香行气止痛；陈皮理气燥湿调中；甘草调和诸药。如此，则脾胃得健，湿邪自去，升降如常，痛泻自愈。

梅师霍乱方（二）

【出处】《经史证类备急本草》引。

【组成】糯米适量

【用法】以糯米水清研之，冷热水混取，米泔汁任意饮之。

【功效】健脾和胃，益气止泄。

【主治】霍乱心悸，五心烦热，烦渴。

【方解】糯米味甘，脾之谷，益气止泄，脾病宜食之。

黄花粥

【出处】《峨嵋神效验方》。

【组成】黄花 30 g　薏苡仁 30 g　粳米 50~100 g　白糖少许

【用法】将黄花、薏苡仁、粳米均淘洗净，加水适量，同煮稀粥。待粥将成时，加入白糖适量，再煮 2~3 沸即可。分次服用。

【功效】健脾除湿，补虚。

【主治】脾胃气虚所致食少、乏力、大便溏薄；脾虚水湿停滞所致腹胀、身肿，以及精神萎靡、短气、懒言。

【运用】现代用于治疗营养不良、维生素缺乏、低血压、肾盂肾炎、慢性肾小球肾炎等。

深师五味麦门冬汤

【出处】《外台秘要》引。

【组成】麦冬 30 g　五味子 30 g　人参 30 g　炙甘草 30 g　石膏 30 g

【用法】每日 1 剂，水煎服。

【功效】益气养阴，除烦止渴。

【主治】伤寒下后，邪热入里，热伤气阴之证。症见身热口渴，汗多，气短，乏力，虚烦少寐，脉虚。

【方解】方中麦冬补益肺胃之阴津；五味子生津敛汗，宁心安神；人参能益气生津。3 味合用，即生脉散，可以益气养阴，止渴，止汗。石膏能除气分之热，除烦止渴。炙甘草补脾益气，兼能调和诸药。诸药合用，则热除气复津生，诸症可愈。

【运用】现代可用于治疗多种急性感染性疾病恢复期之低热。阳虚发热者，禁用本方。

深师韭子丸

【出处】《外台秘要》引。

【组成】韭菜子15 g　大枣5枚　黄芪30 g　人参15 g　炙甘草10 g　干姜15 g　当归15 g　半夏15 g　龙骨30 g　芍药30 g

【用法】共研细末，蜜和为丸，每剂6 g，日3次。亦可水煎服，用量按原方比例酌减。

【功效】调补心肾，益气摄精。

【主治】中气不足，心脾气虚之人，因劳倦太过，气伤更甚，或思虑过度，郁伤脾气，气不摄精之遗精；遗精频作，累及肾，脾肾两亏，精关不固之遗精。临床症见面色萎黄，神疲乏力，心悸失眠，食少便溏，腰膝酸软，劳则遗精，舌淡、苔薄，脉沉弱。

【方解】方中人参、黄芪、大枣补益心脾之气；韭菜子补肝肾而固精；干姜助脾胃阳气；半夏燥湿化痰；当归、芍药（应为白芍）养血活血柔肝；龙骨既能镇静宁心安神，又能收敛固涩而止遗；甘草调和诸药。诸药配合，则脾气健旺，气能摄精；肾气充沛而精关得固；心宁肝和，精室不被所扰，遗精诸症可愈。

六君子汤（一）

【出处】《萧山竹林寺妇科秘方考》。

【组成】人参　白术　茯苓　半夏　陈皮　炙甘草各等份

【用法】姜、枣为引，水煎，空腹服。

【功效】健脾补气，和中化痰。

【主治】形肥饮食过多，而过期经行者。此为湿痰壅滞，躯脂逼迫所致。

【运用】宜服六君子汤合芎归汤。芎归汤方用当归身、川芎、香附、枳壳（炒）各3 g，滑石6 g，姜、枣为引，水煎服。

【备注】本方原出明代虞抟《医学正传》。

六君子汤（二）

【出处】《竹林女科证治》。

【组成】人参6～15 g　白术6～15 g　茯苓6～15 g　甘草6～15 g　陈皮6～15 g　半夏（制、炒黄）6～15 g

【用法】以姜3片，枣5枚为引，水煎服。

【功效】补气健脾，化痰和中。

【主治】妊娠5~6个月，胎萎不生长，此多由于妊母素体虚弱。

【方解】六君子汤可使饮食增多，水谷运化，气血日生，而胎自长。

【运用】若素体有风冷，宜用长胎白术丸。长胎白术丸方用白术、川芎、阿胶炒珠、干地黄各18 g，煅牡蛎6 g，川椒（去目）3 g，以蜜调上各药末为丸，米汤冲服9~15 g。

【备注】本方原出明代虞抟《医学正传》。

苍附六君汤

【出处】《萧山竹林寺妇科秘方考》。

【组成】人参9~15 g　白术9~15 g　茯苓9~15 g　炙甘草9~15 g　陈皮9~15 g　半夏9~15 g　苍术（米泔浸）9~15 g　香附（童便制）9~15 g　条芩（酒炒）9~15 g　川芎9~15 g　当归9~15 g　枳壳9~15 g

【用法】水煎，饭前服。

【功效】健脾补气，理气化痰。

【主治】形虚多痰，气虚至数月而经始行者。

【运用】服苍附六君汤，兼服苍附导痰丸。苍附导痰丸方用苍术、香附、枳壳各60 g，陈皮、茯苓各45 g，胆星、甘草各30 g，共研为末，以姜汁和神曲调药末为丸，以淡姜汤冲服9~15 g。

加减补中益气汤

【出处】《竹林女科证治》。

【组成】人参（去芦）9 g　蜜黄芪3 g　蜜白术3 g　白芍（酒炒）3 g　当归身（酒洗）3 g　川芎（酒洗）3 g　陈皮3 g　柴胡2.1 g　炙甘草　神曲（炒）各1.5 g　麦芽（炒）1.5 g

【用法】姜、枣为引，水煎，空腹服。

【功效】补中益气，健脾调经。

【主治】脾胃受损，饮食减少，气耗血枯，而经不行。

【运用】治此方证，宜补脾胃，养气血，气血充盈，则经自调矣；忌用通经之药，恐损中气，阴血亦干，误成痨瘵。先服加减补中益气汤，再服调经乌鸡丸。调经乌鸡丸方用白毛乌骨未炖雄鸡1只（500 g），生地、熟地、天冬、麦冬各60 g，人参（去芦）15 g，肉苁蓉（酒浸焙）、补骨脂（炒）、砂仁（去壳）、当归身（酒炒）、白术（蜜）、川芎（酒洗）、丹参、茯苓（去皮）、甘草（蜜炙）、杜仲（盐炒）各3 g，香附（末四制者）120 g，共研细末，入鸡骨、肉末和匀，酒面糊制为丸，空腹，以米汤送服9～15 g。

柴术六君汤

【出处】《竹林女科证治》。

【组成】人参6 g　白术（蜜）6 g　茯苓6 g　炙甘草3 g　陈皮4.5 g　制半夏4.5 g　苍术4.5 g　柴胡3 g　升麻（炒）1.5 g　生姜3片

【用法】水煎，空腹服。

【功效】健脾益气，升阳除湿。

【主治】肥人气虚生痰，多下白带。

【运用】服柴术六君汤的同时，兼服苍附导痰丸。苍附导痰丸方用苍术（米泔浸）、香附（四制）、枳壳（麸炒）各6 g，陈皮、茯苓各45 g，胆星、甘草各30 g，共为细末，姜汁和神曲调药末为丸，以柴术六君汤送服9～15 g。

顺气手拈散

【出处】《竹林寺女科全书》。

【组成】乌梅1个　红枣2枚　杏仁（去皮、尖）7粒

【用法】同捣成膏状，半饥时调陈酒服。

【功效】补中益气。

【主治】妊娠心痛难忍，乃胎气不顺也。

四君归芍汤

【出处】《竹林女科证治》。

【组成】人参　白术（蜜）　茯苓　炙甘草　当归　白芍（炒）各3 g　姜3片　枣2枚

【用法】水煎，饭前温服。

【功效】益气健脾。

【主治】妊娠虚性腹痛，脉无力。此乃血少不能养胎之故。

观音人参胡桃汤

【出处】《是斋百一选方》。

【组成】新罗人参3.3 cm许　胡桃肉（去壳，不剥皮）1个

【用法】上药2味，加水煎汤服。

【功效】补肺肾，定虚喘。

【主治】肺肾不足之虚喘。

【备注】本方又名"人参胡桃汤"（出宋代严用和《重订严氏济生方》）、"观音应梦散"（出明代戴原礼《证治要诀类方》卷三）。

金刚丸

【出处】《素问病机气宜保命集》。

【组成】萆薢　杜仲（炒，去丝）　肉苁蓉（酒浸）　菟丝子（酒浸）各等份

【用法】上药4味，为细末，酒煮猪腰子为丸。每服50～70丸，空腹时用温酒或淡盐汤送服。

【功效】填精补肾，强筋壮骨。

【主治】肝肾不足引起的筋骨痿软、四肢无力、步履艰难。

【佛缘】"金刚"为佛教密宗术语，汉译梵文是"缚日罗""伐折罗"，本来是指矿物中最精、最坚之金刚石，佛家视之为稀世之宝，又常喻坚贞不坏。如《三藏法数》道："金刚者，金中最刚。"《大藏法数》卷四十一："梵语跋折罗，华言金刚。此宝出于金中，色如紫英，百炼不销，至坚至利，可以切玉，世所稀有，故名为宝。"

金刚所造之杵为金刚杵，为古印度兵器，后逐渐演化为密宗法器。金刚杵在藏传密宗里又为男根之表征。古印度兵器金刚杵也是丰产的象征。在佛教密宗中，金刚杵则表示伏魔、断烦恼、坚利智的法器。所谓的金刚力士就是一些手持金刚杵，在佛国从事护法的卫士。金刚密迹又叫密迹金刚、密迹力士、秘密主，是手持金刚杵给佛担任警卫的夜叉神的总头目。在佛教中金刚密迹成了护法"八部众"之一。金刚又指寺

院山门内所塑的天王像。《敦煌变文集·降魔变文》谓："三门楼下素（塑）金刚，院院教画丹青像。"清代侯方域《重修白云寺碑记》云："三年乃创大殿，建立三佛像，与夫金刚、罗汉、韦驮、伽蓝之属。"清代李渔《奈何天·误相》云："才进得古刹回廊，参了韦驮、谒了金刚。"

金刚还用以引申喻如来之智慧。唐代一行《〈大日经〉疏》卷十二曰："金刚喻如来之秘密慧也。金刚无有法能破坏之者，而能破坏万物，此智慧亦尔。"又用为《金刚般若波罗蜜经》之略称。明代徐渭《大苏所书〈金刚经〉石刻》云："《金刚》《楞伽》二经，并达磨首举以付学人者，而文忠并两书之。"

一般认为金刚力士力大无比，本方有强筋壮骨之功效，故名之曰"金刚丸"。

杜仲续药丸

【出处】《峨嵋神效验方》。

【组成】 杜仲 100 g　续断 90 g　山药 150 g

【用法】 共为细末，以半糊调制为丸，每次以开水冲服 10 g，每日 2 次。

【功效】 补益肝肾，安胎。

【主治】 胎动不安，习惯性流产。

腰痛方

【出处】《点穴秘诀》。

【组成】 黄芪（蜜炙）6 g　杜仲（盐水炒）9 g　补骨脂 4.5 g　核桃肉 6 g

【用法】 陈酒或酒水各半煎服。

【功效】 补气，壮腰，止痛。

【主治】 跌打损伤后期腰痛或腰部损伤疼痛。

腰痛又方

【出处】《点穴秘诀》。

【组成】 杜仲（盐水炒）9 g　补骨脂（炒）9 g　鸡蛋壳 9 g

【用法】 共研细末，取猪腰 2 个，不浸水，用竹刀破开，将药末装入猪腰内，用线扎紧，水煎，配酒吃。

【功效】补肾壮腰。

【主治】肾虚腰痛及跌打损伤后腰酸腰痛。

小红丸

【出处】《仙授理伤续断秘方》。

【组成】补骨脂180 g　土当归180 g　川乌180 g　白杨皮180 g　肉桂120 g　莪术60 g　丁香90 g　干姜60 g　川芎90 g　细辛120 g　附子105 g　乳香90 g　没药90 g　芍药180 g

【用法】研成细末，和醋糊丸，如绿豆大，朱砂为衣，每以温酒送服30丸。亦可用生姜自然汁煎酒或盐汤送服。或调药末外敷患处。

【功效】壮筋骨，生气血。

【主治】跌打损伤，皮破出血，手足碎断，筋肉坏烂，疼痛剧烈，百治不愈；或手足久损，筋骨扭伤，举动不及，损伤后伤风湿，肢节挛缩，遂成偏废，劳伤筋骨，肩背疼痛，四肢疲乏，动作无力。

【运用】孕妇莫服。

第二节　补血剂

四物汤

【出处】《增注萧山竹林寺妇科》。

【组成】熟地6 g　当归3 g　白芍3 g　川芎3 g

【用法】水煎服。春季加川芎3 g，夏季加白芍3 g，秋季加熟地3 g，冬季加当归3 g。

【功效】补血调血。

【主治】妊娠精神困倦，面黄体瘦，四肢酸懒，不欲饮食。此乃血少不能养胎之故。以心悸头晕，面色无华，舌淡，脉细为证治要点。

【方解】本方原出宋代《太平惠民和剂局方》，由《金匮要略》中的胶艾汤减去阿胶、艾叶、甘草而成。原治外伤瘀血作痛，《太平惠民和剂局方》用于营血亏虚，血行不畅所致妇人诸疾。肝为藏血之脏，血虚则肝失所养，无以上荣，故头晕目眩。心主血，藏神，血虚则无以养心，以致心神不宁，故心悸失眠。营血亏虚，则唇爪失于濡养，故苍白无华。妇人肝血不足，冲任虚损，加之血行不畅，故月经量少，甚者不能应时而下，或前或后，脐腹疼痛。此方证治宜补养营血为主。由于血虚则易滞，故在补血的同时结合和血，既可生新，又能防瘀。方中熟地甘温味厚，质柔润，长于滋阴养血，为君药；当归补血养肝，和血调经，为臣药；佐以白芍养血柔肝和营，川芎活血行气，调畅气血。其中熟地、白芍为阴柔之品，与辛温之当归、川芎相配，则补血而不滞血，和血而不伤血，这是本方的配伍特点。四药配合，功能养血和血，可使营血调和，因此血虚者可用之以补血，血瘀者可用之以行血。本方既能补血，又能活血调经，是补血的常用方，也是调经的基本方。

【运用】本方多用于血虚而又血行不畅的病证，但阴虚发热及血崩气脱之证非其所宜。若兼气虚者，加人参、黄芪以补气生血；以瘀血为主者，加桃仁、红花，白芍易为赤芍，以加强活血祛瘀之力；血虚有寒者，加肉桂、炮姜、吴茱萸以温通血脉；血虚有热者，加黄芩、丹皮，将熟地易为生地，以清热凉血；妊娠胎漏者，加阿胶、艾叶，以止血安胎。对妇女月经不调、胎产疾病、荨麻疹等慢性皮肤病、骨伤科疾病，以及过敏性紫癜、神经性头痛等证属营血虚滞者，均可应用。

四物汤的药物剂量，原书为各等份，《谦斋医学讲稿》认为："一般用作养血的用量，熟地、当归较重，白芍次之，川芎又次之；在不用熟地时，白芍的用量又往往重于当归。这是用四物汤平补血虚的大法。"《蒲辅周医疗经验》说："此方为一切血病通用之方。凡血瘀者，俱改白芍为赤芍；血热者，改熟地为生地。川芎量宜小，大约为当归之半，地黄为当归的二倍。"这些对本方的运用具有指导意义。

加味四物汤（二）

【出处】《萧山竹林寺妇科秘方考》。

【组成】熟地 3 g　当归 3 g　白芍 3 g　川芎 3 g　黄芩 3 g　黄连 3 g　黄柏（酒炒）3 g　甘草 1.5 g

【用法】水煎，空腹服。

【功效】养血通经，清热。

【主治】形瘦多热，致经不调，素无他症。此乃水亏血少燥涩所致。

九味四物汤

【出处】《萧山竹林寺妇科秘方考》。

【组成】熟地 3 ~ 15 g　当归 3 ~ 15 g　川芎 3 ~ 15 g　白芍 3 ~ 15 g　人参 3 ~ 15 g　柴胡 3 ~ 15 g　黄芩 3 ~ 15 g　黄连 3 ~ 15 g　甘草 3 ~ 15 g

【用法】水煎，空腹服。

【功效】养血益气，清热疏肝。

【主治】性躁多气伤肝，而动冲任之脉。

【运用】服九味四物汤的同时，兼服滋阴丸。滋阴丸方用知母、黄柏等份，以蜜调二药末为丸。开水冲服 9 ~ 12 g。

胶艾汤

【出处】《评注竹林女科》。

【组成】阿胶 3 g　白芍 3 g　熟地 3 g　艾叶 9 g　川芎 2.4 g　大枣 3 枚

【用法】水煎，空腹服。

【功效】养血活血。

【主治】经来几点而止，过 5 ~ 6 日或 10 日又来几点，1 个月之内常行 2 ~ 3 次，面色青黄。

【运用】先服用胶艾汤 1 ~ 2 剂，次服紫金丸。紫金丸方用青皮、陈皮各 15 g，苍术、槟榔、砂仁、红豆各 18 g，高良姜、乌药、枳壳、香附各 24 g，三棱 30 g，莪术 60 g，以粳米调糊丸，饭后以米汤冲服 9 ~ 15 g。

【备注】本方原出《金匮要略》，又名芎归胶艾汤。

柏子仁丸

【出处】《竹林女科证治》。

【组成】柏子仁（另炒，研末）15 g　牛膝（酒炒）15 g　薄荷 15 g　泽兰叶 60 g　川断 60 g　干地黄 90 g

【用法】以蜜调上药末为丸，空腹，以米汤冲服 9 g。

【功效】养阴益血。

【主治】室女（少女）月经不行，日渐羸瘦，时作潮热。此乃阴虚血弱，火盛水亏所致。

【运用】治此方证最忌凉药，宜服柏子仁丸，兼服泽兰汤。泽兰汤方用泽兰叶6 g，当归3 g，甘草1.5 g，水煎服。

鸭血酒

【出处】《竹林寺女科全书》。

【组成】白鸭1只　陈酒适量

【用法】用铜刀取白雄鸭顶中血，趁热调陈酒服。

【功效】补阴血，开胃气。

【主治】经来潮热，10日不思饮食。此乃血虚胃气不开所致。

梅师芎归汤

【出处】《经史证类备急本草》引。

【组成】当归15 g　川芎15 g

【用法】日1剂，水煎分3次服，以少量酒调服。

【功效】补血，行气活血。

【主治】冲任虚损，血阻胞中所致胎动下血、心腹痛。

【运用】临床运用时可酌加党参、白术、阿胶、白芍、杜仲等益气补血安胎之品。

梅师阿胶汤

【出处】《经史证类备急本草》引。

【组成】阿胶15 g　生地30 g

【用法】生地水煎取汁，阿胶炼化，加入少许清酒，日3次服。

【功效】滋阴养血止血。

【主治】梅师疗妊娠无故忽然下血不止。

【方解】冲为血海，任主胞胎，阴血亏虚，虚火内生，冲任受损，阴血不能内守，可导致妊娠下血（胎漏），胎动不安。方用阿胶补血止血；生地滋阴清热；清酒助药力运行，亦防出血日久留瘀。诸药合用，使阴血得养，虚热得清，冲任得补，则妊娠下血、胎动不安自止。

川归汤

【出处】《萧山竹林寺妇科秘方考》。

【组成】川芎6 g　当归15 g　益母草9 g

【用法】加绍酒煎服。

【功效】补血活血。

【主治】素体虚弱，血少水干所致胎衣不下。

加味芎归汤

【出处】《妇科一百十七症发明》。

【组成】当归9 g　川芎6 g　败龟板（醋炒，研末）15 g　妇人头发（皂水洗净，烧存性，研末）9 g

【用法】水煎服。

【功效】养血活血，补阴散瘀。

【主治】临产经日，交骨不开，危在顷刻，用加味芎归汤，活胎立生，死胎立下，其效如神。此方可治一切横生倒产、沥浆生、子死腹中等症。

【佛缘】《妇科一百十七症发明》属《竹林寺女科秘方》版本系统。民国期间竹林寺传人陈寿椿据寺中所传"秘本"抄录成《萧山竹林寺妇科秘方》，收117症。1959年浙江省中医药研究所编《萧山竹林寺妇科秘方考》，上海科学技术出版社出版该书排印本。

四物加减汤

【出处】《竹林寺女科秘方》。

【组成】当归3 g　川芎3 g　乌药3 g　熟地6 g　白芍2.4 g　小茴香2.4 g　乳香1.8 g　没药1.8 g　五灵脂1.8 g

【用法】水煎服。

【功效】补血调血，活血祛瘀。

【主治】产后气血虚所致腹中空痛。

第三节　气血双补剂

耆婆万病圆

【出处】《太平惠民和剂局方》引《千金》方。

【组成】芍药1两　肉桂（去粗皮）1两　川芎（不见火）1两　川椒（去目及闭口者，微炒去汗）1两　干姜（炮）1两　防风（去芦）1两　巴豆（去心、膜，炒）1两　当归（去芦）1两　生犀角（镑）1两　桔梗1两　芫花（醋炒赤）1两　茯苓（去皮）1两　桑白皮（炒）1两　人参（去芦）1两　黄芩1两　黄连（去须）1两　禹余粮（醋淬，研飞）1两　蒲黄（微炒）1两　前胡（去芦）1两　大戟（剉，炒）1两　葶苈（炒）1两　麝香（研）1两　细辛（去苗）1两　雄黄（研飞）1两　朱砂（研飞）1两　紫菀（去芦）1两　甘遂1两　牛黄（研）1两　蜈蚣（去头、足，炙）12节　芫青（入糯米同炒，候米色黄黑。去头、足、翅用）28枚　石蜥蜴（去头、尾、足，炙）4寸

【用法】上为细末，入研药匀，炼蜜为圆，如小豆大。若1岁以下小儿有疾者，令乳母服两小豆大，亦以吐利为度。近病及卒病用多服，积久疾病即少服，常服微溏利为度。

卒病欲死，服一二圆，取吐利即瘥。

卒中恶，口噤，服二圆，浆一合下，利即瘥。

五注鬼刺客忤，服二圆。

男、女邪病歌哭，腹大如妊身，服一圆，日三夜一，间食服之。

蛊毒吐血，腹痛如刺，服二圆，不瘥，更服。

疟病，未发前服一圆，未瘥，更服。

诸有痰饮者，服三圆。

冷癖，服三圆，日三服，皆间食，常令微溏利。

宿食不消，服二圆，取利。

瘕癖积聚，服二圆，日三服。

拘急，心腹胀满，心痛，服三圆。

上气呕逆，胸满不得卧，服二圆，不瘥，更服。

大痢，服二圆，日三服。

疳湿，服二圆，以一圆如杏仁大，和醋二合，灌下部中。

水病，服三圆，日再服，间食服之；瘥止，人弱，即隔日服。

头痛恶寒，服二圆，复取汗。

伤寒天行，服二圆，日三服，间食服之。

小便不通，服二圆，不瘥，明日再服。

大便不通，服三圆，又内一圆下部中即通。

耳聋、聤耳，以绵裹如枣核，塞之。

鼻衄，服二圆。

痈肿、疔肿、破肿，内一圆如麻子大，日一敷之，根亦自出。

犯疔肿血出，以猪脂和涂；有孔，内孔中，瘥。

癞疮，以酢泔洗讫，取药和猪脂敷之。

漏疮有孔，以一圆内孔中，和猪脂敷上。

痔疮，涂绵筋上，内孔中，日别易，瘥止。

瘰疬，以酢和涂上，瘥。

癣疮，以布揩令汗出，以酢和涂上，日一易，瘥止。

胸、背、腰、胁肿，以醋和敷肿上，日一易，又服二圆。

诸冷疮积年不瘥，以酢和，涂之。

恶刺，以一圆内疮孔中，即瘥。

蝮蛇螫，以少许内螫处；若毒入腹，心烦欲绝者，服三圆。

蜂螫，以少许敷之即瘥。

妇人诸疾，胞衣不下，服二圆。

小儿惊痫，服一圆如米许，以涂乳，令嗍之，看儿大小加减。

小儿客忤，服一圆如米，和乳涂乳头，令嗍之，以意量之。

蝎螫，以少许敷之，瘥。

小儿乳不消，心腹胀满，服一圆如米许，涂乳头令嗍之，即瘥。

【功效】补益气血，攻逐积滞。

【主治】七种癖块，五种癫病，十种注忤，七种飞尸，十二种蛊毒，五种黄病，十二种疟疾，十种水病，八种大风，十二种瘴痹，并风入头，眼暗漠漠，及上气咳嗽，喉中如水鸡声，不得卧，饮食不作肌肤，五脏滞气，积聚不消，壅闭不通，心腹胀满，连及胸背，鼓胀气坚结，流入四肢，或腹叉心膈气满，时定时发，十年、二十年不瘥。五种下痢，疳虫、蚘虫、寸白虫诸虫。上下冷热，久积痰饮，令人多眠睡，消瘦无力，萌入骨髓，便成滞疾，身体气肿，饮食呕逆，腰脚酸疼，四肢沉重，不能久行久立。妇人因产，冷入子脏，脏中不净，或闭塞不通，胞中瘀血冷滞，出流不尽，时时疼痛为患，或因此断产。并小儿赤白下痢，及狐臭、耳聋、鼻塞等病。

【运用】服此药，以三圆为一剂，服不过三剂，万病悉除，说无穷尽，故以万病圆名之。疟病，未发前服一圆，未瘥，如前更服。本方所治诸证驳杂不一，难以一二主症概述，但气血俱虚、痰饮及糟粕留滞是本方证之病机关键，应用本方必见气血虚弱之象和痰饮糟粕阻滞之症。

【佛缘】耆婆是一位杰出的佛教医药大师。他不仅精通佛理，在佛学上具有精深的造诣；而且精通医术，在医药领域也做出了极其重要的贡献。耆婆又作耆婆伽、只婆、时婆、耆域、时缚迦，为佛陀时代之名医。他曾至希腊殖民地附近之德叉尸罗国学医，后返王舍城，担任频婆娑罗王与阿阇世王之御医。他虔诚信仰佛教，屡次治愈佛弟子之病，又曾引导弑父之阿阇世王至佛陀面前忏悔。耆婆的名声与我国战国时代扁鹊的名声相仿，因此有不少的医术、方药都托名于耆婆。如耆婆草，为产于印度的一种药草，也是印度所传八种要药之一。

治血虚头晕方

【出处】《少林寺秘方集锦》。

【组成】白芍9g　党参9g　枸杞子9g　当归30g　熟地30g　白术12g　阿胶（溶化）12g　女贞子9g　益智仁9g　生穿山甲9g　龟板9g　大枣5枚

【用法】日1剂，水煎分2服。

【功效】益气补血。

【主治】阴血亏虚，清窍失养所致头晕、心悸、失眠、食少乏力、舌质淡、脉细弱。

【方解】方中党参、白术益气健脾，以资养气血生化之源；白芍、熟地、阿胶、大枣滋阴补血；枸杞子、女贞子、龟板滋补肝肾之阴；益智仁温脾暖肾；穿山甲活血通经，使补而不滞。诸药配合，使气血阴精得补，清窍得养，头晕诸症可除。

治面无血色方

【出处】《少林寺秘方集锦》。

【组成】当归24 g　阿胶9 g　何首乌9 g　黄精24 g　熟地　生地各9 g　白术12 g　黄芪12 g　大枣3 枚　甘草4.5 g　饴糖30 g

【用法】日1剂，水煎服，饴糖溶化，每日2次。

【功效】补气养血。

【主治】各种原因引起的贫血。症可见面色苍白、头晕眼花、心悸气短、食少乏力，舌淡，脉细弱。

【方解】方中黄芪、白术、黄精、大枣、饴糖补气健脾，以资助气血生化之源；阿胶、何首乌、熟地、生地滋阴养血；当归补血活血；甘草调和诸药。如此则气血得补，五脏得养，诸症可愈。

少林复原汤

【出处】《少林寺秘方集锦》。

【组成】黄芪30 g　当归30 g　黑母乌鸡1 只

【用法】先将黑母乌鸡杀死，去毛、五脏及头足，再将黄芪、当归装入白纱布袋内扎口，把鸡和药置砂锅中加水煮熬2小时即可。吃鸡肉、喝药汤。

【功效】大补气血。

【主治】大病后，体虚无力，面色苍白，心慌气短等。

【方解】此方证乃气血亏虚所致，治宜补养气血。方中黄芪、当归补气养血；黑母乌鸡补养气血，以恢复体质。

治血虚脱发方

【出处】《少林寺秘方集锦》。

【组成】人参15 g　黄芪（炙）30 g　干地黄9 g　桑椹30 g　茯苓9 g　当归9 g　旱莲草12 g　女贞子6 g　山楂30 g　神曲9 g　何首乌12 g　炙甘草6 g

【用法】日 1 剂，水煎分 2 次服。

【功效】益气滋阴补血。

【主治】精血不足所致的脱发。可兼见面色无华，少气无力，头晕耳鸣，脉沉细无力。

【方解】发为血之余，精血同源，精血不足，发失所养而脱发。方用人参、黄芪补气健脾，以助气血生化之源；茯苓健脾渗湿；女贞子、旱莲草补益肾精；桑椹、何首乌补益精血；干地黄、当归滋阴补血；山楂、神曲消食健胃；炙甘草调和诸药。如此，精血得补，发得滋养，脱发自止。忌食猪肉及动物油类。

少林嵩参膏

【出处】《少林寺秘方集锦》。

【组成】黄芪 160 g　嵩山参 460 g　白芍 460 g　玉竹 180 g　生地 620 g　枸杞子 620 g　大山楂 620 g　大麦芽 620 g　知母肉 460 g　蒸首乌 460 g　天冬 460 g　阿胶 460 g　白术 460 g　山茱萸 620 g　龙眼肉 620 g　淡竹叶 310 g　酸枣仁 250 g　柏子仁 250 g　冰糖 5kg

【用法】以上诸药（除阿胶外）捣成粗末，置铜锅内，加清水 17kg，用文火煎熬 3 小时（可以添加水），然后滤出药汁，用纱布将药渣全部包住，绞取药汁。将 3 次绞汁所得药液混合，再过滤 3 次，置于铜锅内继续用文火浓缩至 4.5～5kg（浓缩时需常用铜勺搅底，防止药汁焦结），离火加入冰糖，待溶化降温后分装，密封备用。成人每次内服 15～30 g，宜久服；小儿酌情减量。

【功效】补气养血，益肝明目，滋肾悦颜。

【主治】气血不足，心脾亏虚，肝肾不足所致面色苍白、气短心悸、唇焦口燥、精神倦怠、四肢无力、不思饮食、肾虚腰痛、头晕目眩、耳鸣耳聋、眼目昏花、发白、失眠健忘等。

【方解】方中黄芪、嵩山参、白术健脾益气，以资生气血；玉竹、生地、天冬滋阴生津；白芍、阿胶滋阴养血；枸杞子、蒸首乌、山茱萸补肝肾，益精血；龙眼肉补心脾，益气血；大山楂、大麦芽消食和中；知母肉、淡竹叶清热除烦；酸枣仁、柏子仁养心安神。诸药合用，使气血阴精得补，心脾肝肾得养，诸虚损之证可除。禁食猪肉、大蒜、辣椒、绿豆、鱼虾等腥物。

深师内蜜散

【出处】《外台秘要》引。

【组成】黄芪30 g 细辛3 g 芍药15 g 薏苡仁30 g 白蔹10 g 瞿麦10 g 赤小豆60 g 干地黄30 g 人参10 g 防风10 g

【用法】共研细末，每剂6 g。日3次。以酒调服，亦可水煎服。

【功效】补益气血，解毒透脓。

【主治】痈疽溃漏，血脉空竭。

【方解】本方证由正虚不能托毒外透，以致脓成难溃，毒难泄所致，治宜扶正以托毒。方中人参、黄芪益气托毒；干地黄、芍药（应为白芍）滋阴养血；白蔹清热解毒，散结消痈肿；瞿麦清利湿热；赤小豆、薏苡仁清热解毒排脓；防风、细辛祛风止痛。诸药配合，使气血得补，脓溃毒解，痈疡可愈。

人参四物汤

【出处】《竹林寺女科全书》。

【组成】人参 归身 白芍各3 g 川芎2.4 g 姜1片 红枣3枚

【用法】水煎，空腹服。

【功效】益气补血止痛。

【主治】腹中虚冷，血气亏虚所致经后小腹作痛、手足麻木。

【运用】若神疲，面色无华，倍加党参（人参可用党参代）。本方组成又可作：人参1.5 g，熟地6 g，川芎、白芍各3 g，当归1.5 g。

知麦四物汤

【出处】《竹林女科证治》。

【组成】生地 当归 川芎 白芍各3 g 知母（酒炒） 麦冬（去心）各2.4 g 炙甘草1.5 g

【用法】姜、枣为引，水煎空腹服。

【功效】补益气血、活血调经。

【主治】冲任内伤所致形瘦血虚生热及月经不通。

【运用】服人参四物汤，兼地黄丸。地黄丸方用熟地 120 g，山茱萸（去核）、山药各 60 g，丹皮、茯苓各 45 g，泽泻、香附（童便制）各 30 g，共为细末，以蜜调为丸，人参四物汤冲服 9 ~ 15 g。

加味四物汤（三）

【出处】《竹林寺女科全书》。

【组成】熟地　当归　川芎　白芍　人参　香附（童便制）　炙甘草各 3 ~ 15 g

【用法】姜、枣为引，水煎服。

【功效】补益气血。

【主治】形瘦经少，气血虚弱。

八物汤

【出处】《竹林女科证治》。

【组成】人参　茯苓　白术　炙甘草　熟地　当归　川芎　白芍各 3.6 g　姜 3 片枣 2 枚

【用法】水煎服。

【功效】补益气血。

【主治】妇人性情温和，有痰而过期经行。此为气血两虚所致。

【运用】如性躁多怒而过期经行，亦气血虚也，宜服八物汤加青皮、香附，兼服苍附丸。苍附丸方用：苍术（炒）60 g，香附（童便制）90 g，条芩（酒炒）30 g，共研为细末，神曲调糊为丸，开水冲服 9 ~ 15 g。

加味八物汤

【出处】《竹林女科证治》。

【组成】人参　白术（蜜炙）　茯苓　炙甘草　熟地　当归　川芎　白芍各 3.6 g黄芪（炙）　香附各 3 g

【用法】姜为引，水煎服。

【功效】补益气血。

【主治】血虚所致经来色淡。

【运用】服加味八物汤，兼服地黄丸。地黄丸方用熟地120 g，山药（炒）、山茱萸各60 g，丹皮、白茯苓各45 g，泽泻、香附（童便制）各30 g。

加减八物汤

【出处】《萧山竹林寺妇科秘方考》。

【组成】人参9 g 白术 茯苓 炙甘草各15 g 白芍 当归身 陈皮 香附 丹皮各3 g

【用法】水煎，饭前服。

【功效】补益气血，健脾。

【主治】脾胃虚弱，冲任损伤，气血不足所致经来或前或后（名曰愆期）。

【运用】服加减八物汤，兼服调经乌鸡丸。调经乌鸡丸方用：白毛乌骨未炖雄鸡1只（500 g），生地、熟地、天冬、麦冬各60 g，人参15 g，肉苁蓉（酒洗）、补骨脂（炒）、砂仁、当归身、白术、川芎、丹参、茯苓、炙甘草、杜仲（盐水炒）各30 g，香附（米醋制）120 g，共为细末，酒与面调药末为丸，每次空腹以米汤冲服15～20 g。

车前八珍汤

【出处】《萧山竹林寺女科秘本》。

【组成】车前子 熟地 川芎 白芍各3 g 茯苓 当归各6 g 人参1.5 g 炙甘草1.5 g

【用法】水煎服。

【功效】补益气血，利水通淋。

【主治】妊娠小便不通。

【运用】若用本方效欠佳，兼吞八味丸。八味丸即六味地黄丸加附子、肉桂。

十全大补汤（一）

【出处】《妇科秘传》。

【组成】人参 当归 川芎 白术 白芍 茯苓各3 g 生地 黄芪各6 g 姜3片 红枣2枚

【用法】水煎，空腹服3～5剂。

【功效】益气补血。

【主治】经来不止，或下血胞3~5个如鸡蛋大，刀剖开，内如石榴子，其妇昏迷不省人事。

【佛缘】《妇科秘传》即《竹林寺女科秘传》，属《竹林寺女科秘方》版本系统，记111症。现有清咸丰二年（1852）豫省张龙文刻本。

十全大补汤（二）

【出处】《竹林女科证治》。

【组成】人参　白术（蜜）　茯苓　炙甘草　黄芪（炙）　肉桂　川芎　当归　白芍　熟地各等份

【用法】姜3片，枣2枚，水煎服。

【功效】温补气血。

【主治】体盛者月经2~3个月不行，腹大如鼓，如有身孕，1日崩下，血内有物如蛤蟆子，昏迷不醒。

【备注】本方为四君子汤与四物汤复方加黄芪、肉桂而成，原出《太平惠民和剂局方》。

人参柴胡汤

【出处】《竹林女科证治》。

【组成】人参0.9g　茯苓　白芍　干地黄　知母（酒炒）　麦冬（去心）　柴胡各3g　甘草（蜜炙）1.5g

【用法】水煎，饭后服。

【功效】益气养血，健脾除烦。

【主治】经闭骨蒸（发热），五心烦热，而脉虚者。

【运用】有汗者，加丹皮、淡竹叶；热甚服此方不效，加干姜（炒黑）3g。

胎元饮

【出处】《竹林女科证治》。

【组成】人参　当归　杜仲（盐水炒断丝）　白芍（炒）各6g　熟地6g　白术

中国佛医方剂精选

1235

（蜜）4.5 g　炙甘草3 g　陈皮2.1 g

【用法】水煎，饭后服。

【功效】补气养血养胎。

【主治】妇人胎虚不安，卫任失守，胎元不固。

固胎丸合益母丸

【出处】《竹林女科证治》。

【组成】人参　黄芪　茯苓　白术（蜜）　杜仲（盐炒）　川断　山茱萸　白芍　丹参　川芎　山药　当归　生地　香附（制）　砂仁　薄荷　益母草各3~15 g

【用法】水煎服。益母草、当归以蜜调为丸，开水冲服9~15 g。

【功效】补肾益脾，调冲任。

【主治】妊娠3~4个月而堕，或6~7个月而堕，或屡孕屡堕者。此多为气血不充所致。

通脉汤

【出处】《竹林女科证治》。

【组成】黄芪（生用）30 g　当归15 g　白芷3 g　通草6 g　七星猪蹄1对

【用法】煮汤，吹去浮油，煎药服之，服后覆被睡卧即有乳。

【功效】补气养血，佐以通乳。

【主治】血虚乳少。

【运用】乳汁为冲任气血所化生，若气血虚而乳少，或产时失血太多或产前有病，及贫苦之妇，产后失于调理，血脉枯槁，或年至40气血渐衰，多无乳，虚则补之，宜急服通脉汤。

参芪银花汤

【出处】《竹林女科证治》。

【组成】人参　黄芪　白术（蜜）　熟地各6 g　金银花　当归各9 g　茯苓　川芎各2.4 g　甘草1.5 g

【用法】水煎服。

【功效】补益气血，清热解毒。

【主治】乳痈气血虚，脓出虚弱。

黄芪汤

【出处】《竹林女科证治》。

【组成】黄芪（蜜炙）　熟地　麦冬（去心）各6g　白术（蜜）　茯苓各4.5g　牡蛎粉3g　防风2.1g　枣2枚

【用法】水煎服。

【功效】补气养血，益卫固表。

【主治】产后阴虚有热，又遇风邪虚汗不止。

【运用】若阴虚盗汗，宜浮表散，方用：人参6g，当归9g，熟地4.5g，麻黄根1.5g，黄连（酒炒）1.5g，浮小麦6g，水煎服。

大补元煎

【出处】《竹林女科证治》。

【组成】人参3~6g　山药（炒）6g　熟地6~9g　杜仲（炒）3g　当归　枸杞子各6~9g　山茱萸　炙甘草各3g

【用法】水煎，饭前温服。

【功效】救本培元，大补气血。

【主治】产后发痉。症见腰背反张，双眼直视，或四肢强劲、身体抽搐。

【方解】本方证乃元气虚极，血液枯败所致；治宜察其阴阳，大补气血。

【运用】元阴不足而多寒者，加附子、肉桂之类；气分偏虚，加黄芪、白术等；血滞者，加川芎3g，去山茱萸；滑泄者去当归，加五味子、补骨脂。

第四节　补阴剂

深师苏子煎

【出处】《外台秘要》引。

【组成】苏子10 g　生姜6 g　白蜜150 g　生地30 g　杏仁10 g

【用法】日1剂，水煎取汁，兑入白蜜，日服3次。

【功效】养阴润肺，化痰止咳。

【主治】本方适用于肺阴亏虚之久咳。症见咳嗽痰少，甚则痰中带血丝，口干咽燥，大便干燥等。

【方解】本方证乃肺阴亏虚，虚火灼津，肺失清肃所致；治宜养阴清肺为主。方中生地滋阴清热生津，白蜜养肺润燥，二者合用，可复肺之阴津而清虚热；苏子、杏仁、生姜肃肺化痰止咳；白蜜尚缓和姜、苏、杏之辛温药性。杏仁、白蜜尚有润肠通便作用。诸药合用，则肺得濡润，清肃治节有权，其咳自愈。

【运用】现代可用于治疗肺结核、慢性支气管炎、支气管扩张、咽炎等证属肺阴虚燥咳者。

石还魂止咳汤

【出处】《峨嵋神效验方》。

【组成】石还魂　肺筋草　白及　破锣子各15 g

【用法】水煎服，日1剂，分2~3次。

【功效】润肺止咳。

【主治】肺痨咳嗽，痰中带血，咽干口燥。

【运用】3~7天为1疗程。

累心花粥

【出处】《峨嵋神效验方》。

【组成】累心花 30 g　白果 30 g　粳米 100 g　食盐少许

【用法】将累心花幼嫩部分洗净待用。将白果去壳，待用。将粳米淘净，连同累心花、白果置锅上，加水适量，置武火上烧沸，继改用文火熬煮成粥。加入食盐少许，搅匀即成。

【功效】平喘止咳，养心润肺。

【主治】阴虚肺热所致咳嗽喘息、咽干舌燥；肺阴亏虚所致久咳痰少、咳振胸痛；肺肾阴虚所致干咳无痰、音哑喉燥、久久不愈；心血亏虚，心失所养所致惊悸心慌、失眠、健忘等。

【运用】现代用于治疗肺结核、胸膜炎、冠心病、心律失常、心功能不全、心肌病等。

醍醐汤

【出处】［朝鲜］金礼蒙等《医方类聚》卷一百九十八引《必用全书》。

【组成】乌梅（捶碎，用水 4 大碗，同熬作 1 碗，澄清，不犯铁器）500 g　缩砂（研）250 g　白檀末 6 g　麝香 0.03 g　蜜 2.5 kg

【用法】上药 5 味，将乌梅水、缩砂、蜜 3 件，置于砂石器内熬，候赤色为度，冷定，入白檀、麝香。频频饮服。

【功效】止渴生津。

【主治】津伤口渴。

石斛峨参饮

【出处】《峨嵋神效验方》。

【组成】鲜石斛 30 g　峨参 30 g

【用法】开水泡，代茶频饮。

【功效】滋阴养胃，清热生津。

【主治】胃阴不足之饥不欲食、胃脘隐痛；热病伤津之口渴。

少林治头晕眩花方

【出处】《少林寺秘方集锦》。

【组成】蒸首乌15 g 女贞子9 g 白芍9 g 人参15 g 当归15 g 熟地9 g 枸杞子15 g 大枣5枚

【用法】水煎服,日1剂,分2次服。

【功效】滋阴养血。

【主治】肝肾阴血亏虚所致头晕眼花。

【方解】脑为髓海,其主在肾,肾精不足,不能上荣,脑海空虚,故头晕。肝开窍于目,肝血不足,目失濡养,故视物昏花。故本方证治宜滋阴养血,补肝肾为主。方用熟地、女贞子、枸杞子滋补肝肾之阴,并能明目;蒸首乌补肝肾,益精血;白芍、当归以补血;人参、大枣益气健脾,以资气血生化之源。

【运用】临床可用于大病、久病、体虚、贫血所致头晕眼花等。

竹荪桑椹粥

【出处】《峨嵋神效验方》。

【组成】竹荪30 g 桑椹30 g 粳米150 g 白糖适量

【用法】将竹荪、桑椹分别洗净,待用。将粳米淘洗干净,合二药放入锅内,加水适量,置武火上烧沸,继用文火熬熟。加入白糖适量,搅匀即成。分次服用。

【功效】滋补强壮,养血祛风。

【主治】各种衰弱性病证。气阴不足,神疲乏力,早衰,苍老,耳聋目昏,须发早白,失眠,多梦,健忘,便秘等。

金钩散

【出处】《竹林寺女科秘要》。

【组成】熟地6 g 当归 白芍 黄芩 川断 龟胶 地榆各3 g 白芷 川芎各2.4 g

【用法】水煎服。

【功效】养阴清热,活血祛瘀。

【主治】经来10日至半月不止,量少,伴唇干口燥,五心烦热;产后1个月,恶露重来,如流水不止,昏迷倒地,不省人事(此生产未满1个月,夫妇行房太猛,摇动骨脊而血崩,非恶露也)。

【备注】本方加金毛狗脊称"金狗散",方用金毛狗脊、续断、阿胶、地榆、川芎、当归、白芍各3 g,白芷、黄芩各2.4 g,熟地6 g。

千金散

【出处】《竹林女科证治》。

【组成】枸杞子30 g 生地15 g

【用法】米酒煎药服。

【功效】益肾滋阴,清热止带。

【主治】妇人带下,脉数虚而兼热。

加味四物汤 (四)

【出处】《竹林寺女科全书》。

【组成】川芎 当归各9 g 生地2.4 g 熟地9 g 黄柏1.5 g 白芍9 g 麦冬1.5 g

【用法】加姜3片、枣3枚,水煎服。

【功效】滋阴降火。

【主治】血少,三焦火炽所致妊娠消渴。

猪肾丸

【出处】《竹林寺女科秘要》。

【组成】猪腰1对 青盐12 g

【用法】将青盐装入猪腰内,蒸熟,焙干为末,蜜调为丸,空腹以黄酒送服9 g。

【功效】补肾水。

【主治】血养胎,不能养肾,肾水不足所致妊娠腰痛;妊娠耳鸣。

梅师地黄汤

【出处】《经史证类备急本草》引。

【组成】生地30 g 清酒100 ml

【用法】水煎生地,取汁,兑入清酒,分3次服。

【功效】养阴清热,活血。

【主治】恶露不尽，阴虚内热所致。产后有血、心烦、腹痛。

【方解】方用清酒温通血脉，以行恶露；生地养阴清热。恶露去，郁热清，则心烦，腹痛自止。

第五节　补阳剂

治肾虚腰痛方

【出处】《少林寺秘方集锦》。

【组成】狗肾250 g　黄芪30 g　人参15 g　当归15 g　熟地30 g　巴戟天9 g

【用法】上药置砂锅内加水浸泡，用文火慢炖2小时取下，滤出药汁，每日服2次。

【功效】补肾益气。

【主治】肾虚腰痛。

【方解】方中狗肾以肾补肾；熟地补精益髓；巴戟天补肾助阳；黄芪、人参大补元气；当归补血活血。一般在服药3~5剂后症状基本消失，多者服7剂。

【佛缘】此方是元代石岩高僧治疗肾虚腰痛的秘方。

少林治淋病方

【出处】《少林寺秘方集锦》。

【组成】车前子　金樱子　菟丝子　补骨脂各30 g　茯苓45 g　猪苓45 g

【用法】共研细末，每剂6 g，连服3日。

【功效】温阳益阴，利水通淋。

【主治】年老体弱，肾元亏虚，气化失司所致小便淋沥不畅、腰膝酸软无力等症。

【方解】方中补骨脂补肾壮阳；菟丝子、金樱子补肾阳，益肾阴；车前子利水通淋；茯苓、猪苓利水渗湿。诸药合用，标本兼治。

【运用】临床可用于治疗前列腺肥大、小便淋沥不畅等证属肾气不足者。

深师韭子散

【出处】《外台秘要》引。

【组成】韭菜子15 g　菟丝子30 g　车前子（包）30 g　附子（炮）30 g　当归15 g　川芎15 g　矾石（烧）10 g　肉桂15 g

【用法】共研细末，每剂6 g，温酒调下，每日3次。

【功效】补肾益精，燥湿利水。

【主治】治疗遗精，小便白浊，梦遗频作，甚至滑精，腰膝酸软，畏寒肢冷，阳痿早泄，余沥不尽，舌淡有齿痕，苔白滑，脉沉细。

【方解】先天不足或手淫、房劳过度等均可导致损伤肾精，肾虚不藏而见梦遗、滑精。滑精既久，阴损及阳，精关不固，命门火衰，不能温养形体，故见畏寒肢冷，阳痿早泄。肾阳既衰，膀胱气化失司，固摄无权，故见小便白浊，余沥不尽。故本方证治当以补肾益精固本为主，佐以利水泄浊。方中附子、肉桂温补命门之火；韭菜子、菟丝子补肾阳，滋肾阴，并能固精缩尿；车前子、矾石化湿利水，通淋泄浊；当归、川芎补血行气活血，使补而不滞。诸药配合，则肾精充沛，精失得固，气化有权，分清泌浊，梦遗、滑精、小便白浊自止。

【运用】现代可用本方加减治疗遗精、滑精及前列腺炎、精囊炎等证属肾虚者。

双参壮阳汤

【出处】《峨嵋神效验方》。

【组成】鲜双参根30 g　羊肉150～250 g

【用法】炖，吃肉喝汤。连服多天。

【功效】健脾益肾。

【主治】阳痿，遗精，肾虚腰痛，不孕，崩漏，性欲低下等证属脾肾不足者。

峨眉獐芽菜粥

【出处】《峨嵋神效验方》。

【组成】峨眉獐芽菜30 g　菟丝子30 g　粳米150 g　食盐少许

【用法】将峨眉獐芽菜择选、洗净，切成长2 cm的节；菟丝子洗净，共置砂锅内或陶瓷锅内，加水适量，浸泡30分钟，在武火上烧沸，继用文火熬煮30分钟，去渣，留汁待用。将粳米淘洗干净，置锅内，倾入药汁，加水适量，在武火上烧沸，继用文火煮熟。加入食盐少许，搅匀即成。分次服用。

【功效】补养肝肾，益精明目。

【主治】肾虚所致阳痿、遗精、耳鸣、腰膝酸软；肝肾不足，冲任虚损所致胎动不安；肝肾不足，眼目失养所致目昏目暗、视力减退等。

【运用】现代用于治疗性功能减退、前列腺炎、神经衰弱、夜盲症等。

人参理中汤

【出处】《验所验》。

【组成】人参　白术　干姜各2.4g　五味子　炙甘草各0.9g　生姜3片

【用法】水煎，清晨服，连服3～5帖。

【功效】温肾扶阳，暖土固肠。

【主治】中寒肾虚，脾阳失温，水湿下注所致经来时五更泄泻如乳儿粪、腰膝酸软、头昏耳鸣、畏寒肢冷、经色淡、经质清稀。

【佛缘】《验所验》为妇科方书，属《竹林寺女科秘方》版本系统，不著撰人，分120症，清道光十八年戊戌（1838）刊印。

乌鸡丸

【出处】《增注萧山竹林寺妇科》。

【组成】鹿茸　山药　当归　肉苁蓉　山茱萸　蒲黄　肉桂各30g　川芎　熟地各15g　制附子9g　乌鸡肉（去皮、油，酒蒸，同捣）9g

【用法】以米糊调药末为丸，空腹以黄酒送服9～20g。

【功效】温阳补肾调经。

【主治】经来全白色。

内补当归丸

【出处】《竹林女科证治》。

【组成】续断　阿胶（炒）　蒲黄（炒黑）　肉苁蓉（酒洗净，炒）　厚朴（姜

汁炒）　山茱萸　白茯苓　香附（童便制）　当归　白芷各 30 g　川芎　白芍各 24 g
甘草　干姜各 15 g　熟地 36 g

【用法】共研为细末、炼蜜为丸，空腹，以开水冲服 9～15 g。

【功效】补肾助阳，活血祛瘀。

【主治】经来成块如葱白色，或如死猪血黑色，头昏目暗，口唇麻木。

桂附汤

【出处】《竹林女科证治》。

【组成】附子甘草汤（制熟）　肉桂（多油者）各 3 g　黄柏（酒炒）　知母
（炒）各 1.5 g

【用法】水煎，饭前服。

【功效】温阳祛寒。

【主治】带久不止，阳气虚极，下流白滑如涕，腥气难闻，多悲不乐。

黄筒花汤

【出处】《峨嵋神效验方》。

【组成】黄筒花全株 50 g

【用法】日 1 剂，水煎分 3 次服。

【功效】补肾壮阳，解毒消肿。

【主治】肾阳虚衰所致阳痿精少，腰膝无力，妇女冲任虚损而不孕、月经不调，以
及肾虚浮肿等。

第六节　阴阳并补剂

深师肉苁蓉汤

【出处】《外台秘要》引。

【组成】肉苁蓉 30 g　干地黄 15 g　大枣（擘）10 枚　乌头（炮）3 g　炙甘草

肉桂　紫菀　五味子各 10 g　生姜 10 g　石膏 15 g　麦冬 30 g

【用法】日 1 剂，水煎服，分 3 次服。

【功效】补虚散寒，止咳平喘。

【主治】深师疗伤中咳嗽短气，胸中痛，流饮厥逆，宿食不消化，寒热邪癖，五内不调。症见咳嗽短气、胸痛、肢冷、食少纳呆等。

【方解】本方证乃寒热互结，肺肾亏虚，气机不利，肺气上逆所致；治宜寒温并用，补散兼施。方中肉苁蓉补肾助阳，配合肉桂纳气平喘；乌头散寒止痛；生姜温肺散寒；紫菀化痰止咳；五味子酸能收敛，性温而润，上敛肺气，下滋肾阳，适用于肺肾不足之喘咳，有止咳平喘之效；麦冬养阴润肺；石膏清热除烦；干地黄滋补肾阴，大枣、甘草补中，调和诸药，缓和乌头之毒性。诸药配合，补中有散，温中有清，阴阳兼顾，使邪去正安而病愈。

深师棘刺方

【出处】《外台秘要》引。

【组成】棘刺 15 g　天冬 10 g　干姜 10 g　菟丝子 15 g　乌头 6 g　枸杞子 15 g　巴戟天 15 g　萆薢 10 g　细辛 6 g　玉竹 15 g　石斛 15 g　厚朴 10 g　牛膝 15 g　肉桂 10 g

【用法】上药共研细末，蜜和为丸。每服 6 g，每日 3 次。

【功效】滋阴助阳，散寒祛湿。

【主治】虚劳诸气不足，数梦或精自泄。

【运用】现代可用于治疗慢性虚损性疾病证属阴阳两虚者。

深师人参丸

【出处】《外台秘要》引。

【组成】人参 30 g　肉桂 15 g　煅牡蛎 30 g　山药 30 g　黄柏 30 g　细辛 6 g　附子（炮）15 g　苦参 15 g　泽泻 30 g　麦冬 30 g　干姜 30 g　干地黄 30 g　菟丝子 30 g

【用法】共研细末，蜜和为丸，每剂 6 g，每日 3 次，温开水送服。

【功效】补脾益肾，清利湿热，固精止遗。

【主治】虚劳失精。遗精滑泄，神疲乏力，腰膝酸软，畏寒肢冷，小便黄等。

【方解】方中附子、干姜、肉桂、细辛补益脾肾之阳；人参补气健脾；菟丝子滋肾阴，补肾阳，并能固精；山药补益脾肾，兼能固涩止遗；牡蛎专以收敛涩精；黄柏、苦参、泽泻清利下焦湿热；麦冬、干地黄滋阴清热。诸药配合，则脾气健，肾精充，湿热得去，精关得固，诸症自除。

少林还少丹

【出处】《少林寺秘方集锦》。

【组成】何首乌（酒蒸）500 g　生地240 g　熟地240 g　女贞子90 g　紫河车90 g　石斛90 g　当归150 g　益智仁150 g　胡桃仁（蜜制）60 g　枸杞子60 g　青葙子60 g　川黄连60 g　大黑豆60 g　真海马3个　山茱萸60 g　人参60 g　薏苡仁60 g　黄精30 g　龟板30 g　桃仁30 g　酸枣仁30 g　柏子仁30 g　麦冬　天冬　大山楂　红曲各30 g

【用法】以上药共研成细粉，取上等蜂蜜2.04 kg，制成弹子大丸，外用朱砂水飞挂衣。每服1丸，日服2次，久服。

【功效】滋补肝肾，双补气血。

【主治】气血不足，肝肾亏虚。

【方解】本方能补气血阴阳诸不足，乌发悦颜，健脑聪耳，明目固齿，增强体质，延年益寿。故名"还少丹"。方中何首乌、紫河车、真海马、山茱萸补肝肾，益精血；女贞子、枸杞子、大黑豆滋补肝肾而明目；龟板滋阴潜阳，益肾健骨；石斛、麦冬、天冬养阴生津；熟地、当归补血；人参、黄精益气补脾；薏苡仁利水渗湿；益智仁、胡桃仁补肾助阳；青葙子清肝明目；桃仁活血化瘀；黄连清热燥湿；酸枣仁、柏子仁养心安神；大山楂、红曲消食化积开胃；生地清热凉血。

第七章　固涩剂

凡以固涩药为主组成，具有收敛固涩作用，治疗气、血、精、津液耗散滑脱之证的方剂，统称固涩剂。固涩剂属于"十剂"中的涩剂。

气、血、精、津液是营养人体的宝贵物质，在正常情况下，人体的气、血、精、津液既不断被消耗，又不断得到补充，盈亏消长，周而复始。一旦消耗过度，每致滑脱不禁，散失不收，轻则有碍健康，重者危及生命。因此，必须采用收敛固涩之法进行治疗。耗散滑脱之证，由于病因及发病部位的不同，常见有自汗、盗汗、久咳不止、久泻不止、遗精滑泄、小便失禁、崩漏带下等。故本章方剂根据所治病证的不同，分为固表止汗剂、敛肺止咳剂、涩肠固脱剂、涩精止遗剂、固崩止带剂五类。

第一节　固表止汗剂

野油麦粥

【出处】《峨嵋神效验方》。

【组成】野油麦全草 60 g　韭菜 30 g　粳米 150 g　食盐少许

【用法】将野油麦和韭菜择选、洗净，分别切成长 2 cm 的节，置砂锅或陶瓷锅内，加水适量，置武火上烧沸，继用文火熬煮 30 分钟，滤出药汁，再加水适量，如上法熬煮 30 分钟，去渣，留汁待用。将粳米淘洗干净，放入砂锅内，加入药汁，加水适量，置武火上烧沸，继用文火熬熟。加入食盐少许，搅匀即成，分次服用。

【功效】固表止汗，收敛止血。

【主治】气虚卫表不固所致语声低微、心悸气短、汗出脉虚，或烦热盗汗；胃中阳络损伤所致吐血；肺肾阴亏所致潮热、咳嗽、痰中带血；肺阴被耗，血热妄行所致吐血、鼻衄以及崩漏、月经过多等。

【方解】野油麦有收敛止血、固表止汗、温补等功能。

【运用】自主神经功能紊乱所致汗症、支气管扩张等所致出血，以及功能性子宫出血等。

深师防风白术牡蛎散

【出处】《外台秘要》引。

【组成】防风60 g　白术60 g　牡蛎（煅）30 g

【用法】研末，每日2次，每次6 g，温开水送服。亦可按原方用量比例酌减，水煎服。

【功效】益气固表止汗。

【主治】表虚卫阳不固证。症见自汗恶风，动则尤甚，面色㿠白，舌淡苔白，脉浮虚软。

【方解】卫气虚弱，不能固表，腠理空疏，营阴不守，津液外泄，故自汗、恶风。表虚气弱，则易感风邪而病感冒。故本方证治宜益气固表止汗。方中用白术益气补脾，使气旺表实，汗不能外泄，邪亦不易内侵；配合牡蛎收敛固涩，加强止汗之力；更配防风走表祛风，并御风邪。白术得防风，固表而不留邪，防风得白术，祛邪而不伤正，实寓补中有散、补散兼施之义。

【运用】临床可用于身体虚弱，易患感冒者。可加用黄芪，加强益气固表之力。坚持服用可增强机体的防御功能，预防感冒。

第二节　敛肺止咳剂

贝母膏

【出处】《峨嵋神效验方》。

【组成】峨眉贝母　黄芩各250 g　桔梗　杏仁各500 g　紫苏　苏子各500 g　五味子150 g

【用法】加水 30000 ml，煎至 15000 ml，滤出药汁，加冰糖 2.5 kg 溶化，拌匀。每剂 20 ml，每日 3 次。

【功效】清热润肺，止咳化痰。

【主治】肺燥咳嗽，久咳痰喘，咳嗽咯血。

【运用】现代用于治疗肺炎、急慢性支气管炎。忌与乌头、附子同服。

深师补肺汤（二）

【出处】《外台秘要》引。

【组成】五味子 15 g　干姜 10 g　款冬花 10 g　桂心 10 g　麦冬 30 g　大枣（擘）20 枚　粳米 100 g　桑白皮 15 g

【用法】日 1 剂，水煎，先煮大枣、粳米，后入诸药。分 3 次服。

【功效】补肺养阴，温散水饮。

【主治】深师疗肺气不足，逆满上气，咽喉中闭塞短气，寒从背起，口中如含霜雪，语言失声，甚者吐血。

【方解】本方证乃咳喘日久，肺之气阴耗伤，饮邪停聚，肺气不利所致；治宜补肺养阴，温散水饮。方中麦冬润肺养阴；干姜、桂心温阳化气，散饮；款冬花、桑白皮润肺下气，止咳平喘；五味子敛肺滋肾，加强止咳平喘之力；大枣补脾益气，粳米益胃护津，以增加食欲，使胃得其养，肺得其润，此亦"培土生金"之意。诸药配合，滋肺胃，降逆气，散水饮，使邪去正安而病愈。忌食生冷、辛辣、油腻等物。

第三节　涩肠固脱剂

慧月老僧治痢方

【出处】《夷坚志》。

【组成】罂粟壳 10 g　乌梅 15 g　陈皮 15 g　炙甘草 10 g　生姜 15 g　黑豆 30 g

【用法】日 1 剂，水煎分 2 次服。

【功效】理气和中，涩肠止痢。

【主治】久泻久痢。

【方解】方中罂粟壳、乌梅涩肠止泻痢；陈皮理气运脾调中；生姜温胃和中；黑豆补益脾肾；甘草补脾，调和诸药。

【运用】临床应用时宜加入人参、附子、肉桂、肉豆蔻之类，以增强益气补虚、温肾暖脾之效，温补、固涩并举，效果较满意。

治久泄不愈方

【出处】《少林寺秘方集锦》。

【组成】米壳 30 g　黄连 9 g　诃子（煨）9 g　莲子 9 g　鸡内金（研末、冲服）12 g

【用法】日 1 剂，水煎分 2 次服。

【功效】补脾涩肠止泻。

【主治】脾虚久泄不愈者。

【方解】方中米壳、诃子涩肠止泻；莲子补脾止泻；黄连清热燥湿；鸡内金运脾消食。诸药共奏止泻之功。

【运用】临床应用时可酌加人参、白术、茯苓、山药等补脾益气之品，以增强疗效。

深师治痢方 （二）

【出处】《外台秘要》。

【组成】吴茱萸 30 g　干姜 30 g　赤石脂 30 g　神曲 60 g　厚朴 30 g　当归 30 g

【用法】共为细末，蜜和为丸。每剂 9 g，空腹温开水送下，每日 2 次。

【功效】温中涩肠，行气活血。

【主治】治疗冷痢下脓血，绕脐痛，食不消，腹胀。

【方解】中焦阳虚，寒湿阻滞，气血不调，升降失常，故下痢脓血，脐腹痛，不欲饮食，腹胀。日久则滑脱不固以致久痢不止。故本方证治宜温中涩肠，行气活血。方中吴茱萸、干姜温中散寒；厚朴行气燥湿，消积除满；当归养血活血；神曲消食和胃；赤石脂涩肠以止泻。6 药相配，则脾阳复，寒湿去，气血调和，泻痢、腹痛止。

【运用】现代可用于治疗慢性菌痢、肠炎、肠结核等属中焦虚寒者。

石榴止痢丸

【出处】《少林寺秘方集锦》。

【组成】酸石榴皮 30 g　诃子（煨）24 g　龙骨　黄连粉 9 g

【用法】水煎服，早晚空腹服 1 次。

【功效】涩肠止泻，清热燥湿。

【主治】久痢、久泻。

【方解】方中酸石榴皮、诃子涩肠止泻；龙骨收敛固涩；黄连清热燥湿。

【运用】泻痢日久，多脾肾虚寒，故临床运用时可酌加人参、白术、肉桂、肉豆蔻等温肾暖脾益气之品。现代可用于治疗慢性肠炎、慢性痢疾、肠结核等泻痢日久不愈者。

通关道止痢汤

【出处】《峨嵋神效验方》。

【组成】通关道 30~60 g

【用法】炒焦，水煎，日 1 剂，分 2~3 次温服。

【功效】解毒，止血，止泻。

【主治】泻下赤白脓血，痢疾。

深师龙骨丸

【出处】《外台秘要》引。

【组成】干姜 15 g　炙甘草 10 g　肉桂 10 g　煅龙骨 30 g

【用法】共研细末，蜜和为丸，每剂 6 g，日 3 次。亦可水煎服。

【功效】温阳散寒，收敛固涩。

【主治】治疗产后虚冷下血及下痢水谷，且昼夜无数。

【运用】若下痢不止，可酌加附子、党参、白术等温阳健脾、益气止泻之品；若下血不止，可酌加阿胶、艾叶、灶心土等养血止血之品。

第四节　涩精止遗剂

梅师龙骨韭子散

【出处】《经史证类备急本草》引。

【组成】白龙骨 30 g　韭菜子 30 g

【用法】共研末为散，每剂 6 g，日 2 次，温酒调服。

【功效】补肾壮阳，固精止遗。

【主治】肾虚，精失不固之遗精滑泄。

【方解】方中韭菜子补肾壮阳以固精；白龙骨收敛固涩，加强固精止遗之效。药虽 2 味，补涩并举，使精关得固，遗精自止。

芡韭饮

【出处】《峨嵋神效验方》。

【组成】芡实　韭菜子各 12 g　枸杞子　补骨脂各 9 g　牡蛎　龙骨各 24 g

【用法】水煎，牡蛎、龙骨煅后先煎。日 1 剂，分 3 次温服。

【功效】益肾固精止遗。

【主治】肾虚精关不固所致遗精、滑精、腰膝酸软。

【方解】方用枸杞子滋补肝肾之阴；补骨脂、韭菜子补肾阳而固精；芡实益肾固精；龙骨、牡蛎固涩止遗。肾虚得补，精关得固，遗精自止。

深师桂枝龙骨牡蛎汤

【出处】《外台秘要》引。

【组成】桂枝 10 g　煅牡蛎 15 g　芍药 9 g　龙骨 15 g　炙甘草 6 g　大枣 5 枚　生姜 9 g

【用法】日 1 剂，水煎分 3 次服。

【功效】调和营卫，涩精止遗。

【主治】体虚受风，营卫不和，邪气内扰，心神不宁，精关失守所致梦遗。

【方解】方用桂枝汤外散风邪，调和营卫；龙骨、牡蛎收敛固涩而止遗；龙骨镇静安神。诸药配合，则邪自去，营卫调和，心神安，遗精自止。

【运用】现代可用于治疗神经衰弱、遗精等疾病。

第五节　固崩止带剂

九霄丸

【出处】《竹林女科证治》。

【组成】蕲艾（酒浸1宿煮干）　牡蛎粉　龙骨（煅）　当归（酒炒）各30g
干姜（炮）60g　吴茱萸（滚汤泡，炒）　白芍（酒炒）各21g　山药（姜汁炒）45g
白石脂（煅，醋淬7次，研）30g

【用法】共为末，酒调为丸，白开水送服6~9g。

【功效】温肾培元，固涩止带。

【主治】白带日久不止，脐腹冷痛。

闭白丸

【出处】《竹林寺女科秘要》。

【组成】海螵蛸　赤石脂　龙骨　牡蛎各等份

【用法】上各药煅后，共为末，以米糊为丸，每以酒送服15g。

【功效】收敛固涩止带。

【主治】妊娠白带。

【运用】虚者宜塞，先用白扁豆花炒黄为末，酒冲服9~15g，后服闭白丸。

见血清粥

【出处】《峨嵋神效验方》。

【组成】见血清全草20g　细韭菜30g　粳米150g　食盐少许

【用法】将见血清、细韭菜择选、洗净，切成长2cm的节，置砂锅内，加水适量，置武火上烧沸，继用文火熬煮 30 分钟，滤出药汁。再加水适量，如上法熬煮 30 分钟，去渣，留汁待用。将粳米淘洗干净，放入砂锅内，加入药汁，加水适量，置武火上烧沸，继用文火熬熟，加入食盐少许，搅匀即成，分次服用。

【功效】止崩，止带，止痛。

【主治】气血瘀阻所致崩漏下血及产后下血不止；血瘀气滞所致月经不调、经行腹痛；产后恶露不行，癥瘕积聚等病证；肾气不固，白带量多等。

小一面锣崩中汤

【出处】《峨嵋神效验方》。

【组成】小一面锣　猪尿参　双肾草　猪毛草各 15 g

【用法】水煎，日 1 剂分 2 次温服。

【功效】收敛，解毒。

【主治】崩漏、带下属寒性者。

第八章 安神剂

凡以安神药为主组成，具有安神定志作用，治疗神志不安疾病的方剂，称为安神剂。

神志不安证表现为惊狂善怒、烦躁不安者，多属实证，按照"惊者平之"的治疗大法，治宜重镇安神；表现为心悸健忘、虚烦失眠者，多属虚证，根据"虚者补之"的治疗大法，治宜补养安神。故本章方剂分为重镇安神剂与补养安神剂两类。

第一节 重镇安神剂

深师五石镇心丸

【出处】《外台秘要》引。

【组成】紫石英（研）30 g　白术30 g　茯苓30 g　海蛤壳30 g　石菖蒲30 g　白石英15 g　杏仁30 g　硫黄（研）3 g　远志30 g　牛黄3 g　铁精（研）30 g　卷柏15 g　阿胶30 g　麦冬30 g　肉苁蓉30 g　银屑（研）3 g　大豆卷30 g　当归30 g　干姜30 g　大枣30 枚　人参30 g　防风15 g　山药30 g　炙甘草15 g　泽泻30 g　白蔹10 g　前胡15 g　石膏30 g　干地黄30 g　芍药30 g　桔梗15 g　柏子仁60 g　桂枝15 g　炮乌头6 g　秦艽15 g　半夏15 g　大黄　黄芪各30 g

【用法】共研细末，枣膏蜜和为丸。每剂9 g，日服3 次，温开水送服。

【功效】补虚祛邪，镇心安神。

【主治】五脏亏虚，心失所养，复被邪扰所致梦寐惊恐，心悸诸病。可兼有失眠多梦、咳喘短气、食少乏力、腹胀便秘、畏寒肢冷、面色无华等症。

【方解】本方证治当补诸不足，以养心为主，佐以镇心安神。方中人参、黄芪、白术、山药、大枣益气健脾；乌头、干姜温中散寒；肉苁蓉、硫黄补肾壮阳通便；阿胶、芍药（应为白芍）、麦冬、当归、干地黄养血滋阴；海蛤壳、杏仁、前胡、桔梗清肺化痰，止咳平喘；牛黄、石膏、大黄清热解毒，泻火通便；紫石英、银屑、铁精镇心安神；柏子仁、远志养心安神；茯苓、泽泻、大豆卷利水渗湿；桂枝、秦艽、防风祛风散寒除湿；半夏燥湿化痰，和胃降逆；大枣、白蜜、甘草养胃护胃，防矿石类药物伤胃。诸药合用，共奏补虚祛邪、镇心安神之功。

深师镇心丸

【出处】《外台秘要》引。

【组成】银屑 0.5 g　牛黄 3 g　朱砂 15 g　炙甘草 10 g　麦冬 30 g　远志 30 g　人参 15 g　防风 10 g　细辛 9 g　茯神 30 g　川椒 15 g　炮附子 15 g　紫石英 15 g　桂枝 10 g　干姜 15 g　石菖蒲 30 g　紫荆 10 g

【用法】共研细末，蜜和为丸。每剂 6 g，日 2 次。

【功效】温阳益气，镇心安神。

【主治】深师疗老少心气不足虚弱，时若小语，劳则剧，风邪百病并主之方。治脾阳虚衰，心阳不振，心脉失养所致之惊悸不安，胸闷气短，面色苍白，形寒肢冷，食少便溏，倦怠乏力，劳则心悸不已。

【方解】本方证治宜温阳益气，安神定悸，兼散风邪。方中附子、干姜、川椒温阳散寒；人参、甘草补气健脾；银屑、朱砂、紫石英重镇安神；远志、茯神宁心安神；牛黄、石菖蒲开窍安神；麦冬滋阴清心；桂枝温通心阳；细辛、防风、紫荆发散风寒表邪。诸药合用，则脾阳复，阴寒除，心阳振，心神宁，表邪散，内外得交，诸症可除。

【运用】忌食生冷、油腻、辛辣、炸物等。

深师龙骨汤

【出处】《外台秘要》引。

【组成】龙骨（煅）30 g　茯苓 15 g　桂枝 10 g　远志 15 g　麦冬 15 g　牡蛎（煅）30 g　炙甘草 15 g　生姜 15 g

【用法】日 1 剂，水煎服，日 2 次。龙骨、牡蛎宜先煎。

【功效】补益心阳，潜镇安神。

【主治】治心阳虚，受惊恐，阳气浮越，心神不得敛养所致之善悲易恐，心悸健忘，心烦不寐等症。

【运用】现代可用于治疗神经官能症、神经衰弱等疾病。

深师十黄散

【出处】《外台秘要》引。

【组成】雄黄0.5g　人参10g　蜀椒10g　大黄6g　朱砂1.5g　干姜10g　黄柏9g　山茱萸10g　细辛3g　黄芪10g　泽泻10g　黄连6g　蒲黄6g　桂枝9g　麻黄6g　黄芩9g

【用法】上药研末为散。每服3g，每日3次，温酒送服。

【功效】温阳散寒，清热燥湿，定惊安神。

【主治】大惊，及当风从高堕落所致五脏六腑血气少，丢魂失魄，五脏昼夜不安，惚惚善悲，心中善恐怖，如有鬼物。

深师五邪丸

【出处】《外台秘要》引。

【组成】川芎　紫石英　防风　桂枝　川椒　附子（炮）　白芥子各15g　龙齿　厚朴　铁精（研）　远志　丹参　大黄　栀子　石菖蒲　人参　干姜　吴茱萸各30g　炙甘草　细辛各10g　茯苓　禹余粮各60g

【用法】共研细末，蜜和为丸。每剂9g，日3服。枣汤送下。

【功效】温阳健脾，理气化痰，镇心开窍。

【主治】深师疗心惊恐梦寐愁忧，烦躁不乐，心神错乱，邪气入五脏，往来烦闷，悲哀啼泣，心神恍惚，喜卧，心中惊扰跳跃，忽然欲怒，手足颠倒，食则气逆呕吐。

【运用】现代可用于治疗精神分裂症及癫狂患者。

麝香散

【出处】《增注萧山竹林寺妇科》。

【组成】麝香　甘草　辰砂（水飞）各0.9g　木香　人参　茯神　桔梗　柴胡各

2.4 g　远志 3 g

【用法】共研细末，开水调服 6 g。

【功效】安神定志。

【主治】经来时怒气所触，逆血攻心所致狂言如见鬼神、不省人事。

【运用】先用麝香散，后用茯苓丸，以除其根。茯苓丸方用茯神、茯苓、远志各 24 g，砂仁 9 g，以粳米糊调上药末为丸，以金银饰物煎汤冲服 9 ~ 12 g。

朱砂汤

【出处】《秘授女科集成良方》。

【组成】不落水浸之猪心 1 个　朱砂末 3 g　薄荷 0.9 g

【用法】薄荷与猪心煎汤，调朱砂末服。

【功效】镇心安神。

【主治】孕妇气衰时受胎所致怔忡、心常恍惚（孕妇心悸）、遍身发热。

【佛缘】《秘授女科集成良方》又名《妇科诸证集验良方》，属《竹林寺女科秘方》版本系统，2 卷，清代竹林寺僧传，陆氏（名佚）笔记。成书于清同治七年（1868），光绪十三年（1887）重刊。卷上系萧山竹林寺僧传 120 症，包括行经 40 症，胎前 34 症，临蓐 7 症，产后 39 症；卷下乃"集验良方"。该书条理清晰，言简意赅，有一定临床参考价值。现存清光绪十三年文奎堂刻本，藏于浙江省中医药研究院。

大宝红药方

【出处】《仙授理伤续断秘方》。

【组成】琥珀　血竭各 12 g　金粉 3 g　朱砂 15 g

【用法】共研为细末，每次以开水冲服 2.4 g。

【功效】活血散瘀，宁心安神。

【主治】跌打损伤，瘀血攻心，心神不宁所致烦躁不安、惊悸等症。

塞鼻丹

【出处】《中国传统伤科》。

【组成】朱砂 4 g　玄参 2 g　丁香 4 g　乌梅 4 g　川乌 4 g　草乌 4 g　山柰 4 g　当

归 4 g　乳香 8 g　皂角 2 g

【用法】共研为细末，蒜泥调末为丸，丝绵包裹塞入鼻孔。

【功效】镇心安神，止痛。

【主治】鼻部跌打损伤，鼻部出血、疼痛剧烈者。

【佛缘】本方录自《中国传统伤科》（喻德元著，江西科学技术出版社 1992 年版）"少林派治伤法"节。

第二节　补养安神剂

天王补心丹

【出处】《摄生秘剖》。

【组成】酸枣仁　柏子仁（炒）　当归身（酒洗）　天冬（去心）　麦冬（去心）各 9 g　生地（酒洗）12 g　人参（去芦）　丹参（微炒）　玄参（微炒）　白茯苓（去皮）　五味子（烘）　远志（去心，炒）　桔梗各 5 g

【用法】上药为末，炼蜜丸如梧子大，朱砂用 9 ~ 15 g 为衣，空心白滚汤下 9 g，或圆眼汤俱佳。

【功用】滋阴养血，补心安神。

【主治】阴虚血少，神志不安证。症见心悸失眠，虚烦神疲，梦遗健忘，手足心热，口舌生疮，舌红少苔，脉细而数。

【方解】本方证由心肾两虚，阴虚血少，虚火内扰所致。《素问·灵兰秘典论》说："心者，君主之官，神明出焉。"阴虚血少，心失所养，故心悸失眠，神疲健忘；阴虚生热，虚火内扰，故手足心热，虚烦，遗精，口舌生疮。本方证治宜滋阴养血，补心安神。方中重用生地滋阴养血，为君药。天冬、麦冬滋阴清热；酸枣仁、柏子仁养心安神；当归补血润燥。5 药共为臣药。人参补气，使气旺而阴血自生，且又宁心益智；五味子益气敛阴，以助补气生阴之力；茯苓、远志养心安神，又可交通心肾；玄参滋阴降火，以制虚火上炎；丹参清心活血，使之补而不滞；朱砂镇心安神，兼治其标。7 药共为佐药。桔梗为使药，载药上行，使药力入心经；与丹参相伍，又可行气血，使诸药滋而不腻，补不留瘀。全方以滋阴养血、补心安神为主，兼可滋阴降火，交通心肾，而治心悸、失眠、健忘诸症。清代柯韵伯《古今名医方论》推崇道："心者主火，而所以主者神也。神衰则火为患，故补心者必清其火而神始安。补心丹用生地为君者，取其下足少阴以滋水主，水盛可以伏火，此非补心之阳，补心之神耳；凡果核之有仁，犹心之有神也，清气无如柏子仁，补血无如酸枣仁，其神存耳；参、苓之甘以补心气，五味之酸以收心气，二冬之寒以清气分之火，心气和而神自归矣；当归之甘以生心血，玄参之咸以补心血，丹参之寒以清血中之火，心血足而神自藏矣；更假桔梗为舟楫，远志为向导，和诸药入心而安神明。以此养生则寿，何有健忘、怔忡、津液干涸、舌上生疮、大便不利之虞哉？"

【运用】本方为滋补心阴的主要方剂。临床应用以心悸失眠、手足心热、舌红少苔、脉细数为证治要点失眠较重者，可酌加龙骨、磁石等以增其安神之功。忌胡荽、大蒜、萝卜、鱼腥、烧酒。

神经衰弱、精神分裂症、心脏病、甲状腺功能亢进等属心经阴亏血少证者，均可用之。据报道，以天王补心丹为主治疗心脏神经官能症218例，取得较为满意的临床疗效。心脏神经官能症的临床诊断系根据患者不同程度的心悸、心慌、心前区不适，甚或疼痛、气短、乏力、头晕、易出汗、烦躁、失眠等主诉，和心电多域频谱分析诊断系统对其心电信号及有关临床资料进行自动处理后打印出的诊断结论，同时还用心电图、超声心动图、心脏 X 线片及其他临床检查排除各类器质性心脏病。以天王补心丹口服，每次 10～15 g，连续服药 1 个月为 1 疗程。结果服药 2 个疗程后，总有效率为98.6％，且服药期间未见任何毒副作用。这提示天王补心丹对心脏神经官能症有显著而稳定的疗效。[中医杂志，1990（8）：30]

【佛缘】传说天王补心丹为唐代僧人道宣所创。

道宣（596—667），俗姓钱，江苏镇江人，是佛教律宗南山宗的创始人，一生专究戒律，曾在长安参加玄奘译经道场。晚年居终南山，创设戒坛，制定佛教受戒仪式，从而使律学成为专门学问，开创了佛教律宗派。因道宣居终南山，故其他创宗派又名"南山宗""南山律宗"。道宣弟子有数千人，其中著名的有大慈、怀素等。道宣一生爱好医药，曾与孙思邈为友，且交往甚密。

道宣晚年居终南山白泉寺，为了创立佛教律宗派，每日在天王殿中诵经念佛，不舍昼夜。尤其是课诵倍加劳心，如他在暮时课诵的时候，要先把"南无莲池海会佛菩萨"诵三遍，然后把"佛说阿弥陀经"念诵一遍，再把"往生咒"诵三遍，最后还要课诵《礼佛千悔文》《蒙山施食仪》《祝愿偈》《净土文》《三皈依》《伽兰赞》等佛经。为此，道宣过劳其心，而成心劳。天王念其课诵劳心，故在道宣梦中授予此专于补心之方，名为"天王补心丹"。后来，道宣公之于世，凡劳心之人，尽可服用该方。近年，在甘肃敦煌莫高窟石室中发现唐人写本佛经的末尾记有"毗沙门天王奉宣和尚补心丸方"，与传说颇相吻合，方中所用药物与天王补心丹所用药物也基本相同，故可认定天王补心丹一方为道宣所创。

毗沙门天王，是佛教四大天王之一。四大天王在寺庙中都被供奉在天王殿内，殿正中坐的是弥勒佛，在弥勒佛两旁分列的就是四大天王。

东方持国天王，名多罗吒。持国为意译，意思是慈悲为怀，保护众生。

南方增长天王，名毗琉璃。增长的意思是能传令众生，增长善根，护持佛法。

西方广目天王，名毗留博叉。广目指能以净天眼随时观察世界，持护人民。

北方多闻天王，名字叫毗沙门。多闻的意思是福德之名闻于四方。在四大天王中，这位多闻天王毗沙门在唐宋时声名极为显赫。传说在天宝元年（742），新疆安西城（今库车县）被番兵围困，有表请兵救援，只是路途遥远，救兵短时难到。所以，唐玄宗让不空和尚请毗沙门天王救援。毗沙门受请后，便立即赶往安西城。他出现在安西城城北门楼时，金身大放光明，并有数百名身着金甲的神兵助威，一时鼓声震闻300里，地动山崩。番兵大惧，望风而逃。唐玄宗闻奏大悦，敕令在各州府城西北隅都要供奉天王，在佛寺中又单独把毗沙门天王别院安置。从此，毗沙门天王成了保护神，天王庙、天王堂在当时随处可见。

深师阿胶汤

【出处】《外台秘要》引。

【组成】阿胶 10 g　干姜 10 g　火麻仁 10 g　远志 10 g　附子（炮）6 g　人参 10 g　炙甘草 10 g

【用法】日 1 剂，水煎取汁，阿胶烊化，分 3 次服。

【功效】益气补脾，养血安神。

【主治】虚劳不足，心脾两虚证。症见脘腹痞满，倦怠乏力，不欲饮食，腹痛即泻，心悸失眠，面色无华，舌质淡，苔薄，脉细弱。

【方解】本方证乃脾阳虚气弱，运化失常，气血化生不足，心血亏虚，心失所养所致；治当补益心脾，益气养血。方中附子、干姜温补脾阳；人参、甘草补气健脾；火麻仁、阿胶滋阴养血；远志宁心安神。诸药合用，使中阳复，脾气健，气血得以化生，心神得养，则诸症自除。

【运用】现代可用本方加减治疗心律失常、病态窦房结综合征、神经衰弱、冠心病、再生障碍性贫血等证属心脾两虚者。

深师人参汤

【出处】《外台秘要》引。

【组成】人参15 g　炙甘草15 g　半夏10 g　龙骨30 g　远志15 g　麦冬30 g　干地黄30 g　大枣10枚　浮小麦30 g　阿胶15 g　胶饴30 g　石膏15 g

【用法】日1剂，水煎服，日3次。阿胶、胶饴均烊化。

【功效】益气养血，镇静安神。

【主治】忽忽善忘，小便赤黄，喜梦见死人，或梦居水中，惊恐惕惕如怖，目视茫茫，不欲闻人声，饮食不得味，神情恍惚不安。此乃忧思郁怒日久，饮食减少，生化乏源，气血不足，心脾两虚，不能奉养心神，及郁久化热，虚热扰心所致。兼见食少纳差、神疲乏力、心悸头晕等心脾气血不足之表现。

【运用】本方现代可用于治疗神经衰弱、精神分裂症等证属心脾两虚者。

少林治心悸方

【出处】《少林寺秘方集锦》。

【组成】生地　熟地各15 g　炒枣仁　石菖蒲各9 g　白芍　制何首乌各12 g　五味子6 g　炙甘草6 g　朱砂（水飞，另包，冲服）1.5 g

【用法】上药加水1500 ml，煎取500 ml，每日2次。

【功效】滋阴补血，养心安神。

【主治】阴血不足，心失所养所致心悸、失眠、多梦等症。

【方解】方中生地、熟地、白芍、何首乌滋阴养血；炒枣仁养心安神；石菖蒲、五味子宁心安神；朱砂镇心安神；炙甘草甘温复脉，以利心气。诸药合用，则阴血得补，心神得安，心悸自平。

治壮年神志错乱方

【出处】《少林寺秘方集锦》。

【组成】茯神 远志各9g 酸枣仁（炒）6g 柏子仁（炒） 益智仁 女贞子各6g 天竺黄4.5g 生地 天冬各10.5g 琥珀（另包冲服）4.5g 朱砂（水飞，另包冲服）1.5g 大枣3枚

【用法】日1剂，水煎服。

【功效】养心安神，清心定惊。

【主治】心虚心悸，烦躁不安，神志恍惚，语言错乱，哭笑无常。

【方解】方中酸枣仁、柏子仁养心安神；茯神、远志宁心安神；朱砂、琥珀镇心安神；生地、天冬滋阴清热；益智仁温脾暖肾；女贞子补益肝肾；天竺黄清心定惊；大枣养血安神。如此，则心神得养，神志得安，诸症可除。

治入睡多梦方

【出处】《少林寺秘方集锦》。

【组成】益智仁15g 当归15g 茯神9g 龙骨9g 琥珀（冲服）4.5g 酸枣仁（炒）9g 柏子仁（炒）9g 夜交藤15g 大枣3枚

【用法】日1剂，水煎服。

【功效】养心安神。

【主治】心血不足，心神失养所致的失眠、多梦。

【方解】方中当归补血活血；茯神宁心安神；龙骨、琥珀镇静安神；酸枣仁、柏子仁、夜交藤养心安神；益智仁温脾暖肾；大枣养血安神。诸药配合，使心血得补，心神得养而安宁，则失眠、多梦可除。

治健忘方

【出处】《少林寺秘方集锦》。

【组成】远志肉9g 何首乌9g 山茱萸15g 枸杞子15g 天灵盖（打碎）9g 沙苑蒺藜15g 大枣3枚

【用法】日1剂，水煎服。

【功效】补肾益精，健脑安神。

【主治】肾虚健忘。

【方解】脑为髓之海，肾主骨生髓，肾精不足，脑海空虚，故健忘。故本方证治宜补肾益精健脑为主。方中山茱萸、沙苑蒺藜补肾益精血；何首乌补肝肾，益精血；枸杞子滋补肾阴；天灵盖补益髓海；远志肉宁心安神；大枣养血安神。如此，则脑髓得充，心神得安，健忘可愈。

深师酸枣汤

【出处】《外台秘要》引。

【组成】酸枣仁30 g　麦冬15 g　炙甘草9 g　知母9 g　茯苓15 g　川芎10 g　干姜6 g

【用法】日1剂，水煎服。温分3服。

【功效】滋阴清热，除烦安神。

【主治】深师酸枣汤，疗伤寒及吐下后心烦乏气，昼夜不眠。可见心烦失眠，口燥咽干，甚则心悸盗汗，舌淡红，脉弦细。

【方解】方中重用酸枣仁，养心阴，益肝血而宁心安神，为主药；佐以麦冬滋阴清心除烦。茯苓宁心安神。川芎条畅气血，与酸枣仁配伍一酸收，一辛散，相反相成，以养血调肝安神。知母补不足之阴，清内炎之火，具滋清兼备之功。另外，吐下太过，恐伤脾胃阳气，故方中配合干姜、炙甘草以兼顾温补脾胃，亦有"善补阴者，必于阳中求阴"之意。如此，阴液复，内热清，心神安，则心烦失眠可除。

【运用】临床若无脾胃阳虚之虑，可不用干姜。现代对于神经衰弱、自主神经功能紊乱、心脏神经官能症等证属心肝血虚兼内热者，用本方治疗有一定效果。

深师小酸枣汤

【出处】《外台秘要》引。

【组成】酸枣仁30 g　知母10 g　生姜9 g　炙甘草6 g　茯苓15 g　川芎10 g

【用法】日1剂，水煎分3次服。

【功效】滋阴清热，除烦安神。

【主治】虚劳不得眠，烦不可宁者。临床可用于治疗失眠、心悸、盗汗、头晕、口燥咽干，脉细弦。皆由阴血不足，血不养心，阴虚内热，血虚肝旺，虚阳上扰所致。

【方解】本方即《金匮要略》之酸枣仁汤。方中酸枣仁养心阴，益肝血而宁心安神；川芎调养肝血；茯苓健脾渗湿，宁心安神；生姜温中和胃；知母补不足之阴，清内炎之火，具滋清兼备之功；甘草调和诸药。诸药配合，使心肝之阴血得以滋养，虚热得清，心神得养而安，则失眠及一切阴虚阳浮之证皆可自愈。

【运用】现代可用本方治疗神经衰弱、自主神经功能紊乱、心脏神经官能症等证属阴虚火旺者。

首乌粥

【出处】《峨嵋神效验方》。

【组成】制何首乌60 g　柏子仁30 g　粳米150 g　食盐少许

【用法】将何首乌洗净，切成薄片；柏子仁洗净，待用。将粳米淘洗干净，连同何首乌、柏子仁置砂锅中，加水适量，置武火上烧沸，继改用文火熬煮成粥。加入食盐少许，搅匀即成。分次服用。

【功效】补益肝肾，理气和血，安神。

【主治】肝肾不足，血虚精亏所致须发早白、筋骨无力；肾精亏损所致眩晕耳鸣、肢麻无力、遗精；血虚精亏所致便秘；精血不足所致心神失养、心悸、失眠多梦等症。

少林补心汤

【出处】《少林寺秘方集锦》。

【组成】猪心1个　朱砂3 g　当归30 g　生地30 g　酸枣仁　柏子仁各12 g　大枣5枚

【用法】将猪心洗净，切开，把朱砂（研细）撒入，然后用麻绳把猪心缠紧。将诸药放入砂锅内，加水炖2小时。吃猪心，喝药汤。

【功效】滋阴补血，养心安神。

【主治】心血亏虚，心失濡养所致心悸、心烦、失眠多梦、易惊等。

【方解】方中猪心以心补心；当归、生地滋阴补血；酸枣仁、柏子仁养心安神；朱砂镇心安神；大枣养血安神。诸药合用，使心血得养，心神得安，则悸烦、少寐多梦可除。

深师补心汤

【出处】《外台秘要》引。

【组成】麦冬30 g　紫石英10 g　紫菀15 g　桂枝10 g　茯苓30 g　赤小豆30 g　人参10 g　大枣10 枚　炙甘草10 g

【用法】日1 剂，水煎分3 服。

【功效】补心安神。

【主治】深师疗心气不足，其病苦满，心惊悸，汗出恶风，烦闷善恐，独苦多梦，不能自觉者。

【方解】方中人参、茯苓、大枣补益心脾，养心安神；紫石英重镇安神；麦冬养阴清心除烦；桂枝温通心阳，调和营卫；赤小豆补脾利湿；紫菀化痰；炙甘草益心脾，调和诸药。诸药配合，使心气得补，心阳得振，心神得安，营卫调和，诸症可除。

治心悸气短方

【出处】《少林寺秘方集锦》。

【组成】胎盘（焙干，研末）30 g　黄芪（炙）30 g　人参15 g　白术12 g　附子6 g　朱砂（水飞，另包）1.5 g

【用法】日1 剂，水煎，分2 次服。朱砂冲服。

【功效】温阳益气，养血安神。

【主治】气血两虚，心失所养所致心悸气短。

【方解】方中胎盘益气养血；黄芪、人参、白术健脾益气，以助气血生化之源；附子能温补心脾阳气；朱砂镇心安神。如此，则气血得补，心神得养，心悸气短自止。

深师五邪汤

【出处】《外台秘要》引。

【组成】石菖蒲　秦艽　桂枝　当归　人参　附子（炮）　黄芩　炙甘草　远志　防风　川芎　防己各10 g　禹余粮　赤石脂　茯苓　芍药各15 g　龙骨30 g

【用法】日1 剂，水煎分3 次服。

【功效】温阳益气，养心安神。

【主治】深师疗中风邪恍惚，悲涕泣狂走，如有神之状，身体强直或疼痛，口噤喉卒，水浆不通，面目变色，甚者不识人。脾胃虚寒，运化失司，气血不足，心神失养，卫阳不固。脾阳虚气弱，气血化生不足，心神失养，脾胃虚寒，运化失司；可见大便泄泻，不思饮食。卫阳不固，感受风邪，可见肢体拘急疼痛。治宜温脾阳，养气血，散风邪，开窍宁神。

秘元煎

【出处】《竹林女科证治》。

【组成】远志（炒）2.4 g　山药（炒）6 g　芡实（炒）3 g　枣仁（炒，杵）6 g　白术（蜜）　茯苓各7.5 g　炙甘草3 g　人参3 g　五味子14粒　金樱子（去核）6 g

【用法】水煎，空腹服。

【功效】养心健脾，补肾固精。

【主治】妇女情欲不遂，沉思极郁，心脾气结，致伤冲任之源，而肾气日消，轻则月经或早或迟，重则渐成枯闭。

朱砂丸

【出处】《竹林寺女科全书》。

【组成】朱砂6 g　茯苓30 g

【用法】研细末，水泛为丸，以姜汁送服9 g。

【功效】安神健脾。

【主治】血气虚弱所致经来如牛膜片、昏迷倒地。

寿脾煎

【出处】《竹林女科证治》。

【组成】白术（蜜）6 g　当归　山药各6 g　炙甘草3 g　酸枣仁4.5 g　远志（制）0.9~1.5 g　干姜（炮）3~6 g　莲肉（去心，炒）20粒　人参9 g　升麻（炒）1.5 g

【用法】急者人参可用30 g。水煎服。

【功效】温脾摄血，养心安神。

【主治】妊娠妇女年老中衰，胎元无力，胎不能长及多小产、昏晕、胞宫下坠等。

甘麦大枣汤

【出处】《竹林女科证治》。

【组成】甘草9g　小麦20g　大枣10枚

【用法】水煎服。

【功效】养心安神，补脾益气。

【主治】妊娠脏躁，无故悲泣；或由肺有风邪，或寒水攻心，无故而悲伤哭泣。症见精神恍惚，常悲伤欲哭，不能自主，心中烦乱，睡眠不安，甚则言行失常，呵欠频作，舌淡红苔少，脉细微数。

【方解】原出《金匮要略》，本方为治脏躁的常用方剂。脏躁一病多因忧思过度，心阴受损，肝气失和所致。心阴不足，心神失养，则精神恍惚，睡眠不安，心中烦乱；肝气失和，疏泄失常，则悲伤欲哭，不能自主，或言行妄为。遵《素问·脏气法时论》"肝苦急，急食甘以缓之"，以及《灵枢·五味》"心病者，宜食麦"之旨，方中用小麦为君药，取其甘凉之性，养肝补心，除烦安神。甘草甘平，补养心气，和中缓急，为臣药。大枣甘温质润，益气和中，润燥缓急，为佐药。三药合用，甘润平补，养心调肝，共奏养心安神、和中缓急之功。《金匮要略论注》谓："小麦能和肝阴之客热，而养心液，且有消烦利溲止汗之功，故以为君。甘草泻心火而和胃，故以为臣。大枣调胃，而利其上壅之燥，故以为佐。盖病本于血，心为血主，肝之子也，心火泻而土气和，则胃气下达。肺脏润，肝气调，躁止而病自除也。补脾气者，火为土之母，心得所养，则火能生土也。"

【运用】以精神恍惚，悲伤欲哭为证治要点。心烦不眠，舌红少苔，阴虚较明显者，加生地、百合以滋养心阴；头目眩晕，脉弦细，肝血不足者，加酸枣仁、当归以养肝补血安神。若大便燥结，腹满努力难解，宜清燥汤。清燥汤方用瓜蒌仁（炒，研）、白芍（酒炒）、当归身各4.5g，枳壳（麸炒）、条芩各3g，生地、麦冬（去心）、火麻仁（炒）各6g，松子仁9g，水煎，加白蜜10～20ml服。

癔症、更年期综合征等证属心阴不足、肝气失和者，均宜用之。临床报道，以甘麦大枣汤为主治疗顽固性神经衰弱34例，服药期间一律停服西药，一般服4～6剂见效，结果有效者30例，无效者4例，平均服药13.9剂。［新医药学杂志，1974（7）：35］。

石斛散

【出处】《竹林女科证治》。

【组成】人参　酸枣仁　茯神　远志肉　白芍　石斛　麦冬（去心）　炙甘草　五味子各等份

【用法】共研为末，每服6～9g，桂圆汤冲服。

【功效】补气养阴，养心安神。

【主治】心、肝、脾三经虚所致产后惊悸、闻声欲死。

【运用】若心气大虚，言语颠倒，宜芎归汤合补心丸，得卧则安。芎归汤方用当归、川芎各15g。补心丸方用当归身、生地、熟地、茯神各30g，人参、麦冬各45g，酸枣仁、柏子仁各24g，炙甘草12g，五味子、莲子各36g。

养心汤

【出处】《竹林女科证治》。

【组成】当归身　生地　熟地　茯神各3g　人参4.5g　麦冬（去心）4.5g　酸枣仁　柏子仁各2.4g　五味子14粒　炙甘草1.2g

【用法】加灯心草、莲子各3～6g，水煎服。

【功效】养心安神。

【主治】心血虚耗所致产后怔忡。

第九章　开窍剂

凡用芳香开窍药为主组成，具有开窍醒神作用，治疗神昏窍闭之证的方剂，统称开窍剂。

神昏窍闭之证有虚实之分。属于实证者，称为闭证，多由邪气壅盛，蒙蔽心窍所致。闭证根据其临床表现，可分为热闭与寒闭两种。热闭由温热之邪内陷心包所致，治宜清热开窍，简称凉开；寒闭由中风、中寒或气郁、痰浊蒙闭心窍引起，治宜温通开窍，简称温开。本类方剂，据此分为凉开剂和温开剂两类。

第一节　凉开剂

深师牛黄散

【出处】《外台秘要》引。

【组成】牛黄　徐长卿各9g　鬼箭羽　王不留行　远志　干姜　附子（炮）　石苇　黄芩　肉桂　石菖蒲各10g　五味子　茯苓　代赭石　麦冬各15g

【用法】共研细末，每剂6g，日3次，以酒调服。

【功效】清心化痰，开窍安神，温阳活血。

【主治】深师疗"鬼物前亡，转相染，梦寤纷纭，羸瘦，往来寒热"，或喜笑无常。此多因阴阳失调，痰气上扰，气血凝滞，心神失养，神无所主而致。

黄蜡膏

【出处】《竹林寺女科全书》。

【组成】黄蜡　枯矾　麻黄各等份

【用法】共研细末，熔化擦牙。

【功效】清热消痰。

【主治】妊娠中风，牙关紧闭，痰气壅满，不省人事，因食生冷。

【运用】先用黄蜡膏擦牙，再服排风汤即愈。排风汤方用川芎、防风、当归、白术、炙甘草、茯苓、独活、白鲜皮各2.4 g，麻黄1.2 g，姜3片，红枣3枚，水煎服。

返魂夺命丹

【出处】《点穴秘诀》。

【组成】银丝草（即山橄叶，长白者佳）30 g　小鸡（过1个月者，不去毛）1只

【用法】共捣烂如泥，热酒冲和，布滤过，调猴骨末6 g，灌服。再用棱莪散（棱莪散方见前第二章泻下剂之"寒下"剂节内）1剂。

【功效】回阳醒神，通窍开闭。

【主治】跌打损伤后牙关紧闭、不省人事。

第二节　温开剂

梅师霍乱方　（三）

【出处】《经史证类备急本草》引。

【组成】皂荚适量。

【用法】研末，吹入鼻中，得嚏便瘥。

【功效】开窍涤痰。

【主治】霍乱转筋。

开关吹鼻散

【出处】《江氏伤科学》。

【组成】细辛6 g　牙皂6 g　山柰3 g　高良姜6 g　麝香0.3 g

【用法】共研细末，吹病人鼻孔内。

【功效】温阳，芳香醒神。

【主治】跌打损伤后神昏、牙关紧闭。

撬开吹喉散

【出处】《江氏伤科学》。

【组成】牙皂6g　细辛6g　巴豆霜6g

【用法】共研末，吹入喉。

【功效】醒神。

【主治】跌打损伤后牙关紧闭、神昏。

第十章 理气剂

凡以理气药物为主组成,具有行气或降气作用,治疗气滞或气逆病证的方剂,统称理气剂。

气病范围较为广泛,病变也较为复杂,但概括起来,不外气虚、气滞、气逆 3 个方面。气虚证的治法与方剂已在补益剂中叙述,本章主要收录气滞证和气逆证的治法与方剂。气滞以肝气郁结与脾胃气滞为主,气逆以胃气上逆和肺气上逆为主。气滞法当行气,气逆自当降气,故本章方剂分为行气剂和降气剂两大类。

第一节 行气剂

少林治胸中刺痛方

【出处】《少林寺秘方集锦》。

【组成】瓜蒌 川郁金各9g 川楝子4.5g 丹参30g 木香4.5g 川厚朴2.4g 生甘草4.5g

【用法】以龙潭泉水1500 ml,煎取500 ml,加入童便半杯,每日2次。

【功效】理气宽胸,活血止痛。

【主治】肝郁气滞,瘀血内停,络脉不通所致胸中刺痛,或兼胸闷,或时心悸。

【方解】方中郁金行气解郁,活血止痛;瓜蒌利气宽胸;川楝子疏肝理气止痛;木香、川厚朴行气止痛;丹参活血祛瘀;甘草调和诸药。

【运用】现代可用于冠心病证属气滞血瘀者。

少林治气臌方

【出处】《少林寺秘方集锦》。

【组成】乌药 2.4 g　广木香　枳壳各 4.5 g　败沉香 3 g　莱菔老根 1 条

【用法】日 1 剂，水煎服，分 2 次服。

【功效】行气止痛。

【主治】脾胃气滞所致脘腹胀满疼痛、食积不化、嗳气等症。

【方解】方中乌药、沉香行气止痛；木香、枳壳行气宽中除胀；莱菔消食化积，除胀行滞。本方适用于脾胃寒郁气滞证。

佛手酒

【出处】《峨嵋神效验方》。

【组成】佛手柑 30 g　红枣 30 g　白酒 500 ml

【用法】将佛手柑、红枣分别洗净，佛手柑切片，共用纱布袋盛之。扎紧袋口，将之置于酒坛中，并将白酒倒入坛中，盖严，浸泡 7 天即成。每服饮少量。

【功效】理气疏肝，和中化痰。

【主治】肝郁气滞所致胁肋胀痛、胸闷，及脾胃气滞所致脘腹胀满、胃痛纳呆、嗳气呕恶；痰气犯肺所致咳嗽痰多、胸闷气急等。

【运用】现代用于治疗肝炎、胃炎、支气管炎、冠心病等证属气滞者。亦可加入玫瑰花以增强行气疏肝、和血散瘀之功。

深师疗噎方

【出处】《外台秘要》引。

【组成】羚羊角粉 1.5 g　前胡 9 g　炙甘草 9 g　人参 12 g　橘皮 12 g

【用法】日 1 剂，水煎，分 3 次服。另冲服羚羊角粉，每次 0.5 g。

【功效】疏肝理气，健脾化痰。

【主治】脾气亏虚，运化失健，痰浊内生，肝气郁结，痰气交阻所致吞咽梗阻、胸膈痞闷、不思饮食、倦怠乏力、脉弦细。

【运用】现代可用于治疗胆汁反流性胃炎、贲门痉挛、食管癌等证属痰气交阻者。

深师苏子膏

【出处】《外台秘要》引。

【组成】猪脂100 g 苏子15 g 桂枝10 g 大黄9 g 当归15 g 干姜10 g 橘皮15 g 蜀椒10 g

【用法】上药水煎取汁，纳入猪脂，日2服。

【功效】温阳活血，行气消痰。

【主治】气瘿。症见为颈部漫肿，肿块柔软无痛。此多为脾阳不足，阴寒内生，痰气郁滞，血行不畅所致。

玫瑰酸浆酒

【出处】《峨嵋神效验方》。

【组成】玫瑰花1.5 g 酸浆草50 g 白酒500 g

【用法】洗净花、草，草切节，用纱布袋盛之，将袋口扎紧，置于酒坛中。将白酒倒入坛中，盖好，浸泡5～10天即成。每日2次，少量饮用。

【功效】行气散瘀，通经，清热利湿。

【主治】湿热蕴结，肝郁气滞所致脘腹胀满、胸胁疼痛；气滞血瘀所致月经不通、少腹疼痛；湿热下注膀胱所致小便涩痛、尿血；失眠、记忆力衰退等。

【方解】方中玫瑰花行气解郁，和血散瘀；酸浆草清热利湿解毒。

【运用】现代用于治疗胃炎、肝炎、月经失调、尿路感染、神经衰弱等。

治两胁胀痛方

【出处】《少林寺秘方集锦》。

【组成】广木香4.5 g 延胡索9 g 枳壳6 g 大黄（酒炒）4.5 g 五灵脂（醋制）4.5 g 生甘草4.5 g

【用法】日1剂，水煎服，每日2次。

【功效】疏肝理气，活血止痛。

【主治】肝气郁结，血行不畅，胁络阻滞所致两胁胀痛。

【方解】方中广木香、枳壳疏肝理气止痛；延胡索活血行气止痛；五灵脂、大黄能活血化瘀止痛；生甘草调和诸药。如此，则肝气条达，气血调畅，胁痛自止。

薤白姜葱粥

【出处】《峨嵋神效验方》。

【组成】薤白30 g　生姜10 g　大葱10 g　粳米150 g　食盐少许

【用法】洗净薤白去皮，洗净生姜，将之分别切成薄片，待用。大葱洗净，切成短节待用。将粳米淘洗净，放入砂锅内，加入薤白、生姜，水适量，置武火上烧沸，再用文火熬煮至熟。放入大葱和食盐少许，搅匀即成。分服。

【功效】理气通阳，宽胸散结。

【主治】胸阳不振，寒湿痰浊凝滞所致胸闷、心痛彻背、喘息咳唾、气短不得卧；寒凝气滞所致胃脘疼痛、脘痞不舒；大肠湿阻，气机壅滞所致下痢赤白、腹痛、里急后重等。

【运用】现代用于治疗冠心病、急慢性胃炎、肠炎、痢疾等。

深师厚朴汤

【出处】《外台秘要》引。

【组成】厚朴10 g　桂枝10 g　芍药15 g　半夏10 g　枳实10 g　炙甘草9 g　麦冬15 g　黄芩10 g　干姜15 g

【用法】每日1剂，水煎分3次服。

【功效】行气除满，和胃降逆。

【主治】腹胀满膨膨，逆害饮食，热不得卧，流汗。

【方解】脾胃素虚，升降失司，寒热互结，气壅湿聚，肠胃不和，则脘腹胀满或疼痛，干呕或呕吐，不欲饮食，大便不调；气化不利，则小便不利。如此者，治当除其寒热，复其升降，补其脾胃为法。方中黄芩苦寒清热燥湿；干姜、半夏温中散寒，降逆和胃；厚朴、枳实行气燥湿，消积导滞以除胀满；桂枝温经通阳；芍药（应为白芍）养阴柔肝，缓急止痛；麦冬益胃生津；若小便难，加人参、白术补气健脾，固表止汗；甘草和中，调和诸药。诸药相配，消补兼施，寒热并用，苦降辛开，益气养阴，则中焦健运，气得升降，自然邪去正复，诸症悉平。

深师茯苓汤

【出处】《外台秘要》引。

【组成】茯苓30 g　川芎10 g　干姜10 g　芍药10 g　白术15 g　当归10 g　人参10 g　枳实10 g　炙甘草9 g

【用法】每日 1 剂，水煎分 3 次服。

【功效】益气健脾，行气活血。

【主治】深师疗中风入腹，心下如刺，不得卧，或在胁下，转动无常，腹满短气，慑慑欲死。临床可用于中焦脾虚，运化失健，停食停饮，气机不利，血行不畅，所致腹满短气，心下刺痛，不得平卧，不欲饮食等症。

【方解】方中人参、白术、炙甘草补中益气；当归可补血活血；芍药（应为白芍）养血柔肝，缓急止痛；川芎活血行气，开郁止痛；茯苓健脾渗湿；干姜温中散寒化饮；枳实破气除胀，消积导滞。诸药合用，消补兼施，则脾气健旺，气血调畅，升降如常，邪积得去，诸症可除。

箭杆风胃痛散

【出处】《峨嵋神效验方》。

【组成】箭杆风　乌药各 30 g

【用法】烘干，共研细末。每剂 3 ~ 6 g，温开水送服。

【功效】温胃理气止痛。

【主治】寒邪犯胃，气机郁滞所致胃脘疼痛。

【运用】现代用于治疗胃炎、胃痉挛疼痛等。痛止之后，勿再久服。

玫瑰理气汤

【出处】《峨嵋神效验方》。

【组成】玫瑰花　月季花各 9 g　益母草　丹参各 15 g

【用法】水煎服，日 1 剂，分数次饮。

【功效】理气解郁，活血，开胃。

【主治】治肝郁气滞，血行不畅所致之胃脘疼痛、上腹胀满；月经不调、经行不畅、小腹胀痛。

【方解】方中用玫瑰花理气、解郁、活血、开胃；月季花、益母草、丹参活血祛瘀，调经止痛。

少林治胃痛奇效散

【出处】《少林寺秘方集锦》。

【组成】延胡索（醋炒）30 g　广木香6 g　高良姜3 g　陈皮6 g

【用法】共研为末，每剂3 g，日3次。

【功效】行气活血，温中止痛。

【主治】治寒邪客于胃脘，气机凝滞，血行不畅所致胃脘胀痛、喜热恶凉，或伴呕吐。

【方解】方中重用延胡索行气活血止痛；广木香行气调中止痛；陈皮理气调中；高良姜温散脾胃寒邪，止痛，止呕。诸药合用，共奏行气活血、温中止痛之功。

梅师通乳方

【出处】《经史证类备急本草》引。

【组成】猪蹄2只　通草10 g

【用法】以绵裹通草，和猪蹄煮，作羹食之。

【功效】通乳络，下乳汁。

【主治】乳汁下之不畅，郁而化热所致乳痈初起、微赤。

【运用】趁其肿块未成，急通乳络，下乳汁。乳汁流畅，郁热随之而去，则不致成痈。应用时，可加穿山甲同煮，以加强疏通乳络之功。若治不及时，痈已成脓，则治当以清热解毒，消肿排脓，活血散结为主，可内外兼治，必要时可切开引流。本方不可治痈已成脓。

深师芍药散

【出处】《外台秘要》引。

【组成】芍药15 g　通草30 g　桂枝10 g　昆布15 g　白蔹10 g　炮附子10 g　黄芪15 g　人参10 g　海藻15 g

【用法】共研细末，每剂6 g，日3次。以少许酒调服，亦可水煎服。

【功效】益气温阳，消痰软坚。

【主治】脾胃虚弱所致热痛不甚明显之乳痈、局部硬肿；痰气郁结于颈部所致瘰疬。

【运用】现代可用于治疗乳腺增生症、颈部淋巴结核等病。

紫金丸

【出处】《竹林寺女科全书》。

【组成】三棱30 g　高良姜　乌药　莪术　枳壳各24 g　槟榔　砂仁　红豆蔻各18 g　陈皮15 g

【用法】用米糊调上药末为丸，饭后以米汤送服9 g。

【功效】调理脾气，活血调经。

【主治】月经先后无定期，经量或多或少，不思饮食。

川楝汤

【出处】《妇科秘传》。

【组成】川楝子　木香　猪苓　白术　大茴香　小茴香　乳香　泽泻　乌药　延胡索各3 g　麻黄1.8 g　槟榔2.4 g　姜3片　葱白1根

【用法】水煎热服，汗出立效。

【功效】疏肝理气止痛。

【主治】经来时自觉有2条筋从阴内吊起至乳上，疼痛难忍，身热；产后吊阴痛。

开郁二陈汤

【出处】《竹林女科证治》。

【组成】苍术　香附（童便制）　川芎各3 g　青皮　莪术　槟榔各2.1 g　木香1.5 g

【用法】姜为引，水煎服。

【功效】开郁行滞。

【主治】思虑恼怒，气郁血滞而经不行，误作虚治，用补剂后气得补而益凝，变为癥瘕肿痛。

【运用】服开郁二陈汤，兼服四制乌附丸。四制乌附丸方用香附500 g分为4服，分别以醋、童便、酒、盐水浸3日，晾干，研末，天台乌药250 g同香附制法，共研为末，以醋调为丸，温开水冲服9~15 g。

补心汤

【出处】《竹林女科证治》。

【组成】 熟地　当归　川芎　茯苓　陈皮　制半夏　桔梗　枳壳（麸炒）　前胡　甘草　干葛　苏叶　木香　人参各 3～15 g

【用法】 加生姜 5 片、大枣 1 枚，水煎，空腹时服。

【功效】 补肾益气，理气活血。

【主治】 血枯经闭证。

和气饮

【出处】《增注萧山竹林寺妇科》。

【组成】 桔梗　陈皮　小茴香　川朴　益智仁　藿香各 2.4 g　木香　砂仁各 1.5 g　苍术 1.2 g　炙甘草 0.9 g

【用法】 水煎，空腹服。

【功效】 调气和中，降逆止呕。

【主治】 胎气不和，而上逆所致胎前呕吐、不思饮食、腹中疼痛。

四味平胃散

【出处】《竹林寺女科秘方》。

【组成】 陈皮　茯苓　山药　炙甘草各等份

【用法】 水煎服。

【功效】 健脾理气止泄。

【主治】 春季妊娠泄泻。

参橘汤

【出处】《竹林女科证治》。

【组成】 人参　陈皮　麦冬（去心）　白术（蜜）各 3 g　厚朴（姜制）　茯苓各 1.5 g　炙甘草 0.9 g

【用法】 加淡竹茹 6 g、姜 3 片，水煎服。

【功效】理气行滞,健脾安胎。

【主治】素体不虚,郁滞不通所致胎实不安。

香壳汤

【出处】《竹林女科证治》。

【组成】香附（童便制）　枳壳（麸炒）各3g

【用法】水煎,饭后服。

【功效】理气止痛。

【主治】妊娠实性腹痛,脉有力,拒按。

紫苏饮

【出处】《竹林女科证治》。

【组成】人参　甘草各1.5g　大腹皮　川芎　紫苏叶　白芍　陈皮　当归各3g
姜3片

【用法】水煎服。

【功效】理气安胎,活血止痛。

【主治】胞络虚,风寒相搏所致妊娠小腹痛。

紫苏安胎饮

【出处】《竹林女科证治》。

【组成】紫苏　枳壳（麸炒）　大腹皮　桔梗　贝母（去心）　知母　桑白皮
当归各2.4g　甘草　五味子　石膏（煅）各0.9g

【用法】水煎服。

【功效】理气化痰。

【主治】妊娠过食生冷,兼有风寒,客于胃、肺所致痰喘气紧、夜卧不安。

归苓汤

【出处】《萧山竹林寺妇科秘方考》。

【组成】当归6g　茯苓9g　厚朴6g　陈皮6g　白术4.5g　砂仁7.5g　人参　炙

甘草各2.4g 半夏 神曲各3g

【用法】水煎服。

【功效】理气活血，健脾止泻。

【主治】产后泄泻。

瓜蒌散

【出处】《竹林女科证治》。

【组成】瓜蒌1个 乳香（去油）6g

【用法】酒调上药末服。

【功效】清热利气活血。

【主治】产后乳儿，乳为儿口气所吹所致令乳汁不通、壅结肿痛，治疗不及时而成的痈肿。

【运用】服瓜蒌散的同时，外以南星研末，温水调敷，并以手揉散之。若肿痛势甚者，用金贝煎最妙。金贝煎方用金银花、贝母（去心）、蒲公英、夏枯草各9g，红藤21～24g，连翘30g。

摩顶膏

【出处】《幼幼新书》卷三十三。

【组成】羊髓 野猪脂各90g 细辛 白芷 木通（炒） 当归各0.9g

【用法】上药6味碎，先下野猪脂、羊髓于铛中，后纳诸药，慢火煎白芷色黄，以绵滤滓，以瓷盒盛之，令凝。摩顶上兼入鼻内。

【功效】辛散通窍。

【主治】鼻塞，胸闷，吃奶不得。

【佛缘】佛教中的摩顶为一种宗教科仪。《法华经》谓释迦牟尼佛以大法付嘱大菩萨时，用右手摩其顶。后摩顶成为佛教授戒传法时的仪轨。《法华经·嘱累品》载："释迦牟尼佛从法座起，现大神力，以右手摩无量菩萨摩诃萨顶，而作是言：'我于无量百千万亿阿僧祇劫，作习是难得阿耨多罗三藐三菩提法，今以付嘱汝等。'"唐代张南史《秋夜闻雁寄南十五兼呈空和尚》诗云："禅师几度曾摩顶，高士何年更发心。"《西游记》第四十回云："感蒙观世音菩萨劝化，与我们摩顶受戒，改换法名，皈依佛果。"摩顶又指受戒出家。清代李渔《怜香伴·香咏》云："贫尼少时也学拈毫，自摩顶以来，十年不作绮语了。"

第二节 降气剂

深师半夏苏子汤

【出处】《外台秘要》引。

【组成】半夏15 g 苏子10 g 生姜10 g 大枣（擘）10 枚 陈皮15 g 肉桂10 g
甘草9 g

【用法】日1 剂，水煎分3 次服。

【功效】降气平喘，祛痰止咳。

【主治】深师疗卒上气，胃心满寒。即上实下虚之咳喘证。

【方解】本方证，上实乃痰涎上壅于肺，肺气不得宣降所致，而见喘咳气逆、痰多、胸膈满闷之症；下虚乃下元亏虚，肾不纳气所致，而见呼多吸少、短气不足以息之症。本方治上顾下，但急则治标，故以降气平喘、祛痰止咳治上实为主，温肾纳气治下虚为辅。方中苏子降气祛痰，止咳平喘，为主药；配半夏、陈皮燥湿化痰，理气和中，以治上实；肉桂温肾祛寒，纳气平喘以治下虚；佐生姜散寒宣肺止咳；甘草、大枣和中，调和诸药。诸药合用，上下兼顾而以治上为主，使气降痰消，而喘咳自平。本方药性偏温燥，以降气祛痰为主，故治疗肺肾两虚而无邪的喘咳，以及肺热痰喘之证，均不宜使用本方。

【运用】现代可用于治疗慢性支气管炎、支气管哮喘等证属寒者。

腺梗菜粥

【出处】《峨嵋神效验方》。

【组成】嫩腺梗菜60 g 粳米100 g 食盐少许

【用法】将嫩腺梗菜幼嫩部分选出洗净，切成长2 cm 的节，待用。将粳米淘洗干净，放入砂锅内，加水适量，再把切好的嫩腺梗菜放入锅内，置武火上烧沸，用文火熬煮至熟。加入食盐少许，搅匀即成。分服。

【功效】止咳平喘，利湿通淋。

【主治】痰湿壅肺所致咳嗽痰多、上气喘急；肺失宣降，水气不行所致咳嗽、水肿胀满等。

【运用】现代用于治疗肺气肿等。

深师止呕方

【出处】《经史证类备急本草》引。

【组成】半夏适量

【用法】共研细末，每剂9g。日2次，生姜汤调服。

【功效】蠲饮止呕。

【主治】胃有停饮，胃气上逆所致呕吐清水痰涎、口不渴。

【运用】现代可用本方治疗尿毒症、阻塞性黄疸以及妊娠恶阻等所致的呕吐。

深师甘竹茹汤

【出处】《外台秘要》引。

【组成】甘竹茹90g　生白米250g

【用法】上药以水煮之，待米熟后取汤，去滓，分2~3次服。徐徐服。

【功效】清热止呃。

【主治】深师甘竹茹汤疗风热气哕甚神验，治诸哕亦佳。

【方解】方中用竹茹清热安胃以止呃为主药，白米煮汤则能益胃护津。二药合用，则热清胃安而哕自止。

【运用】现代可用于治疗胃热之反胃、呃逆证轻者。

治食后即吐方

【出处】《少林寺秘方集锦》。

【组成】生姜3片　竹茹9g　伏龙肝30g　半夏4.5g

【用法】日1剂，水煎服。

【功效】温中降逆止呕。

【主治】 脾胃虚寒，运化不及，升降失常所致食后即吐。

【方解】 方中伏龙肝温中降逆止呕；半夏燥湿降逆止呕；生姜温中降逆止呕；竹茹清胃而止呕。此乃止呕吐之妙方。

深师竹茹下气汤

【出处】 《外台秘要》引。

【组成】 竹茹15 g　石膏15 g　生姜10 g　陈皮10 g　炙甘草9 g

【用法】 日1剂，水煎分2次服。

【功效】 理气降逆，清热止呕。

【主治】 胃热失其和降，胃气上逆所致呕吐、呃逆、胃脘胀满。

【方解】 方中竹茹清热和胃止呕；陈皮理气调中，除胀满，兼能降气止呃；石膏清泄胃热；生姜和胃降逆止呕，且虽为辛温之品，但与石膏相配，可降其热性，取其和胃止呕之功；甘草和中，调和诸药。诸药合用，清胃热，降胃逆，且清而不寒，使胃热得清，胃得和降，则呕呃、胀满可除。

【运用】 现代可用于治疗胆汁反流性胃炎、慢性胃炎等证属胃热者。

深师半夏散

【出处】 《外台秘要》引。

【组成】 半夏适量

【用法】 研细末，每服3~6 g，生姜汤调下，每日2次。

【功效】 燥湿化痰，降逆止呕。

【主治】 胃寒呕吐。

【方解】 方中半夏燥湿化痰，降逆和胃；生姜熬汤合服，取生姜温胃和中、降逆止呕之功。本方虽简，但功效明显，实为止呕之良方。

【运用】 兼有胃寒呕吐者均可应用。

深师大橘皮汤

【出处】 《外台秘要》引。

【组成】 橘皮30 g　甘草15 g　生姜60 g　人参30 g

【用法】日1剂，水煎分3次服。

【功效】降逆化痰，益气和胃。

【主治】伤寒呕哕，胃满，虚烦不安。

【方解】本方证乃外邪虽经汗、吐、下而解，但治不如法，中气已伤，痰浊内生，胃失和降，虚气上逆所致；治当降气以平上逆，益气以补正虚。方中橘皮气香性温，能行能降，具有理气运脾、调中快膈之功；生姜温胃和中，降逆止呕；人参益气补虚，炙甘草补脾益气，共助已伤之中气。诸药配合，使痰涎得消，逆气得平，中虚得复，则胃满除而呕哕止。

【运用】后世用治胃气虚寒之反胃、呕吐，以及中焦虚痞而善嗳气者。忌食生冷、油腻、辛辣等物。

茯苓补心汤

【出处】《竹林寺女科秘要》。

【组成】茯苓　川芎　苏叶　前胡　半夏　桔梗各2.4g　当归　白芍　生地各3g　人参1.5g　干姜　甘草各0.9g　桑白皮1.8g　生姜3片

【用法】水煎，空腹服。

【功效】化痰止咳，益气活血。

【主治】肺燥金枯所致经行时咳嗽（名曰血咳）。

【运用】用茯苓补心汤止其咳，再用鸡苏丸除其根。鸡苏丸方用莱菔子、川贝母120g，共研末，以蜜调为丸，开水冲服9g，每日3次。

丁香散 （一）

【出处】《萧山竹林寺女科秘本》。

【组成】丁香　干姜各1.5g　白术（土炒）3g

【用法】共研细末，每餐以米汤调服3匙（约9g），不可间断，半月后自然痊愈。

【功效】温中降逆，健脾止呕。

【主治】经来即呕吐、不思饮食。

丁香散 （二）

【出处】《竹林女科证治》。

【组成】丁香　砂仁　白术（蜜）各等份

【用法】共为末，每以白开水冲服6g。

【功效】温中降逆，健脾安胎。

【主治】妊娠伤冷食，胸膈略闷欲吐，脉迟。

当归散

【出处】《竹林女科证治》。

【组成】当归　川芎　丁香各90g　青皮60g　吴茱萸15g

【用法】吴茱萸用桔梗汤泡（炒黑），与余药共研细末，每以温酒冲服3g。

【功效】活血理气，降逆止呕。

【主治】妊娠忽然心腹疼痛。

【运用】妊娠忽然心腹疼痛，宜服当归散、木香散、苦梗散，随症选用。木香散方用木香、枳壳（麸炒）各22.5g，生地6g。苦梗散方用苦桔梗（微炒）30g，生姜15g。若心腹绞痛闷绝欲死，或见衄血或吐血，治宜调补正气，宜用忍冬藤煎汤服之神效，或用熟艾煮汁频服亦效。

第十一章　理血剂

凡以理血药为主组成，具有活血化瘀或止血作用，治疗瘀血和出血证的方剂，统称理血剂。

血是营养人体的重要物质，在正常情况下，周流不息地循行于脉中，灌溉五脏六腑、四肢百骸。一旦某种原因，造成血行不畅，瘀蓄内停，或离经妄行，或亏损不足，均可引起血分病变，如瘀血、出血、血虚等证。因此，血病治法概括起来主要有活血祛瘀、止血、补血 3 种。补血方已于补益剂中叙述，故本章主要收录活血祛瘀剂和止血剂。

第一节　活血祛瘀剂

阿伽陀圆

【出处】《千金翼方》。

【组成】紫檀　小蘗　茜根　郁金　胡椒各 15 g

【用法】上 5 味，捣筛为末，水和，内臼中更捣 10000 杵，研圆如小麦大，阴干。用时以水磨而用之。

【功效】行气温阳，活血清热。

【主治】万病。

【运用】本方为一基本方。本方证之病机关键为气滞血瘀，阳虚不温，阴损内热。胸胁胀满，脘腹疼痛，舌红苔黄是应用基本方之主症。

原方应用有以下诸多加减法。

"诸咽喉、口中热疮者，以水煮升麻取汁半合，研一圆如梧子大。旦服之，二服止。禁酒肉五辛，宜冷将息。

"诸下部及隐处有肿，以水煮牛膝、干姜等取汁半合，研一圆如梧子大。旦服之，四服止。禁酒肉、五辛、生冷、醋滑。

"诸面肿、心闷因风起者，以水煮防风取汁半合，研一圆如梧子大。旦服之，二服止，不须隔日。禁酒肉、五辛、醋。

"诸四体酸疼，或寒或热，以水煮麻黄，取汁半合，研一圆如梧子。旦服之。禁酒肉及面、五辛。

"诸蚕下部有疮，吞一圆如梧子大，又煮艾、槐白皮，取汁半合，研一圆，灌下部二度。禁酒肉。

"诸卒死，服者多活。看其人手脚头面腹肿，观颜色无定，若有此色而加痢者，并不堪治。以冷水弱半合，研二圆如小豆，灌口。一服不瘥，更与一服。若损，惟得食白粥、盐、酱。禁酒肉、五辛。

"诸被魇祷，当心常带一圆，又以水一酸枣许，研一圆如小豆，服之，三服止。无所禁忌。

"诸被蛇及恶兽等毒，若未被其毒，直须辟除，随身带行，便即远离入草。已被毒者，以麝香一相思子大，又以水一酸枣许，共药一圆如小豆，于水内研服，并以紫檀以水研取汁，用研药涂其疮毒处。禁酒肉、五辛。

"诸被一切鬼神及龙毒气者，其人饥渴寒热，时来时去，不知痛处，或恍惚。龙毒者，其人昏昏似醉，肤体斑驳或青。取药一圆如梧子，以水酸枣许共药研灌鼻，及服二服止。无所禁。

"诸被鬼绕纠，失心癫狂，莫问年月远近，以艾汁一酸枣许研药二圆如小豆，服之。若无青艾，取干艾水浸，搦取汁用亦得，四服止，并带一圆，常可随身。口味无所禁忌。

"诸传尸复连梦想颠倒，身体瘦损不知病所，乍起乍卧，先以水研雄黄一梧子大，取汁酸枣许，研二圆如小豆大，服之，二服止。并挂一圆着病者房门上，及带一圆随身。口味无忌。

"诸消渴者，以朴硝少许，以水搅硝取汁半合许，研二圆如小豆服之，七服止。禁五辛、酒肉、面。

"诸患淋不问远近，以芒硝少许，以水搅取一酸枣许汁，研药二圆如小豆大，服之便止。禁酒肉。

"诸患疗肿，以水一升煮玄参取汁研药，服三服止。又以水半合研玄参根取汁，和药涂上三遍，不须隔日。惟食白粥饭，自外盐以上皆不食。

"诸卒胸膈热、眼暗、口臭，以水煮苦竹叶取汁半合，研药一圆如梧子，二服止。禁酒肉。

"诸难产，以荪蒋二匕水煮取汁半合，研药一圆服之。若无荪蒋，研姜黄取汁研药，吞一圆，空吞亦得。将息如产时。

"诸热疮，无问远近，以水煮大黄取汁半合，研药一圆如梧子服之，二服止。又水研大黄取汁，以药一圆研涂疮上，日三遍。禁房劳、面、五辛，宜令将息。

"诸吐血，若因热吐者不问远近，服之并瘥，冷吐者不治。以菖蒲汁一酸枣许研药二圆如小豆服之，四服止。须微暖将息，忌酒肉、五辛。

"诸鼻中血不止，以刺蓟汁一酸枣许，研二圆如小豆服之，并研灌鼻，二服灌止。若无刺蓟之时，取干者水煮取汁，依前法服。禁酒肉、五辛。

"诸噎病，以水研瓜蒌取汁一鸡子大，研药一圆如小豆服之，四服止。忌生冷。

"诸赤白带下，以丹皮、刺蓟根各二分，以水二升，煮取一升，分五服；研药一圆如梧子服之，五服止。禁生冷、五辛酒肉。

"后补法：

地榆（二分）　桑螵蛸（二分，一云桑耳）

"上二味，水二升，煮取汁一合，分作二服。取汁一合，研药一圆服之。

"诸得药毒，以冷水半合研药一圆如梧子服之，二服止。禁酒肉、五辛，宜五日冷将息。

"诸卒得恶忤，以人乳汁半合，研药一圆如梧子大灌鼻，以水半合研药一圆如梧子灌口。三日禁食。

"诸寒疟，以水一升煮恒山一两，取汁半合，研药一圆如梧子大服之，二服止。先取药如麻子大，以冷水研灌鼻中三四嚏，病者垂头卧，便得痛痒。又更灌一边令相续，然后服药。七日少食。禁如前。

"诸蜃甘湿，以生犀角、白檀香，以水煮取汁一鸡子壳许，研药二圆如小豆，并蚺蛇胆一圆共研服之，三服止。若甘湿，药及蚺蛇胆各圆之，以绵裹内于下部中，三度止。

"诸益神色、除诸病、辟恶气，每日以白蜜如枣核大，研药一圆如小豆服，长带少许，亦禁如前。

"诸草药毒迷闷，以泥裹冬瓜烧，绞取汁半合，研一圆如梧子服之。若无冬瓜，用水服之。三日慎食。

"诸眠惊恐，常带药一圆如梧子，夜卧安头边，不得着身。每夜欲卧，服一圆如梧子，以水一升，煮牡蒙二分，取汁半升，分三服。七日慎食。

"诸心劳虚弱，以水煮茯神、人参，取汁半合，研一圆服之，十服以上止。慎生冷。

"诸心风虚热，以竹沥渍防风，捣绞取汁半合，研一圆如梧子服之，七服止。慎酒肉、五辛、醋、面。

"诸心惊战悸，以水一升，切茯苓、牡蒙、远志各二分，煮取汁半升，分三服。一服研一圆服之，五服止。

"诸多忘恍惚，以水煮人参，取汁半合，研一圆服之，五服止，亦可七服。慎如前。

"诸瘟疫时气，以水煮玄参，取汁一合，研一圆如小豆服之，四服止。量宜缓急。惟得食粥及冷食，余皆禁。

"若患劳，家递相染，煮服时，并取艾作炷长三寸，门阃当心灸七壮即解。

"诸呕吐水，煮白檀、生姜，取汁半合，研一圆如梧子服，三服止。七日慎食如前。

"诸哕病，水一升煮通草、橘皮各半两，取汁三合，分再服，研二圆如小豆服之，二服止。慎生冷。

"诸小儿惊啼，以水煮牡蒙，取汁半合，研一圆如梧子涂乳上，令儿饮。乳母慎酒肉、五辛。

"诸产后血结，以生地汁半合，研一圆如梧子服之，二服止，血便消下。忌食酒肉。

"诸热风痹风气相击，令皮肤厚涩，关节不通，以防风、牡荆子各一分，毕拔一分，以水一升煮取汁三合，分三服。每旦一服，研一圆如梧子大服之，十服止。慎酒肉五辛。

"诸热风上冲头，面上痒，鼻中痒，兼时行寒热，若食呕吐，以人参一分，防风、生姜各二分，以水一升五合煮取汁三合，分三服。取汁一合，研一圆如梧子服之，七服止。慎如上法。

"诸黄疸病，以黄芩、苦参各二分，以水一升煮取五合，分三服。一服研一圆如梧子服之。若渴，内茯苓、瓜蒌各二分，依前以水煮服，惟得与粥。

"诸卒失喑不语，以防风一两和竹沥捣绞取汁半合，研一圆如梧子，二服止，即语。重者不过五服。禁酒肉、醋、面、生冷等。

"诸怀孕三月以上，至临产不问月日多少，忽染种种疾，或好伤落，及至水肿、天行时气，此医人不许服药，惟得此药三服以上，重者不过十服即瘥，母子不损，平安分解。前件诸病可作汤研药服之，甚良。

"诸产后先痢鲜血后杂脓及腹中绞痛，橘皮、桔梗各二分，生姜一两，水一升煮取半升，分三服。一服研一圆如梧子服之。七日慎生冷、油腻、醋、面。

"诸小儿新得风痫，以竹沥半合研一圆如梧子服之，二服止。慎如前。

"诸女子数伤胎，带一圆如酸枣大，夜即解安头边，不得着身。每旦服一圆如梧子，三日止。无忌。

"诸卒腹胀，水煮当归，取汁半合，旦服一圆如梧子，二服止。慎生冷。

"诸脐下绞痛，以水煮芎䓖，取汁半合，研一圆如梧子，三服止。七日慎食生冷。

"诸蛇蝎蜈蚣毒，以水磨郁金，取汁半合，研一圆如梧子服之，二服止。并研一圆如小豆，遍涂疮上。忌如前。

"诸霍乱，因宿食及冷者，吐逆、腹中绞痛、吐痢，若冷者，以桔梗、干姜，以水煮取汁一酸枣，研二圆如小豆，二服止；因热者，用栀子仁以水煮取汁，依前法服。皆慎生冷。

"诸痓病，以水煮细辛，取汁一酸枣许，研二圆如小豆服之，五服止。冷者温将息。

"诸中恶，以水煮甲香，取汁一酸枣许，研二圆如小豆服之。"

【佛缘】本方名"阿伽陀圆"，亦即佛教用语"阿伽陀药"。阿伽陀为梵语 A gada 的音译，意译为"普去""普生""总治"，指能去众病之万应灵药。《华严经》云："阿伽陀药，众生见者，众病悉除。"相传生在雪山的阿伽陀药，十分神奇，像万灵丹，可以解决任何疾病。佛经多用此来譬喻念佛之法与佛法之功德，所谓念佛一法，能除八万四千烦恼。又如，佛祖在《大庄严论经》说他自己"以慈悲阿伽陀药用涂身心"，所以世上任何毒都不能害他。这是说原来有人阴谋设计要毒死佛祖，有天人知道后，赶紧警告如来，佛祖却这样回答、安慰他，寓意最好的保护不是外在的戒备，而是慈心的妙药。

龙葵饮

【出处】《峨嵋神效验方》。

【组成】龙葵30 g　桔梗9 g　甘草3 g

【用法】水煎服，日1剂。分3次温服。

【功效】散瘀活血，宣肺止咳。

【主治】咳嗽。

【运用】现代用于治疗慢性支气管炎之咳嗽、咳痰，甚至痰中带血。

赤芍心痛丸

【出处】《峨嵋神效验方》。

【组成】川赤芍　槐花各12 g　丹参9 g　桃仁6 g　没药3 g

【用法】按上述比例，制成小丸。日服2～3次，每次12～18 g。

【功效】活血止痛。

【主治】胸痹心痛。

【运用】现代用于治疗冠心病、心绞痛。

少林治上腹痞满疼痛方

【出处】《少林寺秘方集锦》。

【组成】全瓜蒌30 g　郁金9 g　丹参30 g　当归15 g　川芎4.5 g　红花4.5 g　大黄9 g　浙贝9 g　桃仁9 g　枳实6 g　木通9 g　青皮6 g　厚朴4.5 g

【用法】用水1500 ml，陈醋500 ml，同煎至500 ml。日1剂，分2次服。

【功效】疏肝行气，活血止痛。

【主治】肝气郁滞犯胃，痰气交阻，气滞血瘀所致上腹痞满疼痛、拒按，甚可触及痞块，舌质暗紫，脉弦涩。

【方解】方中郁金疏肝行气解郁，活血止痛；青皮疏肝破气；枳实、厚朴行气消积，化痰除痞；瓜蒌、浙贝清热化痰散结；川芎行气活血；当归补血活血；丹参、红花、桃仁、大黄活血祛瘀。诸药合用，则气机得畅，痰结可除，瘀血可散，胃不受邪，上腹痞满疼痛可止。

少林治血臌方

【出处】《少林寺秘方集锦》。

【组成】茯苓　当归　赤芍各15 g　莪术6 g　虻虫3个　苏木12 g　红花9 g　枳壳　木香　竹叶各4.5 g　甘草6 g

【用法】加龙潭水1500 ml，煎取250 ml，1次服完，日服2次。

【功效】活血化瘀，行气利水。

【主治】瘀血阻于肝脾脉络之中，隧道不通，水气内聚所致腹大坚满、脉络怒张、胁腹刺痛、面色黯黑、舌质紫暗、脉细涩。

【方解】方中当归、赤芍、红花、苏木活血祛瘀；莪术破血祛瘀，行气止痛；虻虫破血逐瘀；茯苓利水渗湿；竹叶清热利尿；枳壳、木香行气除满；甘草调和诸药。诸药合用，共奏活血祛瘀、行气利水之效。

【运用】本方为治标攻邪之剂。若患者体质较弱，不胜攻伐，可配合补虚扶正之品，以攻补兼施，不能强求速效，否则易变生他证。现代可用于治疗肝硬化腹水等病。

少林治腹内痞块不消方

【出处】《少林寺秘方集锦》。

【组成】木香　土鳖虫各45 g　莪术（醋制）60 g　枳壳　大黄　生甘草各75 g　乌贼　穿山甲　白芷　大贝母各90 g　当归　赤芍各105 g

【用法】共研细末，每剂4.5 g，日2次，用黄酒30 ml冲服。

【功效】行气活血，消坚逐瘀。

【主治】气滞血瘀，日久成积，气血消耗所致腹部胀大疼痛、内有痞块、面黄肌瘦。

【方解】方中木香、枳壳行气消积；当归、穿山甲、赤芍、大黄祛瘀止痛；莪术破血逐瘀，行气止痛；土鳖虫破血逐瘀；大贝母、白芷消肿散结；生甘草调和诸药。诸药配合，使气机得利，瘀血得散，则痞块可消。

【运用】临床可配合应用补益气血之品，使祛瘀而不伤正，气血得补，虚弱渐复，邪去正安，疾病可除。现代可用于治疗肝脾肿大、腹部肿瘤等病。

清水野苔

【出处】《峨嵋神效验方》。

【组成】嫩野苔子100 g　食盐少许　清汤适量

【用法】将嫩野苔子洗净，在沸水中微煮一下，使其保持鲜绿本色，煮至刚断生，即捞出，并放入冷开水中漂冷，再捞起顺条形放在菜板上，用刀修切整齐，将之长短一致地放在汤碗内。将炒锅洗净置旺火上，将清汤掺入锅内，放入盐少许，烧沸后去掉泡沫，轻轻倒入碗内即成。

【功效】活血行气，祛瘀生新。

【主治】瘀血内结所致癥积疼痛、按之坚硬；瘀血阻滞，气血不畅所致月经量少、色紫暗有血块，及少腹疼痛；气滞血瘀所致经闭、胸胁胀满、少腹疼痛拒按；血瘀气滞所致胃脘及胁肋疼痛、腹胀食少等。

【运用】现代用于治疗肿瘤、肝脾肿大、胃炎、肝炎及某些妇科疾病。

鹿耳草粥

【出处】《峨嵋神效验方》。

【组成】赤芍20 g　鹿耳草根30 g　粳米100 g

【用法】洗净鹿耳草根、赤芍，将之切成薄片，放入锅内，加水适量，煎熬30分钟，取汁；再加水适量，煎熬20分钟，取汁，去渣。将两次药汁合并，待用。将粳米淘净，放入砂锅内，倾入药汁，再加水适量，置武火上烧沸，继用文火熬煮至粥成。分次服用。

【功效】活血祛瘀，止痛。

【主治】瘀血阻滞所致积聚证腹内有硬块、按之疼痛；经脉瘀阻所致偏瘫、手足不遂。

【运用】现代用于治疗肝脾肿大、腹内肿物、脑卒中后遗症等。本方亦可配入其他复方中应用，加强疗效。

治挫闪腰痛方

【出处】《少林寺秘方集锦》。

【组成】红花　桃仁　赤芍各 15 g　当归 15 g　三七 3 g　丁香 0.6 g

【用法】取白酒 500 ml 浸泡上药 13 天，滤去药渣，每日 2 次，每次 9 g。

【功效】活血祛瘀止痛。

【主治】挫闪跌打，腰痛不得俯仰。

【方解】方中红花、桃仁、赤芍、当归、三七活血祛瘀；少量丁香温肾助阳。如此，则瘀血祛，经络通，腰痛自止。

【运用】配合针刺委中、人中、肾俞和阿是穴中的 1～3 穴，疗效更佳。

少林提毒膏

【出处】《少林寺秘方集锦》。

【组成】金银花 15 g　麝香 0.3 g　轻粉 6 g　松香 6 g　红粉 15 g　乳香　没药各 4.5 g　自然铜（醋淬）6 g　雄黄（水飞）4.5 g　冰片 0.9 g

【用法】先将草木类药物研末，再分别把余药研细，一并调匀。取香油适量调药粉成膏，装瓷瓶内密封备用。先用盐水冲洗疮口，然后用药膏涂患处，用白纱布包好，每日换药 1 次。

【功效】解毒，止痛，祛瘀，生肌。

【主治】一切损伤所致疮毒、溃疡。症见流脓流水、久不收口，或局部红肿、瘀血疼痛等。

深师生肉膏

【出处】《外台秘要》引。

【组成】当归 15 g　附子（炮）15 g　甘草 10 g　白芷 15 g　川芎 10 g　薤白 10 g　生地 30 g

【用法】共研细末，以猪膏 250 g 混合，微火煎成膏，外敷疮上，日 3 次。

【功效】养血活血，消肿散结。

【主治】治疗痈疽溃漏及金疮、白疮。

【方解】本方不凉不燥，补消兼施，外敷疮上，直达病所，疮痈可除。

【运用】临床可用于疮痈已溃，气血不足，溃脓疼痛、久不收口、皮色不红、触之不温等症。

牛膝活血散

【出处】《峨嵋神效验方》。

【组成】川牛膝9 g　土鳖虫7个　马钱子（油炸黄）1 g

【用法】共研细末，分为7包，每晚临睡前服1包，黄酒送下。

【功效】除湿，通经，活血。

【主治】小儿麻痹后遗症。

【方解】方中川牛膝祛风湿，通经活血；土鳖虫破血逐瘀；马钱子通经络。

【运用】临床用于小儿麻痹瘫痪期及后遗症期。

藤三七酒

【出处】《峨嵋神效验方》。

【组成】藤三七100 g　白酒500 ml

【用法】将藤三七洗净，用纱布袋盛之，扎紧袋口，置于酒坛中。将白酒倒入坛中，盖严，浸泡7～15天即成。每服10 ml以下，分数十次服。

【功效】接筋骨，止疼痛，强腰补肾。

【主治】跌仆损伤，伤筋断骨，瘀肿出血，疼痛难忍；风湿痹着及肝肾亏虚所致腰腿疼痛、步履乏力；肾虚所致头晕、耳鸣耳聋、牙齿浮动及疼痛，以及营养不良性水肿等。

【方解】藤三七具有强腰补肾、消肿止痛、散瘀、接筋骨之功效。

【运用】方中亦可加入其他补肝肾、强筋骨、活血散瘀之品。

梅师鹿角汁方

【出处】《经史证类备急本草》引。

【组成】鹿角适量

【用法】鹿角以水磨浊汁，涂于痈肿上，日3次。

【功效】活血散瘀消肿。

【主治】痈发乳房，初起微赤。

【方解】鹿角磨汁，涂痈肿上，取其活血散瘀消肿之效。

【运用】临床用于乳痈初起，微赤痛者。配合内服清热解毒、活血散结之药，效果会更好。

红花散 （一）

【出处】《竹林寺女科全书》。

【组成】红花 苏木 当归 牛膝各3g 三棱 莪术 赤芍各2.4g 枳壳1.8g 川芎1.5g

【用法】水煎，空腹服。

【功效】活血化瘀，理气止痛。

【主治】经来一半，余血未尽，小腹中痛，潮热，或仅痛不发热产后恶露停留，腹痛身热。

治小腹绞痛方

【出处】《少林寺秘方集锦》。

【组成】五灵脂（醋制）4.5g 广木香2.4g 延胡索（醋制）4.5g 枳实2.4g 大黄9g 甘草2.4g

【用法】日1剂，水煎服。

【功效】活血祛瘀，行气止痛。

【主治】瘀血阻滞小腹所致小腹绞痛，如妇科之痛经、经闭、产后瘀阻腹痛等。

【方解】方中五灵脂活血化瘀止痛；延胡索活血行气止痛；广木香辛散温通，行气止痛；枳实行气破结；大黄既能活血祛瘀，又能攻积导滞；甘草调和诸药。

红花汤

【出处】《竹林女科证治》。

【组成】当归尾 赤芍 桃仁（去皮、尖，捣如泥） 牛膝 延胡索 红花 苏木 紫葳花 刘寄奴各3g 青皮 香附（童便制）各2.4g 桂枝1.5g

【用法】水煎，空腹服。

【功效】活血祛瘀，理气止痛。

【主治】冲任脉盛，月经过期不通，时作胀痛。

路路通酒

【出处】《峨嵋神效验方》。

【组成】 路路通 100 g　斑鸠窝 50 g　白酒 500 ml

【用法】 洗净路路通、斑鸠窝，切节，用纱布袋盛之，将袋扎紧，置于酒坛中。将白酒倒入坛中，盖好，浸泡 5～10 天即成。每次饮少量。

【功效】 通经利水，行气活血，祛湿除痹。

【主治】 血瘀气滞，经脉不畅所致月经涩少、行经腹痛，或月经量少、渐渐不通、日渐羸弱；产后气血瘀阻，恶露不行所致小腹胀痛；气滞不舒所致胸肋疼痛、胀满不舒；湿邪阻滞筋脉所致腰腿疼痛、活动不利；肝郁脾湿，气血瘀阻所致腹胀如膨、尿少不利；气血郁滞，痹阻脉络所致下肢浮肿、胀疼不利等。

【运用】 现代用于治疗多种妇科疾病、胃肠功能紊乱、风湿性关节炎等。

清热调血汤

【出处】《萧山竹林寺妇科秘方考》。

【组成】 川芎　当归　生地　白芍　桃仁　黄连　红花　制香附各 2.1 g

【用法】 水煎，空腹服。

【功效】 清热除湿，化瘀止痛。

【主治】 经前小腹疼痛拒按，经色暗红。

牛膝汤

【出处】《竹林寺女科秘要》。

【组成】 土牛膝 90 g　乳香 3 g

【用法】 水煎，临服再磨乳香 0.3 g、麝香 0.3 g 入药内，空腹服。

【功效】 活血祛瘀，理气止痛。

【主治】 经来小便痛如刀割。

四物延胡汤

【出处】《评注竹林女科》。

【组成】熟地　当归　白芍　川芎各 2.4 g　延胡索 3 g　沉香（后入）0.9 g

【用法】取适量水浸药 20 分钟，煎熟后加绍酒 20 ml、沉香 0.9 g 调药，饭后服。

【功效】活血化瘀，理气止痛。

【主治】经来时，胁部硬痛，经血淡黄色。

桃仁汤

【出处】《妇科秘传》。

【组成】当归尾　赤芍　生地　香附（童便制）　丹皮　红花　玄胡　桃仁（另捣如泥，冲服）各 6 ~ 9 g

【用法】水煎，临服时入桃仁泥，空腹服。

【功效】活血祛瘀，行气止痛。

【主治】经来腹、腰痛，证属气滞血实者。

【运用】形瘦有火，加条芩、黄连；形肥多痰，加枳壳、苍术、半夏。

延胡散

【出处】《竹林女科证治》。

【组成】延胡索 120 g　血余炭 12 g

【用法】共研细末，酒冲服 12 g。

【功效】活血行气，散瘀止痛。

【主治】经来小腹结成块，或如皂角一条横过，痛不可忍，面色青黄，不思饮食。

莪术散

【出处】《萧山竹林寺女科秘方考》。

【组成】莪术　三棱　红花　苏木　牛膝各 4.5 ~ 9 g

【用法】水煎，空腹服。

【功效】破血祛瘀，行气止痛。

【主治】伤食生冷，血滞不行所致经来一半、遍身潮热、头痛口渴、小便作痛。

红花散（二）

【出处】《竹林寺女科秘要》。

【组成】红花 苏木 黄芩 天花粉各 2.4 g

【用法】水煎服。

【功效】活血清热，推血下行。

【主治】经水从口鼻出，咳嗽气急，五心发热。

【运用】先用红花散 7 帖推血下行，次用冬花散 3～4 帖，止嗽，下气，去热。冬花散方用款冬花、罂粟壳（蜜）、苏子（炒，研）、枳实（炒）、紫菀、桔梗各 2.4 g，桑白皮（蜜）、杏仁（蜜，研泥）、石膏各 3 g，水煎服。

乌梅丸

【出处】《竹林寺女科秘要》。

【组成】朱砂（水飞） 雄黄（水飞） 木香各 1.5 g 硼砂 乳香 没药各 3 g 草果 1 个 胡椒 绿豆各 35 粒

【用法】共研为末，以乌梅肉捣药末为丸，每日 3 次，每次含化 3～6 g，咽下。

【功效】解毒化痰，活血。

【主治】痰在胸脘阻隔，米谷不能下胃所致经来饮食后即呕吐。

【运用】急服乌梅丸，化其痰涎，后服九仙夺命丹。九仙夺命丹方用豆豉、木香、陈皮、山楂各 3 g，草果 1 个，枳壳、白茯苓、厚朴、苍术各 9 g，共为末，姜汁调服 6～9 g。

龙骨丸

【出处】《妇科秘传》。

【组成】龙骨 牡蛎 生地 海螵蛸各 30 g 川芎 当归 白芍 茯苓各 24 g 黄芩 18 g

【用法】共研细末，以蜜调为丸，空腹以黄酒送服 6～9 g。

【功效】活血化瘀，固涩。

【主治】血弱，更嗜热物所致经来臭如夏月之腐。

【运用】服龙骨丸，兼投汤药。所投汤药方用当归、莪术、三棱、赤芍、丹皮、香附、黄芩、白芍、陈皮、木通各 2.4 g，姜 3 片，水煎服。

梅师调经汤

【出处】《本草纲目》引。

【组成】厚朴 15 g　桃仁 10 g　红花 10 g

【用法】日 1 剂，水煎分 2 次服。

【功效】行气活血，祛瘀通经。

【主治】经闭、痛经属瘀血阻滞者。

【运用】若体虚气血不足，可加服四物汤合四君子汤，以补气养血。

通经丸

【出处】《竹林女科证治》。

【组成】三棱（醋炒）　莪术（醋炒）　当归（酒洗）　川芎　赤芍　芫花　穿山甲（炒）　刘寄奴各 6~15 g

【用法】粳米糊调上药末为丸，黄酒冲服 9~15 g。

【功效】活血通经。

【主治】室女（少女）月经初来，不知保养，误饮冷水，或用冷水洗衣洗手，经血见冷而凝，所致经闭、面色青黄、遍身浮肿。

通经散

【出处】《竹林女科证治》。

【组成】刘寄奴 6 g　当归尾　穿山甲（炒）　赤芍　红花　延胡索　莪术（醋炒）　乌药（炒）　丹皮（酒洗）　川牛膝（酒洗）　三棱（醋炒）各 30 g　官桂　辰砂（另研）各 9 g

【用法】共研细末，每以温酒冲服 6 g（空腹服），或以薄荷汤调服。

【功效】活血通经。

【主治】室女（少女）经闭，瘀血疼痛，小腹坚硬成块。

四物连附汤

【出处】《竹林女科》。

【组成】当归尾　赤芍　香附（童便制）　黄连　丹皮　甘草各3～12g

【用法】水煎，饭前服。

【功效】清热凉血，活血调经。

【主治】经来紫色者。

【运用】慎勿以风冷而行温热之剂。

调经汤

【出处】《竹林女科证治》。

【组成】当归　生地　益母草各3g　川芎　白芍　香附　茯苓　丹皮各2.4g　甘草0.9g

【用法】姜3片、枣2枚为引，水煎，空腹服。

【功效】活血调经。

【主治】经闭不行，致败血停积五脏，四肢浮肿。

【运用】此方证，不可误作水气。宜调其经，使经调则肿消，药须服10余剂，则无愆期之患。若服丸散，更宜久服，可免再肿之忧。宜服调经汤、金匮丸。金匮丸方用香附（四制，末）120g，没药（去油）18g，当归（童便制）、茯苓（去皮）、白薇（去芦）、白术（蜜）、阿胶（蛤粉炒成珠）、白芍各120g，人参（去芦）、砂仁（去壳）各60g，生地（酒浸，与益智仁同炒，净用地黄）240g，川断（酒浸，以五倍子同炒，净用川断）120g，淮山药（姜汁炒）360g，共研为末，以水调丸，空腹以开水冲服9～15g。血热，月经先期及紫黑成块者，加黄连（酒炒）2.1g；血寒，月经过期者，加干姜（煨）、肉桂各0.9g；临期月经正行作痛者，加延胡索、青皮各2.4g；临行而经闭、积块刺痛者，加红花、苏木、桃仁各1.5g；经来过多者，加黄芩3g、蒲黄（炒）2.4g；经来不思饮食者，加白术2.4g，陈皮、砂仁各1.5g；肥人多痰，赤白带下者，加南星（制）、苍术各2.4g；气虚血弱，四肢酸软，面色不泽者，加人参、黄芪各1.5g。

芩连四物汤（一）

【出处】《竹林女科证治》。

【组成】熟地　当归　赤芍　川芎各3g　黄芩　黄连（姜制）各1.5g

【用法】生姜为引，水煎，空腹服。

【功效】活血祛瘀，清热燥湿。

【主治】形瘦多热多郁，血少气虚。

【运用】服芩连四物汤，合开郁二陈汤。开郁二陈汤方用苍术、香附（童便制）、川芎各3 g，青皮、莪术、槟榔各2.1 g，木香1.5 g，生姜为引，水煎服。

芩连四物汤（二）

【出处】《竹林女科证治》。

【组成】熟地　当归　白芍　川芎　柴胡　黄芩（酒炒）　黄连（酒炒）　香附（童便制）各等份（9～15 g）

【用法】水煎，空腹服。

【功效】清热燥湿，活血祛瘀。

【主治】性急多怒，气血俱热所致月经不通。

知柏四物汤

【出处】《竹林女科证治》。

【组成】熟地　当归　川芎　赤芍　知母（酒炒）　黄柏（酒炒）　木通　甘草各9～15 g

【用法】水煎，饭前服。

【功效】清热燥湿，活血祛瘀。

【主治】冲任伤损，血枯经闭；误食辛热之物所致血枯、冲任伏火。

【运用】服知柏四物汤兼三补丸。三补丸方用黄芩（酒炒）、黄连（酒炒）、黄柏（酒炒）各等份，研末，以蜜调为丸，每服9～15 g。

牡丹皮汤

【出处】《竹林女科证治》。

【组成】丹皮　当归各4.5 g　白芍　干地黄（酒洗）　陈皮　白术（蜜炙黄）香附各3 g　川芎　柴胡　黄芩各2.1 g　甘草1.2 g

【用法】水煎服。

【功效】活血祛瘀，清热健脾。

【主治】室女思虑过度，心病不能养脾所致劳损、不嗜食、咳嗽发热、月经先闭。

【运用】服牡丹皮汤，兼服四神丸。四神丸方用橘红 60 g，延胡索（醋制）、当归（酒炒）各 30 g，川郁金 15 g，共研为细末，醋或蜜调为丸，开水冲服 9 ~ 15 g。

四物凉膈散

【出处】《竹林女科证治》。

【组成】当归身　赤芍　川芎　生地　黄芩（酒炒）　黄连（酒炒）　连翘（去心）　桔梗　薄荷　甘草　嫩竹叶各 3 ~ 12 g

【用法】水煎，温服。

【功效】补血活血，清热调经。

【主治】经闭发热，咽燥唇干，恶热，血充气盛，脉实有力。

加味温经汤

【出处】《竹林女科证治》。

【组成】当归尾　赤芍　川牛膝　肉桂　莪术（醋炙）　补骨脂（盐水炒）　小茴香　香附（四制者）　乌药（炒）　川芎各 3 g　甘草 1.5 g

【用法】生姜 3 片为引，水煎服。

【功效】温经散寒，活血化瘀。

【主治】经后石瘕。

【备注】石瘕乃经来之后，寒入阴户，客于胞宫，血凝不行，而腹渐大，如有胎孕。如壮盛之妇，半年之后，气力强康，不治自消。若虚弱者，必成肿胀，宜服加味温经汤。

济川煎

【出处】《竹林女科证治》。

【组成】当归 9 g　熟地　牛膝各 6 g　乌药（炒）　肉桂各 3 g　桃仁（捣如泥）7 粒

【用法】水煎，饭前服。

【功效】活血祛瘀，温肾益精。

【主治】寒入冲任，血涩不行，成瘕作痛。

安胎顺血散

【出处】《竹林寺女科全书》。

【组成】诃子（制）　大生地　当归身　白芍　川芎　香附　乌药　苏梗　红花各 4.5 ~ 9 g

【用法】水煎服。

【功效】活血理气安胎。

【主治】胎不运动所致妊娠阴户（外阴）发肿。

益母丸

【出处】《竹林寺女科全书》。

【组成】益母草 500 g　当归 120 g

【用法】共研为末，以蜜调为丸，空腹服 3 ~ 9 g。

【功效】活血祛瘀。

【主治】怀孕 3 ~ 4 个月及 5 ~ 6 个月小产后调治。

海粉丸

【出处】《竹林女科证治》。

【组成】香附（醋制）120 g　桃仁（去皮、尖）　海粉（醋炒）　白术（蜜炙）各 30 g

【用法】共为细末，以面糊调为丸，开水冲服 9 ~ 15 g。

【功效】理气活血。

【主治】妊娠腹内有血块郁结，疼痛肿胀者。

薏苡仁汤

【出处】《竹林女科证治》。

【组成】薏苡仁（炒）15 g　瓜蒌仁 9 g　丹皮　桃仁（去皮、尖）各 6 g

【用法】水煎，空腹服。

【功效】利湿润肠，活血止痛。

【主治】妊娠腹内患痛，用乌药15g水煎，入牛皮胶30g化服未效者。

生化汤

【出处】《萧山竹林寺妇科秘方考》。

【组成】当归24g　川芎9g　桃仁（去皮、尖）10粒　炮姜2g　炙甘草2g　益母草3g

【用法】水煎，加陈酒10ml服。

【功效】活血祛瘀，温化。

【主治】治疗产后头痛，小腹冷痛。

【方解】本方原出《傅青主女科》，用治产后血虚，正气不足，寒凝血瘀，留阻胞宫所致恶露不行、小腹冷痛。产后血虚，本当培补，然瘀血不去，新血不生，治宜养血化瘀，使新血生、瘀血化，故名"生化"。方中重用当归补血活血，化瘀生新，为君药。川芎活血行气，桃仁活血祛瘀，二者共为臣药。炮姜温经散寒止痛，黄酒温散以助药力，童便益阴化瘀，并引败血下行，三者共为佐药。炙甘草调和诸药，为使药。药仅6味，但配伍得当，共奏化瘀生新、温经止痛之功。清代张秉成《成方便读》推崇本方道："治产后恶露不行、腹中疼痛等症。夫产后血气大虚，固当培补，然有败血不去，则新血亦无由而生，故见腹中疼痛等症，又不可不以祛瘀为首务也。方中当归养血，甘草补中，川芎理血中之气，桃仁行血中之瘀，炮姜色黑入营，助归、草以生新，佐芎、桃而化旧，生化之妙，神乎其神。"

【运用】本方为妇女产后常用方剂。以产后恶露不行、小腹冷痛为证治要点。若产后血热而有瘀滞者，则非本方所宜。若腹痛不甚，可减去桃仁；若瘀块留滞，腹痛甚，可加蒲黄、五灵脂、延胡索以祛瘀止痛；若小腹冷痛甚，可加肉桂以温经散寒。又，治疗产后感寒心痛、肚痛，血块瘀滞，宜生化汤加桂枝0.9g，服2剂不愈，再加吴茱萸3g，生姜3片，煎服；治血少心失所养所致产后心神失守、妄言见鬼，以生化汤加茯苓、柏子仁、远志各3g；治疗产后痢疾，以生化汤去炮姜，加木香0.9g；治产后霍乱（吐泻），以生化汤加砂仁0.9g，厚朴、茯神各1.5g，藿香1.8g；治血虚生风所致产后忽然噤口，牙关紧闭，手足牵缩，类似中风，以生化汤加明天麻1.5g，防风

1.8 g，羌活 1.2 g；治疗产后目痛、昏热赤肿，宜清魂散，即以生化汤加荆芥穗 5 g；治疗产后忽然身生痛疽，以生化汤加连翘、天花粉各 6 g，生甘草 3 g；治疗产后乳痈或生肋毒，以生化汤加蒲公英、金银花各 9 g，茯苓 3 g，连翘、生甘草、白芷各 1.2 g，青皮 0.9 g，生姜 1 片。

加减生化汤

【出处】《竹林寺女科方》。

【组成】当归 9 g　川芎 9 g　炮姜 1.2 g　干姜 1.2 g　桃仁 10 粒　炙甘草 1.5 g

【用法】水煎服。

【功效】活血祛瘀。

【主治】产后瘀血未排尽所致遍身潮热。

加参生化汤

【出处】《萧山竹林寺妇科秘方考》。

【组成】当归 24 g　川芎 9 g　白术 6 g　炙甘草 1.5 g　升麻　炮姜　陈皮各 1.2 g
桃仁 10 粒　人参 0.6 g

【用法】水煎服，如恶露已尽，可加入黄芪、生地、熟地。

【功效】活血祛瘀，健脾益气。

【主治】产后劳倦，不思饮食。

【运用】用于治疗产后感冒身热、头痛、咳嗽、有痰、出汗，宜加参生化汤加麻黄根、天冬、杏仁、天花粉、地骨皮各 3 g，桔梗 1.2 g，水煎，空腹服。用于治疗产后头痛、遍身发热、盗汗、倦怠，以加参生化汤加黄芪、防风、白芷、羌活各 3 g，麻黄根 6 g，地骨皮 4.5 g，水煎服。用于治疗产后乍寒乍热，或胁痛，以加参生化汤加桂枝 2.1 g，木香 0.9 g，水煎，空腹服。

趁痛散

【出处】《竹林女科》。

【组成】牛膝（酒浸）　炙甘草各 3 g　薤白　当归　白术　黄芪　独活各 3 g　生姜 3 片

【用法】水煎，分2次，每次调肉桂末0.9g，空腹服。

【功效】活血祛瘀，行气止痛。

【主治】产后遍身疼痛。

黑神散

【出处】《萧山竹林寺妇科秘方考》。

【组成】熟地　当归　桂心　蒲黄　炮姜　白芍（炒）各30g　炙甘草9g　黑豆（炒去皮）30g

【用法】共研细末，以黄酒、童便各半煎药末6g服，或酒、童便同煎冲服药6g。

【功效】活血祛瘀，温中止痛。

【主治】产后胞衣不下，昏晕，心腹痛者。

【运用】如下血过多，但昏晕而心腹不痛，用佛手散为妥。佛手散方用全当归18g，大川芎18g，加绍酒20ml，水煎服。

益母汤

【出处】《竹林寺女科全书》。

【组成】益母草12g　白芷　滑石各3g　肉桂2.4g

【用法】水煎，加麝香末0.3g调服，或将上药研末调为丸，开水冲服6~9g。

【功效】活血祛瘀、利水。

【主治】临产胞浆已干，胎胎不下。

【运用】服益母汤后若仍闭而不生，服天水散。天水散方用小磨麻油、绍酒、白开水各15~20ml，加六一散9g，搅匀，温服。

猫儿益母汤

【出处】《峨嵋神效验方》。

【组成】猫儿屎30g　对月草　益母草各15g

【用法】水煎服，日1剂，分3次服。

【功效】消肿，催乳。

【主治】乳汁不通，红肿疼痛。

錾红化瘀汤

【出处】《峨嵋神效验方》。

【组成】 錾菜 15 g　红花 6 g　黄酒 20 ml

【用法】 水煎，加黄酒 20 ml 服。

【功效】 行气活血，补气。

【主治】 产后瘀血腹痛。

梅师蒲黄汤

【出处】《经史证类备急本草》引。

【组成】 蒲黄 15 g

【用法】 布包水煎，日 2 次。

【功效】 活血祛瘀。

【主治】 瘀血阻于胞宫所致产后血不下、少腹疼痛。

【方解】 方用蒲黄活血祛瘀，瘀血去，则腹痛止。

【运用】 临床运用时可酌加人参、黄芪、当归、川芎、阿胶、桃仁、干姜等益气养血、温经活血之品，使恶露畅行，祛瘀而不伤正。

深师疗脂瘤方

【出处】《外台秘要》引。

【组成】 吴茱萸 10 g　矾石 10 g　川芎 10 g　当归 30 g　大黄 10 g　黄连 15 g　芍药 15 g　白蔹 15 g　黄芩 15 g

【用法】 共研细末，用鸡子调和。涂于纱布上，随瘤大小薄厚贴之。干燥则更换。

【功效】 行气活血，燥湿解毒，散结消肿。

【主治】 脂肪组织增生形成的脂肪瘤；皮脂腺中皮脂郁积扩张形成的囊性肿瘤。

【备注】 脂肪瘤好发于颈肩、背、臀等处，其特点是触之柔软如棉，外观肿胀，形似馒头，推之可移，皮色不变，亦不疼痛。皮脂腺中皮脂郁积扩张而形成的囊性肿瘤，又称脂瘤或粉瘤，其特点是在瘤的皮肤上，中心有一黑色小点，有时能从小点中挤出有臭味的脂粉样内容物。

深师槐子丸

【出处】《外台秘要》引。

【组成】槐子30 g　干漆9 g　吴茱萸10 g　秦艽10 g　黄芩15 g　白蔹15 g　青木香10 g　牡蛎15 g　龙骨15 g　炮附子10 g　雷丸10 g　蒺藜子10 g　白芷10 g　桂枝10 g　黄芪30 g

【用法】日1剂，水煎服。

【功效】益气温阳，活血消肿，凉血止血。

【主治】五痔（主燥湿痔，痔有雌雄，为病苦暴。有干燥肿痛者，有崩血无数者，有鼠乳附核者，有肠中烦痒者）数年不瘥。

【运用】现代可用于治疗痔疮肿痛出血者。忌食辛辣、油腻、酒等物。

梅师治狂犬咬伤方 （三）

【出处】《经史证类备急本草》引。

【组成】鼠屎适量

【用法】烧末研之，敷疮上。

【功效】活血止痛，化瘀止血。

【主治】狂犬咬伤。

七厘散 （一）

【出处】《江氏伤科学》。

【组成】硼砂24 g　朱砂12 g　血竭24 g　蝼蛄18 g　土鳖虫24 g　当归尾15 g　红花15 g　苏木12 g　五加皮12 g　枳实15 g　木香15 g　大黄18 g　巴豆霜9 g　蒲黄9 g　青皮9 g　广陈皮12 g　乌药9 g　五灵脂15 g　三棱15 g　莪术15 g　麝香3 g　肉桂9 g　猴骨9 g

【用法】共研为细末。重伤者以陈酒冲服0.75 g，轻伤者服0.3 g，再轻伤者服0.21 g。

【功效】活血化瘀，消肿止痛，理气，芳香开窍。

【主治】跌打血迷心窍，不省人事。

【运用】服后若见效，再服冷粥即可止药效。

七厘散（二）

【出处】《点穴秘诀》。

【组成】芒硝24 g　广陈皮15 g　蓬术15 g　大黄18 g　赤川芎7.5 g　砂仁12 g　乌药9 g　土鳖虫（酒洗）24 g　枳壳9 g　当归（酒浸）18 g　续随子（去油）15 g　三棱（醋炒）9 g　青皮9 g　木香18 g　血竭（醋炙）24 g　蝼蛄18 g　肉桂12 g　五加皮24 g　巴豆霜（炒去油）7.5 g　五灵脂18 g　生蒲黄18 g　麝香6 g　猴骨粉15 g

【用法】共研细末，重伤者以陈酒冲服0.75 g；轻伤者冲服0.45 g；再轻伤者冲服0.3 g。

【功效】活血化瘀，行气止痛，接骨续损。

【主治】跌打损伤诸症。

夺命回阳方

【出处】《救伤秘旨》。

【组成】当归　泽泻各15 g　桃仁　苏木　丹皮　川芎　红花各9 g

【用法】水、酒各半煎汤，牙关紧闭者，撬开灌之即苏。

【功效】活血开窍。

【主治】跌打损伤，神昏，牙关紧闭。

打死方

【出处】《救伤秘旨》。

【组成】益母草6 g

【用法】益母草烧灰，醋调灌服之后，盖被令患者汗出，再用生姜汁、老酒冲服药灰。

【功效】活血开窍。

【主治】跌打损伤，昏迷，不省人事。

【备注】又方：地龙9～15 g，火煅为末，热酒冲服9 g。又方：嫩竹节、木耳各等份，共烧灰，老酒冲服9～15 g。

保命丹

【出处】《救伤秘旨续刻》。

【组成】血竭　当归　百草霜　乳香　没药　官桂　大黄各3~9g

【用法】好酒煎服。

【功效】活血，散瘀，开窍。

【主治】跌打损伤后瘀血攻心，垂危欲死。

急救灌转方

【出处】《江氏伤科学》。

【组成】乳香（去油）12g　没药（去油）12g　无名异（煅）12g　枳壳（面炒）9g　麝香0.6g　木鳖（便炒）9g　土鳖虫（火煅）12g　蝼蛄（面炒）12g　自然铜（醋煅）12g　血竭15g　闹杨花（酒蒸，去心）15g

【用法】共研细末。重症服至0.21g，或用酒或童便冲服。

【功效】活血化瘀，芳香开窍，醒神。

【主治】跌打损伤后昏迷不省人事、牙关紧闭等。

加减十四味方

【出处】《点穴秘诀》。

【组成】菟丝子3g　肉桂3g　刘寄奴3g　蒲黄3g　杜仲炭3g　延胡索3g　青皮3g　枳壳3g　香附子3g　五灵脂3g　当归尾3g　缩砂仁3g　五加皮4.5g　广陈皮6g

【用法】酒、水各半煎服。

【功效】活血，行气止痛，补肾壮腰。

【主治】跌打损伤，瘀阻疼痛诸症。

【运用】本方为跌打伤科主方。可随症加减药物如下。

头、腰痛：加川芎、藁本各9g。

手、肩部伤：加桂枝、柴胡各9g。

胸、胃脘部伤：加吴茱萸、草豆蔻各9g。

腹部伤：加白芍、厚朴各6g。

心胸疼：加肉桂6g，陈皮9g。

腰部伤：加核桃肉、补骨脂、川续断、杜仲各9g。

左胁伤，刺痛：加枳壳、青皮各9g。

右胁伤，血瘀疼痛：加桃仁6g，延胡索、补骨脂各6g。

调诸血：加当归6g。

活血：加川芎6g。

筋脉痛：加甘草6g。

周身骨节痛：加川羌活9g。

腹中绞痛：加苍术、广木香各6g。

左侧伤：加青皮、香附、蔓荆子各6g。

右侧伤：加柴胡6g，赤芍、当归各9g。

潮热：重用柴胡。

出虚汗：以黄芪（蜜炙）为君药。

补元气，脾胃寒者：以人参为佳。

肌肤热：加黄芩9g。

上焦湿热：加防风、龙胆草各6g。

中焦湿热：加黄连6g。

下焦湿热：加黄柏9g。

烦渴者：加白茯苓、葛根各9g。

虚嗽者：加五味子。

咳嗽无痰者：加杏仁、防风、生姜。

咳嗽有痰者：加半夏（制）、枳壳、防风各6g。

泄泻者：加白术、白芍。

上部见血：加防风。

中部见血：加黄连。

下部见血：加地榆。

目昏暗：加熟地、当归、细辛。

破伤风：加防风、白术、甘草。

诸风痛：加天麻、防风。

诸疮毒：加黄柏、知母、连翘、黄芩。

小便不利：加黄柏、知母、茯苓、泽泻。

桃红四物汤

【出处】《中国传统伤科》。

【组成】桃仁　红花　当归　川芎　赤芍　生地各 9 g

【用法】水煎服。

【功效】通络活血，行气止痛。

【主治】跌打损伤后气滞血瘀，肿胀疼痛等。

【运用】此方是跌打损伤主方，可临证加减。

可加部位引经药如下。

头部伤：加羌活、藁本、天麻、钩藤、细辛、磁石各 6～15 g。

胸部伤：加枳壳、桔梗、广木香各 6～9 g。

腹部伤：加玄胡、川楝子、白芷 9～15 g。

两胁伤：加柴胡、白芍、青皮、茜草各 9～15 g。

背部伤：加狗脊、穿山甲、乌药、刘寄奴各 6～15 g。

腰部伤：加杜仲、续断、防己、徐长卿各 9～15 g。

上肢伤：加桂枝、五加皮、桑枝各 6～15 g。

下肢伤：加木瓜、牛膝、薏苡仁、地南蛇各 9～15 g。

随症加减用药如下。

损伤早期气滞血瘀明显：加益气活血药香附、沉香、厚朴、丹参、泽兰各 6～15 g。

损伤后期体质虚、肝肾不足：加益气补血药党参、白术、枸杞子、补骨脂、续断等各 9～15 g。

骨折者：加接骨药煅自然铜、骨碎补、土鳖虫等各 9～15 g。

妇女妊娠期：减去桃仁、红花、赤芍，加用条芩、砂仁、白术、白芍各 9～15 g。

【佛缘】本方录自《中国传统伤科·少林派治伤法》之"主方加引经药治法"节。

仙授外伤见血主方

【出处】《救伤秘旨续刻》。

【组成】当归尾　川芎　地黄　白芍　益母草　藁本各6g　乳香（炙）　没药各7.5g　川断9g　苏木4.5g　白芷3g　甘草1.5g　生姜3片

【用法】水煎服。

【功效】活血祛瘀，止血消肿，通络止痛。

【主治】跌打损伤后皮破血出者。

【运用】随症加减用药如下。

头顶伤：加升麻3g，肉桂6g。

头骨沉陷：加白芷9g。

脑门肿痛：加茯苓、白术各6g。

面青懒食、腹痛：加柴胡、茯苓各4.5g，陈皮2.5g，升麻、半夏、黄芪各3g。

破损处生蛆：加细辛、青黛、蛇蜕各3g，蛆即化为黄水滚出。

脑侧近耳边寒热作痛：加丹皮3g，山茱萸、泽兰各6g。

目伤青肿：水调生半夏末涂患处。

耳伤：加磁石3g。

鼻伤：加辛夷6g，鳖甲9g。

颊伤：加独活、细辛各6g。

唇伤：加升麻、秦艽各6g，牛膝9g。

舌伤：加石膏6g，升麻9g，用黄芩片贴舌上含之，以止血。

齿伤：加独活、细辛、谷精草；血流不止者，用灯心草紧咬止血。

左肩伤：加青皮6g。

右肩伤：加升麻3g。

喉、项伤：加羌活、独活、谷精草各3g。

手伤：加桂枝、禹余粮各3g，生姜汁5匙。

胸伤：加川贝9g，柴胡3g，枳壳6g。

乳房伤：加川贝、百合各6g，漏芦3g。

胸腹伤狂言乱语：加辰砂、茯神各3g，远志4.5g，金银箔10张，覆盆子6g为引。

吐黄水：加木香、木瓜、扁豆、大茴香各3g，砂仁14粒。

左胁伤：加北芥子3g，柴胡4.5g。

右胁伤：加北芥子 3 g，升麻 6 g。

腹部伤：加大腹皮 6 g。

小腹伤：加小茴香 3 g，槐花 6 g。

背部伤：加香附、木香各 3 g，羌活 4.5 g。

腰部伤：加木鳖子 1 个，杜仲、牛蒡子、补骨脂、小茴香、白芷各 3 g，大茴香 2.4 g，巴戟 6 g。

臀部伤：加白蜡、自然铜各 6 g。

寒热发搐咬牙，唇口牵动：加天麻、升麻各 3 g，柴胡 2.4 g。

阴囊肿痛不愈，饮食少思：加人参、白术、柴胡各 3 g。

两足腿伤：加牛膝 6 g，木瓜、薏苡仁、五加皮、槟榔、石斛、苏梗各 3 g。

伤口作痒：加葛根 3 g，防风、荆芥、连翘壳各 4.5 g，赤芍 6 g。

出血，瘦弱：加人参、麦冬各 3 g。

烦躁不止：加柴胡 1.5 g，丹皮 3 g。

面黑喘急：加人参 1.5 g，苏梗 3 g。

脓出口噤流涎：加人参 9 g，柴胡、升麻各 3 g。

脓出不干：加滑石、苍术各 3 g，白术 4.5 g。

手足微搐，眉目微动：加钩藤、柴胡各 3 g。

手撒目闭，汗出如雨：加人参 30 g，附子 15 g。

眼开能言，气不相接：加人参、黄芪、白术各 3 g。

鸡鸣散

【出处】《江氏伤科方书》。

【组成】大黄 9 g　生地 6 g　杏仁（去衣）3 g　当归（酒洗）4.5 g

【用法】水、酒各半煎服。

【功效】活血，逐瘀，生脉。

【主治】跌打损伤，瘀血攻心，脉欲绝。

【运用】按部位使用的引经药如下。

头脑部伤：加藁本、川芎、白芷、白芍、苏叶、升麻、木香、羌活。

咽喉部伤：加延胡索、骨碎补、干姜、防风、桔梗、薄荷、连翘。

胸前部伤：加枳壳、厚朴、干姜、郁金、陈皮、乌药、木香、甘草。

腰部伤：加杜仲、小茴香、菟丝子、木香、补骨脂、枸杞子、延胡索、五加皮。

上肢伤：加桂枝、当归、透骨草、甘草、羌活、防风、千年健。

下肢伤：加川牛膝、独活、木瓜、薏苡仁、淮牛膝、苍术、五加皮、木香。

胫前伤：加淮牛膝、石南藤、棕根、木瓜、薏苡仁、螺蛳骨、透骨草。

随症加减用药如下。

潮热：加柴胡、羌活、黄芩、陈皮、厚朴、甘草、人中白。

浮肿：加生地、防己、漏芦、防风、乌药、甘草。

气急：加沉香、枳实、陈皮、木香、郁金、乌药。

腹内痛：加延胡索、吴茱萸、石菖蒲、白芍、木通、蕲艾。

二便闭：加大黄、车前草、泽泻、木通、枳壳、猪苓。

血聚：加红花、桃仁、生地、苏木、血竭、当归。

气聚：加沉香、小茴香、三棱、莪术、五灵脂、乳香。

遍身伤：加乳香、骨碎补、木香、没药、吴茱萸、刘寄奴。

消除风邪：加荆芥、白芷、犀角、薄荷、葛根、草乌。

止呕：加炮姜、砂仁、藿香、白茯苓、酸车草（取自然汁）。

矢气：加金凤花叶、佛指甲花、木香共研细末，生姜汁合服。

接骨：加自然铜、虎骨、小茴香、当归、土鳖虫、猴骨、枸杞子。

体虚：加附子、肉桂、洋参、黄芪。

体健：加黄连、黄芩、紫苏、薄荷。

消血理中膏方

【出处】《外台秘要》引《深师方》。

【组成】大黄60 g　猪脂600 g　桂心30 g　干姜30 g　当归60 g　通草　乱发（血余炭）各30 g

【用法】共为末，入锅煎，文火煎熬，去渣，以好酒调服30 g（临床用量可增减）。

【功效】活血化瘀，攻下通便。

【主治】跌打损伤，瘀血聚腹，胀痛拒按。

君臣汤药方

【出处】《正宗少林绝技》。

【组成】红花1.5g 泽兰9g 杏仁3g 木通3g 生地3g 桃仁2.4g 大黄6g 青皮9g 莲萱3g 郁金3g 虎咬红4.5g 槟榔3g 五加皮3g 炒麦芽3g 川断4.5g 桔梗3g 神曲3g 柴胡4.5g 牛膝1.5g 甘草1.5g 陈皮3g

【用法】水、酒各半炖服。

【功效】活血化瘀，攻下通便，行气止痛。

【主治】各种跌打损伤，不论时辰、男女、左右及部位高低。

跌打药方

【出处】《正宗少林绝技》。

【组成】当归3g 川芎3g 赤芍3g 延胡索3g 乳香 没药各3g 红花3g 苏木3g 枳壳3g 柴胡3g 桔梗6g 骨碎补9g

【用法】水煎服。

【功效】活血化瘀，消肿止痛。

【主治】一般跌打损伤。

【运用】病情严重者加三七3g、木香6g。

五台山方

【出处】《点穴秘诀》。

【组成】土鳖虫（酒炙）10个 白地龙10条 自然铜（醋煅）6g 骨碎补9g 乳香（去油） 没药（去油）各3g

【用法】共研细末，每次米酒送服3g。

【功效】活血通络，接骨续损。

【主治】跌打损伤、骨折。

四大天王活血汤

【出处】《峨嵋神效验方》。

【组成】四大天王 18 g　大血藤　小血藤　木通　怀通　风藤各 15 g　倒地抽　搬倒甑　千锤打　矮陀陀各 10 g

【用法】水煎，日 1 剂，分数次服。

【功效】活血通经，散瘀止痛。

【主治】跌打损伤，瘀血作痛。

【运用】尚可配酒。

大红丸

【出处】《仙授理伤续断秘方》。

【组成】何首乌（焙干）500 g　川乌（火煨，㕮）710 g　天南星（焙）500 g　芍药（焙）500 g　土当归（焙）300 g　骨碎补（姜制，焙）500 g　牛膝（酒浸，焙）300 g　细辛（去苗、叶，焙）240 g　赤小豆（焙）1000 g　自然铜（煅，存性）120 g　青桑炭（煅淬，欠此一味亦可）　以上俱要制焙后方秤斤两

【用法】共研细末，醋煮面粉为丸如梧子大，朱砂为衣，每服 39 丸，温酒下，醋汤亦可。损在上者食后服，损在下者空腹服，伤重者不拘时服，或与小红丸互用亦可。

【功效】坚筋固肾，活血通络。

【主治】仆损伤折，瘀血留滞。症见仆损骨折、筋断，疼痛痹冷，内外俱损，外肿内痛，肢节痛倦，及诸损痛，不问年深日近。

【方解】方中自然铜、骨碎补接骨续筋；何首乌、牛膝、芍药补益肝肾；川乌、细辛、当归祛风散寒，温通经络；天南星、赤小豆、青桑炭燥湿除痰，祛风止痛。

活血丹

【出处】《仙授理伤续断秘方》。

【组成】荆芥 75 g　枫香（另研）30 g　檀香（不见火）30 g　降真节 30 g　草乌（酒煮）60 g　山楂（去粗皮）　当归（酒浸 1 小时）　苍术（米汁浸，春 5 日、夏 3 日、秋 7 日、冬 10 日，炒干）　川羌活（去芦）　白及（面裹煨，晒干）　乌豆（以糯米炒黄为度）　地龙（去土）各 15 g　滴青（另研）4.5 g　麝香（另研）15 g　川芎（热汤洗 3 次）15 g　五灵脂（用灯心草另研）4.5 g　乳香（另研）30 g　没药（另研）30 g　川乌（炮）60 g　骨碎补（炒，去毛）　川牛膝（酒浸 1 小时）　细辛

（去苗）　花桑木（烧灰存性）　白芷（不蛀者）　赤芍（酒浸）　川牵牛（石灰炒）　天南星（以石灰炒，黄色为度）　自然铜（煅，酒淬，另研）　大栗间各 15 g　木鳖（去油壳）20 个

【用法】上方共为细末，酒煮，面糊为丸如弹子大，入臼杵 30 余下，围成块，称 30 g，分作 3 丸。候丸尽，分作 3 份，一份阴干，一份晒干半时久，一份焙半时久。将 3 份打和一处，令阴阳相合，俟药上尘气为度，然后刷去尘，用黑漆光为衣。每服半丸，用无灰酒磨化，微煎三五沸，温服，不拘时候，不以多少。此药常以纱葛袋收，挂净处，经久不坏，可备急用，惟孕妇勿服。

【功效】活血化瘀，消肿止痛，接骨续损。

【主治】跌仆伤损，折骨断筋，疼痛浮肿，腹有瘀血，灌注四肢，烦闷不安，痈疽发背，肌肉坏烂；诸般风疾，左瘫右痪，手足顽麻；妇人血风发动。

麻丸子

【出处】《仙授理伤续断秘方》。

【组成】川当归　桔梗　牛膝（不用酒浸）各 15 g　骨碎补（去毛）　川乌（不见火，切作片子，醋煮）各 60 g　川芎　百草霜　草乌（用山矾灰汁浸）　乌豆（酒浸煮，焙干）各 500 g　木鳖子（去油壳）　赤芍各 250 g　金毛狗脊（去尾，原文缺剂量）

【用法】上方诸药为末，酒煮，面糊为丸如梧子大。每服 50 丸，温酒下，妇人艾醋汤下。

【功效】壮筋骨，活经络，生气血。

【主治】蹉折伤损，皮破骨出，手足碎断，肌肉坏烂，疼痛至甚，日夜叫呼，百治不止；手足久损，气滞血瘀，筋骨失养，举动不能，损后伤风湿，肢节挛缩，逐成偏废；劳伤筋骨，肩背疼痛，四肢废乏，动作无力。

【运用】惟孕妇勿服。

七将擒拿方

【出处】《点穴秘诀》。

【组成】土鳖虫　银朱（颜料名，即一硫化汞，由朱砂精制而成，或混硫黄于水银

加热制成。药用少量有解毒安神作用）　朱砂　银粉　骨碎补　白蜡各 2.4 g

【用法】共研为细末，冲服 3~5 g。

【功效】活血化瘀，镇静安神。

【主治】骨折损伤诸症。

白药末

【出处】《仙授理伤续断秘方》。

【组成】白杨皮（米汁浸一宿）36 g　桔梗 30 g　赤芍（酒浸一宿）27 g　川芎 24 g　白芷 30 g　山桂 24 g　细辛 24 g　甘草 30 g　花椒 15 g　川乌（炮）18 g　续断 18 g　牛膝 18 g　泽兰叶 27 g　当归 18 g　香附子 18 g

【用法】共为细末，每以米酒冲服 6 g。病在上者，饭后服；病在下者，空腹服；遍身伤者，临睡服。

【功效】接骨续损，活血止痛，舒筋活络。

【主治】打仆伤损，皮肉破碎，筋骨寸断，瘀血壅滞；损后中风，手足痿痹，不能举动，筋骨偏废，挛缩不伸，及劳伤破损。

乌丸子

【出处】《仙授理伤续断秘方》。

【组成】赤小豆　白蔹　赤芍　何首乌（醋煮）　细辛（去苗）　草乌（醋煮 7 次）　白及（煨）　山桂（去粗皮）　南星（面裹，煨）　当归（酒浸一宿）　川牛膝（去苗，酒浸一宿）　川芎　百草霜　骨碎补（去毛，炒）　天台乌药（乌豆酒煮后焙干）各 30 g

【用法】上诸药为细末，用煮豆酒煮，面糊为丸如梧子大。每服 50 丸，用煨葱酒，或煨葱茶任下。

【功效】活血化瘀，接骨续损，消肿止痛，舒筋活络。

【主治】打仆伤损，骨碎筋断，瘀血不散；一切风疾，筋痿力乏，左瘫右痪，手足缓弱，诸般风损；妇人血疾，产后败血不散，灌入四肢，面目浮肿。

【运用】惟孕妇勿服。

红丸子

【出处】《仙授理伤续断秘方》。

【组成】 牛膝（酒浸一宿）　川乌（炮）　天南星（醋煮3次）　细辛（去苗，净洗）　何首乌（用水煮熟）　桔梗（去芦）　山桂（去粗皮）　当归　自然铜（煅，醋淬7次，另研）　白蔹　赤芍　骨碎补（去毛）　没药（另研）　羌活（去芦）　赤小豆（不见火）（原方缺剂量）

【用法】 上方除研药外，余合并打和，炒干为末，酒煮面糊为丸。每服50丸，随病上下服之。

【功效】 补损，坚筋固骨，滋血生力。

【主治】 打仆伤损，骨碎筋断，疼痛痹冷，内外俱损，瘀血留滞，外肿内痛，肢节疼倦。

【运用】 诸伤损，不问年月日久。孕妇勿服。

乳香寻痛散

【出处】《仙授理伤续断秘方》。

【组成】 乳香　没药　木香　沉香　肉桂　草乌（制）各15g　天花粉　木瓜　羌活　独活　小茴香　甘草各21g　当归　川芎　白芷　血竭各30g

【用法】 上诸药共研为细末，热酒送服6g，日服2次。

【功效】 活血化瘀，舒筋，通络止痛。

【主治】 远年损伤，遍身疼痛。

飞龙夺命丹（一）

【出处】《江氏伤科学》。

【组成】 当归15g　赤芍6g　三棱12g　麝香6g　蝼蛄9g　土鳖虫24g　莪术12g　青皮9g　蒲黄6g　骨碎补9g　五加皮24g　广陈皮6g　硼砂24g　自然铜24g　木香18g　乌药9g　朱砂6g　延胡索12g　桂心9g　香附12g　刘寄奴9g　桂枝9g　血竭24g　羌活9g　前胡9g　贝母6g　葛根9g　秦艽9g　桃仁15g　苏木12g　杜仲6g　猴骨6g

韭菜子 6 g　古钱（醋、酒浸）4 个

【用法】共研细末。重者以黄酒冲服 0.9 g；轻者服 0.45 g；再轻伤服 0.3 g。

【功效】活血化瘀，理气止痛，消肿，接骨续损。

【主治】跌打损伤、骨折。

【运用】轻至损伤瘀肿，重至骨折、脱位者，均可用本方通治。

飞龙夺命丹（二）

【出处】《点穴秘诀》。

【组成】川芎 9 g　五灵脂（酒炒）9 g　前胡（醋炒）9 g　青皮（炒）9 g　五加皮（醋炒）30 g　月石（童便制）30 g　川贝 12 g　枳壳（小麦皮炒）9 g　韭菜子 9 g　蒲黄（炒）9 g　延胡索（生、熟各半）12 g　自然铜（醋炒）24 g　三棱（醋煅）12 g　朱砂（飞，醋炒）9 g　桑寄生 9 g　沉香（炒）9 g　血竭 24 g　秦艽 9 g　桃仁（酒炒）15 g　蓬术（去皮）15 g　羌活 9 g　土鳖虫（炒）24 g　木香（酒洗）18 g　广陈皮（生晒）12 g　乌药（炒）9 g　当归（炒）18 g　补骨脂（酒炙）12 g　猴骨（制）15 g　葛根（炒）9 g　麝香 4.5 g　杜仲 12 g　橘红（盐炒）9 g　肉桂 9 g　砂仁（去皮）6 g　蝼蛄（去壳）9 g　苏木（醋制）12 g

【用法】上 36 味，各制好，再加牛乳 150 ml 拌和，焙燥，贮瓶内。如重伤每服 9 g，轻者 4.5 g，陈酒送下。

【功效】活血祛瘀，通经活络，消肿止痛，舒筋壮骨。

【主治】一切跌打损伤，毒邪恶疮，伤筋断骨，风湿腰腿痛，四肢麻木偏瘫等。

紫金散

【出处】《仙授理伤续断秘方》。

【组成】紫金藤皮 60 g　降真 60 g　续断（细者）150 g　骨碎补（去毛）60 g　无名异（烧红，酒淬 7 次）90 g　琥珀 60 g　牛膝（去苗，酒浸一宿）90 g　当归（去尾）60 g　桃仁（去皮）60 g　蒲黄 30 g　大黄（煨）30 g　朴硝（热汤泡化，用花叶纸滤过 7 次）15 g

【用法】上诸药为末，用苏木煎酒调，日进 3 服即效。

【功效】整骨续筋，生肌止痛。

【主治】跌仆伤损，内伤肝肺，呕血不止；或在心腹胀痛，四肢无力，左右半身中风瘫痪。

土鳖紫金丹（一）

【出处】《救伤秘旨》。

【组成】土鳖虫　硼砂　血竭　自然铜各24g　乌药　蝼蛄　延胡索　当归　桃仁　威灵仙　川牛膝各15g　麝香　香附（制）　木香各12g　川续断　五加皮　猴骨（制）　苏木　贝母　广陈皮　泽兰　五灵脂各9g　菟丝子6g

【用法】共为细末。伤重者以酒冲服9g，伤轻者冲服4.5g。

【功效】活血祛瘀，行气止痛。

【主治】新旧各种跌打内伤。

土鳖紫金丹（二）

【出处】《江氏伤科方书》。

【组成】青皮　黄芩　赤芍　红花　赤苓　乌药各9g　血竭24g　朱砂6g　自然铜　虎骨各24g　蝼蛄15g　土鳖虫　猴骨　牛膝　威灵仙　麝香　肉桂　贝母　刘寄奴　广陈皮　苏木各9g　五灵脂15g　木香6g　香附12g　枳壳6g　丹皮12g　桃仁15g　远志6g　当归尾15g　桂枝　木通各9g　三棱　莪术各12g　秦艽9g　五加皮15g　泽泻9g　松节15g　枸杞子　韭菜子各9g　硼砂24g　苏木　续断　杜仲　骨碎补　羌活　葛根各9g　补骨脂　蒲黄各12g

【用法】共研细末。病重者服0.9g，病中者服0.6g，病轻者服0.3g。

【功效】活血行气续损。

【主治】新旧跌打内伤。

土鳖紫金丹（三）

【出处】《点穴秘诀》。

【组成】血竭24g　月石24g　川续断9g　五加皮15g　川牛膝15g　麝香1.2g　自然铜24g　猴骨（制）9g　土鳖虫15g　蝼蛄15g　贝母9g　苏木9g　乌药15g　延胡索15g　香附12g　青木香12g　当归15g　桃仁15g　广陈皮9g　威灵仙15g

泽兰9g　续随子7.5g　五灵脂9g

【用法】共研细末。重伤者以陈酒冲服9g，轻伤者冲服4.5g。

【功效】活血化瘀，行气止痛，祛风湿，强筋骨。

【主治】新旧跌打损伤。

紫金丹方

【出处】《点穴秘诀》。

【组成】乳香（去油）　没药（去油）各15g　木耳炭18g　大黄12g　土鳖虫18g　血竭1.5g　麝香0.9g　骨碎补15g　乌药18g　当归尾15g　麻皮（酒浸）12g　自然铜（炒）15g　芒硝（醋炙7次）30g

【用法】共研细末，每以陈酒冲服0.9g。如吐血者，冲服0.6g；妇女血崩，用童便和酒冲服0.45g；骨折者冲服2.4g。视病情轻重，服3～4次为止。每日1服，不可多用。若妇女经水不通，加麝香0.21g，药末0.24g，酒冲服。

【功效】活血化瘀，接骨续损。

【主治】跌打损伤诸症。

青吊膏方

【出处】《少林寺伤科秘方》。

【组成】郁金　红花　血竭　五加皮　乳香　没药　丁香各等份

【用法】共研细末，另加水合米汤煮化，生姜汁、葱头粘香合涂于患处。

【功效】理气，消肿，止痛。

【主治】跌打损伤，局部肿痛。

吊膏方

【出处】《少林寺伤科秘方》。

【组成】红花3g　赤芍1.5g　川乌4.5g　草乌4.5g　木瓜1.5g　五倍子3g　白芥4.5g　楠香3g

【用法】共研细末，调醋涂于患处。

【功效】活血化瘀，通络止痛。

【**主治**】跌打损伤，局部疼痛明显。

吊现伤方

【**出处**】《少林寺伤科秘方》。

【**组成**】薄桂粉 24 g　细辛粉 15 g　川三七 9 g

【**用法**】共研细末，烧酒炖热，手蘸药汤揉擦患处。

【**功效**】活血，消肿，化瘀。

【**主治**】局部新伤。

末药方

【**出处**】《仙授理伤续断秘方》。

【**组成**】狗脊　骨碎补　苏木各 30 g　千年健　过江龙　青木香　寻骨风　槟榔　红花　三棱　莪术　漆渣各 15 g　枳壳 24 g　乌药 60 g　三七　花蕊石各 6 g　马钱子 20 个　桃仁 14 粒

【**用法**】上诸药共研为末，掺于其他外敷膏上外敷患处或调酒外敷。

【**功效**】活血破瘀止痛。

【**主治**】跌打损伤、骨折、关节脱位等损伤肿痛或内脏损伤疼痛瘀积等症。

【**运用**】若伤于胁下，加柴胡、龙胆草、青皮、细辛、牙皂、桔梗；伤于脚，加半夏；伤于手，加桂枝；伤于腰，加杜仲、补骨脂。病人年龄未超过 40 岁者，加乳香、没药、骨碎补、乌药、羌活、防风、槟榔、红枣仁；年龄超过 40 岁者，加熟地、白芍、茯苓、甘草、泽泻、山药、山茱萸、远志、黄芪。

万应膏

【**出处**】《江氏伤科学》。

【**组成**】生地　熟地各 15 g　当归　川乌各 7.5 g　草乌　红花各 15 g　威灵仙　刘寄奴各 7.5 g　杜仲　木瓜各 4.5 g　牛膝 7.5 g　延胡索 9 g　桂枝　防风　补骨脂　荆芥各 7.5 g　独活 6 g　赤芍 4.5 g　骨碎补 15 g　香附 9 g　桃仁 30 粒　升麻 9 g　丹皮　苏木　青皮　乌药　韭菜子　松节　秦艽　续断各 7.5 g　玄参　麻黄各 6 g　蒲黄 7.5 g　虎骨 15 g　猴骨 9 g

【用法】共研细末，将麻油 500 g、血余炭 120 g 煎好共熬成膏。临用时加入麝香 2.1 g，丁香、血竭、木香、桂心、乳香、没药、香附、东丹、苏合油各 3 g 共研成的细末，再将药膏敷患处。

【功效】活血祛瘀，舒筋活络，理气止痛，接骨续损。

【主治】远近跌打损伤（新、陈伤），骨折、脱位；周身大穴受伤。

定痛丸

【出处】《仙授理伤续断秘方》。

【组成】威灵仙 15 g　川楝子（炒，去核）30 g　川乌（炮）30 g　八角茴香 30 g

【用法】共为细末，酒煮，面糊为丸，酒冲服 9～15 g。

【功效】活血，行气，止痛。

【主治】腰痛难忍者（跌打损伤后）。

上部汤药方

【出处】《仙授理伤续断秘方》。

【组成】当归　川芎　赤芍　生地　羌活　独活　丹皮　黄芩　桔梗　桂枝　泽兰　桃仁　槟榔　生姜　（原文无药量）

【用法】水煎，酒兑服。

【功效】活血化瘀，通经活络，祛风活络。

【主治】胸背跌打损伤后疼痛，呼吸不利；头部损伤后头痛、头重、眩晕；上肢损伤后局部肿痛、无力、麻痹等。

【方解】本方为治疗胸、背、头面、上肢损伤的主方，而上部包括胸、背、头面、上肢，所以名"上部汤药方"。本方亦即少林"用药歌"4 味主药加川芎、桂枝引血上行头面、上肢，以通经活络；加桃仁、丹皮、泽兰以加强活血化瘀；加羌活及独活入手、足太阳经以祛风活络；用黄芩清上焦邪热，兼制约川芎、当归、桂枝、生姜、独活之辛燥；桔梗开胸利膈，载药上行。如此则胸膈瘀积可活，头面伤损可复，上肢经脉可通。

中部汤药方

【出处】《仙授理伤续断秘方》。

【组成】当归尾　赤芍　生地　羌活　丹皮　桃仁　紫荆皮　苏木　苏梗　西香（疑为西南瑞香，为瑞香科植物根茎，具活血化瘀止痛之功）　大茴香　小茴香　杜仲　红花　儿茶　延胡索　草乌（制）　（原方无药量）

【用法】水煎，酒兑服。

【功效】活血化瘀，疏肝活血，理气调胃，止痛。

【主治】上腹及季胁跌打损伤后疼痛、饮食不思、腹痛、胁痛等症。

【方解】疗中部损伤，既要调理脾胃，又要疏肝活血。方以当归尾、赤芍、生地、桃仁、红花活血化瘀为君，用丹皮、苏木、草乌、延胡索、儿茶疏肝活血化瘀止痛为臣，羌活、杜仲通经活络舒筋为佐，紫荆皮入肝经活血化瘀，苏梗、大茴香、小茴香疏肝解郁理气调胃为佐、使。

【运用】有内出血者不宜用本方。原患肝、胃病者不宜用草乌。

【备注】中部汤药方之"中部"指脐之上，剑突之下，包括两胁的下部即季胁（浮肋），泛称上腹部和季胁。

下部汤药方

【出处】《仙授理伤续断秘方》。

【组成】当归尾　赤芍　生地　羌活　独活　丹皮　桃仁　紫荆皮　黄芩　西香　木香　木瓜　薏苡仁　骨碎补　防己　四川茶叶　牛膝　三七　甜瓜皮（葫芦科植物甜瓜的干燥果皮）　南星（制）　（原文无药量）

【用法】水煎，酒兑服。

【功效】活血化瘀，通经活络。

【主治】脐以下部位，包括下腹、腰骶、下肢的损伤。

全身跌打丹

【出处】《仙授理伤续断秘方》。

【组成】当归　川芎　白芍　陈皮　茯苓　半夏　山药　泽泻　羌活　独活　荆芥　防风　细辛　白芷　青皮　枳壳　山楂　神曲　槟榔　大黄　黄柏　小茴香　大茴香　西香　木香　麝香　延胡索　木瓜　甜瓜皮　干姜　杜仲　续断　骨碎补　虎骨　猴骨　乳香　没药　三七　甘草　自然铜　乌药　川乌　草乌　血竭　土鳖虫　朱砂

琥珀　穿山甲　天花粉　薏苡仁　车前子　木通　狗脊　石菖蒲　风藤　儿茶　秦艽
红花　乌蔹莓　寻骨风　赤芍各等份（原文无用量）

【用法】上各药共研为末，水冲服 9 ~ 15 g。

【功效】活血化瘀，疏肝理气，通经活络，舒筋通络止痛。

【主治】各种跌打损伤。

全身跌打方

【出处】《仙授理伤续断秘方》。

【组成】当归　虎骨　猴骨　三七　白芷　乌药　山羊血　桃仁　木香　母丁香
茜草各30 g　乳香　没药各24 g　赤芍　血竭　牛膝　石菖蒲　木通　五加皮　小茴香
枸杞子　玄参　五灵脂　南蛇（即蚺蛇，生岭南）　薄荷　寻骨风各15 g　川芎　泽
泻　肉桂　桂皮　藁本　蔓荆子　麝香各9 g　荆芥　羌活　升麻　枳壳　天花粉　杜
仲　木瓜　细辛　槟榔　桂枝　儿茶　厚朴　补骨脂　三棱　自然铜　草乌（制）各
6 g　土鳖虫49个

【用法】上诸药共为末，酒兑服 9 ~ 15 g。

【功效】活血化瘀，通经活络，祛风止痛。

【主治】全身各种跌打损伤。

胸前受伤方

【出处】《正宗少林绝技》。

【组成】朱砂1.5 g　青盐1.5 g　泽兰9 g　阿胶3 g　三七3 g　七厘散3 g

【用法】水、酒各半煎服。

【功效】活血化瘀，行气止痛。

【主治】胸部损伤后胸闷、胸痛。

治左胁下打伤药酒方

【出处】《少林寺秘方集锦》。

【组成】生地9 g　熟地12 g　当归15 g　红花15 g　桃仁12 g　牛膝9 g　郁金9 g
泽兰4.5 g　苏木9 g　广木香3 g　大黄12 g　桔梗12 g　沉香4.5 g　青皮9 g　赤芍

4.5 g

【用法】米酒 300 ml 浸 24 小时，煎服。

【功效】活血化瘀，行气止痛。

【主治】左胁下跌打损伤后瘀肿刺痛、闷胀不适。

紧诀汤

【出处】《少林铜人簿秘方》。

【组成】泽兰 3 g　麦冬 3 g　生地 3 g　陈皮 4.5 g　槟榔 6 g　桃仁 6 g　红花 4.5 g　三棱 4.5 g　金英根 6 g　青皮 3 g　莛萱 3 g　柴胡 3 g　川牛膝 4.5 g　莪术 4.5 g　陈茶叶 4.5 g

【用法】水、酒各半炖服。

【功效】活血化瘀，消肿止痛。

【主治】损伤初起（新伤）肿痛显著者。

宿伤汤

【出处】《少林铜人簿秘方》。

【组成】牛膝 3 g　穿山甲 12 片　赤芍 3 g　炙甘草 2.5 g

【用法】水煎，加烧酒 10 ml 煎服。

【功效】活血祛瘀，通经消肿。

【主治】跌打陈伤。

旧伤行气汤

【出处】《少林铜人簿秘方》。

【组成】当归 9 g　川芎 9 g　香附 6 g　牛膝 3 g　穿山甲 3 片　赤芍 12 g　炙甘草 2 g

【用法】水煎服。

【功效】活血化瘀，行气通经。

【主治】旧伤气滞。疼痛不仁者。

七气汤

【出处】《仙授理伤续断秘方》。

【组成】青皮　陈皮　三棱　北梗　肉桂　藿香　益智　香附子　炙甘草　半夏（汤泡）　赤芍　乌药　独活　羌活　降真香各6 g

【用法】水煎服。

【功效】舒筋活络，活血行气，止咳化痰。

【主治】积年久损，入经络，腰背拘急，咳嗽痰涎，日渐羸瘦，每到秋来损病复作。

小黑丸

【出处】《仙授理伤续断秘方》。

【组成】白蔹30 g　白及30 g　天南星30 g　芍药30 g　当归15 g　细辛9 g　赤小豆50 g　百草霜18 g

【用法】水煎服。或共为细末，醋调为丸，每以酒冲服15 g。

【功效】舒筋活络，活血。

【主治】跌打损伤所致各种疼痛；损伤日久所致关节痹痛。

小红丸 （一）

【出处】《仙授理伤续断秘方》。

【组成】乌头1个　何首乌　苍术　蛇床子　五灵脂　牛膝　赤小豆　白胶香　当归各30 g　乳香6 g

【用法】共为细末，好酒煮糊成丸，如绿豆大，每以温酒冲服30丸。

【功效】活血止痛。

【主治】跌打损伤中后期筋骨作痛者。

青草十二时还魂汤

【出处】《少林铜人簿秘方》。

【组成】金线五叶陈　金线薄荷　金剑草　田乌草　盐酸草　鸡舌红　紫草　蒲公英　蚶壳草　叶下红　山芙蓉　九龙吐各30～50 g

【用法】共绞汁加烧酒30 ml，童便10 ml，冬蜜30 ml同服。

【功效】行气活血通络。

【主治】男女老幼，四时八部，十二时辰经络损伤。

接骨散

【出处】《仙授理伤续断秘方》。

【组成】硼砂 4.5 g　水粉（也有为铅粉）　当归各 3 g

【用法】共为末，取苏木 15～30 g 煎汤送服药末 6 g。

【功效】接骨续损，活血止痛。

【主治】骨折。

夺命接骨丹

【出处】《点穴秘诀》。

【组成】土鳖虫（制）15 g　自然铜（煅）6 g　乳香（去油）　没药（去油）各 4.5 g　血竭 7.5 g　古钱（醋炙 7 次）4.5 g　红花 6 g　补骨脂（去毛，童便炙）6 g　麻皮根（炒）6 g　当归尾（酒浸）6 g　蜜 30 g

【用法】共为细末，水酒送服 0.36 g，每日 2～3 次。

【功效】活血化瘀，接骨续损。

【主治】各种骨折。

接骨药

【出处】《仙授理伤续断秘方》。

【组成】鹗骨　古铜钱各等份

【用法】鹗骨烧灰存性，古铜钱煅，醋淬 7 次，共为细末，每服 3 g，以酒调下，每日 1～2 次，不可过多。病在下者空腹服，病在上者食后服。

【功效】接骨续筋。

【主治】跌打损伤，骨折，脱位。

【方解】方中鹗骨（为鱼鸟的骨）补骨续筋；古铜钱散瘀止痛，以助接骨续筋之力；酒为引，温通血脉，以助行血。

常用整骨药

【出处】《仙授理伤续断秘方》。

【组成】乳香　没药　血竭　自然铜　无名异　木鳖子（醋煮黄）各30 g　地龙60 g

【用法】各药分别研成细末，再混合，蜜丸如龙眼大。每服1丸，需大剂量时可服2丸。每日1~2次，嚼烂热酒咽下。

【功效】祛瘀止痛，生肌接骨。

【主治】跌打损伤，骨折脱位。症见肢节疼痛肿胀，屈伸不利。

【方解】方中木鳖子、地龙、无名异通络散结，解毒止痛；乳香、没药、血竭、自然铜活血化瘀，接骨生肌。诸药合用，共奏祛瘀血、续筋骨之功。

接骨丸

【出处】《点穴秘诀》。

【组成】土鳖虫15 g　法半夏　巴豆霜各6 g　乳香（去油）　没药（去油）各9 g　当归尾12 g　芒硝9 g　血竭7.5 g

【用法】共研细末，以烧酒合为丸，每以陈酒冲服0.6 g。

【功效】接骨续损。

【主治】跌打损伤，骨折。

【备注】又方：巴豆霜（去净油）、当归各15 g，桃仁、青皮各2.4 g，赤芍、枳壳、桔梗、麦芽、木通各3 g，红花、山药各15 g，丹皮15 g，乳香（去油）、没药（去油）各9 g，穿山甲（酒炒）、白檀香各9 g，共为细末，每以红糖水，或酒冲服9~15 g。

接骨丹

【出处】《点穴秘诀》。

【组成】当归（酒炒）60 g　乳香（去油）　没药（去油）各24 g　泽兰　补骨脂（酒炒）各60 g　续随子（生）60 g　土鳖虫（制）15 g　桂枝15 g　三七9 g　自然铜（煅）60 g　血竭15 g　煅龙骨15 g

【用法】共研为细末，陈酒冲服6 g。

【功效】接骨续损，活血消肿。

【主治】跌打损伤，各种骨折。

【备注】又方：土鳖虫（制）3 g，乳香（去油）、没药（去油）各 3 g，龙骨（煅）3 g，真血竭 3 g，当归尾（酒浸）3 g，红花 3 g，巴豆霜（去油净）3 g，制半夏 3 g，共研细末，每以黄酒送服 0.3 g，日服 2 ~ 3 次。

吊药方

【出处】《江氏伤科学》。

【组成】赤芍 6 g　麝香 1.5 g　乳香 6 g　没药 6 g

【用法】共研细末，临用时糯米饭、烧酒调药末涂患处。

【功效】活血止痛。

【主治】接骨入臼、打伤诸痛。

骨节断方

【出处】《点穴秘诀》。

【组成】白地龙（酒洗，去肠，焙干）5 条　川乌（去皮）　松节（去油）　没药（去油）　乳香（去油）各 9 g

【用法】加陈皮煎汤服，每日 1 剂。

【功效】通络止痛，活血接骨。

【主治】各种骨折疼痛、肿胀明显者。

接骨膏

【出处】《江氏伤科方书》。

【组成】当归（酒炒）45 g　羌活 15 g　骨碎补（去皮）15 g　牛膝（酒洗，炒）30 g　木香 15 g　威灵仙 45 g　桂枝 30 g　川芎 15 g　川乌（去皮净）15 g　五加皮（酒炒，去皮）30 g　杜仲 15 g　北细辛 15 g　防风 15 g　香附 15 g　滴乳香（去油，后放）15 g　没药（去油，后放）15 g　黄丹（后放，收膏）75 g　嫩松香（后放）60 g

【用法】以上共 18 药，外加四叶对 9 g、土茯苓 9 g、海风藤 15 g。先将真正菜油 2000 g 熬滚，然后将除乳香、没药、松香、四叶对、土茯苓、海风藤外余药先入锅内，再将四叶对、土茯苓、海风藤共浸油内，春天浸 5 日，夏天浸 3 日，秋天浸 7 日，冬天浸 10 日。期满入锅内，慢火熬近 2 小时，滤渣；再入乳香、没药、松香 3 味，又熬数沸，滴水成珠，再下黄丹收膏，退火 3 日再用。外敷患处。

【功效】散血消肿，通经止痛，接骨续筋。

【主治】骨折，一切跌打损伤。

损伤接骨膏

【出处】《点穴秘诀》。

【组成】五加皮 30 g　乳香　没药各 9 g　葱头 4 个　大蒜 4 个　糯米饭 1 匙　红曲 9 g　白药 1 个

【用法】共捣糊贴患处，3 日一换。2 服其骨自接。第 7 日用膏贴，痊愈。

【功效】接骨续损。

【主治】跌打损伤、骨折、疼痛等。

损伤接骨活血膏方

【出处】《点穴秘诀》。

【组成】苍术 120 g　川椒 9 g　玄参 9 g　莪术 6 g　骨碎补 9 g　川贝 9 g　木瓜 9 g　连翘 12 g　苦参 9 g　槟榔 21 g　升麻 6 g　白术 9 g　地丁 9 g　麻黄 6 g　枳壳 6 g　薏苡仁 9 g　秦艽 15 g　陈皮 9 g　大黄 9 g　黄柏 6 g　白芷 6 g　延胡索 9 g　红花 6 g　柴胡 9 g　大茴香 9 g　细辛 6 g　穿山甲 15 g　赤芍 12 g　天花粉 6 g　杏仁 9 g　杜仲 12 g　黄芪 6 g　阿胶 12 g　乌药 9 g　高良姜 15 g　紫苏 12 g　熟地 15 g　知母 6 g　当归 9 g　泽泻 6 g　牛膝 12 g　黄连 6 g　黄芩 6 g　滑石 9 g　三棱 6 g　桃仁 15 g　川续断 12 g　香附 9 g　厚朴 12 g　桔梗 9 g　青皮 15 g　薄荷 15 g　羌活 12 g　独活 12 g　木香 9 g　赤葴 6 g　前胡 12 g　天冬 6 g　麦冬 6 g　僵蚕 9 g　丹皮 15 g　猪苓 6 g　官桂 9 g　木通 12 g　桂枝 6 g　巴豆 10 粒　川芎 9 g　生地 18 g　楂肉 15 g　刘寄奴 12 g　阿魏 6 g　威灵仙 9 g　白蔹 6 g　五加皮 15 g　荆芥 9 g　苏木 15 g　桑白皮 9 g

【用法】共 77 味。真麻油 3560 g，夏浸药 10 日，春秋 15 日，冬 1 个月。入锅内，以文、武火煎至药化炭。去渣，加葱白 10 个，梅干 10 个，酒 300 ml，山黄草 33 g，蜈蚣 10 条，再熬数沸。去渣，煎熬至滴水成珠。加黄丹（水飞炒 7 次）500 g，铅粉（炒筛）1500 g，松香 500 g，文火下之。收贮埋地，存性，十数日。可贴，另加渗药。

【功效】活血化瘀，接骨续损。

【主治】 跌打损伤、骨折等。

第二节 止血剂

少林万能止血散

【出处】《少林寺秘方集锦》。

【组成】 马勃30g 生地30g 白及30g 金银花30g 血余炭15g 生大黄 生栀子 生黄柏 生黄连各9g 儿茶15g 乳香（醋制） 没药（醋制）各12g 血竭10g 自然铜（醋淬7次）15g 麝香3g 冰片3g

【用法】 上药研成极细粉末，装入瓶内备用。

【功效】 清热解毒，消肿止痛，止血化瘀，排脓生肌。

【主治】 内外损伤出血、疼痛、疮毒等。

【方解】 方中金银花、生大黄、生黄柏、生黄连清热解毒；生地清热凉血；白及收敛止血，消肿生肌；血余炭止血散瘀；马勃止血；生栀子清热解毒，消肿止痛；麝香活血散结，止痛；冰片清热止痛；血竭内服活血散瘀止痛，外用止血生肌敛疮；乳香、没药活血止痛，消肿生肌；儿茶收湿敛疮，生肌止血；自然铜散瘀止痛，接骨疗伤，为伤科要药。

【运用】 本方实为治疗内外伤出血、疼痛及疮毒之良方。局部受伤出血者，立即取药粉敷于患处，能止痛止血。如有内伤、瘀血，可取6~9g药粉内服，用黄酒或童尿冲下。若是局部已成疮化脓，久治不愈，用生香油把药粉调成膏敷于患处，再适量内服，亦有好的疗效。

少林十炭三七散

【出处】《少林寺秘方集锦》。

【组成】 侧柏炭 栀子炭 血余炭 小蓟炭 茜草炭 藕节炭 棕榈炭 槐米炭 生地炭 蒲黄炭各9g 三七30g

【用法】 共研为末，每剂3~9g，日1~2次。

【功效】收敛止血，凉血化瘀。

【主治】便血暗红，或大便黑如柏油样。

【方解】方中侧柏炭、栀子炭、小蓟炭、槐米炭、生地炭凉血止血；藕节炭、棕榈炭收敛止血；血余炭、蒲黄炭、三七既能止血，又能活血散瘀，有止血而不留瘀的特点。

【运用】本方治便血，乃治标之剂，临床可根据辨证配合治本之法。本方止血效果甚佳。忌辛辣肥甘之品。

治内痔下血方

【出处】《少林寺秘方集锦》。

【组成】生地榆30 g　槐花炭30 g　三七（研末，另包）1.5 g

【用法】日1剂，水煎服，每日2次，三七冲服。

【功效】凉血止血。

【主治】内痔下血。

【方解】方用生地榆、槐花炭凉血止血，三七化瘀止血。

【备注】本方有"少林歌诀"云："痔疮下血一碗浆，日久病夫面萎黄。鲜榆一两槐花炭，冲服三七效佳良。"

治大便发黑方

【出处】《少林寺秘方集锦》。

【组成】地榆炭30 g　大黄炭30 g　生地15 g　当归15 g　旱莲草30 g　生白及9 g　藕节30 g　白茅根30 g　生甘草4.5 g

【用法】日1剂，水煎服，早晚各1次。

【功效】凉血止血。

【主治】腹部隐痛，大便黑如柏油样者。

【方解】方用地榆炭、白茅根、大黄炭凉血止血；生地、当归滋阴补血；旱莲草滋阴凉血止血；生白及、藕节收敛止血；藕节兼能化瘀，止血而不留瘀；生甘草调和诸药。

【运用】现代可用于治疗上消化道出血证属阴虚血热者。

少林治尿痛尿血方

【出处】《少林寺秘方集锦》。

【组成】生地30 g 白茅根30 g 车前子21 g 小蓟炭9 g 冬瓜皮9 g

【用法】水煎浓汁，代茶饮。

【功效】清热通淋，凉血止血。

【主治】湿热下注膀胱，热伤血络所致小便灼热涩痛、尿血、舌红、脉数。

【方解】方用车前子利水通淋；冬瓜皮清热利水；生地清热凉血；白茅根凉血止血，清热利尿；小蓟炭凉血止血。诸药合用，共奏清热通淋、凉血止血之功。

【运用】临床亦可加用滑石、木通以加强清热通淋之效。若血多痛甚者，可另吞三七粉、琥珀粉，以化瘀通淋止血。

治小便带血方

【出处】《少林寺秘方集锦》。

【组成】泽泻30 g 车前子（另包）20 g 龙骨30 g 牡蛎30 g 滑石40 g 茯苓18 g 猪苓18 g 栀子15 g 白茅根鲜品80 g

【用法】日1剂，水煎服。

【功效】清热通淋，凉血止血。

【主治】湿热下注所致小便带血、短涩热痛。

【方解】方中车前子、滑石、泽泻清热利水通淋；茯苓、猪苓利水渗湿；龙骨、牡蛎收敛固涩；栀子、白茅根清热凉血止血。

【运用】现代可用本方加减治疗急性尿路感染、尿路结石等所致尿血证属湿热下注者。

【备注】此方为少林寺还俗僧徐祗法秘藏方之一。

水牛膝散

【出处】《峨嵋神效验方》。

【组成】水牛膝 白及各等量

【用法】共研细末，每剂6 g，日3次。

【功效】清热解毒，止血散瘀。

【主治】咯血、吐血。

【运用】适用于肺结核咯血、胃及十二指肠溃疡出血。少量出血者；若出血量多应配合其他疗法。

白及咯血散

【出处】《峨嵋神效验方》。

【组成】白及　三七　海螵蛸各 150 g

【用法】烘干，共研细末。每剂 10 g，日 3 次。

【功效】活血化瘀，收敛止血。

【主治】支气管扩张、肺结核等引起的咯血。

【运用】血止之后，仍需继续服用数天以巩固疗效。

【备注】本方能化瘀收敛止血，止血而不留瘀。

白及止血膏

【出处】《峨嵋神效验方》。

【组成】白及　地榆各 500 g　仙鹤草 1000 g

【用法】共研粉末，熬膏。每剂 10～15 g，日 3 次。

【功效】收敛止血。

【主治】咯血、吐血、便血。

【运用】本方系治标止血剂，治疗时需针对病因，配合治本之法。

竹节兰咳血汤

【出处】《峨嵋神效验方》。

【组成】竹节兰 15 g　白及　百部各 12 g　岩白菜 18 g　重楼 10 g

【用法】水煎服，日 1 剂，分 3 次温服。

【功效】解毒止血，祛痰止咳。

【主治】咳嗽、咯血、吐血。

【运用】现代用于治疗如肺结核咯血、支气管扩张咯血、胃出血等。

梅师治鼻衄方

【出处】《经史证类备急本草》。

【组成】血余炭适量

【用法】共研细末，水送服3 g；须臾，吹鼻中。

【功效】止血散瘀。

【主治】梅师治鼻衄出血。

【方解】头发烧后即血余炭，血余炭既能收涩止血，又能散瘀，不致留瘀为患。

【运用】临床可用于衄血、咯血、吐血、便血等血证，内服外用均可。治鼻衄，可取本品水调服或加入鲜藕汁半杯中内服；外用本品吹入鼻中。如此，则鼻衄可止。

少林治吐血方

【出处】《少林寺秘方集锦》。

【组成】生石膏30 g　白茅根30 g　三七（研细末，冲服）1.5 g　川黄连9 g　生地9 g

【用法】用清水1500 ml，煎药汁500 ml，加头胎婴儿小便100 ml，分2次服，一般冷服1剂即见效。不效，再服。

【功效】清热泻火，凉血止血。

【主治】胃中积热，热伤胃络所致吐血，可兼见口臭，大便秘结或大便色黑，舌红，苔黄，脉滑数。

【方解】方中生石膏、川黄连清泄胃中积热；生地清热凉血，养阴生津，以免伤阴；白茅根凉血止血；三七化瘀止血，使血止而不留瘀。如此，则热清血宁，吐血可止。

梅师治鼻衄方

【出处】《经史证类备急本草》引。

【组成】生鸡苏　香豉各适量

【用法】共研细末，吹鼻中。

【功效】止血。

【主治】鼻衄血不止。

小赶山鞭止血粉

【出处】《峨嵋神效验方》。

【组成】小赶山鞭　重楼　白及各等量

【用法】共研细末，撒于出血伤口处。

【功效】止血消肿，活血祛瘀。

【主治】外伤出血。

【运用】注意预防感染。

损伤吐血方

【出处】《救伤秘旨》。

【组成】金银花根 50 g

【用法】捣碎取汁，加童便、热酒各 10 ml 冲服，渣敷患处。

【功效】凉血止血，醒神，

【主治】损伤吐血昏迷，不省人事。

侧柏丸

【出处】《萧山竹林寺妇科秘方考》。

【组成】鲜侧柏叶（烘燥）　黄芩各 120 g

【用法】研末，以蜜调为丸，每次以开水冲服 10～15 g。

【功效】凉血止血，清热燥湿。

【主治】妊娠赤带漏红，如猪血水，日夜不止，神疲乏力。

小乌金丸

【出处】《竹林寺女科秘要》。

【组成】海金沙 9 g　百草霜　侧柏叶　小茴香　川芎　僵蚕　苍术各 15 g　当归 24 g　厚朴 6 g　防风 3 g

【用法】共研为细末，以米糊调为丸，空腹时以开水冲服 15～30 g。

【功效】凉血止血，行气祛瘀。

【主治】妊娠漏血如行经，应期而至（名曰漏胎）。

芎归补血汤

【出处】《竹林女科证治》。

【组成】黄芪（蜜炙）　当归　白术（蜜炙）　杜仲（盐炒）　白芍各3 g　干姜
阿胶（炒珠）　川芎　五味子　木香（不见火）　人参　炙甘草各1.5 g

【用法】加知母6 g，水煎服。

【功效】活血祛瘀，养血止血。

【主治】未足月，痛而欲产，下血不止者；半产为7个月而堕者。

蚕蛾散

【出处】《救伤秘旨》。

【组成】晚蚕蛾　白芷　当归头　陈石灰各等份

【用法】共研细末，撒敷伤口。

【功效】止血定痛，生肌。

【主治】外伤出血等（较少之创伤）。

【备注】又方：晚蚕蛾适量，将晚蚕蛾焙干研末，掺患处，包扎固定，血即止，伤
口自合。

见血生

【出处】《救伤秘旨》。

【组成】生甘石30 g　龙骨（煅）30 g　象皮土（炒）30 g　花蕊石30 g　土鳖虫9 g
三七6 g　乳香（去油）　没药（去油）各6 g　麝香0.3 g

【用法】共研为末，撒敷伤口。

【功效】收敛止血，生肌。

【主治】开放性损伤出血者。

桃花散

【出处】《仙授理伤续断秘方》。

【组成】石膏（煅）500 g　白矾 60 g　血竭（另研）30 g　黄丹　松香　五倍子粉霜各 90 g　龙骨（另研）60 g

【用法】研为细末，瓷罐收贮。伤处撒上药粉。

【功效】止血收口，祛腐敛疮。

【主治】损伤后疮口感染，日久不愈。

第十二章　治风剂

凡用辛散祛风或熄风止痉的药物为主组成，具有疏散外风或平熄内风作用，治疗风病的方剂，统称治风剂。

风病范围很广，病情变化比较复杂，概言之，可分为外风与内风两大类。外风指风邪外袭，侵入人体，病变在肌表、经络、肌肉、筋骨、关节等。由于寒、湿、热诸邪常与风邪结合为患，故其证型又有风寒、风湿、风热等的区别。其他如风邪毒气，从皮肤破伤之处侵袭人体而致的破伤风，亦属外风范围。外风主要表现为头痛、恶风、肌肤瘙痒、肢体麻木、筋骨挛痛、关节屈伸不利，或口眼歪斜，甚则角弓反张等症。内风是内生之风，是脏腑功能失调所致的风病，其发病机制有肝风上扰、热盛动风、阴虚风动及血虚生风等。内风的临床表现，常有眩晕、震颤、四肢抽搐、语言謇涩、足废不用，甚或猝然昏倒、不省人事、口角歪斜、半身不遂等。风病的治疗，外风宜疏散，内风宜平熄。因此，本类方剂相应地分为疏散外风剂和平熄内风剂两类。

第一节　疏散外风剂

少林治头痛方

【出处】《少林寺秘方集锦》。

【组成】当归15 g　川芎3 g　藁本9 g　羌活6 g　白芷9 g　防风6 g　甘草6 g　苍耳子4.5 g

【用法】水煎服，日1剂，分2次服。

【功效】祛风散寒，活血止痛。

【主治】风寒外袭，循太阳经上犯巅顶，清阳之气被遏，气血不畅，郁阻络道所致头痛，可兼见恶风寒，口不渴，苔薄白，脉浮紧。

【方解】方中藁本、羌活、白芷、防风、苍耳子均可祛风散寒而止痛，其中羌活、藁本善治太阳经、少阳经头痛（头顶牵连项部及头两侧），白芷善治阳明经头痛（前额部）。当归、川芎活血通络，其中川芎可行血中之气，祛血中之风，上行头目，为治外感头痛之要药。诸药合用，使风寒得散，清阳得清，气血调畅，则头痛可止。本方所用药物，多为擅长祛风解表的风药，汪昂说："以巅顶之上，惟风药可到也。"但气虚、血虚，或因肝风、肝阳而引起的头痛，则非本方所宜。

头部受伤方

【出处】《正宗少林绝技》。

【组成】川芎4.5 g　防风6 g　白芷6 g　生地12 g　桔梗6 g

【用法】水煎服。

【功效】解表止痛。

【主治】头部跌打损伤，外感风邪。

川芎散

【出处】《江氏伤科学》。

【组成】川芎3 g　白芷3 g　防风3 g　赤芍3 g　生地3 g　当归3.6 g　羌活3.6 g
天花粉3.6 g　陈皮3 g　桔梗3 g　黄金子3.6 g　姜3片

【用法】水酒煎服。

【功效】疏风止痛。

【主治】头部伤痛。

川芎行经散

【出处】《中国传统伤科》。

【组成】川芎　羌活　独活　荆芥　薄荷　防风　白芷　柴胡　枳壳　桔梗　当归
茯苓　红花　蔓荆子　甘草各6～15 g

【用法】水煎服。

【功效】活血化瘀，解表止痛，理气疏肝。

【主治】 眼部损伤，眼睑青肿，眼内血筋密布。

【佛缘】 本方录自《中国传统伤科·少林派治伤法》之"部位治伤法"节。

治半身不遂方

【出处】《少林寺秘方集锦》。

【组成】 黄芪（炙）30 g　当归 15 g　地龙 9 g　红花 9 g　桃仁 9 g　杜仲 9 g　鸡血藤 15 g　熟地 9 g　人参 6 g　木瓜 9 g　虎骨（炙）6 g　桂枝 9 g　千年健 12 g　嵩山乌蛇（炙）1 条　甘草 9 g

【用法】 共研细末，取蜂蜜调丸如弹子大（每丸约 9 g 重）。每日 1 次，每服 1 丸，连服 1~3 个月。

【功效】 补气活血，祛风除湿，通经活络。

【主治】 元气亏虚，复感风湿，血行迟滞，经脉瘀阻所致中风偏瘫、半身不遂、肢体沉重或疼痛。

【方解】 方中黄芪、人参大补元气，使气旺血行，祛瘀而不伤正；当归活血养血；红花、桃仁、鸡血藤、地龙活血祛瘀，通经络；杜仲补肝肾，强筋骨；熟地滋阴补肾；虎骨、千年健祛风湿，健筋骨；木瓜舒筋活络；嵩山乌蛇、桂枝祛风通络；甘草调和诸药。诸药配合，使气旺血行，风湿得祛，经络得通，肢体得养，诸症可愈。

【运用】 现代可用于治疗卒中后遗症、坐骨神经痛、类风湿关节炎等疾病。根据病情选择针刺合谷、曲池、手三里、肩髃、足三里、阳陵泉、风市、环跳、昆仑、风池、百会、大椎等穴，效果更佳。

深师竹沥汤

【出处】《外台秘要》引。

【组成】 淡竹沥 30 g　防风 10 g　葛根 10 g　菊花 10 g　细辛 3 g　芍药 10 g　白术 15 g　当归 15 g　桂枝 10 g　通草 10 g　防己 10 g　人参 10 g　炙甘草 10 g　附子（炮）10 g　茯苓 15 g　玄参 10 g　秦艽 15 g　生姜 15 g　桑寄生 30 g

【用法】 日 1 剂，水煎分 3 次服。

【功效】 补虚化痰通络，祛风散寒除湿。

【主治】 治疗卒中恶风噎倒闷，口噤不能语。临床适用于正气不足，气虚痰盛，外感风寒湿邪，痰挟邪痹阻经脉，症见半身不遂、口不能言、流涎、兼见恶寒、周身及关节拘挛疼痛、手足麻木、苔薄、脉浮涩。

【运用】现代可用于治疗风湿性关节炎、类风湿关节炎、强直性脊柱炎、骨质增生等病。

少林平风丹

【出处】《少林寺秘方集锦》。

【组成】细辛9 g　生白附子21 g　全蝎18 g　天麻18 g　白芷18 g　生南星18 g　羌活18 g　防风21 g　珍珠（豆腐制）0.6 g　生甘草30 g

【用法】先将珍珠单研成极细粉末，然后将余9味药碾成细末与珍珠粉掺匀，取适量冷开水泛丸如绿豆大，装瓶备用。每次服5~7粒。

【功效】祛风止痉，解毒消肿。

【主治】跌打损伤所致的破伤风，症见角弓反张、震颤抽风、牙关紧闭、神志恍惚等；外伤红肿疼痛，脓毒疮疡。

深师十物独活汤

【出处】《外台秘要》引。

【组成】独活10 g　桂枝15 g　生葛根30 g　炙甘草10 g　防风10 g　当归10 g　生姜15 g　芍药15 g　附子（炮）10 g　半夏10 g

【用法】日1剂，水煎分3次服。

【功效】温经助阳，祛风除湿。

【主治】正气不足，风寒湿邪乘虚中人，气血痹阻，络道不通，症见半身不遂、语言不利，或口眼歪斜等，兼见恶寒发热、肢体拘急疼痛、苔薄白、脉浮涩。

【方解】方中附子、桂枝温经助阳，散寒通络止痛；独活、防风、生姜祛风除湿，解表散寒；生葛根解肌发表，生津舒筋。寒湿伤中，兼见呕逆者，半夏、生姜尚可温胃和中，降逆止呕。当归、芍药（应为白芍）养血活血，使经络得养得舒，并且祛风而不伤阴血。甘草和中，调和诸药。诸药配合，使经络得以温通，风邪外解，寒湿得除，经脉气血调畅，诸症可除。湿热痹痛，非本方所宜。

【运用】现代可用于风湿性关节炎、类风湿关节炎、坐骨神经痛等病的治疗。

深师续命汤（一）

【出处】《外台秘要》引。

【组成】人参10 g　木防己10 g　麻黄10 g　芍药10 g　川芎10 g　炙甘草10 g　黄芩10 g　白术10 g　桂枝15 g　防风15 g　附子（炮）10 g　生姜30 g

【用法】日1剂，水煎分3次服。

【功效】益气温阳，散寒除湿，祛风通络。

【主治】治疗中风、僻嚱诸疾，卒死不知人，补虚起死神方。

【方解】本方证乃气血不足，脉络空虚，卫外不固，风寒湿得以乘虚入中经络，痹阻气血所致。严重者，邪入脏腑，则卒死不知人。正如《金匮要略·中风历节病脉证并治》所说："寸口脉浮而紧，紧则为寒，浮则为虚，寒虚相搏，邪在皮肤；浮者血虚，络脉空虚；贼邪不泻，或左或右；邪气反缓，正气即急，正气引邪，喎僻不遂。邪在于络，肌肤不仁；邪在于经，即重不胜；邪入于腑，即不识人；邪入于脏，舌即难言，口吐涎"。方中人参、白术、炙甘草益气健脾，以助气血生化之源；麻黄、桂枝、生姜发散风寒；附子、桂枝温阳通络，散寒止痛；防风、防己祛风除湿；芍药、川芎养血行气活血，即取"血行风自灭"之意，"血活则风散而舌本柔矣"；黄芩苦寒清热，为邪郁化热而设。诸药合用，使气血复，风寒散，湿邪除，脉络通，脏腑安，则诸症可愈。

【运用】临床可用于治疗口眼歪斜，言语不利，手足不遂，或兼见肢体拘急疼痛等症。

深师续命汤（二）

【出处】《外台秘要》引。

【组成】人参15 g　炙甘草10 g　干姜15 g　麻黄10 g　独活15 g　当归15 g　川芎10 g　石膏15 g　附子（炮）9 g　桂枝　白术　防风　芍药　秦艽各10 g　细辛3 g　杏仁10 g　黄芩10 g　大枣6枚

【用法】日1剂，水煎分3次服。

【功效】温阳益气健脾，祛风散寒除湿。

【主治】大风，风邪入心，或心痛彻背，背痛彻心，去来上下惊恐，小腹胀满微痛，乍寒乍热，心中闷状如微温，进退无常，面青或白或黄，虚劳邪气入百脉。心脾阳虚，寒饮内停，复感风寒湿邪，内外合邪，阴乘阳位，胸阳痹阻，寒凝血脉，饮犯心肺，症见心痛彻背，背痛彻心，心悸短气，咳嗽，小腹胀满微痛，面色青或苍白，乍寒乍热，胸闷而烦等。

【方解】方中附子温补心脾肾之阳气；干姜、细辛温阳散寒化痰饮；人参、白术、炙甘草益气健脾；麻黄、独活、秦艽解表散寒，祛风除湿；麻黄配杏仁宣肺止咳平喘；当归、川芎补血活血行气；桂枝温通心阳，芍药养血敛阴，桂枝、芍药相配，可调和营卫；石膏、黄芩清泄肺热，防邪郁于肺日久化热，并助麻黄、杏仁止咳平喘。诸药配合，则阳气振奋，阴寒自消，风湿得除，痰饮得去，气血通畅，扶正以祛邪，诸症可愈。

【运用】现代可用于治疗冠心病、心绞痛证属阴寒凝聚者。

梅师乌龙丹

【出处】《经史证类备急本草》引。

【组成】川乌头10 g　五灵脂30 g

【用法】共为细末，加入龙脑、麝香研，混匀，滴水丸。每剂6 g，先以生姜汁研化，用温酒调服，日2次。

【功效】祛风散寒除湿，活血通络开窍。

【主治】风寒湿邪入中，寒凝血瘀，经脉痹阻，络窍不利所致"瘫缓风"，即四肢不举，筋脉关节无力或四肢虽能举但肢节缓弱，以及口眼歪斜、语言謇涩、履步不正。

【方解】方中川乌头祛风散寒除湿，温通经络；五灵脂活血化瘀；麝香芳香走窜，通诸窍之不利，开经络之壅遏；龙脑通诸窍，散郁火；生姜发散风寒；热酒调服，宣通血脉，并能引药入络，直达病所。诸药合用，力专效著，使风邪散，寒湿除，瘀血去，经络舌窍通利，气血调达，则诸症可除。

【运用】体虚之人，可加服补益气血之品，以扶正祛邪，加强疗效。

少林治掌变形如鹰爪方

【出处】《少林寺秘方集锦》。

【组成】全蝎9 g　地龙10 g　蜈蚣6 g　马钱子（油炸，去毛）3 g　千年健9 g

鸡血藤 15 g　白花蛇（酒制）4.5 g　豹骨 9 g　当归 9 g　红花 9 g　荆芥 6 g　甘草 4.5 g

【用法】上药加水、酒各半煎服。日 1 剂，分 2 次服。

【功效】祛风活血，通络止痛，强筋健骨。

【主治】痹证迁延日久，经络痹阻，所致关节疼痛、手掌畸形如鹰爪、屈伸不利等。

【方解】方中白花蛇透骨搜风通络；千年健、豹骨祛风湿，强筋骨；当归、红花、鸡血藤活血祛瘀通络；全蝎、地龙、蜈蚣通络止痛；马钱子通络消肿定痛；荆芥祛风；甘草缓和药性，调和诸药。

【运用】现代可用于治疗类风湿关节炎，指掌关节畸形疼痛者。此外，痹证日久，还常出现气血不足及肝肾亏虚的症状，此时应祛邪扶正，攻补兼施，配合应用补益气血、滋养肝肾之品。

治鹤膝风效方

【出处】《少林寺秘方集锦》。

【组成】草乌（制）　川乌（制）各 3 g　白芥子 6 g

【用法】共研细末。取鲜羊肉 90 g，去筋骨，用棒槌砸成浆糊，加入药粉调匀，制成软膏敷于患处，外用白纱包之，每隔 7 天换 1 次。

【功效】祛风除湿，散寒止痛。

【主治】鹤膝风。症见关节肿大疼痛，遇寒痛甚。

【方解】方中制草乌、制川乌祛风除湿，散寒止痛；白芥子通络止痛。

五藤酒

【出处】《少林寺秘方集锦》。

【组成】青风藤　海风藤　夜交藤　石南藤　鸡血藤各 30 g　当归 45 g　红花　桃仁各 6 g　血竭　丁香各 1.5 g

【用法】将上药切碎，装入瓷缸内，倒入白酒 1000 ml，封盖密闭。然后将缸摆在地下，每 10 天振摇 1 次，3 个月后去残渣取酒备用。每日 2 次，每次 15～20 ml。

【功效】舒筋活血，祛风止痛，散瘀消肿。

【主治】风寒湿邪侵袭经脉关节，气血痹阻所致风湿寒痹、腰腿疼痛、四肢麻木、关节不利等。

少林飞龙夺命丹

【出处】《少林寺秘方集锦》。

【组成】硼砂24 g　土鳖虫24 g　自然铜（醋淬7次）24 g　血竭24 g　木香18 g　当归15 g　桃仁9 g　白术15 g　五加皮（酒炒）15 g　猴骨（醋制）15 g　延胡索（醋炒）12 g　三棱（醋炒）12 g　苏木12 g　五灵脂（醋炒）9 g　赤芍9 g　韭菜子9 g　生蒲黄9 g　熟地9 g　肉桂6 g　补骨脂（盐炒）9 g　广陈皮（炒）9 g　川贝9 g　朱砂9 g　葛根（炒）9 g　桑寄生9 g　乌药6 g　羌活6 g　麝香1.5 g　杜仲（盐水炒）6 g　秦艽（炒）6 g　前胡（炒）6 g　蛴螬6 g　青皮（醋炒）6 g

【用法】以上33味药，先取麝香、硼砂、血竭、自然铜分别研细，再将余29味药共研成细粉，掺入麝香等细粉调匀，然后取黄米粉120 g煮糊，泛药粉制成丸如豌豆大，晾干，装配备用。成人每日3次，每次9 g，用黄酒冲服。

【功效】活血祛瘀，通经活络，消肿止痛，舒筋壮骨。

【主治】一切跌打损伤，毒邪恶疮，伤筋断骨，风湿腰腿疼，四肢麻木，偏瘫。

少林保将酒

【出处】《少林寺秘方集锦》。

【组成】当归60 g　川芎24 g　苏木24 g　红花30 g　乳香（醋制）　没药（醋制）各15 g　白芷15 g　桂枝9 g　黄芪30 g　木瓜24 g　川续断15 g　桑寄生30 g　补骨脂15 g　桑枝24 g　熟地30 g　郁金9 g　桃仁30 g　赤芍30 g　透骨草30 g　鹿角24 g　白术30 g　太子参15 g　木香9 g

【用法】将上药捣成粗末置于瓷罐内，取上等白酒2740 ml，倒入罐内封口，然后用草泥封固，放通风干燥处，每天震摇瓷罐3次，酿制35天即可。滤出酒汁，将药渣用白布包，绞尽汁，并将之与前药汁合并，即成保将酒，密封备用。

【功效】益气温阳，活血祛瘀，消肿止痛，舒筋活络，强筋健骨。

【主治】拳械击伤，跌打损伤，瘀血青肿，骨断筋伤，腰腿疼痛，以及半身不遂，四肢麻木等。

【方解】方中当归、川芎、红花、桃仁、郁金、赤芍、苏木活血祛瘀；乳香、没药活血止痛，消肿生肌；木瓜舒筋活络；桑枝祛风通络；透骨草祛风湿，通络止痛；桑寄生补肝肾，强筋骨，祛风湿；川续断补肝肾，行血脉，续筋骨；鹿角、补骨脂温补肾阳；黄芪、白术、太子参健脾益气；熟地养血滋阴，补精益髓；桂枝温经通络；木香行气调中，使补而不滞。诸药合用，内外合治，疗效甚佳。

深师茵芋酒

【出处】《外台秘要》引。

【组成】茵芋　乌头（炮）　天雄（炮）　石南　女葳　附子（炮）　踯躅花　秦艽　木防己　防风各 10 g

【用法】上药切碎，以纱布包之，用酒浸之，夏 3 天，春秋 5 天，冬 7 天。每次服 10 ml，日 2～3 次。

【功效】温阳通经，祛风除湿，散寒止痛。

【主治】风寒湿邪侵袭肌肤、骨节所致风湿痹。身体不能自动，四肢偏枯，尖炙不热，骨节皆疼，手足不仁；皮中徐徐如有虫行，搔之生疮；隐隐起手，不得上头，头眩瞑，甚者狂走；百节肿及诸恶风。

深师大八风汤

【出处】《外台秘要》引。

【组成】当归 15 g　升麻 10 g　乌头（炮）6 g　黄芩 10 g　芍药 15 g　远志 10 g　独活 15 g　五味子　防风　干姜　秦艽　茯苓　黄芪各 15 g　麻黄　桂枝　石斛　炙甘草　杏仁　人参　紫菀各 10 g　石膏 15 g　大豆 30 g

【用法】水煎服，日 3 次。

【功效】祛风散寒除湿，健脾益气补血。

【主治】正气不足，气血亏虚，卫外不固，感受风寒湿邪，致经络阻滞，气血运行不畅之痹证，症见肢体关节疼痛，手足不遂，肌肤麻木不仁，甚则腰背强直，不得俯仰，兼风寒犯肺所致咳嗽气逆，及腹满、食少、头晕乏力等气血不足之症；痹证日久，内舍于心所致心悸健忘、心神不安等症。

【运用】现代可用本方治疗风湿性关节炎、类风湿关节炎、强直性脊柱炎、腰椎骨质增生等病。

深师大风引汤

【出处】《外台秘要》引。

【组成】茯苓　防风　当归　干姜　生姜　独活各15 g　白前　炙甘草　远志　附子（炮）　人参各10 g　大豆30 g　大枣10 枚

【用法】日1 剂，水煎分3 次服。

【功效】温阳散寒，祛风除湿，宁心安神。

【主治】男女历节风大虚，手脚曲戾，或变狂走，或悲笑，言语错乱。

【方解】阳气不足，卫外不固，感受风寒湿邪，经络痹阻不通则痛，故可见肢体关节疼痛，久则可变形。邪痹日久，内舍于心，影响心神，则悲笑无常，言语错乱。故本方证治宜祛邪扶正。方中附子、干姜温阳散寒止痛；防风、独活、生姜祛风散寒除湿；人参、茯苓、大枣补气健脾，土旺则能胜湿；当归补血活血；白前祛痰降气；大豆补益脾肾；远志、茯苓、大枣宁心养心安神；甘草调和诸药。诸药配合，则阳气得复，气血得补，风邪得散，寒湿得除，经脉得通，心神得宁，诸症可除。

深师四物附子汤

【出处】《外台秘要》引。

【组成】附子（炮）　桂枝　炙甘草各10 g　白术15 g

【用法】日1 剂，水煎，分3 次服。

【功效】温阳益气，祛风除湿。

【主治】风湿相搏，骨节疼烦，掣痛不得屈伸，近之则痛，自汗出，短气，小便不利，恶风不欲去衣，或一身悉肿。

【方解】本方证由表里阳气俱虚，复感风湿所致。风湿由肌肉侵入关节，经脉痹阻，故骨节疼烦，掣痛不得屈伸。自汗出、短气、恶风不欲去衣，是表里阳气皆虚之表现。阳虚不能化湿行水，在里则小便不利，在外则一身悉肿。故本方证治宜温阳益气，祛风除湿。方中附子温阳散寒，除湿止痛；桂枝祛风散寒，温经通络；白术补气健脾，燥湿利水，固表止汗；甘草缓急止痛，调和诸药。药虽4 味，力专效著，使脾阳复，卫阳固，风湿祛，水湿除，则诸症可除。

少林八仙散

【出处】《少林寺秘方集锦》。

【组成】马灯草 15 g 马钱子（油炸，去毛）60 g 乳香（醋制）60 g 没药（醋制）60 g 土鳖虫 30 g 水蛭 30 g 麻黄 45 g 冰片 3 g

【用法】将冰片研成粉末，再将余 7 味药研粉与冰片调匀，装瓶备用。内服 0.9 ~ 1 g。亦可直接撒于伤口，或用醋调成糊状敷于患处。

【功效】活血破瘀，消肿止痛，祛风止痉。

【主治】跌打损伤，红肿疼痛，血瘀斑块，骨断筋伤；破伤风所致的抽搐；风湿寒腿，关节麻木，肢体瘫痪等。

【方解】方中乳香、没药活血消肿止痛；土鳖虫破血逐瘀，续筋接骨；水蛭破血逐瘀；马钱子消肿散结，通络定痛；麻黄温散寒邪；冰片清热止痛。

【运用】治风寒湿痹证可酌加祛风散寒除湿之品。

深师乌头膏

【出处】《外台秘要》引。

【组成】乌头（炮）10 g 野葛 30 g 莽草 500 g

【用法】上药切碎，以酒浸渍 3 天。以猪脂 1000 g，煎成膏，外用。

【功效】祛风除湿，散寒通络。

【主治】贼风，身体不遂，偏枯，口㖞僻，及伤风寒，身僵直。

【运用】以本方外用摩擦患处，使药力直达病所，发挥祛风除湿，散寒通络之功效。施治时要避风寒。本方属外治方，不可内服。

少林治腰痛方

【出处】《少林寺秘方集锦》。

【组成】金毛狗脊 30 g 山药 15 g 鸡血藤 30 g 桑寄生 24 g 杜仲 9 g 公丁香 0.9 g 当归 9 g

【用法】上药加水 1500 ml，煎取 500 ml，日服 2 次。

【功效】补肝肾，强筋骨，祛风湿。

【主治】腰痛，甚至不能俯仰，足膝软弱。

【方解】肝主筋，肾主骨，腰为肾之府，肝肾亏虚，腰府失养则腰痛。若兼受风湿，经络痹阻，则可加重腰痛。故本方证治宜补肝肾，强筋骨，祛风湿，活血通络。方中金毛狗脊、桑寄生补肝肾，强腰膝，祛风湿；杜仲补肝肾，强筋骨；山药益肾气，健脾胃；公丁香温肾助阳；鸡血藤、当归活血补血，鸡血藤又有舒筋活络的作用。诸药合用，使肝肾得补，腰膝得壮，风湿得祛，经络得通，则腰痛自愈。

续断起痿丹

【出处】《峨嵋神效验方》。

【组成】续断　杜仲　川牛膝　木瓜　萆薢　峨参各等量

【用法】共研细末，制为丹药。日2次，每次服5 g。

【功效】补肝肾，强筋骨，通经络。

【主治】肾虚湿滞，经络不利，腰腿无力，两脚痿弱，步履艰难之痿证。

三叶木通鸡汤

【出处】《峨嵋神效验方》。

【组成】三叶木通果实150 g（或鲜250 g）　升麻9 g　益母草60 g　棕树根150 g　母鸡1只

【用法】药物炖鸡，去药渣，分数次喝汤吃肉。

【功效】舒筋活络，升阳举陷，活血收敛。

【主治】感受风湿，关节疼痛不利，以及子宫脱垂、遗精等症。

【方解】方中三叶木通能祛风除湿，舒筋活络，疏肝；益母草活血化瘀；升麻升阳举陷；棕树根收敛固涩；母鸡补脾气，散风寒。

治全身骨节肿痛方

【出处】《少林寺秘方集锦》。

【组成】寻骨风9 g　秦艽12 g　青风藤15 g　千年健9 g　木瓜9 g　当归9 g　祁蛇6 g　豨莶草9 g　公狗胫骨（砸碎）30 g　甘草6 g

【用法】上药加水1500 ml，煎至500 ml，加黄酒30 g服之。每日2～3次。

【功效】祛风湿，通经络，强筋骨。

【主治】风寒湿邪侵袭经络关节，经脉痹阻所致全身骨节肿痛。

【方解】方中寻骨风、秦艽、千年健、青风藤、豨莶草、祁蛇众药祛风湿，通经络，止痹通；木瓜舒筋活络；当归补血活血；公狗胫骨祛风止痛，强壮筋骨；甘草调和诸药。如此，则风湿祛，经络通，气血畅，骨节肿痛可止。

【运用】现代可用于治疗风湿性关节炎、类风湿关节炎、大骨节病等。

老鹳酒

【出处】《峨嵋神效验方》。

【组成】老鹳草60 g 续断30 g 巴戟天30 g 川牛膝30 g 粟米草30 g 白酒500 ml

【用法】将各药分别洗净、切节，共用纱布袋盛之，扎紧袋口，置于酒坛中。将白酒倒入坛中，盖严，浸泡7~15天即成。每次服10 ml以下，分数十次服。

【功效】祛风除湿，强筋骨，活血止痛。

【主治】风湿痹阻所致筋骨酸痛、关节肿痛、肢体麻木、痛处红肿、手脚屈伸不利、骨节渐大；跌打损伤，内挫扭伤，筋骨疼痛等。

【运用】现代用于治疗类风湿关节炎、坐骨神经痛、大骨节病等。

川乌酒

【出处】《峨嵋神效验方》。

【组成】川乌（制）30 g 草乌（制）10 g 千年健30 g 藤三七30 g 藤五加30 g 全当归30 g 老鹳草30 g 白酒1000 ml

【用法】将各药分别洗净、切节，共用纱布袋盛之，扎紧袋口，置于酒坛中。将白酒倒入坛中，盖严，浸泡5天即成。每次酌服10~20 ml。量太大有中毒可能。

【功效】祛风除湿，散寒止痛。

【主治】寒湿痹痛，心腹冷痛，头风痛，偏头痛，跌打损伤疼痛等。

【运用】现代用于治疗风湿性关节炎、大骨节病、坐骨神经痛等证属寒湿痹阻经络者。

树人参酒

【出处】《峨嵋神效验方》。

【组成】树人参30 g　孤儿茶20 g　黄芪30 g　白酒500 ml

【用法】将3味药洗净、切节，用纱布袋盛之，扎紧袋口，置于酒坛中。将白酒倒入坛中，盖好，浸泡7天即成。每服饮少量。

【功效】祛风除湿，补中益气，消肿通经。

【主治】风湿关节疼痛，筋脉拘挛；中气不足所致短气倦怠、食少懒言、肢体浮肿；中风所致半身不遂、口眼歪斜、语言謇涩者。

【运用】现代运用治疗风湿性关节炎、营养不良性水肿、脑卒中所致瘫痪等。

箭杆风风湿酒

【出处】《峨嵋神效验方》。

【组成】箭杆风15 g　钩藤15 g　铺地蜈蚣15 g　桑枝15 g　白酒500 ml

【用法】将诸药洗净、切节，用纱布袋盛之，扎紧袋口，置于酒坛中。将白酒倒入坛中，盖好，浸泡5天即成。每饮少量。

【功效】祛风通络止痛。

【主治】风湿痹阻经络，肢体关节疼痛，行走不利，手足不遂等。

【运用】现代用于治疗风湿性关节炎、类风湿关节炎。

五通散

【出处】《峨嵋神效验方》。

【组成】小血藤　三角风　箭杆风　九节风　红活麻　伸筋草各15 g

【用法】水煎，日1剂，分3次温服。

【功效】行气活血，祛风除湿，消肿止痛。

【主治】风湿筋骨疼，周身麻木，及跌打损伤等。

爬山虎酒

【出处】《峨嵋神效验方》。

【组成】爬山虎（即掌裂草葡萄）50 g　木瓜30 g　续断30 g　桑寄生15 g　乌梢蛇15 g　五加皮15 g　寻骨风15 g　白酒500 ml

【用法】将诸药洗净、切节，用纱布袋盛之，将袋口扎紧，置于酒坛中。将白酒倒入坛中，盖好，浸泡 7~10 天即成。每日少量饮 2~3 次。亦可外用涂擦患处。

【功效】祛风除湿，活血消肿，解毒。

【主治】风湿筋骨疼痛，跌打损伤，瘀血肿痛等。

少林三黄乌龙散

【出处】《少林寺秘方集锦》。

【组成】黄柏　黄连　黄芩各 12 g　天花粉 15 g　金银花　连翘各 9 g　乌梢蛇（去头、尾，黄酒制）30 g　甘草 6 g

【用法】上药共研细粉。成人每日 2 次，每次 3~4.5 g，温开水送服。

【功效】清热解毒，祛风燥湿。

【主治】心火上炎，口舌生疮，鼻唇疮疖，及热痹关节红肿疼痛等。

【方解】方中黄柏、黄连、黄芩清热燥湿，泻火解毒；金银花、连翘清热解毒，消痈散结；天花粉清热生津，消肿排脓；乌梢蛇祛风通络；甘草调和诸药。热毒清，风湿除，经络通，则热痹可除。

【运用】若治热痹，可酌加秦艽、桑枝、豨莶草等祛风湿、通经络之品。

曲药颠酒

【出处】《峨嵋神效验方》。

【组成】曲药颠 30 g　搜山虎 30 g　峨眉蜘蛛抱蛋 30 g　白酒 500 ml

【用法】洗净各药，切节，用纱布袋盛之，扎紧袋口，置于酒坛中。将白酒倒入坛中，盖严，浸泡 7~15 天即成。每服饮少量。

【功效】清热解毒，祛风除湿，利筋壮骨。

【主治】风疹，湿疹瘙痒，风湿所致血脉凝涩、肢体麻木、腰膝酸痛、不能步履，或两手牵绊、不能仰举；风中经络所致口眼歪斜、语言謇涩，半身不遂。

【运用】现代用于治疗湿疹、皮炎、风湿性关节炎、类风湿关节炎、脑血管病变所致的偏瘫等。

红马蹄乌炖汤

【出处】《峨嵋神效验方》。

【组成】红马蹄乌 15~30 g　猪肉 150~250 g

【用法】炖，吃肉喝汤。连用 5~7 天。

【功效】舒筋活络，活血止痛，清热解毒。

【主治】肺痨吐血，心悸气短。

【运用】现代用于治疗肺结核、风湿性心脏病。

瘿花生发方

【出处】《峨嵋神效验方》。

【组成】瘿花香茶菜 10 g　蔓荆子 10 g　附子 20 g　白酒 50 ml

【用法】诸药与酒共置瓷坛中浸泡 15 天。擦头部，日 3~4 次，每疗程半月以上。

【功效】祛风清热，活血生发。

【主治】头发秃落不生长。

梅师治瘾疹方

【出处】《经史证类备急本草》引。

【组成】蜂房 30 g　芒硝 30 g

【用法】以水煮蜂房，取汁，加入芒硝。外洗患处，日 3 次。

【功效】祛风清热，止痒。

【主治】风瘾疹。

【备注】风瘾疹是一种以风团时隐时现为主要表现的瘙痒性过敏性皮肤病，即现代医学的荨麻疹。以皮肤出现鲜红色或苍白色风团，发无定处，忽起忽退，瘙痒不堪，消退后不留痕迹等为其特点。饮食忌鱼腥、虾蟹、海味、辛辣等。

疏风止痛酒

【出处】《竹林寺女科秘要》。

【组成】天麻　独活　僵蚕　紫金花　石南藤　川芎　当归　牛膝　乳香　乌药　骨碎补各 3 g　生姜 3 片　葱头 3 根

【用法】酒适量浸煎，空腹服。

【功效】祛风理气活血。

【主治】下元虚冷，风邪攻袭所致经来不止如鱼脑髓、双足疼痛、不能举动。

首乌散

【出处】《竹林寺秘传胎前产后一百二十问》。

【组成】何首乌　威灵仙　石菖蒲　大胡麻　苦参　荆芥各6～15 g

【用法】水煎服。并用樟脑6 g，汾酒洗即愈。

【功效】祛风除湿止痒。

【主治】风邪所致妊娠遍身瘙痒。

椒芷汤

【出处】《竹林寺女科秘方》。

【组成】川椒30 g　白芷　蛇床子各15 g

【用法】水煎，服头煎，以二煎每日洗患处数次。

【功效】祛风杀虫。

【主治】怀孕后房事太多，败精留蓄子宫所致妊娠阴部（外阴）瘙痒。

深师小独活汤

【出处】《外台秘要》引。

【组成】独活15 g　葛根15 g　生姜10 g　炙甘草9 g

【用法】日1剂，水煎温服，日3次，取微汗。

【功效】祛风湿，舒筋络。

【主治】产后中风中经络。

【方解】产后体虚，卫外不固，若起居不慎，感受风湿之邪，经脉痹阻，可致肢体关节疼痛，屈伸不利。故本方证治宜祛风湿，舒筋络。方中独活祛风湿，止痛；葛根解肌发表，舒筋络；生姜发散风寒；甘草调和诸药。

【运用】临床应用时可酌加桑寄生、杜仲、牛膝、人参、黄芪、当归、白芍、川芎等益肝肾、补气血之品，以祛邪扶正，标本兼顾，使气血足而风湿除，肝肾强而疼痛消。

养荣壮肾汤

【出处】《竹林女科证治》。

【组成】当归6g　川芎　独活　桂心　杜仲（炒）　续断各2.4g　防风1.2g　桑寄生2.4g　生姜3片

【用法】水煎服。

【功效】补肾强腰，壮筋骨。

【主治】产后劳伤肾气，感风腰痛不可转侧。

【运用】若日久气虚，肾弱腰痛，宜用归肾丸。归肾丸方用熟地240g，山药、山茱萸、茯苓、杜仲（炒）、菟丝子（制）、枸杞子各120g，当归90g，共为细末，蜜制为丸，开水冲服15～20g。

撬开灌下方

【出处】《江氏伤科学》。

【组成】蝉蜕9g　朱砂3.3g

【用法】共研细末，以酒或童便灌药末服。

【功效】熄风止痉。

【主治】跌打损伤，牙关紧闭、神昏，甚则脚弓反张。

至真散

【出处】《仙授理伤续断秘方》。

【组成】天南星（炮7次）　防风各等份

【用法】共为细末，凡破伤风症，以药敷贴疮口，并以温酒调服3g。如牙关紧闭，以童便调6g服。

【功效】祛风止痉。

【主治】打破伤损，破脑伤风，头疼，角弓反张。

【备注】本方亦即《普济本事方》之玉真散。

玉贞散

【出处】《救伤秘旨续刻》。

【组成】天南星　白芷　防风　天麻　羌活　白附子各等份

【用法】共为末，每以热酒冲服 6 g；外用药末撒患处。若牙关紧急，腰背反张者，每服 9 g，用热童便调服。

【功效】祛风化痰，解痉止痛。

【主治】跌打创伤，风邪通过创口，侵入经脉引起的破伤风，症见牙关紧急，口撮唇紧，身体强直，角弓反张等。

【方解】方中白附子、天南星善于祛风化痰，定搐解痉，为君药；羌活、防风、白芷疏散经络中的风邪，导邪外出，为臣药；天麻熄风解痉，为佐药；热酒或童便有通经络、行气血之功。诸药配伍，共奏祛风解痉、止痛之效。本方原出明代陈实功《外科正宗》，由《普济本事方》玉真散发展而成，《普济本事方》玉真散只有南星、防风 2 味，主治破伤风，《外科正宗》在此基础上增加白附子、羌活、白芷、天麻 4 味，因此，《外科正宗》玉贞散祛风化痰解痉之效，较《普济本事方》玉真散为胜。

【运用】本方为治疗破伤风的常用方，临床以牙关紧急、身体强直、角弓反张为证治要点。方中组成药物以生用为宜，用药后须盖被取汗，使风邪由汗而解，同时应避风，以防复感。方中药性偏于温燥，易于耗气伤津，破伤风而见津气两虚者不宜使用本方。本方祛风化痰之功较强，而解痉之力稍逊，临床每与止痉散合用，以增加解痉之效。白附子、天南星等均为有毒之品，用量宜慎，孕妇忌用。

【备注】破伤风因创伤之后，感受风毒之邪，入侵肌腠经脉，营卫不通，津液不行所致。《外科正宗》指出："破伤风，由皮肉损破，复被外风袭入经络，渐传入里。"风毒之邪通过创口，侵入经脉，先见牙关紧急，或有恶寒发热，小儿则多见口撮唇紧，临床以唇口收紧，撮如鱼口为特征，继则身体强直，角弓反张，甚则咬牙缩舌。

消风散

【出处】《救伤秘旨续刻》。

【组成】人参　防风　川芎　川厚朴　僵蚕　桔梗　独活　半夏　肉桂各 3 g　羌活　蝉蜕　当归各 4.5 g　天南星　白芷各 6 g　黄芩 9 g　柴胡 2.1 g　甘草 1.5 g

【用法】水煎，童便、老酒冲服。

【功效】活血化瘀，祛风镇惊解痉。

【主治】损伤后外感风邪所致有寒热、全身疼痛，或惊厥抽搐等。

破伤单方

【出处】《救伤秘旨》。

【组成】白术 30 g

【用法】酒煎，频服。不善饮酒者，水煎亦可。

【功效】祛风解痉。

【主治】破伤后澡浴受湿所致㖞斜、舌强、昏迷，状类中风者。

保安万灵丹

【出处】《救伤秘旨续刻》。

【组成】茅苍术 24 g 全蝎 石斛 明天麻 当归 炙甘草 川芎 羌活 荆芥 防风 麻黄 细辛 川乌（汤泡，去皮） 草乌（汤泡，去皮、尖） 何首乌各 30 g 明雄黄 朱砂各 18 g

【用法】共为细末，炼蜜为丸，弹子大，每丸 1.5 ~ 3 g，朱砂为衣。葱白煎汤，乘热化开，服 9 g。盖被出汗为效。如无汗出，再服如前法。

【功效】祛风止痉，活血止痛。

【主治】跌打创伤，风邪从创口入里引起之破伤风，寒热发噤，入里内陷者。

佛手散

【出处】《跌损妙方》。

【组成】当归 生地 川芎 白芍 荆芥 防风 钩藤 大茴香 木瓜 五加皮 白芷 紫荆皮 羌活 槟榔 杜仲 补骨脂 五灵脂 威灵仙 乳香 没药 乌药 自然铜 牛膝 天南星各 6 ~ 15 g

【用法】共研为末，装入绢袋内，浸入一坛 500 ml 的好酒内。3 ~ 5 日后，随平时饮酒量多少饮用，不限时。

【功效】养血活血，舒筋活络，祛风湿，止痹痛。

【主治】跌打损伤后，瘀血未清，凝滞经络，复感风寒湿邪所致筋骨痹痛、手足麻痹或局部痹痛等症。

全身酒药方

【出处】《跌损妙方》。

【组成】 当归　木瓜　虎骨　杜仲　菟丝子　补骨脂　枸杞子　牛膝各30 g　乳香　没药各24 g　白芍　山药　丹皮　麦冬　桂枝　知母　延胡索　川芎　紫荆皮　丁香　威灵仙各15 g　甜瓜皮　陈皮　儿茶　独活　三七　乌药各9 g　朱砂　西香①各6 g　土鳖虫5 个　血竭21 g

【用法】 上诸药共研为末，放入玻璃瓶内，加入好酒5000 ml，煮45 分钟，然后将药酒密封埋藏地下7 日。用时每服20 ml。

【功效】 舒筋通络，活血化瘀，祛风除湿止痛。

【主治】 跌打损伤后风湿疼痛，关节酸痛不利诸症。

初起方

【出处】《跌损妙方》。

【组成】 当归尾　川芎　白芍　香附　丁香　木香　红花　苏木　桂枝　白芷　甜瓜皮　桑白皮　牛膝　独活　薏苡仁　青皮　大枣肉　菟丝子　枸杞子　西香　血竭　甘草各等份

【用法】 以童便为引，水煎服。

【功效】 活血祛风湿，止痹痛。

【主治】 损伤后瘀未清，正气尚盛而感风湿之邪所致局部痹痛、麻木等症。

【方解】 方中当归尾、川芎、白芍、红花、苏木、西香、血竭活血化瘀，为君；香附、丁香、木香、青皮理气活血，为臣；甜瓜皮、桑白皮、薏苡仁淡渗清热利湿，为佐；桂枝、白芷、牛膝、独活、大枣肉、菟丝子、枸杞子活血通经，祛风湿，止痹痛，强筋骨，壮肝肾，为使；甘草调和诸药。

【备注】 所以名为"初起方"，治伤后痹痛初起也。

搜风丸

【出处】《仙授理伤续断秘方》。

---

① 西香：一说为乳香（《本草衍义》），一说为麝香（《验方新编》）。

【组成】何首乌　南星　骨碎补　川乌各25 g　土牛膝　芍药各15 g　细辛9 g　当归30 g　白鲜皮9~15 g

【用法】共研为细末，调醋为丸。每以酒或盐水服15 g，不限时间服用。

【功效】祛风止痛，舒筋活络。

【主治】风损腰痛头疼，以及跌打损伤，瘀血不散，久则诸节痹痛。

驱风丸

【出处】《仙授理伤续断秘方》。

【组成】骨碎补15 g　川乌3 g　草乌6 g　川芎3 g　当归6 g　牛膝6 g　木鳖6 g　何首乌12 g　百草霜12 g

【用法】共研末，醋调丸。空腹盐水冲服15 g。

【功效】祛风定痛，强筋壮骨。

【主治】跌打损伤日久，风损腰痛头疼，关节疼痛。

小红丸 （二）

【出处】《仙授理伤续断秘方》。

【组成】补骨脂180 g　土当归180 g　川乌180 g　白杨皮180 g　肉桂120 g　莪术60 g　丁香90 g　干姜60 g　川芎90 g　细辛120 g　附子105 g　乳香90 g　没药90 g　芍药180 g

【用法】研成细末，和醋糊丸，如绿豆大，朱砂为衣，每以温酒送服30丸。亦可用生姜自然汁煎酒或盐汤送服，或调药末外敷患处。

【功效】壮筋骨，生气血。

【主治】跌打损伤，皮破出血，手足碎断，筋肉坏烂，疼痛剧烈，百治不愈；手足久损，筋骨扭伤，举动不及；损伤后伤风湿，肢节挛缩，遂成偏废；劳伤筋骨，肩背疼痛，四肢疲乏，动作无力者。

【运用】孕妇莫服。

第二节　平熄内风剂

治眩晕效方

【出处】《少林寺秘方集锦》。

【组成】夏枯草30 g　麦冬　天冬各12 g　生地24 g　生石膏（打碎）36 g　杜仲9 g　丹参15 g　丹皮21 g　知母　石决明（打碎）各10.5 g

【用法】以龙泉水2000 ml加入上药内，煎取500 ml，分2次服。

【功效】平肝熄风。

【主治】肝阳上亢，肝风内动所致头目眩晕、目胀耳鸣、面时潮红、少寐多梦、口苦、舌质红、苔黄、脉弦数。

【方解】方中夏枯草清泻肝火，清头目；石决明平肝潜阳；麦冬、天冬、生地滋养阴液，柔润熄风；杜仲补益肝肾；生石膏、知母清热泻火；丹皮清热凉血；丹参活血凉血。诸药合用，共奏平肝潜阳、清火熄风之功效。

【运用】现代可用于治疗高血压属肝阳上亢、热象明显者。

深师除痫汤

【出处】《外台秘要》引。

【组成】龙骨30 g　大黄10 g　干姜10 g　牡蛎30 g　滑石15 g　赤石脂10 g　桂枝10 g　炙甘草10 g

【用法】日1剂，水煎，分3次服。

【功效】重镇潜阳，清热熄风。

【主治】肝阳上亢，风邪内动所致大人风引及少小惊痫，日数十发。症见头痛头晕、耳鸣、健忘、失眠多梦、发作时可见手足抽搐，昏仆倒地，口中尖叫。

【运用】现代用于治疗癫痫。应用时可加天麻、僵蚕熄风止痉，朱砂、琥珀、远志镇惊宁神，丹参、石菖蒲祛瘀开窍，以加强疗效。

少林治目眩、头痛方

【出处】《少林寺秘方集锦》。

【组成】枸杞子15 g 生地9 g 女贞子12 g 山茱萸18 g 白芷9 g 当归9 g 川芎4.5 g 白菊花6 g 蔓荆子9 g 天麻6 g

【用法】上药以龙潭水1500 ml，煎取500 ml。日服2次，连服3剂。

【功效】滋阴潜阳，祛风止痛。

【主治】肝肾阴虚，肝阳上亢，或感风热之邪，清窍受扰所致头晕、头痛，伴腰膝酸软、耳鸣少寐。

【方解】方中枸杞子、生地、女贞子、山茱萸滋补肝肾之阴；天麻、白菊花平肝潜阳；当归、川芎养血活血；蔓荆子、白芷疏散风热而止痛。

【运用】现代可用于治疗高血压之头痛、眩晕证属肝阳上亢者。

脑顶须酒

【出处】《峨嵋神效验方》。

【组成】脑顶须100 g 天麻90 g 杜仲60 g 白酒500 ml

【用法】将上药洗净，切成节、片，置于酒坛中，将白酒倒入坛中，盖好，浸泡7~15天即成。每次酌服10~30 ml，勿过量。

【功效】平肝祛风，止咳平喘。

【主治】头痛、头晕、气喘等。

臭牡丹丸

【出处】《峨嵋神效验方》。

【组成】臭牡丹12 g 夏枯草 荠菜各15 g 防己9 g

【用法】共研细末，水泛为丸。每日3次，每服6 g。

【功效】平肝降压，健脾利水。

【主治】高血压，头晕、头痛属肝阳上亢者。病重者可将此方配入复方中应用。

钩藤汤

【出处】《竹林女科证治》。

【组成】钩藤　当归　人参　茯神　桔梗各4.5 g　桑寄生1.5 g

【用法】水煎服。

【功效】平肝熄风，补益气血。

【主治】妊娠心腹疼痛，手足抽掣，面目青冷，汗出如气欲绝，名曰痫疭。此由劳动用力，损伤胎宫，肝风、心火相炽所致。治宜平肝舒筋兼养气血。宜钩藤汤。

岩雪下定惊汤

【出处】《峨嵋神效验方》。

【组成】峨眉岩雪下15 g　钩藤12 g　豨莶草12 g　夏枯草9 g

【用法】水煎，日1剂，代茶饮。

【功效】清热熄风，定惊。

【主治】惊风抽搐。

【方解】方中峨眉岩雪下是当地草药，擅长清热平肝熄风，率为主药；钩藤功同峨眉岩雪下，善于定痉止搐；豨莶草祛风除湿，通经络，善于治疗感受外风引起之抽搐；夏枯草泻火豁痰，平肝熄风，善治食积痰火郁结所生之风。所以合方适于治疗各种原因引起的急惊风。

【运用】不仅对小儿发热、惊厥有效，对小儿夜啼亦有良好疗效，而且对成人之高热、抽搐、头痛、眩晕亦有效。然本方寒凉，有脾胃虚寒之腹胀、纳呆、便溏者不宜用。

第十三章　治燥剂

凡以轻宣辛散或甘凉滋润的药物为主组成，具有轻宣外燥或滋阴润燥等作用，治疗燥证的方剂，统称治燥剂。

燥证病因有外燥与内燥之分。外燥所致燥证指感受秋令燥邪所发生的病证，其证治常见于解表法中。内燥所致燥证是脏腑津亏液耗所致的病证，从发病部位来说，有上燥、中燥、下燥之别。燥在上者，多责之于肺，症见干咳、少痰、咽燥、咯血；燥在中者，多责之于胃，症见肌肉消瘦、干呕食少；燥在下者，多责之于肾，症见消渴或津枯便秘等。在治疗上，内燥宜滋润，本章选录滋阴润燥方两首。

滋阴润燥剂

二冬麦精粥

【出处】《峨嵋神效验方》。

【组成】天冬　野麦冬　川百合　多花黄精各30 g　糯米180 g　白糖适量

【用法】将天冬、野麦冬、川百合、多花黄精分别淘净，将天冬、多花黄精切成长2 cm的节待用。将糯米淘洗干净，放入砂锅内，加入以上4药，水适量，置武火上烧沸，再用文火熬煮至熟。撒入白糖少许，搅匀即成。分次服用。

【功效】滋阴润燥，润肺止咳，清热宁心。

【主治】多种热性病后期热邪伤阴之咽干口燥、干咳无痰、心烦失眠、心悸、小便黄少、大便干结、舌红而干、脉细数。

梅师止呕方

【出处】《经史证类备急本草》引。

【组成】甘蔗汁 500 ml　生姜汁 200 ml

【用法】二味相合，分为 3 次服。

【功效】养胃生津，降逆止呕。

【主治】朝食暮吐，暮食朝吐，旋食旋吐，久吐伤津之口干、大便干。

【方解】方用甘蔗汁以养胃生津；生姜汁以降逆止呕。

【运用】现代可用于妊娠呕吐等。应用时可加用人参、白术、砂仁、沉香等健脾理气之品，以增药力。

第十四章　祛湿剂

凡以祛湿药物为主组成，具有化湿行水、通淋泄浊作用，治疗水湿为病的一类方剂，统称祛湿剂。祛湿，属于八法中的消法。

湿邪伤人常与风、寒、暑、热相间，人体又有虚实强弱之分，湿邪所犯部位又有表里上下之别，病情亦有寒化、热化之异，因此，湿邪为病较为复杂，祛湿之法亦种类繁多。大抵湿邪在外、在上者，可表散微汗以解之；在内、在下者，可芳香苦燥以化之，或甘淡渗利以除之；水湿壅盛，形气俱实者，又可攻下以逐之；从寒化者，宜温阳化湿；从热化者，宜清热祛湿；体虚湿盛者，又当祛湿与扶正兼顾。本章分为化湿和胃剂、清热祛湿剂、利水渗湿剂、温化水湿剂、祛湿化浊剂五类。攻逐水湿之剂，已在泻下剂中叙述，可以参看。

第一节　化湿和胃剂

竹叶莲汤

【出处】《峨嵋神效验方》。

【组成】竹叶莲12 g　藿香6 g　法半夏　陈皮各6 g

【用法】水煎服。日1剂，分3次温服。

【功效】化湿和胃，温中散寒，理气止痛。

【主治】寒湿阻滞所致胃脘痛、胀满、反胃等。

【方解】4药配合，共奏化湿和中、祛寒散瘀、理气止痛之效，使寒湿祛，气机畅，通则不痛。

【运用】现代用于治疗急慢性胃炎、胆囊炎等。

治上吐下泻方

【出处】《少林寺秘方集锦》。

【组成】川黄连15 g 赤石脂（醋制）24 g 藿香9 g 法半夏6 g 神曲9 g 焦白术12 g 生姜3片

【用法】日1剂，水煎，温分3次服。

【功效】燥湿运脾，降逆止呕，涩肠止泻。

【主治】湿阻中焦，运化失常所致上吐下泻。

【方解】方中藿香芳化胃肠之湿浊；半夏燥湿和胃，降逆止呕；白术补气健脾燥湿，以助运化；神曲消食健胃和中；赤石脂涩肠止泻；川黄连清热燥湿；生姜温中降逆止呕。全方共奏燥湿运脾、止呕、止泻之功。

藿香正气散

【出处】《验所验》。

【组成】藿香 半夏曲 白术（炒） 紫苏 茯苓 大腹皮 厚朴各4.5 g 桔梗2.1 g 煨姜1片 煨红枣2枚

【用法】水煎服。

【功效】温寒化湿，疏散表邪。

【主治】秋季及冬初妊娠泄泻；外感风寒，内伤湿滞所致霍乱吐泻。

【方解】风寒外束，卫阳被郁，则恶寒发热；湿浊内阻，脾胃不和，升降失常，则上吐下泻，脘腹疼痛。方中藿香用量偏重，既以其辛温解在表之风寒，又以其芳香化在里之湿浊，且可辟秽和中，升清降浊，故为君药；紫苏辛香发散，助藿香外散风寒，兼可芳化湿浊；半夏曲燥湿和胃，降逆止呕；白术、茯苓健脾运湿，和中止泻；厚朴、大腹皮行气化湿，畅中除满；桔梗宣肺利膈，既益于解表，又助其化湿；煨姜、大枣谐营卫而调药和中。全方具有表里双解、化湿辟秽、升清降浊、理气和中之功，能使风寒外散，湿浊内化，气机通畅，脾胃调和，则寒热吐泻自愈。若感触山岚瘴气，以及水土不服者，亦可以此化浊辟秽，理气和中而治之。明代吴崑《医方考》评曰："凡受四时不正之气，憎寒壮热者，此方主之。风寒客于皮毛，理宜解表。四时不正之气由鼻而入，不在表而在里，故不用大汗以解表，但用芳香利气之品以主之。白芷、紫苏、藿香、陈皮、大腹皮、厚朴、桔梗，皆气胜者也，故足以正不正之气；白术、茯苓、半夏、甘草，则甘平之品耳，所以培养中气，而树中营之帜者也。"

【运用】本方原出宋代《太平惠民和剂局方》，乃夏月常用方剂，对伤湿感寒，脾胃失和者最为适宜。以恶寒发热，上吐下泻，舌苔白为证治要点。湿热霍乱则非本方所宜。若表邪偏重，寒热无汗，可加香薷以助其解表；兼气滞脘腹胀痛者，可加木香、延胡索以行气止痛。本方重在化湿和胃，而解表散寒之力略逊，若欲取汗应加盖衣被。

现代临床适用于急性胃肠炎证属湿滞脾胃，外感风寒者。实验研究表明，藿香正气丸（水）能抑制家兔离体十二指肠平滑肌的自发收缩；对水杨酸毒扁豆碱和氯化钡所引起的离体平滑肌的紧张收缩，有显著的解痉作用；对水杨酸毒扁豆碱所引起的狗及家兔在体肠管的痉挛有抑制作用。藿香正气丸（水）与肾上腺素抑制肠管作用比较表明，其抑制作用并非通过兴奋 α-受体 [中成药研究，1984（5）：7]。将藿香正气胶囊和藿香正气水药理作用进行比较，结果表明，两者药效类似，都有抑制离体肠管收缩、抑制胃肠推进功能的作用和体外抑菌作用。但藿香正气水对金黄色葡萄球菌，甲、乙型副伤寒杆菌，痢疾杆菌有明显的抑制作用，含醇水则无抑制细菌作用。藿香正气胶囊溶液对金黄色葡萄球菌抑制明显，对甲、乙型副伤寒杆菌、痢疾杆菌有抑制作用，但比藿香正气水作用弱 [中成药，1990（4）：32]。在剂型改革方面，将此方制成藿香正气软胶囊，在工艺及配方辅料的选择上，较好地解决了中药复方成分复杂、有效成分易于损失的问题，使微小的颗粒高度分散，并有良好的流动性及较高的理化稳定性，剂型新颖，服用方便，较胶囊塑性强、剂量准确，对于儿童服用尤为方便 [中国科技成果大全，1990（20）：55]。

平胃散

【出处】《萧山竹林寺妇科秘方考》。

【组成】苍术炭　川厚朴（制）　陈皮各 9 g　炒甘草 2.4 g　生姜 2 片　红枣 1 枚

【用法】水煎服。

【功效】燥湿运脾，行气和胃。

【主治】产后脾胃壅滞，吐泻，心腹痛，辨证推知不是由瘀血所致者；湿滞脾胃证。

【方解】脾主运化，喜燥恶湿，脾为湿困，运化失司，阻碍气机，则脘腹胀满，不思饮食,甚则胃气上逆,发为呕哕噫气。湿性重滞,湿多则身重嗜卧,甚则下注而为泄泻。方中苍术炭为君,以味苦性温而燥,最善燥湿,兼以健脾,能使湿去而脾运有权,脾健则湿邪得化。脾气之转输、湿邪之运化,皆赖于气之运行,况湿邪阻碍气机,气滞则湿郁,故此方以川厚朴为臣。川厚朴辛苦性温,非但善行气消满,且有芳香苦燥之性,兼能祛湿,与苍术炭相伍,可燥湿以健脾,行气以化湿,使湿化气行而脾得运化。佐以陈皮理气和胃,芳香醒脾,以助苍术炭、厚朴之力。使以甘草甘缓和中,调和诸药。煎加姜、枣,则其调和脾胃之功益佳。全方重在燥湿运脾,兼能行气除满,使湿浊得化,气机调畅,脾气健运,胃得和降,则诸症自除。《医方考》云:"湿淫于内,脾胃不能克制,有积饮痞膈中满者,此方主之。此湿土太过之证,经曰敦阜是也。苍术味甘而燥,甘则入脾,燥则胜湿;厚朴味温而苦,温则益脾,苦则燥湿,故二物可以平敦阜之土。陈皮能泄气,甘草能健脾,气泄则无湿郁之患,脾强则有制湿之能,一补一泄,又用药之则也。是方也,惟湿土太过者能用之,若脾土不足及老弱、阴虚之人,皆非所宜也。"

【运用】本方原出宋代《太平惠民和剂局方》,性偏苦燥,最善燥湿行气,以脘腹胀满、舌苔厚腻为证治要点。阴虚气滞,脾虚胃弱者,不宜应用。本方为湿滞脾胃的基础方,证属湿热者,宜加黄连、黄芩以清热燥湿;证属寒湿者,宜加干姜、草豆蔻以温化寒湿;湿盛泄泻者,宜加茯苓、泽泻以利湿止泻。现代临床可用于慢性胃炎、消化道功能紊乱、胃及十二指肠溃疡等证属湿滞脾胃者。

白扁豆散

【出处】《萧山竹林寺妇科秘方考》。

【组成】生白扁豆为末30 g

【用法】生白扁豆为末,开水调服9 g;口噤者,撬开灌之。

【功效】解毒化湿。

【主治】毒药(药物中毒)攻胎,胎下而败血不止,药毒冲心,闷乱,喘汗交作,口噤握拳,不省人事,脉浮而软。

第二节 清热祛湿剂

甘露消毒丹

【出处】《续名医类案》。

【组成】滑石（飞）15 g 淡黄芩 10 g 绵茵陈 11 g 石菖蒲 6 g 川贝母 木通各 5 g 藿香 连翘 白豆蔻 薄荷 射干各 4 g

【用法】生晒研末，每服 9 g，开水调下；或神曲糊丸，如弹子大，开水化服亦可。

【功用】利湿化浊，清热解毒。

【主治】湿温时疫。发热倦怠，胸闷腹胀，体瘦，咽肿，身目发黄，颐肿口渴，小便短赤，泄泻淋浊等，舌苔淡白或厚腻或干黄；水土不服。

【方解】本方主治湿温、疫毒之邪留于气分，湿热并重之证。湿热交蒸，则身热肢瘦倦怠；热毒上攻，则咽颐肿痛而渴；热为湿遏，不得发越，则郁而为黄；湿热下注，则小便短赤，甚或淋浊、泄泻。观其舌质不绛，舌苔或白或腻或黄，知邪仍在气分。故治宜利湿化浊，清热解毒之法。方中重用滑石、茵陈、黄芩三药为君，其中滑石清热利湿而解暑；茵陈清热利湿而退黄；黄芩清热燥湿，泻火解毒。三者相伍，清热利湿，两擅其长。石菖蒲、藿香、白豆蔻、木通为臣，其中石菖蒲、藿香辟秽和中，宣湿浊之壅滞；白豆蔻芳香悦脾，令气畅而湿行；木通清利湿热，导湿热从小便而去。热毒上壅，咽颐肿痛，故佐以连翘、射干、川贝母、薄荷，解毒利咽，散结消肿。诸药相合，重在清热利湿，兼事芳化行气，解毒利咽，使湿邪得去，毒热得清，气机调畅，诸症自除。清代王士雄《温热经纬》推誉道："此治湿温时疫之主方也……湿热蒸腾，更加烈日之暑，烁石流金，人在气交之中，日鼻吸受其气，留而不去，乃成湿温疫疠之病，而为发热倦怠，胸闷腹满，肢酸咽肿，斑疹身黄，颐肿口渴，溺赤便秘，吐泻疟痢，淋浊疮疡等证。但看病人舌苔淡白，或厚腻或干黄者，是暑湿热疫之邪，尚在气分，悉以此丹治之立效。并主水土不服诸病。"

【运用】本方为夏令暑湿季节常用方剂，应用比较广泛，为"治湿温时疫之主方"。以身热肢酸、口渴尿赤，或咽痛身黄、舌苔白腻或微黄为证治要点。黄疸明显者，宜加栀子、大黄以清泄湿热；咽颐肿甚者，可加山豆根、板蓝根等以解毒消肿利咽。

现代临床适用于肠伤寒、黄疸型肝炎、胆囊炎、钩端螺旋体病等证属湿热并重者。临床报道，用本方治疗26例有黄疸、食欲不振、肝脾肿大等症状，且肝功能异常的小儿急性肝炎病例，结果表明，黄疸指数增高的9例均在2周内降至正常，谷丙转氨酶升高的24例在3周内降至正常［上海中医杂志，1965（9）：27］。

【佛缘】佛教用语中的“甘露”，见《金光明经文句》《大日经疏》等。“甘露”，梵文音译为阿密哩多、阿蜜栗多，意译为不死、不死液、天酒，即不死之神药，天上之灵酒。指天上诸神常饮之美味佳酿，饮之可以战胜恶魔或死魔，可不老不死。其味甘之如蜜，故称甘露。佛教亦以甘露比喻佛法之法味与妙味，即修习佛法可以长养众生之身心，《法华经·药草喻品》有“为大众说甘露净法”之说。密教则称真言两部不二之灌顶水为不死甘露。

蔊菜粥

【出处】《峨嵋神效验方》。

【组成】鲜蔊菜（俗称干油菜）30 g　粳米50～100 g　食盐少许

【用法】将鲜蔊菜洗净，切成长2 cm的节。粳米淘洗干净，连同鲜蔊菜放砂锅内，加水适量，置武火上烧沸，再用文火熬煮至熟，撒入食盐少许，搅匀即成。分3次温服。

【功效】清热解毒，镇咳祛痰，利湿退黄。

【主治】感冒发热、咽喉肿痛、肺热咳嗽、痰多而黄、身目发黄、小便不利等症。

【方解】蔊菜性凉，味辛，有清热解毒、祛痰止咳、退黄、凉血等功效。

【运用】现代用于治疗感冒、咽炎、慢性支气管炎、急性风湿性关节炎、黄疸型肝炎及疔疮痈肿等证属热毒偏盛者。

倒水莲饮

【出处】《峨嵋神效验方》。

【组成】倒水莲12～24 g

【用法】水煎，当茶频饮。

【功效】清热燥湿，止痢。

【主治】湿热黄疸，腹痛泻痢，疟疾寒热，目赤肿痛。

【运用】现代用于治疗黄疸型肝炎、肠炎、痢疾、疟疾、眼结膜炎等。单味药力单薄，可配合其他方药应用。

荷莲豆菜粥

【出处】《峨嵋神效验方》。

【组成】荷莲豆菜 15 g　大鹅秧菜 15 g　粳米 50 g　食盐少许

【用法】将 2 种菜选鲜嫩者，洗净，切成长 2 cm 的节，待用。将粳米淘洗干净，放入砂锅内，将菜加入，并加水适量，置武火上烧沸，再用文火熬煮至熟。加入食盐少许，搅匀即成。分 3 次温服。

【功效】清热解毒，利湿消肿，明目退翳。

【主治】湿热内盛，熏蒸肝胆所致发热、脘腹胀满、身目发黄、尿赤便秘、口干口苦、纳呆、肢体浮肿；热邪上犯目睛所致目痛多眵、胬肉攀睛、翳膜遮睛等。

【运用】现代用于治疗急性肝炎、痢疾、翼状胬肉、腹水等。

治黄疸方

【出处】《少林寺秘方集锦》。

【组成】柴胡 500 g　鲜柳叶 500 g　茵陈 240 g　大枣 180 g　白糖 500 g

【用法】上药置大砂锅内加泉水 1500 ml，煎熬成流膏，兑入白糖 500 g，装入瓶内。早晚各取 15 ml 服之，效果佳。

【功效】疏肝解郁，清利湿热，退黄疸。

【主治】湿热黄疸。

【方解】方中柴胡疏肝解郁利胆；鲜柳叶、茵陈清利肝胆湿热而退黄疸；大枣、白糖补气养血，解毒。

【运用】现代可用于治疗急性黄疸型肝炎、新生儿溶血性黄疸等证属湿热者。

治萎黄病方

【出处】《少林寺秘方集锦》。

【组成】龙胆草15 g　黄芩9 g　栀子12 g　陈皮6 g　神曲6 g　法半夏4.5 g　鸡内金9 g　金钱草30 g　竹叶9 g　白芍9 g　当归15 g　黄精21 g　甘草4.5 g

【用法】日1剂，水煎服，每日2次。

【功效】清热利湿，理气和中，退黄疸。

【主治】湿热黄疸。兼见腹胀满，食少纳呆，口苦，小便黄，大便干结，苔黄腻，脉滑数。

【方解】方中龙胆草清热燥湿，泻肝火；金钱草清利肝胆湿热，退黄疸；栀子、黄芩清利湿热；竹叶清热除烦，利尿；陈皮、法半夏理气运脾，燥湿和胃；神曲、鸡内金消食健胃；当归、白芍补血活血；黄精滋阴补脾；甘草调和诸药。诸药配合，使湿热得除，肝胆得以疏泄，气机调畅，则诸症可除。

【运用】现代可用于治疗急性黄疸型肝炎、胆囊炎、胆石症等引起的黄疸证属湿热者。

深师酒疸艾汤方

【出处】《外台秘要》引。

【组成】生艾叶10 g　麻黄10 g　大黄10 g　大豆30 g

【用法】日1剂，水煎分3次服。

【功效】清热利湿，发汗退黄。

【主治】酒食不节，湿热内蕴，熏蒸肝胆所致酒疸。兼表证初起者可见身目发黄、脘腹痞满、厌油腻、不欲食、便秘及发热恶风、头痛等。

【方解】本方能发汗解其表，清热利湿，使湿热随汗及二便而泄，则黄疸可除。

金钱石枣粥

【出处】《峨嵋神效验方》。

【组成】金钱草20 g　石枣子20 g　粳米150 g　食盐少许

【用法】将石枣子、金钱草择选洗净，切成长2 cm的节，置砂锅或陶瓷锅内，加入水适量，置武火上烧沸，继用文火熬煮30分钟，滤出药汁，再加水适量，如上法熬煮30分钟，去渣，留汁待用。将粳米淘洗干净，置锅内，倾入药汁，加水适量，置武火上烧沸，继用文火熬熟。加入食盐少许，搅匀即成。分次服用。

【功效】清热利湿，解表止痛，止咳，健脾。

【主治】湿热下注所致小便频数涩痛；湿热瘀结，胆络阻滞所致全身发黄、胁肋疼痛；风寒湿邪所致腰膝疼痛、关节不利；湿热郁滞，肺气不宣之咳嗽；湿阻中焦，脾失健运所致胃脘痞满、不思饮食等。

【运用】现代用于治疗尿路感染、膀胱结石、胆囊炎、黄疸型肝炎、风湿性关节炎、支气管炎、消化不良等。

落葵叶汤

【出处】《峨嵋神效验方》。

【组成】落葵叶 150 g

【用法】将落葵叶择选、淘洗干净，放锅内，加水适量，置武火上烧沸，继用文火熬煮 5 分钟，取汁服用。

【功效】消肿散热，通利二便。

【主治】水肿，大便秘结，小便不利。

少林治小便不通方

【出处】《少林寺秘方集锦》。

【组成】海金沙　金钱草各 15 g　黄柏　滑石粉各 9 g　木通 6 g　淡竹叶 4.5 g　灯心草 0.6 g

【用法】上述诸药，以水 1500 ml 煎至 500 ml。日 1 剂，分 2 次服。

【功效】清热泻火，利水通淋。

【主治】湿热蕴结下焦，膀胱气化不利所致小便热涩而痛、淋漓不畅，甚或癃闭不通、小腹急满、苔黄腻、脉滑数。

【方解】方中滑石、木通清热利水通淋；金钱草、海金沙利水通淋，并能排石；黄柏清泄下焦湿热；淡竹叶清热除烦，利尿；灯心草导热下行。各药合用，共奏清热泻火、利水通淋之效。

【运用】现代可用于膀胱炎、尿道炎、急性前列腺炎、尿路结石等证属下焦湿热者。

三黄汤

【出处】《峨嵋神效验方》。

【组成】田基黄全草 30 g　黄花蛋不老全株 15 g　峨眉黄柏皮 10 g

【用法】将田基黄、黄花蛋不老、峨眉黄柏皮择选洗净，分别切成 2 cm 的节，置砂锅或陶瓷锅内，加水适量，置武火上烧沸，继用文火熬煮 30 分钟，滤出药汁，再加水适量，如上法熬煮 30 分钟，去渣取汁，将 2 次药汁合并。分 2 次服用。

【功效】清热解毒，止血利尿。

【主治】治下焦热结所致尿涩、尿痛、尿血；积热内郁，热伤胃络所致吐血等。

【运用】现代用于治疗尿路感染、胃出血等。

三黄丸

【出处】《萧山竹林寺女科秘方考》。

【组成】黄连（炒）　黄芩（炒）各 6 g　黄柏（炒）　臭椿皮（炒）各 4.5 g 生茅术 9 g　白芍　白芷各 6 g　山茱萸 7.5 g

【用法】以米糊调上药末为丸，酒冲服 15～20 g。

【功效】清热燥湿止带。

【主治】妊娠白带湿盛者。

清热四物汤

【出处】《竹林女科证治》。

【组成】熟地　当归（酒洗）各 9 g　白芍 6 g　川芎 3 g　黄柏（酒炒）　丹皮各 2.1 g　黄连（姜汁炒）　升麻（炒）各 1.5 g

【用法】水煎服，再空腹服三补丸。

【功效】养血凉血，清热祛湿。

【主治】瘦人血虚生热，多下赤带。

【运用】服清热四物汤，兼三补丸。三补丸方用黄芩（酒炒）、黄柏（酒炒）、黄连（酒炒）各等份，蒸饼调为丸。

尿珠汤

【出处】《峨嵋神效验方》。

【组成】尿珠子 30 g　泽泻 10 g

【用法】水煎，日 1 剂，分 3 次服。

【功效】清热利水渗湿。

【运用】现代可用于尿路感染、尿路结石、水肿、脚气、白带过多。亦可配入复方中用。

鸡眼草汤

【出处】《峨嵋神效验方》。

【组成】鸡眼草 30 g　车前草 30 g

【用法】水煎。日 1 剂，分 3 次服。

【功效】利尿通淋，解热散痧，止痢。

【主治】尿频、尿急、尿痛、发痧、下痢。

【运用】重症可配入复方中应用。

循环草五淋汤

【出处】《峨嵋神效验方》。

【组成】循环草　石韦　铁打心　花斑竹　猪宗草　杜仲　一面锣　左转藤　爬岩姜各 10~30 g

【用法】水煎。日 1 剂，分 3 次服。

【功效】利湿通淋，解毒，止血。

【主治】小便赤涩疼痛，五淋，赤白带下等。

【运用】现代可用于治疗尿路感染、盆腔炎等。

梅师通淋汤

【出处】《经史证类备急本草》引。

【组成】车前子 30 g　葵根 15 g

【用法】日 1 剂，水煎分 3 次服。

【功效】利水通淋。

【主治】妊娠患淋，小便涩，水道不通。

【方解】此证多因胎气影响，膀胱气化受阻，故致小便淋沥不畅，尿道热而涩。本方可使小便通利，水有去路，则气化阳通，诸症可愈。

三和汤

【出处】《宁坤宝航》。

【组成】生地 大黄 朴硝 川芎 当归 连翘 白芍 薄荷 黄芩 栀子各 2.1 g

【用法】水煎服。

【功效】清热化湿。

【主治】夏季妊娠泄泻。

【佛缘】《宁坤宝航》属《竹林寺女科秘方》版本系统，为 108 症本，对该版本系统其后各本多有影响。

木通散

【出处】《竹林女科证治》。

【组成】木通 滑石 葵子 槟榔 枳壳 甘草各 1.5 g

【用法】水煎服。

【功效】清热通淋。

【主治】火盛所致产后小便不利。

第三节 利水渗湿剂

深师泽泻汤

【出处】《外台秘要》引。

【组成】白术 15 g 泽泻 30 g

【用法】日 1 剂，水煎分 2 次服。

【功效】健脾利湿。

【主治】心下有支饮，其人喜眩。

【方解】水停心下，清阳不升，浊阴上冒，故头目昏眩。方中泽泻利水除饮，以治标，白术补脾制水，使中焦饮除，则清阳得升，浊阴得降，眩晕自止。

【运用】现代可用于治疗梅尼埃病。

少林治全身水肿方

【出处】《少林寺秘方集锦》。

【组成】茯苓 猪苓 泽泻各 6 g 山药 30 g 车前草 30 g 生地 熟地各 9 g 赤小豆 90 g

【用法】以水 1500 ml 加入药内，煎至 500 ml。1 次尽服，日 2 次。

【功效】利水消肿，健脾滋肾。

【主治】多种原因所致全身水肿证属脾肾亏虚者。

【方解】方中茯苓、猪苓、泽泻、车前草利水渗湿；大剂赤小豆能通利水道，使水湿下泄而消肿；山药益气健脾；生地、熟地滋补肾阴。

【运用】本方以治标为主，临床可根据病因及辨证，配合应用治因治本方药，如配合温阳益气、滋阴养血、清热利湿、活血化瘀药等。

少林治水臌方

【出处】《少林寺秘方集锦》。

【组成】赤小豆 50 g 鲤鱼 1 条

【用法】用陈黄酸菜水 2000 ml，煮鲤鱼和赤小豆。喝汤吃肉，每日 1 条，连吃 3 条为 1 疗程。

【功效】利水消肿。

【主治】治大腹水肿，脘腹胀满。

【运用】本方乃治标之剂，具有利水消肿之功效。临床可根据辨证配合治本之法，或温中健脾，或温补脾肾，或滋养肝肾，或疏肝理气，或清热利湿。亦可再加木瓜、大腹皮、泽泻、车前子等利水消肿之药，以增强疗效。现代用此法治疗肾炎水肿、肝硬化腹水及营养不良性水肿。

深师防己汤

【出处】《外台秘要》引。

【组成】 木防己12 g　黄芪15 g　桂枝9 g　茯苓30 g　炙甘草9 g

【用法】 日1剂，水煎分2次服。

【功效】 益气通阳利水。

【主治】 治疗皮水，水气在皮肤中，四肢集集动。

【方解】 脾主运化水湿，并主四肢，脾病则水湿潴留于四肢皮肤，故皮水病人四肢浮肿。肿则阳气被郁，邪正相争，故肌肉有轻微跳动。气化不利，则可见小便短少。故本方证治当通阳化气、表里分消。方中防己、黄芪走表祛湿行水，使皮水从外而解；桂枝通阳化气，茯苓健脾利水，使水气从小便而去；桂枝与黄芪相协，又能通阳行痹，鼓舞卫阳；甘草调和诸药，协助黄芪以补气健脾。诸药相合，使脾气健旺，阳气振奋，气化水行，水湿得祛，则皮水自除。正如《医宗金鉴》云："皮水之病，是水气相搏在皮肤之中，故四肢聂聂瞤动也，以防己茯苓汤补卫通荣，祛散皮水也。"

【运用】 本方即《金匮要略》之防己茯苓汤。现代可用本方加减治疗慢性肾小球肾炎、肾积水、尿潴留、心力衰竭等病。

深师防己白术汤

【出处】《外台秘要》引。

【组成】 汉防己15 g　白术10 g　黄芪15 g　炙甘草6 g　大枣6枚　生姜9 g

【用法】 日1剂，水煎服，日2次。服后覆被取微汗。

【功效】 益气祛风，健脾利水。

【主治】 风湿表虚证。症见汗出恶风，身重，小便不利，苔白脉浮。

【方解】 表虚卫气不固，则汗出恶风；风湿伤于肌表，则脉浮身重。风湿在表，理当汗解，但表气尚虚，故不用麻黄等强汗之，以防其表更伤，反招风邪。故不可单用解表除湿法，只宜益气固表与祛风行水并行。方中防己祛风除湿；白术、黄芪益气健脾以利水湿，并可益卫固表止汗；甘草培土和中，调和诸药；生姜、大枣调和营卫。6

药相合，使表气得固，风邪得除，脾气健运，湿邪得去，则表虚风湿诸证自解。服药后如虫行皮中，此即卫阳振奋，风湿欲解之征。

【运用】现代可用本方加减治疗慢性肾小球肾炎、风湿性关节炎及类风湿关节炎及心脏病所致水肿等。

分利五苓散

【出处】《小蓬莱山馆方钞》。

【组成】猪苓　泽泻　赤苓　白术各3 g　阿胶珠　川芎　当归各2.4 g

【用法】水煎，空腹服。

【功效】利水渗湿，活血化瘀。

【主治】食热物过多，积久所致经来大小便俱出。

【运用】愈后忌椒、姜等热物。

【佛缘】《小蓬莱山馆方钞》为竹林寺女科医籍版本系统之一。原本为上、下两卷合刊本，上卷采用竹林寺女科方书111症，下卷为陆氏、钱氏家传方。原书为清代黄光一初刊，现存清咸丰二年（1852）成都会元堂重刻本等。

鲤鱼汤

【出处】《竹林女科证治》。

【组成】白术（蜜）6 g　茯苓4.5 g　当归　赤芍各3 g　橘红1.5 g　鲤鱼（不拘大小，去鳞及内脏，白水煮熟，取汁）1条　生姜5片

【用法】将鱼汁入药，煎药服。

【功效】健脾渗湿，养血安胎。

【主治】胞中蓄水所致妊娠5~6个月，腹大异常，胸膈胀满，小便不通，遍身浮肿（名曰子满）。

【备注】子满若不早治，生子手足必软短，形体残疾或生下即死。

第四节　温化水湿剂

深师白前汤 （二）

【出处】《外台秘要》引。

【组成】白前10 g　紫菀10 g　半夏15 g　肉桂10 g　人参10 g　大枣（擘）6 枚
白术15 g　生姜30 g　茯苓30 g　吴茱萸15 g　杏仁12 g　葶苈10 g　瓜蒌30 g

【用法】日1剂，水煎分3次服。

【功效】温阳益气利水，祛痰止咳平喘。

【主治】脾肾亏虚，水湿不化，成痰成饮，水饮流溢四肢，上逆迫肺，痰阻气道，肺气不利所致之气逆咳喘，痰涎壅盛，短气，不能平卧，喉中水鸡声，胸腹胀满，四肢面目浮肿，小便不利，不欲饮食，大便干结。

【方解】方中白前、杏仁、紫菀祛痰降气，止咳平喘；半夏燥湿化痰，消痞散结；瓜蒌清肺化痰，利气宽胸；葶苈泻肺消痰平喘，尚可利水消肿；吴茱萸、生姜温中散寒；人参、白术、茯苓、大枣补气健脾以利水湿；肉桂温肾助阳，纳气平喘。诸药配合，则脾肾得补，水饮得去，气降痰消，咳喘、水肿之症可除。

【运用】现代可用本方治疗慢性肺源性心脏病合并心力衰竭证属脾肾阳虚、水饮内停者。

深师防风茯苓汤

【出处】《外台秘要》引。

【组成】防风10 g　茯苓30 g　桂枝10 g　炙甘草9 g　半夏15 g　干姜（炮）15 g
人参10 g

【用法】日1剂，水煎分3次服。

【功效】益气健脾，温化痰涎。

【主治】中焦虚寒，运化不及，痰饮内停，水寒之气上犯所致之腹痛便溏、胸胁逆满短气、咳唾痰涎、口中不渴、纳呆、苔白等症。

【方解】方中辛热之干姜温中焦脾胃而祛里寒；人参大补元气，补脾益肺，助运化而正升降；茯苓健脾利水渗湿；半夏燥湿化痰，降逆和胃；防风祛风除湿，散肝舒脾；桂枝通阳化气，平冲降逆；甘草和中，调和诸药。7 药配合，使中焦之寒得辛热而去，中焦之虚得甘温而复，清阳升而浊阴降，运化健而痰饮除，中焦得治，气机得利，则诸症自愈。

深师大定心丸

【出处】《外台秘要》引。

【组成】人参 30 g　桂枝 15 g　白术 30 g　防己 30 g　茯苓 30 g　干姜 30 g　防风 15 g　大黄 30 g　茯神 30 g　桔梗 15 g　白蔹 15 g　牛膝 30 g　远志 30 g　银屑 3 g

【用法】共为细末，蜜和为丸。每剂 9 g，日 3 次。

【功效】温阳化饮，健脾利水，宁心安神。

【主治】恍惚惊悸，心神不安，或风邪因虚加脏，语言喜忘，胸胁满胀，不得饮食。

【方解】中阳不足，脾失运化，湿聚成饮，停于心下，故不得饮食；饮阻气机，升降失常，则胃脘胁肋胀满；饮邪凌心，心阳不振，则惊悸，心神不宁；脾阳不足，则冷积便秘。故此方证治当以温化痰饮，宁心安神为主。方中干姜温中散寒化痰；人参、白术益气健脾，助脾运化，使脾阳健旺而水湿自除；茯苓、茯神健脾利水，宁心安神；桂枝通阳化气，平冲降逆；防己利水湿；大黄泻下积滞；桔梗开宣肺气；白蔹清热解毒；牛膝补益肝肾；银屑、远志镇心安神定悸。体虚则易感外邪，故用防风、桂枝发散表邪。诸药配合，则中阳复，脾气健，水饮散，心不受邪扰，心悸等症可除。

深师消饮丸

【出处】《外台秘要》引。

【组成】干姜 30 g　茯苓 30 g　白术 60 g　枳实 15 g

【用法】共研末，蜜和为丸。每剂 6 g，每日 3 次。

【功效】温化痰饮，行气健脾。

【主治】深师疗酒癖，饮酒停痰水不消，满逆呕吐，目视𥄫𥄫，耳聋，腹中水声方。

【方解】饮阻于中，气机不利，故脘腹痞满；胃失和降，胃气上逆则呕吐；清阳不升则头晕目眩，耳窍失聪；脾不健运则肠鸣、泄泻。方中干姜温散痰饮；茯苓健脾、利水渗湿；白术补气健脾，燥湿利水。茯苓、白术均为治痰饮之良药，可使脾气健旺而水湿得运，痰饮自除。枳实行气消痰除痞满。诸药相合，共奏温化痰饮、行气健脾之功。脾健饮去，气机调畅，清阳得升，浊阴得降，则诸症可除。

【运用】临床可用于治疗痰饮停聚中焦之证。

少林治反胃吐水方

【出处】《少林寺秘方集锦》。

【组成】瓦楞子（煅，打碎）4.5 g　陈皮 6 g　生姜 3 片　法半夏 4.5 g　炙甘草 4.5 g

【用法】以清泉水 1500 ml，煎至 250 ml。1 次服尽，甚效。

【功效】温中燥湿，降逆止呕。

【主治】寒湿中阻，胃失和降所致呕吐、反酸。

【方解】方用陈皮理气燥湿；半夏燥湿化痰，降逆止呕；生姜温中降逆止呕；瓦楞子制酸；炙甘草和中，调和诸药。

【运用】现代可用于治疗慢性胃炎、胃及十二指肠溃疡等病。

深师泻脾丸

【出处】《外台秘要》引。

【组成】黄芩 15 g　杏仁 15 g　泽泻 30 g　通草 30 g　川芎 15 g　桂枝 15 g　白术 30 g　干姜 15 g　茯苓 30 g　黄芪 30 g　干地黄 15 g　炮附子 15 g　麦冬 30 g

【用法】共研细末，蜜和为丸。每剂 6 g，日 3 次。

【功效】温阳益气，健脾利水。

【主治】深师调中利饮食，除胃中积聚寒热。临床适用于中焦阳气不足，脾失健运，水湿内停，蕴久化热伤津，气机升降失常所致之脘腹痞满，不欲饮食，下肢水肿，大便不实，小便不利等。

【方解】方中附子、干姜温补脾肾之阳；黄芪、白术、茯苓补气健脾，利水渗湿；泽泻、通草甘淡以利水湿，并可泄热；桂枝温通阳气，化气行水；川芎行气活血；黄芩燥湿泄热；杏仁开宣肺气；干地黄、麦冬滋阴清热。诸药合用，则中阳得补，脾气健旺，水湿得以运化，郁热得清，中焦调和，升降如常，诸症自平。

第五节　祛湿化浊剂

分清饮

【出处】《竹林女科证治》。

【组成】川萆薢（去芦）　益智仁（盐水炒）　乌药（炒）　石菖蒲（炒）　茯苓各4.5 g　枳壳（炒）　炙甘草各3 g

【用法】水煎，入少许食盐，热服。

【功效】暖肾固精，分利湿浊。

【主治】白浊时常淋出清冷稠黏，或小便后淋沥数滴。

【方解】虚寒白浊缘于下焦虚寒，湿浊不化。下焦受寒，肾与膀胱气化失常，肾失封藏，膀胱不约，故小便频数，混浊不清，甚则凝如膏糊。故本方证治宜温暖下元，祛湿化浊之法。方中萆薢利湿化浊，为治白浊之主药，故以为君。臣以石菖蒲化浊除湿，并祛膀胱虚寒，以助萆薢分清化浊之力。《本草求真》谓石菖蒲能温肠胃，"肠胃既温，则膀胱之虚寒小便不禁自止"。佐以益智仁温肾阳，缩小便，止遗浊尿频；乌药温肾寒，暖膀胱，治小便频数；茯苓、枳壳行气利湿分清。以食盐为使，取其咸以入肾，引药直达下焦。甘草调和诸药。全方共奏温暖下元、利湿化浊之效。

【运用】本方主治寒湿白浊，以小便混浊而频数、舌淡苔白、脉沉为证治要点。兼虚寒腹痛者，可加肉桂、盐茴香以温中祛寒；久病气虚者，可加黄芪、白术以益气祛湿；腰酸神疲者，可加人参、鹿角胶等以补肾气。湿热白浊，非本方所宜。现代临床适用于乳糜尿、慢性前列腺炎证属下焦虚寒者。

益智汤

【出处】《竹林女科证治》。

【组成】陈皮　茯苓　白术（蜜炙）　炙甘草　苍术（制）各6 g　益智仁　柴胡

各 3 g　升麻 1.5 g

【用法】水煎，空腹服。

【功效】健脾除湿，升阳制浊。

【主治】胃中浊气渗入膀胱所致白淫时常随小便而出、浑浊如米泔。

赤白带经验方

【出处】《竹林女科证治》。

【组成】当归（酒洗）　生地（酒洗）　白芍（酒炒）　白鸡冠花子　白术（蜜炙）　建莲肉（去心）　川芎各 3 g　炙甘草 2.1 g　扁豆花（炒）2.1 g（白扁豆花治白带，赤者治赤带）

【用法】水煎饭后服。

【功效】养血活血，健脾利湿。

【主治】带下令人不产育。

【运用】瘦人多热，加黄连（姜汁炒）、黄柏（酒炒）、香附（醋制）各 1.5 g；肥人多痰，加南星（制）、苍术（米泔制）、制半夏各 1.8 g；久下不止，加熟地 3 g，山茱萸 2.4 g；气虚，加人参（去芦）、黄芪各 2.1 g；赤带，加黄芩（酒炒）3 g，荆芥 1.8 g；腹痛加煨姜 1 片，或加葵花 5 朵更炒（白花治白带，赤花治赤带）。

第十五章　祛痰剂

凡以祛痰药为主组成，具有消除痰饮作用，治疗各种痰病的方剂，统称祛痰剂。

痰病极为复杂，成因很多，治法因之各异。如脾失健运，湿郁成痰者，治宜燥湿健脾化痰；火热内盛，灼津为痰者，治宜清热化痰；肺燥津亏，虚火烁液为痰者，治宜润燥化痰；脾肾阳虚，寒饮内停，或肺寒留饮者，治宜温化寒痰；痰浊内生，肝风内动，挟痰上扰者，治宜化痰熄风。据此，本章祛痰剂分为燥湿化痰剂、清热化痰剂、润燥化痰剂、温化寒痰剂、化痰熄风剂五类。

第一节　燥湿化痰剂

少林白果丸

【出处】《少林寺秘方集锦》。

【组成】白果 15 g　杏仁 10 g　陈皮 6 g　皂角子 6 g　荆芥穗 12 g　甘草 6 g　沙参12 g　桑白皮 12 g　制南星　制半夏各 6 g　胡桃仁 12 g

【用法】上药共研细末。取蜂蜜 200 g，熬后调药粉制丸如梧桐子大，外用滑石粉挂衣。每日服 2 次，每次 3~5 丸，用生姜水送下。

【功效】燥湿化痰，止咳平喘。

【主治】老年气逆咳喘、痰多，甚不能平卧，夜不能寐。

【方解】方用白果敛肺气，定咳喘；杏仁止咳平喘；陈皮理气燥湿化痰；皂角子祛痰；桑白皮清肺消痰，降气平喘；制南星、制半夏燥湿化痰；胡桃仁温肺定喘；荆芥穗祛风解表；沙参养阴清肺；甘草调和诸药。诸药合用，则痰湿得祛，肺得濡润温养，肺得清肃，痰喘可除。

【备注】此方为少林寺素喜法师秘方之一。

深师海藻汤

【出处】《外台秘要》引。

【组成】海藻15 g　茯苓30 g　半夏15 g　五味子10 g　细辛3 g　杏仁10 g

【用法】日1剂，水煎分3次服。

【功效】燥湿化痰，温阳化饮。

【主治】深师疗咳而不利，胃中痞而短气，心中时悸，四肢不欲动，手足烦，不欲食，肩背痛，时恶寒。

【方解】脾失健运，痰湿内生，水饮停聚，气机受阻，上逆犯肺，则咳而短气；痰湿中阻，胃失和降，则胃脘痞闷，恶心欲吐；痰饮凌心，则心中时悸；脾为痰湿所困，运化失司，则肢体困倦，不欲饮食。故本方证治宜燥湿化痰，温阳化饮。方中半夏燥湿化痰，降逆和胃而止呕；茯苓健脾渗湿，使湿去脾旺，痰无由生，尚可宁心安神；细辛温肺散寒化饮；五味子敛肺气而止咳，与细辛相伍，一散一收，散不伤正，收不留邪；海藻咸寒以消痰；杏仁宣利肺气而止咳。诸药合用，则痰饮可除，肺得利，心得安，脾得运，诸症悉平。

苍附导痰丸

【出处】《竹林女科证治》。

【组成】苍术　香附（童便制）　枳壳（麸炒）各60 g　陈皮　茯苓各45 g　胆南星　甘草各30 g

【用法】共研为细末，以姜汁和神曲调为丸，用淡姜汤冲服9～15 g。

【功效】开痰散结，祛湿调经。

【主治】肥盛之妇，躯脂迫寒，痰涎壅盛，血滞而经不行。

【运用】服苍附导痰丸，兼加减开郁二陈汤。加减开郁二陈汤方用苍术、香附（童便制）、川芎各3 g，青皮、枳壳（麸炒）、槟榔各2.1 g，木香1.5 g，生姜为引，水煎服。

二陈汤合芎归汤

【出处】《萧山竹林寺妇科秘方考》。

【组成】陈皮　制半夏各6g　茯苓　炙甘草各3g　川芎　当归身　香附（童便制）　枳壳（炒）各3g　滑石6g

【用法】生姜为引，水煎服。

【功效】健脾化痰，活血调经。

【主治】痰凝经隧，形肥经少。

五积汤

【出处】《萧山竹林寺妇科秘方考》。

【组成】厚朴（姜汁炒）2.4g　陈皮3g　桔梗2.4g　苍术6g　川芎2.1g　白芷2.1g　白茯苓2.4g　当归2.4g　香附（酒炒）2.4g　制半夏2.4g　枳壳（麸炒）2.4g　肉桂2.1g　甘草1.8g　白芍（酒炒）2.4g　麻黄3g　青皮2.4g　生姜3片　葱1根

【用法】水煎，温服。

【功效】散寒祛湿，理气活血，化痰消积。

【主治】经来时误食生冷，忽然作渴，遍身潮热，痰气急满，恶寒，四肢厥冷。

第二节　清热化痰剂

贝母饮

【出处】《峨嵋神效验方》。

【组成】峨眉贝母2g　白果　生石膏各3g　青黛1.5g　海蛤壳3g

【用法】水煎，分3次服。

【功效】清肺化痰，止咳平喘。

【主治】肺热咳嗽气喘，痰多黏稠甚则痰中带血，发热口渴，舌红，脉数。

【方解】方中生石膏清泄肺热；青黛、海蛤壳清肺热以消痰止咳；峨眉贝母清肺化痰止咳；白果敛肺平喘。诸药合用，则肺热得清，痰热得除，咳喘可平。

【运用】现代用于治疗肺炎、急性支气管炎。

少林治咳血方

【出处】《少林寺秘方集锦》。

【组成】贝母9g 五味子6g 制南星1.5g 竹茹6g 白及6g 沙参9g 麦冬9g 橘红9g 白茅根30g 生甘草6g

【用法】水煎服，日1剂，分2次温服。

【功效】滋阴清热，化痰止咳，收敛止血。

【主治】肺热阴虚，肺络受损所致咳嗽咳痰、痰中带血、口燥咽干、胸脘痞闷等症。

紫苏汤

【出处】《萧山竹林寺妇科秘方考》。

【组成】紫苏 枳实 贝母 桔梗 石膏 大腹皮 桑白皮各2.4g 五味子 生甘草各0.9g

【用法】水煎服。

【功效】行气宽中，清热化痰。

【主治】过食生冷，兼受风寒，留于肺胃，凝而成痰所致妊娠气急、不能安静卧床休息；妊娠下血动胎。

【运用】先用紫苏汤，次投安胎饮。安胎饮方用人参、生地、当归、阿胶（炒）、茯苓各3g，大茴香、小茴香各2.1g，炙甘草、川芎各1.5g，水煎，空腹服。

梅师竹沥汤

【出处】《经史证类备急本草》引。

【组成】茯苓30g 竹沥60g

【用法】日1剂，水煎分3次服。

【功效】清热化痰，宁心安神。

【主治】痰热扰心之妊娠子烦。

第三节　润燥化痰剂

沙参清肺汤

【出处】《峨嵋神效验方》。

【组成】沙参18 g　麦冬　桑叶各15 g　杏仁　峨眉贝母　枇杷叶各10 g

【用法】水煎。日1剂，分3次温服。

【功效】养阴润肺，化痰止咳。

【主治】燥热伤肺，消灼津液，肺失清肃所致咳嗽、痰少而黏、咽干鼻燥、口渴、身不甚热、舌干无苔、脉虚大而数。

【方解】方中桑叶清宣肺燥；杏仁、枇杷叶利肺气而止咳；贝母润肺化痰而止咳；沙参、麦冬清肺燥，养肺阴。全方共奏清宣肺燥、润肺止咳之效。

【运用】现代可用于治疗气管炎、百日咳等。

少林治热咳方

【出处】《少林寺秘方集锦》。

【组成】桑叶　桔梗　贝母各9 g　前胡6 g　胆南星4.5 g　紫菀6 g　黄芩12 g
薄荷9 g　米壳6 g　生甘草6 g

【用法】水煎服。日1剂，分2次温服。

【功效】清热化痰，宣肺止咳。

【主治】燥热伤肺，肺失清肃所致咳嗽日久、痰少而黏、咽干口燥等症。

【方解】方中胆南星清化热痰；黄芩清肺热；桑叶、薄荷疏风清热；桔梗开宣肺气；前胡降气祛痰；贝母、紫菀化痰止咳润燥；米壳敛肺止咳；生甘草解毒利咽。诸药合用，则肺热清，风邪散，肺得宣降，咳嗽自止。

第四节　温化寒痰剂

深师射干煎

【出处】《外台秘要》引。

【组成】射干 12 g　紫菀 9 g　胶饴 60 g　细辛 3 g　干姜 10 g　生竹沥 60 g　桑白皮 10 g　款冬化 10 g　炮附子 6 g　炙甘草 6 g　白蜜 60 g

【用法】日 1 剂，水煎取汁。合蜜、竹沥汁，将胶饴溶化，日 3 次服。

【功效】温阳化饮，祛痰止咳平喘。

【主治】寒饮内蓄，咳嗽气逆，痰多而稀，胸膈满闷，舌苔白滑等。

【方解】脾阳不足，寒从中生，运化失司，湿聚而成痰饮，饮阻气机，寒饮上逆迫肺，肺失清肃，宣降不利，则咳嗽气逆，痰多清稀，胸膈不快。故此方证治当温阳化痰饮，肃肺止咳喘。方中干姜、附子、细辛既温运脾阳以祛湿，又温肺散寒以化饮；射干、紫菀、款冬花、生竹沥、桑白皮寒温相合，肃肺降气，祛痰止咳逆；胶饴、白蜜补益脾气，润肺止咳，又可缓和附子、细辛、干姜大辛大热之性；甘草调和诸药。诸药配合，则阳气得复，寒饮得去，肺得清肃，宣降有常，诸症可除。

【运用】现代可用于治疗慢性支气管炎、支气管哮喘证属寒饮内停者。忌食生冷、油腻、腥味等物。

深师芫花煎

【出处】《外台秘要》引。

【组成】芫花 10 g　干姜 10 g　白蜜 250 g

【用法】将芫花、干姜研末，放入白蜜中搅匀，微火煎，令如膏。每次服 3 g，每日服 3 次。

【功效】温散寒饮，祛痰止咳。

【主治】冷饮咳嗽。即寒饮伏肺所致咳嗽气喘、痰多清稀、形寒背冷、胸胁支满、便溏、苔白等。

【方解】方中芫花消胸胁伏饮，并能祛痰止咳；干姜温肺散寒而化痰饮；白蜜补中缓急，润肺止咳，能缓和芫花峻烈毒性，使其逐饮而不伤正。综观此方，药虽3味，配伍精当，力专而用宏，用之则寒饮散，诸症平。

【运用】现代可用于治疗慢性支气管炎、胸腔积液等证属寒湿者。

深师皂荚丸

【出处】《外台秘要》引。

【组成】皂荚5g

【用法】将皂荚，研末，蜜和为丸。每服2g，日服3次，以大枣膏送服。

【功效】祛痰利肺。

【主治】痰浊壅肺之喘咳证。症见咳逆上气，时时咳浊，但坐不得卧。

【方解】肺失清肃，浊痰壅塞，气道不利，故咳喘、气喘；肺中稠痰，随上气而出，故频频咳浊；痰浊壅盛，肺气不利，卧则气逆更甚，故坐不得卧。若不速为扫除浊痰，通利气道，则可能有痰壅气闭的危险，故用除痰最猛的皂荚丸为主治方，使痰去气顺而喘咳自止。皂荚辛温，有小毒，能宣壅导滞，利窍涤痰。皂荚药力峻猛，故用蜜和丸，枣膏调服，以缓和其峻烈之性，并兼顾脾胃，使痰除而正不伤。

【运用】现代可用于急慢性支气管炎证属痰浊壅盛者。

深师五愈丸

【出处】《外台秘要》引。

【组成】肉桂 干姜 白前 炙甘草 蜀椒 代赭石 通草 款冬花 紫菀 伏龙肝各30g 细辛 芫花各10g

【用法】上药研末，以饴糖和之为丸。每服6g，每日2次，温开水送服。

【功效】温肺散寒逐饮，祛痰降气平喘。

【主治】五脏咳，积年，剧则上气不得卧，喉中如有物。临床可用于治疗寒饮内停，上犯于肺，咳喘日久，肺、脾、肾俱虚者。症见咳嗽喘促，痰多清稀，喉中痰鸣，甚则不能平卧，肢冷浮肿，食少便溏等。

【方解】本方证以治标实为主，宜温散寒饮，降气平喘。方中细辛、干姜温肺散寒，化痰饮；芫花善消胸胁水饮，兼能祛痰止咳；白前、代赭石降气祛痰，止咳喘；

款冬花、紫菀止咳化痰；蜀椒、伏龙肝温中止痛，暖脾止泻；通草可通气利小便，除水肿；肉桂温肾以祛寒，纳气以平喘；饴糖、炙甘草补中，调和诸药，缓和药性。综观全方，开合相济，温散并行，使阳气得复，寒邪得去，痰饮得消，则肺宣降有权，脾运化有常，水液代谢正常，诸症可除。

【运用】现代可用于治疗慢性喘息性支气管炎、肺气肿、肺源性心脏病等证属寒饮内停者。

少林白信丸

【出处】《少林寺秘方集锦》。

【组成】五味子12 g　百合15 g　百部15 g　豆豉15 g　甘草6 g　制白信石0.01 g

【用法】上药共研细末，用冷开水调制成如绿豆大的颗粒。每剂5～8粒，10天为1疗程。然后停止服药3～5天，再继续服3～4个疗程，直到痊愈。

【功效】润肺敛肺，祛痰平喘。

【主治】寒痰哮喘，不能平卧，久治不愈。

【方解】方中百合、百部润肺止咳；豆豉宣散表邪；五味子敛肺止咳；制白信石劫痰平喘；甘草调和诸药，并能缓和制白信石之毒性。

【运用】哮喘日久，必致肺、脾、肾俱虚，故临床可配合应用补脾、益肺、温肾之品，以扶正固本，增强疗效。

深师钟乳丸

【出处】《外台秘要》引。

【组成】人参10 g　肉桂10 g　干姜15 g　附子（炮）10 g　款冬花15 g　细辛6 g　紫菀15 g　杏仁10 g

【用法】上药共研细末，蜜和为丸。每剂6 g，日服3次。亦可水煎服。

【功效】温阳益气，化痰止咳，降气平喘。

【主治】阳虚阴盛，寒痰饮邪上逆迫肺所致咳逆上气、燥嗽冷嗽昼夜甚、喉中水鸡鸣。

【方解】方中附子、干姜温补脾阳以散阴寒饮邪；肉桂温肾纳气以平喘；人参补益肺脾之气；细辛温肺化饮，散寒；紫菀、款冬花乃止咳化痰之要药。凡治咳逆久咳，并用紫菀、款冬花者十方有九。杏仁降气平喘。诸药配合，使脾肺得以温补，寒痰饮邪得除，肺气利而咳逆上气自平。

【运用】本方适用于慢性支气管炎、哮喘证属本虚标实者。阳虚寒盛者、阴虚有热者禁用之。

深师细辛散

【出处】《外台秘要》引。

【组成】细辛9g　干地黄15g　炙甘草10g　桂枝15g　茯苓30g　枳实30g　白术30g　生姜30g　瓜蒌实30g

【用法】共为细末。每剂6g，日2次，以酒调服。

【功效】温化痰饮，下气降逆。

【主治】胃痹连背痛、短气、心下有痰饮寒邪停聚之胃脘部痞闷疼痛。

【方解】胃气以下降为顺，胃气被寒饮闭塞不得下行，则胃气上逆，寒饮亦随之上逆，胸阳被阻，气机不畅，故可见引胸背疼痛，短气。故本方证的病机为阳气不振，痰饮气逆；治宜温阳化饮，下气降逆。方中桂枝、生姜、细辛散寒通阳，温化水饮；茯苓、白术补气健脾，利水湿，使痰饮无所生；枳实消痞除满，开结下气，并助桂枝平冲降逆之力；瓜蒌实涤痰散结；干地黄养阴生津，以防温热药伤阴；炙甘草和中，调和诸药；酒调服，取其温散走窜之性，以引药达病所。诸药合用，使阳气振，寒饮去，气机宣畅，逆气可平，则胃脘痞痛连胸背、短气诸症可除。

【运用】现代可用于治疗冠心病、心绞痛证属寒饮停聚者。

深师款冬花丸

【出处】《外台秘要》引。

【组成】款冬花15g　紫菀15g　杏仁10g　香豉10g　人参10g　炙甘草9g　蜀椒10g　天冬15g　干姜10g　肉桂10g　干地黄15g

【用法】共研细末，蜜和为丸。每剂6g，日3次。

【功效】温肺益气，滋阴润燥，化痰止咳。

【主治】深师疗咳逆气喘不息，不得眠，唾血、呕血、短气连年。此乃喘咳日久，肺脾虚寒，气不化津，痰浊内停，肺燥津亏，肺叶痿弱，气虚不摄血，阳虚不统血所致。

【运用】现代可用本方加减治疗肺结核、肺脓疡、硅肺等病。

小青龙丹

【出处】《竹林寺女科秘要》。

【组成】甘草　干姜各 1.5 g　五味子 0.9 g　法半夏 3 g　杏仁 4.5 g　姜 3 片

【用法】水煎服。

【功效】温肺化饮祛痰。

【主治】产后伤风引起的咳嗽。

第十六章 消食剂

凡以消食药物为主组成，具有消食健脾、除痞化积等作用，治疗食积停滞的方剂，统称消食剂。消食属于八法中的消法。

食积内停，气机失畅，致使脾胃升降功能失司，故临床常见脘腹胀满、恶食呕逆、泄泻等症。食积停滞，治宜消食化滞；食积内停，损伤脾胃，脾胃虚弱，运化无力，导致食积内停，脾虚食滞，治当健脾消食，消补兼施。因此，本章方剂分为消食化滞剂与健脾消食剂两类。

第一节 消食化滞剂

深师枳实散

【出处】《外台秘要》引。

【组成】枳实 30 g 神曲 30 g 白术 60 g

【用法】上药共研细末。每剂 6 g，日 3 次。

【功效】健脾消痞。

【主治】脾虚气滞，饮食停聚所导致之胃脘痞满或胀痛、不思饮食。

【方解】方中枳实破气除胀，消积导滞；白术健脾祛湿，助脾之运化；神曲消食以和胃。诸药合用，则脾胃健，食积消，气调胃和，痞满痛得除，饮食如常。

【运用】现代可用于治疗食积证、慢性胃炎、胃下垂等。

梅师止吐方

【出处】《本草纲目》引。

【组成】槟榔 30 g　橘皮 15 g

【用法】共为细末，每剂 6 g。日 2 次，生蜜汤调下。

【功效】行气消积，燥湿化痰。

【主治】治食积气滞，痰湿中阻之胃脘胀满、呕吐酸水。

【方解】方中槟榔行气消积导滞；橘皮理气运脾，燥湿化痰；生蜜补中，调和药性。

蜜桐酒

【出处】《峨嵋神效验方》。

【组成】蜜柑草 50 g　油桐根 30 g　绛梨子 30 g　白酒 500 ml

【用法】分别洗净 3 药，蜜柑草、油桐根切节，用一纱布袋盛之，扎紧袋口，置于酒坛中。将白酒倒入坛中，盖严，浸泡 3~5 天即成。每服饮少量。

【功效】消食止泻，清热利湿。

【主治】饮食失节，脘腹胀满，嗳气；湿热壅积所致身目发黄、大便溏泄、小便淋沥疼痛。

【运用】现代常用于治疗消化不良、肝炎、痢疾等病。

铁苋菜猪肝汤

【出处】《峨嵋神效验方》。

【组成】铁苋菜 60 g　猪肝汤 90 g

【用法】铁苋菜水煎，去渣，加猪肝再煎。吃肝饮汤。

【功效】清热消积，益脾养血。

【主治】小儿疳积。

【方解】方中铁苋菜清热消积以消导肠胃积滞郁热；猪肝健脾养血。

第二节　健脾消食剂

糯米藤粥

【出处】《峨嵋神效验方》。

【组成】糯米藤 60 g 山药 30 g 薏苡仁 30 g 粳米 100 g

【用法】将糯米藤洗净，切成 3 ~ 6 cm 长的节，用冷水浸泡半小时，放入砂锅，加水煮沸，再用小火煎成浓汁，取汁。再加冷水如上法煎，去渣取汁，将一、二煎药液合并。将山药切片、洗净。将薏苡仁、粳米分别淘洗干净。把山药、薏苡仁、粳米一起放入糯米藤药液中，加水适量，熬煮成粥即可，分次服用。

【功效】健脾消积，补肾强肌。

【主治】脾胃虚弱所致食欲不振、胃脘痞满、消瘦、便溏、乏力；肾虚所致腰痛、浮肿。

【运用】现代用于治疗消化不良、贫血、胃神经官能症、慢性肾小球肾炎等。

小石枣子粥

【出处】《峨嵋神效验方》。

【组成】小石枣子全草 30 g 粳米 50 ~ 100 g 食盐少许

【用法】将小石枣子全草挑选洗净，切成约 2 cm 长的节，置锅内加水适量，置武火上烧沸，继用文火煎煮 30 分钟，滤出药汁。再加水适量，如上法再次熬煮 30 分钟，去渣，留汁待用。将粳米洗净，置锅内，倾入药汁，加水适量，置武火上烧沸，继用文火煮熟。加入食盐少许，搅匀即成。分次服用。

【功效】健脾，消积，补脏。

【主治】疳积。

【方解】方中小石枣子是西南地区草药，功擅消导积滞；粳米能健脾益气。两药合用可以消积除疳，健脾助运，生化气血。粳米除用于健脾益气外，还可制约小石枣子的药性，使其消导不致过猛，以免损伤已衰败之正气。疳积一除，运化有序，气血渐渐充盈，精力充沛，自然脑清神聪。

第十七章　涌吐剂

凡以涌吐药物为主组成，具有涌吐痰涎、宿食、毒物等作用，治疗痰厥、食积、误食毒物的方剂，统称涌吐剂。涌吐，属八法中的吐法。

涌吐剂的作用，主要是使停蓄在咽喉及胸膈和胃脘的痰涎、宿食、毒物从口中吐出，常用于痰涎壅塞之中风、癫狂、喉痹，宿食停滞胃脘，毒物尚留胃中，以及干霍乱吐泻不得等，属于病情急迫又急需吐出之证。

涌吐剂作用迅猛，易伤胃气，应中病即止。年老体弱、孕妇、产后均宜慎用之。若服后呕吐不止者，可服生姜汁少许，或服用冷粥、冷开水以止之。倘吐仍不止，则应根据所服吐药的不同而进行解救，如吐后气逆不止，宜予和胃降逆之剂以止之。假如药后不吐，则应助其涌吐，常以翎毛或手指探喉，亦可多饮开水以助其吐。服药得吐后，须令病人避风，以防吐后体虚而患外感。同时病人要注意调理脾胃，以稀粥自养，切勿骤进油腻及不易消化之食物，以免重伤胃气。

梅师盐汤探吐方

【出处】《本草纲目》引。

【组成】食盐适量

【用法】将盐用开水调成饱和盐汤，每剂200 ml，服后探吐，以尽吐宿食为度。

【功效】涌吐宿食。

【主治】宿食停滞不消，或干霍乱，欲吐不得吐，欲泻不得泻，心腹胀坚，痛闷欲死。

【方解】本方以盐汤催吐，取其极咸之味，激起呕吐。盖吐则气机可通，宿食亦随吐而出，腹痛可止。此外，对于饱食填胃所致的食厥、肝气郁结所致的气厥，亦可采用本方治疗，以得吐则气机条畅，厥逆自复。方虽简易，而有回生之功，不可忽视。

第十八章 截疟剂

截疟剂是古代中医用以治疗疟疾的方药，自我国发明青蒿素及其制品以来，截疟剂已很少用于临床，现选录几首，以作文献参考。

深师香豉丸

【出处】《外台秘要》引。

【组成】香豉 10 g 常山 蜀漆 附子（炮）各 15 g 大黄 30 g

【用法】共研细末，蜜和为丸。每剂 6 g，发作前 1~2 小时服。

【功效】祛痰截疟，清热和中。

【主治】寒热痰湿之邪蕴结之久疟。

【方解】方中常山、蜀漆涌吐痰饮，截疟，为治疟疾之要药；香豉解表除烦；附子温补脾阳，祛除寒湿；大黄清泄湿热，并可活血祛瘀。诸药合用，则疟邪可截，寒热痰湿之邪可除，疟疾可愈。

【运用】凡服常山、蜀漆一类方剂，必须在发作前 1~2 小时服药，过早过迟，均难获效。忌食生冷、油腻等物。

深师常山大黄汤

【出处】《外台秘要》引。

【组成】炙甘草 前胡各 10 g 常山 大黄各 15 g

【用法】日 1 剂，水煎服。大黄后下，日服 3 次。

【功效】清热截疟，泻火解毒。

【主治】感受疟邪，邪气伏于半表半里，正邪相争，引起的疟疾发作，恶寒发热，休作有时，热多寒少，头痛面赤，口渴引饮，小便短赤，大便秘结，舌红，苔黄，脉弦数。

【方解】本方证治当以截疟为主，因里热偏盛，故佐以清热泻火解毒之品。方中常山祛邪截疟；大黄清热解毒，泻下里热积滞；前胡降气祛痰，宣散风热；炙甘草和中，调和诸药。4 药配合，使疟邪得除，热毒得清，表里得解，则疟证可平。

【运用】服药以发作前 2 小时为宜。

深师撩膈汤

【出处】《外台秘要》引。

【组成】常山 10 g　炙甘草 10 g　乌梅 10 g　黄芩 10 g　瓜蒂 9 g　栀子 10 g

【用法】日 1 剂，水煎分 3 次服。

【功效】清热解毒，祛痰截疟。

【主治】痰热疟邪伏于募原半表半里，正邪相争所致之疟疾，恶寒发热，热多寒少。

【方解】古人说"无痰不成疟"，故方中常山辛开苦泄，既有截疟之功，又能上行涌吐胸膈痰饮；瓜蒂涌吐热痰；黄芩、栀子清热解毒；乌梅味酸生津；炙甘草补气和中，以防吐泄伤耗气阴。诸药配合，使痰热除，疟邪祛，疟证可平。

第十九章　其他单验方

醍醐方

【**出处**】《圣济总录》卷一百八十九。

【**组成**】真酥不拘多少

【**用法**】上药1味，炼3次，取醍醐，每服27 g。

【**功效**】消痈排脓。

【**主治**】一切肺病，咳嗽唾脓血不止。

【**运用**】临床上酌加鱼腥草、芦根、杏仁，疗效更佳。

【**备注**】本方又名"醍醐膏"，见明代张景岳《景岳全书》卷五十三。

峨眉独蒜粥

【**出处**】《峨嵋神效验方》。

【**组成**】峨眉独蒜50 g　粳米60 g　食盐少许

【**用法**】峨眉独蒜去皮待用。淘洗粳米，将峨眉独蒜与粳米同放入锅中，加水适量，置武火上烧沸，再用文火熬煮，煮至粥成。将食盐加入粥中，调匀，再煮二三沸即成。分次服用。

【**功效**】健胃，止痢，止咳。

【**主治**】纳呆、赤白下痢、腹痛、里急后重及咳嗽。

【**运用**】现代用于治疗消化不良、细菌性痢疾、阿米巴痢疾、百日咳、肺结核、阑尾炎等。

梅师硫黄粉

【**出处**】《经史证类备急本草》引。

【组成】硫黄适量

【用法】研粉，敷疮上，日 3 次。

【功效】杀虫止痒。

【主治】阴部湿疮，潮红，瘙痒。

【方解】用硫黄，取其杀虫止痒之功。

梅师催生下衣方

【出处】《本草纲目》引。

【组成】蒺藜子 10 g　贝母 15 g

【用法】共研为末。米汤冲服 9 g；少顷不下，再服。

【功效】催生下衣。

【主治】难产，胎在腹中并包衣不下及胎死者。

整骨麻药方

【出处】《救伤秘旨》。

【组成】麻黄　洋金花　姜黄　川乌　草乌各 9 g

【用法】共为细末，每以茶水或酒冲服 1.5 g。欲解时，用甘草汤服之即醒。

【功效】麻醉止痛。

【主治】骨折的整复疼痛。

八厘宝麻药

【出处】《江氏伤科学》。

【组成】川乌　草乌　蟾酥　半夏　南星　黄麻花　闹杨花各等量

【用法】共研为细末，用苎叶汁拌末晒干，瓷器收贮。用时，每以黄酒送服 0.24 g。

【功效】麻醉止痛。

【主治】整骨、清创等的疼痛。

杨花散

【出处】《江氏伤科学》。

【组成】闹杨花6g　南星6g　草乌3g　半夏6g

【用法】共研为细末；用麻黄根、蓖麻根、蓖麻叶3味绞汁拌上药末，再研末。以酒调糊搽患处后，再整骨、清创。

【功效】麻醉止痛。

【主治】骨折整复、清创等的疼痛。

除痕方

【出处】《仙授理伤续断秘方》。

【组成】蔓荆子　随风子　续随子　黄荆子各等份

【用法】共研为细末，在饭上蒸9遍，用童便浸一宿后，炒干为度。以纸包（绢巾为宜）揩患处。

【功效】消疤除痕。

【主治】伤后，疮愈留有痕者。

洗药方（一）

【出处】《仙授理伤续断秘方》。

【组成】生葱（亦有用生姜）　荆芥　土当归各等份

【用法】水煎汤，温热淋洗伤口。

【功效】解毒，除污。

【主治】外伤。

【运用】用此方煎汤清洗伤处污染、消毒，然后敷其他药，可促进伤口愈合。

洗药方（二）

【出处】《仙授理伤续断秘方》。

【组成】木朔翟　石南叶　白芷　白杨皮　生葱　何首乌　土当归　荆芥　藁本　芍药各等份

【用法】水煎汤，清洗创口。

【功效】清创，消毒。

【主治】开放性损伤，创口感染者。

仙正散

【出处】《仙授理伤续断秘方》。

【组成】 肉桂（去皮）6 g　当归（去尾）9 g　延胡索 15 g　白芷 15 g　苍术 30 g　赤芍 15 g　防风 30 g　荆芥 120 g

【用法】 加干荷叶 2 张，共水煎，去渣，清洗伤处，再用他药外敷。

【功效】 清创，消毒。

【主治】 创伤之伤口清创；损伤后筋脉拘急，伤处不得屈伸、活动不便等。

附 方剂名称索引

（每类病证的方剂名称按在书中出现的顺序排序）

中
国
佛
医
方
剂
精
选

1415

二、 外科方